Ania Carolina Muntau
unter Mitarbeit von Amelie Lotz-Havla

Kurzlehrbuch Pädiatrie

1. Auflage

ELSEVIER
URBAN & FISCHER

URBAN & FISCHER München

Zuschriften an:
Elsevier GmbH, Urban & Fischer Verlag, Hackerbrücke 6, 80335 München

Wichtiger Hinweis für den Benutzer
Die Erkenntnisse in der Medizin unterliegen laufendem Wandel durch Forschung und klinische Erfahrungen. Die Autoren dieses Werkes haben große Sorgfalt darauf verwendet, dass die in diesem Werk gemachten therapeutischen Angaben (insbesondere hinsichtlich Indikation, Dosierung und unerwünschter Wirkungen) dem derzeitigen Wissensstand entsprechen. Das entbindet den Nutzer dieses Werkes aber nicht von der Verpflichtung, anhand weiterer schriftlicher Informationsquellen zu überprüfen, ob die dort gemachten Angaben von denen in diesem Werk abweichen und seine Verordnungen und Entscheidungen in eigener Verantwortung zu treffen.
Für die Vollständigkeit und Auswahl der aufgeführten Medikamente übernimmt der Verlag keine Gewähr.
Geschützte Warennamen (Warenzeichen) werden in der Regel besonders kenntlich gemacht (®). Aus dem Fehlen eines solchen Hinweises kann jedoch nicht automatisch geschlossen werden, dass es sich um einen freien Warennamen handelt.

Bibliografische Information der Deutschen Nationalbibliothek
Die Deutsche Nationalbibliothek verzeichnet diese Publikation in der Deutschen Nationalbibliografie; detaillierte bibliografische Daten sind im Internet über http://www.d-nb.de/ abrufbar.

15 16 17 18 19 5 4 3 2 1

Um den Textfluss nicht zu stören, wurde bei Patienten und Berufsbezeichnungen die grammatikalisch maskuline Form gewählt. Selbstverständlich sind in diesen Fällen immer Frauen und Männer gemeint.

Planung: Inga Schickerling, München
Lektorat und Projektmanagement: Sabine Hennhöfer, München
Redaktion: Dr. Claudia Deigele, München
Satz: abavo GmbH, Buchloe/Deutschland; TnQ, Chennai/Indien
Druck und Bindung: Printer Trento, Trento/Italien
Umschlaggestaltung: SpieszDesign, Neu-Ulm

ISBN Print 978-3-437-43245-3
ISBN e-Book 978-3-437-29318-4

Aktuelle Informationen finden Sie im Internet unter **www.elsevier.de** und **www.elsevier.com**

Autorinnen

Prof. Dr. med. Ania Carolina Muntau

Ausbildung und beruflicher Werdegang

- 1984–1990 Studium der Humanmedizin an der LMU München
- 1990–1997 Facharztausbildung am Dr. von Haunerschen Kinderspital der LMU München
- 1997–2002 Spezialisierung im Bereich Biochemische Genetik und Molekularbiologie
- 1999–2014 Oberärztin, Dr. von Haunersches Kinderspital der LMU München, Leitende Funktion, Abteilung für angeborene Stoffwechselstörungen
- 2000–2001 Forschungsaufenthalt am Institut für Physiologische Chemie, Ruhr-Universität Bochum
- September 2002 – August 2004 Forschungsstipendiatin der DFG
- 2003 Habilitation im Fach Pädiatrie
- 2006 Berufung zur W2-Professorin für Molekulare Pädiatrie am Dr. von Haunerschen Kinderspital der LMU München
- Seit September 2014 Direktorin der Klinik und Poliklinik für Kinder- und Jugendmedizin am Universitätsklinikum Hamburg-Eppendorf

Lehre

- Seit März 2001 Mitglied des Organisationsteams der München-Harvard-Allianz. Regelmäßige Tätigkeit als POL-Tutorin, Ausbildung von Tutoren, Tätigkeit als Dozentin bei Fakultätsentwicklungsprojekten
- Januar 2003–August 2014 Modulsprecherin der Planungsgruppe für das Medizinische Curriculum München (MeCuM, neue AO).

Dr. med. Amelie Lotz-Havla

Ausbildung und beruflicher Werdegang

- 2002–2008 Studium der Humanmedizin an der LMU München
- 2008–2012 Postdoc in der Molekularen Pädiatrie des Dr. von Haunerschen Kinderspitals (Leitung: Frau Prof. Dr. Muntau), Forschungsstipendiatin der Fritz-Thyssen-Stiftung
- 2010–2012 Weiterbildung in der Stoffwechselambulanz des Dr. von Haunerschen Kinderspitals der LMU München
- Seit 2012 Assistenzärztin am Dr. von Haunerschen Kinderspital der LMU München

Lehre

- 2007 Tutorin im Kurs für Anamnese und Untersuchung an der LMU München und beim IPOKRATES Bedside Teaching Kurs in München
- 2008 Konzeptentwicklung des LMU-Staatsexamensrepetitorium StaR
- 2008–2009 Autorin von Lernfällen für das LMU-Staatsexamensrepetitorium L-StaR
- 2008–2013 Tutorin bei Vorbereitungskursen des PJ-Stipendienprogramms der LMU-HMI-Allianz
- Seit 2012 Tutorin in der Pädiatrie in Modul 5 und Organisation des Wahlfachs Stoffwechselmedizin für Studenten an der LMU München

Lesen, verstehen, bestehen – die Kurzlehrbücher

Auf die Frage, was ein perfektes Kurzlehrbuch ausmacht, nennen Studenten immer wieder die gleichen Stichworte:

- effektive Vorbereitung auf Semesterprüfungen und Staatsexamen
- Beschränkung auf das Wesentliche, klare Trennung von Wichtigem und Unwichtigem
- didaktisch klar aufbereitetes Wissen und gut strukturierte Texte von Autoren, die verständlich erklären können.

Die neue Kurzlehrbuchreihe ist genau auf diese Bedürfnisse zugeschnitten. Autoren mit viel Erfahrung in der Lehre setzen sich im Vorfeld intensiv mit den bisherigen Examens-Fragen des IMPP auseinander und gestalten ihre Texte anschließend so, dass sie die Studierenden optimal semesterbegleitend und prüfungsvorbereitend durch den Stoff leiten. Die Texte setzen sinnvolle Schwerpunkte, Prüfungsrelevantes ist deutlich gekennzeichnet, Lerntipps helfen bei der Prüfungsvorbereitung.

Die didaktischen Elemente im Überblick

Auf einen Blick relevantes Wissen filtern dank farbig hervorgehobener Textpassagen. Die Kennzeichnungen im Einzelnen:

Prüfungsrelevanz auf einen Blick: Für die Prüfung besonders wichtige Absätze sind – wie dieser Abschnitt – mit einem grünen Balken am linken Rand markiert. Ermittelt wurde die Prüfungsrelevanz aufgrund der Häufigkeit der zu dem jeweiligen Thema gestellten Fragen der letzten zehn Examina. Wer diesen Stoff lernt, kann optimal punkten.

IMPP-Hits

Wo liegen die Schwerpunkte und was bringt Punkte im schriftlichen Examen? Diese Kästen zu Beginn eines Kapitels geben einen Überblick über die bisherigen „Lieblingsthemen" des IMPP.

Merke

In den Merke-Kästen finden Sie für das Verständnis, die Prüfung oder die Klinik besonders wichtige Zusammenhänge, die es sich einzuprägen lohnt.

Cave

Vorsicht, so können Fehler vermieden werden: Die Cave-Kästen machen auf typische Stolperfallen in der Klinik oder in der Prüfungssituation aufmerksam.

Praxistipp

Und wie sieht der klinische Alltag aus? Die speziellen Kästen enthalten praxisrelevantes Wissen, verraten z.B. Tricks und Kniffe bei der Untersuchung u.v.m.

Klinischer Fall

Anhand von kurzen Fallbeispielen mit charakteristischer Symptomatik können Sie das Gelernte wiederholen und Wissen überprüfen. Die lilafarbenen Kästen weisen dabei u.a. gezielt auf typische Signalwörter des IMPP hin, die auf das jeweilige Krankheitsbild schließen lassen.

Lerntipp

Insider-Know-How von Studenten für Studenten: Hier finden sich Eselsbrücken, Merkhilfen, Tipps und Tricks. So sind Sie bestens gewappnet für typische IMPP-Formulierungen und mündliche Prüfungen.

Abkürzungsverzeichnis

AA	Aplastische Anämie
AABR	Automated Auditory Brainstem Response
ABC	ATP-bindende Kassette
ABPA	Allergische bronchopulmonale Aspergillose
ACE	Angiotensin-Converting-Enzym
ACTH	Adrenokortikotropes Hormon
ADA	Adenosindesaminase
ADEM	Akute disseminierte Enzephalomyelitis
ADH	Antidiuretisches Hormon, Vasopressin
ADHS	Aufmerksamkeits-Defizit-Hyperaktivitäts-Störung
ADPKD	Autosomal-dominant vererbte polyzystische Nierenerkrankung
AEP	Akustisch evozierte Potenziale
AFP	α-Fetoprotein
AGN	Akute postinfektiöse Glomerulonephritis
AGS	Adrenogenitales Syndrom
AHO	Albright'sche hereditäre Osteodystrophie
AIDS	Acquired Immunodeficiency Syndrome
AK	Antikörper
AL	Argininosukzinatlyase
ALD	Adrenoleukodystrophie
ALL	Akute lymphatische Leukämie
ALTE	Apparent-Life-Threatening-Episode
AML	Akute myeloische Leukämie
ANA	Antinukleäre Antikörper
ANCA	Antineutrophile zytoplasmatische Antikörper
ANI	Akute Niereninsuffizienz
ANS	Atemnotsyndrom
AOM	Otitis media acuta
APC	Aktiviertes Protein C
aPTT	Aktivierte partielle Thromboplastinzeit
ARCM	Arrhythmogene rechtsventrikuläre Kardiomyopathie
ARG	Angiotensinrezeptor-Blocker
ARPKD	Autosomal-rezessiv vererbte polyzystische Nierenerkrankung
ART	Antiretrovirale Therapie
AS	Alport-Syndrom/Angelman-Syndrom/Argininsukzinatsynthetase
ASD	Vorhofseptumdefekt
AT III	Antithrombin III
ATG	Antithymozytenglobulin
ATP	Adenosintriphosphat
AV	Atrioventrikulär
AVM	Arteriovenöse Malformation
AVSD	Atrioventrikulärer Septumdefekt
BCG	Bacillus Calmette-Guérin
BIPAP	Bilevel Intermittent Positive Airway Pressure
BKS	Blutkörperchensenkungsgeschwindigkeit
BMD	Becker-Muskeldystrophie
BNS	Blitz-Nick-Salaam
BPD	Bronchopulmonale Dysplasie
BZ	Blutzucker
C3 bzw. C4	Komplementfaktor C3 bzw. C4
CACT	Carnitin-Acylcarnitin-Translocase
cALLA	„common ALL Antigen“
cAMP	Zyklisches Adenosinmonophosphat
CCM	Zerebrale kavernöse Malformation
CDC	Centers for Disease Control
CDG	Kongenitale Defekte der Glykosylierung
CF	Zystische Fibrose (Mukoviszidose)
CGD	Chronische Granulomatose
CHARGE	*C*oloboma, *H*eart Disease, *A*tresia Choanae, *R*etarded Growth or Development, *G*enital Anomalies, *E*ar Anomalies
CHE	Cholinesterase
CHL	Klassisches Hodgkin-Lymphom
CHI	Kongenitaler Hyperinsulismus
CK	Kreatinkinase
CML	Chronisch-myeloische Leukämie
CMV	Zytomegalievirus
CNI	Chronische Niereninsuffizienz
CoA	Koenzym A
CPAP	Kontinuierlicher positiver Atemwegsdruck
CPS	Carbamoylphosphatsynthetase
CPT	Carnitinpalmitoyltransferase
CRP	C-reaktives Protein
CSII	Continuous Subcutaneous Insulin Infusion
CT	Computertomografie
CTD	Carnitintransporterdefekt
CTG	Kardiotokogramm/-grafie
DBA	Diamond-Blackfan-Anämie
DCM	Dilatative Kardiomyopathie
DD	Differenzialdiagnose
DDAVP	1-Desamino-8-D-Arginin-Vasopressin
DHEA-S	Dehydroepiandrosteronsulfat
DIC	Disseminierte intravasale Gerinnung
DIOS	Distales intestinales Obstuktionssyndrom
DM	Dermatomyositis
DMARD	Disease Modifying Anti Rheumatic Drugs
DMD	Duchenne-Muskeldystrophie
Dopa	Dihydroxyphenylalanin

DORV	Double Outlet Right Ventricle
DSD	Differences of sex development
EAA	Exogen allergische Alveolitis
EAEC	Enteroaggregative *E. coli*
EBV	Epstein-Barr-Virus
ECHO	Enteric Cytopathogenic Human Orphan
ECMO	Extrakorporale Membranoxygenierung
EDTA	Ethylendiamintetraessigsäure
EEG	Elektroenzephalogramm/-grafie
EHEC	Enterohämorrhagische *E. coli*
EIEC	Enteroinvasive *E. coli*
EKG	Elektrokardiogramm/-grafie
ELBW	Extremely Low Birth Weight Infant
ELISA	Enzyme-Linked Immunosorbent Assay
EMG	Elektromyogramm/-grafie
ENaC	Epithelialer Natriumkanal
EPEC	Enteropathogene *E. coli*
EPH	Edema, Proteinurie, Hypertonie
ERCP	Endoskopisch-retrograde Cholangiopankreatografie
ESWL	Extrakorporale Stoßwellenlithotripsie
ETEC	Enterotoxin bildende *E. coli*
f4H	freies Tetrajodthyronin
FAB	French-American-British
FACS	Durchflusszytometrie
FAD	Flavinadenindinukleotid
FBD	Familiärer Apolipoprotein-B-Defekt
FEV_1	Forciertes endexspiratorisches Volumen in 1 s
FFP	Fresh Frozen Plasma
FG	Frühgeborenes
FGFR	Fibroblastenwachstumsfaktorrezeptor
FH	Familiäre Hypercholesterinämie
FHLH	Familiäre hämophagozytische Lymphohistiozytose
FHT	Familiäre Hypertriglyzeridämie
FISH	Fluoreszenz-in-situ-Hybridisierung
FKHL	Familiäre kombinierte Hyperlipidämie
FLV	Fulminantes Leberversagen
FMN	Flavinmononukleotid
FPIES	Food Protein-Induced Enterocolitis Syndrome
FSH	Follikelstimulierendes Hormon
FSME	Frühsommermeningoenzephalitis
fT_3	Freies Trijodthyronin
fT_4	Freies Thyroxin
γ-GT	Gamma-Glutamyl-Transferase
G-6-PD	Glukose-6-Phosphat-Dehydrogenase
GA1	Glutarazidurie Typ 1
GABA	γ-Aminobuttersäure
GADA	Glutamat-Decarboxylase-Antikörper
GBM	Glomeruläre Basalmembran
GBS	Guillain-Barré-Syndrom
GCDH	Glutaryl-CoA-Dehydrogenase
GCS	Glasgow Coma Scale
G-CSF	Granulozyten-koloniestimulierender Faktor
GFAP	Saures Gliafaserprotein
GFR	Glomeruläre Filtrationsrate
GLDH	Glutamatdehydrogenase
GLUT	Glukosetransporter
GM-CSF	Granulozyten-Makrophagen-koloniestimulierender Faktor
GN	Glomerulonephritis
GnRH	Gonadotropin-Releasing-Hormon
GÖR	Gastroösophagealer Reflux
GOT	Glutamat-Oxalazetat-Transaminase
GPI-Anker	Glykosylphosphatidylinositol-Anker
GPT	Glutamat-Pyruvat-Transaminase
GRH	Growth-Hormone-Releasing-Hormon
GSB	Gesamtserumbilirubin
GvH	Graft-versus-Host
HA	Hypoallergen
HAV	Hepatitis-A-Virus
HB	Hepatitis B
Hb	Hämoglobin
HbA	Adultes Hämoglobin
HbF	Fetales Hämoglobin
HBV	Hepatitis-B-Virus
HbS	Sichelzell-Hämoglobin
HBsAg	Hepatitis-B-Oberflächen-Antigen
hCG	Humanes Choriongonadotropin
HCM	Hypertrophe Kardiomyopathie
HCV	Hepatitis-C-Virus
HDL	High-Density-Lipoprotein
HDV	Hepatitis-D-Virus
HEV	Hepatitis-E-Virus
HF	Herzfrequenz
hGH	humanes Wachstumshormon
HGPRT	Hypoxanthin-Guanin-Phosphoribosyltransferase
HHV	Humanes Herpesvirus
HiB	Haemophilus influenzae Typ b
HIT	Heparininduzierte Thrombozytopathie
HIV	Human Immunodeficiency Virus
HLA	Human Leukocyte Antigen
HLH	Hypoplastisches Linksherz
HMG-CoA	Hydroxymethylglutaryl-Coenzym A
HMSN	Hereditäre sensomotorische Neuropathie
HOCM	Hypertrophische obstruktive Kardiomyopathie
HPV	Humanes Papillomavirus
HRS	Hodgkin-Reed-Sternberg
HSAN	Hereditäre sensorisch-autonome Neuropathie
HSV	Herpes-simplex-Virus
HUS	Hämolytisch-urämisches Syndrom
HVL	Hypophysenvorderlappen

HWI	Harnwegsinfektion
HWS	Halswirbelsäule
i. m.	intramuskulär
i. v.	intravenös
IAA	Insulinantikörper
ICR	Interkostalraum
ICT	Intensivierte Insulintherapie
IDOL	Infekt der oberen Luftwege
IE	Internationale Einheit
IEL	Intraepitheliale Lymphozyten
Ig	Immunglobulin
IIH	Idiopathische intrazerebrale Hypertonie
IL	Interleukin
ILAR	International League Against Rheumatism
IPV	Inaktivierte Poliomyelitisvakzine
IRIDA	Iron-refractory iron deficiency anemia
ISR	Intraspinale Raumforderung
ITP	Immunthrombozytopenische Purpura
IVA	Isovalerianazidämie
IVIg	Intravenöses Immunglobulin
JCA	Juvenile chronische Arthritis
JIA	Juvenile idiopathische Arthritis
JLNS	Jervell-Lange-Nielsen-Syndrom
JMML	Juvenile myelomonozytäre Leukämie
KE	Kohlenhydrateinheit
KG	Körpergewicht
KM	Kontrastmittel
KMA	Kuhmilchallergie
KOF	Körperoberfläche
L&H- Zellen	Lymphozyten und Histiozyten
LAP	Leucinaminopeptidase
LCH	Langerhans-Zell-Histiozytose
LCHAD	Long-Chain-3-Hydroxy-Acyl-CoA-Dehydrogenase
LDH	Laktatdehydrogenase
LDL	Low-Density-Lipoprotein
LGA	Large for Gestational Age
LGMD	Gliedergürtelmuskeldystrophie
LGS	Lennox-Gastaut-Syndrom
LH	Luteinisierendes Hormon
LHRH	luteinisierendes Hormon Releasing-Hormon
LK	Lymphknoten
LKM-1	Antikörper gegen mikrosomales Antigen aus Leber und Niere
LP	Lumbalpunktion
LWS	Lendenwirbelsäule
MAPCA	Major Aortopulmonary Collateral Arteries
MAS	Mekoniumaspirationssyndrom
MCAD	Medium-Chain-Acyl-CoA-Dehydrogenase
MCGN	Minimal-Change-Glomerulonephritis
MCH	Mittleres korpuskuläres Hämoglobin (Gehalt)
MCHC	Mittlere korpuskuläre Hämoglobinkonzentration
MCP	Metoclopramid
MCT	Mittelkettige Triglyzeride
MCU	Miktionszystourethrogramm/-grafie
MCV	Mittleres korpuskuläres Volumen
MDS	Myelodysplastische Syndrome
MELAS	Mitochondriale Enzephalomyopathie mit Laktatazidose und Fluss (Schlaganfall)
MEN	Multiple endokrine Neoplasie
MH	Maligne Hyperthermie
MHK	Minimale Hemmkonzentration
MIBG	Meta-Jod-Benzylguanidin
MMA	Methymalonazidurie
MMR	Masern, Mumps, Röteln
MMRV	Masern, Mumps, Röteln, Varizellen
MODY	Maturity-Onset Diabetes in the Young
MPGN	Membranoproliferative Glomerulonephritis
MRT	Magnetresonanztomogramm/-grafie
MS	Multiple Sklerose
MSH	Melanozyten stimulierendes Hormon
MSUD	Maple syrup urine disease
NAD(H)	Nicotinamidadenindinukleotid(hydrid)
NAGS	N-Azetylglutamat-Synthetase
NAIP-**Gen**	*Neuronales Apoptoseinhibitor*-Gen
NALD	Neonatale Adrenoleukodystrophie
NBT	Nitroblautetrazolium
NEC	Nekrotisierende Enterokolitis
NF1/2	Neurofibromatose Typ 1/Typ 2
NG	Neugeborenes
NHL	Non-Hodgkin-Lymphom
NK-Zellen	Natürliche Killerzellen
NLPHL	Lymphozytenprädominantes Hodgkin-Lymphom
NMDA	N-Methyl-D-Aspartat
NNH	Nasennebenhöhle
NNR	Nebennierenrinde
NNRTI	Nichtnukleosidische Reverse-Transkriptase-Inhibitoren
NO	Stickstoffmonoxid
NRTI	Nukleosidische Reverse-Transkriptase-Inhibitoren
NS	Nephrotisches Syndrom
NSAR	Nichtsteroidale Antirheumatika
NSE	Neuronenspezifische Enolase
NTBC	2-(2-Nitro-4-Trifluoro-Methylbenzoyl)-1,3-Cyclohexandion
OAE	Otoakustische Emission
OCT	Ornithincarbamoyltransferase
ORL	Orale Rehydratationslösung
OSA	Obstruktive Schlafapnoe
p. a.	posterior-anterior
p. o.	peroral (per os)
p. c.	Post conceptionem
PA	Propionazidämie

PAH	Phenylalaninhydroxylase
PAIR	Punktion, Aspiration, Injektion, Reaspiration
PAS	p-Aminosalizylsäure
pCO_2	Partialdruck Kohlenmonoxid im Blut
PCOS	Polyzystisches Ovarsyndrom
PCP	*Pneumocystis carinii* (neue Bezeichnung *P. jirovecii*)
PCR	Polymerase-Kettenreaktion
PDA	Persistierender Ductus arteriosus
PEEP	Positiver endexspiratorischer Atemwegsdruck
PEF	Peak Flow
PEG	Perkutane endoskopische Gastrostomie
PET	Positronenemissionstomogramm/-grafie
PFC	Persistierende fetale Zirkulation
PFO	Persistierendes Foramen ovale
PHP	Pseudohypoparathyreoidismus
PI	Proteaseinhibitor
PKU	Unbehandelte Phenylketonurie
PM	Polymyositis
PNET	Primitiver neuroektodermaler Tumor
pO_2	Partialdruck Sauerstoff im Blut
PSH	Purpura Schoenlein-Henoch
PTD	Primäre Torsionsdystonie
PTH	Parathormon
PTT	Partielle Thromboplastinzeit
PVL	Periventrikuläre Leukomalazie
PWS	Prader-Willi-Syndrom
RAEB	Refraktäre Anämie mit Blastenexzess
RAEB-T	Refraktäre Anämie mit Blastenexzess in Transformation
RAST	Radioallergosorbenttest
RC	Refraktäre Zytopenie
RCDP	Rhizomele Chondrodysplasia punctata
RCM	Restriktive Kardiomyopathie
RDS	Respiratory Distress Syndrome
RF	Rheumafaktor
ROP	Retinopathia praematurorum
RPGN	Rapid progressive Glomerulonephritis
RR	Riva-Rocci
RSV	Respiratory-Syncytial-Virus
RTA	Renal-tubuläre Azidose
rtPA	Rekombinanter Gewebe-Plasminogenaktivator
RWS	Romano-Ward-Syndrom
s. c.	subkutan
SA	Sideroblastische Anämie
SAA	Schwere aplastische Anämie
SCAD	Short-Chain-Acyl-CoA-Dehydrogenase
SCID	Severe Combined Immunodeficiency
SD	Schilddrüse/Standardabweichung
SEP	Somatosensorisch evozierte Potenziale
SGA	Small for Gestational Age
SHT	Schädel-Hirn-Trauma
SIADH	Syndrom der inadäquaten ADH-Sekretion
SIDS	Sudden Infant Death Syndrome
SIRS	Systemic Inflammatory Response Syndrome
SIT	Spezifische Immuntherapie
SLA	Antikörper gegen lösliches Leberantigen
SLE	Systemischer Lupus erythematodes
SMA	Antikörper gegen glatte Muskulatur/ Spinale Muskelatrophie
SSPE	Subakute sklerosierende Panenzephalitis
SSW	Schwangerschaftswoche
STIKO	Ständige Impfkommission
TA	Trikuspidalatresie
Tbc	Tuberkulose
TEC	Transitorische Erythroblastopenie des Kindesalters
TGA	Transposition der großen Arterien
TIN	Tubulointerstitielle Nephritis
TLVF	Totale Lungenvenenfehlmündung
TNF	Tumor-Nekrose-Faktor
TORCH	Toxoplasmose, Others, Rubella, Cytomegaly, Herpes
TRAK	Thyreotropinrezeptor-Autoantikörper
TRH	Thyreotropin-Releasing-Hormon
TSH	Thyroideastimulierendes Hormon
UPD	Uniparentale Disomie
V. a.	Verdacht auf
VEP	Visuell evozierte Potenziale
VIP	Vasoaktives intestinales Peptid
VLBW	Very Low Birth Weight Infant
VLCAD	Very-Long-Chain-Acyl-CoA-Dehydrogenase
VLDL	Very-Low-Density-Lipoprotein
VSD	Ventrikelseptumdefekt
VUR	Vesikoureteraler Reflux
VWF	Von-Willebrand-Faktor
VZV	Varicella-Zoster-Virus
WAGR	*W*ilms-Tumor, *A*niridie, urogenitale Fehlbildungen, geistige *R*etardierung
WH	Wachstumshormon
X-ALD	X-chromosomal vererbte Adrenoleukodystrophie
z. A.	Zum Ausschluss
Z. n.	Zustand nach
ZP	Zerebralparese
ZS	Zellweger-Syndrom

Inhaltsverzeichnis

1 Neonatologie 1

2 Genetik 31

3 Säuglingsernährung. 39

4 Vitamine 45

5 Endokrinologie. 53

6 Stoffwechselerkrankungen. 73

7 Infektiologie. 111

8 Immunologie 157

9 Rheumatische Erkrankungen . . . 163

10 Hämatologie. 173

11 Onkologie 195

12 Kardiologie. 219

13 Erkrankungen des Respirationstrakts 241

14 Gastroenterologie 267

15 Nephrologie und Urologie 305

16 Wasser und Elektrolyte 333

17 Dermatologie 339

18 Neuromuskuläre Erkrankungen 355

19 Neurologie 367

20 Pädiatrische Notfälle. 407

21 Vorsorgeuntersuchungen im Kindesalter 413

22 Kinderpsychologie und Sozialpädiatrie 417

Abbildungsverzeichnis

Der Verweis auf die jeweilige Abbildungsquelle befindet sich bei allen Abbildungen im Werk am Ende des Legendentextes in eckigen Klammern.

E273 Mir, AM: Atlas of Clinical Diagnosis. 2. Auflage 2003. Bailliere Tindall.

E325 Kumar, P./Clark, M. L.: Kumar and Clark's Clinical Medicine, 7. Auflage 2009. Elsevier/Saunders.

E385 Habif, T. D.: Clinical Dermatology: A Color Guide to Diagnosis and Therapy. 5. Auflage 2010. Elsevier/Mosby.

E387 Zitelli, BJ/Davis; HW: Atlas of Pediatric Physical Diagnosis. 5th edition 2007. Elsevier/Mosby.

E393 Adam/Dixon: Grainger & Allison's Diagnostic Radiology, 5th Edition, Churchill Livingstone.

E438 Swartz, M. H.: Textbook of Physical Diagnosis: History and Examination. 6. Auflage 2009. Elsevier/Saunders.

E756 Rutherford, RB: Vascular Surgery. 6th edition 2005, Elsevier/Saunders.

E833 Rumack, C. M.: Diagnostic Ultrasound. 4. Auflage 2011, Elsevier/Mosby.

E900 Habif, T. P.: Clinical Dermatology, A Color Guide to Diagnosis and Therapy. 4. Auflage 2010. Elsevier/Mosby.

E943 Kanski, Jack J.: Clinical Ophthalmology. A systematic approach. 6th ed. 2006, Elsevier/Butterworth Heinemann.

E949 William, J. D. et al.: Andrews' Diseases of the Skin: Clinical Dermatology. 1. Auflage 2011. Elsevier/Saunders

F705-001/L141 Wiegand, S: Therapie des Diabetes mellitus Typ 2. In: Monatsschrift Kinderheilkunde, Volume 153, Issue 10, Oktober 2005. Springer Science + Business Media/Stefan Elsberger, Planegg.

F705-002 Ulrichs, T. et al.: Immunologie der Tuberkulose und neue Impfstoffansätze. In: Monatsschrift Kinderheilkunde, Volume 154, Issue 2, Januar 2005. Springer Verlag.

F705-003 Benz, MR/Reiter, K./Eife, R.: Hämaturie und Proteinurie im Kindesalter – vom Symptom zur Diagnose. In: Monatsschrift Kinderheilkunde, Volume 153, Issue 3, Februar 2004. Springer Verlag.

F706-001 Han, X./Bueso-Ramos, CE: Advances in the pathological diagnosis and biology of acute lymphoblastic leukemia. In: Annals of Diagnostic Pathology. Elsevier, Volume 9, Issue 4, August 2005.

G013 Brinster, N. K. et al.: Dermatopathology. A Volume in the High Yield Pathology Series. 1. Auflage 2011. Elsevier/Saunders.

G362 Guerrant, Hunter: Tropical Infectious Diseases, 3rd Edition, 2011, Saunders.

L127 Jörg Mair, Herrsching.

L141 Stefan Elsberger, Planegg.

L141/W802 Stefan Elsberger, Planegg/European Resuscitation Council.

L157 Susanne Adler, Lübeck.

L234 Helmut Holtermann, Dannenberg.

L238 Sonja Klebe, Aying.

L238/M552 Sonja Klebe, Aying/Mayatepek: Pädiatrie, Elsevier Urban & Fischer 2007.

M443 Prof. Dr. med. Olaf Jansen, Kiel.

M552 Mayatepek, E.: Pädiatrie. 1. Auflage 2007. Elsevier/Urban & Fischer Verlag.

M835 Prof. Dr. med. Dietrich Michalk, Köln.

O530 Prof. Dr. med. Dr. sci. nat. Christoph Klein, Dr. von Haunersches Kinderspital, München.

O609 Dr. med. Jörg Schaper, Düsseldorf.

T742 Prof. Dr. med. Jochen Tröger, Radiologische Klinik, Pädiatrische Radiologie, Ruprecht-Karls-Universität, Heidelberg.

T743 Prof. Dr. med. Hans-Iko Huppertz, Klinikum Bremen-Mitte.

T744 Prof. Dr. med. Michael Diestelhorst, Köln.

W803/L141 Forschungsinstitut für Kinderernährung, Dortmund/Stefan Elsberger, Planegg.

Neonatologie

01

1.1 Wegweiser 2

1.2 Postnatale Adaptation 2
1.2.1 Atmung 2
1.2.2 Kreislauf 2
1.2.3 Gastrointestinaltrakt 3
1.2.4 Energie und Wasser 3
1.2.5 Wärmeregulation 4
1.2.6 Erythropoese 4
1.2.7 Endokrine Drüsen 4

1.3 Erstversorgung von Neugeborenen und Beurteilung von Vitalität und Reifezustand 5
1.3.1 Absaugen 5
1.3.2 Abnabeln 5
1.3.3 Abtrocknen und erste Lagerung 5
1.3.4 Erhebung des Apgar-Score zur Beurteilung der Vitalität 5
1.3.5 Perzentilenkurven 5
1.3.6 Säure-Basen-Status 5
1.3.7 Erstuntersuchung des Neugeborenen 5
1.3.8 Anlegen des Kindes 5

1.4 Reanimation des Neugeborenen .. 6

1.5 Perinatale Schäden 6
1.5.1 Perinatale Asphyxie 6
1.5.2 Frakturen 7
1.5.3 Nervenläsionen 8
1.5.4 Blutungen 8

1.6 Das Frühgeborene 8
1.6.1 Wegweiser 8
1.6.2 Atemnotsyndrom (Respiratory Distress Syndrome, RDS) 8
1.6.3 Persistierender Ductus arteriosus (PDA) 10
1.6.4 Bronchopulmonale Dysplasie (BPD) 11
1.6.5 Retinopathia praematurorum (ROP) ... 11
1.6.6 Hirnblutungen 12
1.6.7 Periventrikuläre Leukomalazie (PVL) 13
1.6.8 Apnoen 13
1.6.9 Frühgeborenenanämie 14

1.7 Lungenerkrankungen des Neugeborenen 14
1.7.1 Mekoniumaspirationssyndrom (MAS) 14
1.7.2 Pneumothorax 15
1.7.3 Lungenhypoplasie 15
1.7.4 Zwerchfellhernie 15
1.7.5 Neonatale Pneumonien 15
1.7.6 Persistierende fetale Zirkulation (PFC) 16

1.8 Hämatologische Erkrankungen des Neugeborenen 16
1.8.1 Hyperbilirubinämie des Neugeborenen (Icterus neonatorum) 16
1.8.2 Morbus haemolyticus neonatorum ... 19
1.8.3 Neonatale Anämie 20
1.8.4 Polyglobulie – Hyperviskositätssyndrom 20
1.8.5 Morbus haemorrhagicus neonatorum (Vitamin-K-Mangel) 21
1.8.6 Neonatale Thrombozytopenie 21

1.9 Erkrankungen des Gastrointestinaltrakts beim Neugeborenen 22
1.9.1 Wegweiser 22
1.9.2 Omphalozele und Laparoschisis (Gastroschisis) 22
1.9.3 Nekrotisierende Enterokolitis (NEC) ... 22
1.9.4 Mekoniumileus 23

1.10 Metabolische Störungen im Neugeborenenalter 23
1.10.1 Hypoglykämien 23
1.10.2 Hypokalzämie des Neugeborenen ... 24

1.11 Neonatale epileptische Anfälle ... 25
1.12 Infektionskrankheiten des Neugeborenen ... 25
1.12.1 Neonatale Sepsis und Meningitis ... 25
1.12.2 Konnatale, nichtbakterielle Infektionen des Neugeborenen ... 27
1.12.3 Lues connata ... 27
1.12.4 Konjunktivitis des Neugeborenen ... 29
1.13 SIDS (Sudden Infant Death Syndrome) ... 29

IMPP-Hits

Die Neonatologie ist eines der am häufigsten gefragten Themenkomplexe in der Pädiatrie. Mit insgesamt 44 Fragen in den vergangenen Jahren lohnt es sich, dieses Kapitel näher zu betrachten. Besonderes Augenmerk sollte dabei auf die Lungenerkrankungen, die Erkrankungen des Gastrointestinaltrakts und die Infektionskrankheiten gelegt werden.

1.1 Wegweiser

Die Neonatologie befasst sich mit der Versorgung von Neugeborenen und mit den speziellen Problemen von Frühgeborenen und kranken Neugeborenen und deren Behandlung.

In ► Tab.1.1 sind wichtige Definitionen zur Neonatologie aufgeführt.

Lerntipp

Einige Definitionen werden vom IMPP immer wieder durch Anwendungsfragen geprüft: Sie müssen beurteilen können, ob ein Kind eutroph, hypertroph oder hypotroph ist und ob es sich um ein Neugeborenes oder Frühgeborenes handelt.

1.2 Postnatale Adaptation

1.2.1 Atmung

Die Atmung setzt nach Unterbrechung des plazentaren Gasaustauschs ein. Die **Lungenentfaltung** wird durch Surfactant (oberflächenaktives Lipoprotein) unterstützt und ist nach einigen Minuten beendet. Die mittlere **Atemfrequenz** beim schlafenden Neugeborenen beträgt 40–60/min. Beim Neugeborenen beträgt die **Asphyxietoleranz** 5–15 min. Ein Sauerstoffmangel bis zum ersten Atemzug ist unvermeidbar. Eine transitorische, metabolische und respiratorische **Azidose** ist somit physiologisch. Die Durchführung einer Nabelarterien-pH-Messung gehört bei jedem Neugeborenen zur Erstversorgung. Der pH-Wert beträgt durchschnittlich 7,25 und hat sich in der Regel nach 10 h normalisiert.

1.2.2 Kreislauf

Durch Unterbrechung des Plazentakreislaufs steigt der Widerstand in der Aorta descendens. Es kommt zu einer Verringerung des Zuflusses in den rechten Vorhof aus der V. cava inferior. Durch die Öffnung der Lungenstrombahn sinkt der Druck in der Pulmonalarterie und steigt im linken Herzen an → **Verschluss des Foramen ovale.**

Durch erhöhten Sauerstoffgehalt des durchfließenden Blutes kommt es zur Kontraktion der Muskulatur des Ductus arteriosus → **Verschluss des Ductus arteriosus Botalli** (Ductus arteriosus Botalli = Verbindung zwischen Truncus pulmonalis und Aorta), der nach Stunden oder Tagen vollständig ist (► Abb. 1.1).

Die **Herzfrequenz** beträgt initial 150–180/min, später etwa 125/min. Das **Blutvolumen** beträgt 80–100 mL/kg KG. Eine Spätabnabelung bewirkt eine Erhöhung um 15 mL/kg KG. Die **periphere Zirkulation** ist beim Neugeborenen schlecht, häufig besteht eine periphere Zyanose. Eine Stagnation der Blutzirkulation in der Peripherie führt zu lokaler Hypoxie, Plasmaaustritt aus den Kapillaren sowie

Tab. 1.1 Definitionen zur Neonatologie

Lebendgeburt	Vorhandensein von mindestens einem der vier Vitalzeichen Herzschlag, Nabelschnurpulsation, Atmung, Willkürmotorik
Totgeburt	Keine Vitalzeichen, Geburtsgewicht > 500 g
Abort	Keine Vitalzeichen, Geburtsgewicht < 500 g
Gestationsalter	Schwangerschaftsdauer vom ersten Tag der letzten Regelblutung bis zur Geburt des Kindes (280 Tage)
Perinatalperiode	29. SSW bis 7. Lebenstag
Neonatalperiode	1.–28. Lebenstag
Reifes Neugeborenes	Gestationsalter 260–293 Tage: vollendete 37. bis Ende 41. SSW
Frühgeborenes	Gestationsalter < 260 Tage: < 37. vollendete SSW
Übertragenes Neugeborenes	Gestationsalter > 293 Tage: > 42. vollendete SSW
Hypotrophes Neugeborenes SGA: Small for Gestational Age	Geburtsgewicht < 10. Perzentile oder < 2.500 g
VLBW: Very Low Birth Weight Infant	Geburtsgewicht < 1.500 g
ELBW: Extremely Low Birth Weight Infant	Geburtsgewicht < 1.000 g
Eutrophes Neugeborenes	Geburtsgewicht 10.–90. Perzentile
Hypertrophes Neugeborenes LGA: Large for Gestational Age	Geburtsgewicht > 90. Perzentile oder > 4.000 g
Perinatale Mortalität	Sterblichkeit in den ersten 7 Lebenstagen einschließlich Totgeburten
Neonatale Mortalität	Sterblichkeit in den ersten 4 Wochen

zu einem Anstieg von Erythrozytenzahl, Hämoglobinkonzentration und Hämatokrit.

Merke

Die mittlere Atemfrequenz beim schlafenden Neugeborenen beträgt 40–60/min. Der Nabelarterien-pH-Wert beträgt durchschnittlich 7,25. Die Herzfrequenz liegt initial bei 150–180/min, später bei 125/min.

1.2.3 Gastrointestinaltrakt

Die Entleerung von **Mekonium** (grünschwarz, zäh) erfolgt meist innerhalb der ersten 12 h. Bei Geburt ist der Darm steril. Die **Darmflora** entwickelt sich in den ersten Lebenstagen.
Das Fehlen von Darmbakterien ist eine der Ursachen für den Vitamin-K-Mangel bei Neugeborenen.

1.2.4 Energie und Wasser

In den ersten 24 h erfolgt die Energiegewinnung hauptsächlich aus **Glykogenabbau,** dann zunehmend aus **Fettabbau.** Der Verbrauch der Glykogenreserven führt zu einer **Hypoglykämietendenz.** Ein **postnataler Gewichtsverlust** von bis zu 10 % ist physiologisch und betrifft hauptsächlich extrazelluläres Wasser. Der tägliche **Wasserbedarf** beträgt 50–100 mL/kg/d, die tägliche **Urinproduktion** 50–150 mL/kg/d.
Die erste Blasenentleerung erfolgt in der Regel bereits während der Geburt, hierzu kann es jedoch auch erst später kommen (bis 48 h postnatal normal).

Merke

Ein postnataler Gewichtsverlust von bis zu 10 % ist physiologisch.

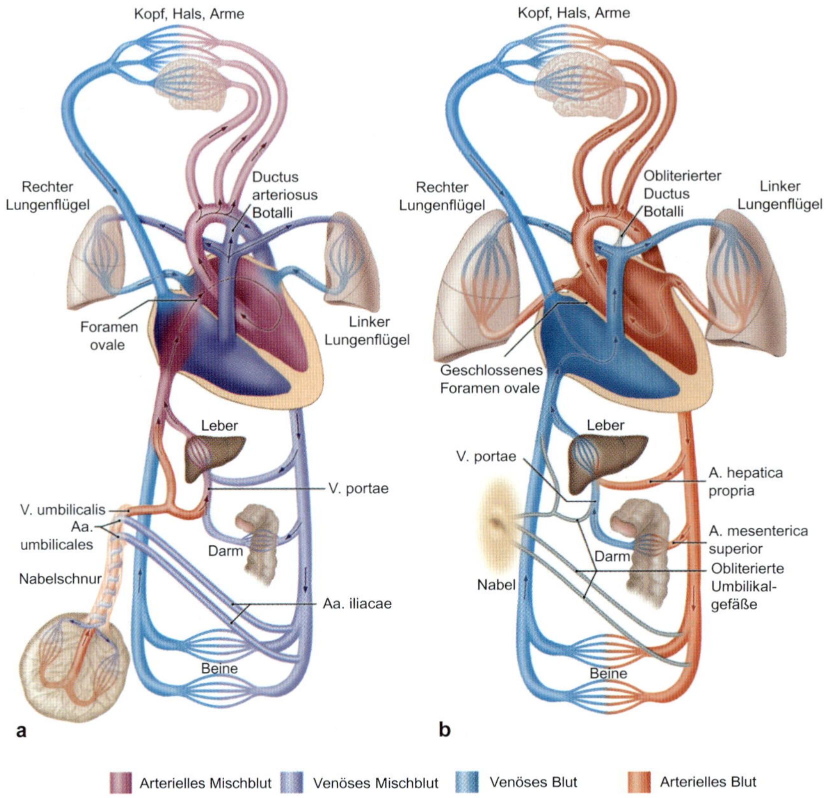

Abb. 1.1 Kreislaufverhältnisse. **a)** intrauterin; **b)** extrauterin. [L238/M552]

1.2.5 Wärmeregulation

Anfangs ist die Wärmeregulation schlecht. Bei **Unterkühlung** kommt es zu einem starken Anstieg des Sauerstoffbedarfs durch Fettsäureoxidation im braunen Fettgewebe. Eine anaerobe Stoffwechselsituation, Hypoxie, Surfactantinaktivierung und Hypoglykämie können eine **Azidose** zur Folge haben. Bereits eine geringgradige Überwärmung führt zu **Hyperthermie.**

1.2.6 Erythropoese

In der zweiten Schwangerschaftshälfte verlagert sich die Blutbildung von der fetalen Leber in das Knochenmark. Im letzten Schwangerschaftsdrittel beginnt die Umstellung von fetalem Hämoglobin (HbF) auf adultes Hämoglobin (HbA) mit niedrigerer Sauerstoffaffinität. Der HbF-Anteil beträgt bei Geburt 80 %. Zum Zeitpunkt der Geburt wandert der Ort der Erythropoetinproduktion von der Leber zur Niere. Bei Geburt kommt es mit der Umstellung von der plazentaren zur pulmonalen Oxygenierung zu einem erheblichen Anstieg der Sauerstoffverfügbarkeit.

1.2.7 Endokrine Drüsen

Die **Östrogenwirkung** führt zu Brustdrüsenschwellung, Neugeborenenakne und selten sogar zu Vaginalblutungen. Die **Prolaktinwirkung** kann zu einer Milchsekretion führen.

1.3 Erstversorgung von Neugeborenen und Beurteilung von Vitalität und Reifezustand

1.3.1 Absaugen

Ein vitales Neugeborenes, das innerhalb der ersten 5–10 s zu schreien beginnt, muss nicht abgesaugt werden. Absaugen ist für das Kind unangenehm, kann zu Schleimhautläsionen führen und reflektorische Bradykardien und Apnoen verursachen. Wenn abgesaugt werden muss, dann in der Reihenfolge **Mund–Rachen–Nase.**

1.3.2 Abnabeln

Ziele: Vermeidung einer plazentoneonatalen Übertransfusion und eines neonatalen Blutverlusts. Das vaginal geborene reife Neugeborene wird nach 1–1,5 min ohne Ausstreichen der Nabelschnur abgenabelt. Bei Geburt aus sitzender oder hockender Stellung kann früher abgenabelt werden. Nach einer **Sectio** wird das Neugeborene nach Ausstreichen der Nabelschnur zum Kind hin abgenabelt. Bei **Polyglobulie** (chronische Plazentainsuffizienz, Übertragung, diabetische Fetopathie) wird auch nach Sectio rasch ohne Ausstreichen abgenabelt. Bei **Nabelschnurumschlingungen** wird die Nabelschnur umgehend gelockert. Durch Ausstreichen der Nabelschnur wird der in der Regel erfolgte Blutverlust ausgeglichen.

1.3.3 Abtrocknen und erste Lagerung

Das Neugeborene wird möglichst rasch mit einem Tuch abgetrocknet und auf die Brust der Mutter gelegt.

1.3.4 Erhebung des Apgar-Score zur Beurteilung der Vitalität

Das Neugeborene wird nach 1, 5 und 10 min beurteilt (► Tab. 1.2). Der Apgar-Wert nach **1 min** ist wichtig für die Entscheidung, ob Reanimationsmaßnahmen durchgeführt werden müssen. Die Apgar-Werte nach **5 und 10 min** sind prognostisch bedeutsamer: > 8 Punkte: Risiko gering, 6–8 Punkte: intensive pädiatrische Untersuchung erforderlich, < 6 Punkte: Verlegung auf pädiatrische Intensivstation.

Tab. 1.2 Kriterien des Apgar-Scores

Kriterien	0	1	2
A = Aussehen	Blass oder blau	Stamm rosig, Extremitäten blau	Rosig
P = Puls	0	≤ 100/min	> 100/min
G = Grimassieren bei Nasensondierung	Keines	Verziehen des Gesichts	Husten
A = Aktivität	Keine Bewegung	Geringe Beugung der Extremitäten	Aktive Bewegung
R = Respiration	Keine	Unregelmäßig, langsam	Kräftiges Schreien

1.3.5 Perzentilenkurven

► Kap. 21.

1.3.6 Säure-Basen-Status

Nabelarterien- und -venenblut zur Untersuchung von pH, pCO_2 und BE sollen möglichst rasch, idealerweise sogar noch vor Lösung der Plazenta, entnommen werden.

1.3.7 Erstuntersuchung des Neugeborenen

Die U1 wird etwa 10 min nach der Geburt durchgeführt (► Kap. 21.3). Im Rahmen der U1 erfolgt zudem die Beurteilung des Reifezustands mit Hilfe des Petrussa-Index oder des Dubowitz-Farr-Scores.

Reifealter = 30 + Punktzahl aus Petrussa-Index. Erhält ein Neugeborenes für jedes Kriterium zwei Punkte, so entspricht die Reife der 40. Gestationswoche (► Tab. 1.3). Der Dubowitz-Farr-Score zur Beurteilung des Reifezustands ist ausführlicher und beinhaltet zudem noch die Lanugobehaarung und die Augenlider.

1.3.8 Anlegen des Kindes

Sobald wie möglich wird das Neugeborene erstmalig an der Brust der Mutter angelegt. Mutter und Kind verbleiben in der Regel 2 h nach der Geburt zur lückenlosen Überwachung im Kreißsaal.

Tab. 1.3 Kriterien zur Beurteilung der Reife eines Neugeborenen (Petrussa-Index)

Kriterien	0	1	2
Haut	Durchsichtig	Dünn	Rosig, fest
Ohrform	Ungeformt	Weich	Fest
Mamillen	Kaum Drüsengewebe	Drüsengewebe tastbar, Mamillenhof erkennbar	Brustdrüsen über Hautniveau, Drüsenkörper und -hof tastbar
Genitale	Hoden nicht tastbar Labia majora < Labia minora	Hoden hoch im Skrotum Labia majora = Labia minora	Hoden deszendiert Labia majora > Labia minora
Fußsohlen	Keine Falten	Distal Falten	Überall Falten

1.4 Reanimation des Neugeborenen

Die Abfolge der lebensrettenden Maßnahmen bei Neugeborenen zeigt ► Abb. 1.2.

Merke

Bei fehlender adäquater regelmäßiger Spontanatmung oder einer Herzfrequenz < 100/min werden Maßnahmen zur Neugeborenenreanimation ergriffen. Häufig genügen das Freimachen der Atemwege und die Belüftung der Lunge.

Beendigung der Reanimationsmaßnahmen

Neugeborene, die ab dem Zeitpunkt der Geburt für mindestens 10 min keine Lebenszeichen zeigen, haben ein extrem hohes Risiko für Mortalität oder schwerwiegende Behinderung. Eine Beendigung der Reanimation kann daher erwogen werden, wenn nach 10 min ununterbrochener und adäquater Reanimationsmaßnahmen keine Lebenszeichen nachweisbar sind.

Verzicht auf Reanimation

Es gibt Umstände, bei denen der kindliche Zustand bereits initial mit einer hohen Mortalität und einer sehr hohen Morbidität verbunden ist. In diesen Situationen (z. B. Frühgeburt < 23. SSW und/oder Geburtsgewicht < 400 g, Anenzephalie, Trisomie 13 oder 18) kann erwogen werden, auf die Durchführung von Reanimationsmaßnahmen primär zu verzichten. Dies gilt insbesondere dann, wenn Gelegenheit zur ausführlichen vorherigen Besprechung mit den Eltern bestand.

1.5 Perinatale Schäden

1.5.1 Perinatale Asphyxie

Definition

Schwerste postnatale Anpassungsstörung, die mit Sauerstoffmangel einhergeht, oft schon intrauterin beginnt und sich klinisch als Bradykardie und Atemstörung manifestiert.

Ätiologie

In **90 %** der Fälle handelt es sich um **prä- oder perinatale** Ursachen. In **10 %** der Fälle entsteht die perinatale Asphyxie in der **postnatalen** Adaptationsphase. Risiken sind präexistierende mütterliche Erkrankungen, Infektionen, eine EPH-Gestose (Präeklampsie) oder Mehrlingsschwangerschaften. Weitere Ursachen sind eine Plazentainsuffizienz, Fruchtwasseranomalien, Plazenta-Nabelschnur-Anomalien und Lageanomalien. Außerdem besteht eine erhöhte Gefahr für eine Asphyxie bei operativen Geburten und Frühgeburten. Ebenso kann die mütterliche Einnahme von Medikamenten, Drogen, Alkohol oder Nikotin das Asphyxierisiko erhöhen.

Klinik

Die klinischen Leitsymptome sind Bradykardie und respiratorische Insuffizienz. In schweren Fällen kommt es zu Apnoen und einer Asystolie. Eine **blaue Asphyxie** geht mit einer Zyanose, eine **weiße Asphyxie** mit Blässe und Schock einher. Weitere Symptome sind Hyperexzitabilität, muskuläre Hypertonie, Hyperventilation sowie epileptische Anfälle. Eine typische Asphyxiefolge ist ein Hirnödem (Sonografie). Die Prognose ist bei weißer Asphyxie schlechter als bei blauer Asphyxie.

Merke

Die klinischen Leitsymptome der perinatalen Asphyxie sind Bradykardie und respiratorische Insuffizienz.

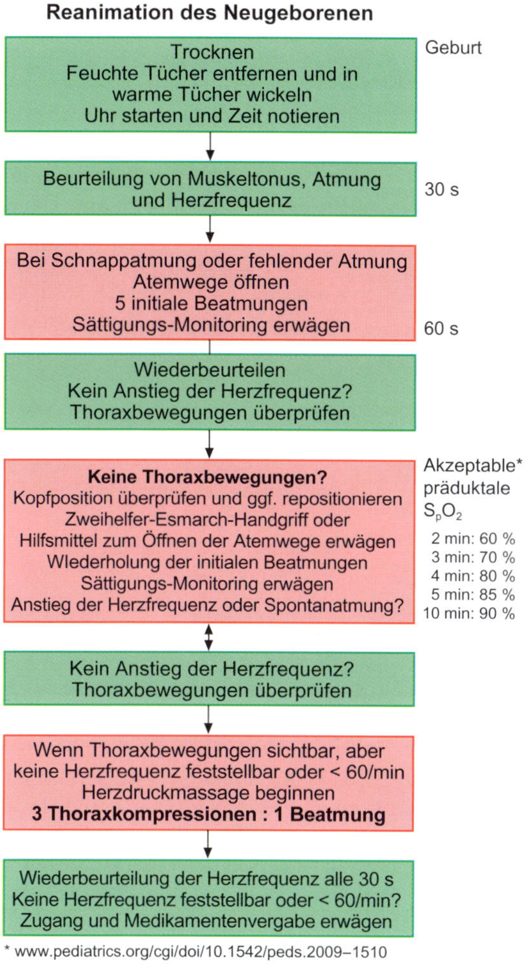

Abb. 1.2 Algorithmus der Neugeborenenreanimation. Modifiziert nach Sektion 7 der Leitlinien zur Reanimation 2010 des European Resuscitation Council. [L141/W802]

Therapie

Neben der kardiopulmonalen Reanimation, adäquaten Sauerstoffzufuhr und maschinellen Beatmung (Ziel Normoxie und Normokapnie) sowie Blutdruckunterstützung sollte eine Normoglykämie angestrebt werden. Epileptische Anfälle sollten behandelt werden (Diazepam, Barbiturate). Eine Hypothermiebehandlung kann die Prognose verbessern.

Komplikationen

Porenzephale Zysten durch Nervenzelluntergang, Hirnatrophie, psychomotorische Retardierung, spastische Zerebralparese und Epilepsie können als Folge einer perinatalen Asphyxie auftreten.

1.5.2 Frakturen

Lokalisation

Die **Klavikulafraktur** tritt hauptsächlich bei schwieriger Entbindung der Schulter oder des ausgestreckten Arms bei Lageanomalien auf. Zu einer Humerusfraktur kommt es durch Armlösung bei Beckenendlage. Oberschenkelfrakturen sind selten. Schädelfrakturen sind meist Impressionsfrakturen, die von einem Kephalhämatom begleitet werden. Begleitende intrakranielle Blutungen sind möglich. Typische Ursachen sind ein enges Becken oder eine Forcepsentbindung.

Merke

Die Klavikulafraktur ist die häufigste geburtstraumatisch bedingte Fraktur.

Klinik

Frakturen führen zu Schonhaltung, pathologischer Beweglichkeit, Krepitation und tastbarer Kallusbildung. Begleitend können eine Schwellung, ein Hämatom und Schmerzen bestehen. Eine neurologische Beeinträchtigung kann z. B. bei begleitendem Plexusschaden auftreten.

1.5.3 Nervenläsionen

Ätiologie

Schwierige Entbindung, Beckenendlage, Schulterdystokie und Makrosomie des Neugeborenen sind die häufigsten Ursachen.

Klinik

Obere Plexuslähmung Erb-Duchenne (C5 und C6): Schlaffe Lähmung von Ober- und Unterarmmuskulatur, der Arm liegt bewegungslos gestreckt und innenrotiert, die Fingerbeweglichkeit ist erhalten.
Untere Plexuslähmung Klumpke (C8 und TH1): Sie kommt seltener vor und tritt nahezu immer in Kombination mit einer oberen Plexusparese auf. Sie betrifft den ganzen Arm einschließlich der Finger. Begleitend können ipsilateral eine Zwerchfellparese oder ein Horner-Syndrom auftreten.
Eine **Fazialisparese** kann nach Forcepsentbindungen vorkommen. Meist heilt sie spontan aus.

Therapie

Die Behandlung besteht in der Durchführung einer Physiotherapie mit dem Ziel, die Beweglichkeit zu erhalten und Kontrakturen zu vermeiden.

1.5.4 Blutungen

Muskel: Muskuläre Blutungen entstehen hauptsächlich im M. sternocleidomastoideus durch schwierige Kopfentwicklung. Die Blutung kann zu einer Schiefhaltung des Kopfes führen.
Intrakraniell: Blutungen erfolgen epidural, subdural, subarachnoidal sowie in das Kleinhirn. Ausgelöst werden sie durch eine erhebliche mechanische Belastung sub partu. Die charakteristischen klinischen Symptome sind eine vorgewölbte Fontanelle, Apnoen, epileptische Anfälle, pathologische Pupillenreaktionen, schriller Schrei und Trinkschwäche. Bei großen Blutungen kann eine Anämie entstehen. Die Kombination mit Schädelfrakturen ist möglich. Eine operative Entlastung ist sehr risikoreich.
Extrakraniell: Caput succedaneum: Ödematösteigige Schwellung über die Schädelnähte hinweg. Eine Therapie ist nicht erforderlich.

Kephalhämatom: Fluktuierende, subperiostal gelegene Schwellung ohne Überschreitung der Schädelnähte. Sie entsteht durch Verletzung periostaler Blutgefäße durch Scherkräfte. Sekundär kann eine Hyperbilirubinämie auftreten. Therapeutisch sollte zunächst abgewartet werden. Oft erfolgt die Rückbildung sehr langsam über Monate. Eine Verkalkung ist häufig.

Merke

Caput succedaneum: Ödematös-teigige Schwellung über die Schädelnähte hinweg.
Kephalhämatom: Fluktuierende Schwellung ohne Überschreitung der Schädelnähte.

1.6 Das Frühgeborene

1.6.1 Wegweiser

Ein Frühgeborenes kommt nach einer Gestationszeit von unter 37 vollendeten Schwangerschaftswochen zur Welt.

Bei sehr kleinen Frühgeborenen kann die Unreife von Organsystemen zu verschiedenen akuten und chronischen Symptomen und Erkrankungen führen (► Tab. 1.4).

Epidemiologie

Bei 7–10 % aller Geburten handelt es sich um Frühgeburten. Bei 1,3 % aller Geburten liegt das Geburtsgewicht unter 1.500 g bzw. beträgt das Gestationsalter weniger als 32 SSW. Schwere neurologische Schäden treten bei etwa 4 %, leichte neurologische Auffälligkeiten bei etwa 8 % sehr kleiner Frühgeborener auf. Die Grenze der Überlebensfähigkeit liegt heute bei etwa 24 SSW.

1.6.2 Atemnotsyndrom (Respiratory Distress Syndrome, RDS)

Definition

Das Atemnotsyndrom bei Frühgeborenen wird in der Regel durch einen primären Surfactantmangel verursacht, manifestiert sich klinisch unmittelbar

Tab. 1.4 Übersicht der wichtigsten Komplikationen bei Frühgeborenen

Organsystem	Komplikationen
Atmung	Apnoen, Atemnotsyndrom (ANS), bronchopulmonale Dysplasie (BPD)
Herz/Kreislauf	Persistierende fetale Zirkulation (PFC), persistierender Ductus arteriosus (PDA)
Neurologie	Hirnblutung, periventrikuläre Leukomalazie (PVL)
Augen	Retinopathia praematurorum (ROP)
Gastrointestinaltrakt	Nekrotisierende Enterokolitis (NEC)
Infektion	Bakterien, Viren, Pilze

nach der Geburt als rasch progrediente Ateminsuffizienz und tritt fast ausschließlich bei einem Gestationsalter unter 35 SSW (< 2.000 g Geburtsgewicht) auf.

Pathogenese und Pathophysiologie

Surfactantmangel bei struktureller Unreife des Lungenparenchyms: Surfactant vermindert die Oberflächenspannung der Alveolen. Ein Mangel führt daher zu Atelektasen und zu einer Abnahme der Lungencompliance. Folge der Minderbelüftung sind eine Hypoxämie sowie ein Anstieg von CO_2, wodurch es zu systemischer Hypotonie und Vasokonstriktion der Lungengefäße kommt. Hierdurch entsteht eine pulmonale Minderperfusion, es bilden sich intrapulmonale Shunts aus und es kommt zum Rechts-links-Shunt auf Vorhofebene (Foramen ovale, Ductus arteriosus). Azidose, Hypoxie und veränderter Lungenstoffwechsel hemmen die postnatal einsetzende De-novo-Synthese von Surfactant.

Klinik

Unmittelbar nach der Geburt oder innerhalb der ersten Lebensstunden kommt es zu **Dyspnoe, Tachypnoe, Nasenflügeln** und **exspiratorischem Stöhnen.** Hinzu kommen sternale und interkostale **Einziehungen,** ein abgeschwächtes Atemgeräusch, ein blassgraues Hautkolorit (Mikrozirkulationsstörung), eine Temperaturinstabilität und häufig eine **Zyanose.**

Differenzialdiagnose

Unterschieden werden muss ein **sekundärer Mangel an Surfactant** durch erhöhten Verbrauch bei z. B. perinataler Asphyxie, Azidose, hypovolämischem Schock, Infektionen, Mekoniumaspirationssyndrom, Pneumothorax, Lungenödem, Atelektase, Lungenblutungen. **Risikofaktoren** sind das männliche Geschlecht, familiäre Disposition, primäre Sectio, Asphyxie, Chorioamnionitis, Hydrops und Diabetes der Mutter. Weitere Differenzialdiagnosen sind Lungenfehlbildungen wie die Lungenhypoplasie, kongenitale Zwerchfellhernie, Nasse-Lunge-Syndrom (wet lung) und nichtzyanotische Herzvitien.

Diagnostik

In der Blutgasanalyse zeigen sich eine Hypoxämie und ein CO_2-Anstieg.

Anhand des **Röntgen-Thorax** erfolgt die Stadieneinteilung des Atemnotsyndroms in vier Grade (▸ Tab. 1.5, ▸ Abb. 1.3).

Komplikationen

Typische Komplikationen des RDS sind pulmonales interstitielles Emphysem, Pneumothorax, Pneumomediastinum, Pneumoperitoneum, Pneumoperikard, bronchopulmonale Dysplasie, persistierender Ductus arteriosus, persistierende fetale Zirkulation (PFC), nekrotisierende Enterokolitis, Hirnblutungen sowie periventrikuläre Leukomalazie.

Therapie

Die **symptomatische Therapie** beinhaltet die Sauerstoffzufuhr und maschinelle Beatmung sowie eine Infusionstherapie bei Zirkulationsstörungen. Oberstes Gebot ist das „minimal handling“ der Kinder.

Tab. 1.5 Stadieneinteilung des Atemnotsyndroms nach radiologischen Kriterien

Stadium	Radiologische Zeichen
Stadium 1	Fein granuläre Zeichnung der gesamten Lunge
Stadium 2	Zusätzlich positives Luftbronchogramm jenseits des Herzschattens
Stadium 3	Zusätzlich Unschärfe des Herzschattens und der Zwerchfellkonturen
Stadium 4	Weiße Lunge

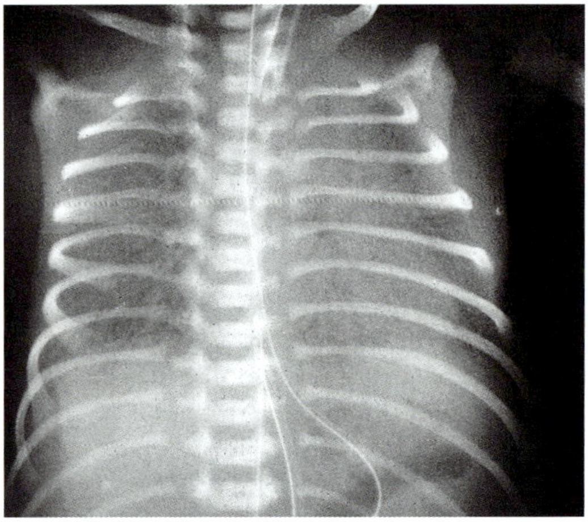

Abb. 1.3 Atemnotsyndrom des Frühgeborenen. Röntgen-Thorax nach Intubation, 2 Stunden nach Geburt: milchglasartige Transparenzminderung mit Luftbronchogramm, Herz- und Mediastinalkontur unscharf. [T742]

Kausal kann **Surfactant** intratracheopulmonal substituiert werden, was zu einer Verminderung der Alveolenoberflächenspannung führt. Dadurch kommt es zu einer Verbesserung der Oxygenierung und des Gasaustauschs, wodurch die Pneumothoraxinzidenz, die mit einem Atemnotsyndrom assoziierte Sterblichkeit und die Inzidenz der bronchopulmonalen Dysplasie reduziert werden können.

Bei sekundärem RDS erfolgt zudem die Therapie der Grunderkrankung.

Prävention

Zur **Prävention** erhält die Schwangere 48 h vor Entbindung bei Frühgeburtsbestrebungen < 32. SSW eine **Lungenreifungsbehandlung mit** Betamethason, wodurch die Surfactantsynthese induziert wird. Im Anschluss daran erfolgen eine schonende Geburtseinleitung und eine optimale Primärreanimation.

Merke

Die wichtigste Maßnahme zur Prävention des Atemnotsyndroms ist die Lungenreifungsbehandlung.

Lerntipp

Das Atemnotsyndrom des Neugeborenen kommt häufiger in den Examina vor. Dabei wurden bisher zu den Themen Surfactantmangel und -gabe, Symptome, Risikofaktoren, Differenzialdiagnosen und Röntgenbilder Fragen gestellt.

1.6.3 Persistierender Ductus arteriosus (PDA)

Pathogenese

Die postnatal ansteigende Sauerstoffsättigung führt normalerweise zu einer Kontraktion des Ductus arteriosus, der sich dann verschließt. Bei Frühgeborenen fällt die Reaktion auf die Kontraktionsreize wegen unreifer Gefäßmuskulatur und hoher Prostaglandinkonzentrationen (Vasodilatation) schwächer aus.

Bei Vorliegen eines RDS kommt es bei offenem Ductus arteriosus zu einem **Rechts-links-Shunt.** Die Vasokonstriktion der Lungenarterien (pCO_2, Azidose) und ein hoher intrapulmonaler Druck führen zu einem geringeren bidirektionalen Blutfluss durch den PDA. Bei Rückbildung des RDS sinkt der pulmonale Gefäßwiderstand. In dieser Phase entwickelt sich ein hämodynamisch signifikanter **Links-rechts-Shunt** mit Lungenüberdurchblutung, **Lungenödem** und kardialer Insuffizienz. Dadurch kommt es zu einer akuten Verschlechterung der Beatmungssituation.

Klinik

Ein PDA manifestiert sich häufig am 3.–5. Lebenstag mit einem **systolischen Herzgeräusch,** das anfangs infraklavikulär lokalisiert ist. Ein kontinuierliches Maschinengeräusch ist möglich. In 20 % der Fälle besteht jedoch kein Herzgeräusch. Weitere charakteristische Befunde sind Pulsus celer et altus, Tachykardie, niedriger diastolischer Blutdruck, eine Blutdruckamplitude > 25 mmHg sowie eine **Verschlechterung der Beatmungssituation.**

Diagnostik

Im Röntgen-Thorax können sich eine Kardiomegalie, eine vermehrte Lungengefäßzeichnung und ein Lungenödem zeigen. Die **Echokardiografie** erlaubt die direkte Darstellung des PDA und die Beurteilung des diastolischen Rückflusses in der Pulmonalarterie mit Abschätzung des Shuntvolumens.

Therapie

Der Verschluss des Duktus sollte innerhalb der ersten 7–10 Lebenstage erfolgen, um chronische Schäden, z. B. eine bronchopulmonale Dysplasie, zu vermeiden. Prostaglandinsynthesehemmer (z. B. Indometacin) können einen Verschluss des Duktus bewirken. Kontraindikationen sind Thrombozytopenie und Niereninsuffizienz. Bei Kontraindikationen für eine Indometacintherapie oder bei Versagen einer solchen Therapie ist eine operative Ligatur des PDA indiziert.

Merke

Ein frühzeitiger Verschluss des Ductus arteriosus ist insbesondere bei hämodynamischer Relevanz sehr wichtig.

1.6.4 Bronchopulmonale Dysplasie (BPD)

Definition

Schwere, chronische Lungenerkrankung, die bei 30–60 % der Frühgeborenen mit einem Geburtsgewicht unter 1.000 g und bei 10 % der Frühgeborenen mit einem Geburtsgewicht unter 1.500 g auftritt.

Ätiologie und Pathogenese

Lungenunreife, bronchoalveoläres Trauma bei maschineller Beatmung („Barotrauma"), Sauerstofftoxizität sowie zusätzliche Risikofaktoren wie Infektionen, PDA oder genetische Prädisposition können das Auftreten einer BPD begünstigen. Dabei kommt es zu einem interstitiellen Ödem, zu Atelektasen, überblähten Alveolen, interstitieller Fibrose und obliterativer Bronchiolitis.

Klinik

Klinische Zeichen sind Dyspnoe, Einziehungen, Rasselgeräusche, chronischer Husten und eine Glockenform des Thorax. Hinweisend ist ein Sauerstoffbedarf > 21 % im Alter von 28 Tagen. Aufgrund der Einschränkung der Lungenfunktion findet sich ein erhöhter pCO_2, ein erhöhter Atemwegswiderstand, ein intermittierender Bronchospasmus sowie eine vermehrte Schleimproduktion. Es kann sich eine pulmonale Hypertonie mit Cor pulmonale, Rechtsherzversagen und Lebervergrößerung entwickeln. Typisch sind rezidivierende bronchopulmonale Infektionen.

Diagnostik

Röntgen-Thorax: Überblähte Areale neben atelektatischen Bezirken; fibrotische Verdichtungen, Emphysemblasen, Kardiomegalie.

Therapie

Die Therapie besteht in erster Linie in einer adäquaten Oxygenierung, da die Hypoxie den pulmonalen Gefäßwiderstand erhöht. Hinzu kommen eine ausreichende Kalorienzufuhr, Flüssigkeitsrestriktion, die Verabreichung von Diuretika, Bronchodilatatoren (per inhalationem) und ggf. Glukokortikoiden (systemisch). Vitamin A unterstützt die Bildung und Heilung des Lungenepithels. Die Physiotherapie hat bei der BPD einen besonderen Stellenwert.

Prognose

Die Mortalität im 1. Lebensjahr beträgt 25 %. Langzeitfolgen sind ein hyperreagibles Bronchialsystem, Asthma bronchiale und eine eingeschränkte Lungenfunktion.

Merke

Präventive Maßnahmen zur Reduktion der Häufigkeit der bronchopulmonalen Dysplasie sind die pränatale Steroidgabe, eine frühzeitige Surfactanttherapie, die frühzeitige Behandlung eines relevanten PDA sowie eine frühzeitige Extubation von Frühgeborenen.

1.6.5 Retinopathia praematurorum (ROP)

Definition und Ätiologie

Bedrohliche, durch Unreife und Sauerstofftoxizität verursachte vasoproliferative Erkrankung der Retina, die zur Erblindung ehemaliger Frühgeborener führen kann.

Ätiologie und Pathogenese

Die akute und chronische toxische Wirkung von Sauerstoff auf die retinalen Blutgefäße führt zur ROP. Sie kommt nur bei Frühgeborenen vor. Weitere Risikofaktoren sind Hyperkapnie, Blutaustauschtransfusionen, häufige Bluttransfusionen sowie Lichteinwirkung.

Erhöhte arterielle Sauerstoffpartialdrücke führen zur **Vasokonstriktion** der unreifen retinalen Gefäße, es kommt zu einer Obliteration vaskulärer Strukturen. Die extraretinale fibrovaskuläre **Proliferation** bewirkt eine **Neovaskularisation.** Die Traktion von Gefäßen, die in den Glaskörper einsprießen, führt zur **Netzhautablösung** und durch Synechien mit frontaler Verlagerung der Linse kommt es zum **Sekundärglaukom.**

Therapie

Die wirksamsten Behandlungsmethoden bei ROP sind die Kryotherapie und die Lasertherapie. Beide Methoden zerstören die peripheren Anteile der Retina und verlangsamen oder verhindern das abnorme Gefäßwachstum.

Prävention
Wichtige vorbeugende Maßnahmen sind die kontrollierte Sauerstofftherapie mit Meidung von Hyperoxämie bei Frühgeborenen < 32. SSW sowie regelmäßige augenärztliche Untersuchungen.

1.6.6 Hirnblutungen

Epidemiologie
Hirnblutungen treten vor allem bei Frühgeborenen mit einem Gestationsalter < 28. SSW und einem Geburtsgewicht < 1.000 g auf.

Pathogenese
Ursache ist die **Germinalmatrix,** eine unreife, metabolisch aktive Schicht neuroepithelialer Zellen. Sie ist zwischen der 22. und der 28. SSW sehr prominent und bildet sich bis zur 36. SSW zurück. Ihre Gefäße sind zahlreich, groß und wegen eines einschichtigen Endothels sehr vulnerabel. Bei Hypoxie oder Blutdruckschwankungen bzw. Zuständen mit vermehrter oder verminderter Hirndurchblutung oder erhöhtem Venendruck kommt es daher sehr leicht zur Ruptur und damit zur Blutung. Ein weiterer Risikofaktor sind Gerinnungsstörungen.
Im Anschluss an eine Blutung kommt es häufig zu einer obliterierenden und fibrosierenden Arachnoiditis, die zu Liquorzirkulationsstörungen und zur klassischen Folge eines **posthämorrhagischen Hydrozephalus** führt.

Lerntipp

Lassen Sie sich vom IMPP bei der Frage nach typischen Erkrankungen des Frühgeborenen nicht durcheinander bringen: Die typische Hirnblutung liegt periventrikulär, nicht epidural.

Klinik
90 % aller Hirnblutungen treten innerhalb der ersten 72 Lebensstunden auf. Kleine und große Blutungen können asymptomatisch verlaufen. Eine vorgewölbte Fontanelle, Temperaturinstabilitäten, metabolische Azidose, muskuläre Hypotonie, epileptische Anfälle, Blutdruckabfälle sowie Apnoen können klinische Hinweise auf eine Hirnblutung sein.

Diagnostik
Bei allen Frühgeborenen < 32. SSW wird am Ende der 1. und der 2. Lebenswoche, bzw. bei klinischen Symptomen unabhängig vom Gestationsalter, eine Sonografie des Schädels durchgeführt (▸ Abb. 1.4). Diese wird bei pathologischen Befunden wöchentlich kontrolliert. Nach sonografischen Kriterien werden die Hirnblutungen in drei Schweregrade eingeteilt (▸ Tab. 1.6, ▸ Abb. 1.4).

Folgen schwerer Hirnblutungen
Ventrikelerweiterung: Sie tritt Tage bis Wochen nach der Blutung auf. Das Ausmaß ist abhängig von der Blutmenge, die in das Ventrikelsystem gelangt ist. Man unterscheidet eine passagere Erweiterung und einen therapiebedürftigen posthämorrhagischen Hydrozephalus.

Tab. 1.6 Klassifikation der Hirnblutungen nach sonografischen Kriterien

Grad	Sonografische Kriterien
Grad I	Subependymale Blutung
Grad II	Ventrikelblutung, < 50 % des Lumens
Grad III	Ventrikelblutung, > 50 % des Lumens

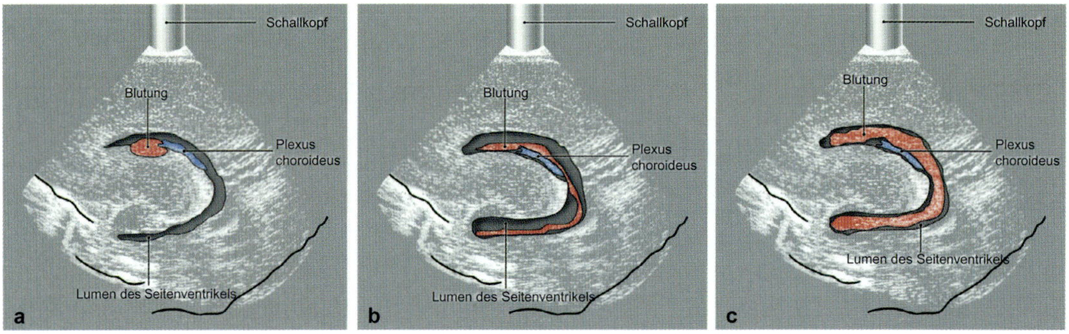

Abb. 1.4 Klassifikation der intraventrikulären Blutung des Frühgeborenen. **a)** Grad-I-Blutung; **b)** Grad-II-Blutung; **c)** Grad-III-Blutung. [O609]

Hämorrhagische Infarzierung des Hirnparenchyms (früher: Hirnblutung Grad IV): Sie entsteht durch eine Blockade des venösen Abstroms durch die Ventrikeltamponade.
Porenzephale Zyste: Sie ist Folge der hämorrhagischen Infarzierung, ihre Größe entspricht der Größe der ursprünglichen Echogenitätsvermehrung.

Prognose

Hirnblutungen Grad I und II erhöhen das Risiko für neurologische Komplikationen nicht wesentlich. Grad-III-Blutungen sind in 30 %, hämorrhagische Infarzierungen in 70 % der Fälle mit schweren neurologischen Komplikationen assoziiert.

1.6.7 Periventrikuläre Leukomalazie (PVL)

Definition

Zerebrale Erkrankung bei Frühgeborenen, die durch zerebrale Minderperfusion, Nekrosenbildung und Defektbildung entsteht und zu einer infantilen Zerebralparese führen kann.

Ätiologie und Pathogenese

Hypoxie und Ischämie sowie pränatale Infektionen führen zu einer Schädigung der periventrikulären weißen Hirnsubstanz mit Ausbildung von Nekrosen. Es entstehen Substanzdefekte.

Klinik

Eine PVL ist im akuten Stadium oft symptomarm. Hypotonie und Lethargie sind möglich. Weitere Symptome sind Irritabilität, muskuläre Hypertonie und Tremor. Später können eine spastische Diplegie der Beine sowie eine infantile Zerebralparese auftreten.

Klinischer Fall

Max, ein Frühgeborenes der 33. SSW, erleidet eine schwere perinatale Asphyxie. Im Verlauf der nächsten Wochen ist Max irritabel und nur schwer zu beruhigen. Zudem fällt ein vermehrter Muskeltonus in den unteren Extremitäten auf und er entwickelt eine beinbetonte Bewegungsstörung. Bei der Ultraschalluntersuchung des Kopfes zeigen sich periventrikuläre Zysten. Eine spätere MRT-Untersuchung bestätigt den Verdacht auf eine periventrikuläre Leukomalazie.

1.6.8 Apnoen

Definition

Atempause > 20 s mit (Zyanose) oder ohne Sauerstoffsättigungsabfall und/oder Bradykardie (HF < 100/min).

Einteilung

- **Zentrale Apnoen** (häufigste Form): Fehlender Luftfluss, fehlende Atembewegungen.
- **Obstruktive Apnoen:** Fehlender Luftfluss, Atembewegungen sind vorhanden.
- **Gemischte Apnoen.**

Ätiologie

Idiopathische Apnoen sind typische Apnoen des Frühgeborenen und Ausdruck eines noch unreifen Atemzentrums. Hierdurch kommt es zu einem verminderten Ansprechen von Chemorezeptoren auf Änderungen von pO_2 und pCO_2. Frühgeborene reagieren auf Hypoxie mit Apnoe und nicht, wie reife Neugeborene, mit Hyperventilation.
Symptomatische Apnoen können verursacht werden durch Hirnblutungen, Hypoxie, mütterlichen Drogenabusus, Atemwegsobstruktionen, ANS, Pneumonie, Pneumothorax, Aspiration, Sepsis, Meningitis, nekrotisierende Enterokolitis, Rotavirus-Infektion, Impfungen, Hypovolämie, Anämie, PDA, Hypotonie, Hypoglykämie, Hypokalzämie, Elektrolytstörungen und Hypothermie.

Differenzialdiagnose

Periodische Atmung des Frühgeborenen: Atempausen (5–10 s) und Hyperventilationsphasen im Wechsel. Begleitend treten weder Bradykardie noch Zyanose auf. Hierbei handelt es sich nicht um Apnoen.

Therapie

Meist kommt es durch **Stimulation** zu einem Wiedereinsetzen der Atmung. Ansonsten sollte eine **Maskenbeatmung** ohne Erhöhung der bestehenden O_2-Zufuhr erfolgen. **Medikamentös** können Koffein oder Theophyllin den Atemantrieb steigern. Bei Notwendigkeit einer maschinellen **Beatmung** kann zunächst Nasen-Rachen-CPAP eingesetzt werden, bei mehr als zwei Apnoen mit Bradykardie/Stunde sollte die Intubation erfolgen.

Merke

Plötzlich gehäuft auftretende Apnoen und Bradykardien sind klinische Hinweise auf eine Sepsis.

1.6.9 Frühgeborenenanämie

Pathophysiologie

Folgende Faktoren tragen zur Frühgeborenenanämie bei: geringere Erythrozytenmasse, verkürzte Erythrozytenlebensdauer, Hämodilution aufgrund schneller Gewichtszunahme, erhöhtes Risiko für geburtstraumatische Blutungen, erhebliche diagnostische Blutverluste bedingt durch die Intensivbehandlung sowie mangelnde Eisenspeicher.

Prävention und Therapie

Ein verzögertes Abnabeln um 20–30 s (**plazentare Transfusion**) senkt den Transfusionsbedarf. Darüber hinaus müssen Blutentnahmen auf das unbedingt erforderliche Minimum reduziert werden (Mikromethoden, transkutane Messmethoden, keine „Routineblutentnahmen"). Therapeutisch kann **humanes rekombinantes Erythropoetin** mit gleichzeitiger adäquater Eisensubstitution eingesetzt werden. **Erythrozytentransfusionen** sollten möglichst sparsam durchgeführt werden. Evidenzbasierte Transfusionsrichtlinien für Frühgeborene existieren bisher nicht.

Merke

Die Frühgeborenenanämie ist im Gegensatz zur Trimenonanämie des reifen Neugeborenen nicht physiologisch und bedarf einer Behandlung.

1.7 Lungenerkrankungen des Neugeborenen

1.7.1 Mekoniumaspirationssyndrom (MAS)

Pathogenese

Eine intrauterine Hypoxie führt zu fetaler Atmung und Fruchtwasseraspiration und/oder zu einer Vasokonstriktion mesenterialer Gefäße, zu einer Hyperperistaltik und zu frühzeitigem Mekoniumabgang. Mit den ersten Atemzügen gelangen Mekoniumpartikel in kleinere Bronchiolen, es kommt zu einer partiellen Bronchusobstruktion. Hierdurch entstehen Atelektasen, überblähte emphysematöse Areale und extraalveoläre Luftansammlungen (interstitielles Emphysem, Pneumothorax, Pneumomediastinum). Surfactant wird inaktiviert. Es kann zu einer chemischen Pneumonie und zur Entwicklung intrapulmonaler Shunts kommen. Ein pulmonaler Hochdruck und eine persistierende fetale Zirkulation sind die Folgen.

Merke

Mekonium im Fruchtwasser weist auf eine intrauterine Asphyxie hin.

Klinik

Betroffen sind vor allem dystrophe und übertragene Neugeborene. Das Fruchtwasser ist grün und zäh. Die Symptome der respiratorischen Insuffizienz sind Tachypnoe, Dyspnoe, Zyanose und Schnappatmung. Sekundär kann es zu Bradykardien und Schock kommen.

Diagnostik

Im **Röntgen-Thorax** zeigen sich dichte fleckige Infiltrate neben überblähten Arealen, ein abgeflachtes Zwerchfell und extraalveoläre Luftansammlungen.

Therapie

Möglichst vor dem ersten Atemzug sollte die Stimmritze laryngoskopisch eingestellt und der Larynxeingang abgesaugt werden. Unmittelbar postnatal erfolgt die Intubation zur endotrachealen Absaugung. Eine primäre Maskenbeatmung ist kontraindiziert, da hierdurch das Mekonium weiter in die kleinen Atemwege transportiert würde. Zunächst wird das Kind konventionell beatmet. Eine Hochfrequenzoszillationsbeatmung, die Surfactantsubstitution und u. U. der Einsatz von Stickstoffmonoxid (NO) sind bei schlechter Oxygenierung indiziert. Als Ultima Ratio kann eine extrakorporale Membranoxygenierung (ECMO) erwogen werden. Eine frühzeitige antibiotische Therapie ist wichtig.

Prognose

Die Mortalität beträgt 10 %.

Merke

Eine primäre Maskenbeatmung ist bei Verdacht auf Mekoniumaspiration kontraindiziert.

1.7.2 Pneumothorax

Ätiologie

Komplikation einer Vielzahl von pulmonalen Erkrankungen (z. B. Atemnotsyndrom, Mekoniumaspiration, Pneumonie, Zwerchfellhernie) oder therapeutischer Maßnahmen (z. B. Reanimation, Beatmung) im Neugeborenenalter.

Klinik

Leitsymptome sind plötzlich einsetzende Atemnot, Zyanose, Thoraxasymmetrie, seitendifferentes Atemgeräusch, Verlagerung der Herztöne, Schocksymptomatik, Bradykardie, Blutdruckabfall und eine Asystolie.

Therapie

Kleine Pneumothoraces bedürfen in der Regel keiner Therapie. Bei Spannungspneumothorax muss die sofortige Pleurapunktion erfolgen. Im Anschluss daran wird eine Pleuradrainage gelegt.

1.7.3 Lungenhypoplasie

Ätiologie

Eine Lungenhypoplasie kann Folge einer **gestörten Organanlage** oder **Kompression** sowie Wachstums- und **Reifungshemmung** der fetalen Lunge (z. B. bei kongenitaler Zwerchfellhernie, Hydrops fetalis [bilaterale Pleuraergüsse], Chylothorax) sein. Auch zu wenig Fruchtwasser **(Oligohydramnion)** durch einen Mangel an intraalveolärem Flüssigkeitsvolumen sowie eine **Störung der fetalen Atembewegungen,** z. B. bei neuromuskulären Erkrankungen oder Anenzephalie, können zu einer Lungenhypoplasie führen.

Klinik

Es kommt zu einem **schweren Atemnotsyndrom** mit progredienter pulmonaler Insuffizienz. Häufig treten bilaterale Pneumothoraces in den ersten Lebensstunden auf. Gelegentlich entwickelt sich das Bild einer persistierenden fetalen Zirkulation.

1.7.4 Zwerchfellhernie

Definition

In der überwiegenden Mehrzahl der Fälle links auftretender Zwerchfelldefekt mit Verlagerung von Bauchorganen in die Thoraxhöhle, wodurch es zu intrauteriner Lungenkompression, konsekutiver Lungenhypoplasie und Verdrängung von Herz und Mediastinum nach rechts kommt. Es handelt sich um einen kinderchirurgischen Notfall.

Formen

- **Bochdalek-Hernie:** lumbokostal links, > 95 % der Fälle
- **Morgagni-Hernie:** sternokostal rechts, < 5 % der Fälle

Klinik

Es kommt innerhalb der ersten Lebensstunden zu einem **schweren Atemnotsyndrom** mit Dyspnoe, Tachypnoe, Zyanose und Besserung der Dyspnoe bei Oberkörperhochlagerung. Der Thorax ist asymmetrisch vorgewölbt und zeigt **keine Atemexkursionen.** Bei der Auskultation **fehlt das Atemgeräusch,** u. U. sind Darmgeräusche im Thorax bei eingesunkenem Abdomen auskultierbar.

Diagnostik

Im Röntgen-Thorax zeigt sich eine Unterbrechung der Zwerchfellkontur und die abdominalen Organe liegen intrathorakal mit Mediastinalverlagerung (▸ Abb. 1.5).

Die Diagnose kann bereits **pränatal** durch Sonografie gestellt werden.

Therapie

Eine Maskenbeatmung ist kontraindiziert. Sie führt zur Luftfüllung des Magens und damit zur Verstärkung der Lungenkompression. Postnatal erfolgen die sofortige Intubation, Legen einer Magensonde sowie die Lagerung auf die betroffene Seite. Der Defekt wird so früh wie möglich operativ verschlossen.

> **Merke**
>
> Keine Maskenbeatmung bei Verdacht auf Atemnotsyndrom durch Zwerchfellhernie.

1.7.5 Neonatale Pneumonien

Sie sind Folge einer intrauterin, sub partu oder postnatal erworbenen Infektion der Lunge mit mütterlichen oder nosokomialen Keimen (β-hämolysierende Streptokokken der Gruppe B, *Escherichia coli,* Enterokokken, *Staphylococcus aureus, Listeria monocytogenes,* Viren: *RSV*/Adeno-/Parainfluenzaviren/*CMV*/*HSV*/*VZV* bei beatmeten Frühgeborenen: *Pseudomonas*/Klebsiellen/Chlamydien). Ursache ist die Aspiration infizierten Fruchtwassers. Risikofaktoren sind ein vorzeitiger Blasensprung > 18 h, ein mütterliches Amnioninfektionssyndrom und Frühgeburtlichkeit. Die Klinik entspricht der des Atemnnotsyndroms.

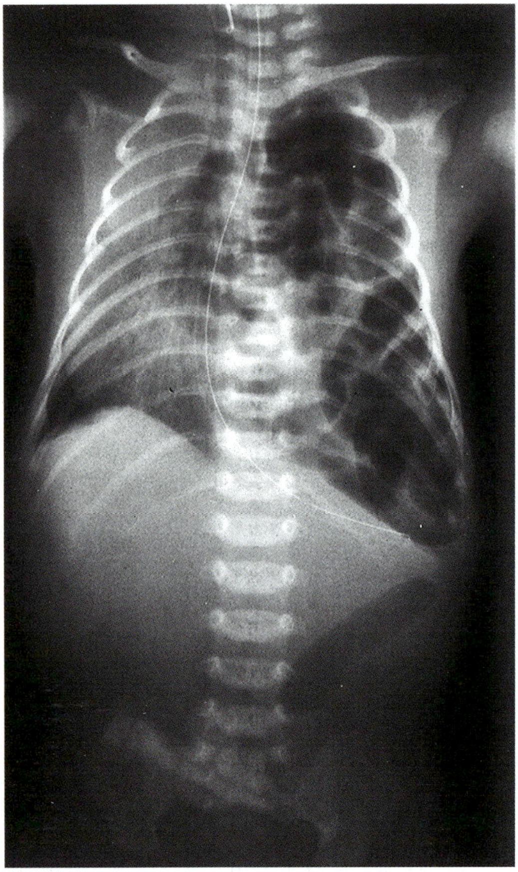

Abb. 1.5 Babygramm bei Zwerchfellhernie; Bochdalek-Hernie: Zwerchfell nicht abgrenzbar, Darmschlingen im linken Thorax nachweisbar, Mediastinalverlagerung nach rechts. [O530]

1.7.6 Persistierende fetale Zirkulation (PFC)

Definition

Persistenz der fetalen Kreislaufverhältnisse mit Rechts-links-Shunt, die hauptsächlich bei reifen oder übertragenen Neugeborenen vorkommt.

Pathogenese

Perinatale Hypoxie und Azidose führen zu einer Konstriktion der Lungenarteriolen und zu pulmonaler Hypertonie. Über den offenen Ductus arteriosus und das offene Foramen ovale besteht ein Rechts-links-Shunt (persistierende fetale Zirkulation). Hierdurch werden die pulmonale Hypoxie und die Azidose verstärkt.

Klinik

Klinisch zeigt sich das Bild einer **respiratorischen Insuffizienz** mit zentraler Zyanose, Einziehungen und stöhnender Exspiration. Häufig ist eine PFC mit fetaler sowie perinataler Asphyxie, Mekoniumaspirationssyndrom, Pneumonie, Zwerchfellhernie, Lungenhypoplasie, Hypoglykämie und Hypothermie assoziiert.

Diagnostik

Im **Röntgen-Thorax** finden sich neben verminderter Lungenperfusion oft wenig Auffälligkeiten und es besteht eine Diskrepanz zwischen schlechtem Allgemeinzustand und Röntgenbild. Eine **Echokardiografie** wird zum Ausschluss zyanotischer Vitien sowie dem Nachweis des Rechts-links-Shunts auf Vorhof- und Duktusebene durchgeführt.

Therapie

Die wichtigsten therapeutischen Maßnahmen sind die maschinelle Beatmung, eine ausreichende Oxygenierung, eine Blutdrucknormalisierung und ein Azidoseausgleich. Eine medikamentöse pulmonale Vasodilatation kann mit einer NO-Beatmung, Prostazyklin oder Tolazolin erzielt werden. Bei ausbleibender Besserung ist eine extrakorporale Membranoxygenierung (ECMO) indiziert.

1.8 Hämatologische Erkrankungen des Neugeborenen

1.8.1 Hyperbilirubinämie des Neugeborenen (Icterus neonatorum)

Definition

Bis zu einer Bilirubinkonzentration von 15 mg/dL (260 µmol/L) handelt es sich beim reifen Neugeborenen um einen physiologischen Ikterus. Bei Überschreiten eines Grenzwerts von 25 mg/dL (430 µmol/L) besteht das Risiko einer Bilirubinenzephalopathie mit Zerstörung von Nervenzellen in Kerngebieten der Basalganglien und Hirnstammkerne (Kernikterus, ► Tab. 1.7).

Risikofaktoren

Risikofaktoren für eine schwere Hyperbilirubinämie sind ein Gesamtserumbilirubin > 95. Perzentile (► Abb. 1.6), ein Ikterus in den ersten 24 Lebensstunden, eine Blutgruppeninkompatibilität

Tab. 1.7 Definition pathologischer Hyperbilirubinämien

Bezeichnung	Kriterium
Icterus praecox	GSB > 12 mg/dL (208 µmol/L) in den ersten 36 Lebensstunden
Icterus gravis	GSB > 20 mg/dL (340 µmol/L)
Icterus prolongatus	Hyperbilirubinämie > 14 Tage
Direkte Hyperbilirubinämie	Konjugiertes Bilirubin > 2 mg/dL (34 µmol/L) oder > 15 % des Gesamtbilirubins in den ersten 2 Lebenswochen, später > 0,5 mg/dL (8 µmol/L)
GSB: Gesamtserumbilirubin	

mit positivem Coombs-Test, bekannte hämolytische Erkrankungen (z. B. Sphärozytose, Elliptozytose, G6PDH-Mangel), eine positive Familienanamnese, ausgedehnte Hämatome (z. B. Kephalhämatom), ausschließliches Stillen und Gewichtsverlust (Dehydratation) sowie ein Gestationsalter < 38. SSW.

Klinik

Bei **Hyperbilirubinämie** besteht ein Haut- und Sklerenikterus. Frühe Zeichen der **akuten Bilirubinenzephalopathie** sind Lethargie, Schläfrigkeit, muskuläre Hypotonie, Bewegungsarmut und Trinkschwäche. Später kommt es zu Irritabilität, schrillem Schreien und Opisthotonus. In der Endphase treten epileptische Anfälle auf, es kommt zu Koma und Tod. Charakteristische Symptome der **chronischen Bilirubinenzephalopathie (Kernikterus)** sind eine extrapyramidale Bewegungsstörung mit Choreoathetose (athetoide Zerebralparese), Blickwendung nach oben, Hörverlust, Intelligenzminderung und verzögerte psychomotorische Entwicklung.

Differenzialdiagnose

Die Differenzialdiagnose des Neugeborenenikterus zeigt ▸ Tab. 1.8.

Diagnostik

- Bei Ikterus < 24 Lebensstunden: Erweiterte pädiatrische Diagnostik.
- Bei Ikterus > 24 Lebensstunden: Die Bilirubinmessung kann auch unblutig transkutan erfolgen. Bei Werten > 18 mg/dL (310 µmol/L) ist jedoch eine blutige Bestimmung erforderlich.
- Bilirubinwert 75.–95. Perzentile: Kontrolle nach 24 h.
- Bilirubinwert > 95. Perzentile: Kontrolle nach 12 h, direkter Coombs-Test.
- Gesamtserumbilirubin über der Phototherapiegrenze: Blutbild, Retikulozyten, Blutgruppenbestimmung mit Rhesusfaktor, direkter und indirekter Coombs-Test, Gesamteiweiß. Bei komplizierten Verläufen direktes Bilirubin und CRP, bei hinweisender Anamnese ggf. Bestimmung der G6PD-Aktivität.
- Bei Persistenz des sichtbaren Ikterus > 2 Wochen spätestens Bestimmung des direkten Bilirubins (zum Ausschluss einer Cholestase) und fT_4 (eine zentrale Hypothyreose wird durch das Neugeborenenscreening nicht ausgeschlossen) sowie ggf. erweiterte pädiatrische Diagnostik.

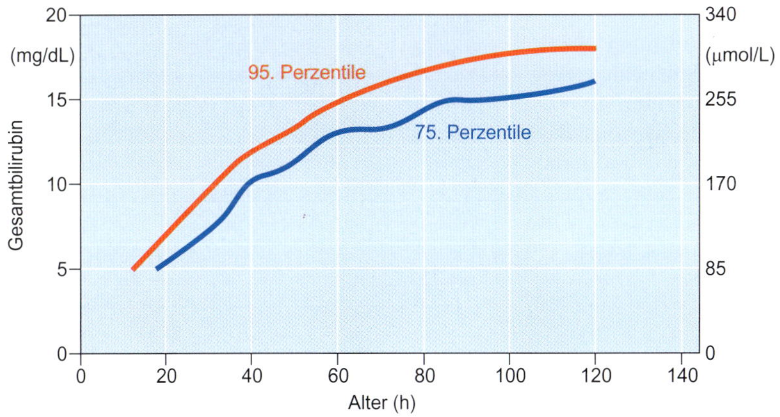

Abb. 1.6 Normogramm mit altersbezogenen Serumbilirubinkonzentrationen bei reifen Neugeborenen zur Risikoabschätzung für das Auftreten einer behandlungsbedürftigen Hyperbilirubinämie. Nach: M. Berns: Hyperbilirubinämie beim reifen Neugeborenen. Monatsschr Kinderheilkd 2006; 154: 835–843. [L141]

Tab. 1.8 Differenzialdiagnose des Neugeborenenikterus

Indirekte Hyperbilirubinämie (unkonjugiertes Bilirubin erhöht)	Direkte Hyperbilirubinämie (konjugiertes Bilirubin erhöht)
Verminderte Bilirubinkonjugation	Intrahepatische Cholestase
• Physiologischer Ikterus	• Neonatale Cholestase
• Hypothyreose	• Infektionen: Toxoplasmose, Röteln, CMV, Hepatitis (TORCH)
• Medikamente, Hormone (Enzymhemmung)	• α_1-Antitrypsin-Mangel
• Crigler-Najjar-Syndrom	• Intrahepatische Gallengangshypoplasie
• Gilbert-Meulengracht-Syndrom	• Galaktosämie, Tyrosinämie
	• Neonatale Hämochromatose
	• Parenterale Ernährung
Gesteigerte Hämolyse	Extrahepatische Gallesekretionsstörung
• Blutgruppeninkompatibilität (Rh, AB0)	• Extrahepatische Gallengangsatresie
• Genetisch bedingte hämolytische Anämien	• Choledochuszyste
• Infektionen	• Zystische Fibrose
Vermehrter Anfall abzubauender Erythrozyten	
• Polyglobulie	
• Hämatome	
Vermehrte enterale Bilirubinresorbtion	
• Intestinale Obstruktion	
• Gallengangsatresie	
• Niedrige Kalorienzufuhr	
• Muttermilchikterus	

Therapie

Phototherapie: Unter der Einwirkung einer Lichtquelle mit blau-grünem Spektrum zwischen 430–490 nm wird das Bilirubin in ein strukturelles Isomer (Lumirubin) überführt, das ohne Glukuronidierung mit der Galle und renal ausgeschieden werden kann.

Praxistipp

Faustregel für die **Indikation** zur Phototherapie bei reifen Neugeborenen ohne Hämolysenachweis: Ab 72 Lebensstunden Gesamtserumbilirubin 20 mg/dL, an jedem Tag davor jeweils 2 mg/dL weniger. Bei einem positiven Coombs-Test wird die Grenze zusätzlich um 2 mg/dL gesenkt.

Tipps zur praktischen Durchführung der Phototherapie: Möglichst große Oberfläche bestrahlen (entkleidetes Kind, kleine oder keine Windel), Abstand Lampe–Kind 15–20 cm, Augen abdecken, zunächst intermittierende Behandlung in 4- bis 6-stündigen Intervallen, bei steigenden Werten oder drohender Blutaustauschtransfusion kontinuierliche Bestrahlung, Intensivierung der Therapie durch Verwendung fiberoptischer Leuchtmatten, der Nutzen einer erhöhten Flüssigkeitszufuhr unter Phototherapie ist unbewiesen.

Blutaustauschtransfusion (BAT): Austausch von kindlichem Blut gegen Erwachsenenblut. Erforderlich, wenn der Bilirubinwert 5 mg/dL über der

Phototherapiegrenze liegt und es nach 4–6 h nicht zu einem Abfall des Gesamtbilirubins gekommen ist, oder bei fortschreitender Bilirubinenzephalopathie bei einem Bilirubinwert, der > 10 mg/dL über der Phototherapiegrenze liegt.

1.8.2 Morbus haemolyticus neonatorum

Definition

Blutgruppeninkompatibilitäten zwischen Mutter und Kind führen zur Hämolyse kindlicher Erythrozyten. In schweren Fällen kommt es zum Hydrops congenitus universalis, der jedoch nur bei der schwerer verlaufenden Rh-Inkompatibilität, nicht jedoch bei der AB0-Inkompatibilität vorkommt.

1.8.2.1 Rh-Inkompatibilität

Pathogenese

Konstellation: Mutter rh-negativ, Vater Rh-positiv, Kind Rh-positiv.

Größere Mengen kindlichen Blutes gelangen während einer Schwangerschaft in der Regel nicht in den mütterlichen Kreislauf. Die Mutter bildet daher in der ersten Schwangerschaft meist keine Anti-D-Antikörper und das erste Kind bleibt gesund. Während der Geburt kann jedoch eine größere Menge fetaler Erythrozyten in den Kreislauf der Mutter gelangen. Dies führt zur Bildung von Anti-D-Antikörpern durch die Mutter (Sensibilisierung). In der nächsten Schwangerschaft können die nun vorhandenen Anti-D-Antikörper nach Plazentapassage die Erythrozyten eines Rh-positiven Kindes hämolysieren. Es kommt zu Anämie mit Hypoxie und Azidose, zu einer Verminderung der Albuminsynthese mit Ödemen, Pleuraergüssen und Hydrops, zu einer gesteigerten Zellregeneration (Retikulozytose, Erythroblastose) sowie zu einer extramedullären Blutbildung in Leber und Milz (Hepatosplenomegalie).

Klinik

Die klinischen Leitsymptome sind **Anämie, Hepatosplenomegalie, Icterus gravis et praecox** mit Kernikterusgefahr sowie Ödeme und Pleuraergüsse. In schweren Fällen kommt es zum **Hydrops congenitus universalis.**

Diagnostik

Im Blutbild zeigt sich eine Anämie bei erhöhten Retikulozyten. Das indirekte Bilirubin ist erhöht. Es sollte eine Blutgruppenbestimmung von Mutter und Kind erfolgen. Im indirekten Coombs-Test findet sich der Nachweis plazentagängiger IgG-Antikörper bei der Mutter, im direkten Coombs-Test der Nachweis inkompletter Antikörper an den Erythrozyten des Kindes.

Therapie

An erster Stelle stehen die **Phototherapie** und die **Blutaustauschtransfusion.** Vor einer Austauschtransfusion kann ein Therapieversuch mit hoch dosierten Immunglobulinen i. v. erfolgen. **Bei Hydrops universalis:** Aderlass, Aszitespunktion, Transfusion 0-rh-negativer Erythrozyten und Austauschtransfusion.

Prävention

Anti-D-Prophylaxe: Unmittelbar nach der Geburt erhält eine rh-negative Mutter, die ein Rh-positives Kind entbunden hat, Rh-Antikörper-haltiges Gammaglobulin, das die Rh-positiven Erythrozyten im mütterlichen Kreislauf der Mutter zerstört, bevor es zur Sensibilisierung kommt.

Fetale Bluttransfusion: Bei Nachweis einer niedrigen Hämoglobinkonzentration im Nabelschnurblut werden Transfusionen in utero durchgeführt. Hierdurch kann ein Hydrops fetalis in 90 % der Fälle verhindert werden.

1.8.2.2 AB0-Inkompatibilität

Pathogenese

Konstellation: Mutter 0, Kind A oder B.

Bereits ohne Immunisierung existieren IgM-Isoantikörper gegen A und B, diese können jedoch die Plazenta nicht passieren. Zusätzlich kann die Mutter IgG-Antikörper gegen die kindliche Blutgruppe bilden, die die Plazenta passieren können. Nicht selten ist dann bereits das erste Kind betroffen. Die Hämolyse ist bei AB0-Inkompatibilität weniger ausgeprägt als bei Rh-Inkompatibilität, weil ein Teil der Anti-A- und Anti-B-Antikörper durch AB-Antigene in der Plazenta neutralisiert wird und noch nicht alle Neugeborenenerythrozyten A- bzw. B-Antigene besitzen.

Klinik

Meist tritt nur eine **geringgradige Anämie** auf. Eine Hepatosplenomegalie besteht selten, ein Hydrops kommt nicht vor. Eine Gefährdung besteht nur durch Hyperbilirubinämie und Kernikterus.

Therapie

In den meisten Fällen reicht eine Phototherapie aus.

1.8.3 Neonatale Anämie

Definition
Unterschreitung eines Hämoglobinwerts von 14 g/dL (Hämatokrit 40 %) am ersten Lebenstag beim Reifgeborenen (► Tab. 1.9 und ► Tab. 1.10).

Therapie
Bei akutem Blutverlust (weiße Asphyxie, Schock) muss eine umgehende Transfusion von 0-rh-negativen Erythrozyten ohne vorherige Kreuzprobe erfolgen.
Bei allen anderen Indikationen erfolgen vor der Transfusion die Blutgruppenbestimmung und Kreuzprobe.

1.8.4 Polyglobulie – Hyperviskositätssyndrom

Definition
Ein Hämatokritwert von > 65 % führt zu einer Erhöhung der Blutviskosität, wodurch es zu vaskulärer Stase, Mikrothrombosierung, Organhypoperfusion und Ischämie kommen kann.

Risikofaktoren
Neonatale Dystrophie, fetofetale oder maternofetale Transfusion, diabetische Fetopathie und späte Abnabelung sind wichtige Risikofaktoren für eine Polyglobulie.

Klinik
Die klinischen Leitsymptome sind Plethora, Belastungszyanose, Lethargie, Hyperexzitabilität, Myoklonien, epileptische Anfälle sowie Ikterus.

Diagnostik
Der Hämatokrit ist > 65 %, das Hämoglobin > 22 g/dL und es findet sich meist eine Thrombozytopenie. Zudem bestehen häufig eine Hypokalzämie und eine Hyperbilirubinämie.

Komplikationen
Es kann zu einer Herzinsuffizienz, dem Syndrom der persistierenden fetalen Zirkulation, Nierenversagen sowie Ileus und nekrotisierender Enterokolitis kommen.

Therapie
Ziel: Hämatokrit 55–60 %. Häufig genügt eine reichliche Flüssigkeitsgabe (5 mL/kg KG/h). Bei einem Hämatokrit > 70 % sollte eine Infusionstherapie erfolgen.

Tab. 1.9 Ursachen neonataler Anämien

Blutverlust	Verminderte Blutbildung	Gesteigerte Hämolyse
• Fetofetale Transfusion	• Infektionen	• Rh-Inkompatibilität
• Placenta praevia	• Diamond-Blackfan-Anämie	• AB0-Inkompatibilität
• Vorzeitige Plazentalösung	• Konnatale Leukämie	• Erythrozytenmembrandefekte
• Nabelschnureinriss		• Hämoglobinopathien
• Neonatale Blutung		
• Fetomaternale Transfusion		

Tab. 1.10 Symptome neonataler Anämien

Akuter Blutverlust	Chronischer Blutverlust	Gesteigerte Hämolyse
• Blässe	• Blässe bei guter Vitalität	• Blässe
• Tachykardie	• Tachykardie	• Ikterus
• Schwache periphere Pulse	• Herzinsuffizienz	• Hepatosplenomegalie
• Niedriger Blutdruck	• Hepatosplenomegalie	• Erythroblastose
• Tachypnoe	• Erythroblastose	• Hydrops fetalis
• Schock	• Hydrops fetalis	

1.8.5 Morbus haemorrhagicus neonatorum (Vitamin-K-Mangel)

Definition

Spontanblutungen infolge eines Vitamin-K-Mangels bei Neugeborenen.

Ätiologie

Vitamin-K-Mangel bei sonst gesunden und reifen Neugeborenen, der durch Mangelernährung oder antikonvulsive Therapie in der Schwangerschaft sowie parenterale Ernährung oder Antibiotikatherapie beim Neugeborenen zusätzlich verstärkt wird.

Merke

Muttermilch enthält wesentlich weniger Vitamin K als Kuhmilch. Gestillte Kinder sind daher bezüglich Vitamin-K-Mangelblutungen stärker gefährdet.

Pathogenese

Infolge einer weiteren Verminderung der bei Neugeborenen normalerweise schon niedrigen Aktivitäten der Vitamin-K-abhängigen Blutgerinnungsfaktoren können Spontanblutungen auftreten.

Klinik

- **Perinatale Form:** 1. Lebenstag, blutender Nabel, Hautblutungen.
- **Frühform:** 2.–5. Lebenstag, Hämatemesis und schwarze Stühle, Nasenbluten, blutender Nabel.
- **Spätform:** 3.–7. Lebenswoche, vorwiegend voll gestillte Säuglinge (Vitamin-K-arme Muttermilch). In 50 % der Fälle kommt es zu akut lebensbedrohlichen ZNS-Blutungen.

Diagnostik

Gerinnung: Quick-Wert erniedrigt; PTT in schweren Fällen verlängert; Aktivitäten von Faktor II, VII, IX und X erniedrigt.

Therapie

Bei lebensbedrohlicher Blutung wird **Vitamin K 1 mg/kg i. v.** verabreicht. Der Wirkungseintritt erfolgt innerhalb 1 h. Alternativ kann Vitamin K s. c. oder i. m. verabreicht werden. Außerdem ist die Gabe von Frischblut oder Plasmapräparaten mit hohem Gehalt an Gerinnungsfaktoren sinnvoll.

Tab. 1.11 Ursachen neonataler Thrombozytopenien

Mütterliche Ursachen
• Autoimmunthrombozytopenie
• Medikamente in der Schwangerschaft
• Alloimmunthrombozytopenie
Kindliche Ursachen
• Konnatale Infektionen
• Neugeborenensepsis
• DIC nach Asphyxie und Schock
• Nekrotisierende Enterokolitis
• Nach Austauschtransfusion
• Panzytopenie
• Wiskott-Aldrich-Syndrom
• Riesenhämangiom

Cave

Bei i. v. Gabe von Vitamin K bei Neugeborenen besteht die Gefahr eines Kernikterus (Erniedrigung der Albuminbindungskapazität für Bilirubin). Eine intravenöse Applikation von Vitamin K sollte daher streng indiziert werden.

Prognose

Die Letalität der Spätform des Morbus haemorrhagicus neonatorum beträgt 20 %.

Prävention

Alle gesunden Neugeborenen erhalten Vitamin K 2 mg p. o. bei der U1 (postnatal), bei der U2 (3.–10. Lebenstag) und bei der U3 (4.–6. Lebenswoche).

1.8.6 Neonatale Thrombozytopenie

Definition

Verminderung der Thrombozytenzahl beim Neugeborenen auf < 150.000/µL.

Die wichtigsten Ursachen neonataler Thrombozytopenien sind in ► Tab. 1.11 zusammengefasst. Die neonatalen Thrombozytopenien wurden in den vergangenen schriftlichen Examina nicht berücksichtigt, sodass im Folgenden nicht weiter darauf eingegangen wird.

1.9 Erkrankungen des Gastrointestinaltrakts beim Neugeborenen

1.9.1 Wegweiser

Erkrankungen des Gastrointestinaltrakts bei Neugeborenen und Säuglingen wird vom IMPP ein hoher Stellenwert zugeschrieben. Aus didaktischen Gründen werden die in diesem Kapitel nicht aufgeführten Erkrankungen in ► Kap. 14 beschrieben.

1.9.2 Omphalozele und Laparoschisis (Gastroschisis)

Definition

Bauchwanddefekte, bei denen im Fall der Omphalozele Darmteile und ggf. weitere Organe in einem von Nabelschnurhäuten umgebenen Bruchsack außerhalb des Bauchraums liegen und bei denen im Fall der Laparoschisis ein Bauchwanddefekt besteht mit Vorfall von Organen, die frei im Fruchtwasser liegen.

Klinik

Omphalozele: Nabelschnurhernie, mediane Bruchsackvorwölbung, enthält amnionüberhäutete Abdominalorgane und ist häufig von extraintestinalen Fehlbildungen begleitet (► Abb. 1.7).
Laparoschisis: Bauchwanddefekt meist **rechts lateral** der normalen Nabelschnur. Ausgetretene Abdominalorgane sind unbedeckt und oft entzündlich verändert (► Abb. 1.8). Meist handelt es sich um eine isolierte Fehlbildung ohne weitere extraintestinale Fehlbildungen.

Therapie

Eine operative Therapie sollte wegen der Infektionsgefahr unmittelbar nach der Geburt erfolgen.

Klinischer Fall

Sie werden direkt nach der Entbindung in den Kreißsaal gerufen, um sich den Neugeborenen Marvin anzuschauen. Die Mutter, 40 Jahre, Erstgravida, Erstpara, eigenanamnestisch unauffällige Schwangerschaft, hat die kassenärztlich vorgeschriebenen Vorsorgeuntersuchungen nicht wahrgenommen. Bei genauer Betrachtung des 2.800 g schweren Jungen sehen Sie, dass die Darmschlingen vor dem Abdomen liegen. Des Weiteren fällt Ihnen auf, dass der Darm rechts von der Nabelschnur liegt und von keinem Gewebe bedeckt ist. Unverzüglich rufen Sie Ihre diensthabende Oberärztin an und melden die bei Vorliegen einer Gastroschisis dringend notwendige OP an.

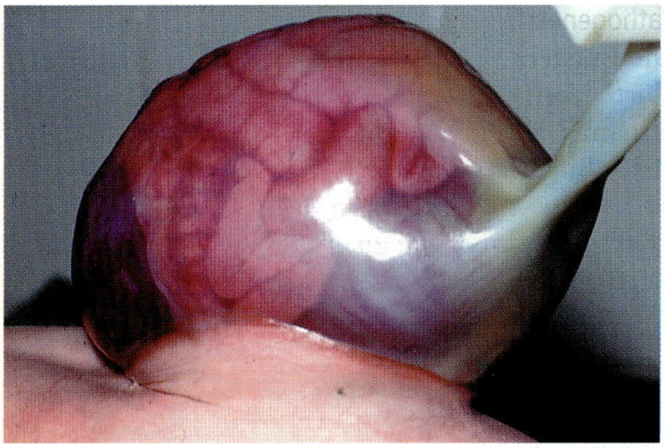

Abb. 1.7 Omphalozele. Nabelschnurhernie mit medianer Bruchsackvorwölbung. [O530]

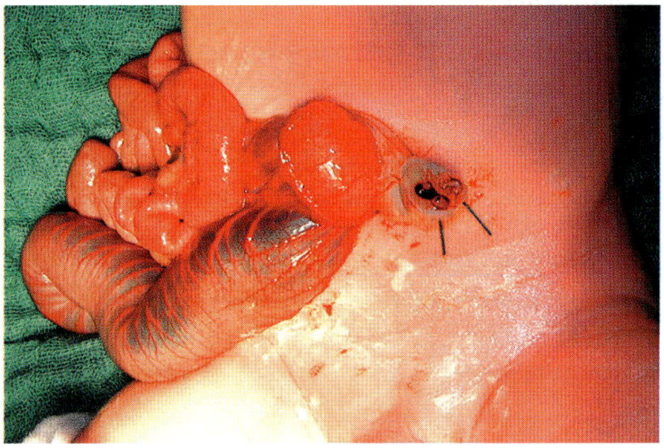

Abb. 1.8 Laparoschisis. Bauchwanddefekt rechts lateral der normalen Nabelschnur. [O530]

1.9.3 Nekrotisierende Enterokolitis (NEC)

Definition

Hämorrhagisch-nekrotisierende entzündliche Erkrankung, vor allem des terminalen Ileums und des Colon ascendens, die hauptsächlich bei Frühgeborenen auftritt.

Merke

Die nekrotisierende Enterokolitis ist die häufigste Ursache eines akuten Abdomens beim Neugeborenen.

Pathogenese
Die Entstehung der NEC ist nicht vollständig geklärt. Vermutlich kommt es durch eine lokale Ischämie zu einer Vorschädigung der Darmmukosa. Bakterien wandern in die Darmwand ein und verursachen entzündliche Veränderungen mit Ödem. Es kommt zu einer Mikrozirkulationsstörung mit Darmwandnekrose, Perforation und Peritonitis.

Risikofaktoren
Die Inzidenz der NEC ist abhängig vom Gestationsalter. Risikofaktoren sind intrauterine Wachstumsretardierung, Asphyxie, Nabelschnurgefäßkatheterisierung, Blutaustauschtransfusion, PDA, Polyglobulie sowie Schock.

Klinik
Allgemeinsymptome sind Temperaturlabilität, Apnoe, Bradykardien, Apathie, Trinkschwäche und ein blassgraues Hautkolorit. **Lokalsymptome** sind die Auftreibung und Druckschmerzhaftigkeit des Abdomens, sichtbare Darmschlingen, eine fehlende Peristaltik, galliges Erbrechen sowie schleimigblutige Stühle. Eine Flankenrötung ist ein Spätsymptom der Peritonitis.

Diagnostik
Im Röntgen-Abdomen finden sich verdickte Darmwände, Pneumatosis intestinalis (bläschenförmige intestinale Luft) sowie freie Luft im Pfortadersystem.

Therapie
Bei Verdacht auf eine nekrotisierende Enterokolitis wird eine Magenablaufsonde gelegt. Das Kind wird bei Nahrungskarenz parenteral ernährt. Die antibiotische Therapie sollte gegen Anaerobier wirksam sein (z. B. Metronidazol). Bei Perforation erfolgt die Laparotomie. Nekrotische Darmanteile werden reseziert, vorübergehend wird ein Anus praeter angelegt.

Prognose
Die Mortalität der NEC beträgt 15–30 %.

1.9.4 Mekoniumileus

Definition
Darmverschluss durch Verlegung des terminalen Ileums durch kittartige Mekoniumsäule, die überwiegend bei Patienten mit zystischer Fibrose (Mukoviszidose) auftritt.

Klinik
Das Abdomen ist aufgetrieben. Typischerweise bleibt der Mekoniumabgang aus, es kommt zu Erbrechen. Gefürchtete Komplikation: Mekoniumperitonitis.

Differenzialdiagnose
Mekoniumpfropfsyndrom bei Frühgeborenen mit geringer Darmmotilität und später oraler Nahrungszufuhr.

Diagnostik
Im **Röntgen-Abdomen** finden sich feine Gasbläschen im Bereich der mit Mekonium gefüllten unteren Ileumschlingen. Typischerweise bestehen keine Spiegelbildungen. Nach Perforation zeigt sich freie Luft („football sign") bei Aufnahme im Liegen als große Luftblase. Nach Kontrastmittelfüllung stellt sich der Dickdarm als charakteristischer dünner Strang dar: **Mikrokolon.**

Therapie
Zunächst wird versucht, durch Darmspülungen und Einläufe mit isoosmolarem Kontrastmittel den Ileus zu beheben. Bei Misserfolg oder Perforation muss chirurgisch vorgegangen werden.

1.10 Metabolische Störungen im Neugeborenenalter

1.10.1 Hypoglykämien

1.10.1.1 Transitorische Hypoglykämie des Neugeborenen

Definition
Absinken der Plasmaglukosekonzentration unter 2,6 mmol/L (45 mg/dL) bei reifen Neugeborenen und Frühgeborenen.

Ätiologie
Geringe Glykogenspeicherung in der Leber, geringe Muskelproteinmasse und geringes Körperfett führen zu einer geringen Bereitstellung der für den Energiestoffwechsel notwendigen Substrate. Häufig ist dies bei Plazentainsuffizienz der Fall. Eine verzögerte Ausreifung der Glukoneogeneseenzyme kann ebenfalls zu Hypoglykämien führen. Differenzialdiagnostisch sollte bei jeder Hypoglykämie beim Neugeborenen an das mögliche Vorliegen einer angeborenen Stoffwechselstörung oder einer hormonellen Störung gedacht werden.

Klinik
Klinische Symptome können auch bei schwerer Hypoglykämie fehlen. Apathie, Trinkfaulheit, Unruhe, Schwitzen, Tachykardie, Blutdruckschwankungen, Tachypnoe, Apnoen und Zyanoseanfälle sind die unspezifischen Zeichen einer Hypoglykämie. Der **epileptische Anfall** als Ausdruck des intrazerebralen Energiemangels ist die klassische Komplikation der neonatalen Hypoglykämie.

Therapie
Jede Hypoglykämie ist therapiebedürftig. Häufig reicht die orale Zufuhr von Maltodextrinlösung aus. Ist eine Fütterung nicht möglich, sollte eine Glukoseinfusion (6–8 mg/kg KG/min) erfolgen.

Prognose
Nach 3–5 Lebenstagen können die meisten Neugeborenen ihre Blutzuckerkonzentration spontan über 45 mg/dL halten.

1.10.1.2 Hypoglykämie bei Neugeborenen diabetischer Mütter

Definition
Reaktive Hypoglykämie beim Neugeborenen durch Hyperinsulinismus bei Anpassung an hohe intrauterine Glukosekonzentrationen bei Diabetes mellitus der Mutter: diabetische Fetopathie.

Pathogenese
Die mütterliche Hyperglykämie bewirkt eine fetale Hyperglykämie. Die fetale Pankreasreaktion bewirkt eine fetale Hyperinsulinämie. Dies führt zu vermehrter Glukoseaufnahme in die Leber. Es kommt zu vermehrter Glykogensynthese, beschleunigter Lipogenese, vermehrter Proteinsynthese sowie Hypertrophie und Hyperplasie der Pankreasinselzellen. Ein erhöhtes Gewicht fetaler Organe mit Ausnahme des Gehirns sowie eine metabolische Azidose beim Fetus durch Hyperinsulinismus sind die Folge. Bei der Nabelschnurdurchtrennung wird die Glukosezufuhr über die Plazenta bei noch bestehendem Hyperinsulinismus unterbrochen. Die Folge ist eine **Hypoglykämie.**

Klinik
Makrosomie, Geburtsgewicht > 4.000 g, vermehrtes Körperfett und große Organe sind erste Hinweise. Gegebenenfalls Zeichen der Hypoglykämie (► Kap. 1.10.1.1), Hyperexzitabilität (Hypokalzämie), Tachypnoe, höhere Inzidenz von **Atemnotsyndromen** sowie eine Kardiomegalie und Septumhypertrophie in 30 % der Fälle. Die Inzidenz **angeborener Fehlbildungen** ist um das Dreifache erhöht: **kaudale Regression** (Fehlbildung im lumbosakralen Übergang sowie der Femora), Neuralrohrdefekte, intestinale Atresien, Gallengangsatresie, Harntraktanomalien, Nierenagenesie und Polyspleniesyndrom mit Mesokardie.

Diagnostik
Eine Glukosebestimmung erfolgt (präprandial aus Kapillarblut) 2 h nach der ersten präventiven Fütterung im Alter von 30 min, dann nach der 6. und 12. Lebensstunde. Blutbild, Kalzium und Bilirubin im Serum sollten bestimmt werden. Eine **Echokardiografie** wird zum Ausschluss einer Herzhypertrophie durchgeführt. Im Verlauf sollte eine **entwicklungsneurologische Untersuchung** erfolgen.

Therapie
Präventive Fütterung (z. B. Maltodextrin 15 %) im Alter von 30 min, danach alle 2–3 h (Mindestmenge 3 mL/kg KG alle 3 h). Da auch Neugeborene diabetischer Mütter möglichst gestillt werden sollten, werden sie vor jeder Maltodextringabe angelegt, um die Milchbildung zu fördern. Bei schlechter Verträglichkeit wird eine Glukoseinfusion (6–8 mg/kg KG/min) verabreicht, bis der Hyperinsulinismus abklingt.

1.10.2 Hypokalzämie des Neugeborenen

Definition
Kalzium im Serum < 1,8 mmol/L beim Neugeborenen.

Ätiologie
Frühe Form: Erste 3 Lebenstage, häufigere und meist asymptomatische Form. Je unreifer das Kind, desto häufiger ist die Hypokalzämie. Ein transitorischer Hypoparathyreoidismus ist die häufigste Ursache. Durch aktiven maternofetalen Kalziumtransport liegt die fetale Serumkalziumkonzentration höher als die der Mutter, und es kommt zu einer Suppression der Nebenschilddrüsenfunktion und zu einem postnatalen Abfall des Serumkalziums.
Späte Form: Erste 3 Lebenswochen, seltenere und meist symptomatische Form, z. B. bei Hypoparathyreoidismus, Vitamin-D-Mangel, antikonvulsiver Therapie (Phenytoin, Phenobarbital) der Mutter oder zu hohem Phosphatgehalt von Säuglingsnahrungen.

Klinik

Die Symptome der Hypokalzämie sind Hyperexzitabilität, Irritabilität, Tremor, Myoklonien, epileptische Anfälle, Apnoen, Tachypnoe, Laryngospasmus sowie rezidivierendes Erbrechen.

Therapie

Verabreichung von Kalziumglukonat p. o. in 8-stündigen Abständen, bei schweren Formen langsam i. v. unter EKG-Kontrolle.

1.11 Neonatale epileptische Anfälle

Definition und Ätiologie

Epileptische Anfälle Neugeborener, die sich von Anfällen älterer Kinder und Erwachsener bezüglich ihres Ablaufs unterscheiden, am häufigsten infolge einer hypoxisch-ischämischen Enzephalopathie auftreten, aber auch Folge anderer Ursachen sein können (Hypoglykämie, Hypokalzämie, Hypomagnesiämie, Hyperphosphatämie, Hypo-/Hypernatriämie, Infektionen, angeborene Stoffwechselstörungen, zerebrale Fehlbildungen, intrakranielle Blutungen, Thrombosen, Polyglobulie, Kernikterus, Drogenentzug).

Klinik

Selten handelt es sich um generalisierte Anfälle, oft bestehen nur diskrete fokale **Myoklonien. Apnoen** hingegen sind häufig. **Nystagmus** und **Hypersalivation** sind weitere wichtige Symptome.

Sonderform Vitamin-B_6-abhängige epileptische Anfälle: Es handelt sich um einen genetisch bedingten erhöhten Bedarf an Vitamin B_6. Die Anfälle treten in den ersten Lebensstunden oder erst am 4.–5. Lebenstag auf. Auf Gaben hoher Dosen Vitamin B_6 (100 mg i. v.) sistieren die Anfälle. Beim Auslassversuch treten erneut Anfälle auf. Die Prognose ist bei frühzeitiger und konsequenter Therapie sehr gut.

> **Merke**
>
> 30 % aller epileptischen Anfälle bei Neugeborenen und 50 % aller epileptischen Anfälle bei Frühgeborenen werden durch perinatale Komplikationen, häufig durch eine hypoxisch-ischämische Enzephalopathie, verursacht.

Diagnostik

Oben genannte Ursachen sollten durch Anamnese, Laboruntersuchung, Liquorpunktion, EKG, EEG, Sonografie des Schädels und augenärztliche Untersuchung abgeklärt werden. Bei Ansprechen auf Vitamin B_6 erfolgt die Bestimmung von Glutamat, GABA und Pyridoxal-5-Phosphat im Liquor und in Erythrozyten.

> **Merke**
>
> Bei neonatalen epileptischen Anfällen sollte stets ein Ansprechen auf Vitamin B_6 ausgetestet werden.

Therapie

Bei symptomatischen epileptischen Anfällen wird die Primärerkrankung behandelt. Phenobarbital und Phenytoin sind die antikonvulsiven Medikamente der ersten und zweiten Wahl. Bei nachgewiesenem Ansprechen auf Vitamin B_6 erfolgt eine Vitamin-B_6-Substitution.

1.12 Infektionskrankheiten des Neugeborenen

1.12.1 Neonatale Sepsis und Meningitis

Definition

Die Neugeborenensepsis ist eine bakterielle Erkrankung, die durch die klinischen Symptome einer systemischen Infektion und durch eine Bakteriämie gekennzeichnet ist, in 25 % der Fälle zu einer Beteiligung der Hirnhäute führt und in hohem Maß zur Mortalität und Morbidität von Neugeborenen und Frühgeborenen beiträgt.

Klassifikation

- **Early-Onset-Sepsis:** Auftreten in den ersten 3 Lebenstagen, foudroyanter Verlauf (> 90 % der Fälle)
- **Late-Onset-Sepsis:** Auftreten nach der 1. Lebenswoche (< 10 % der Fälle)
- **Nosokomiale Sepsis:** Auftreten bei intensivmedizinisch behandelten Früh- und Neugeborenen nach dem 3. Kliniktag

Risikofaktoren

Vorzeitiger Blasensprung > 18 h, grünes Fruchtwasser, tachykardes CTG, mütterliches Fieber > 38,5 °C, mütterliches CRP > 2 mg/dL, Asphyxie, Mekoniumaspiration, Frühgeburtlichkeit, intratracheale Beatmung, zentrale Venenkatheter.

Ätiologie

Die Infektionswege können hämatogen, transplazentar, durch Aspiration infizierten Fruchtwassers,

durch kutane oder intestinale Besiedelung des Neugeborenen, durch vertikale Übertragung von der Mutter auf das Kind während der Geburt, oder nosokomial bedingt sein.
Das Erregerspektrum unterscheidet sich:

- **Early-Onset-Sepsis:** am häufigsten β-hämolysierende Streptokokken der Gruppe B (z. B. *Streptococcus agalactiae:* gehört zur normalen Flora des Genitaltrakts), *Escherichia coli*
- **Late-Onset-Sepsis:** β-hämolysierende Streptokokken der Gruppe B, *Escherichia coli, Staphylococcus aureus,* Listerien, *Haemophilus influenzae*
- **Nosokomiale Sepsis:** *Staphylococcus epidermidis,* Klebsiellen, *Pseudomonas, Serratia, Candida albicans*

Klinik

Neonatale Sepsis: Die Symptomatik ist **unspezifisch** und variabel („schlechtes Aussehen"), mit Temperaturregulationsstörungen, Tachypnoe, Apnoe, Trinkschwäche und Erbrechen. Das Abdomen ist aufgetrieben. Weitere Symptome sind ein blassgraues Hautkolorit, Marmorierung, kühle Peripherie, eine verlängerte kapilläre Füllungszeit, Ikterus, Hyperexzitabilität, Apathie, epileptische Anfälle, Petechien und Blutungsneigung. Die schwerste Manifestationsform ist der septische Schock.
Neonatale Meningitis: Zusätzliche Symptome sind Berührungsempfindlichkeit, schrilles Schreien, gespannte Fontanelle, opisthotone Körperhaltung. Eine Nackensteifigkeit fehlt in dieser Altersgruppe.

Diagnostik

Das **Blutbild** zeigt eine Leukozytose oder Leukozytopenie und eine Thrombozytopenie. Ein I/T-Wert („immature/total": Stabkernige/Gesamtzahl der Leukozyten) < 0,25 spricht eher gegen eine Infektion. Das C-reaktive Protein ist erhöht, jedoch erst 12–24 h nach Beginn der klinischen Symptomatik.

IL-6 und IL-8 im Serum steigen im Verlauf einer Sepsis deutlich früher an als das C-reaktive Protein.

In der Diagnostik der Neugeborenensepsis gibt Prokalzitonin nach aktuellem Kenntnisstand keine besseren Informationen als das C-reaktive Protein. Gerinnungsstörungen sind häufig. **Bakteriologische Kulturen** sollten aus Haut- und Schleimhautabstrichen, Urin, Blut, Liquor angelegt werden. In der **Liquorpunktion** sind Pleozytose, Glukoseerniedrigung und Eiweißerhöhung typisch.

Therapie

Eine intravenöse antibiotische Therapie ist beim ersten klinischen Verdacht unbedingt erforderlich. Zunächst erfolgt z. B. eine Dreifachtherapie mit einem Cephalosporin, Ampicillin und einem Aminoglykosid. Die Therapie wird nach Erhalt der bakteriologischen Ergebnisse an das Erregerspektrum angepasst. Bei Meningitis erfolgt die Behandlung in doppelter Dosierung („Meningitisdosis"). Die Therapiedauer beträgt mindestens 10 Tage. Begleitend wird eine *Candida*-Prophylaxe mit Nystatin durchgeführt.

Merke

Eine rasche Progredienz der Neugeborenensepsis zum septischen Schock innerhalb von Stunden ist möglich und bei nicht adäquater Therapie häufig.

Prognose

Die Mortalität beträgt auch heute noch bis zu 25 %. Kleine Frühgeborene sind besonders gefährdet.

Prävention der Neugeborenensepsis durch Streptokokken der Gruppe B

Bei Nachweis einer Besiedelung mit Streptokokken der Gruppe B in der 35.–37. SSW und/oder Vorhandensein von Risikofaktoren (drohende Frühgeburt, vorzeitiger Blasensprung > 18 h, Temperatur > 38,5 °C) erhält die Schwangere eine intrapartale Chemoprophylaxe mit Penicillin G (Mittel der ersten Wahl) oder Ampicillin. Hierdurch wird die frühe Form der Neugeborenensepsis in > 50 % der Fälle verhindert.

Klinischer Fall

Tom kommt als Sohn einer 35-jährigen Erstgravida, Erstpara nach unauffälliger Schwangerschaft am errechneten Geburtstermin zur Welt. Geburtsgewicht 3.210 g, Apgar 9/10/10, Nabelschnur-pH 7,32. Am 2. Lebenstag wird Tom zunehmend „schlapper" und leicht „gräulich". Im Serum zeigt sich eine deutliche Erhöhung des CRP. Bei Aufnahme ist der Allgemeinzustand bei nur mäßig reduzierter Mikrozirkulation recht gut. Nach Entnahme von Blutkulturen wird umgehend mit einer intravenösen antibiotischen Dreifachtherapie (Cefotaxim, Ampicillin, Tobramycin) begonnen. 2 h nach Aufnahme verfällt das Kind, es ist grau und marmoriert. Es bestehen eine Tachydyspnoe und eine arterielle Hypotonie.

Tom ist extrem berührungsempfindlich und schreit schrill. Die Blutentnahme ergibt 35.000 Leukozyten/µL bei deutlicher Linksverschiebung und eine Erhöhung des CRP auf 10 mg/dL. Bei der Liquorpunktion finden sich 8.000 Zellen/µL, eine Glukosekonzentration von 30 mg/dL und eine Proteinkonzentration von 900 mg/dL. Es entwickelt sich eine erhebliche metabolische Azidose (pH 7,1) und Tom wird bei progredienter klinischer Verschlechterung intubiert, beatmet und mit Katecholaminen behandelt. Die positiven Blut- und Liquorkulturen bestätigen die Diagnose einer „Early-Onset"-B-Streptokokken-Sepsis mit Meningitis und septischem Schock.

1.12.2 Konnatale, nichtbakterielle Infektionen des Neugeborenen

Definition

TORCH (Toxoplasmose, Others, Röteln, Cytomegalie, Herpes) fasst eine Gruppe konnataler Infektionen zusammen, die sich unter einem ähnlichen klinischen Bild manifestieren können, das vom asymptomatischen bis zum letalen Verlauf reicht (► Tab. 1.12).

Diagnostik

Nachweis mittels PCR im Blut oder Urin.

1.12.3 Lues connata

Definition und Ätiologie

Intrauterin oder im Rahmen der Geburt erworbene, d. h. auf den Fetus oder das Neugeborene durch die erkrankte und unzureichend therapierte Mutter übertragene Infektion mit *Treponema pallidum.*

Pathogenese

Die luische Infektion des Fetus ist wegen fehlender Plazentapassage **vor dem 5. Schwangerschaftsmonat nicht möglich.** Bei **Infektion der Mutter vor der Konzeption** kommt es zum Absterben des Fetus im 5. oder 6. Schwangerschaftsmonat. Bei **Infektion der Mutter bei Konzeption** kommt es zur Totgeburt im 7. oder 8. Schwangerschaftsmonat. Bei **Infektion der Mutter im zweiten oder dritten Trimenon** kommt es zur Geburt eines kranken Kindes. Bei **Infektion der Mutter wenige Wochen oder kurz vor der Entbindung** kann ein gesundes Kind geboren werden. Eine Infektion des Kindes ist jedoch an den luetischen Veränderungen im Geburtskanal möglich. Dann kommt es zur **erworbenen Lues** des Neugeborenen mit Entstehung eines Primäraffekts am Erregereintrittsort. **Bei ausreichender Behandlung der Mutter** kommt es zur Übertragung von Antikörpern auf den kindlichen Organismus. Das

Tab. 1.12 Klinische Symptomatik und Therapie von TORCH-Infektionen

Erreger	Symptomatik	Therapie/Prävention
Toxoplasma gondii	• Hydrozephalus	• Pyrimethamin
	• Intrakranielle Verkalkungen	• Sulfadiazin
	• Mikrozephalus	• Folinsäure
	• Chorioretinitis	• Pränatale Therapie mit Spiramycin (< 15. SSW) oder Pyrimethamin und Sulfadiazin (> 16. SSW)
	• Hepatosplenomegalie	
	• Fieber	
Zytomegalievirus (► Kap. 7.5.18)	• Mikrozephalie	• Ganciclovir
	• Intrakranielle Verkalkungen	• Foscarnet
	• Chorioretinitis	• Cidofovir
	• Purpura	• *CMV*-freie Blutprodukte
	• Myokarditis	

Tab. 1.12 Klinische Symptomatik und Therapie von TORCH-Infektionen (Forts.)

Erreger	Symptomatik	Therapie/Prävention
	• Hepatosplenomegalie	
	• Dystrophie	
	• Panzytopenie	
Rötelnvirus *(Rubivirus)* (► Kap. 7.5.2)	• Mikrozephalie	Rötelnimpfung
	• Dystrophie	
	• Purpura	
	• Hepatosplenomegalie	
	• Ikterus	
	• Myokarditis	
	• Interstitielle Pneumonie	
	• Meningoenzephalitis	
	• Katarakt, Retinopathie	
	• Innenohrschwerhörigkeit	
	• Angeborene Herzfehler	
Herpes-simplex-Virus (► Kap. 7.5.7)	• Intrauterine Infektion	Aciclovir
	• Mikrozephalie	
	• Chorioretinitis	
	• Hautinfektion	
	• Postnatale Infektion	
	• Enzephalitis	
	• Keratokonjunktivitis	

Kind wird gesund geboren, zeigt aber positive Seroreaktionen. Die passiv übertragenen Antikörper werden innerhalb von 3–4 Monaten abgebaut.

Klinik

Lues connata praecox (Symptome des Neugeborenen): Charakteristisch sind eine welke, gelbliche, greisenhafte, schlaffe Haut, eine ausgeprägte Anämie, eine **Hepatosplenomegalie,** eine Gedeihstörung, **Koryza (blutiger Schnupfen),** Pneumonia alba, interstitielle Hepatitis (Feuersteinleber), **Osteochondritis syphilitica** und in der Folge Parrot-Pseudoparalyse durch Epiphysenlösung, **Hochsinger-Infiltrate** (Papelkranz an den Lippen mit Infiltration der umgebenden Haut mit Einrissen), **Parrot-Furchen** (Abheilung o. g. Einrisse unter radiärer Narbenbildung), **syphilitisches Pemphigoid** (Blasenbildung an Palmae und Plantae), Alopezie, Paronychien sowie zusätzlich Symptome der Lues II des Erwachsenen.

Syphilitische Symptome der Rezidivperiode (Symptome im 2.–4. Lebensjahr) entsprechend den Symptomen der erworbenen Lues. Zusätzlich sind Condylomata lata, Plaques muqueuses, Gummata und tuberoserpiginöse Syphilome charakteristisch.

Symptome der **Lues connata tarda** (Schul- bis Jugendalter) sind spätluetische Veränderungen mit Tabes dorsalis, Paralyse (quartäre Metalues), Neuritis nervi optici sowie Defektheilungen der Lues connata praecox (luetische Stigmata): Parrot-Furchen, Caput natiforme (luetischer Quadratschädel), Sattelnase, Türkensäbeltibia und Hutchinson-Trias (Keratitis parenchymatosa, Innenohrschwerhörigkeit, Tonnenform der Schneidezähne).

Merke

Hutchinson-Trias: Keratitis parenchymatosa, Innenohrschwerhörigkeit, Tonnenform der Schneidezähne.

Therapie

Penicillin G i. v. 100.000 IE/kg/d über 14 Tage, kann zur Jarisch-Herxheimer-Reaktion durch Treponemenzerfall führen (10–15 % der Fälle): Fieber, Kopfschmerzen, Myalgien.

Prophylaxe

Erkennung und Behandlung der mütterlichen Lues. Therapie der Schwangeren mit Penicillin G.

1.12.4 Konjunktivitis des Neugeborenen

Ätiologie

Infektiös bedingte Bindehautentzündung. Die häufigsten Erreger der neonatalen Konjunktivitis sind Chlamydien, Staphylokokken, Streptokokken, *Haemophilus influenzae* und *Escherichia coli.*

Klinik

Eine Konjunktivitis kommt häufiger bei Spontangeburten als bei Schnittentbindungen vor. Sie manifestiert sich häufig bereits in den ersten Lebenswochen mit Rötung und eitriger Sekretion der Konjunktiva. Die Infektion kann auf die Kornea übergreifen.

Therapie

Erythromycin p. o. und als Augensalbe.

Prophylaxe

Die Silbernitratprophylaxe (Credé-Prophylaxe) wird nicht mehr allgemein empfohlen. Heute wird im Kreißsaal häufig eine Prophylaxe mit Erythromycin durchgeführt.

1.13 SIDS (Sudden Infant Death Syndrome)

Definition

Sudden Infant Death Syndrome (SIDS): Plötzlicher, unvorhersehbarer Tod eines über 1 Monat alten Säuglings, ohne adäquate Erklärung durch eine gründliche postmortale Untersuchung.

Apparent-Life-Threatening-Episode (ALTE): Episode mit Apnoe, Zyanose, Blässe, Muskeltonusveränderungen und Erstickungsanfällen, die in der Regel bei Eintreffen medizinischer Hilfe beendet ist.

Epidemiologie

Die Häufigkeit des SIDS beträgt 0,3 : 1.000 und ist neben angeborenen Fehlbildungen die häufigste Todesursache im 1. Lebensjahr. SIDS tritt selten vor Ende des 1. Lebensmonats und nach Abschluss des 1. Lebensjahrs auf (Häufigkeitsgipfel zwischen dem 3. und 6. Lebensmonat). Jungen sind mit 65 % etwas häufiger betroffen. Es besteht eine saisonale Häufung in den Wintermonaten und eine Häufung an den Wochenenden.

Risikofaktoren

Risikofaktoren sind niedriges Geburtsgewicht, Frühgeburt, bronchopulmonale Dysplasie, vorausgegangener Aufenthalt auf einer Neugeborenenintensivstation, peri- und postnatale Komplikationen (insbesondere perinatale Asphyxie), vorausgegangene ALTE, Geschwister von Kindern mit SIDS, Bauchlage, Überwärmung, niedriges Alter der Mutter, weniger konsequente Schwangerschaftsüberwachung, Nikotin- und Drogenabusus der Mutter, niedriger sozioökonomischer Status, häufige Schwangerschaften der Mutter.

Ätiologie

Die Ursachen sind weiterhin ungeklärt. Es ist von einer multifaktoriellen Genese auszugehen. Die derzeit gängige Hypothese geht von einer primären Störung der ZNS-Funktion aus, die zu Atemregulationsstörungen führt, die im Zusammenhang mit ungünstigen Begleitumständen tödlich sind. Neu diskutiert wird der Zusammenhang mit einer im 1. Lebensjahr bestehenden lageabhängigen Minderperfusion der Hirnbasisarterien in deren Folge es zu zentralen Bradykardien und Apnoen kommen kann.

Situation am Auffindeort

Bei **fehlenden sicheren Todeszeichen** (Leichenstarre, Totenflecke, ausgeprägte Hypothermie) sollte mit einer Reanimation begonnen werden. Das Kind sollte unter Reanimationsbedingungen in die nächstgelegene Kinderklinik gebracht werden.
Bei **vorhandenen sicheren Todeszeichen** muss der Tod vor Ort festgestellt werden. Es sollten, wenn irgend möglich, eine genaue Anamnese erhoben, das Kind genau untersucht (inkl. Temperaturmessung) und die Auffindesituation präzise dokumentiert werden.

Differenzialdiagnose

Folgende Differenzialdiagnosen müssen ausgeschlossen werden: Kindesmisshandlung, gastroösophagealer Reflux mit oder ohne Aspiration, Kardiomyopathie, Arrhythmie, Herzvitium, Infektionen (Meningitis, *RSV*-Infektion, Sepsis), Elektrolytentgleisung, Hypoglykämie, Hirntumor, epileptischer Anfall und angeborene Stoffwechselerkrankung, insbesondere Störungen der Fettsäureoxidation und mitochondriale Erkrankungen.

Weiteres Vorgehen im Todesfall

Kinder nach SIDS müssen stets obduziert werden („ungeklärte Todesursache"). Eine Asservierung von Gewebe (Haut, Leber, Muskel) sowie von Plasma, Urin, Liquor und DNA wäre zum Ausschluss einer zugrunde liegenden schweren Erkrankung (z. B. genetisch bedingte Stoffwechselstörung) wünschenswert.

Vorgehen bei Geschwisterkindern

Bei ALTE- und SIDS-Geschwistern sollte zunächst eine gründliche Untersuchung erfolgen. Bei pathologischen Befunden oder anamnestischer Belastung wird ein Heimmonitor zur Überwachung von Herz- und Atemfrequenz für die Dauer des 1. Lebensjahrs verordnet. Eine eingehende Aufklärung der Eltern sowie eine Schulung bezüglich einfacher Reanimationsmaßnahmen sind unbedingt erforderlich.

Prävention

Durch folgende Maßnahmen kann das SIDS-Risiko gesenkt werden:
Rückenlage: Das Kind sollte vom 1. Tag an immer – auch tagsüber – auf dem Rücken schlafen (ohne Kissen).
Schlafsack: Er ist sicherer als eine Decke, da er sich nicht über den Kopf ziehen lässt.
Schlafplatz: Im 1. Jahr sollte das Kind im Elternschlafzimmer im eigenen Bett schlafen.
Schutz vor Überwärmung: Temperatur im Schlafzimmer um 18 °C. Schwitzt der Säugling im Nackenbereich, ist es zu warm.
Rauchfreie Umgebung: Rauchen während der Schwangerschaft, in der Wohnung und in Anwesenheit des Kindes sollte vermieden werden.
Stillen: im 1. Lebensjahr, solange es möglich ist.
Verwendung eines Schnullers: Zum Schlafengehen sollte ein Schnuller angeboten werden (keine Replatzierung des Schnullers beim schlafenden Kind).

Genetik

02

2.1	**Autosomale Chromosomenaberrationen**	31
2.1.1	Wegweiser	31
2.1.2	Numerische Aberrationen	31
2.1.3	Strukturelle Aberrationen	33
2.2	**Gonosomale Aberrationen**	33
2.2.1	Ullrich-Turner-Syndrom (45,X0)	33
2.2.2	Klinefelter-Syndrom (47,XXY)	34
2.2.3	Syndrom des fragilen X-Chromosoms	35
2.2.4	XYY-Syndrom	35
2.2.5	XXX-Syndrom	35
2.3	**Chromosomale Mikrodeletionssyndrome**	35
2.3.1	Wegweiser	35
2.3.2	Prader-Willi-Syndrom	36
2.3.3	Angelman-Syndrom	36
2.3.4	Williams-Beuren-Syndrom	36
2.4	**Embryofetopathien durch exogene Noxen**	36
2.4.1	Wegweiser	36
2.4.2	Fetales Alkoholsyndrom	36

IMPP-Hits

Das folgende Kapitel war in den vergangenen Jahren mit insgesamt 16 Fragen vertreten. Besonders wichtig waren die Themenkomplexe autosomale und gonosomale Chromosomenaberrationen sowie Embryofetopathien durch exogene Noxen.

Lerntipp

Von Zeit zu Zeit werden Fragen nach Vererbungswahrscheinlichkeiten gestellt. Dafür muss zum einen der Vererbungsgang der wichtigsten Krankheiten bekannt sein. Zum anderen hilft hier aber auch die Visualisierung durch einen Stammbaum weiter.

2.1 Autosomale Chromosomenaberrationen

2.1.1 Wegweiser

Die Häufigkeit numerischer und struktureller autosomaler Aberrationen ist hoch und beträgt bei Spontanaborten 1 : 2, bei Totgeburten 1 : 20 und bei Lebendgeburten 1 : 200.

Praxistipp

Bei Patienten mit multiplen Fehlbildungen oder geistiger Retardierung unklarer Ursache, intersexuellem Genitale, abnormer Sexualentwicklung oder Sterilität sollte an die Durchführung einer Chromosomenanalyse gedacht werden. Weitere Indikationen sind gehäufte Fehlgeburten oder ungeklärte Totgeburt sowie eine positive Familienanamnese für Chromosomenbruchsyndrome oder monogene Erkrankungen.

2.1.2 Numerische Aberrationen

Meist kommt es zur **Neumutation** durch Fehlverteilung einzelner Chromosomen (Non-Disjunction) in der Meiose oder Mitose. Mit zunehmendem Alter der Mutter sind **Non-Disjunction-Prozesse** häufiger. Das Alter des Vaters beeinflusst ebenfalls die Häufigkeit von numerischen Chromosomenaberrationen.

2.1.2.1 Trisomie 21 (Down-Syndrom)

Häufigstes chromosomales Syndrom durch überzähliges Chromosom 21, das mit einer durchschnittlichen Häufigkeit von 1 : 700 Lebendgeborener auftritt.

Das Wiederholungsrisiko bei weiteren Geschwistern beträgt 1–2 %.

In über 50 % der Fälle von Feten mit Trisomie 21 kommt es in der Frühschwangerschaft zum Spontanabort.

Ätiologie

In 95 % der Fälle liegt eine freie Trisomie 21 vor, eine Translokation findet sich bei 5 % der Patienten.

Klinik

Das Krankheitsbild wird durch die charakteristische **kraniofaziale Dysmorphie** geprägt: Der Schädel ist klein und rund mit flachem Okziput (Brachyzephalus), der Hals kurz und breit. Die Kinder haben ein rundes Gesicht mit flachem Profil und vorgewölbter Stirn. Die Nasenwurzel ist flach, die Nase kurz. Der Mund ist klein mit dicken, evertierten Lippen. Die **Makroglossie** fehlt fast nie. Die **mongoloide Lidachsenstellung** (schräg nach außen oben) ist pathognomonisch. Es bestehen ein Hypertelorismus (weiter Augenabstand) sowie ein Epikanthus. Die Augenwimpern sind spärlich und kurz, auf der Iris sind häufig weiße Flecken sichtbar (**Brushfield-Spots,** ► Abb. 2.1). Die Ohren sind klein und rund mit kleinem, adhärentem Ohrläppchen. Darüber hinaus lassen sich häufig **Hand- und Fußdeformitäten** nachweisen: kurze, breite Hände mit kurzen Fingern (Brachymesophalangie), Klinodaktylie des fünften Fingers, **Vierfingerfurche,** kleine Füße, kurze Zehen sowie eine **Sandalenlücke** (vergrößerter Abstand zwischen erster und zweiter Zehe). **Skelettveränderungen** sind ein weiteres typisches Kennzeichen der Trisomie 21. Die Überstreckbarkeit der Gelenke ist sehr ausgeprägt. Beckenveränderungen sind charakteristisch: Die Hüftgelenkpfannen stehen fast horizontal, die Schenkelhälse in Coxa-valga-Stellung, der Azetabularwinkel ist abgeflacht, die Darmbeinschaufeln sind ausladend („Elefantenohren"). Nahezu regelmäßig besteht ein deutlicher **Kleinwuchs.**

Begleitende **Organfehlbildungen** sind sehr häufig: **Herzfehler** (40 % der Fälle): ASD, VSD, Endokardkissendefekte, Fallot-Tetralogie; **Gastrointestinale Malformationen:** Duodenalstenose, Pancreas anulare, Analatresie, Megacolon congenitum, Rektumprolaps; **Urogenitaltrakt:** Bei Jungen besteht in 100 % der Fälle ein Hypogonadismus; **ZNS:** Charakteristisch ist eine ausgeprägte muskuläre Hypotonie. Die Patienten zeigen eine mentale Retardierung variablen Ausmaßes. Begünstigtes Auftreten der Alzheimer-Krankheit im Erwachsenenalter.

Weitere Komplikationen sind eine Hypothyreose durch lymphozytäre Thyreoiditis, eine hohe Infektanfälligkeit und ein 10- bis 30-fach erhöhtes Risiko, an einer **Leukämie** zu erkranken.

Merke

Die erniedrigte Lebenserwartung bei Trisomie 21 ist häufig auf die erhöhte Leukämieinzidenz zurückzuführen.

Prognose

Der IQ beträgt im Alter von 5 Jahren durchschnittlich 50, weist jedoch eine hohe interindividuelle Variabilität auf. Die Fähigkeit zum abstrakten Denken ist am stärksten betroffen. Gefühlsleben und Sozialverhalten sind meist ausgeprägt und förderbar. Ein normaler Pubertätseintritt erfolgt bei beiden Geschlechtern. Die Mädchen sind fertil. 50 % der von ihnen geborenen Kinder sind gesund, 50 % der Fälle sind mongoloide Kinder. Väter mit Down-Syndrom sind nicht bekannt. Die häufigsten **Todesursachen** sind Herzfehler, Infektionen und Leukämie.

2.1.2.2 Trisomie 18 (Edwards-Syndrom)

Chromosomales Syndrom durch überzähliges Chromosom 18.

Klinik

Leitsymptom ist die **Beugung der Finger.** Dabei sind Zeigefinger und kleiner Finger über Mittel-

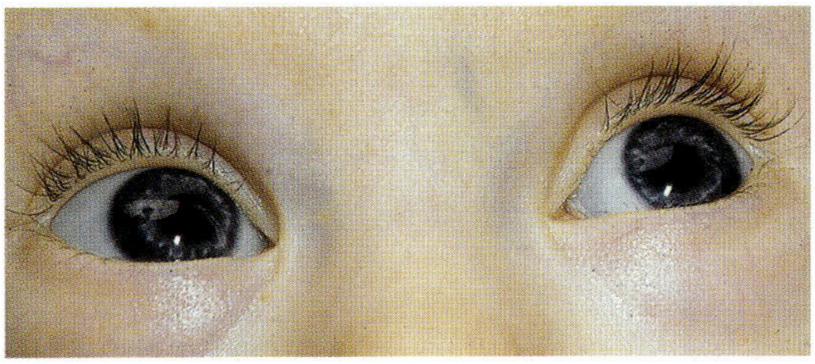

Abb. 2.1 Brushfield-Spots. Ringförmig angeordnete, weiße Iris-Sprenkelung. [O530]

und Ringfinger geschlagen. Auch dysplastische, tief ansetzende Ohren („Faunenohren"), eine Mikrognathie, ein langer, schmaler Schädel mit prominentem Okziput, ein kurzes Sternum sowie ein enges Becken und Wiegenkufenfüße weisen auf die Diagnose hin. Die Kinder sind meist **dystroph.** In über 95 % der Fälle liegen **Herzvitien** vor. Zwerchfellhernien sind häufig. Eine schwere **Enzephalopathie** tritt mit hoher Wahrscheinlichkeit auf.

Prognose

Die mittlere Lebenserwartung beträgt bei Jungen 2–3 Monate, bei Mädchen 10 Monate.

2.1.2.3 Trisomie 13 (Pätau-Syndrom)

Chromosomales Syndrom durch überzähliges Chromosom 13.

Klinik

Die **Mikrozephalie,** die häufig mit Defekten an der Schädelhaut einhergeht, ist eines der klinischen Leitsymptome. **Okuläre Auffälligkeiten** sind eine Mikrophthalmie und Kolobome. Außerdem treten kapilläre Hämangiome, Lippen-Kiefer-Gaumen-Spalten und Hexadaktylien gehäuft auf. Begleitende Organfehlbildungen sind **Herzvitien,** vor allem VSD und PDA, sowie eine **polyzystische Nierendegeneration.** Die geistige Entwicklung ist erheblich retardiert, häufig besteht eine Epilepsie. Der biochemische Marker des Syndroms ist eine Persistenz von embryonalem und fetalem Hämoglobin.

Prognose

Die mittlere Lebensdauer beträgt bei beiden Geschlechtern 4 Monate.

2.1.2.4 Silver-Russel-Syndrom

► Kap. 5.1.2.1.

2.1.3 Strukturelle Aberrationen

Strukturelle Aberrationen sind möglich in Form von Deletion, Ringbildung, Fehlteilung einzelner Chromosomen, Duplikation, Inversion und Translokation. Die Folge sind entweder unbalancierte Genverhältnisse durch Verlust oder Überschuss von Chromosomenmaterial innerhalb eines Karyotyps oder balancierte Genverhältnisse mit Strukturumbauten ohne Verlust oder Zugewinn von chromosomalem Material.

2.1.3.1 Partielle Monosomie 5p, (Cri-du-Chat-Syndrom)

Ätiologie

In 80 % der Fälle liegt eine De-novo-Deletion eines Teils des kurzen Arms von Chromosom 5 vor. In 20 % der Fälle handelt es sich um eine elterliche balancierte Translokation, bei der der distale Abschnitt des kurzen Arms von Chromosom 5 auf ein anderes Chromosom transloziert ist.

Klinik

Leitsymptome sind der **hohe, monotone Schrei** (Katzenschrei) und eine psychomotorische Retardierung. Außerdem finden sich typischerweise ein niedriges Geburtsgewicht, eine Mikrozephalie, ein rundliches Gesicht mit Hypertelorismus und Epikanthus, tief sitzende Ohren und eine Mikrognathie.

Prognose

Bei geringer Letalität erreichen viele Kinder das Erwachsenenalter. Eine erhebliche psychomotorische Retardierung mit einem **IQ < 20** ist die Regel. Die Sprachentwicklung bleibt oft aus. Es kann zu permanenter Bettlägerigkeit kommen.

2.2 Gonosomale Aberrationen

2.2.1 Ullrich-Turner-Syndrom (45,X0)

Gonosomale Monosomie, die mit einer Häufigkeit von 1 : 2.500 auftritt.

Ätiologie

In 50 % der Fälle fehlt das zweite X-Chromosom infolge von Non-Disjunction. Es besteht keine Abhängigkeit der Häufigkeit vom Alter der Mutter. Mosaike und strukturelle Chromosomenveränderungen kommen vor.

Klinik

Das Ullrich-Turner-Syndrom manifestiert sich bereits bei Geburt durch eine erhebliche **Wachstumsretardierung** sowie durch **Lymphödeme** an Hand- und Fußrücken.

Ein Epikanthus, das **Pterygium colli** (► Abb. 2.2), der Schildthorax mit weitem Mamillenabstand, der tiefe Haaransatz im Nacken mit reversem Haarstrich, der Cubitus valgus und die Verkürzung des vierten Mittelhandknochens sind charakteristisch. Häufig sind die Nägel hypoplastisch. Eine schwere Osteoporose ist eine typische Komplikation. Das äußere Genitale ist weiblich. Anstelle der Ovarien ist ein schmales

fibröses Gebilde nachweisbar: **„ovarian streaks"**. Es kommt zu sexuellem Infantilismus und **primärer Amenorrhö.**
Begleitende Organfehlbildungen sind angeborene Herz- und Aortenfehlbildungen, vor allem Pulmonalstenosen und Aortenisthmusstenosen sowie Nierenfehlbildungen. Eine idiopathische Medianekrose sowie Aneurysmen treten gehäuft auf. Ein **Kleinwuchs** ist die Regel, die durchschnittliche Endgröße liegt bei 144 cm. Eine Intelligenzminderung ist nicht typisch.

Variante

Noonan-Syndrom: Ullrich-Turner-Stigmata bei Mädchen oder Jungen, die einen normalen weiblichen oder männlichen Chromosomensatz aufweisen. Variable Gonadenfunktion.

Diagnostik

Die Diagnose wird mittels Chromosomenanalyse gestellt (45, ×0 oder Mosaik). In der endokrinologischen Diagnostik zeigt sich das Bild eines **hypergonadotropen Hypogonadismus.** Eine **sonografische Untersuchung von Nieren und Ovarien** sowie eine **Echokardiografie** sollten erfolgen.

Therapie

Eine **Wachstumshormontherapie** beschleunigt das Längenwachstum und führt in vielen Fällen zu einer Endgröße > 150 cm. Eine **Östrogensubstitutionstherapie** ist indiziert. Der ideale Zeitpunkt hierzu ist jedoch umstritten, da ein früher Beginn die Endgröße beeinträchtigt. Eine begleitende psychosoziale Unterstützung ist wünschenswert.

Merke

Das Auftreten des Ullrich-Turner-Syndroms ist vom Alter der Mutter unabhängig.

Lerntipp

Das IMPP lässt gerne von typischen Stigmata und Dysmorphien auf Krankheiten und Syndrome schließen bzw. fragt diese ab. Typische Krankheitsbilder, bei denen diese bekannt sein sollten, sind Trisomie 21, Turner- und Klinefelter-Syndrom, fetales Alkoholsyndrom, Prader-Willi-Syndrom und DiGeorge-Syndrom. Zur Beantwortung dieser Fragen lohnt es sich, auch die Differenzialdiagnosen von Großwuchs (► Kap. 5.1.3), Kleinwuchs (► Kap. 5.1.2) sowie der Störungen der Sexualentwicklung (► Kap. 5.7) genau anzusehen.

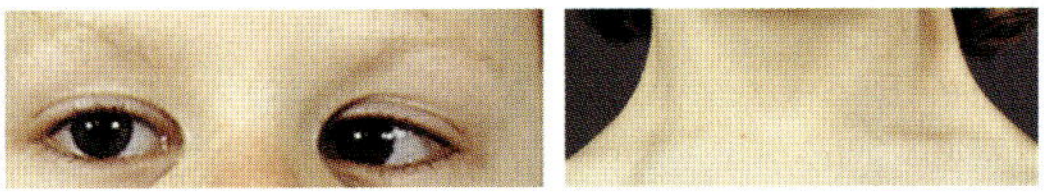

Abb. 2.2 Epikanthus und Pterygium colli bei Ullrich-Turner-Syndrom. [O530]

2.2.2 Klinefelter-Syndrom (47,XXY)

Numerische gonosomale Chromosomenaberration mit dem Genotyp XXY. Die Häufigkeit beträgt 1 : 1.000 der männlichen Lebendgeborenen, sie nimmt mit dem Alter der Eltern zu.

Ätiologie

Das Klinefelter-Syndrom entsteht durch Non-Disjunction während der Meiose.

Klinik

In der frühen Kindheit bestehen relativ wenig Symptome. Häufig erfolgt die Diagnosestellung daher erst in der Pubertät. Eine **mentale Retardierung** sowie psychische Auffälligkeiten (ängstlich, schüchtern, unreif, aggressiv) sind häufig. Typischerweise besteht ein **eunuchoider Hochwuchs** mit langen Beinen. Die **Hoden sind klein,** der Penis ebenso. Der Pubertätsbeginn erfolgt verzögert. Bei 80 % der erwachsenen Männer liegt eine **Gynäkomastie** vor. Meist bestehen Azoospermie und **Infertilität** sowie eine Leydig-Zell-Hyperplasie. Der Bartwuchs ist gering.

Diagnostik

Die Diagnose wird mittels Chromosomenanalyse (Karyotypisierung) gestellt (47,XXY).
Vor dem 10. Lebensjahr zeigen sich normale Plasmagonadotropine, in der Pubertät finden sich Zeichen des **hypergonadotropen Hypogonadismus** (FSH und LH erhöht, Testosteron erniedrigt).

Therapie

Eine Substitutionstherapie mit Testosteron sollte etwa ab dem 12. Lebensjahr durchgeführt werden.

Klinischer Fall

Tim Maier stellte sich mit dem 30. Lebensjahr bei bislang unerfülltem Kinderwunsch erstmals bei einem Urologen vor. Anamnestisch war ein verzögerter Pubertätsbeginn auffallend. In der klinischen Untersuchung zeigte sich ein hochgewachsener Mann mit langen Beinen, einer Gynäkomastie sowie kleinem Hoden und Penis.

Das veranlasste Spermiogramm zeigte eine Azoospermie. Eine daraufhin durchgeführte Karyotypisierung zeigte den Befund eines Klinefelter-Syndroms.

2.2.3 Syndrom des fragilen X-Chromosoms

Das Syndrom des fragilen X-Chromosoms ist eines der häufigsten genetischen Syndrome (1 : 1.500 männlicher Neugeborener und 1 : 5.000 weiblicher Neugeborener) und Ursache geistiger Behinderung (11 %) durch vermehrte Fragilität des X-Chromosoms. Synonyma: Martin-Bell-Syndrom, Marker-X-Syndrom.

Ätiologie

Es handelt sich um eine spezifische Chromosomenbrüchigkeit am X-Chromosom durch eine vielfache Replikation von CGG-Sequenzen im FMR_1-Gen. Durch eine zunehmende Verlängerung der Trinukleotidsequenz in der Generationenfolge kommt es zu einem Antizipationseffekt.

Klinik

Die wichtigsten Symptome sind **große Ohren,** ein **langes Kinn,** bei Jungen eine **Testisvergrößerung,** Hyperaktivität sowie eine mittlere bis schwere **geistige Retardierung** bei einem durchschnittlichen IQ von 50.

Diagnostik

Direkter Nachweis der CGG-Sequenzen im FMR_1-Gen durch DNA-Analyse.

Merke

Wegen der hohen Genhäufigkeit und der Möglichkeit des molekulargenetischen Nachweises sollte bei jeder unklaren Form der geistigen Behinderung das Syndrom des fragilen X-Chromosoms ausgeschlossen werden.

2.2.4 XYY-Syndrom

Klinik

Der Phänotyp ist **unauffällig männlich,** es besteht Fertilität. Endokrinologische Auffälligkeiten lassen sich nicht nachweisen, insbesondere ist die Testosteronproduktion normal.

In der Regel tritt ein **Hochwuchs** auf. **Psychiatrische Auffälligkeiten** sind charakteristisch: Es handelt sich häufig um kriminelle Tendenzen, die sich im guten sozialen Milieu mildern, im schlechten steigern. Oft bestehen Passivität, eine verminderte Frustrationstoleranz, Haltlosigkeit, Verführbarkeit und Labilität. Die Aggressivität ist eher nicht gesteigert. Der IQ liegt im unteren Bereich der Norm.

2.2.5 XXX-Syndrom

Klinik

Der Phänotyp ist **unauffällig weiblich,** es besteht Fertilität bei regelrechtem Pubertätsverlauf. Eine Störung der intellektuellen Entwicklung ist möglich. Die Patientinnen sind eher ruhig, passiv, leicht erziehbar. Darüber hinaus treten häufig **Sprachentwicklungsstörungen** sowie eine **Verzögerung emotionaler Reifungsprozesse** auf.

2.3 Chromosomale Mikrodeletionssyndrome

2.3.1 Wegweiser

Als chromosomale Mikrodeletionssyndrome werden Erkrankungen bezeichnet, die durch den Verlust sehr kleiner Chromosomenbruchstücke verursacht werden. Sind mehrere benachbarte Gene von der Deletion betroffen, spricht man von „contiguous gene syndromes“.

Pathogenese

Die häufigste Ursache einer Mikrodeletion ist eine meiotische nichthomologe Rekombination zwischen sog. repetitiven Sequenzen, die die Deletionsregion flankieren. Darüber hinaus können weitere Faktoren wie das sog. „genomic imprinting“ bei uniparenteraler Disomie eine Rolle spielen. Klassische Beispiele hierfür sind das Prader-Willi-Syndrom (PWS) und das Angelman-Syndrom (AS). Sie werden in über 70 % der Fälle durch Mikrodeletion 15q11–13 oder UPD_{15} verursacht. Die Mikrodeletion 15q11–13 liegt beim PWS immer auf dem paternalen, beim AS immer auf dem maternalen Chromosom 15, d. h., das PWS entsteht durch das Fehlen paternaler und das AS durch das Fehlen maternaler genetischer Information der Region 15q11–13.

Merke

Das Prader-Willi-Syndrom entsteht durch das Fehlen paternaler, das Angelman-Syndrom durch das Fehlen maternaler genetischer Information der Region 11–13 auf Chromosom 15q.

Klinik

Zu den Mikrodeletionssyndromen gehören folgende Syndrome mit ihren jeweiligen klinischen Charakteristika: Prader-Willy-Syndrom (► Kap. 2.3.2), Angelman-Syndrom (► Kap. 2.3.3), Williams-Beuren-Syndrom (► Kap. 2.3.4), DiGeorge-Syndrom (► Kap. 8.1.3.2), Miller-Dieker-Syndrom, Smith-Magenis-Syndrom sowie das Sphrintzen-Syndrom.

Diagnostik

Nachweis der Mikrodeletion mittels Fluoreszenz-in-situ-Hybridisierung (FISH-Analyse).

Cave

Ohne klinische Verdachtsdiagnose mit der Indikation zur FISH-Analyse können die Mikrodeletionssyndrome in der Regel nicht diagnostiziert werden, da die Mikrodeletion unterhalb der Auflösungsgrenze der normalen Chromosomenanalyse liegt.

Wiederholungsrisiko

Meist treten die Mikrodeletionssyndrome sporadisch auf, das Wiederholungsrisiko ist daher niedrig. Bei Vorliegen einer vererbten Imprintingmutation beträgt das Wiederholungsrisiko jedoch 50 %.

2.3.2 Prader-Willi-Syndrom

In der Neugeborenenzeit und in den ersten beiden Lebensjahren besteht eine ausgeprägte **Muskelhypotonie** sowie eine Gedeihstörung. Im Verlauf typisch ist eine Hyperphagie mit dem hohen Risiko einer **Adipositas** im Kindes- und Erwachsenenalter. Die psychomotorische Entwicklung ist verzögert, es kann zu Lernschwierigkeiten, Verhaltensauffälligkeiten bis hin zu schweren psychiatrischen Störungen kommen. Häufig fallen charakteristische faziale Zeichen (schmale Stirn, mandelförmige Augen, schmale Oberlippe, abwärts gerichtete Mundwinkel) und sehr kleine Hände und Füße auf. Ein Wachstumshormonmangel ist Ursache von **Kleinwuchs** und unvollständiger Pubertät.

Klinischer Fall

Bei einem 8 Monate alten männlichen Säugling bestehen eine ausgeprägte muskuläre Hypotonie und Trinkschwäche; das Kind ist dystroph. Zudem finden sich Gesichtsdysmorphien in Form eines Epikanthus beidseits, einer mandelförmigen Augenpartie und eines zeltförmigen Mundes. Die Hände und Füße sind klein. Ferner bestehen ein Kryptorchismus und ein zu kleiner Penis. Beide Eltern des Kindes sind völlig gesund.
Dieser Fall entstammt einer Frage des IMPP. Bei dem Säugling liegt ein Prader-Willi-Syndrom vor.

2.3.3 Angelman-Syndrom

Die klinischen Leitsymptome sind eine schwere Entwicklungsverzögerung mit Sprachentwicklungsverzögerung, Lachepisoden, zerebrale Krampfanfälle und Ataxien.

2.3.4 Williams-Beuren-Syndrom

Die Ursache liegt in einer Mikrodeletion auf Chromosom 7 (7q11.23).
Die wichtigsten Symptome sind Verhaltensauffälligkeiten und Dysmorphien. Typisch ist das Vorhandensein einer supravalvulären Aortenstenose.

Laborchemisch zeigt sich besonders in den ersten Lebensjahren eine **Hyperkalzämie.**

2.4 Embryofetopathien durch exogene Noxen

2.4.1 Wegweiser

Je nach Zeitpunkt der Schädigung spricht man von **Gametopathie** (präkonzeptionelle Schädigung der elterlichen Keimzellen), **Blastopathie** (Schädigung 1.–14. Tag post conceptionem [p. c.] in der Blastogenese), **Embryopathie** (Schädigung 15. Tag bis Ende 12. SSW p. c. in der Organogenese), oder **Fetopathie** (Schädigung Beginn 13. SSW bis Geburt).

2.4.2 Fetales Alkoholsyndrom

Embryopathie bei Kindern alkoholsüchtiger Mütter. 50–60 g reinen Alkohols pro Tag gelten als kritische Menge. Die geschätzte Häufigkeit in Deutschland beträgt 1 : 250 (leichte Formen) bis 1 : 1.000 (schwere Formen). Die Dunkelziffer der Kinder mit Schwachformen eines fetalen Alkoholsyndroms ist sehr hoch.

Pathogenese

Ethanol wirkt zytotoxisch und mitosehemmend. Es ist unklar, ob Ethanol oder seine Metaboliten, wie z. B. Acetaldehyd, die Schädigung bedingen. Chronische Unterernährung, Spurenelement- und Vitaminmangel der Mutter spielen ebenfalls eine Rolle. Etwa 30 % der Kinder alkoholkranker Frauen haben ein fetales Alkoholsyndrom, es besteht keine direkte Dosis-Wirkungs-Beziehung.

Lerntipp

Zum Thema fetales Alkoholsyndrom fragt das IMPP meist nach den typischen Merkmalen des Syndroms. Als Signalworte kann man sich hier u. a. flaches Philtrum, schmales Lippenrot, Minderwuchs und Konzentrationsschwäche einprägen.

Klinik

Die klinischen **Leitsymptome** sind intrauteriner Minderwuchs, Mikrozephalie, psychomotorische Retardierung, Verhaltensauffälligkeiten mit variabler Ausprägung (u. a. Hyperaktivität und, dem IMPP besonders wichtig, aggressives Verhalten) sowie muskuläre Hypotonie.

Dysmorphiezeichen: Blepharophimose, Epikanthus, antimongoloide Lidachsenstellung, niedrige Stirn, kurzer Nasenrücken, eingesunkene Nasenwurzel, schmales Lippenrot, verstrichenes Philtrum, Mandibulahypoplasie, hoher Gaumen oder Gaumenspalte, tief sitzende Ohren (► Abb. 2.3). **Skelettanomalien:** Handfurchenanomalien, Klinodaktylie V, Hüftluxation, Trichterbrust. **Organfehlbildungen:** Herzfehler, Anomalien des Genitals, Hämangiome, Urogenitalfehlbildungen.

Therapie

Die symptomatische Therapie besteht in der operativen Korrektur von Gaumenspalten, Hernien und Herzvitien. Frühfördermaßnahmen sind für die Entwicklung der Kinder entscheidend.

Prognose

Bei Entwöhnung vor Ende des ersten Trimenons ist eine normale geistige Entwicklung möglich. Insgesamt ist die Prognose erheblich von den sozialen häuslichen Faktoren abhängig.

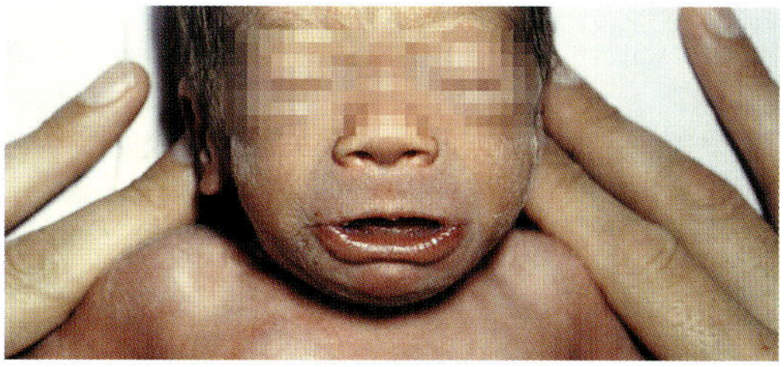

Abb. 2.3 Neugeborenes mit typischen Stigmata des fetalen Alkoholsyndroms: kurzer Nasenrücken, schmales Lippenrot, verstrichenes Philtrum, Mandibulahypoplasie, tief sitzende Ohren und Trichterbrust. [O530]

Klinischer Fall

Der 4,5 Jahre alte Nico, der im frühen Säuglingsalter adoptiert wurde, wird in der Entwicklungsneurologie vorgestellt, da er mit den Händen äußerst ungeschickt ist. Zudem ist er sehr aktiv und umtriebig, unkonzentriert und mit dem Sprechen deutlich zurück.
Anamnestisch ist in Erfahrung zu bringen, dass die leibliche Mutter von Nico während der gesamten Schwangerschaft täglich 2 L Bier und 0,7 L 38-prozentigen Weinbrand (326 g reiner Alkohol pro Tag) konsumiert hat. Bei der klinischen Untersuchung wirkt Nico relativ schmächtig (Körperlänge 3. Perzentile). Sein Kopf ist klein. Das Gesicht weist Dysmorphien auf: niedrige Stirn, enge Lidspalten, kurzer Nasenrücken, sehr flaches Philtrum und schmales Oberlippenrot, fliehendes Kinn, tiefsitzende Ohren. Im Genitalbereich findet sich eine Hypospadia glandis; ein Hodenhochstand rechts war bereits im 1. Lebensjahr korrigiert worden.

Lerntipp

Embryofetopathien können auch durch konnatale Infektionen hervorgerufen werden. Bei den konnatalen Infektionen kamen in den letzten Examina v. a. die Rötelnembryopathie (► Kap. 7.5.2) und die Lues connata (► Kap. 1.12.3) in Form von Fallgeschichten vor.

03 Säuglingsernährung

3.1	**Wegweiser**	39
3.2	**Muttermilchernährung**	39
3.2.1	Wegweiser	39
3.2.2	Formen der Frauenmilch	39
3.2.3	Biologische Vorteile der Muttermilchernährung	40
3.2.4	Potenzielle Nachteile des Stillens	41
3.3	**Industriell hergestellte Säuglingsmilchnahrung**	41
3.3.1	Wegweiser	41
3.3.2	„Pre"-Nahrungen	41
3.3.3	„1"-Nahrungen	42
3.3.4	Folgenahrungen	42
3.3.5	Säuglingsnahrungen auf Sojabasis	42
3.3.6	Hypoallergene (HA) Nahrungen	42
3.3.7	Hochgradige Eiweißhydrolysatnahrungen	42
3.4	**Beikost**	42
3.5	**Vitamin-D- und Fluorsubstitution im 1. Lebensjahr**	42
3.5.1	Vitamin D	42
3.5.2	Vitamin K	43
3.5.3	Fluorid	43

IMPP-Hits

Aus diesem Kapitel hat das IMPP bisher keine Frage konzipiert. In Bezug auf die vom IMPP gestellten Fragen zu Nahrungsmittelallergien verweisen wir auf ► Kap. 14.6.4 und ► Kap. 14.6.6.

3.1 Wegweiser

Die Empfehlungen für die altersabhängige Nährstoffzufuhr fasst ► Tab. 3.1 zusammen. Die normale Gewichts- und Längenentwicklung gesunder Säuglinge und Kinder ist in ► Tab. 3.2 aufgeführt.

3.2 Muttermilchernährung

3.2.1 Wegweiser

Muttermilch ist die **ideale Ernährungsform** für reife Säuglinge in den ersten Lebensmonaten, da sie an die Bedürfnisse des Neugeborenen angepasst ist. Sie ist stets verfügbar, richtig temperiert und billig. Stillen reduziert das Risiko für **atopische Erkrankungen, Adipositas, Otitis media und infektiöse Durchfallerkrankungen.** Eine **enge Mutter-Kind-Bindung** wird durch das Stillen gefördert. Es sollte 4–6 Monate ausschließlich gestillt werden.

3.2.2 Formen der Frauenmilch

3.2.2.1 Kolostrum

Das Kolostrum, die Frauenmilch bis zum 4. Lebenstag, hat einen niedrigen Energiegehalt (56 kcal/100 mL), einen geringen Fett- und Kohlenhydratgehalt sowie einen hohen Proteingehalt mit mindestens 50 % sekretorischem IgA. Es ist besonders reich an Makrophagen, polymorphkernigen Granulozyten und Lymphozyten. Es ist daher hochwertig bezüglich immunologischer Funktionen.

3.2.2.2 Transitorische Milch

Die transitorische Milch (5.–10. Lebenstag) hat einen höheren Energiegehalt (60 kcal/100 mL) mit höherem Fett- und Kohlenhydratgehalt und niedrigerem Proteingehalt.

3.2.2.3 Reife Frauenmilch

Die reife Frauenmilch ab dem 11. Lebenstag hat einen nochmals höheren Energiegehalt (68 kcal/100 mLl),

Tab. 3.1 Empfehlungen für die altersabhängige tägliche Nährstoffzufuhr in Anlehnung an die Empfehlungen der Deutschen, Österreichischen und Schweizer Gesellschaften für Ernährung (D-A-CH) 2000

Alter	Wasser	Eiweiß	Kilokalorien
1.–3. Tag	50 mL/kg	1,5 g/kg	60 kcal/kg
10. Tag	140 mL/kg	2,7 g/kg	120 kcal/kg
3.–12. Monat	150 mL/kg	1,1–2 g/kg	125 kcal/kg
1.–4. Jahr	125 mL/kg	1,0 g/kg	90 kcal/kg
4.–7. Jahr	100 mL/kg	0,9 g/kg	80 kcal/kg
7.–10. Jahr	75 mL/kg	0,9 g/kg	70 kcal/kg
13.–18. Jahr	50 mL/kg	0,9 g/kg	60 kcal/kg
Erwachsene	40 mL/kg	0,8 g/kg	50 kcal/kg

Tab. 3.2 Normale Gewichts- und Längenentwicklung gesunder Säuglinge und Kinder

	1. Tag	4 Monate	1 Jahr	6 Jahre	12 Jahre
Gewicht	3.400 g	Verdoppelt etwa 6.800 g	Verdreifacht etwa 10 kg	Versechsfacht etwa 20 kg	Verzwölffacht etwa 40 kg
Länge	50 cm	64 cm	75 cm	116 cm	150 cm

einen höheren Fettgehalt, einen Kohlenhydratgehalt entsprechend der transitorischen Milch und einen nochmals niedrigeren Proteingehalt (► Tab. 3.3).

3.2.3 Biologische Vorteile der Muttermilchernährung

3.2.3.1 Eiweiß

Der Proteingehalt der Muttermilch ist relativ **niedrig.** Der Kaseinanteil in der Muttermilch liegt mit 40 % deutlich niedriger als in Kuhmilch (60 %).

3.2.3.2 Kohlenhydrate

Der Kohlenhydratgehalt der Muttermilch ist relativ **hoch.** Muttermilch enthält von allen Milchsorten am meisten **Laktose.** Das Wachstum von *Lactobacillus bifidus* wird dadurch begünstigt, das Coliwachstum gebremst. Saure Stühle sind die Folge, wodurch weniger Hautreizungen als bei alkalischen Stühlen künstlich ernährter Säuglinge auftreten. Darüber hinaus enthält Muttermilch Oligosaccharide, die die Bindung pathogener Keime an ihre Rezeptoren verhindern und das Wachstum intestinaler Bifidusbakterien weiter fördern.

3.2.3.3 Fett

Der quantitative Fettgehalt der Muttermilch entspricht dem der Kuhmilch, unterliegt aber auch diätetischen Einflüssen. Sie enthält essenzielle Fettsäuren wie Linolsäure (C18:2ω-6), α-Linolensäure (C18:2ω-3), Arachidonsäure (C20:4ω-6) und Docosahexaensäure (C22:6ω-3). Die beiden zuletzt genannten sind besonders wichtig für die Entwicklung von ZNS und Retina. Die bessere Resorption von Muttermilchfetten erfolgt durch die in der Muttermilch enthaltene Lipase, die in Kuhmilch nicht vorkommt.

3.2.3.4 Mineralien

Der Mineralgehalt der Muttermilch ist relativ **niedrig.** Dies bedingt eine geringere Osmolarität sowie eine geringere Gefahr der hypertonen Dehydratation bei Wasserverlusten. Kalzium, Zink und Eisen werden bei gestillten Kindern besser resorbiert.

3.2.3.5 Vitamine

Vitamin D und Vitamin K sind in Muttermilch nicht in ausreichendem Maß enthalten und müssen substituiert werden. Die übrigen Vitamine in der Muttermilch entsprechen den täglichen

Tab. 3.3 Vergleich der Zusammensetzung von Muttermilch und Kuhmilch

	Muttermilch (g/100 mL)	Kuhmilch (g/100 mL)
Protein	1,0	3,4
Fett	3,8	3,7
Kohlenhydrate	7,0	4,6
Mineralien	0,2	0,8
Kilokalorien	66	65

Bedürfnissen des Kindes, vorausgesetzt, die Stillende ernährt sich ausgewogen.

Merke

Vitamin D und Vitamin K sind in Muttermilch nicht in ausreichendem Maß enthalten und müssen substituiert werden.

3.2.3.6 Immunologie

Wichtig ist der Infektionsschutz durch Muttermilch. Muttermilch enthält spezifische **Immunglobuline,** vor allem sekretorisches IgA sowie IgM und IgG, **Lysozym** und **Laktoferrin.** Die von der Mutter übertragenen Antikörper werden in der Regel nicht resorbiert, üben aber eine Schutzfunktion im Intestinaltrakt aus. Sie vermitteln durch Einwanderung immunkompetenter Zellen aus dem mütterlichen Darm und dem Tracheobronchialsystem in die Brustdrüse während der Schwangerschaft **passiven Schutz** gegen alle Erreger, mit denen sich der mütterliche Organismus auseinandergesetzt hat. Die Muttermilch enthält außerdem Makrophagen, Granulozyten, Lymphozyten, Antistaphylokokkenfaktor und Antiadhärenzfaktoren. **Lysozym** spaltet Mukopolysaccharide und Mukopeptide in Zellwänden grampositiver Bakterien. **Laktoferrin** hemmt durch Eisenbindung das Wachstum eisenabhängiger Enterobakterien.

3.2.4 Potenzielle Nachteile des Stillens

3.2.4.1 Infektionsübertragung

Mütterliche Infektionen (z. B. Hepatitis, HIV, CMV) können über die Muttermilch zur Infektion des Neugeborenen führen.

3.2.4.2 Schadstoffe

Mütterlicher Alkohol-, Nikotin-, Medikamenten- und Drogenabusus können über die Muttermilch zu einer Belastung des Kindes führen. Darüber hinaus kann es zu einer Anreicherung von langlebigen lipophilen Schadstoffen in der Muttermilch kommen.

3.2.4.3 Mütterliche vegetarische Ernährung

Eine rein pflanzliche, **vegane** Ernährungsweise führt zu erheblichen Gefahren, insbesondere zu einem **Vitamin-B_{12}-Mangel.** Aufgrund großer Vitamin-B_{12}-Speicher in der Leber treten Symptome bei der Mutter erst spät auf, und häufig ist erst das zweite oder dritte Kind betroffen. Der gestillte Säugling entwickelt dann nach wenigen Monaten ein schweres Vitamin-B_{12}-Mangel-Syndrom mit ernsten, in mindestens einem Drittel der Fälle irreversiblen Hirnschäden mit generalisierter Hirnatrophie. Alimentärer Eisen- und Folsäuremangel sind weitere Gefahren einer streng vegetarischen Ernährung stillender Mütter.

Merke

Eine vegane mütterliche Ernährung kann beim gestillten Säugling zu einem schweren Vitamin-B_{12}-Mangel mit konsekutiver, häufig irreversibler Hirnschädigung führen.

3.3 Industriell hergestellte Säuglingsmilchnahrung

3.3.1 Wegweiser

Mit den heute verfügbaren hochwertigen Säuglingsmilchnahrungen können nicht gestillte Neugeborene ohne Risiko ernährt werden. Für verschiedene Altersstufen gibt es unterschiedliche Nahrungen.

3.3.2 „Pre"-Nahrungen

Sie können ab dem 1. Lebenstag verwendet werden. Es handelt sich um Präparate mit der höchsten Anpassung an Muttermilch. Sie enthalten Laktose als einziges Kohlenhydrat, haben eine dünnflüssige Beschaffenheit und können wie Muttermilch ad libitum gefüttert werden. Wegen geringerer Sättigung können sechs Mahlzeiten täglich notwendig sein.

3.3.3 „1"-Nahrungen

Sie können ab der 6. Lebenswoche verwendet werden. Es handelt sich um Präparate mit geringerer Anpassung an die Muttermilch. Sie enthalten neben Laktose auch andere Polysaccharide. Die Beschaffenheit ist sämiger und resultiert in einer längeren Sättigungsdauer. Die Eiweißreduktion im Vergleich zur Kuhmilch ist häufig nur quantitativ ohne besondere Kaseinreduktion. Sie sind nicht geeignet für die Neugeborenenernährung und für die Zufütterung zur Muttermilch. Es kommt leichter zu Überfütterung: Gewichtskontrollen.

3.3.4 Folgenahrungen

Sie können ab dem 5. Lebensmonat verwendet werden, sind aber nicht notwendig. Sie sind aus Kuhmilch oder Sojaeiweiß hergestellt und haben einen geringgradig höheren Proteingehalt sowie einen höheren Stärkegehalt. Sie ermöglichen eine günstige Nährstoffversorgung für ältere Säuglinge (z. B. höherer Eisengehalt).

3.3.5 Säuglingsnahrungen auf Sojabasis

Sie werden nur bei besonderer Indikation, z. B. Galaktosämie, eingesetzt. Der Einsatz bei Kuhmilchallergie wird diskutiert, darf aber **nicht** vor dem 6. Lebensmonat erfolgen.

3.3.6 Hypoallergene (HA) Nahrungen

Es handelt sich um allergenreduzierte Säuglingsnahrungen auf Eiweißhydrolysatbasis. Sie sind bei Kindern mit familiärer Allergiebelastung indiziert, deren Mütter nicht stillen können.
Sie sind als „Pre-", „1-" und Folgenahrung verfügbar.

Merke

Bei nicht gestillten Kindern mit erhöhtem Allergierisiko (Allergie bei mindestens einem Elternteil oder einem Geschwisterkind) wird HA-Nahrung empfohlen.

3.3.7 Hochgradige Eiweißhydrolysatnahrungen

Es handelt sich um Diätprodukte mit hochgradig hydrolysiertem Protein oder Aminosäuremischungen. Sie sind zur Therapie von Malabsorptionssyndromen oder nach stattgefundener Sensibilisierung des Säuglings auf Kuhmilcheiweiß mit schweren kutanen oder gastrointestinalen Symptomen indiziert. Sie sind nicht zur Allergieprävention gesunder Neugeborener und Säuglinge geeignet. Je älter der Säugling, desto schlechter ist die geschmackliche Akzeptanz (bitterer Geschmack).

3.4 Beikost

Mit der Beikostfütterung wird ab dem 5., spätestens ab dem 7. Lebensmonat begonnen. Auch nach der Beikosteinführung sollte zunächst weiter gestillt werden.

Merke

Die schrittweise Einführung von Gluten zwischen dem 4. und 6. Lebensmonat beim noch gestillten Kind reduziert das Zöliakierisiko.

Durchführung

Im Abstand von einem Monat erfolgt die schrittweise Substitution einer Milchmahlzeit durch drei Breimahlzeiten (► Abb. 3.1): 1. Gemüse-Fleisch-Brei, um Ballaststoffe, Eisen, Zink und andere Nährstoffe anzubieten, 2. Milch-Getreide-Brei, um Mineralstoffe, insbesondere Kalzium, anzubieten, 3. Getreide-Obst-Brei. Kuhmilch sollte im 1. Lebensjahr nur in kleinen Mengen gegeben werden.

Merke

Mit der Beikostfütterung wird ab dem 5. bis 7. Lebensmonat begonnen.

Lerntipp

Fragt das IMPP nach häufig allergieauslösenden Nahrungsmitteln, sollte an Hühnereier, Kuhmilch, Fisch, Nüsse und Soja gedacht werden.

3.5 Vitamin-D- und Fluorsubstitution im 1. Lebensjahr

3.5.1 Vitamin D

Der tägliche Bedarf liegt bei 800–1.000 IE/Tag. Industrielle Säuglingsmilch enthält 400 IE/L. Bei je-

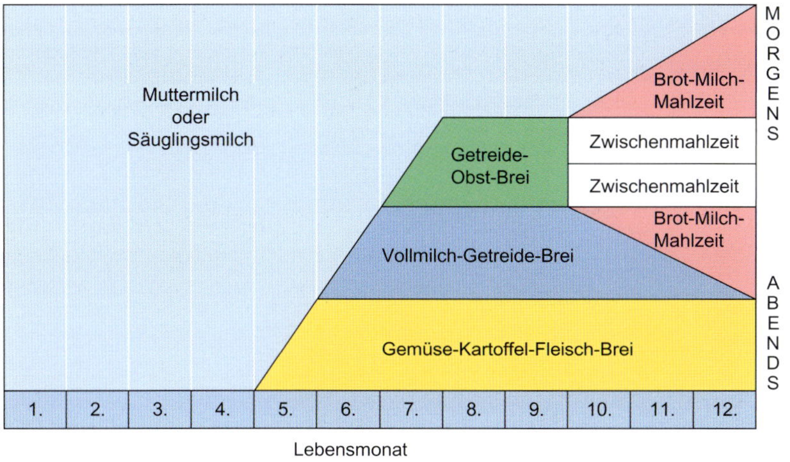

Abb. 3.1 Ernährungsplan im 1. Lebensjahr (Forschungsinstitut für Kinderernährung Dortmund). [W803/L141]

der Form der Säuglingsernährung ist die zusätzliche Gabe von 500 IE Vitamin D täglich bis mindestens zum Ende des 1. Lebensjahrs nötig.

3.5.2 Vitamin K

Alle gesunden Säuglinge erhalten zur Prävention von Vitamin-K-Mangelblutungen insgesamt dreimal (U1, U2, U3) jeweils 2 mg Vitamin K als Tropfen (► Kap. 1.8.5).

3.5.3 Fluorid

Fluorid erhöht bei angemessener Zufuhr sowohl vor dem Zahndurchbruch als auch danach die Widerstandsfähigkeit der Zähne gegen Karies. Fluoridsupplemente wirken topisch und systemisch, in den ersten 3 Lebensjahren sollten die Zähne jedoch mit fluoridfreien Zahnpflegemitteln gereinigt werden, da die Zahnpasta teilweise oder ganz geschluckt wird, was eine akute oder chronische Toxizität zur Folge haben kann. Der Fluorgehalt im Trinkwasser ist in Deutschland zur Kariesprophylaxe zu niedrig. Benötigt werden daher 0,25 mg Fluorid/Tag ab der Neugeborenenzeit. Die Dosis wird bis in das Kindes- und Jugendalter stufenweise gesteigert.

Praxistipp

Es gibt **Kombinationspräparate** mit 500 IE Vitamin D und 0,25 mg Fluorid.

Vitamine

04

4.1	**Wasserlösliche Vitamine**	**45**
4.1.1	Vitamin B_1 (Thiamin)	45
4.1.2	Vitamin B_2	45
4.1.3	Niacin	46
4.1.4	Vitamin B_6	46
4.1.5	Vitamin B_{12} und Folsäure	46
4.1.6	Vitamin C	46
4.1.7	Vitamin H	47
4.2	**Fettlösliche Vitamine**	**48**
4.2.1	Vitamin A	48
4.2.2	Vitamin D	48
4.2.3	Vitamin E	51
4.2.4	Vitamin K	51

IMPP-Hits

Die Vitamine spielen für das IMPP bisher nur eine sekundäre Rolle, dennoch kann man mit den fettlöslichen Vitaminen den einen oder anderen Punkt holen.

4.1 Wasserlösliche Vitamine

4.1.1 Vitamin B_1 (Thiamin)

4.1.1.1 Vorkommen und Bedeutung

Thiamin kommt in Hülsenfrüchten, Eigelb, Fleisch, Leber, Nüssen, Hefe und Vollkorn vor. Es ist ein **Koenzym** von wichtigen Enzymen des Kohlenhydratstoffwechsels, z. B. der Dehydrogenase für die Ketosäuren der verzweigtkettigen Aminosäuren und der Pyruvatdehydrogenase.

4.1.1.2 Beriberi

In Südostasien ist diese Erkrankung bei einseitiger Ernährung mit poliertem Reis noch häufig. Leichte Formen kommen auch in Europa bei Säuglingen, die von fehlernährten Müttern gestillt werden, oder bei parenteraler Ernährung ohne ausreichende Thiaminsubstitution vor.

Klinik

Frühzeichen sind Müdigkeit, Apathie, Unruhe, Reizbarkeit, Depression, Somnolenz, Konzentrationsstörungen, Anorexie, Übelkeit und abdominale Schmerzen.

- **Atrophische oder polyneuritische Form:** Lähmungen der Bein-, Arm- und Rumpfmuskulatur, Parästhesien.
- **Akute neurale Form:** Hirnnervenlähmungen, enzephalitische Symptome.
- **Hydropische Form:** Ödeme, peripher bedingtes Herzversagen.
- **Akute kardiale Form:** Dilatative Kardiomyopathie und Herzinsuffizienz.
- **Thiaminmangel bei parenteraler Ernährung:** Im Vordergrund steht immer eine durch die Grunderkrankung nicht zu erklärende Laktatazidose. Die begleitende periphere Neuritis äußert sich durch Parästhesien und Brennen an den Füßen, später kommt es zum Verlust der Tiefensensibilität.

4.1.2 Vitamin B_2

4.1.2.1 Vorkommen und Bedeutung

Riboflavin kommt in Fleisch, Leber, Eiern, Milch und grünem Gemüse vor. Es ist für die Umwandlung von Pyridoxin zu Pyridoxalphosphat notwendig. Die wichtigsten Derivate sind Flavinmononukleotid (FMN) und Flavinadenindinukleotid (FAD) als prosthetische Gruppen verschiedener

Enzyme, die eine wichtige Rolle im Elektronentransport spielen.

4.1.2.2 Riboflavinmangel

Der klinisch manifeste Mangel ist in Industrieländern selten, da Milch und Milchprodukte als die wichtigsten Riboflavinlieferanten gut verfügbar sind.

Klinik

Die charakteristischen **Schleimhautsymptome** sind die Cheilosis (Perlèche) und die Glossitis (typischer Magentafarbton der Zunge). Am **Auge** kommt es zu Keratitis, Konjunktivitis, Photophobie und vermehrtem Tränenfluss. Die **Haut** zeigt eine Hyperkeratose und eine seborrhoische Dermatitis. Eine normochrome **Anämie** ist häufig.

4.1.3 Niacin

4.1.3.1 Vorkommen und Bedeutung

Nikotinsäure und **Nikotinsäureamid** kommen in Hefe, Leber, Muskelfleisch und Getreide vor. Sie sind keine Vitamine im engeren Sinn, da die Synthese von Nikotinsäure aus Tryptophan durch die menschliche Leber möglich ist. Sie sind Bestandteile der Wasserstoff übertragenden Koenzyme NAD und NADP und spielen eine wichtige Rolle bei Elektronentransport, Glykolyse, Fett- und Cholesterinsynthese.

4.1.3.2 Pellagra

Frühzeichen der Pellagra sind Anorexie, Schwäche, Parästhesien und Somnolenz. Die **klassische Trias** setzt sich aus **D**ermatitis, **D**iarrhö und **D**emenz zusammen. Darüber hinaus besteht häufig eine Glossitis mit Atrophie der Zungenpapillen.

4.1.3.3 Symptome einer Überdosierung von Nikotinsäureamid

Es kommt zu Trockenheit und verstärkter Pigmentierung der Haut. Zudem bestehen abdominale Schmerzen, Erbrechen, Diarrhö, Zeichen einer Leberfunktionsstörungen mit Ikterus sowie eine Störung der Glukosetoleranz.

4.1.4 Vitamin B_6

4.1.4.1 Vorkommen und Bedeutung

Vitamin B_6 liegt als **Pyridoxin, Pyridoxal und Pyridoxamin im Intermediärstoffwechsel** vor und wird in die biologisch aktive Form Pyridoxal-5-Phosphat bzw. Pyridoxamin-5-Phosphat umgewandelt. Es kommt in Karotten, Leber, Muskelfleisch, Eiern, Fisch, Hefe und Getreide vor und ist **Koenzym** von Aminotransferasen und Decarboxylasen im Aminosäurestoffwechsel. Als Koenzym der Glutamatdecarboxylase und der γ-Aminobuttersäure-Aminotransferase spielt es im Neurotransmitterstoffwechsel eine zentrale Rolle und ist daher für die ZNS-Funktion essenziell.

4.1.4.2 Vitamin-B_6-Mangel

Klinik

Leitsymptome sind **epileptische Anfälle** und **Polyneuropathie.** Außerdem bestehen häufig eine Dermatitis, eine Glossitis und eine mikrozytäre Anämie.

Diagnostik

- Pyridoxal-5-Phosphat, GABA und Glutamat im Serum und im Liquor
- Pyridoxal-5-Phosphat in Erythrozyten

Vitamin-B_6-Abhängigkeit bei neonatalen epileptischen Anfällen

Bei neonatalen epileptischen Anfällen sollte stets ein Therapieversuch mit Vitamin B_6 (100 mg Pyridoxin i. v.) unternommen werden (► Kap. 1.11).

> **Merke**
>
> Bei Säuglingen mit epileptischen Anfällen sollte grundsätzlich die Möglichkeit einer Vitamin-B_6-Abhängigkeit in Erwägung gezogen und ein Therapieversuch mit Vitamin B_6 unternommen werden.

4.1.4.3 Symptome einer Überdosierung von Vitamin B_6

Als Symptome können bei länger dauernder Vitamin-B_6-Zufuhr in hoher Dosierung auftreten: periphere Neuropathie, Sensibilitätsstörungen, Ataxie, Hyporeflexie und Muskelschwäche bei axonaler Degeneration.

4.1.5 Vitamin B_{12} und Folsäure

► Kap. 10.2.3.

4.1.6 Vitamin C

4.1.6.1 Vorkommen und Bedeutung

Ascorbinsäure kommt in Paprika, Kohl, Kartoffeln, Beeren und Zitrusfrüchten vor. Sie hat eine **antioxidative Wirkung.** Durch die Stimulation von Fibroblasten, Chondroblasten und Osteoblasten sowie der Kollagenbildung ist sie am Aufbau von Binde- und Stützgewebe beteiligt. Darüber hinaus fördert sie die Eisenresorption aus dem Darm und unterstützt die Erythropoese.

4.1.6.2 Infantiler Skorbut (Moeller-Barlow-Krankheit)

Die unzureichende Vitamin-C-Zufuhr einer stillenden Mutter führt zur Unterversorgung des Kindes. Bei fieberhaften Infekten, Diarrhö, Eisen- und Proteinmangel ist der Vitamin-C-Bedarf erhöht. Das klinische Bild des **Vitamin-C-Mangels** tritt mit einem Häufigkeitsgipfel zwischen dem 6. und 24. Lebensmonat auf.

Klinik

Die Symptomatik beginnt häufig mit Unruhe, Tachypnoe, Verdauungsstörungen und Appetitlosigkeit. **Subperiostale Hämatome** führen zu einer Schmerzhaftigkeit der Beine. Von einer Pseudoparalyse spricht man bei einer Froschhaltung der unteren Extremitäten mit Beugung von Hüfte und Knie bei Lagerung in Außenrotation (**„Hampelmann-Phänomen"**). Beim **skorbutischen Rosenkranz** handelt es sich um eine Verdickung der Knochen-Knorpel-Grenzen der Rippen mit bajonettartiger Abknickung, die zu einer sog. Stufenbrust führt (im Gegensatz zum rachitischen Rosenkranz). Häufig treten Epiphyseolysen und Spontanfrakturen auf. Es kann zu petechialen Hautblutungen, Schleimhautblutungen, zu einer Hämaturie und zu gastrointestinalen Blutungen kommen, die sekundär zu einer Anämie führen. Eine livide Verfärbung und Schwellung des leicht blutenden Zahnfleischs sind charakteristisch.

Diagnostik

Röntgen: Osteoporose, Ausdünnung der Kortikaliszeichnung, schwerste Veränderungen im Kniebereich, Verbreiterung, Verdichtung und Spornbildung an den Metaphysen, Ringschatten an den Epiphysenkernen, subperiostale Kalkeinlagerungen als Residuum subperiostaler Blutungen.

Differenzialdiagnose

Differenzialdiagnostisch muss an Arthritis, Osteomyelitis, rheumatisches Fieber, syphilitische Pseudoparalyse, Purpura Schoenlein-Hennoch, thrombozytopenische Purpura sowie an eine Leukämie gedacht werden.

4.1.6.3 Symptome einer Überdosierung von Ascorbinsäure

Bei Einnahme von mehr als 4 g Ascorbinsäure pro Tag kann es zur renalen Oxalatsteinbildung kommen.

4.1.7 Vitamin H

4.1.7.1 Vorkommen und Bedeutung

Biotin kommt in Hefe, Leber, Sojamehl, Reiskleie, Hafer und Eigelb vor. Es ist eine prosthetische Gruppe von vier Carboxylasen: 3-Methylcrotonyl-CoA-Carboxylase, Pyruvatcarboxylase, Propionyl-CoA-Carboxylase, Acetyl-CoA-Carboxylase.

4.1.7.2 Vitamin-H-Mangel

Es gibt zwei hereditäre Biotinutilisationsdefekte, die jeweils zu einem multiplen Carboxylasemangel führen.

Biotinidasemangel (Late Onset)

Die Biotinidase macht freies Biotin verfügbar. Die Erkrankung wird autosomal-rezessiv vererbt. Sie tritt mit einer Häufigkeit von 1 : 60.000 auf und manifestiert sich im Alter von mehreren Monaten oder Jahren. Durch die Biotinzufuhr über die Nahrung kann es zu einer Verschleierung der Symptomatik kommen. Die charakteristischen neurologischen Symptome sind **muskuläre Hypotonie, epileptische Anfälle** und eine progrediente **mentale Retardierung.** Außerdem kommt es zu einer **Hörstörung,** zu einer **Optikusatrophie** und sehr häufig zu einer **Keratokonjunktivitis. Hautekzeme** und eine **Alopezie** weisen ebenfalls auf einen Biotinidasemangel hin. Wird die Erkrankung nicht erkannt und behandelt, kann es zu **Koma** und Exitus letalis kommen. Das biochemische Leitsymptom ist eine chronische **Laktatazidose.**

Holocarboxylase-Synthetase-Mangel (Early Onset)

Die Holocarboxylase-Synthetase biotinyliert die vier Carboxylasen und macht sie damit aktiv. Die Erkrankung wird autosomal-rezessiv vererbt. Sie manifestiert sich bereits im frühen Säuglingsalter. Die Symptome entsprechen denen des Biotinidasemangels.

Diagnostik

Der Biotinidasemangel wird durch das erweiterte Neugeborenenscreening erfasst (► Kap. 21.3). In der Analyse der organischen Säuren im Urin werden spezifische Metaboliten nachgewiesen. Zur

Diagnosebestätigung erfolgt die Bestimmung der Biotinidaseaktivität im Serum und in Leukozyten. Bei V.a. Holocarboxylase-Synthetase-Mangel erfolgt die Bestimmung der Aktivitäten der vier Carboxylasen (s. oben) in kultivierten Fibroblasten.

4.2 Fettlösliche Vitamine

4.2.1 Vitamin A

4.2.1.1 Vorkommen und Bedeutung

Die Substanzen **Retinol** (Vitamin A_1), **Dehydroretinol** (Vitamin A_2) und **Retinsäure** kommen in Eigelb, Milchfett, Säugetierleber und Fischleberöl vor. Sie beeinflussen im Rahmen der Rhodopsinbildung den Sehvorgang und gelten als „Wachstums- und Epithelschutzvitamine".

4.2.1.2 Vitamin-A-Mangel

Er kommt bei gesunden Kindern mit ausgewogener Ernährung nur selten vor.

Klinik

Die klinischen Leitsymptome sind die verminderte Dunkeladaptation (**Nachtblindheit**), **Xerophthalmie** (verminderte Tränensekretion und Auftreten dreieckiger, weißlich-gelblicher Verdickungen der Konjunktiva am Rand der Kornea) und **Keratomalazie** (fleckförmige trübe Infiltrationen der Hornhaut, die zu Ulzerationen führen). In schweren Fällen kann es zur Erblindung kommen. Darüber hinaus bestehen eine verminderte Widerstandsfähigkeit der Haut und der Schleimhäute gegenüber mechanischer Irritation und eine verstärkte Verhornung der Hautdeckschichten, vor allem an den Schultern und Streckseiten der oberen Extremitäten (**follikuläre Keratose**). Immer kommt es zu einer schweren **Gedeihstörung.**

Diagnostik

Die Vitamin-A-Konzentration wird im Serum bestimmt. Des Weiteren sollten ein Dunkeladaptationstest sowie eine biomikroskopische Untersuchung der Konjunktiva zur Feststellung einer Xerophthalmie erfolgen.

4.2.1.3 Symptome einer Überdosierung von Vitamin A

Bei einer Zufuhr von > 18.000 IE/d über Wochen treten folgende Symptome auf: Anorexie, Gedeihstörung, Kopfschmerzen, Unruhe, Reizbarkeit, trophische Hautveränderungen, schmerzhafte Schwellungen der langen Röhrenknochen, Osteoporose, kortikale Hyperostosen, becherförmige Auftreibungen der Metaphysenenden, intrakranielle Drucksteigerung, Ikterus und Hepatomegalie. Vitamin A ist teratogen.

4.2.2 Vitamin D

4.2.2.1 Vorkommen und Bedeutung

Vitamin D kommt in Hühnerei, Fisch, Milch und Milchprodukten vor. Die unterschiedlichen Metaboliten sind **Ergocalciferol** (Vitamin D_2), **Cholecalciferol** (Vitamin D_3) und **Calcitriol** (1,25-$[OH]_2$-Vitamin D_3), das biologisch aktiv ist. Der tägliche Bedarf beträgt für Säuglinge 400 IE/d, für Kinder, Jugendliche und Erwachsene 800 IE/d.

4.2.2.2 Vitamin-D-Mangel-Rachitis

Ätiologie

Neben verminderter Sonnenbestrahlung kann ein alimentärer Vitamin-D-Mangel bei rein vegetarischer Ernährung zu einer Rachitis führen. Frühgeborene haben verminderte Vitamin-D-Reserven. Des Weiteren können Malabsorptionssyndrome wie Zöliakie, zystische Fibrose, Steatorrhö, Pankreatitis sowie eine extrahepatische Gallengangsatresie und schwere hepatozelluläre Erkrankung zu einem Vitamin-D-Mangel führen. Ein Mangel an Vitamin D kann auch bei antikonvulsiver Therapie mit Phenytoin oder Phenobarbital auftreten.

Pathogenese

Bei **Vitamin-D-Mangel** kommt es zu verminderter Kalziumresorption und somit zu einem geringen Mineralangebot an das Skelett. Enchondrale und periostale **Ossifikationsstörungen** mit Ausbleiben der Wachstumsfugenverkalkung sind die Folgen. Es kommt zur Hyperplasie nicht verkalkten Osteoids durch verstärkte Osteoblastentätigkeit mit Knochenauftreibungen.

Bei Fortbestehen des Vitamin-D-Mangels kommt es zum völligen Sistieren der enteralen Kalziumresorption mit Hypokalzämie, wodurch ein **sekundärer Hyperparathyreoidismus** mit Wachstumshemmung, Knochendeformierungen und pathologischen Frakturen entsteht.

Klinik

Häufig beginnt die Symptomatik im **3. Lebensmonat** mit Unruhe, Schreckhaftigkeit, Missstimmung, Schwitzen am Hinterkopf, Bewegungsarmut und Muskelhypotonie. Die Vitamin-D-Mangel-Rachitis führt darüber hinaus zu einer Reihe charakteristischer Symptome, insbesondere am Skelett:

- **Kraniotabes:** Erweichungsbezirke am Hinterkopf
- **Caput quadratum:** Schädelabflachung okzipital, Vorwölbung bifrontal
- **Rachitischer Rosenkranz:** exzessive Osteoidbildung an den Knorpel-Knochen-Grenzen der Rippen
- **Harrison-Furche:** kostale Einziehungen im Bereich der Zwerchfellinsertion
- **Pectus carinatum:** Abflachung der seitlichen Thoraxpartien bei Vorwölbung des Brustbeins
- **Sitzkyphose:** Wirbelsäulenkrümmung beim Aufsetzen durch Muskel- und Bänderschlaffheit
- **Marfan-Zeichen:** Auftreibungen an den Knochenenden mit Doppelhöckerbildung durch vermehrte Osteoidbildung (► Abb. 4.1a, ► Abb. 4.1b)
- **Gelenkveränderungen:** Genua valga, Genua vara, Kartenherzbecken
- **Zahnveränderungen:** Verzögerter Zahndurchbruch, Zahnschmelzdefekte, Karies
- **Froschbauch:** Hypotonie der Bauchmuskulatur
- **Spasmophilie:** Laryngospasmus, Pfötchenstellung, Krämpfe durch Hypokalzämie
- **Rachitogene Tetanie** durch Hypokalzämie
- Obstipation
- Erhöhte Infektanfälligkeit

Komplikationen

In der Folge einer Rachitis können respiratorische Infektionen wie Bronchitiden und Bronchopneumonien sowie pulmonale Atelektasen bei schwerer Thoraxdeformierung auftreten. Ist die Rachitis durch eine Fehlernährung bedingt, bestehen häufig begleitend ein Eisenmangel und eine daraus resultierende Anämie.

Diagnostik

Wichtige Hinweise können **Röntgenuntersuchungen** liefern:

- Vor allem an Hand und Knie Aufhellung und unregelmäßige Begrenzung der Metaphysenabschlussplatte; Auftreibung und becherförmige Deformierung der Metaphysen, Epiphysenverbreiterung; subperiostale Aufhellungen oder Verdickungen im Bereich der Diaphysen (Looser-Umbauzonen) (► Abb. 4.2)
- Osteoporose
- Grünholzfrakturen, pathologische Frakturen, besonders der Rippen
- Zeichen des sekundären Hyperparathyreoidismus: subperiostale Arrosionen der Phalangen

In der laborchemischen Untersuchung zeigt sich ein erniedrigtes Vitamin D bei initial niedrigem Kalzium im Serum, das intermittierend subnormal oder normal, sein kann. Das Phosphat im Serum ist initial hoch oder normal, später niedrig. Die Aktivität der alkalischen Phosphatase im Serum ist erhöht. Es zeigt sich eine Hyperaminoazidurie. Das intakte Parathormon im Serum ist erhöht (sekundärer Hyperparathyreoidismus).

Differenzialdiagnose

Differenzialdiagnostisch sollte an Kraniotabes bei Hydrozephalus oder bei Osteogenesis imperfecta, Skorbut, Chondrodystrophie oder Phosphatdiabetes (► Kap. 4.2.2.3) gedacht werden. Von der Vitamin-D-Mangel-Rachitis müssen die Vitamin-D-abhängige Rachitis Typ I und II abgegrenzt werden. Bei der **Vitamin-D-abhängigen Rachitis Typ I** handelt es sich um einen autosomal-rezessiv vererbten Defekt der renalen 25-OH-D-1α-Hydroxylase, wodurch Calcitriol nicht gebildet wird.

Bei der **Vitamin-D-abhängigen Rachitis Typ II** handelt es sich um eine autosomal-rezessiv vererbte Endorganresistenz von Darm und Skelett gegenüber Calcitriol, die durch einen Rezeptordefekt bedingt ist und mit stark erhöhten Konzentrationen an 1,25-$(OH)_2$-Vitamin D_3 im Serum einhergeht.

> **Merke**
>
> Die Vitamin-D-Therapie kann durch Kalziumeinbau in den Knochen in der Heilungsphase zu einer schweren Hypokalzämie führen. Eine begleitende Kalziumsubstitution ist daher bei der Rachitistherapie unbedingt erforderlich.

Prophylaxe

> **Merke**
>
> Alle Säuglinge erhalten im 1. Lebensjahr Vitamin D 500 IE/d, Frühgeborene 1.000 IE/d.

> **Merke**
>
> Aktuellen Daten zufolge besteht ein Zusammenhang zwischen einem Vitamin-D-Mangel und einem erhöhten Risiko, eine Autoimmunerkrankung zu entwickeln.

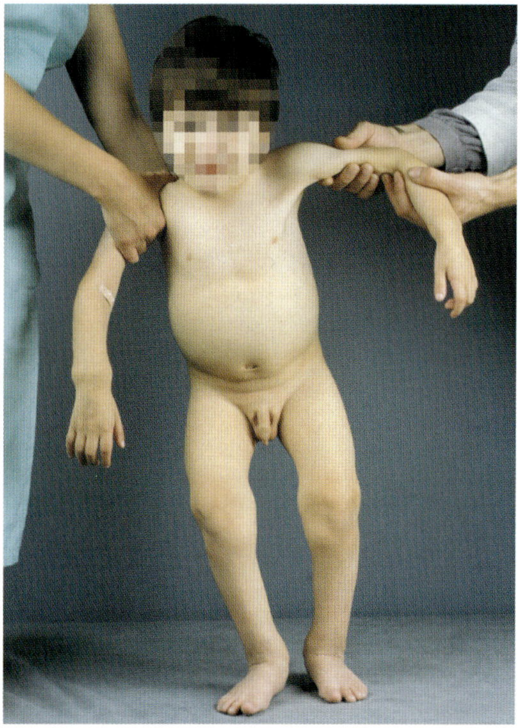

Abb. 4.1a Junge mit Vitamin-D-Mangel-Rachitis: Froschbauch durch Hypotonie der Bauchmuskulatur, Stehunfähigkeit bei deutlicher Schwellung im Bereich der Kniegelenke beidseits. [O530]

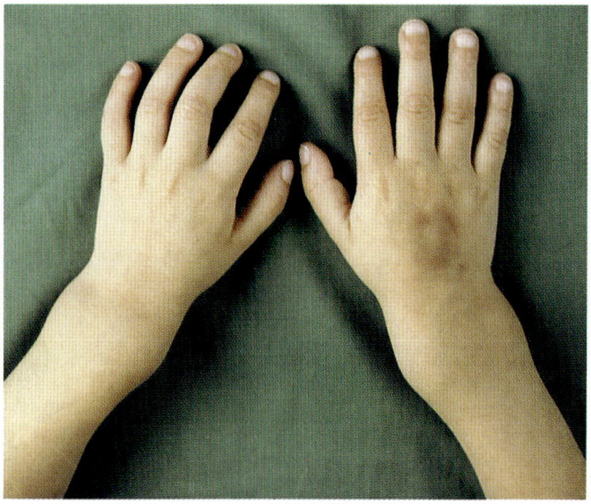

Abb. 4.1b Junge mit Vitamin-D-Mangel-Rachitis: Schwellung im Bereich beider Handgelenke durch Auftreibungen an den Knochenenden mit Doppelhöckerbildung (Marfan-Zeichen). [O530]

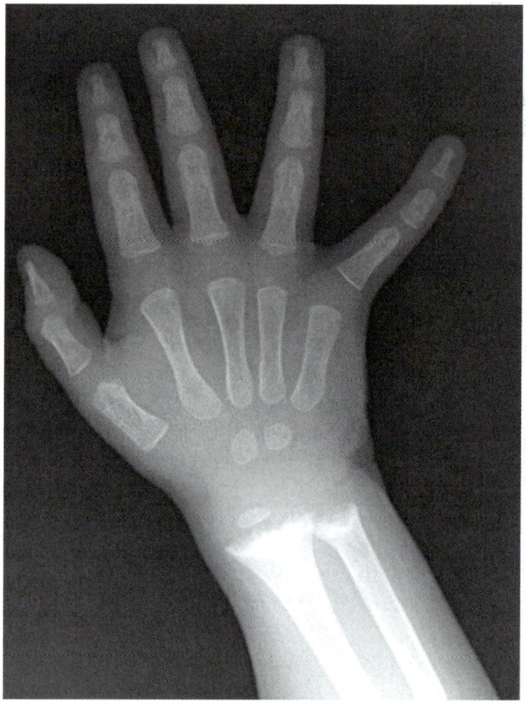

Abb. 4.2 Auftreibung und Becherung der metaphysären Wachstumsfugen, verminderte Mineralisation. [E393]

4.2.2.3 Phosphatdiabetes (familiäre hypophosphatämische Rachitis)

Definition

X-chromosomal-dominant vererbter Defekt der Phosphatrückresorption im proximalen Tubulus, wobei zusätzlich ein Defekt der Konversion von 25-(OH)-Vitamin D_3 zu 1,25-$(OH)_2$-Vitamin D_3 besteht.

Klinik

Die Symptomatik beginnt erst nach Belastung (Laufen), also nach dem 1. Lebensjahr.

Es kommt zu einer schweren **Spätrachitis** mit Verbiegungen der unteren Extremitäten (Coxa vara, Genua varua, Genua valga) sowie zu einer Wachstumsretardierung, die zu einem hochgradigen Minderwuchs führt.

Die allgemeinen, systemischen Symptome einer Rachitis fehlen.

Diagnostik

Radiologisch zeigen sich Veränderungen wie bei der Vitamin-D-Mangel-Rachitis, allerdings mit späterem Beginn. Das Serumkalzium ist normal.

Es besteht eine Hypophosphatämie bei erhöhter Phosphatausscheidung. Die Aktivität der alkalischen Phosphatase im Serum ist erhöht.

Es finden sich kein sekundärer Hyperparathyreoidismus und keine Hyperaminoazidurie.

Klinischer Fall

Ein 2-jähriger Junge mit deutlichen Genua vara und röntgenologischen Zeichen einer Osteomalazie hat folgende Blutparameter: normales Gesamtkalzium im Serum, erniedrigtes Phosphat im Serum, erhöhte Aktivität der alkalischen Phosphatase. Die PTH-Konzentration im Serum und die 1,25-$(OH)_2$-Vitamin-D-Konzentration im Serum liegen innerhalb ihrer Referenzbereiche. Welche der Diagnosen ist am wahrscheinlichsten?

A: kongenitale Hypophosphatasie; B: Phosphatdiabetes; C: Vitamin-D-abhängige Rachitis Typ I; D: Vitamin-D-abhängige Rachitis Typ II; E: Vitamin-D-Mangel-Rachitis.

Antwort B ist richtig.

4.2.2.4 Vitamin-D-Intoxikation

Die Aufnahme hoher Vitamin-D-Mengen über mehrere Wochen resultiert in einer Erhöhung von 25-(OH)-Vitamin D_3 und 1,25-$(OH)_2$-Vitamin D_3 im Serum. Die dadurch vermehrte Kalziumresorption aus Darm und Skelett führt zum **Hyperkalzämiesyndrom** mit Appetitlosigkeit, Übelkeit, Erbrechen, Obstipation, Polyurie, Polydipsie, Dehydratation, muskulärer Hypotonie, Apathie, Bradykardie bis Herzstillstand, Weichteilverkalkung, Nephrokalzinose und Niereninsuffizienz.

4.2.3 Vitamin E

4.2.3.1 Vorkommen und Bedeutung

Die Substanz **Tocopherol** kommt in keimenden Weizen- und Roggenkörnern, Erbsen, Bohnen, Eiern, Butter, Haferflocken und pflanzlichen Ölen vor. Die Wirkungsweise ist nicht vollständig geklärt. Tocopherol verhindert die Oxidation ungesättigter Fettsäuren und bewirkt damit eine Stabilisierung von Membranlipiden. Außerdem ist Vitamin E an der Prostaglandinsynthese beteiligt.

4.2.3.2 Vitamin-E-Mangel

Der Vitamin-E-Mangel ist selten. Er tritt vor allem im Rahmen von Malabsorptions- und Maldigestionssyndromen auf.

Klinik

Es kommt vor allem zu **neurologischen Symptomen** mit einer Hyporeflexie und Muskelschwäche, einer zerebellären Ataxie und Hirnnervenlähmungen. Die Verformung von Erythrozyten führt zu einer **Hämolyse.** Es besteht eine **Thrombozytose** und die Thrombozytenaggregation ist gesteigert.

Diagnostik

Der Nachweis von erniedrigtem Vitamin E erfolgt im Serum. Im Blutausstrich zeigt sich eine Erythrozytenverformung. Nachweis der Thrombozytose.

Prophylaxe

Sie ist indiziert bei einer Störung der intestinalen Fettresorption und bei langfristiger parenteraler Ernährung. Bei Frühgeborenen können eine günstige Beeinflussung der retrolentalen Fibroplasie und eine Reduktion des Risikos von Ventrikelblutungen erreicht werden.

4.2.4 Vitamin K

▸ Kap. 1.8.5 und ▸ Kap. 10.5.4.

Cave

In den letzten Jahren registrieren Kinderkliniken in Deutschland vermehrt Vitamin-K-Mangel. Er ist häufig auf alternative Ernährungsformen, vor allem bei Familien mit hohem Bildungsniveau, zurückzuführen.

Lerntipp

Die Funktion der Vitamin-K-Gabe bei Neugeborenen lässt sich leicht merken: Sie wirkt entgegengesetzt zu den Vitamin-K-Hemmern wie Phenprocoumon und verhindert Blutungen und somit den M. haemorrhagicus neonatorum.

05 Endokrinologie

5.1 Störungen des Wachstums 54
5.1.1 Wegweiser 54
5.1.2 Kleinwuchs 54
5.1.3 Großwuchs 56

5.2 Störungen der ADH-Sekretion ... 56
5.2.1 Verminderte ADH-Sekretion: Diabetes insipidus neurohormonalis 56
5.2.2 Vermehrte ADH-Sekretion: Syndrom der inadäquaten ADH-Sekretion (Synonym: Schwartz-Bartter-Syndrom) 57

5.3 Erkrankungen der Schilddrüse ... 57
5.3.1 Hypothyreose 57
5.3.2 Hyperthyreose 58
5.3.3 Struma im Kindesalter 58
5.3.4 Thyreoiditis 59
5.3.5 Schilddrüsentumoren 60

5.4 Erkrankungen der Nebenschilddrüsen 60
5.4.1 Hypoparathyreoidismus 60
5.4.2 Pseudohypoparathyreoidismus (PHP) 61
5.4.3 Hyperparathyreoidismus 61

5.5 Erkrankungen der Nebennierenrinde 62
5.5.1 Erkrankungen mit verminderter Kortisolsynthese 62
5.5.2 Erkrankungen mit vermehrter Kortisolsynthese: Cushing-Syndrom und Morbus Cushing 65
5.5.3 Erkrankungen mit isoliert verminderter Aldosteronsynthese 66
5.5.4 Erkrankungen mit erhöhter Aldosteronsynthese 66

5.6 Erkrankungen des Nebennierenmarks 67
5.6.1 Phäochromozytom 67
5.6.2 Multiple endokrine Neoplasien (MEN) 67

5.7 Störungen der Sexualentwicklung 68
5.7.1 Wegweiser 68
5.7.2 Pubertas praecox 68
5.7.3 Pubertas tarda 70
5.7.4 Pubertätsgynäkomastie 71
5.7.5 Labiensynechie 71

5.8 Besonderheiten der sexuellen Differenzierung (DSD – „differences of sex development"): Intersexualität 71
5.8.1 Ovotestikuläre DSD 71
5.8.2 XX, DSD 71
5.8.3 XY, DSD 71

IMPP-Hits

In diesem Kapitel sind die Themen Störungen des Wachstums, Hashimoto-Thyreoiditis, AGS sowie allgemein Störungen der Geschlechtsentwicklung besonders lohnend.

5.1 Störungen des Wachstums

5.1.1 Wegweiser

Drei **Phasen des Wachstums** werden unterschieden: initial intensives Wachstum mit Maximum im 5. Schwangerschaftsmonat, gleichmäßiges Wachstum der Kindheit und pubertärer Wachstumsschub. Wachstumsstörungen entstehen durch eine veränderte **Wachstumsgeschwindigkeit.** Die **Skelettreifung** erfolgt parallel zum Längenwachstum.

Die Bestimmung des Knochenalters kann bis zu einem Alter von 1,5 Jahren durch eine Röntgenaufnahme des Knies, bei einem Alter über 1,5 Jahren durch eine Röntgenaufnahme der linken Hand bestimmt werden.

Lerntipp

Insbesondere für die mündliche Prüfung sollte die Dokumentation der auxiologischen Daten in einer Perzentilenkurve bestens vertraut sein (▶ Abb. 5.1).

5.1.2 Kleinwuchs

5.1.2.1 Wegweiser

Definition

Körpergröße < 3. Perzentile oder Mittelwert –2 SD als Folge von verminderter Wachstumsgeschwindigkeit oder verkürzter Wachstumsdauer.

Ätiologie

Ein Kleinwuchs kann als **Normvariante** auftreten bei familiärem Kleinwuchs (gleichmäßiges Wachstum entlang der 3. Perzentile, Größe von Vater und/oder Mutter < 3. Perzentile, Knochenalter entspricht Lebensalter, Endgröße im familiären Zielbereich ▶ Tab. 5.1) oder bei konstitutioneller Entwicklungsverzögerung (▶ Kap. 5.7.3.2).

Weitere Ursachen sind ein **intrauteriner Kleinwuchs** (Plazentainsuffizienz, pränatale Infektionen, fetales Alkoholsyndrom), **endokrine Störungen** (Wachstumshormonmangel ▶ Kap. 5.1.2.2, Hypothyreose ▶ Kap. 5.3.1 oder Hyperkortisolismus ▶ Kap. 5.5.2) und **angeborene Stoffwechselerkrankungen** (Glykogenosen ▶ Kap. 6.7.3, Mukopolysaccharidosen ▶ Kap. 6.9.2). Ein **sekundärer Kleinwuchs** kann bei Mangelernährung, chronischen Erkrankungen oder psychosozialer Deprivation auftreten. **Skelettanomalien** wie Rachitis, A- oder Hypochondroplasie und Osteogenesis imperfecta führen ebenfalls zu Kleinwuchs.

Zudem muss an **chromosomale Aberrationen** (Ullrich-Turner-Syndrom ▶ Kap. 2.2.1, Trisomie 21 ▶ Kap. 2.1.2.1) sowie weitere **Syndrome** (Noonan-Syndrom ▶ Kap. 2.2.1, Prader-Willi-Syndrom ▶ Kap. 2.3.1, Silver-Russel-Syndrom, Dubowitz-Syndrom und Williams-Beuren-Syndrom ▶ Kap. 2.3.4) gedacht werden.

Lerntipp

Das Silver-Russel-Syndrom und das Dubowitz-Syndrom werden in den schriftlichen Examina gerne als Distraktor in Antwortmöglichkeiten zu Kleinwuchs verwendet:
Silver-Russel-Syndrom: SGA, verzögertes Wachstum, dreieckiges Gesicht mit breiter Stirn und Körperasymmetrie. Die Intelligenzentwicklung ist normal.
Dubowitz-Syndrom: intrauteriner Kleinwuchs, Mikrozephalie, Ptosis, Gaumenspalte.

Praxistipp

Bei jedem kleinwüchsigen Mädchen unklarer Genese sollte zum Ausschluss eines Ullrich-Turner-Syndroms eine Chromosomenanalyse erfolgen.

5.1.2.2 Isolierter Wachstumshormonmangel (WH-Mangel)

Ätiologie

Ein isolierter WH-Mangel ist meist idiopathisch, seltener autosomal-rezessiv (Typ IA, Typ IB), autosomal-dominant (Typ II) oder X-chromosomal-dominant (Typ III) vererbt. Ein isolierter WH-Mangel oder in Kombination mit weiteren hormonellen Ausfällen kommt bei Tumor des Hypothalamus oder des HVL (Kraniopharyngeom), perinatalem Trauma (Beckenendlage, Forceps), nach Schädelbestrahlung oder Schädel-Hirn-Trauma vor. Zudem

Tab. 5.1 Rechnerische Abschätzung der Endgröße

Genetische Zielgröße	
Jungen: $\frac{V+M+13}{2}$	Mädchen: $\frac{V+M-13}{2}$
V: Größe des Vaters; M: Größe der Mutter	

kann eine Endorganresistenz gegenüber WH (Rezeptordefekt) bestehen (Laron-Syndrom).

Klinik

Häufig ist die Größe bei Geburt normal, da das intrauterine Längenwachstum und das Wachstum im 1. Lebensjahr WH-unabhängig sind. Die Kinder werden ab dem **2.–3. Lebensjahr** auffällig. Das Leitsymptom ist die **verminderte Wachstumsgeschwindigkeit** (etwa 3 cm/Jahr), und es entwickelt sich das Bild des proportionierten **hypophysären Kleinwuchses** mit puppenhaftem Aussehen sowie kleinen Händen und Füßen. Es besteht ein relatives Übergewicht, das Knochenalter ist retardiert, der Zahnwechsel verspätet. Bei Jungen besteht häufig ein Mikropenis. Bei Neugeborenen mit komplettem WH-Mangel treten gehäuft **Hypoglykämien** auf (WH ist ein Antiinsulin).

Merke

Die Leitsymptome des Wachstumshormonmangels sind zunehmender Kleinwuchs, pathologisch niedrige Wachstumsgeschwindigkeit und retardiertes Knochenalter.

Diagnostik

Praxistipp

Einzelwerte zur WH-Bestimmung sind wegen der pulsatilen Sekretion nicht verwertbar; WH-Stimulationstests sind daher erforderlich. Zur Diagnosestellung eines WH-Mangels müssen zwei Tests pathologisch ausfallen. Zur Verfügung stehen der Arginin- oder Clonidin-Stimulationstest, der Insulinhypoglykämietest (cave Gefahr der Hypoglykämien) sowie das WH-Nachtprofil. Der GRH-Test kann zur Diagnosestellung eines hypophysären oder hypothalamischen WH-Mangels durchgeführt werden.

Merke

Eine Hypothyreose kann einen WH-Mangel im Stimulationstest vortäuschen.

Therapie

Zur Therapie des isolierten Wachstumshormonmangels wird biosynthetisches Wachstumshormon (hGH) s. c. bis zum Erreichen der Endgröße

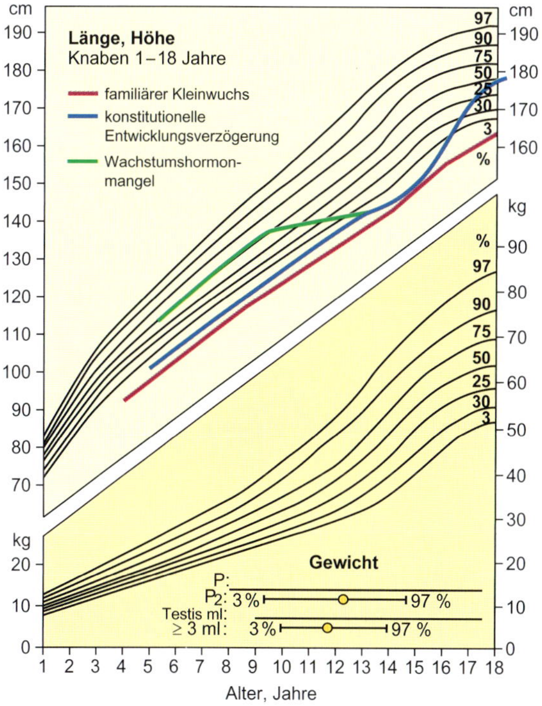

Abb. 5.1 Wachstumsverlauf bei Patienten mit familiärem Kleinwuchs (rot), konstitutioneller Entwicklungsverzögerung (blau) sowie Wachstumshormonmangel (grün). [L141]

(Wachstumsrate < 2 cm/Jahr) verabreicht. Die Endgröße wird durch eine Verringerung des Wachstumsrückstands vor Beginn des Pubertätswachstumsschubs optimiert. Aus diesem Grund sollte bei dem in 50 % der Fälle fehlenden spontanen Pubertätseintritt keine zu frühe Pubertätseinleitung erfolgen.

5.1.3 Großwuchs

Definition

Körpergröße > 97. Perzentile oder Mittelwert +2 SD. Folge von erhöhter Wachstumsgeschwindigkeit oder verlängerter Wachstumsdauer.

Ätiologie

Ein Großwuchs kann als **Normvariante** vorkommen bei familiärem Großwuchs (gleichmäßiges Wachstum entlang der 97. Perzentile, Großwuchs auch anderer Familienmitglieder, Knochenalter entspricht dem Lebensalter) und **konstitutioneller Entwicklungsbeschleunigung** (akzeleriertes Knochenalter, normale Endgröße). Folgende **endokrine Störungen** gehen mit Großwuchs einher: Pupertas praecox ► Kap. 5.7.2, AGS ► Kap. 5.5.1.1, Hyperthyreose ► Kap. 5.3.2, hypophysärer Großwuchs.

Zudem muss an **chromosomale Aberrationen** (Klinefelter-Syndrom ► Kap. 2.2.2, XYY-Karyotyp ► Kap. 2.2.4), weitere **genetische Störungen:** Marfan-Syndrom (autosomal-dominant, lange Extremitäten, überstreckbare Gelenke, Thoraxdeformitäten, Linsenluxation, Aortendilatation), Homozystinurie ► Kap. 6.2.1, Beckwith-Wiedemann (groß bei Geburt, Omphalozele, Nabelhernie, Makroglossie, gehäuft Wilms-Tumoren) und **neurologische Erkrankungen** wie das Sotos-Syndrom (zerebraler Gigantismus; schnelles Wachstum mit Akromegalie, beschleunigtes Knochenalter, Makrozephalie, Dysmorphien mit hohem Gaumen, langes Gesicht, gewölbte Stirn, Hypertelorismus und antimongoloide Lidachse, verzögerte geistige Entwicklung) gedacht werden. Ein Großwuchs kann auch **alimentär** bei Adipositas bedingt sein.

Diagnostik

Wichtig ist eine ausführliche **Familienanamnese** (kardiovaskuläre Erkrankungen, Marfan-Syndrom). Eine **Laboruntersuchung** ist außer einer Chromosomenanalyse bei V. a. Klinefelter-Syndrom in der Regel nicht erforderlich.

5.2 Störungen der ADH-Sekretion

5.2.1 Verminderte ADH-Sekretion: Diabetes insipidus neurohormonalis

Ätiologie

Der **primäre Diabetes insipidus neurohormonalis** ist idiopathisch (30 %) oder familiär (meist autosomal-dominant vererbt) bedingt. Der häufigere **sekundäre Diabetes insipidus neurohormonalis** kann als Folge von Hypothalamustumoren (50 %), Entzündungen (Tbc, Meningitis, Sarkoidose), Traumen, Operationen, vaskulären Veränderungen und im Rahmen einer Lymphohistiozytose auftreten.

Klinik

Die klinischen Leitsymptome sind **Polyurie** und **Polydipsie** bei starkem Durst. Es kommt zu hypoosmolarem Urin, hyperosmolarem Serum und Hypovolämie. Säuglinge sind durch **Dehydratation,** Gedeihstörung, Hyperosmolarität, Fieber und Schock gefährdet.

Diagnostik

Im **Serum** findet sich eine Hypernatriämie bei erhöhter Osmolarität. Die Osmolarität und das spezifische Gewicht des Urins sind erniedrigt. Exogene ADH-Gabe führt zu einem Anstieg der Urinosmolarität und beseitigt die Serumhyperosmolarität (**ADH-Test,** Differenzierung zum renalen Diabetes insipidus). Im **Durstversuch** erfolgt trotz ansteigender Serumosmolarität keine ausreichende Urinkonzentration, die Urinosmolarität bleibt unter der Serumosmolarität. Eine **NaCl-Infusion** bewirkt keine Reduktion der Urinausscheidung.

Merke

Differenzialdiagnosen bei Polyurie und Polydipsie sind Diabetes mellitus, Diabetes insipidus, psychogene Polydipsie, Hyperkalzämie und chronische Niereninsuffizienz.

Therapie

Bei symptomatischen Formen steht die Therapie der Grunderkrankung im Vordergrund.

Bei idiopathischen Formen wird 1-Desamino-8-D-Arginin-Vasopressin (Desmopressin, DDAVP) intranasal (Minirin®) oder per os verabreicht.

Praxistipp

Bei der Therapie des Diabetes insipidus sollte die DDAVP-Dosierung so erfolgen, dass die Wirkung 1–2 Stunden vor der nächsten Gabe nachlässt, also eine kurze Phase der Polyurie auftritt, in der überschüssige Flüssigkeit ausgeschieden wird.

5.2.2 Vermehrte ADH-Sekretion: Syndrom der inadäquaten ADH-Sekretion (Synonym: Schwartz-Bartter-Syndrom)

Ätiologie

Es tritt begleitend bei Pneumonien sowie bei ZNS-Affektionen wie Meningitis, Enzephalitis und Hirntrauma auf. Die Medikamente Carbamazepin, Morphin, Nikotin, Barbiturate, Vincristin und Cyclophosphamid können Auslöser sein. Außerdem kommt es bei Hypophyseninsuffizienz und bei beatmeten Neugeborenen mit bronchopulmonaler Dysplasie vor.

Klinik

Die Leitsymptome sind **geringe Urinausscheidung** und **Gewichtszunahme.** Begleitend können Schwindel, Übelkeit, Bewusstseinsstörungen und Krämpfe auftreten.

Diagnostik

Serumnatrium und Serumosmolarität sind erniedrigt. Trotz Hyponatriämie findet sich eine Natriumausscheidung im Urin. Die Plasmareninaktivität ist erniedrigt.

Therapie

Die Therapie der Grunderkrankung steht im Vordergrund. Die symptomatische Therapie besteht in einer Flüssigkeitsrestriktion sowie im vorsichtigen Ausgleich des Natriumverlusts durch eine NaCl-Infusion.

5.3 Erkrankungen der Schilddrüse

5.3.1 Hypothyreose

Ätiologie

► Tab. 5.2.

Merke

Die häufigste Ursache der angeborenen Hypothyreose ist eine Entwicklungsstörung des Organs (80–90 %).

Klinik

Die kongenitale Hypothyreose ist bei Geburt meist nicht manifest. In den ersten Lebenswochen entwickeln sich **Icterus prolongatus, Trinkschwäche,** auffällige **Bewegungsarmut,** Obstipation und **Makroglossie** (► Abb. 5.2). Die kleine Fontanelle ist offen, das Knochenalter retardiert. Die Kinder zeigen eine grobe Fazies mit krauser Stirn und eine teigige Haut (Myxödem). Die Säuglinge sind **„sehr brav"** und schläfrig, schreien heiser. Der **Muskeltonus** ist **hypoton,** häufig besteht eine **Bradykardie.** Das Abdomen ist ausladend, und häufig liegt eine Nabelhernie vor. Bei Schilddrüsendysgenesie zeigt sich eine nackte Trachea. Bei Jodmangel oder Enzymdefekt besteht eine Struma. Im weiteren Verlauf kommt es zu einem geistigen und statomotorischen **Entwicklungsrückstand** sowie zu **Minderwuchs** mit retardiertem Skelettalter. Die unbehandelte Hypothyreose führt zu **Kretinismus** mit Debilität, **Kleinwuchs** und **Schwerhörigkeit.**

Diagnostik

Erhöhtes TSH im **Neugeborenenscreening** am 3. Lebenstag bei primärer Hypothyreose. T_3 und fT_4 sind erniedrigt. Bei positiver mütterlicher Anamnese für eine Autoimmunthyreoiditis Bestimmung von Thyreoglobulin und Schilddrüsenantikörpern. Durchführung einer Sonografie der Schilddrüse und bei Verdacht auf Ektopie einer ^{123}I-Szintigrafie. Die Knochenalterbestimmung (Röntgen-Knie) kann Hinweis auf die Schwere der Hypothyreose geben, wird heute jedoch kaum noch durchgeführt. Auf einen TRH-Test (starker TSH-Anstieg) kann meist verzichtet werden.

Therapie

Bereits bei Verdacht auf eine konnatale Hypothyreose sollte mit einer Substitutionstherapie mit synthetischem L-Thyroxin begonnen werden.

Merke

Bei Verdacht auf kongenitale Hypothyreose sollte der Therapiebeginn so früh wie möglich, d. h. bereits vor der endgültigen Diagnosebestätigung, erfolgen.

Cave

Sekundäre und tertiäre Hypothyreosen werden beim Neugeborenenscreening nicht erfasst, da sie mit einer TSH-Erniedrigung einhergehen.

Tab. 5.2 Ätiologie der angeborenen Hypothyreose

Primäre Hypothyreose (Mangel peripherer SD-Hormone)	Schilddrüsendysgenesien (80–90 %): • Athyreose • Ektopie • Hypoplasie Störungen der Hormonsynthese, meist autosomal-rezessiv (10–20 %) Schilddrüsenhormonresistenz
Sekundäre Hypothyreose (TSH-Mangel)	Genetische Störungen der TSH-Synthese Tumor, Trauma, Entzündung
Tertiäre Hypothyreose (TRH-Mangel)	Tumor, Trauma, Entzündung
Transiente Hypothyreose (transienter Mangel peripherer SD-Hormone)	Jodmangel, Jodkontamination Mütterliche Immunglobuline

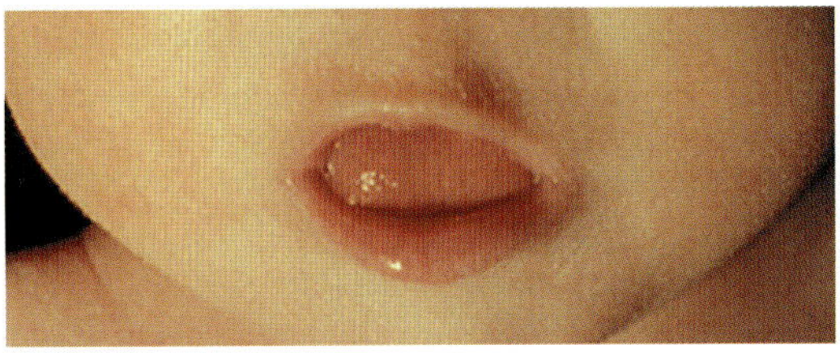

Abb. 5.2 Makroglossie bei einem Säugling mit kongenitaler Hypothyreose. [O530]

5.3.2 Hyperthyreose

Ätiologie

Fast immer liegt ein **Morbus Basedow** vor. Dabei werden Autoantikörper gegen TSH-Rezeptoren gebildet, die an den TSH-Rezeptor (TRAK) binden und die Schilddrüsenhormonproduktion stimulieren. Selten handelt es sich um eine autonome Schilddrüsenhormonsekretion durch ein Adenom oder eine gesteigerte hypophysäre TSH-Sekretion.

Klinik

Die Symptome sind **Nervosität, motorische Unruhe,** Konzentrationsstörungen, Schulschwierigkeiten und Gemütsschwankungen. Hinzu kommen ein Tremor, **Tachykardien,** ein **systolisch hoher Blutdruck** und eine große Blutdruckamplitude. Trotz Polyphagie tritt eine **Gewichtsabnahme** ein. Es besteht eine Wärmeintoleranz. Das Wachstum ist beschleunigt.

In über 80 % der Fälle besteht eine Struma diffusa, in etwa 60 % der Fälle ein Exophthalmus.

Charakteristische klinische Zeichen der Hyperthyreose sind:

- **Graefe-Zeichen:** Zurückbleiben des Oberlids bei Blicksenkung
- **Stellwag-Zeichen:** Seltener Lidschlag
- **Moebius-Zeichen:** Konvergenzschwäche

Diagnostik

fT_3 und fT_4 sind erhöht, TSH ist supprimiert. Das Serumcholesterin ist niedrig.

Nachweis der Autoantikörper TRAK und Antithyreoglobulin bei Morbus Basedow. Die Sonografie der Schilddrüse erfolgt zur Volumenbestimmung und zum Ausschluss von Adenomen. Nur bei sonografischem Verdacht auf ein Adenom erfolgt die Schilddrüsenszintigrafie. Zudem sollte das Knochenalter bestimmt werden.

Therapie

Langfristig muss eine **thyreostatische Therapie** mit Methimazol und Carbimazol durchgeführt werden. Bei schwerer kardialer Symptomatik kommen Betablocker zum Einsatz. Bei vollständiger Blockade mit Thyreostatika kann eine iatrogene Hypothyreose durch eine zusätzliche L-Thyroxin-Substitution vermieden werden. Bei großer Struma und Chronizität ist die **subtotale Thyreoidektomie** oder eine **Radiojodtherapie** indiziert.

5.3.3 Struma im Kindesalter

5.3.3.1 Diffuse parenchymatöse Struma

Echte Hyperplasie durch chronische Hyperstimulation, insbesondere bei **chronischem Jodmangel** und bei **Morbus Basedow.**

5.3.3.2 Struma neonatorum

Häufigste Ursache ist ein **Jodmangel** in der Gravidität. Außerdem können eine Übertragung strumigener Stoffe (PAS, Resorcin) von der Mutter auf den Fetus, eine Thyreostatikatherapie bei der Schwangeren und die Übertragung von TRAK bei Morbus Basedow der Mutter eine Struma beim Neugeborenen verursachen. Ein Enzymmangel der Schilddrüsenhormonsynthese führt bereits intrauterin zu Hormonmangel und zu einem TSH-Anstieg, der in einer Struma resultiert. Die äußerlich sichtbare Vergrößerung der Schilddrüse kann zu Stridor und Atemnot führen.

5.3.3.3 Juvenile euthyreote Struma

Ätiologie

Jodmangel sowie eine familiäre Jodfehlverwertung können bei Jugendlichen zu einer Struma führen.

Klinik

Eine Struma tritt meist in der Pubertät ohne begleitende Schilddrüsenfunktionsstörung (Euthyreose) auf. Die Schilddrüse ist homogen vergrößert, bei längerem Bestehen können sich Nekrosen, Zysten und Knoten ausbilden.

Diagnostik

Die Schilddrüsenhormone im Serum sind meist im Bereich der unteren Norm, TSH im Serum ist im Normbereich, der TRH-Test ist unauffällig. Es lassen sich keine Schilddrüsenantikörper nachweisen. Palpatorisch und sonografisch sind im Frühstadium keine Knoten nachweisbar.

Therapie

Eine optimale Jodzufuhr (z.B. 200 µg/d) ist entscheidend. Bei Jodrefraktärität wird Thyroxin zur TSH-Suppression verabreicht. Bei konsequenter Therapie lässt sich die Strumektomie vermeiden.

Merke

Differenzialdiagnosen zur Struma im Kindesalter sind mediane und laterale Halszyste, Lymphangiom, Hämangiom, Thyreoiditis, Schilddrüsenadenom und Schilddrüsenkarzinom.

5.3.4 Thyreoiditis

5.3.4.1 Chronisch lymphozytäre Thyreoiditis Hashimoto

Pathogenese und Ätiologie

Es handelt sich um eine klassische Autoimmunerkrankung, bei der es zu einer Infiltration des Schilddrüsengewebes kommt, die zum Funktionsverlust des Organs führen kann.

Klinik

Die Erkrankung manifestiert sich bevorzugt in der Pubertät mit schleichendem Beginn. Die Schilddrüse ist diffus vergrößert, indolent und derb. Bei langem Bestehen bilden sich Knoten aus. Meist bestehen keine begleitenden klinischen Symptome. Zunächst kommt es u. U. zu einer **transitorischen Hyperthyreose,** später besteht häufig eine **Hypothyreose.** Ein kombiniertes Auftreten mit anderen Endokrinopathien ist möglich.

Lerntipp

Die Hashimoto-Thyreoiditis ist zwar klassischerweise eine Schilddrüsenunterfunktion, doch sie kann passager zu Beginn der Erkrankung mit einer Hyperthyreose einhergehen.

Diagnostik

Antikörper gegen Thyreoglobulin und gegen mikrosomales Schilddrüsenantigen (Peroxidase) sind erhöht. **fT_3 und fT_4** sind zunächst erhöht, später meist erniedrigt. In der **Sonografie** der Schilddrüse zeigen sich ein inhomogenes Parenchym und echoarme Areale. Nur bei verdächtigem Knoten ist die **histologische Untersuchung** indiziert (Nachweis lymphozytärer Infiltrate).

Therapie

Bei Struma oder bei Hypothyreose wird L-Thyroxin verabreicht. Bei fehlender Struma oder bei latenter Hypothyreose bringt die Behandlung keinen sicheren Vorteil.

Klinischer Fall

Die 13-jährige Mia fällt durch vermehrte Unruhe, leichte Erregbarkeit und z. T. aggressives Verhalten auf. Zudem hat sie ständig Hunger und schwitzt viel mehr als früher. In den letzten 7 Wochen hat sie trotzdem 3 kg an Körpergewicht abgenommen. Klinisch ist die Schilddrüse deutlich palpabel vergrößert und nicht druckschmerzhaft. Bei der Labordiagnostik finden sich im Serum erhöhte Werte für fT_3 und fT_4 bei niedrigem TSH. Laborchemisch gelingt der Nachweis von thyreoidalen Peroxidase-Antikörpern und Thyreoglobulin-Antikörpern. Sono: inhomogen, echoarm. Bei dieser Patientin liegt eine Autoimmunthyreoiditis mit hyperthyreoter Stoffwechsellage vor.

5.3.4.2 Akute eitrige Thyreoiditis

Ätiologie

Die Erkrankung entsteht primär bakteriell (Streptokokken, Staphylokokken, Anaerobier) oder sekundär lymphogen/hämatogen im Rahmen anderer Infektionen.

Klinik
Es besteht ein erheblicher Lokalschmerz mit Dysphagie und Schmerzausstrahlung zum Ohr und in den Thorax. Die Schilddrüse ist weich. Die Schilddrüsenfunktion ist in der Regel nicht beeinträchtigt.

Therapie
Die Behandlung besteht in der Verabreichung von Antibiotika und in einer chirurgischen Abszessdrainage.

5.3.5 Schilddrüsentumoren

Primäre Schilddrüsentumoren sind im Kindesalter **sehr selten,** sie treten jedoch zunehmend als **Zweitmalignom** nach Bestrahlung und Chemotherapie auf. Mädchen sind häufiger betroffen als Jungen. Pathologisch werden die Schilddrüsentumoren unterteilt in das Schilddrüsenadenom, das papilläre Schilddrüsenkarzinom (häufigste Form), das follikuläre Schilddrüsenkarzinom, das medulläre C-Zellen-Karzinom (familiäre Häufung, autosomal-dominant. Möglichkeit des Vorliegens einer multiplen endokrinen Neoplasie Typ 2) und das anaplastische Schilddrüsenkarzinom. Die Klinik, Diagnostik und Therapie entspricht der im Erwachsenenalter.

5.4 Erkrankungen der Nebenschilddrüsen

5.4.1 Hypoparathyreoidismus

Ätiologie
► Tab. 5.3.

Klinik
Die klinische Symptomatik wird durch die akute oder chronische Hypokalzämie geprägt.
Symptome der akuten Hypokalzämie sind erhöhte muskuläre Erregbarkeit, Tetanie und epileptische Anfälle.
Symptome der chronischen Hypokalzämie sind Hautatrophie, Alopezie, Nagelbrüchigkeit, Zahndystrophie, muskuläre Hypotonie, Konzentrationsschwäche, depressive Verstimmung und Kleinwuchs.
Symptome möglicherweise assoziierter Erkrankungen:
DiGeorge-Syndrom: Thymushypo- oder -aplasie, angeborene Herzfehler und Malformationen der großen Gefäße, Gesichtsfehlbildungen (► Kap. 8.1.3.2).
APECED-Syndrom: Autoimmunes Polyendokrinopathie-Candidiasis-Ektodermales-Dystrophie-Syndrom durch Mutationen im *AIRE*-Gen. Zunächst besteht ein hartnäckiger Soor von Nägeln und Mundschleimhaut. Der Hypoparathyreoidismus tritt meist nach dem 3. Lebensjahr, eine primäre Nebennierenrindeninsuffizienz meist nach dem 6. Lebensjahr auf. Fakultativ kommt es zu Alopezie, Vitiligo, Steatorrhö und Hashimoto-Thyreoiditis.

Diagnostik
Wegweisend sind die Hypokalzämie bei Hyperphosphatämie und erniedrigtem intaktem Parathormon im Serum.

Therapie
In der **Akutphase** wird Kalziumglukonat langsam i. v. verabreicht. Im Rahmen der **Langzeittherapie** wird die Kalziumaufnahme aus dem Darm durch Vitamin D_3 oder Calcitriol stimuliert. Auf eine ausreichende Kalziumzufuhr sollte unbedingt geachtet werden. Das Serumkalzium sollte wegen der Tendenz zur Hyperkalziurie nur in den unteren Normbereich angehoben werden (cave Nephrokalzinose und Nephrolithiasis).

Tab. 5.3 Ätiologie des Hypoparathyreoidismus

Sporadischer primärer Hypoparathyreoidismus	Transitorisch im Neugeborenenalter, Persistierend isoliert, Persistierend bei DiGeorge-Syndrom
Familiärer primärer Hypoparathyreoidismus	Isoliert (AR, AD, X-chromosomal), APECED-Syndrom (AR), Mit Schwerhörigkeit und Nephropathie (AR, AD), Mit Kleinwuchs und Entwicklungsverzögerung (AR)
Sekundärer Hypoparathyreoidismus	Postoperativ, Bestrahlung, Hypomagnesiämie, Hämosiderose, Tumor

AR: autosomal-rezessiv; AD: autosomal-dominant; APECED: autoimmune Polyendokrinopathie-Candidiasis-Ektodermale-Dystrophie

Merke

Leitsymptome bei Hypoparathyreoidismus: Tetanie und epileptische Anfälle bei Hypokalzämie.

5.4.2 Pseudohypoparathyreoidismus (PHP)

Pathophysiologie

Familiäre, autosomal-dominant vererbte Erkrankung. Es besteht eine Endorganresistenz von Niere und Skelett gegenüber Parathormon bei normaler Synthese und Sekretion von Parathormon. Man unterscheidet einen PHP Typ I und Typ II in Abhängigkeit von vorhandenem oder fehlendem Anstieg von cAMP im Urin auf Gabe von PTH. Die meisten Patienten mit Typ I weisen somatische Auffälligkeiten im Sinn der Albright'schen hereditären Osteodystrophie (AHO) auf.

Klinik

Auch hier stehen die **Symptome der Hypokalzämie** im Vordergrund (Hypoparathyreoidismus). Die **klinischen Zeichen der AHO** sind Kleinwuchs, ein rundes Gesicht, ein kurzer Hals, ein gedrungener Körper bei Übergewicht, eine Brachydaktylie und subkutane Verkalkungen. Bei den meisten Patienten besteht eine geistige Retardierung.
Zusätzliche Skelettveränderungen sind Radiusdeformierungen, Exostosen und die Knochenveränderungen bei Hyperparathyreoidismus.

Diagnostik

Die Diagnose wird gestellt durch Bestimmung der GS-alpha-Aktivität der Erythrozytenmembran und vor allem bei Verdacht auf PHP Typ Ia durch Mutationsanalyse (*GNAS*-Gen).

Therapie

Die Behandlung besteht in der hoch dosierten Verabreichung von 1,25-$(OH)_2$-Vitamin D_3. Die Serumkalziumkonzentration sollte in den oberen Normbereich angehoben werden, um den sekundären Hyperparathyreoidismus zu supprimieren.

5.4.3 Hyperparathyreoidismus

Ätiologie

► Tab. 5.4.

Klinik

Symptome der Hyperkalzämie sind Anorexie, Übelkeit, Erbrechen, Gewichtsabnahme, psychische Veränderungen und Blutdruckerhöhung.
Symptome der Hyperkalziurie sind Polyurie, Polydipsie, Nephrolithiasis und Nephrokalzinose.
Symptome der vermehrten PTH-Wirkung auf das Skelett sind Osteitis fibrosa generalisata und Knochenschmerzen.

Merke

Hyperparathyreoidismus: Symptome der Hyperkalzämie, der Hyperkalziurie und der vermehrten PTH-Wirkung auf das Skelett.

Diagnostik

Es zeigen sich eine Hyperkalzämie und Hypophosphatämie bei erhöhtem intaktem Parathormon im Serum. Zudem bestehen Hyperkalziurie und Hyperphosphaturie. Eine radiologische Abklärung (Sonografie, MRT) sollte zur Adenomsuche durchgeführt werden. Im Röntgenbild zeigen sich subperiostale Defekte an den Radialseiten der Mittelphalangen.

Therapie

Die Hyperkalzämie wird durch eine Unterbrechung der Kalziumzufuhr, durch eine Infusion von NaCl und die Verabreichung von Furosemid, Bisphosphonaten und Prednison (hemmt Osteoklasten und

Tab. 5.4 Ätiologie des Hyperparathyreoidismus

Sporadischer primärer Hyperparathyreoidismus	Solitäres Adenom, Hyperplasie der Nebenschilddrüsen, ektope Parathormonsekretion
Familiärer primärer Hyperparathyreoidismus	Isoliert (AR, AD), MEN 1: Hyperparathyreoidismus, Pankreasgastrinom, Hypophysenadenom, MEN 2: Hyperparathyreoidismus, Schilddrüsenkarzinom, Phäochromozytom
Sekundärer Hyperparathyreoidismus	Vitamin-D-Mangel-Rachitis mit Hypokalzämie, Niereninsuffizienz, Pseudohypoparathyreoidismus

AR: autosomal-rezessiv; AD: autosomal-dominant; MEN: multiple endokrine Neoplasie intestinale Kalziumresorption) behandelt. Die Nebenschilddrüsen werden im Rahmen einer Operation exploriert. Bei solitärem Adenom erfolgt die Resektion, bei Hyperplasie aller vier Nebenschilddrüsen werden eine totale Parathyreoidektomie und eine Autotransplantation von Nebenschilddrüsengewebe in die Unterarmmuskulatur durchgeführt.

5.5 Erkrankungen der Nebennierenrinde

5.5.1 Erkrankungen mit verminderter Kortisolsynthese

5.5.1.1 Adrenogenitales Syndrom (AGS)

Definition

Autosomal-rezessiv vererbter Enzymdefekt der Kortisolsynthese, der bei Mädchen zu einer Störung der sexuellen Differenzierung mit pränataler Virilisierung und bei beiden Geschlechtern zu einer Pubertas praecox führt und darüber hinaus bei Beteiligung der Aldosteronsynthese mit einem schweren Salzverlustsyndrom assoziiert sein kann.

Einteilung

- **Klassisches AGS**
  - AGS ohne Salzverlust (unkompliziertes, einfach virilisierendes AGS)
  - AGS mit Salzverlust (kompliziertes AGS)
- **Nichtklassisches AGS**
  - Late-Onset-AGS

Pathophysiologie

Angeborene **Enzymdefekte** der Kortisolbiosynthese führen zu einer unzureichenden Kortisolbildung. Bei Kortisolmangel kommt es zur erhöhten ACTH-Produktion. ACTH steigert die Konzentration der gemeinsamen Vorstufen von Kortisol und Androgenen, die durch den Enzymblock der Kortisolsynthese vermehrt zu Androgenen umgewandelt werden (► Abb. 5.3). Es kommt zur **Virilisierung.** Bei zusätzlicher Störung der Mineralokortikoidsynthese durch einen 21-Hydroxylase-Mangel auch in der Zona glomerulosa (Zona fasciculata: Kortisolsynthese) tritt eine unzureichende Aldosteronproduktion mit **Salzverlust** auf.

Ätiologie

- **Defekt der 21-Hydroxylase:** 95 % aller Fälle mit AGS, davon 75 % AGS mit Salzverlust (kompletter Defekt), 25 % AGS ohne Salzverlust (partieller Defekt).
- **Defekt der 11-Hydroxylase:** kein Salzverlust. Anhäufung von Desoxykortikosteron, das mineralokortikoid wirkt. Aufgrund der physiologischen Mineralokortikoidresistenz des Neugeborenen entwickeln sich Natriumretention und Hypertonus jedoch erst später (meist vor dem 3. Lebensjahr).
- **Defekt der 3-β-Hydroxysteroiddehydrogenase:** meist Salzverlustsyndrom, leichte Virilisierung bei Mädchen und mangelhafte Maskulinisierung bei Jungen (Hypospadie).

Klinik

Leitsymptome des AGS sind eine **Gedeihstörung** und ein **atypisches Genitale** (► Abb. 5.4).

Unkompliziertes, einfach virilisierendes AGS bei

- **Mädchen** führt zu einer Störung der sexuellen Differenzierung. Das äußere Genitale bei Geburt ist virilisiert (**Pseudohermaphroditismus femininus**), es besteht eine Klitorishypertrophie. Uterus, Ovarien, Tuben und Vagina sind vorhanden. Die Brustentwicklung bleibt aus, es kommt zur Amenorrhö. Cave: Fehleinschätzung als Buben mit beidseitigem Kryptorchismus und Hypospadie. Später kommt es zur **Pseudopubertas praecox.**
- **Jungen** führt erst später zu Symptomen. Bei Geburt sind die Kinder unauffällig. Im Kleinkindalter kommt es zu einer **Pseudopubertas praecox** mit Penishypertrophie, Genitalhyperpigmentierung und vermehrter Skrotalfältelung, die Hodenentwicklung bleibt jedoch infantil. Aufgrund einer Knochenalterakzeleration kommt es zu einem beschleunigten Längenwachstum. Der Epiphysenfugenschluss erfolgt mit 7–10 Jahren, woraus eine geringe Endgröße resultiert.

Kompliziertes AGS mit Salzverlust: Im Alter von knapp 2 Wochen kommt es zu einer lebensbedrohlichen Salzverlustkrise mit Trinkschwäche, Erbrechen und Gewichtsabnahme, die zu Dehydratation, Apathie, Hyponatriämie, Hyperkaliämie und metabolischer Azidose führt.

Late-Onset-AGS: Neugeborene zeigen keine Virilisierung. Vor der Pubertät können eine prämature Adrenarche/Pubarche, Klitorishypertrophie, Knochenalterakzeleration und Großwuchs auftreten.

Klinischer Fall

Der 3 Wochen alte Manuel wird in die Notaufnahme gebracht, da er seit einigen Tagen rezidivierend erbricht und in der vergangenen Woche mit seiner Gewichtszunahme hinter den Erwartungen zurückblieb. Nach Auskunft der Mutter war das termingerecht geborene Kind eine geplante Hausgeburt, das Neugeborenenscreening wurde nicht abgenommen. Bei der klinischen Untersuchung fallen nun ein reduzierter Hautturgor und ein vergrößerter Penis auf. Im Aufnahmelabor finden sich eine Hyperkaliämie, Hyponatriämie und eine metabolische Azidose. Die geschilderte Konstellation ist am ehesten bedingt durch das Vorliegen eines adrenogenitalen Syndroms.

Differenzialdiagnose

Die hypertrophe Pylorusstenose zeigt eine ähnliche Klinik, sie geht jedoch mit Hypokaliämie, Hypochlorämie und metabolischer Alkalose einher.
Weitere Differenzialdiagnosen sind ein hormonproduzierender Tumor der NNR oder des Ovars und eine Virilisierung durch mütterliche Androgene.

Merke

Leitsymptome des adrenogenitalen Syndroms sind das atypische Genitale sowie die lebensbedrohliche Salzverlustkrise bei kompliziertem AGS.

Diagnostik

Genaue **Inspektion** des Genitals. **Leitmetabolit** ist 17-OH-Progesteron im Vollblut/Serum, das stark erhöht ist (Erfassung im erweiterten Neugeborenenscreening). Pregnantriol und Pregnantriolon sind ebenfalls erhöht. **ACTH-Kurztest:** exzessiver 17-OH-P-Anstieg. Die Diagnose wird durch DNA-Analyse bestätigt. Zudem sollte eine Chromosomenanalyse zur Geschlechtsbestimmung erfolgen. Die Plasmareninaktivität ist bei AGS mit Salzverlust erhöht. In der 9. SSW kann eine Chorionzottenbiopsie zur pränatalen Diagnostik erfolgen.

Therapie

Ziele sind die Beendigung der Virilisierung und der Pseudopubertas praecox sowie eine Normalisierung des Längenwachstums, der Geschlechtsfunktion und der Reproduktionsfähigkeit.
Einfach virilisierendes AGS: Substitution von Hydrokortison, davon 50 % morgens, 25 % mittags und 25 % abends. In Stresssituationen (z. B. Infektion, Fieber, Operation) ist der Bedarf erhöht, die Dosis sollte verdreifacht werden.
Salzverlustsyndrom: Zusätzlich wird als Mineralokortikoid 9α-Fluorokortisol verabreicht.

Pränatale Therapie

Ziel dieser weiterhin experimentellen Therapieform ist die Verhinderung der Virilisierung des Genitals weiblicher AGS-Feten. Zunächst erfolgt

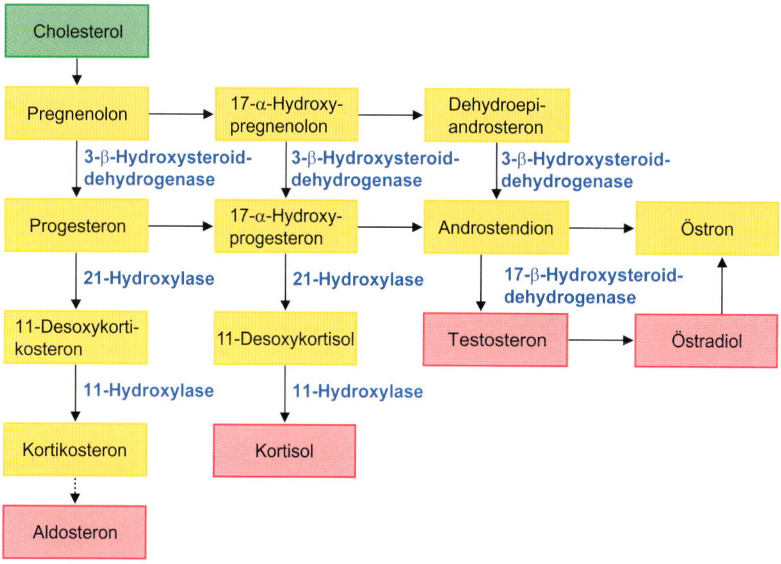

Abb. 5.3 Die Synthese von Kortisol, Aldosteron, Testosteron und Östrogen in der Nebenniere. [L141]

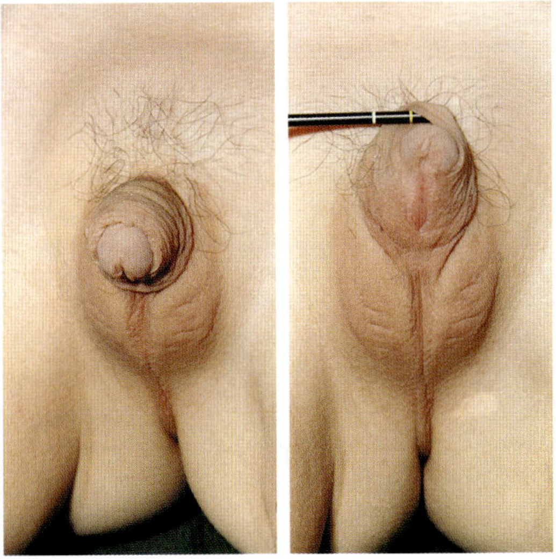

Abb. 5.4 Virilisiertes Genitale bei einem Mädchen mit AGS. Klitorishypertrophie, Fusion der Labien und gemeinsame Öffnung von Vagina und Urethra. [O530]

eine „blinde“ Behandlung aller AGS-Risikoschwangerschaften. Hierzu wird der Schwangeren **Dexamethason** verabreicht. Es passiert die Plazenta ab der 5. SSW und wirkt nicht teratogen, unterdrückt aber die kindliche Androgenproduktion. Im ersten Trimenon erfolgt dann die Chorionzottenbiopsie zur Bestimmung von Geschlecht und Genotyp. Eine Therapiefortführung erfolgt nur, wenn der Fetus weiblich ist **und** ein AGS nachgewiesen wurde.

Lerntipp

Besteht das Risiko, dass ein Kind mit AGS auf die Welt kommt, erfolgt in der Schwangerschaft eine Steroidprophylaxe. Prägen Sie sich ein, dass diese geschlechterabhängig ist – das IMPP hat hier bereits einmal spitzfindig nachgefragt. Auch sonst ist das AGS bei Prüfungen beliebt.

5.5.1.2 Nebennierenrindeninsuffizienz: Morbus Addison

Ätiologie

Ursachen für eine **primäre NNR-Insuffizienz (ACTH erhöht)** sind: Autoimmunadrenalitis, perinatale Nebennierenblutungen, Waterhouse-Fridérichsen-Syndrom bei Meningokokkensepsis, Infektionen (Tbc, Histoplasmose), Salzverlustsyndrom bei adrenogenitalem Syndrom, autoimmune Polyendokrinopathien, Aplasie oder Hypoplasie der Nebennieren, Amyloidose, Sarkoidose und X-chromosomal-rezessiv vererbte Adrenoleukodystrophie.

Eine **sekundäre NNR-Insuffizienz (ACTH erniedrigt)** kann bedingt sein durch einen Autoimmunprozess im HVL mit isoliertem ACTH-Ausfall oder im Rahmen eines Panhypopituitarismus (verursacht durch Tumor, Trauma, Blutung oder Mutationen im *PROP 1*-Gen) auftreten.

Eine **tertiäre NNR-Insuffizienz (ACTH erniedrigt)** tritt iatrogen (langfristige Kortikosteroidtherapie, Schädelbestrahlung) oder bei Hypothalamustumoren oder Hypothalamusinfiltraten auf.

Merke

Die häufigste Ursache einer Nebennierenrindeninsuffizienz im Kindesalter ist die iatrogene Form durch langfristige Verabreichung von Kortikosteroiden in pharmakologischer Dosis.

Pathophysiologie

Zu Erkrankungsbeginn (bei Zerstörung von mindestens 90 % der Nebennierenrinde) besteht meist ein isolierter Kortisolausfall, später tritt ein Aldosteronmangel hinzu, der zu Salzverlust führt. Zuletzt kommt es zum kompletten NNR-Ausfall.

Klinik

Chronische Form (Morbus Addison): Symptome sind Schwäche, Adynamie, Gewichtsverlust und rezidivierende Diarrhöen. Bei primären Formen tritt eine vermehrte Pigmentierung von Haut und Schleimhäuten auf. Bei sekundären Formen besteht eine auffallende Blässe (weißer Addison: MSH betroffen). Weitere Symptome sind eine arterielle Hypotonie und Salzhunger.

Akute Form (Addison-Krise): Sie tritt meist durch unvorhergesehene Stresssituationen bei bekannter chronischer oder latenter Insuffizienz ohne rechtzeitige Substitution auf, oder bei akuten Ereignissen wie der hämorrhagischen Infarzierung der Nebenniere bei Neugeborenen (NNR-Apoplexie) und im Rahmen einer akuten Nebennierenrindennekrose bei perakuter Meningokokkensepsis (Waterhouse-Fridrichsen-Syndrom). Die Folgen sind Exsikkose, Blutdruckabfall, Schock, Oligurie, abdominale Schmerzen (Pseudoperitonitis), Cholestase, Erbrechen, Diarrhö, Hypoglykämie und Koma.

Diagnostik

Laborchemisch finden sich Hyponatriämie, Hypochlorämie, Hyperkaliämie, metabolische Azidose, Hypoglykämie, erniedrigte Kortisol- und Aldosteronkonzentration im Serum, erniedrigte Nebennierenandrogenkonzentrationen im Serum und eine erhöhte Plasmareninaktivität im Serum. Je nach Ursache ist die ACTH-Konzentration erhöht (primär) oder erniedrigt (sekundär, tertiär). Im **ACTH-Test** zeigt sich ein unzureichender Anstieg von Kortisol bei primärer NNR-Insuffizienz, bei sekundärer NNR-Insuffizienz ist er unauffällig. Der **Nachweis von Nebennierenrindenantikörpern** ist in über 50 % der Fälle positiv. **Sonografie und Kernspintomografie der Nebennieren** können Einblutungen, Infarzierungen und eine NNR-Atrophie nachweisen. Bei sekundären und tertiären Formen erfolgt eine Kernspintomografie des Schädels. Bei sekundärer NNR-Insuffizienz sollte eine Abklärung auf Panhypopituitarismus (CRH-Test oder Insulinhypoglykämietest) erfolgen.

Differenzialdiagnose

Differenzialdiagnostisch sollte an schwere akute Infektionen, diabetisches Koma, ZNS-Erkrankungen und Vergiftungen gedacht werden.

Lerntipp

Bedenken Sie bei den Fragen nach der Nebennierenrindeninsuffizienz, dass das Symptom der bronzefarbenen Haut sich nur bei der primären und nicht bei den sekundären und tertiären Formen findet.

Therapie

Bei einer **Addison-Krise** muss die Behandlung möglichst schnell und effektiv erfolgen. Sie beinhaltet eine Substitution von Glukose und NaCl sowie die Verabreichung von Hydrokortison und Mineralokortikoiden i. v. Beim **chronischen Morbus Addison** ist eine langfristige perorale Substitution von Gluko- und Mineralokortikoiden erforderlich. Im Rahmen der **Therapieüberwachung** gilt die Plasmareninaktivität als empfindlicher Parameter des Mineralokortikoidhaushalts. Darüber hinaus werden Wachstum, Skelettalter und Blutdruck regelmäßig untersucht und dokumentiert.

Merke

Die Addison-Krise ist ein pädiatrischer Notfall, der einer umgehenden Therapie bedarf. Jeder Patient sollte einen Notfallausweis besitzen.

Klinischer Fall

Die 15-jährige Klara klagt über seit längerer Zeit zunehmende Müdigkeit und Abgeschlagenheit. Sie ist appetitlos und hat gelegentlich diffuse dumpfe Bauchschmerzen, Übelkeit und Diarrhöen. Auf Fotografien ist auffällig, dass Klara auch im Winter eine deutliche braune Hautpigmentierung besitzt, obwohl ihre Eltern und Geschwister eher hellhäutige Menschen sind. Der Verdacht einer NNR-Insuffizienz bei Klara bestätigt sich laborchemisch.

5.5.2 Erkrankungen mit vermehrter Kortisolsynthese: Cushing-Syndrom und Morbus Cushing

Definition und Ätiologie

Übermäßige autonome Produktion von Kortisol durch adrenalen Tumor (**primär; Cushing-Syndrom**), beidseitige Nebennierenhyperplasie durch überschießende ACTH-Produktion bei Adenom des Hypophysenvorderlappens oder paraneoplastischer ektoper ACTH-Produktion (**sekundär; Morbus Cushing**) oder vermehrte Kortisolproduktion durch hypothalamische Störung (**tertiär**). Bei Kindern unter 12 Jahren ist eine Kortikosteroidtherapie die häufigste Ursache eines Cushing-Syndroms (**iatrogen**).

Klinik

Das typische klinische Bild ist durch Stammfettsucht, Stiernacken und Vollmondgesicht gekennzeichnet (▸ Abb. 5.5a). Bei Kindern besteht häufig eine generalisierte Adipositas.

Hinzu kommen Osteoporose, Muskelschwund, Adynamie und Verhaltensauffälligkeiten. Häufig bestehen Virilisierungserscheinungen wie Hirsutismus und Akne; Hautatrophie und Striae rubrae sind selten (▸ Abb. 5.5b). Im Perzentilenverlauf zeigt sich bei übermäßiger Gewichtszunahme typischerweise ein Wachstumsstillstand. Langfristige Komplikationen sind diabetogene Stoffwechsellage und arterieller Hypertonus.

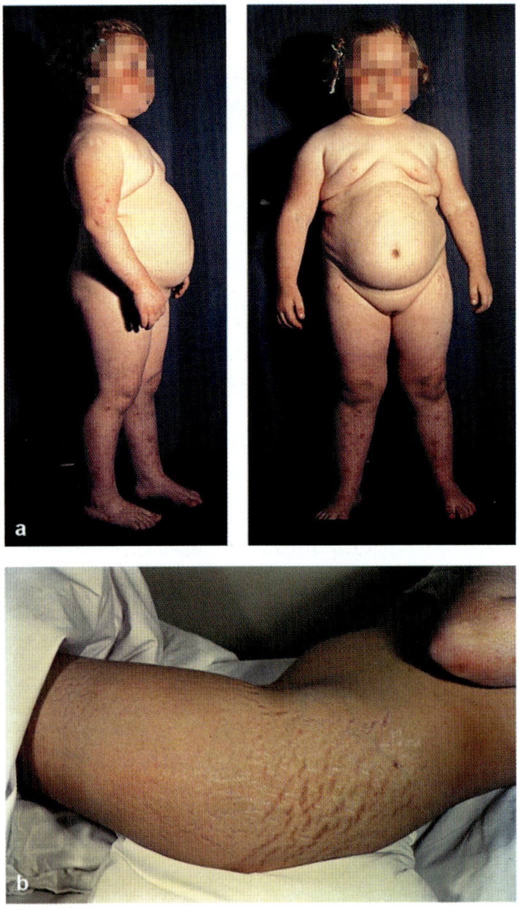

Abb. 5.5 Cushing-Syndrom: **a)** Adipositas; **b)** Striae rubrae. [O530]

Diagnostik

Freies Kortisol und 17-OH-Kortikosteroide im Urin sind erhöht. Das Kortisoltagesprofil ist flach mit aufgehobener Nachtsenke. Einzelwerte können, vor allem morgens, normal sein. Das Plasma-ACTH ist bei Morbus Cushing erhöht, bei Cushing-Syndrom erniedrigt. Im Dexamethasonhemmtest zeigt sich eine unzureichende Kortisolsuppression. Zum Nachweis adrenaler Tumoren erfolgt eine Sonografie der Nebennieren, zum Nachweis intrazerebraler Raumforderungen eine **Kernspintomografie des Schädels.**

Therapie

Bei adrenalem Tumor erfolgt die chirurgische Entfernung. Bei Hypophysenadenom wird eine selektive transsphenoidale Adenomentfernung durchgeführt. Postoperativ ist eine Kortisonsubstitution erforderlich, bis sich die atrophierte NNR regeneriert hat.

> **Merke**
>
> Typisches Bild bei Cushing-Syndrom im Kindesalter: Wachstumsverzögerung bei übermäßiger Gewichtszunahme und generalisierter Adipositas.

5.5.3 Erkrankungen mit isoliert verminderter Aldosteronsynthese

5.5.3.1 Isolierter Hypoaldosteronismus

Im Kindesalter sehr seltener, autosomal-rezessiv vererbter Mangel eines Enzymkomplexes mit drei Untereinheiten: 11-β-Hydroxylase, 18-Hydroxylase, 18-Oxidase. Dadurch kommt es zu einer fehlenden Umwandlung von 18-Hydroxykortikosteron zu Aldosteron.

5.5.4 Erkrankungen mit erhöhter Aldosteronsynthese

5.5.4.1 Primärer Hyperaldosteronismus

Definition und Ätiologie

Im Kindesalter extrem seltene Erkrankung mit vermehrter Mineralokortikoidwirkung durch autonome Aldosteronproduktion (**Conn-Syndrom**), Aldosteron sezernierende Adenome der NNR, bilaterale mikronoduläre adrenokortikale Hyperplasie oder beidseitige Nebennierenhyperplasie mit gutem Ansprechen auf Glukokortikoide.

Klinik

Der Mineralokortikoidexzess manifestiert sich mit arteriellem Hypertonus, Hypokaliämie, Polyurie, Nykturie, Enuresis und Polydipsie. Außerdem besteht eine deutliche Muskelschwäche. Eine Tetanie kann auftreten.

Diagnostik

Im Labor zeigen sich Hypernatriämie, Hypokaliämie, metabolische Alkalose, supprimierte Renin-Angiotensin-Aktivität, erhöhtes Aldosteron im Plasma und niedrige Plasmareninaktivität.

Abgegrenzt werden muss der **Pseudohyperaldosteronismus,** der nicht durch erhöhtes Aldosteron verursacht wird, sondern durch mangelnde renale Suppression der mineralokortikoiden Wirkung von Kortisol in Folge eines Lakritzabusus oder einer kongenitalen Überaktivität des epithelialen Natriumkanals (ENaC der Sammelrohre; Liddle-Syndrom).

5.5.4.2 Sekundärer Hyperaldosteronismus

Erhöhte Aldosteronproduktion ohne adrenale Ursache infolge stimulierter Renin-Angiotensin-Produktion bei erniedrigtem effektivem Plasmavolumen, z. B. bei nephrotischem Syndrom, Rechtsherzinsuffizienz, Leberzirrhose, Nierenarterienstenose. In der Regel stehen die Symptome der Grunderkrankung im Vordergrund.

5.6 Erkrankungen des Nebennierenmarks

5.6.1 Phäochromozytom

Definition

Katecholamin produzierender Tumor, der von chromaffinen Zellen des Nebennierenmarks (90 %, davon 10 % bilateral) oder extrarenal (10 %, davon 90 % abdominal) von sympathischen Ganglien des Grenzstrangs im Abdominal-, Thorax- oder Halsbereich ausgeht. In 10 % der Fälle ist es maligne, in 10 % der Fälle tritt es im Rahmen einer **multiplen endokrinen Neoplasie (MEN 2)** auf.

Klinik

Die Erkrankung manifestiert sich durch die **erhöhte Katecholaminausschüttung** mit dem Leitsymptom eines **arteriellen Hypertonus,** der anfallsartig oder als Dauerhypertonus auftritt. Weitere häufige Symptome sind Tachykardien, Kopfschmerzen, Sehstörungen, Angstattacken, Schweißausbrüche, Blässe, Flush, Übelkeit, Erbrechen und Gewichtsverlust.

Diagnostik

Die **Katecholaminausscheidung** (Adrenalin, Noradrenalin, Metanephrine, Vanillinmandelsäure) im 24-h-Urin ist erhöht. Im **Clonidintest** bleibt bei einem Phäochromozytom der Abfall der Serumkatecholamine aus. Zur **Tumorlokalisation** werden Röntgen-Thorax, Sonografie, Computer- und Kernspintomografie sowie eine **Meta-^{123}Iod-Benzylguanidin-(MIBG-)Szintigrafie** veranlasst.

Differenzialdiagnose

Andere Ursachen des arteriellen Hypertonus: Nierenerkrankungen, Aortenisthmusstenose, Hyperthyreose, Cushing-Syndrom, Nebennierenrindentumoren.

Andere Katecholamin produzierende Tumoren: Neuroblastom, Ganglioneuroblastom, Ganglioneurom (hier aber meist auch Erhöhung von Dopamin und Homovanillinsäure).

Therapie

Bei einer akuten hypertensiven Krise wird Phentolamin i. v. gegeben. Bei Tachykardien werden Betablocker verabreicht.

Präoperativ muss durch die Verabreichung von Alphablockern Normotonie erreicht werden. **Intraoperativ** ist eine strenge Überwachung erforderlich, da der Blutdruck zunächst stark ansteigen, nach Entfernung des Phäochromozytoms jedoch kritisch absinken kann.

> **Merke**
>
> Das Phäochromozytom ist mit erhöhter Katecholaminausschüttung assoziiert, die zum Leitsymptom des arteriellen Hypertonus führt.

5.6.2 Multiple endokrine Neoplasien (MEN)

Definition

Autosomal-dominant vererbte Erkrankungen, bei denen mehr als eine endokrine Drüse von Hyperplasie oder Tumor betroffen ist.

Ätiologie

MEN 1 wird verursacht durch Mutationen im *Menin*-Gen (11q13), einem Tumorsuppressorgen. Genetische Ursache des MEN-2-Syndroms sind Mutationen im *Ret*-Protoonkogen auf Chromosom 10q11.2.

Klinik

MEN 1 (Wermer-Syndrom): Primärer Hyperparathyreoidismus (95 %), Pankreastumor (Gastrinom, Insulinom, Glukagonom; 50 %), Hypophysenadenome (30 %).

MEN 2a (Sipple-Syndrom): Medulläres (C-Zellen-Schilddrüsenkarzinom) (100 %), Phäochromozytom (50 %), primärer Hyperparathyreoidismus (20 %).

MEN 2b (Gorlin-Syndrom): Klinik wie MEN 2a, zusätzlich Ganglioneuromatose, marfanoider Habitus.

FMTC-only = Non-MEN: Nur familiäres medulläres Schilddrüsenkarzinom (FMTC).

5.7 Störungen der Sexualentwicklung

5.7.1 Wegweiser

Als **Pubertät** bezeichnet man biologische und physiologische Veränderungen, die mit der körperlichen und sexuellen Reifung verbunden sind (► Abb. 5.6 und ► Abb. 5.7). 2–3 Jahre vor der eigentlichen Pubertät kommt es zur **Adrenarche.** Die klinisch fassbare Pubertät beginnt mit der Brustentwicklung (**Thelarche**), wenige Monate später gefolgt vom Beginn der Schambehaarung (**Pubarche**). Die erste Menstruationsblutung (**Menarche**) tritt durchschnittlich 2,5 Jahre später ein.

Bei Jungen nimmt das Hodenvolumen mit Pubertätsbeginn auf das Erwachsenenvolumen zu. Bei beiden Geschlechtern nimmt die Wachstumsgeschwindigkeit in der Pubertät von vorher 5 cm/Jahr auf bis zu 12 cm/Jahr zu.

Merke

Die sexuelle Entwicklung ist enger mit dem Skelettalter als mit dem chronologischen Alter assoziiert.

Klinischer Fall

Zu Ihnen kommt eine besorgte Mutter mit ihrer 9-jährigen Tochter Emilia in die Sprechstunde. Emilia sei in den letzten Tagen eine verschiebliche und sehr schmerzhafte Schwellung in der Brust aufgefallen. Nachdem Sie das Mädchen ausführlich untersucht haben, können Sie die Mutter beruhigen und eine Pathologie weitgehend ausschließen. Ihre Diagnose lautet normale Thelarche. Die weitere Beobachtung bei den Vorsorgeuntersuchungen ist ausreichend.

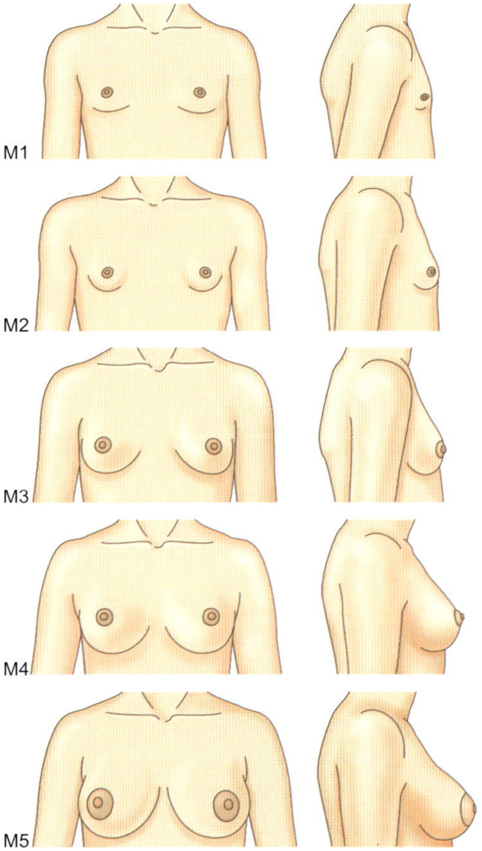

Abb. 5.6 Stadien der Brustentwicklung nach Tanner: **M1:** Präpubertal kein palpabler Drüsenkörper, prominente Brustwarze. **M2:** Brustknospe: leichte Vorwölbung der Drüse im Bereich des Warzenhofs, Vergrößerung des Areolendurchmessers. **M3:** Brustdrüse größer als der Warzenhof; dieser ist ohne eigene Konturen. **M4:** Knospenbrust: Areola und Warze heben sich von der Drüse ab. **M5:** Voll entwickelte Brust: Die Warzenhofvorwölbung hebt sich von der allgemeinen Brustkontur nicht ab. [L234]

5.7.2 Pubertas praecox

5.7.2.1 Wegweiser

Als Pupertas praecox wird das Auftreten erster Pubertätszeichen im Alter von weniger als 8 Jahren bei Mädchen und weniger als 9 Jahren bei Jungen bezeichnet. Die **zentrale Pubertas praecox vera** wird hypothalamisch-hypophysär (GnRH) ausgelöst, der Ablauf ist normal und harmonisch. Die **Pseudopubertas praecox** ist GnRH-unabhängig, der Ablauf ist nicht harmonisch.

5.7.2.2 Pubertas praecox vera

Ätiologie

Die Ätiologie ist in der Mehrzahl der Fälle **idiopathisch,** seltener liegen **ZNS-Veränderungen** wie hypothalamusnahe Tumoren, ein Hydrozephalus oder eine Hirnschädigung durch Infektion oder Bestrahlung zugrunde.

Klinik

Leitsymptome sind das **Auftreten sekundärer Geschlechtsmerkmale** und ein **beschleunigtes Län-**

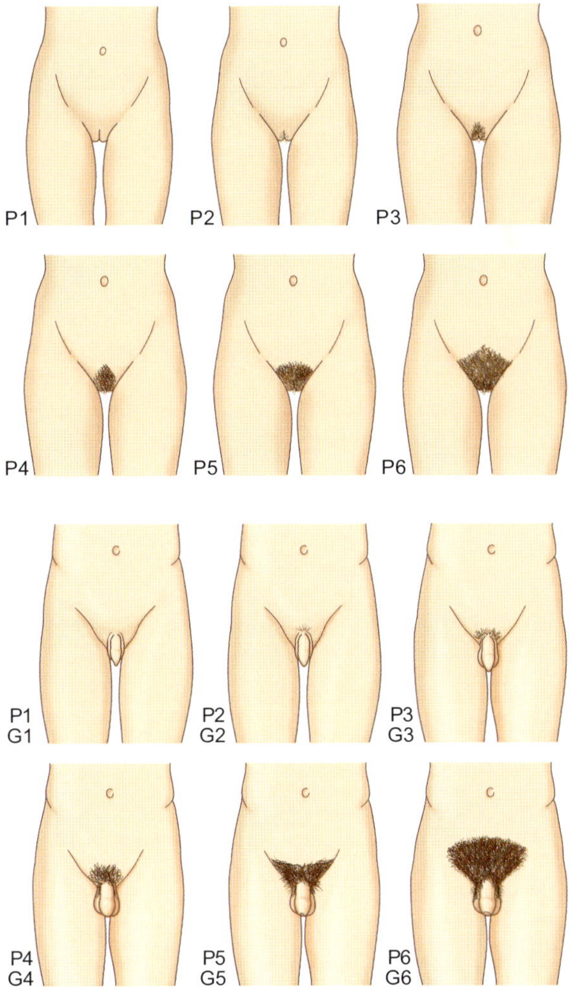

Abb. 5.7 Stadien der Entwicklung der Pubesbehaarung nach Tanner: **P1:** Präpubertal keine Pubesbehaarung; Genitalregion ist nicht stärker als das Abdomen behaart. **P2:** Spärliches Wachstum von langen, leicht pigmentierten, flaumigen Haaren, glatt oder leicht gekräuselt. Sie erscheinen hauptsächlich an der Peniswurzel bzw. entlang den großen Labien. **P3:** Dunklere, kräftigere und stärker gekräuselte Haare. Behaarung geht über die Symphyse hinaus. **P4:** Behaarung entspricht dem Erwachsenentyp, die Ausdehnung ist aber noch beträchtlich kleiner. Noch keine Ausbreitung auf die Innenseite der Oberschenkel. **P5:** In Dichte und Ausdehnung wie beim Erwachsenen, aber nach oben horizontal begrenzt. Dreieckform. **P6:** Bei 80 % der Männer und 10 % der Frauen kommt es zu einer weiteren Ausbreitung der Behaarung über P5 hinaus nach oben. Die Stadien G1 bis G6 bezeichnen die entsprechende Genitalentwicklung beim Jungen. [L234]

genwachstum. Durch frühzeitigen Epiphysenschluss ist die Endgröße gering.

Diagnostik

Die basalen und LHRH-stimulierten LH- und FSH-Werte sind erhöht. Bei Mädchen ist die Östradiolkonzentration, bei Jungen die Testosteronkonzentration im Serum erhöht. Das Knochenalter ist akzeleriert. **Sonografie** der inneren Geschlechtsorgane und **Kernspintomografie** des Schädels sind obligat.

> **Merke**
>
> Bei Pubertas praecox vera muss ein Hirntumor ausgeschlossen werden.

Therapie

Die Behandlung hängt vom Grad der sexuellen Reifung und der zu erwartenden Endgröße ab. Hierzu steht ein **LHRH-Analogon** (Depotpräparat) zur Verfügung. Es kommt zur Suppression der hypophysären LH- und FSH-Sekretion. Bei sekundären Formen steht die Tumorbehandlung im Vordergrund.

> **Merke**
>
> Eines der Hauptprobleme bei Pubertas praecox ist die Diskrepanz zwischen somatischer und psychischer Entwicklung, die zu erheblichen psychosozialen Schwierigkeiten und bei Mädchen zur Gefahr des sexuellen Missbrauchs führen kann.

5.7.2.3 Pseudopubertas praecox

Pathophysiologie

Unabhängig von Gonadotropin-Releasing-Hormonen und Gonadotropinen kommt es zu einer exzessiven Sekretion von Sexualsteroiden entweder aus den Gonaden oder der Nebenniere. LH und FSH sind typischerweise supprimiert. Unter anderem ist eine Pseudopupertas praecox auch Symptom des **McCune-Albright-Syndroms** sowie der **familiären Testotoxikose.**

> **Merke**
>
> Bei Pseudopubertas praecox muss stets ein Gonaden- oder NNR-Tumor ausgeschlossen werden.

> **Merke**
>
> Bei der prämaturen Telarche oder Pubarche handelt es sich um Normvarianten der frühen Pubertätsentwicklung. Die Diagnose einer prämaturen Teilentwicklung ist eine Ausschlussdiagnose.

5.7.3 Pubertas tarda

5.7.3.1 Wegweiser

Vollständiges Fehlen von Pubertätszeichen im Alter von 13,5 Jahren bei Mädchen und im Alter von 14 Jahren bei Jungen. Ursachen sind **konstitutionelle Entwicklungsverzögerung,** gonadale Störungen (**hypergonadotroper Hypogonadismus** z. B. bei Klinefelter-Syndrom, Ullrich-Turner-Syndrom), hypothalamisch-hypophysäre Störungen (**hypogonadotroper Hypogonadismus**) und **allgemein pädiatrische Ursachen** wie Morbus Crohn, Zöliakie, chronische Nieren- und Herzerkrankungen, zystische Fibrose, Unterernährung, psychosoziale Vernachlässigung, Anorexia nervosa sowie Leistungssport und Gewichtsabnahme bei Mädchen.

5.7.3.2 Konstitutionelle Entwicklungsverzögerung

> **Merke**
>
> Die konstitutionelle Entwicklungsverzögerung ist bei Mädchen und Jungen die häufigste Ursache der verzögerten Pubertätsentwicklung.

Ätiologie

Es handelt sich um eine funktionelle Variante der normalen Entwicklung mit verzögerter puberaler Reaktivierung des GnRH-Pulsgenerators. Die konstitutionelle Entwicklungsverzögerung tritt familiär gehäuft auf.

Klinik

> Die gleichmäßige Verzögerung von Längenwachstum, Skelettreifung und sexueller Reifung ist für die konstitutionelle Entwicklungsverzögerung charakteristisch. Bei Geburt liegen Gewicht und Länge im Normbereich. In den ersten Lebensjahren ist die Wachstumsgeschwindigkeit deutlich vermindert, später normal oder niedrig normal. Die Endlänge ist normal. Die Pubertät tritt verspätet ein.

Diagnostik

Hilfreich ist die Familienanamnese. Die Wachstumsgeschwindigkeit liegt im unteren Normbereich, das Skelettalter ist retardiert. Die Geschlechtshormone liegen im infantilen Bereich, die Gonadotropine sind durch GnRH nicht stimulierbar. Der Anstieg von Androstendion und DHEA-S im Serum ist verspätet. Es sollte eine Prolaktinbestimmung zum Ausschluss eines Prolaktinoms erfolgen.

Therapie

Aus medizinischer Sicht ist eine Behandlung meist nicht notwendig. Im Falle erheblicher psychischer Probleme können eine temporäre Testosterontherapie bei Jungen und eine niedrig dosierte Östrogentherapie bei Mädchen erwogen werden.

5.7.3.3 Hypogonadismus

Primärer, gonadaler, hypergonadotroper Hypogonadismus

Der Defekt liegt im Bereich des Endorgans. Hierdurch kommt es zu einer verminderten oder fehlenden Sekretion peripherer Hormone. Der Feedback-Mechanismus führt zu sekundär erhöhten Gonadotropinkonzentrationen.

Sekundärer hypogonadotroper Hypogonadismus

Der Defekt liegt im Bereich des Hypothalamus oder der Hypophyse. Hierdurch kommt es zu einer verminderten Sekretion von GnRH und/oder LH und FSH, woraus eine verminderte Sekretion peripherer Sexualhormone resultiert.

Kallmann-Syndrom: Hereditäre hypothalamische Störung mit Anosmie (Riechverlust) und isoliertem Gonadotropinmangel.

5.7.4 Pubertätsgynäkomastie

Epidemiologie

Eine Pubertätsgynäkomastie tritt bei 60 % der 14-jährigen Jungen auf.

Ätiologie

Es handelt sich um eine temporäre Imbalance des Verhältnisses von Testosteron zu Östrogenen.

Klinik

Die Pubertätsgynäkomastie manifestiert sich als ein- oder doppelseitige Schwellung der Brustdrüsenkörper, die oft mit einer Druckschmerzhaftigkeit verbunden ist.

Diagnostik

Testosteron, Östradiol und Prolaktin sind im Normbereich. Ein Klinefelter-Syndrom sowie exogene Östrogeneinflüsse sind auszuschließen. Größe und Form sollten exakt dokumentiert werden.

5.7.5 Labiensynechie

Bei der Labiensynechie handelt es sich um eine partielle oder komplette Adhäsion der Labia minora. Sie kann im Alter von 3 Monaten bis 4 Jahren auftreten. Risikofaktoren sind Traumen und ein passagerer Östrogenmangel.

> Eine lokale Applikation östrogenhaltiger Cremes führt in den meisten Fällen innerhalb weniger Wochen zur Lösung der Synechie.

5.8 Besonderheiten der sexuellen Differenzierung (DSD – „differences of sex development"): Intersexualität

5.8.1 Ovotestikuläre DSD

Definition

Gonadale Intersexualität mit gleichzeitigem Vorhandensein von Ovar- und Testisgewebe unabhängig vom genetischen Geschlecht. Früher: **Hermaphroditismus verus.**

Ätiologie und Pathogenese

Ursächlich sind Geschlechtschromosomenmosaike, Translokationen des Y-Chromosoms auf Autosomen oder X-Chromosom, Translokation des *SRY*-Gens auf Autosomen oder X-Chromosom oder 46,XX/46,XY-Chimärismus durch doppelte Fertilisierung oder Fusion zweier normal fertilisierter Eizellen. Der Karyotyp ist meist 46,XX.

Klinik

Das äußere Genitale kann alle Übergänge zwischen männlich und weiblich zeigen. In 50 % der Fälle bestehen Leistenhernien, in denen Testes oder Ovotestes liegen. Die Entwicklung des inneren Genitals entspricht der ipsilateralen Gonade. In der Pubertät kommt es oft zu einer partiellen Virilisierung und Gynäkomastie, häufig auch zu Regelblutungen.

Diagnostik

Chromosomenanalyse und Karyotypbestimmung sowie der Nachweis testikulären Gewebes durch Stimulation mit hCG sind wegweisend. Die Diagnosestellung erfolgt durch histologischen Nachweis beider Gewebstypen.

5.8.2 XX, DSD

Definition

> Weibliches chromosomales Geschlecht und weibliches inneres Genitale bei virilisiertem äußerem Genitale mit Klitorishypertrophie und Sinus urogenitalis. Früher: **Pseudohermaphroditismus femininus.**

Ätiologie

Ursache ist eine intrauterine Androgenwirkung auf weibliche Feten, wobei ein **kongenitales adrenogenitales Syndrom** die häufigste Ursache ist. Eine transplazentare Virilisierung weiblicher Feten kann auch durch exogene oder endogene mütterliche Androgene während der Schwangerschaft (Medikamente, Zysten oder Tumoren) entstehen.

Diagnostik

Die Diagnostik umfasst die Chromosomenanalyse und Karyotypbestimmung, die Bestimmung von Testosteron, Östradiol, Gonadotropine im Serum, die Analyse von 17-OH-Progesteron im Serum und im Urin z. A. eines AGS, einen hCG-Test (Anstieg von Testosteron?) sowie ggf. die Biopsie zur histologische Untersuchung der Gonaden.

5.8.3 XY, DSD

5.8.3.1 Wegweiser

Männliches chromosomales Geschlecht und männliches inneres Genitale bei inkomplett virilisiertem, unklarem oder komplett feminisiertem äußerem Genitale. Früher: **Pseudohermaphroditismus masculinus.**

Ätiologie

Ursachen sind inkomplette und reine Gonadendysgenesie, Androgenresistenz, Testosteronbiosynthesedefekte oder Leydig-Zell-Hypoplasie. Im Folgenden wird aufgrund fehlender Prüfungsrelevanz nur auf die Androgenresistenz eingegangen.

5.8.3.2 Androgenresistenz

Ätiologie

Häufigste Sexualdifferenzierungsstörung durch X-chromosomal-rezessiv vererbten kompletten oder partiellen Defekt des Androgenrezeptors.

Klinik

Die Androgenresistenz führt zur **testikulären Feminisierung.** Bei Geburt ist das Genitale weiblich. Die Vagina endet blind, Uterus und Tuben fehlen (Anti-Müller-Hormon). Das innere Genitale ist männlich, Hoden sind oft inguinal, in den Labien oder in Leistenhernien tastbar. Sie können auch intraabdominal liegen. In der Pubertät kommt es zur normalen Brustentwicklung, der Habitus ist weiblich. Dabei besteht jedoch eine primäre Amenorrhö, und die Scham- und Achselbehaarung fehlt: **„hairless women".**

Diagnostik

Testosteron und LH im Serum sind stark erhöht (erst nach der Pubertät). Zur Diagnose führen die biochemische Rezeptoranalyse in kultivierten Genitalhautfibroblasten sowie der Mutationsnachweis im Gen des Androgenrezeptors.

Therapie

Partielle Androgenresistenz und gemischte Gonadendysgenesie: Wegen der Gefahr der malignen Entartung und zur Verhinderung der Virilisierung eines phänotypisch weiblichen Individuums sollte eine möglichst frühzeitige Gonadenentfernung erwogen werden.

Komplette Androgenresistenz: Gonadenentfernung vor dem 30. Lebensjahr, da die ansteigenden Testosteronspiegel in Östradiol umgewandelt werden können und damit die Pubertät eingeleitet wird.

Klinischer Fall

Die 18-jährige Uta stellt sich bei der niedergelassenen Gynäkologin vor, weil sich bei ihr bislang keine Regelblutung eingestellt hat. Bei der körperlichen Untersuchung zeigen sich gut entwickelte Mammae und ein normales äußeres weibliches Genitale. Die Vagina ist verkürzt und endet blind. Ein Uterus ist weder palpatorisch noch sonografisch auffindbar. Auch die Scham- und Achselbehaarung fehlen. Bei der Hormonbestimmung im Serum finden sich Testosteronwerte, die für einen Mann normal wären. Die daraufhin veranlasste Chromosomenanalyse ergibt das Ergebnis 46,XY. Die wahrscheinlichste Diagnose ist eine testikuläre Feminisierung.

Stoffwechselerkrankungen

06

6.1 Störungen des Stoffwechsels aromatischer Aminosäuren 74
6.1.1 Hyperphenylalaninämien 74
6.1.2 Tyrosinämien 76

6.2 Störungen des Stoffwechsels schwefelhaltiger Aminosäuren ... 78
6.2.1 Homozystinurie 78
6.2.2 Zystinurie 79
6.2.3 Nephropathische Zystinose 79

6.3 Störungen des Stoffwechsels der verzweigtkettigen Aminosäuren Leucin, Isoleucin und Valin 80
6.3.1 Wegweiser 80
6.3.2 Ahornsirupkrankheit (Leuzinose) 80

6.4 Störungen des Stoffwechsels von Lysin, Hydroxylysin und Tryptophan 81
6.4.1 Glutarazidurie Typ 1 (GA1) 81

6.5 Störungen des Harnstoffzyklus ... 82

6.6 Störungen des Glycinstoffwechsels 83
6.6.1 Nonketotische Hyperglycinämie 83

6.7 Störungen des Kohlenhydratstoffwechsels 84
6.7.1 Hypoglykämien 84
6.7.2 Diabetes mellitus 87
6.7.3 Glykogenspeichererkrankungen 91
6.7.4 Störungen des Galaktosestoffwechsels 94
6.7.5 Störungen des Fruktosestoffwechsels 96
6.7.6 Störungen des Glukosetransports ... 97

6.8 Störungen des Transports und der Oxidation von Fettsäuren 98
6.8.1 Wegweiser 98
6.8.2 Carnitintransporterdefekt 98
6.8.3 Medium-Chain-Acyl-CoA-Dehydrogenase-(MCAD-)Defekt 99

6.9 Lysosomale Speichererkrankungen 100
6.9.1 Wegweiser 100
6.9.2 Mukopolysaccharidosen 101
6.9.3 Oligosaccharidosen 101
6.9.4 Mukolipidosen 102
6.9.5 Sphingolipidosen 102

6.10 Peroxisomale Erkrankungen 103
6.10.1 Wegweiser 103
6.10.2 Defekte der peroxisomalen Biogenese 103
6.10.3 Defekte peroxisomaler Proteine 105

6.11 Lipoproteinstoffwechselstörungen 106
6.11.1 Hyperlipoproteinämien 106
6.11.2 Hypolipoproteinämien 108

6.12 Harnsäurestoffwechselstörungen 109
6.12.1 Lesch-Nyhan-Syndrom 109
6.12.2 Xanthinurie 110

IMPP-Hits

Im folgenden Kapitel sind vor allem die Störungen des Kohlenhydratstoffwechsels von Bedeutung für das IMPP. Es wurden auch Fragen zum Stoffwechsel schwefelhaltiger Aminosäuren, zu Störungen des Transports und der Oxidation von Fettsäuren, zu peroxisomalen Erkrankungen sowie zu Harnsäurestoffwechselstörungen gestellt.

6.1 Störungen des Stoffwechsels aromatischer Aminosäuren

6.1.1 Hyperphenylalaninämien

6.1.1.1 Wegweiser

Erhöhung der Phenylalaninkonzentration im Plasma über 120 µmol/L bei einer Phenylalanin-Tyrosin-Ratio > 2. Sie entsteht entweder durch eine Funktionseinschränkung des Enzyms Phenylalaninhydroxylase (PAH, 98 %) oder durch eine Störung der Biosynthese oder Regeneration des Kofaktors der Phenylalaninhydroxylase, Tetrahydrobiopterin (BH_4, 2 %). Unbehandelt führen die zugrunde liegenden Erkrankungen in der Regel zu schwerer psychomotorischer Retardierung. Klassifiziert werden die Hyperphenylalaninämien in:

- Defekt der PAH ohne BH_4-Sensitivität
- Hyperphenylalaninämie mit BH_4-Sensitivität
  - Defekt der PAH mit BH_4-Sensitivität
  - Defekt der Biosynthese oder Regeneration von BH_4

Lerntipp

Die Hyperphenylalaninämie durch einen Defekt der PAH ist die häufigste genetisch bedingte Aminosäurestoffwechselstörung. Vom IMPP wurde sie in den vergangenen Examina nicht berücksichtigt. Für die mündliche Prüfung ist die Erkrankung dennoch relevant.

6.1.1.2 Defekte der Phenylalaninhydroxylase (PAH)

Definition

Der autosomal-rezessiv vererbte Defekt der Phenylalaninhydroxylase durch Mutationen im *PAH*-Gen ist die häufigste genetisch bedingte Aminosäurestoffwechselstörung (1 : 6.000), die unbehandelt zu schwersten neurologischen Symptomen führt, bei frühzeitig beginnender und konsequent durchgeführter diätetischer Behandlung jedoch mit einer altersentsprechenden Entwicklung einhergeht.

In Abhängigkeit von der Enzymrestaktivität werden drei verschiedene klinische Schweregrade unterschieden (► Tab. 6.1).

Pathogenese

Bei verminderter Aktivität der **PAH,** die die Umwandlung von Phenylalanin zu Tyrosin katalysiert, kommt es zu einer Akkumulation von Phenylalanin. Tyrosin wird damit zur essenziellen Aminosäure. Das überschüssige Phenylalanin wird zu **Phenylpyruvat, Phenyllaktat** und **Phenylazetat** (Phenylketone) abgebaut, die renal ausgeschieden werden. Die hohe Phenylalaninkonzentration im Plasma hemmt die Aktivitäten der Tyrosin- und Tryptophanhydroxylase: Es kommt zu einem **Defizit der Neurotransmitter** Dopamin, Serotonin, Noradrenalin und Adrenalin sowie von Melanin (► Abb. 6.1). Die irreversible Schädigung von Hirnstrukturen führt zu mentaler Retardierung. Intermittierende hohe Phenylalaninkonzentrationen verursachen reversible toxische Effekte im Sinne von neuropsychologischen Auffälligkeiten.

Klinik der unbehandelten Phenylketonurie (PKU)

Neugeborene mit klassischer PKU sind klinisch unauffällig. Unbehandelte Kleinkinder haben häufig **blonde Haare,** helle Haut und blaue Augen, leiden oft an **ekzematösen Hautveränderungen** und weisen einen pferdestallähnlichen Uringeruch (Phenylessigsäure) auf. Im 2. Lebenshalbjahr entwickelt sich ein hochgradiger, progredienter **mentaler Entwicklungsrückstand. Epileptische Anfälle,** Pyramidenbahnzeichen (gesteigerte Muskeleigenreflexe) und extrapyramidale Störungen (erhöhter Muskeltonus) sind häufig. Das Bewegungsmuster ist **hyperkinetisch, Verhaltensauffälligkeiten** mit aggressivem Verhalten treten regelmäßig auf. Vor Einführung der diätetischen Therapie wurden die meisten Patienten in einer geschlossenen Behinderteneinrichtung untergebracht. Bei

Patienten mit milder PKU und insbesondere mit milder Hyperphenylalaninämie ist das Risiko einer geistigen Behinderung deutlich geringer.

Diagnostik

Quantitative Bestimmung von Phenylalanin im **Neugeborenenscreening** am 3. Lebenstag. Bei bestätigter Hyperphenylalaninämie (Werte „klinische Klassifikation", ▸ Tab. 6.1) mittels Analyse der **Aminosäuren im Plasma** müssen sekundäre Formen **(Leberfunktionsdiagnostik)** ausgeschlossen werden. Darüber hinaus muss zur Klassifikation des Defekts vor Therapiebeginn eine **Untersuchung auf BH_4-Sensitivität** durch einen **BH_4-Belastungstest** erfolgen: Pharmakologische Dosen von BH_4 führen nicht nur bei Patienten mit BH_4-Mangel, sondern auch bei der überwiegenden Mehrzahl der Patienten mit milderen Phänotypen eines PAH-Defekts ohne BH_4-Mangel und bei einigen Patienten mit klassischer PKU zu einem Absinken der Phenylalaninkonzentration im Plasma.

Tab. 6.1 Klinische Klassifikation bei Defekt der PAH

	Phenylalaninkonzentration im Plasma vor Therapie	Aktivität der PAH
Klassische Phenylketonurie	> 1.200 µmol/L	< 1 %
Milde Phenylketonurie	600–1.200 µmol/L	1–3 %
Milde Hyperphenylalaninämie	120–600 µmol/L	3–10 %

Die **Mutationsanalyse** des *PAH*-Gens erlaubt Rückschlüsse auf die Schwere des klinischen Verlaufs und auf eine mögliche BH_4-Sensitivität.

Therapie des PAH-Defekts ohne BH_4-Sensitivität

Phenylalaninfreie Diät: In den ersten Tagen nach Diagnosestellung wird zur raschen Senkung der stark erhöhten Phenylalaninkonzentration im Plasma eine phenylalaninfreie Säuglingsnahrung gefüttert. Nach Abfall der Phenylalaninkonzentration im Plasma (< 600 µmol/L) wird mit der **phenylalaninarmen Diät** begonnen. Da Phenylalanin eine essenzielle Aminosäure ist, darf es nicht vollständig aus der Nahrung entfernt werden. Wegen der geringen erlaubten täglichen Zufuhr an natürlichem Protein muss eine **Eiweißsubstitution mit phenylalaninfreiem Aminosäurengemisch** erfolgen.

Therapie des PAH-Defekts mit BH_4-Sensitivität

Die Verabreichung von BH_4 führt in der Regel zu einer zufriedenstellenden Senkung der Phenylalaninkonzentration im Plasma. Eine Diät ist nicht oder nur in Form einer leichten Einschränkung der Phenylalaninzufuhr notwendig.

Merke

Der Ersatz der Diät durch eine Kofaktortherapie bei BH_4-sensitiven Formen des PAH-Defekts führt zu einem erheblichen Gewinn an Lebensqualität.

Therapieüberwachung

Hierzu werden regelmäßige Bestimmungen der Phenylalaninkonzentration im Plasma aus Kapillarblut durchgeführt. Die Blutentnahme erfolgt in der Regel durch die Eltern, die Proben werden per Post verschickt.

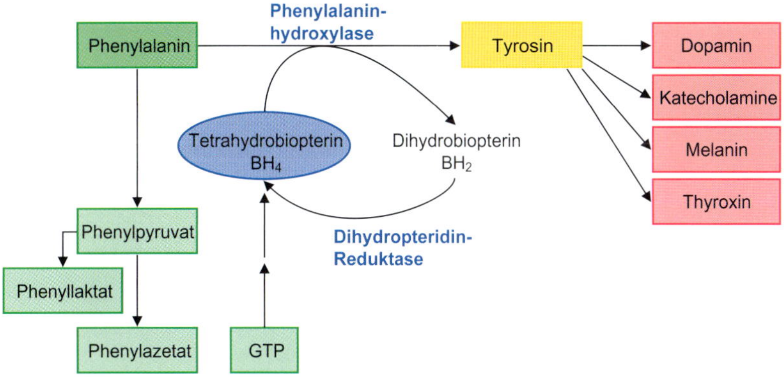

Abb. 6.1 Stoffwechsel von Phenylalanin und Tetrahydrobiopterin. [L141]

Therapiedauer

Mit der Therapie sollte unbedingt innerhalb der ersten 2 Lebenswochen begonnen werden.

Die **Therapie sollte lebensbegleitend** durchgeführt werden.

> **Merke**
>
> Therapie bei Phenylketonurie: Beginn so früh wie möglich, Einhaltung so streng wie möglich, Dauer lebensbegleitend.

Prognose

Unter strikter, im 1. Lebensmonat begonnener phenylalaninarmer Diät kommt es zu einer nahezu altersentsprechenden geistigen und körperlichen Entwicklung.

6.1.1.3 Defekte der Biosynthese oder Regeneration von BH_4

Etwa 2% aller Hyperphenylalaninämien werden durch Defekte von Enzymen der Biosynthese (GTP-Cyclohydrolase, 6-Pyruvoyl-Tetrahydropterin-Synthase) oder der Regeneration von BH_4 (Dihydropteridinreduktase, Pterin-Carbinolamin-Dehydratase) verursacht. Früher: „atypische PKU". Bei Defekt der Sepiapterinreduktase fehlt die begleitende Hyperphenylalaninämie. BH_4 ist Kofaktor der Phenylalanin-, Tyrosin- und Tryptophanhydroxylase. Folgen eines BH_4-Mangels sind eine **Hyperphenylalaninämie** sowie ein **Mangel der Neurotransmitter** Dopamin, Serotonin, Noradrenalin und Adrenalin, der das klinische Bild eines **infantilen Parkinsonismus** sowie einer hochgradigen **motorischen und mentalen Entwicklungsverzögerung** prägt. Diagnostisch wegweisend ist die Akkumulation abnormer Pterine. Die genaue Kenntnis dieser Krankheitsgruppe stellt Facharztwissen dar, sodass im Folgenden nicht weiter darauf eingegangen wird.

6.1.1.4 Maternale Phenylketonurie

Definition

Embryofetopathie durch Hyperphenylalaninämie der Schwangeren.

Pathogenese

Hohe mütterliche Phenylalaninkonzentrationen im Plasma führen zu einer Schädigung des Feten. Das Ausmaß der Schädigung hängt von der Höhe der mütterlichen Phenylalaninkonzentration im Plasma ab.

Klinik

Die Leitsymptome sind **niedriges Geburtsgewicht, Mikrozephalie** und angeborene **Herzfehler.** In der weiteren Folge tritt eine mentale Retardierung auf, wobei der IQ-Wert umgekehrt proportional zur mütterlichen Plasmaphenylalaninkonzentration in der Schwangerschaft ist.

Prophylaxe

Die fetale Schädigung kann nur durch eine präkonzeptionell begonnene und über den gesamten Schwangerschaftsverlauf konsequent beibehaltene, strikt phenylalaninarme Diät verhindert werden (Ziel Phenylalaninkonzentrationen im Plasma von 120–240 µmol/L).

> **Merke**
>
> Zur Verhütung der fetalen Schädigung bei maternaler PKU ist eine strenge Diäteinstellung **vor und während** der Schwangerschaft erforderlich.

6.1.2 Tyrosinämien

6.1.2.1 Wegweiser

Tyrosinämien umfassen eine Gruppe von Erkrankungen des Tyrosinstoffwechsels. Im Folgenden wird aus Gründen der Prüfungsrelevanz nur auf die Tyrosinämie Typ 1 und die Alkaptonurie eingegangen. Nicht behandelt werden die Tyrosinämie Typ 2 sowie die transitorische Tyrosinämie des Neugeborenen.

6.1.2.2 Tyrosinämie Typ 1 (hepatorenale Tyrosinämie)

Definition

Autosomal-rezessiv vererbter Defekt der Fumarylazetoazetathydrolase, der zu hepatischen, renalen und neurologischen Symptomen führt.

Pathogenese

Der Enzymdefekt durch Mutationen im *FAH*-Gen führt zu einer Akkumulation von Fumarylazetoazetat und Maleylazetoazetat, die zu den hepatotoxischen Metaboliten Succinylazetoazetat und Succinylazeton verstoffwechselt werden. Succinylazeton hemmt die 5-Aminolävulinsäure-Dehydratase, wodurch es bei Tyrosinämie Typ 1 zu einer vermehrten Ausscheidung von 5-Aminolävulinsäure kommt, die das Auftreten porphyrieähnlicher Symptome erklärt (► Abb. 6.2).

Klinik

Akute Form: Sie kommt häufiger vor und manifestiert sich in den ersten Lebenswochen mit einer akuten Lebererkrankung, die zu Erbrechen, Ikterus, Hepatomegalie, Ödemen, Aszites, Hypoglykämie und einer schweren Gerinnungsstörung mit Blutungsneigung führt. Die Erkrankung schreitet rasch zum terminalen Leberversagen fort.

Chronische Form: Schleichend entwickeln sich eine Gedeihstörung, ein Wachstumsrückstand, eine progressive Lebererkrankung mit Blutungsneigung, eine Rachitis durch renal-tubuläre Dysfunktion (De-Toni-Debré-Fanconi-Syndrom) und eine Niereninsuffizienz.

Komplikationen

Ohne medikamentöse Therapie kommt es zu einer **Leberzirrhose** mit terminalem Leberversagen. Ein **hepatozelluläres Karzinom** tritt bei unbehandelten Patienten, die nicht bereits im frühen Säuglingsalter im Rahmen einer akuten Krise verstorben sind, typischerweise im Kleinkind- bis Schulalter auf.

Diagnostik

In der **Laboranalyse** zeigen sich eine Hypoglykämie, Hyperbilirubinämie und Hypoproteinämie, erhöhte Aktivitäten der **Aminotransferasen** im Serum, **Gerinnungsstörungen** (Quick erniedrigt, PTT verlängert, Fibrinogen und AT III erniedrigt) und ein erhöhtes α-**Fetoprotein** (nur bei erhaltener Leberfunktion). In der Aminosäureanalyse im Plasma zeigen sich erhöhte Konzentrationen von Tyrosin und Methionin als Zeichen eines Leberschadens. Im **Tubulopathieprofil** findet sich das Bild eines De-Toni-Debré-Fanconi-Syndroms mit Hyperaminoazidurie, Glukosurie, Hyperphosphaturie. Die **5-Aminolävulinsäure** im Urin ist erhöht. Spezifisch ist die erhöhte Konzentration von **Succinylazeton** im Urin und im Plasma. Zur Diagnosebestätigung erfolgt die **DNA-Analyse** des *FAH*-Gens.

Differenzialdiagnose

Differenzialdiagnostisch muss an Erkrankungen gedacht werden, die mit einer akuten Hepatopathie oder Nephropathie einhergehen (u. a. hereditäre Fruktoseintoleranz, Galaktosämie, Riesenzellhepatitis, neonatale Hämochromatose, neonatale Infektionen), sowie an Erkrankungen, die mit erhöhen Konzentrationen von Tyrosin einhergehen (Tyrosinämie Typ 2, transitorische Tyrosinämie).

Merke

Jedes Leberversagen im Kindesalter sollte an eine Tyrosinämie Typ 1 denken lassen.

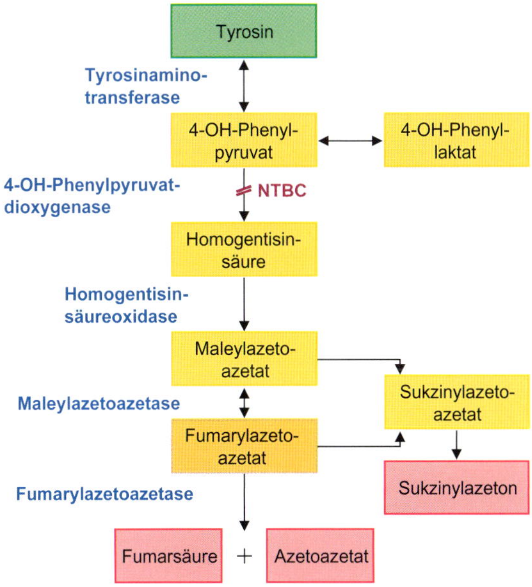

Abb. 6.2 Der Tyrosinstoffwechsel. [L141]

Therapie

NTBC-Therapie: NTBC hemmt die 4-Hydroxyphenylpyruvat-Dioxygenase. Hierdurch wird die Bildung der toxischen Metaboliten Maleylazetoazetat, Fumarylazetoazetat, Succinylazetoazetat und Succinylazeton verhindert.

Tyrosinarme, phenylalaninarme und methioninarme Diät: Sie sollte auch bei NTBC-Therapie durchgeführt werden, weil es durch die Hemmung der 4-Hydroxyphenylpyruvat-Dioxygenase zu einer Hypertyrosinämie kommt.

Lebertransplantation: Bei frühzeitiger Therapie mit NTBC kann in vielen Fällen auf diese früher einzige effektive Therapieoption verzichtet werden.

6.1.2.3 Alkaptonurie

Definition

Autosomal-rezessiv vererbter Defekt der Homogentisinsäureoxidase, bei dem Homogentisinsäure nicht weiter metabolisiert werden kann.

Klinik

Einziges Symptom im Kindesalter ist die **Nachdunkelung des Urins** durch Oxidation und Polymerisation der Homogentisinsäure. Bei Verwendung alkalihaltiger Waschmittel kommt es zu einer Rotfärbung der Windeln. Außerdem besteht eine charakteristische Dunkelfärbung des Zerumens. Arthritis und Ochronose treten erst im mittleren Erwachsenenalter auf.

Ochronose: Dunkelfärbung von Knorpel durch Homogentisinsäureablagerung, dunkle Flecken in der Sklera, diffuse Schwarzverfärbung der Konjunktiva, der Kornea und des Ohrknorpels.

Arthritis: Sie tritt mit zunehmendem Alter bei fast allen betroffenen Patienten auf. Vor allem die großen Gelenke wie Hüfte und Knie sowie die Wirbelsäule sind betroffen. Es bestehen die klinischen Charakteristika der rheumatoiden Arthritis und die radiologischen Zeichen einer Osteoarthritis. Häufig kommt es zu degenerativen Veränderungen der LWS mit Verschmälerung der Zwischenwirbelräume und Verschmelzung der Wirbelkörper.

Diagnostik

Nachweis einer erhöhten Homogentisinsäurekonzentration im Urin.

Therapie

Die Erkrankung wird durch eine eiweißarme Diät behandelt.

6.2 Störungen des Stoffwechsels schwefelhaltiger Aminosäuren

6.2.1 Homozystinurie

Definition

Autosomal-rezessiv vererbter Defekt der β-Zystathioninsynthetase, wodurch es zu Bindegewebsläsionen und einer verstärkten Thrombozytenadhäsivität kommt (► Abb. 6.3). Folgen sind charakteristische Symptome am Auge, an den Gefäßen und am Skelett sowie thromboembolische Komplikationen.

Klinik

Bei Geburt sind die Kinder unauffällig. Im weiteren Verlauf kommt es zu Symptomen im Bereich verschiedenster Organsysteme.

Augen: Linsenluxation (charakteristisches klinisches Zeichen), Glaukom, Myopie.

Skelett: Veränderungen ähnlich denen bei Marfan-Syndrom: Dysproportionierter Großwuchs, lange Extremitäten, Arachnodaktylie, Skoliose.

Gefäße: Frühzeitige Arteriosklerose, Thromboembolien.

ZNS: Eine psychomotorische Entwicklungsverzögerung ist in etwa 60 % der Fälle nachweisbar. Psychiatrische Auffälligkeiten und epileptische Anfälle bestehen bei etwa 50 % der Patienten.

Diagnostik

Im Plasma sind **Gesamt-Homozystein** und Methionin erhöht, Zystin ist erniedrigt. Die **Homozysteinausscheidung** im Urin ist erhöht. Nach Natriumnitroprussidzugabe verfärbt sich der Urin rot; falsch negative Ergebnisse sind aber möglich. Die Diagnose wird durch **DNA-Analyse** (*CBS*-Gen) bestätigt.

Therapie

Therapieziel ist die möglichst weitgehende Normalisierung des Gesamthomozysteins im Plasma. Zunächst sollte die **Vitamin-B_6-Abhängigkeit** ausgetestet werden, da etwa 50 % der Patienten auf eine hoch dosierte Substitutionstherapie mit Vitamin B_6 ansprechen. Begleitend erfolgt eine Folsäuresubstitution. Bei Erfolglosigkeit wird eine **methioninarme (eiweißarme) Diät** unter Substitution von Zystin durchgeführt. Alternativ kann **Betain** zur Remethylierung von Homozystein zu Methionin eingesetzt werden.

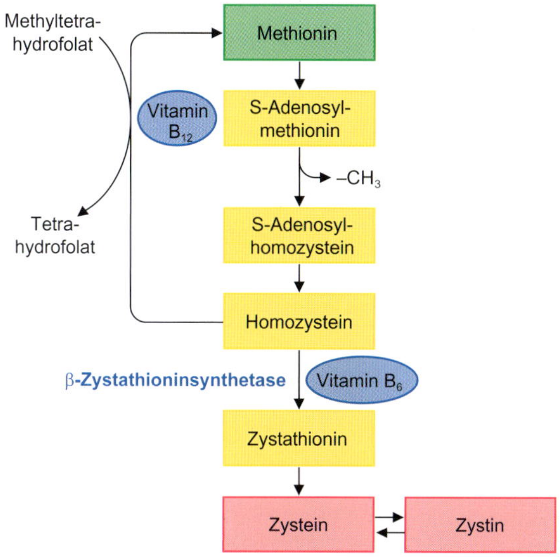

Abb. 6.3 Stoffwechsel schwefelhaltiger Aminosäuren. [L141]

Klinischer Fall

Bei der 9-jährigen Klara werden durch einen Augenarzt eine ausgeprägte Myopie und eine Linsenluxation diagnostiziert. Klara ist ungewöhnlich hochgewachsen und hat lange Extremitäten. In der veranlassten pädiatrischen Untersuchung zeigen sich keine weiteren körperlichen Auffälligkeiten. Allerdings geben die Eltern an, dass die Schulleistungen von Klara nicht gut seien. Der Urin des Kindes verfärbt sich bei Zusatz von Natriumnitroprussid intensiv rot. In der Analyse der Aminosäuren im Plasma zeigen sich deutlich erhöhte Konzentrationen von Methionin und Homozystein bei erniedrigter Konzentration von Zystin. Die molekulargenetische Untersuchung des *CBS*-Gens bestätigt den Verdacht des Vorliegens einer klassischen Homozystinurie.

6.2.2 Zystinurie

Definition und Pathogenese

Es handelt sich um eine autosomal-rezessiv vererbte gestörte Rückresorption von dibasischen Aminosäuren (Ornithin, Arginin, Lysin) und Zystin im proximalen Tubulus. Dadurch sind die Konzentrationen dieser Substanzen im Urin erhöht. Die schlechte Wasserlöslichkeit von Zystin mit Auskristallisation im sauren Milieu führt typischerweise zum klinischen Leitsymptom der **Nephrolithiasis.**

Diagnostik

Im Urin sind die **Aminosäuren** Zystin, Ornithin, Arginin und Lysin erhöht.

Die **Nitroprussidprobe** (Brandprobe) im Urin ist positiv.

Eine **Sonografie** der Nieren und ableitenden Harnwege sollte zum Nachweis einer Nephrolithiasis erfolgen.

Therapie

Das Ziel der Therapie ist die **Verhinderung einer Nephrolithiasis.** Hierzu erfolgt eine hohe Flüssigkeitszufuhr. Eine Urinalkalisierung erhöht die Zystinlöslichkeit. In schwierigen Fällen kann eine **medikamentöse Therapie** mit D-Penicillamin oder Mercaptopropionylglycin erwogen werden. Dadurch kommt es zur Bildung eines besser löslichen Disulfids mit Zystin. Bei bereits eingetretener Nephrolithiasis werden die Nierensteine durch Lithotripsie oder operativ entfernt.

6.2.3 Nephropathische Zystinose

Autosomal-rezessiv vererbte lysosomale Transportstörung von Zystin mit Speicherung von Zystin in fast allen Geweben, die insbesondere zu einer renalen Insuffizienz führt und durch Bestimmung der Zystinkonzentration in Leukozyten diagnostiziert wird. Die Zystinose wurde im IMPP bislang lediglich als Distraktor zur Zystinurie abgefragt. Im Folgenden wird daher nicht weiter darauf eingegangen.

Merke

Die Nitroprussidprobe (Brandprobe) ist bei Zystinurie und Homozystinurie positiv, nicht aber bei Zystinose.

6.3 Störungen des Stoffwechsels der verzweigtkettigen Aminosäuren Leucin, Isoleucin und Valin

6.3.1 Wegweiser

Zu den Stoffwechselstörungen der verzweigtkettigen Aminosäuren gehören neben der Ahornsiruperkrankung die Isovalerianazidämie (IVA), die Propionazidämie (PA) und die Methylmalonazidurie (MMA). Auf letztere drei wird in diesem Kapitel aufgrund der fehlenden Prüfungsrelevanz in den vergangenen schriftlichen Examina nicht weiter eingegangen. Auch zur Ahornsiruperkrankung wurden bislang keine direkten Fragen gestellt. Sie wurde aber wiederholt als Distraktor zum Auffüllen der Antwortvorgaben verwendet und sollte daher bekannt sein.

6.3.2 Ahornsirupkrankheit (Leuzinose)

Definition und Pathogenese

Autosomal-rezessiv vererbter Defekt des gemeinsamen Dehydrogenasekomplexes der α-Ketosäuren der verzweigtkettigen Aminosäuren Leucin, Isoleucin und Valin. Dies führt zu einer Akkumulation der drei Aminosäuren und der korrespondierenden α-Ketosäuren in allen Organen und Körperflüssigkeiten (► Abb. 6.4). Der Name Ahornsirupkrankheit entstand durch den würzigen Uringeruch, der an Ahornsirup erinnert.

Klinik

Klassische neonatale Form: Nach einem symptomfreien Intervall von bis zu 5 Tagen kommt es **innerhalb der 1. Lebenswoche** zu einer **rasch progredienten neurologischen Symptomatik** mit Trinkschwäche, Erbrechen, Lethargie, Koma, muskuläre Hypertonie und Opisthotonus. Intermittierend treten Episoden mit muskulärer Hypotonie, epileptischen Anfällen und auffälligem süßlich-würzigem Geruch von Urin, Schweiß und Zerumen auf. Unbehandelt versterben die Patienten in einer schweren Ketoazidose.

Diagnostik

Die Ahornsirupkrankheit wird im Rahmen des erweiterten **Neugeborenenscreenings** erfasst (► Kap. 21.3). In der akuten Krise zeigt sich eine schwere metabolische **Azidose** (Ketoazidose) mit einer Hypoglykämie. Diagnostisch wegweisend sind die erhöhten Konzentrationen der **Aminosäuren** Leucin, Isoleucin und Valin sowie von **Alloisoleucin** im Plasma sowie die erhöhten α-Ketosäuren der verzweigtkettigen Aminosäuren in der Analyse der **organischen Säuren im Urin.**

Therapie

Die Notfalltherapie beinhaltet die **Anabolisierung** und **Detoxifizierung.**

Akute Krise: Die Zufuhr an exogenem Protein wird kurzzeitig gestoppt. Der Katabolismus wird durch eine hoch dosierte Glukoseinfusion bei Insulininfusion durchbrochen.

Die Entfernung toxischer Metaboliten erfolgt durch forcierte Diurese und/oder Hämodialyse. Immer sollte ein Therapieversuch mit dem Kofaktor Thiamin unternommen werden.

Dauertherapie: Lebensbegleitend werden eine eiweißarme Diät und Eiweißsubstitution mit leucin-, isoleucin- und valinfreien Aminosäurenmischun-

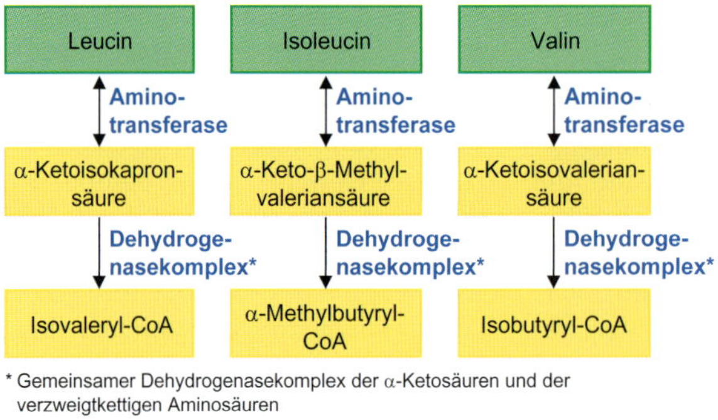

Abb. 6.4 Stoffwechseldefekt bei Ahornsirupkrankheit. [L141]

gen durchgeführt. Bei nachgewiesener Thiaminsensitivität wird Thiamin verabreicht.

6.4 Störungen des Stoffwechsels von Lysin, Hydroxylysin und Tryptophan

6.4.1 Glutarazidurie Typ 1 (GA1)

Definition und Pathogenese

Der autosomal-rezessiv vererbte Defekt der Glutaryl-CoA-Dehydrogenase (GCDH) durch Mutationen im *GCDH*-Gen führt zu vermindertem Abbau von Lysin, Hydroxylysin und Tryptophan und zur Akkumulation von Glutarsäure, 3-Hydroxyglutarsäure und Glutaconsäure, die renal ausgeschieden werden (► Abb. 6.5). Ein sekundärer Carnitinmangel entsteht durch Veresterung des akkumulierenden Glutaryl-CoA zu Glutarylcarnitin. Im Rahmen der gefürchteten enzephalopathischen Krise kommt es durch bisher nicht geklärte Mechanismen zu einer irreversiblen Schädigung des Striatums und damit zur extrapyramidalen Bewegungsstörung.

Klinik

Vor Auftreten der enzephalopathischen Krise ist das klinische Leitsymptom eine **progrediente Makrozephalie.** In den ersten Lebensmonaten kommt es typischerweise zu einem beschleunigten Kopfwachstum mit Kreuzen der Perzentilen. Das charakteristische Merkmal der GA1 ist die **frontotemporale Hirnatrophie** mit Flüssigkeitsansammlungen (**Hygromen**) und **Hämatomen.** Nach meist unauffälliger neurologischer Entwicklung erleiden die meisten Kinder mit GA1 eine einzige schwere **enzephalopathische Krise.** Diese wird typischerweise durch einen banalen Infekt oder eine katabole Stoffwechselepisode (protrahiertes Fasten, Impfung) ausgelöst und tritt durchschnittlich im Alter von 1 Jahr auf. Sie führt zu einem **Verlust sämtlicher statomotorischer Fähigkeiten** und zum Auftreten einer **extrapyramidalen Bewegungsstörung** mit Dystonie, Dyskinesien und Choreoathetose. Die Intelligenz ist in der Regel weitgehend unbeeinträchtigt.

> **Cave**
>
> Die für die GA1 pathognomonischen subduralen Hygrome können zur Fehldiagnose der Kindesmisshandlung führen.

Diagnostik

Die GA1 wird im Rahmen des erweiterten **Neugeborenenscreenings** erfasst. In der Analyse der **organischen Säuren im Urin** werden Glutarsäure, 3-Hydroxyglutarsäure und Glutaconsäure nachgewiesen. Das **freie Carnitin** im Plasma ist ernied-

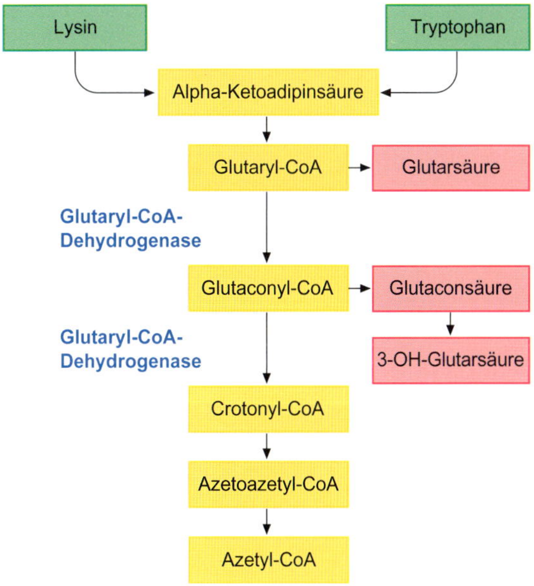

Abb. 6.5 Lysin- und Tryptophanstoffwechsel sowie Metaboliten bei Glutarazidurie Typ 1. [L141]

rigt, spezifische **Acylcarnitine** sind erhöht. Die Diagnosebestätigung erfolgt durch **DNA-Analyse.** In der **Schädelsonografie und Kernspintomografie** zeigen sich eine frontotemporale Hirnatrophie und Basalganglienveränderungen.

Therapie

Präsymptomatische Patienten unter 6 Jahren erhalten eine **lysinarme Diät** und eine Eiweißsubstitution mit lysinfreier und tryptophanarmer Aminosäuremischung. Zur Detoxifizierung wird L-Carnitin verabreicht. Bei Infekten, Impfungen und Operationen muss eine **Notfalltherapie** erfolgen. Sie beinhaltet die Anabolisierung und Detoxifizierung. Die Zufuhr an exogenem Protein wird kurzzeitig gestoppt. Der Katabolismus wird durch eine hoch dosierte Glukoseinfusion bei Insulininfusion durchbrochen. Zur Eliminierung toxischer Metaboliten wird L-Carnitin in erhöhter Dosierung i.v. verabreicht.

Bei **Kindern ab 6 Jahren** kann die Therapie gelockert werden, da bisher keine enzephalopathischen Krisen in dieser Altersgruppe beobachtet wurden.

6.5 Störungen des Harnstoffzyklus

Definition und Ätiologie

Angeborene, mit einer Ausnahme autosomal-rezessiv vererbte Defekte der am Harnstoffzyklus beteiligten Enzyme, die häufig bereits in der Neugeborenenperiode lebensbedrohliche Symptome verursachen und typischerweise mit einer Hyperammonämie einhergehen (► Abb. 6.6). Es können folgende Enzyme betroffen sein:

Carbamoylphosphatsynthetase (CPS), Ornithincarbamoyltransferase (OCT), Argininosukzinatsynthetase (AS, Citrullinämie), Argininosukzinatlyase (AL, Argininobernsteinsäurekrankheit), Arginase (Argininämie), N-Acetylglutamat-Synthetase (NAGS). Die Defekte der CPS, AS, AL, Arginase und NAGS werden autosomal-rezessiv vererbt. Der Defekt der OCT wird X-chromosomal-rezessiv vererbt.

Pathogenese

Der Harnstoffzyklus dient der Eliminierung überschüssigen Stickstoffs, indem Ammoniak zu ungiftigem Harnstoff metabolisiert wird. Liegt einer der o.g. Enzymdefekte vor, kommt es zur **Hyperammonämie** und zur Akkumulation der Aminosäuren vor dem Block, während die Aminosäuren hinter dem Block in verminderter Konzentration nachweisbar sind. Darüber hinaus kommt es regelmäßig zu einer **erhöhten Glutaminkonzentration** im Plasma. Der erhöhte Glutamingehalt in Astrozyten führt über osmotische Effekte zu Astrozytenschwellung und **Hirnödem.**

Klinik

Neonatale Manifestation: Nach einem kurzen symptomfreien Intervall von etwa 24 h kommt es zu Trinkschwäche, Erbrechen, Lethargie, Irritabilität, Tachypnoe, epileptischen Anfällen und Koma. Sehr häufig wird die Erkrankung als Sepsis fehldiagnostiziert. Unbehandelt versterben die Kinder innerhalb weniger Tage.

Manifestation im Kleinkindalter: Die Symptomatik ist weniger akut und variabler und tritt bei erhöhter exogener Proteinzufuhr (z.B. bei Umstellung von Muttermilch auf Säuglingsnahrung) oder bei endogener Proteinbelastung durch Katabolie (Infekt, Impfung) auf. Die Symptome sind Anorexie, Lethargie, Erbrechen, Gedeihstörung und psychomotorische Entwicklungsretardierung. Häufig sind Verhaltensauffälligkeiten das einzige klinische Symptom. Eine Hepatomegalie fehlt selten.

Manifestation in der Pubertät: Die neurologische Symptomatik steht im Vordergrund. Bei hoher exogener Proteinzufuhr oder im Rahmen kataboler Stoffwechselsituationen (Infektion, Impfung, Operation) kommt es zu einer akuten Enzephalopathie mit Lethargie, Verhaltensauffälligkeiten (Agitation und Desorientiertheit), Erbrechen, Kopfschmerzen und Ataxie. Bei ausbleibender Therapie kommt es zu Koma mit Hirnödem und Exitus letalis. Im Intervall sind die Patienten weitgehend symptomfrei, eine mentale Retardierung ist jedoch häufig.

Sonderform Arginasedefekt: Bei dieser Störung tritt eine charakteristische Symptomatik mit spastischer Diplegie auf, die oft als Zerebralparese fehldiagnostiziert wird.

> **Merke**
>
> Bei unspezifischer schwerwiegender Symptomatik im Neugeborenenalter und bei rezidivierendem Erbrechen sollte an die Bestimmung von Ammoniak im Plasma gedacht werden.

Diagnostik

Wegweisend ist die **Hyperammonämie** (1. Lebenswoche ≥ 150 µmol/L, dann ≥ 50 µmol/L). In der **Blutgasanalyse** zeigt sich eine respiratorische Alkalose. Im Plasma ist Glutamin erhöht und – in Ab-

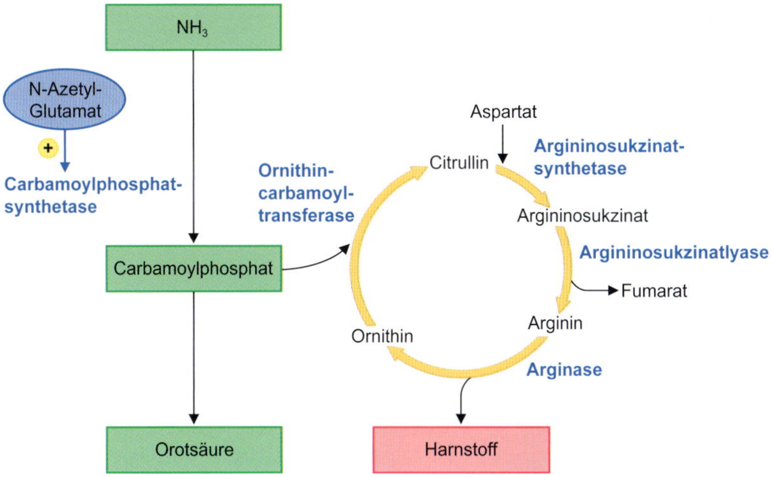

Abb. 6.6 Der Harnstoffzyklus. [L141]

hängigkeit vom Defekt – spezifische **Aminosäuren** vor dem Enzymblock bei verminderten Konzentrationen der Aminosäuren hinter dem Block. Bei allen Defekten außer NAGS- und CPS-Mangel ist die **Orotsäure im Urin** erhöht. Die Diagnosebestätigung erfolgt heute meist durch **DNA-Analyse.**

> **Praxistipp**
>
> Differenzialdiagnosen bei Hyperammonämie:
> **Angeboren:** Harnstoffzyklusdefekte, organische Azidämien, Störungen des Transports oder der Oxidation von Fettsäuren, Hyperinsulinismus-Hyperammonämie-Syndrom.
> **Erworben:** Leberfunktionsstörung, transitorische Hyperammonämie des Neugeborenen, Valproattherapie, Reye-Syndrom.

Therapie

Die **Notfalltherapie** beinhaltet die **Anabolisierung** und **Detoxifizierung** (▸ Kap. 6.4.1).
Zudem erfolgt die **Aktivierung alternativer Wege der Stickstoffeliminierung:** Natriumbenzoat bindet Glycin unter Bildung von Hippursäure, die renal ausgeschieden wird. Phenylbutyrat bindet Glutamin unter Bildung von Phenylacetylglutamin, das renal ausgeschieden wird.
Bei Versagen der konservativen Therapie wird eine Hämofiltration durchgeführt.
Aminosäuresubstitution: Die Aminosäuren L-Arginin oder L-Citrullin werden bei den meisten Harnstoffzyklusdefekten substituiert (nicht bei Argininämie).

Dauertherapie: Die Patienten erhalten lebensbegleitend eine streng **eiweißarme Diät** und eine Eiweißsubstitution mit einer Mischung essenzieller Aminosäuren. Natriumbenzoat und/oder Phenylbutyrat werden zur Aktivierung alternativer Wege der Stickstoffeliminierung gegeben.
Eine **Lebertransplantation:** wird heute zunehmend bereits im Säuglingsalter durchgeführt.

6.6 Störungen des Glycinstoffwechsels

6.6.1 Nonketotische Hyperglycinämie

Defekt

Primärer autosomal-rezessiv vererbter Defekt des Glycin spaltenden Enzymsystems in der Leber und im ZNS.

Pathogenese

Der Enzymdefekt führt zu Glycinanhäufung in Plasma, Liquor und ZNS. Obwohl Glycin im ZNS als Neurotransmitter hemmender Synapsen wirkt, hat es über die Aktivierung glutaminerger N-Methyl-D-Aspartat-(NMDA-)Rezeptoren auch einen exzitatorischen Effekt. Dies führt zu schweren epileptischen Anfällen und Hirnschäden.

Klinik

Neonatale Form (80 %): Die Kinder sind bei Geburt unauffällig. Die Symptomatik beginnt meist am 2. Lebenstag mit Trink- und Saugschwäche, therapieresistenten myoklonischen epileptischen Anfällen, Lethargie, Koma, muskulärer Hypotonie und

Apnoephasen. Bei Überleben kommt es zu mentaler Retardierung, Myoklonien und Mikrozephalie. **Late-Onset-Form (20 %):** Der Symptombeginn erfolgt im Kleinkindalter bis zur Adoleszenz. Die Patienten weisen neurologische Symptome unterschiedlicher Ausprägung auf.

Diagnostik

Glycin ist in Plasma, Urin und Liquor erhöht. Das **Verhältnis Liquorglycin zu Plasmaglycin** ist stark erhöht. Im **EEG** findet sich das charakteristische „Burst-Suppression"-Muster. Die Diagnose wird durch Mutationsanalyse bestätigt.

Therapie

Zur **Glycinausschleusung** wird Natriumbenzoat, zur **Blockade des Glycinrezeptors im ZNS** werden Strychnin und Benzodiazepine und zur **NMDA-Rezeptor-Blockade im ZNS** Dextromethorphan und Ketamin verabreicht.

6.7 Störungen des Kohlenhydratstoffwechsels

Lerntipp

In den letzten Jahren wurde das Thema Diabetes mellitus Typ 1 sehr detailliert gefragt. Neben Details zur Insulintherapie sollte man beim Lernen auch das Symptom Bauchschmerz (sog. Pseudoperitonitis diabetica) nicht vergessen!

6.7.1 Hypoglykämien

6.7.1.1 Wegweiser

Merke

Definition der Hypoglykämie: < 45 mg/dL (2,6 mmol/L) für jedes Lebensalter in der Pädiatrie.

Ätiologie

Wichtige Ursachen von Hypoglykämien im Kindesalter sind in ▸ Tab. 6.2 näher bezeichnet.

Merke

Wiederholte oder lang dauernde Hypoglykämien führen zu Schäden des ZNS.

Klinik

Cave

Hypoglykämien sind häufig asymptomatisch. Wichtig ist nicht nur der absolute Blutglukosewert, sondern vor allem die Geschwindigkeit des Blutglukoseabfalls: Je rascher der Abfall, desto ausgeprägter sind die Symptome.

Neugeborene können sich mit Tremor, Irritabilität, Apnoe, Zyanose, schrillem Schreien, Blässe, Apathie, muskulärer Hypotonie, Trinkschwäche, Tachypnoe, epileptischen Anfällen und Koma präsentieren. Bei älteren Kindern stehen Blässe, Kaltschweißigkeit, Unruhe, Zittern, Kopfschmerzen, Schwindel, Palpitationen, Sehstörungen, Bauchschmerzen, Erbrechen, Hunger, Verhaltensauffälligkeiten, epileptische Anfälle und Koma im Vordergrund.

Die Gefährdung des Gehirns im Rahmen der Hypoglykämie ist von der Verfügbarkeit alternativer energiereicher Substrate abhängig. Besonders bedrohlich sind daher hypoketotische Hypoglykämien (Hyperinsulinismus, Störungen des Transports oder der Oxidation von Fettsäuren).

Diagnostik

Entscheidend ist die **Anamnese** (Alter bei Beginn der Symptomatik, Symptomatik nüchtern oder postprandial? Länge der möglichen Nüchternperioden, Begleitsymptome). Neben der Glukose im Plasma sollten zur Ursachenfindung folgende Parameter untersucht werden: Blutgasanalyse, Laktat, Ammoniak im Plasma, freie Fettsäuren und Ketonkörper (3-Hydroxybutyrat) im Plasma (▸ Tab. 6.3), Gesamtcarnitin, freies Carnitin, Acylcarnitine im Plasma, Insulin, C-Peptid, Kortisol, TSH, T_3, fT_4, Wachstumshormon, Glukagon, ACTH, organische Säuren im Urin in der ersten Portion nach der Hypoglykämie und ggf. gezielte Enzymaktivitätsbestimmungen aus Erythrozyten, Fibroblasten oder Lebergewebe bzw. gezielte DNA-Analyse.

Praxistipp

Eine gezielte Diagnostik ist nur in der Phase der akuten Hypoglykämie sinnvoll.

Tab. 6.2 Wichtige Ursachen von Hypoglykämien im Kindesalter

Ungenügende Glukosezufuhr	• Hunger • Malabsorption • Lebererkrankungen • Geringe Glykogenreserven (z. B. FG/NG) • Verminderte Glykogenolyse • Verminderte Glukoneogenese
Erhöhter Verbrauch	• Vermehrte Muskelarbeit • Hyperinsulinismus • Katabolismus
Angeborene Stoffwechselstörungen	• Hyperinsulinismus • Störungen der Fettsäureoxidation • Glykogenspeichererkrankungen • Glukoneogenesestörungen • Hereditäre Fruktoseintoleranz • Galaktosämie • Organische Azidurien
Mangel an blutzuckersteigernden Hormonen	• Wachstumshormonmangel • ACTH-Mangel bei Hypopituitarismus • Nebennierenrindeninsuffizienz • Glukagonmangel
Medikamente	• Insulin • Betablocker • Salizylate

Tab. 6.3 Unterteilung der Hypoglykämien in hypoketotische und ketotische Formen

Hypoketotische Hypoglykämien (Plasmaketonkörper niedrig)	Ketotische Hypoglykämien (Plasmaketonkörper hoch)
Hyperinsulinismus	Störungen im Glykogenabbau
Störungen der Fettsäureoxidation	Störungen der Glukoneogenese
Glykogenose Typ I	Endokrine Störungen
Postprandiale (reaktive) Hypoglykämie	Organische Azidurien

Differenzialdiagnose

Die Begleitsymptome können diagnostische Hinweise zur Grunderkrankung liefern. ► Tab. 6.4 bietet eine Übersicht.

Tab. 6.4 Diagnoseweisende Symptome bei kindlichen Hypoglykämien

Symptom	Erkrankung
Ausgeprägte Hepatomegalie	Glykogenspeicherkrankheiten
Mäßiggradige Hepatomegalie	Hereditäre Fruktoseintoleranz
	Fruktose-1,6-Bisphosphatase-Mangel
	Störungen der Fettsäureoxidation
Geringgradige Hepatomegalie	Hyperinsulinismus
	Organische Azidurien
Leberfunktionsstörung	Hereditäre Fruktoseintoleranz
	Galaktosämie
	Tyrosinämie Typ 1
Kleinwuchs	Hypothalamisch-hypophysäre Insuffizienz
	Glykogenspeicherkrankheiten
Gaumenspalte, Mikropenis	Kongenitaler Panhypopituitarismus
Makrosomie	Intrauterin beginnender Hyperinsulinismus
Somnolenz, Koma	Störungen der Fettsäureoxidation

Notfalltherapie der Hypoglykämie bei unbekannter Diagnose

Ein **symptomatischer Patient** sollte Glukose 20 % 2 mL/kg KG als Bolus i. v., dann eine Glukoseinfusion (8 mg/kg KG/min) erhalten, bei einem **asymptomatischen Patienten** ist die Glukoseinfusion ohne vorherigen Bolus ausreichend. Glukagon (50 µg/kg KG) i. m. kann verabreicht werden, wenn eine Glukoseinfusion nicht möglich ist.

6.7.1.2 Hyperinsulinismus

Wegweiser

Passagere oder persistierende Erhöhung der Plasmainsulinkonzentration trotz Hypoglykämie. Mit 55 % ist der Hyperinsulinismus die häufigste Ursache persistierender Hypoglykämien im 1. Lebensjahr. Folgende Ätiologien des Hyperinsulinismus sind bekannt:

- **Transitorischer Hyperinsulinismus über wenige Tage** bei mütterlichem Diabetes mellitus, Erythroblastosis fetalis, Beckwith-Wiedemann-Syndrom und Medikamenteneinnahme der Mutter in der Schwangerschaft (Thiazide, Sulfonamide, β-Mimetika, Tokolytika, Diazoxid, Antidiabetika)
- **Transitorischer Hyperinsulinismus, z. T. über Monate,** bei Mangelgeborenen und postnataler Asphyxie
- **Persistierender Hyperinsulinismus** bei kongenitalem Hyperinsulinismus

Merke

Da dem ZNS sowohl primäres (Glukose) als auch alternatives (Ketonkörper) energiereiches Substrat fehlt, ist für junge Säuglinge das Risiko, im Rahmen einer Hypoglykämie durch Hyperinsulinismus einen bleibenden Hirnschaden zu entwickeln, außerordentlich hoch.

Kongenitaler Hyperinsulinismus (CHI)

Klassifikation

Der kongenitale Hyperinsulinismus wird unterteilt in den **schweren neonatalen CHI mit diffuser β-Zell-Hyperplasie (60 %):** Autosomal-rezessiv vererbte Mutationen im Sulfonylharnstoff-Rezeptor-Gen (*SUR1*-Gen) oder im *KIR6.2*-Gen des ATP-sensitiven Kaliumkanals der pankreatischen β-Zelle, den **CHI mit fokaler adenomatöser Hyperplasie des Pankreas:** Somatischer Verlust maternaler Allele der Chromosomenregion 11p15, in der auch das *SUR1*-Gen liegt. Dadurch werden paternal vererbte rezessive *SUR1*-Mutationen demaskiert und führen in einem umschriebenen Pankreasbereich zu einem Defekt des ATP-sensitiven Kaliumkanals und den **milden CHI:** Autosomal-dominant vererbte Mutationen im *Glukokinase*-Gen oder im *Glutamatdehydrogenase*-Gen **(Hyperinsulinismus-Hyperammonämie-Syndrom)**.

Klinik

Neonatale Form: Die Patienten sind bei Geburt häufig makrosom, in 50 % der Fälle treten in den ersten Lebenstagen epileptische Anfälle auf. Die Symptome der Hypoglykämie sind Apnoen, Zittrigkeit, Trinkschwäche und Somnolenz.

Infantile Form: Diese Form der Erkrankung manifestiert sich meist durch das Auftreten epileptischer Anfälle.

Diagnostik

Typisch sind ein extrem gesteigerter Glukosebedarf (> 10 mg/kg KG/min) sowie die charakteristischen Befunde eines Hyperinsulinismus: erhöhte Plasmainsulinkonzentration, erniedrigte freie Fettsäuren, niedriges 3-Hydroxybutyrat. Im **Glukagontest** zeigt sich ein Anstieg der Plasmaglukosekonzentration > 30 % des Ausgangswerts. Eine ^{18}F-Dopa-PET/CT-Untersuchung sollte zur **Lokalisationsdiagnostik bei V. a. fokale Form** erfolgen.

Merke

Biochemische Leitsymptome bei Hyperinsulinismus: Hypoglykämie, erhöhte Insulinkonzentration, erniedrigte freie Fettsäuren und erniedrigte Ketonkörperkonzentrationen.

Therapie

Therapieziel ist die Vermeidung hypoketotischer Hypoglykämien und der damit verbundenen Langzeitfolgen wie psychomotorische Retardierung, Epilepsie und Mikrozephalie.

Eine **hoch dosierte altersabhängige intravenöse Glukosezufuhr** ist anfangs häufig erforderlich. **Orale Glukosezufuhr:** Sie beinhaltet häufige kleine Mahlzeiten mit definierter Kohlenhydratmenge. Häufig ist eine Dauersondierung der Kohlenhydrate erforderlich. Durch den Einsatz ungekochter Maisstärke (Mondamin®) zur verzögerten Glukosefreisetzung und -resorption aus komplexen Kohlenhydraten kann die Plasmaglukosekonzentration über einen längeren Zeitraum aufrechterhalten werden („Depoteffekt"). Zur **medikamentösen Therapie** kommen Glukagon, Diazoxid (bei hohen Dosierungen in Kombination mit einem Hydrochlorothiazid) und Octreotid zum Einsatz. Diazoxid und Octreotid führen über verschiedene Mechanismen zu einer Reduktion der Insulinsekretion.

Die operative Therapie besteht in einer **Pankreasteilresektion** bei Versagen diätetischer und medikamentöser Therapieversuche.

6.7.2 Diabetes mellitus

6.7.2.1 Wegweiser

Definition

Störung des Energiestoffwechsels durch absoluten oder relativen Mangel an Insulin, die die Freisetzung und Verwertung von Glukose, den Verbrauch und die Speicherung von Fetten sowie den Auf- und Umbau von Struktureiweißen betrifft, mit Hyperglykämie einhergeht und zu einer Vielzahl von Langzeitkomplikationen führen kann.

Epidemiologie

Der Diabetes mellitus ist die häufigste Stoffwechselerkrankung bei Kindern und Jugendlichen. In Deutschland sind mehr als 20.000 0- bis 19-Jährige betroffen.

Klassifikation

Diabetes mellitus Typ 1: Häufigste Form im Kindesalter (90 % der Patienten < 25 Jahre), bei der die genetische Prädisposition im Vordergrund steht. Es handelt sich um eine Autoimmunerkrankung mit Zerstörung der β-Zellen, die durch einen absoluten Insulinmangel gekennzeichnet ist.

Diabetes mellitus Typ 2: Es handelt sich um einen relativen Insulinmangel bei erhöhter Insulinresistenz, selten besteht eine Insulinabhängigkeit.

MODY („Maturity-Onset Diabetes in the Young"): Autosomal-dominant vererbte Störungen der Insulinfreisetzung. Klinisch imponieren die MODY-Formen wie ein Typ-2-Diabetes und wurden bis vor wenigen Jahren dieser Gruppe zugeordnet. In der Regel besteht keine Azetonurie oder Ketoazidose.

Neonataler Diabetes: Manifestation eines Diabetes mellitus in den ersten 6 Lebensmonaten. Es handelt sich um Gendefekte, die zu einer Entwicklungsstörung des Pankreas oder der β-Zellen führen.

Diabetes mellitus als Folge von Pankreaserkrankungen: Jede Erkrankung, die zu einer Zerstörung von Pankreasgewebe und damit von β-Zellen führt, kann zu einem Diabetes mellitus führen. Besonders häufig ist ein Diabetes mellitus bei Patienten mit zystischer Fibrose.

Insulinresistenzsyndrome: Störungen der Glukosetoleranz bei massiv erhöhten Insulin- und C-Peptid-Konzentrationen, am häufigsten bei Mädchen nach der Pubertät, begleitet von Acanthosis nigricans, Hirsutismus und Zyklusstörungen im Rahmen des polyzystischen Ovarsyndroms (PCOS).

6.7.2.2 Diabetes mellitus Typ 1

Ätiologie und Pathogenese

Genetische Prädisposition

Der Diabetes mellitus Typ 1 wird hauptsächlich über Gene der HLA-Region vermittelt, insbesondere *HLA-DR3/4* und *HLA-DQB1 02/03:* inzwischen sind jedoch mindestens zehn weitere Gene bekannt, die zum Diabetesrisiko beitragen. Daher ist das Erkrankungsrisiko bei familiärer Belastung deutlich erhöht.

Umweltfaktoren

Virusinfektionen (Mumps, Masern, Röteln, *Coxsackie*) werden mit der Entstehung des Diabetes mellitus in Zusammenhang gebracht.

Frühe Kuhmilchexposition: Kuhmilchverbrauch und Stilldauer korrelieren mit der Diabetesinzidenz, und Kuhmilchantikörper werden bei frisch diagnostizierten Patienten mit Diabetes vermehrt nachgewiesen. Eine molekulare Ähnlichkeit zwischen Kuhmilchantigenen und β-Zell-Oberflächenantigenen könnte eine Ursache hierfür sein.

Eine **frühe Glutenexposition** in den ersten 3 Lebensmonaten ist mit einer erhöhten Diabetesinzidenz assoziiert.

Autoimmunprozess

Die Kombination einer genetischen Prädisposition und auslösender Umweltfaktoren bewirkt einen Immunprozess, der eine Zerstörung von β-Zellen bewirkt **(TH1- und TH2-Antwort).** Der Zeitraum zwischen Beginn des Autoimmunprozesses und Manifestation des Diabetes (bei etwa 80- bis 90-prozentiger Zerstörung der Inselzellen) beträgt in der Regel mehrere Jahre (► Abb. 6.7).

Stressfaktoren

Ereignisse, die mit einem erhöhten Insulinbedarf einhergehen (Infektion, Operation), beschleunigen die β-Zell-Destruktion. Sie gehen der Diabetes-Erstmanifestation oft voraus und werden damit als Auslöser angesehen.

Pathophysiologie

Pathogenetisches Prinzip ist der **Insulinmangel.**

> **Merke**
>
> Insulin ist ein anaboles Hormon.

Dies führt zu vermindertem Glukoseeintritt in Muskel- und Fettzellen. Eine verminderte Glykogensyn-

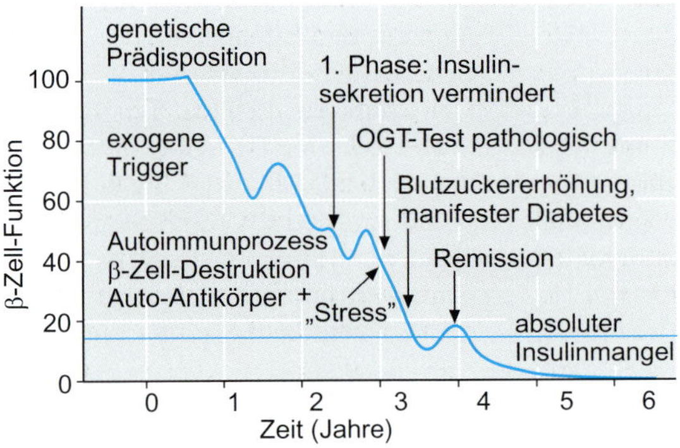

Abb. 6.7 Schematischer Ablauf der immunologischen Zerstörung von pankreatischen β-Zellen, die der Manifestation des Diabetes mellitus vorausgeht. [L127]

these, gesteigerte Glukoneogenese und verminderter Ionentransport in die Zelle führen zu **Hyperglykämie, Hyperosmolarität und Katabolismus.** Bei Überschreiten der Nierenschwelle für Glukose (180 mg/dL) kommt es zu **Glukosurie,** osmotischer Diurese, Polyurie, Dehydratation und kompensatorischer Polydipsie. Die **Ketoazidose** ist Folge einer massiven Synthese von 3-Hydroxybutyrat und Azetoazetat durch zellulären Glukosemangel bei gesteigerter Lipolyse. **Elektrolytverlust:** K^+ und Na^+ gehen mit der Ketonkörperausscheidung im Urin verloren. Dadurch kommt es zu zunehmendem Wasser- und Elektrolytverlust mit Verstärkung der Dehydratation. Die **Stressreaktion** entsteht vor allem durch die Dehydratation. Die vermehrte Ausschüttung von Adrenalin, Glukagon, Kortisol und Wachstumshormon führt zur Beschleunigung der metabolischen Dekompensation. Das **Coma diabeticum** entsteht durch die progressive Dehydratation, Azidose, Hyperosmolarität und Elektrolytentgleisung.

Klinik bei Erstmanifestation

Die Symptomatik bei Diabetes mellitus Typ 1 beginnt meist schleichend über Tage bis Wochen. Die Diagnose wird jedoch oft erst bei beginnender Stoffwechselentgleisung gestellt, wenn sich die Symptomatik akut verschlechtert. Leitsymptome sind **Polyurie und Polydipsie.** Es kommt zu **Gewichtsverlust** trotz Heißhunger und Polyphagie. Häufig besteht eine schwere **Exsikkose.** Weitere Symptome sind Müdigkeit, Leistungsknick, **abdominale Schmerzen (Pseudoperitonitis)**, Übelkeit und Erbrechen. Bei Vorliegen einer fortgeschrittenen Ketoazidose sind die **Kußmaul-Atmung** (respiratorischer Kompensationsversuch bei metabolischer Azidose) mit süßlich-fruchtigem Fötor sowie eine **Bewusstseinsstörung** charakteristisch.

Labor

Ein zu einem beliebigen Zeitpunkt gemessener Blutzucker ≥ 11 mmol/L (200 mg/dL) bei gleichzeitig bestehender Symptomatik (oben) oder ein Nüchternblutzucker ≥ 7 mmol/L (126 mg/dL) zu zwei unabhängigen Zeitpunkten sichert die Diagnose eines Diabetes mellitus. Zudem bestehen bei Erstmanifestation **Glukosurie, Hyperketonämie und Ketonurie, metabolische Azidose** und häufig eine Leukozytose. Eine **Elektrolytbestimmung** (Na^+, K^+, Cl^-, Ca^{2+}, Ph^-) im Serum sollte unbedingt erfolgen. **Insulin und C-Peptid im Serum** sind Maß für die endogene β-Zell-Restaktivität. Das **HbA_{1c}** ist erhöht. **Antikörper** gegen β-Zell-Antigene (Inselzellantikörper): Glutamat-Decarboxylase-Antikörper (GADA), Insulinantikörper (IAA), Tyrosinphosphataseantikörper (IA-2A) sollten bestimmt werden.

Bei Nachweis von Autoantikörpern spricht man auch von Diabetes mellitus Typ 1A, bei fehlendem Nachweis von Typ 1B.

Verlauf

Nach der **Manifestationsphase** folgt eine **partielle Remission:** Nach der ersten Phase des schweren Insulinmangels kommt es in 60–80 % der Fälle zu einer zeitweisen Erholung der β-Zellen mit erneuter endogener Insulinproduktion („honeymoon"). Die Stoffwechseleinstellung ist bei geringem Insulinbedarf in dieser Phase stabil. Die Dauer beträgt Wochen bis Monate. Erst dann kommt es zum **chronischen Diabetes:** Sekundäre Dekompensation nach Erschöpfung körpereigener Insulinreserven mit steigendem Insulinbedarf (> 0,5 IE/kg KG/d).

Initialtherapie

Therapie der Ketoazidose: Der Therapiebeginn sollte sofort nach Diagnosestellung erfolgen. Die

Flüssigkeitssubstitution erfolgt zunächst mit NaCl 0,9 %. Wegen der Gefahr eines Hirnödems sollte die Hyperosmolarität vorsichtig reduziert werden. Wenn der Blutzucker auf etwa 16 mmol/L (290 mg/dL) abgefallen ist, wird mit einer vorsichtigen Zugabe von Glukose 5 % begonnen (Verhinderung eines zu raschen Osmolaritätsabfalls). Eine **Kaliumsubstitution** sollte bei gesicherter Diurese früh erfolgen, weil durch den Kaliumtransport von extra- nach intrazellulär durch Insulin und den Rückgang der Azidose die Gefahr der Hypokaliämie besteht. Die Azidose wird in der Regel durch die Gabe von Flüssigkeit, Elektrolyten, Glukose und Insulin erfolgreich korrigiert.

Insulin: Beginn mit 0,05–0,1 IE/kg KG/h i. v., langsame Blutzuckersenkung anstreben.

Praxistipp

0,1 IE/kg KG i. v. Altinsulin senken den Blutzucker in der Regel um 5,5 mmol/L/h (100 mg/dL/h).

In einigen Fällen ist keine Infusionsbehandlung erforderlich, da die Dehydratation nur geringgradig ist und sofort mit subkutanen Insulininjektionen begonnen werden kann.

Merke

Innerhalb der ersten 24 h nach Therapiebeginn kann sich der klinische Zustand durch ein Hirnödem verschlechtern.

Dauertherapie

Insulintherapie: Es wird fast nur noch Humaninsulin verwendet. Die Wirkdauer ist je nach verwendeten Präparaten sehr kurz (Insulinanalogon, z. B. Insulin lispro), kurz (Normalinsulin), mittellang (Basalinsulin [NPH]) oder lang (Insulinanalogon, z. B. Insulin detemir, Levemir® oder Insulin glargin, Lantas®). Nach Azidoseausgleich und klinischer Stabilisierung sollte möglichst rasch auf die subkutane Gabe von Insulin übergegangen werden. Richtlinie für den Insulinbedarf nach Remission: 1 IE/kg KG/Tag. **Konventionelle Therapie (CT):** Zwei tägliche Injektionen einer festen Mischung aus Normal- und Verzögerungsinsulin bei festgelegten Nahrungszeiten und -mengen (heute bei Kindern und Jugendlichen eher obsolet).

Intensivierte Therapie (ICT): Behandlungsstandard in der Pädiatrie, da durch die ICT eine stabilere Stoffwechseleinstellung erreicht wird. Es erfolgt die Trennung von Basalinsulin und Mahlzeiteninsulin (Basis-Bolus-Therapie). Meist werden Basalinsulin als NPH-Insulin 2- bis 4-mal täglich und Normalinsulin oder ein sehr kurz wirksames Insulinanalogon zusätzlich zu den Mahlzeiten verabreicht. Der Blutzucker muss täglich 4- bis 6-mal oder häufiger kontrolliert werden.

Die Durchführung einer ICT mittels kontinuierlicher subkutaner Insulininjektionstherapie („CSII – continuous subcutaneous insulin infusion") kann in einigen Fällen, vor allem im Kleinkindalter, gegenüber einer Therapie mit multiplen Injektionen vorteilhaft sein.

Faustregeln zur Insulindosisanpassung (Korrekturfaktor):

In Abhängigkeit vom Körpergewicht senkt 1 IE zusätzliches Normalinsulin oder Analoginsulin den Blutzuckerwert

- bei 30–40 kg um 5,0 mmol/L (90 mg/dL),
- bei 40–50 kg um 2,8 mmol/L (50 mg/dL),
- bei > 50 kg um 2,2 mmol/L (40 mg/dL).

Abschätzung der pro Kohlenhydrateinheit (KE) notwendigen Insulinmenge in Abhängigkeit von der Tageszeit, da die Insulinsensitivität im Tagesverlauf schwankt **(KE-Faktor):**

- Morgens 1,5 IE Normalinsulin pro KE
- Mittags 1,0 IE Normalinsulin pro KE
- Abends 1,2 IE Normalinsulin pro KE

Diese Zahlen gelten für das Alter 6–12 Jahre. Jüngere Kinder benötigen geringere.

Merke

Die Korrektur- und KE-Faktoren sind interindividuell sehr unterschiedlich, und die eigenen Werte sollten jedem Patienten bekannt sein.

Veränderung der Grundmenge des Verzögerungsinsulins:

Eine Dosisanpassung sollte erfolgen, wenn der Blutzucker über mehrere Stunden zur Zeit des Wirkungsmaximums außerhalb des Zielbereichs von 4–9 mmol/L (70–160 mg/dL) liegt.

Dosisanpassung bei Sport: Hier ist durchschnittlich eine Reduktion der Insulindosis um 10–20 % pro Stunde möglich (erhebliche Variabilität).

Die Insulinresorptionszeit ist besonders kurz, wenn die Injektionsstelle vorher massiert wird.

Ernährung

Empfohlen wird eine gesunde, eher fettarme Mischkost mit einem Kohlenhydratanteil von etwa 50 %. Alle Nahrungsmittel können gegessen werden. Diabetikernahrungsmittel mit Zuckeraustauschstoffen bieten keine Vorteile. Eine Kohlenhydrateinheit (KE) entspricht 10–12 g Kohlenhydraten.

Therapiekomplikationen

Hypoglykämie: Zu hohe Insulindosis, zu geringe Nahrungszufuhr und zu hoher Glukoseverbrauch können eine Hypoglykämie (BZ < 60 mg/dL) auslösen. Meist genügt dann eine orale Kohlenhydrataufnahme. In schweren Fällen werden Glukagon 0,5 mg i. m. oder Glukose 20 % i. v. verabreicht.

Besondere Bedeutung für eine stabile Stoffwecheleinstellung haben regelmäßige Schulungen. Ältere Patienten sollten auf das Risiko von Alkohol hingewiesen werden: Auch Stunden nach Alkoholkonsum kann es zu Hypoglykämien kommen. Der Brennwert von Alkohol liegt bei 30 kJ (7,2 kcal) pro 100 g.

Dawn-Phänomen: Morgendliche Hyperglykämie ohne vorausgegangene Hypoglykämie durch Insulinresistenz in den frühen Morgenstunden und nachlassende Insulinwirkung aufgrund der Kinetik der Insulinpräparationen. Therapie: Spätinjektion mit einem lang wirkenden Insulin.

Somogyi-Phänomen: Es kommt sehr viel seltener als das Dawn-Phänomen vor. Morgendliche reaktive Hyperglykämie durch hohe abendliche Insulindosis mit nächtlicher Hypoglykämie. Therapie: Reduktion der abendlichen Insulindosis.

Stoffwechselüberwachung

Zur Stoffwechselüberwachung erfolgen:

- **Blutglukosemessung** 5- bis 8-mal täglich. Ziel 4–9 mmol/L (70–160 mg/dL)
- **Dokumentation** von BZ, Insulindosis, Nahrungsmenge und Besonderheiten (Hypoglykämie, Sport) in einem Tagebuch oder mit Hilfe eines EDV-Programms
- **HbA_{1c}**-Kontrollen alle 3 Monate, mindestens dreimal jährlich. Ziel < 7, 5 %
- **LDL-, HDL-Cholesterin und Triglyzeride im Serum** einmal jährlich
- **Serologisches Screening** auf Zöliakie (Transglutaminaseantikörper) und Hashimoto-Thyreoiditis (thyreoidale Peroxidase- und Thyreoglobulinantikörper) einmal jährlich
- **Albuminausscheidung im Urin** einmal jährlich
- **Blutdruckmessung** vierteljährlich
- **Augenärztliche Untersuchung** mit Fundusspiegelung einmal jährlich

Diabetische Folgeerkrankungen und Begleiterkrankungen

Mikroangiopathien können schon vor der Pubertät auftreten und manifestieren sich insbesondere als **Retinopathie, Nephropathie** und selten als **Neuropathie.** Eine Arteriosklerose kann bereits bei Kindern beginnen.

Zudem ist die Inzidenz **immunologischer Begleiterkrankungen** erhöht: Zöliakie (1–4 %), Hashimoto-Thyreoiditis (4–25 %), perniziöse Anämie (2–4 %) und Morbus Addison (0,5 %).

Prognose

Die Lebenserwartung diabetischer Kinder ist durchschnittlich bisher wohl noch um 15 Jahre gegenüber der Normalbevölkerung vermindert. Sie hängt insbesondere von den vaskulären und neuronalen Komplikationen ab. Wichtig für die Mortalität ist die Nephropathie mit Niereninsuffizienz und Bluthochdruck. Eine Besserung der Prognose kann durch Dialyse und Nierentransplantation erreicht werden.

Die Entwicklung von Folgeerkrankungen kann durch eine strenge Stoffwechseleinstellung signifikant reduziert werden.

Klinischer Fall

Laura, ein 5 Jahre altes Mädchen, wird wegen seit 6 Wochen bestehender rezidivierender Bauchschmerzen beim Kinderarzt vorgestellt. Die Mutter berichtet, dass ihr aufgefallen sei, dass Laura in den letzten Wochen sehr viel getrunken und mindestens 2 kg an Gewicht verloren habe. Bei der körperlichen Untersuchung finden sich milde Zeichen einer Dehydratation. Die Urinuntersuchung ergibt eine deutliche Glukosurie und Ketonurie. Laura wird daraufhin sofort in die Kinderklinik eingewiesen. Die Laboruntersuchungen ergeben: Glukose im Serum 25 mmol/L (450 mg/dL), metabolische Azidose (pH 7,29, pCO_2 28 mmHg, Bikarbonat 17 mmol/L) und HbA_{1c}-Konzentration 9,5 % (deutlich über dem Normbereich). Es handelt sich um eine Erstmanifestation eines Diabetes mellitus Typ 1.

6.7.2.3 Diabetes mellitus Typ 2

Epidemiologie

Mit der Zunahme der Adipositas im Kindesalter ist eine Häufigkeitszunahme des Diabetes mellitus

Typ 2 im Jugendalter zu beobachten. Es sind mehr Mädchen als Jungen betroffen. Das Erkrankungsalter beträgt meist > 10 Jahre.

Ätiologie und Pathogenese

Grundlage ist die Kombination aus Insulinresistenz und Insulinsekretionsdefizit. Einen entscheidenden Einfluss hierauf haben die genetische Veranlagung, der ethnische Hintergrund, intrauterine Faktoren (SGA), Bewegungsarmut und Übergewicht.

Klinik

Die Symptomatik bei Diagnosestellung reicht von einer asymptomatischen Hyperglykämie bis zur diabetischen Ketoazidose oder hyperosmolaren, nichtketotischen Hyperglykämie. Letztere sind bei Diabetes mellitus Typ 2 selten, aber mit einer erheblichen Morbidität assoziiert.

Komplikationen

Mikroangiopathie: Retinopathie, Nephropathie und Neuropathie mit den Spätfolgen Erblindung, Niereninsuffizienz und Dialyse, Beinamputation.
Makroangiopathie: Schlaganfall und Herzinfarkt.

Therapie

Die kausale Therapie ist eine Steigerung der körperlichen Aktivität und/oder eine Gewichtsreduktion. Wird nach 3 Monaten keine befriedigende Stoffwechseleinstellung erreicht, ist eine zusätzliche pharmakologische Therapie indiziert (► Abb. 6.8).

Prävention

Da Frühformen asymptomatisch verlaufen, ist eine Screeninguntersuchung in Risikogruppen sinnvoll. Indikationen für die Durchführung eines oralen Glukosetoleranztests sind Übergewicht, positive Familienanamnese, ethnische Herkunft (Asiat, Afrikaner, Indianer, Hispanier), Zeichen der Insulinresistenz oder mit ihr assoziierte Veränderungen (Acanthosis nigricans, arterielle Hypertonie, Dyslipidämie, polyzystisches Ovarsyndrom).

6.7.3 Glykogenspeichererkrankungen

6.7.3.1 Wegweiser

Es handelt sich um Krankheiten durch hereditäre Enzymdefekte des Glykogenabbaus bzw. der Glykogensynthese mit pathologischer Glykogenspeicherung in vielen Organen und den klinischen Leitsym-

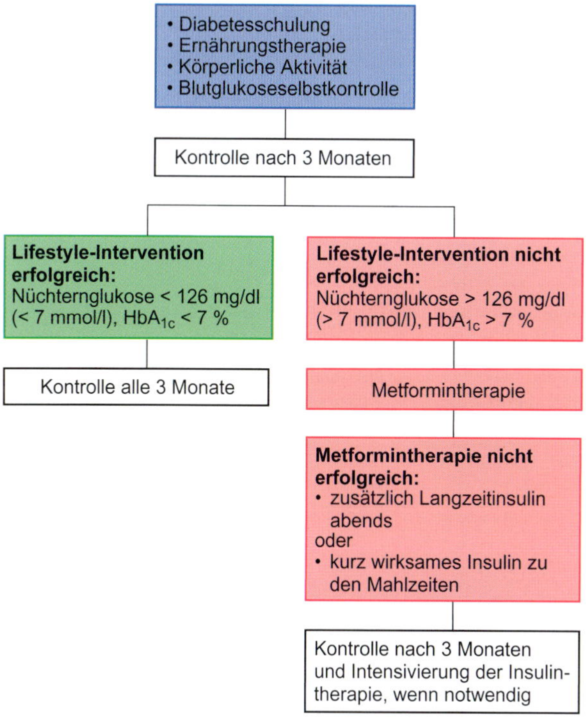

Abb. 6.8 Behandlung des asymptomatischen Diabetes mellitus Typ 2 bei Kindern und Jugendlichen. Nach S. Wiegand: Therapie des Diabetes mellitus Typ 2. Monatsschr Kinderheilkd 2005; 153: 936–944. [F705–001/L141]

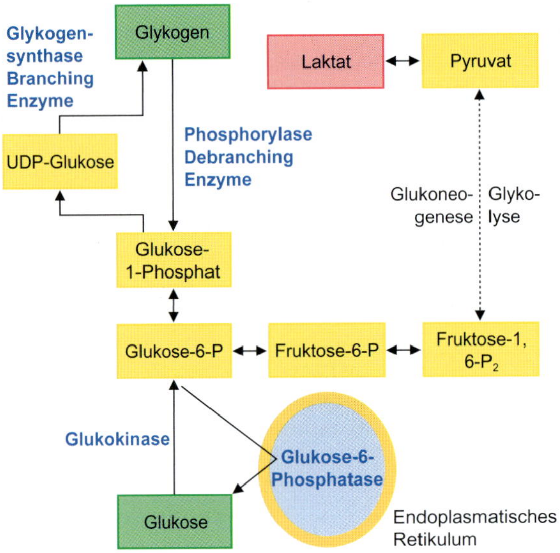

Abb. 6.9 Der Glykogen- und Glukosestoffwechsel. [L141]

ptomen Hepatomegalie und Hypoglykämie (► Abb. 6.9). Exemplarisch werden im Folgenden die Glykogenose Typ I besprochen sowie die Glykogenose Typ II, die sich klinisch deutlich unterscheidet.

6.7.3.2 Glykogenose Typ Ia (von Gierke)

Ätiologie

Bei dieser Form der Glykogenose liegt ein Defekt der Glukose-6-Phosphatase in Leber, Niere und Dünndarm vor.

Pathogenese

Die Glukose-6-Phosphatase setzt Glukose aus Glykogen und aus glukoneogenetischen Substraten frei. Bei einem Enzymdefekt kommt es zu einer Akkumulation von Glukose-6-Phosphat in Leber und Nieren und zu einer Stimulation der Glykogensynthese mit der Folge einer massiven Glykogenspeicherung vor allem in der Leber **(Hepatomegalie),** in den Nieren und in Thrombozyten. Biochemisch bestehen **schwere Hypoglykämien** und eine **Laktatazidose,** da alle Präkursoren, die normalerweise in der Leber zu Glukose umgewandelt werden (Glykogen, Galaktose, Fruktose, Glyzerol, Aminosäuren), zu Pyruvat und Laktat abgebaut werden. Außerdem kommt es zu einer **Hyperlipidämie** bei verminderter Lipoproteinlipaseaktivität bei Hypoinsulinismus. Die **Hyperurikämie** entsteht durch die kompetitive Hemmung der renalen Harnsäuresekretion durch Laktat.

Klinik

Oft ist ein **epileptischer Anfall** das Initialsymptom. Häufig fehlen Hypoglykämiesymptome trotz sehr niedriger Blutzuckerwerte, da Laktat als alternatives Substrat im ZNS verwendet wird. Das Abdomen ist bei extremer **Hepatomegalie** ohne Splenomegalie vorgewölbt (► Abb. 6.10), die Nieren sind vergrößert. Betroffene Säuglinge haben durch vermehrtes subkutanes Fettgewebe ein charakteristisches **Puppengesicht.** Es kommt zu einer Wachstumsretardierung mit proportioniertem **Kleinwuchs.**

Merke

Vor Therapiebeginn fehlen häufig Hypoglykämiesymptome trotz sehr niedriger Blutzuckerwerte, da Laktat als alternatives Substrat im ZNS verwendet wird. Bei intermittierend auftretenden Hypoglykämien nach erfolgter Stoffwechseleinstellung (keine chronische Laktatazidose mehr) stehen keine alternativen Substrate im ZNS mehr zur Verfügung und die Gefahr der Hirnschädigung durch die Hypoglykämie ist sehr viel höher.

Diagnostik

Charakteristische Befunde sind eine Nüchternhypoglykämie mit kurzer Nüchterntoleranz, eine Laktatazidose ohne Ketonkörpererhöhung, eine Hypertriglyzeridämie > Hypercholesterinämie und eine Hyperurikämie. Die Aktivitäten der Aminotransferasen im Serum sind mäßig erhöht. Die Diagnose wird durch eine verminderte Glukose-6-Phosphatase-Aktivität in Leberzellen bzw. DNA-Analyse gestellt.

Therapie

Das **Ziel** ist eine möglichst konstante Aufrechterhaltung der Blutglukosekonzentration zur Vermeidung von Hypoglykämien und des damit assoziierten Risikos einer Hirnschädigung. Darüber hinaus sollen sekundäre metabolische Veränderungen und eine übermäßige Glykogenspeicherung in den betroffenen Organen verhindert werden. **Tagsüber** werden häufig kleine kohlenhydratreiche Mahlzeiten verabreicht. Ab dem 2. Lebensjahr kann eine Zufütterung von ungekochter Maisstärke (Mondamin®) zur Verlängerung der Nüchterntoleranz durch verzögerte Glukosefreisetzung und -resorption erfolgen. Fruktose und Laktose sind wegen der Verstärkung der Laktatazidose verboten. **Nachts** erfolgt eine kontinuierliche Dauersondierung von Säuglingsnahrung oder eines Glukosepolymers, bei Säuglingen und Kleinkindern über eine perkutane endoskopische Gastrostomie (PEG), bei älteren Kindern über eine jeweils am Abend selbst gelegte Magensonde.

Prognose

Wachstum und Rückbildung der laborchemischen Veränderungen sind vom Zeitpunkt des Therapiebeginns und von der Intensität der Therapie abhängig. Gefürchtet ist die Entwicklung von hepatozellulären Adenomen und Karzinomen im Erwachsenenalter. Eine weitere wichtige Komplikation ist das Auftreten einer Niereninsuffizienz.

> **Merke**
>
> Durch die kontinuierliche nächtliche Dauersondierung konnte die Langzeitprognose von Patienten mit Glykogenose deutlich verbessert werden. Eine minutiöse Schulung der Eltern bezüglich des Umgangs mit der Ernährungspumpe und bezüglich der Sondenkonnexion ist von vitaler Bedeutung. Die Installation eines Warnsystems (z. B. Klingelmatte) ist hilfreich.

6.7.3.3 Glykogenose Typ Ib

Ätiologie

Bei der Glykogenose Typ Ib handelt es sich um einen intrazellulären Transportdefekt von Enzymsystemen, die die Glukose-6-Phosphatase durch mikrosomale Membranen transportieren.

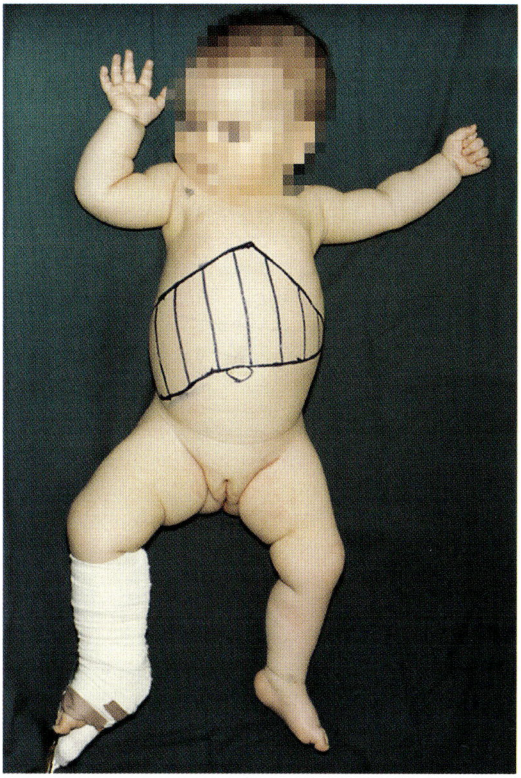

Abb. 6.10 5 Monate alter Säugling mit Glykogenose Typ Ia: ausgeprägte Hepatomegalie. [O530]

Klinik

Klinisch ist die Glykogenose Typ Ib zunächst nicht vom Typ Ia zu unterscheiden. Zusätzlich bestehen bei Typ Ib eine **Neutropenie und Granulozytenfunktionsstörung,** die zu rezidivierenden bakteriellen Infektionen führen, die sich hauptsächlich an der Haut und pulmonal manifestieren. Eine weitere schwerwiegende Komplikation ist das Auftreten einer chronisch-entzündlichen Darmerkrankung, die an den Morbus Crohn erinnert („Crohn-like bowel disease“).

Therapie

Die Therapie der Glykogenose Ib entspricht der des Typs Ia. Zusätzlich sind jedoch eine Infektionsbekämpfung (antibiotische Dauertherapie mit Cotrimoxazol) und -prophylaxe erforderlich (Verabreichung des rekombinanten Granulozyten-Kolonie-stimulierenden Faktors [G-CSF] bei Granulozyten < 1.000/μL).

6.7.3.4 Glykogenose Typ II (Pompe)

Ätiologie

Dem Morbus Pompe liegt ein Defekt der lysosomalen sauren α-1,4-Glukosidase zugrunde.

Pathogenese

Das Enzym ist in allen Lysosomen lokalisiert und spaltet das durch Endozytose und Autophagozytose in die Lysosomen gelangte Glykogen in Glukoseeinheiten. Bei Fehlen des Enzyms bleibt Glykogen in den Lysosomen liegen. Hierdurch kommt es zu einer Auftreibung der glykogenreichen Organe Myokard, Skelettmuskulatur, Leber und Nieren. Auch das ZNS ist betroffen.

Klinik

Infantile Form: Die Symptomatik beginnt meist in den ersten Lebensmonaten mit den Leitsymptomen **muskuläre Hypotonie, Kardiomyopathie, Ateminsuffizienz und Gedeihstörung.** Die Intelligenz ist normal. Die Kinder versterben im 1. Lebensjahr an Herzinsuffizienz oder Aspirationspneumonie.

Juvenile Form: Die Erkrankung manifestiert sich durch eine langsam progrediente Muskelschwäche. Das Herz ist nicht betroffen. Die Patienten versterben in der Regel vor Erreichen des Erwachsenenalters.

Adulte Form: Das klinische Leitsymptom der Muskelschwäche tritt in der 3.–4. Lebensdekade auf. Die Lebenserwartung kann normal sein.

Diagnostik

Laborchemisch fällt die Erhöhung der Kreatinkinase (CK) und der Aminotransferasen auf. Die Analyse der Oligosaccharide im Urin zeigt ein pathologisches Muster. Die Elektro- und Echokardiografie sowie die Sonografie des Skelettmuskels können weitere Hinweise liefern. Bei Verdacht erfolgt die Enzymaktivitätsbestimmung in Trockenblut oder Leukozyten. Die Diagnose wird durch DNA-Analyse bestätigt.

Therapie

Eine Enzymersatztherapie ist zugelassen. Daneben stehen symptomatische Therapiemaßnahmen (Physiotherapie) im Vordergrund.

6.7.4 Störungen des Galaktosestoffwechsels

6.7.4.1 Wegweiser

Autosomal-rezessiv vererbte Störungen des Galaktosestoffwechsels führen zu erhöhten Galaktosekonzentrationen in Geweben und Körperflüssigkeiten. Die klinischen Symptome reichen von asymptomatischen Verlaufsformen bis zu Erkrankungen, die mit lebensbedrohlichen Krisen in der Neugeborenenperiode und schweren Langzeitkomplikationen assoziiert sind (► Abb. 6.11). Neben der **klassischen Galaktosämie** gehören der Defekt der **Uridin-Diphosphat-Galaktose-4-Epimerase** sowie der Defekt der **Galaktokinase** zu den Störungen des Galaktosestoffwechsels. Letztere wurden allerdings in den vergangenen schriftlichen Examina nicht berücksichtigt, sodass in folgendem Kapitel nicht im Detail darauf eingegangen wird. Zu merken ist aber insbesondere für das Fachgebiet der Augenheilkunde, dass der Defekt der Galaktokinase eine Ursache für eine **beidseitige Katarakt in den ersten Lebenswochen** darstellt.

6.7.4.2 Klassische Galaktosämie

Ätiologie und Pathogenese

Die Erkrankung wird durch Mutationen im *Galaktose-1-Phosphat-Uridyltransferase-(GALT-)*Gen verursacht (autosomal-rezessiver Erbgang). Dies führt zu einem Mangel der Galaktose-1-Phosphat-Uridyltransferase. Muttermilch und voll adaptierte Säuglingsmilch enthalten als einziges Kohlenhydrat Laktose (Glukose + Galaktose). Die verminderte Aktivität der Galaktose-1-Phosphat-Uridyltransferase führt dazu, dass Galaktose-1-Phosphat nicht abgebaut wird. Die Akkumulation von Galaktose-1-Phosphat schädigt die Parenchymzellen von Nieren, Leber, Darm und Gehirn. Galaktit akkumuliert in den Augenlinsen und führt zu Katarakt. Galaktose-1-Phosphat hemmt die Phosphoglukomutase, dadurch kommt es zur Hypoglykämie.

Klinik

Wenige Tage nach Milchfütterung tritt ein **sepsisähnliches Bild** mit Trinkschwäche, Erbrechen, Diarrhö, Ikterus, Lethargie und muskulärer Hypotonie auf. Die begleitende schwere **Leberfunktionsstörung** mit Hepatomegalie, Ödemen und Aszites führt zu einer schweren Gerinnungsstörung mit Blutungsneigung. Die Nierenfunktionsstörung äußert sich als Tubulopathie mit Hyperaminoazidurie. Eine gramnegative Sepsis *(E. coli)* tritt häufig auf. Innerhalb von Tagen oder Wochen kommt es zu nukleären **Katarakten,** die rasch irreversibel werden. Bei der fulminanten Form ist die Erkrankung tödlich, wenn sie nicht umgehend behandelt wird.

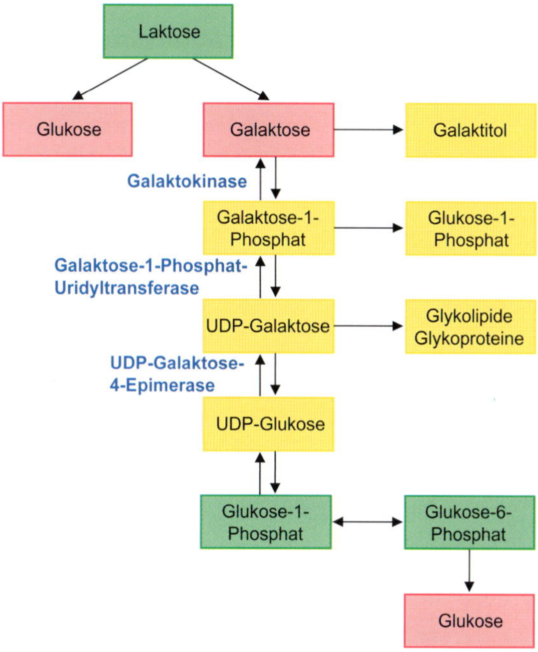

Abb. 6.11 Der Galaktosestoffwechsel. [L141]

Merke

Klinische Trias bei klassischer Galaktosämie: Leberzirrhose, Katarakt und geistige Retardierung.

Diagnostik

Neugeborenenscreening am 3. Lebenstag. Messung der Galaktosekonzentration im Blut und halbquantitativer Nachweis der Aktivität der Galaktose-1-Phosphat-Uridyltransferase. Häufig befinden sich die Kinder bei Eintreffen des Screeningergebnisses bereits in stationärer Behandlung aufgrund einer Hyperbilirubinämie mit Erhöhung des **direkten Bilirubins, Gerinnungsstörungen** (Quick-Erniedrigung, PTT-Verlängerung) sowie erhöhten Aktivitäten der Aminotransferasen im Serum.

Lerntipp

Die Galaktosämie ist eine durch das Neugeborenenscreening erfasste mögliche Ursache eines Icterus prolongatus.

Es kann zum Auftreten von **Hypoglykämien** kommen. Es findet sich ein Tubulusschaden mit Hyperaminoazidurie. Die **Galaktose-1-Phosphat**-Konzentration in Erythrozyten ist erhöht. Die Diagnose wird durch quantitative **Enzymaktivitätsmessung** in Erythrozyten und **DNA-Analyse** bestätigt.

Therapie

Notfalltherapie: Die Zufuhr an Muttermilch oder Säuglingsmilch auf Kuhmilchbasis muss umgehend gestoppt werden. Bei schwerer Gerinnungsstörung werden Vitamin K und/oder Fresh Frozen Plasma i. v. verabreicht. Eine Antibiotikatherapie sollte großzügig erfolgen, da stets vom Vorliegen einer gramnegativen Sepsis ausgegangen werden muss.

Dauertherapie: Säuglinge erhalten eine weitgehend **galaktosefreie Säuglingsnahrung** (Säuglingsnahrung auf Soja- oder Kaseinhydrolysatbasis). Mit Einführung der Beikost wird die Einhaltung der Diät schwieriger. Das Therapieziel der Eliminierung von Galaktose aus der Ernährung ist in praxi unerreichbar.

Bei Mädchen mit hypergonadotropem Hypogonadismus sollte ab dem 12. Lebensjahr eine Hormonsubstitutionstherapie durchgeführt werden.

Merke

Beim geringsten klinischen Verdacht auf Vorliegen einer angeborenen Störung im Galaktosestoffwechsel muss die Milchernährung sofort beendet und die Ernährung des Kindes auf eine galaktosefreie Säuglingsmilch umgestellt werden. Wird früh genug mit der galaktosefreien Diät begonnen, bilden sich die klinischen Symptome (Ikterus, Gerinnungsstörung, Katarakte) rasch zurück. Die Progression zur Leberzirrhose kann verhindert werden.

Prognose

Trotz frühzeitig begonnener und konsequent durchgeführter Therapie ist die Prognose nicht so gut wie ursprünglich angenommen. Ein hypergonadotroper Hypogonadismus tritt bei 54 % der Mädchen (Ovarialfibrose) auf. Weitere häufige Komplikationen sind Sprachstörungen (65 %), Rechenschwäche (44 %), Intentionstremor (14 %), Mikrozephalie (13 %) und Ataxie (8 %). Der IQ liegt bei 83 % der über 12 Jahre alten Patienten unter 85.

Duarte-Variante

Es handelt sich um eine harmlose Variante mit verminderter Aktivität der Galaktose-1-Phosphat-Uridyltransferase durch andere Mutationen am Transferaselocus. Die Duarte-Variante ist nur bezüglich des Wanderungsverhaltens des Enzyms in der Gel-Elektrophorese von der normalen Transferase unterscheidbar. Diese Mutationen führen nicht zu klinischen Symptomen.

6.7.5 Störungen des Fruktosestoffwechsels

6.7.5.1 Hereditäre Fruktoseintoleranz

Ätiologie und Pathogenese

Die Erkrankung wird durch Mutationen im *Aldolase-B-(ALDOB-)*Gen verursacht (autosomal-rezessiver Erbgang). Hierdurch kommt es zu einem Mangel an Fruktose-1-Phosphat-Aldolase (▸ Abb. 6.12). Dies führt zur Akkumulation von Fruktose-1-Phosphat in Leber, Niere und Darm (toxisch). Fruktose-1-Phosphat wirkt als kompetitiver Inhibitor für die Phosphorylase, wodurch die Glykogenolyse gehemmt wird: Es kommt zur **Hypoglykämie.** Eine zusätzliche Hemmung der Glukoneogenese führt zu Hypoglykämieverstärkung.

Klinik

Solange eine fruktosefreie Ernährung (Muttermilch oder Säuglingsanfangsnahrung) erfolgt, bestehen keine Symptome.

Nach Zufuhr von Fruktose kommt es zu Erbrechen, Diarrhö, **postprandialer Hypoglykämie,** Lethargie, epileptischen Anfällen, Ikterus und Hepatomegalie. Bei weiterer Fruktosezufuhr entsteht eine schwere **Leberfunktionsstörung** mit Gerinnungsstörung (▸ Abb. 6.13).

Ältere Kinder zeigen eine ausgeprägte Abneigung gegenüber fruktose- und saccharosehaltigen Nahrungsmitteln (Obst und Süßigkeiten). Patienten mit hereditärer Fruktoseintoleranz haben typischerweise **kariesfreie Zähne.**

Diagnostik

Entscheidend ist die **genaue Ernährungsanamnese.** Postprandial kommt es zu **Hypoglykämien.** Es besteht eine chronische metabolische **Azidose** (renale tubuläre Azidose). Zudem finden sich erhöhte Aktivitäten der Aminotransferasen im Serum, eine Hyperbilirubinämie (mit erhöhtem Anteil an **direktem Bilirubin**), Gerinnungsstörungen, niedrige Phosphatkonzentration im Serum und eine generalisierte Hyperaminoazidurie. Die **DNA-Analyse** ersetzt heute den Fruktosebelastungstest und die Enzymaktivitätsbestimmung.

Merke

Erkrankungen mit Hypoglykämie, Ikterus und Hepatomegalie: Tyrosinämie Typ 1, klassische Galaktosämie, hereditäre Fruktoseintoleranz.

Therapie

Lebensbegleitend wird eine fruktosefreie bis -arme Diät durchgeführt. Nach Rückbildung der Leververgrößerung ist 1 g Fruktose pro Tag erlaubt. Aufgrund der Abneigung gegenüber fruktosehaltigen Nahrungsmitteln fällt den Patienten die Diäteinhaltung in der Regel nicht schwer. Eine Vitaminsubstitution erfolgt mittels Multivitaminpräparaten.

Merke

Beim geringsten klinischen Verdacht auf Vorliegen einer angeborenen Störung im Fruktosestoffwechsel muss die Fruktosezufuhr sofort beendet und die Ernährung des

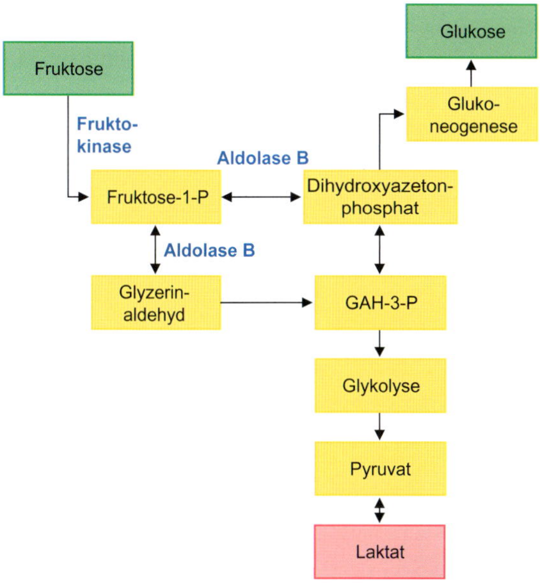

Abb. 6.12 Der Fruktosestoffwechsel. [L141]

Kindes auf eine fruktosefreie Diät umgestellt werden. Eine Besserung der klinischen Symptomatik erhärtet die Verdachtsdiagnose.

Praxistipp

Die Verabreichung fruktosehaltiger Infusionslösungen führt bei Menschen mit angeborenen Störungen im Fruktosestoffwechsel zu akuter Lebensgefahr. Fruktose-, sorbitol- und invertzuckerhaltige Infusionslösungen und der früher übliche intravenöse Fruktosebelastungstest sind daher heute obsolet.

6.7.6 Störungen des Glukosetransports

6.7.6.1 Wegweiser

Hereditäre Defekte des Glukosetransports an Zellmembranen unterschiedlicher Organe, die zu umschriebenen Krankheitsbildern führen und häufig gut behandelbar sind. Exemplarisch wird im Folgenden der $GLUT_1$-Defekt beschrieben.

6.7.6.2 Glukose-Transporterprotein-Syndrom ($GLUT_1$-Defekt)

Pathogenese

Durch eine angeborene Störung des „passiven" Glukosetransports $GLUT_1$ an der Blut-Hirn-Schranke und im ZNS kommt es zu einem intrazerebralen Glukosemangel.

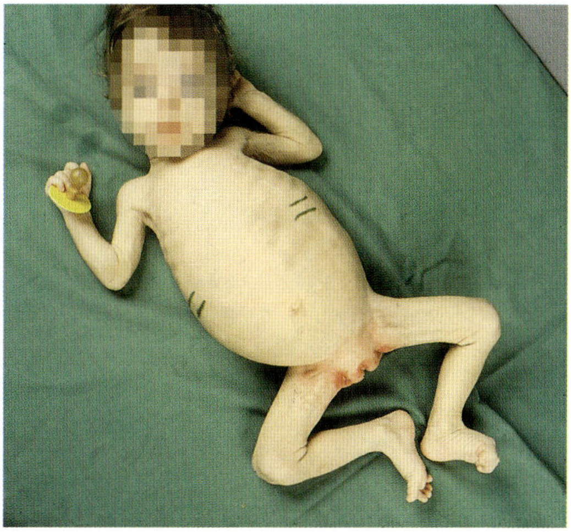

Abb. 6.13 Säugling mit hereditärer Fruktoseintoleranz: Dystrophie, Hepatomegalie und Aszites nach chronischer Fruktosezufuhr. [O530]

Klinik

Das Leitsymptom sind **infantile epileptische Anfälle.** Darüber hinaus können eine psychomotorische Entwicklungsretardierung, eine sekundäre Mikrozephalie, eine muskuläre Hypotonie und eine Ataxie auftreten.

Diagnostik

Biochemisches Leitsymptom ist die Erniedrigung der Liquorglukosekonzentration bei normaler Plasmaglukosekonzentration und normalem Liquorlaktat. Die Diagnose wird durch DNA-Analyse bestätigt.

Therapie

Eine **ketogene Diät** mit extrem niedrigem Kohlenhydratanteil, niedrigem Proteingehalt und sehr hohem Fettanteil (**90 %** der Energie) sorgt für die intrazerebrale Bereitstellung von Ketonkörpern als alternative energiereiche Substrate.

Praxistipp

Bei der ketogenen Diät handelt es sich um eine sehr einseitige Ernährungsform, die mit einem hohen Risiko der Unterversorgung bezüglich einer Vielzahl von Nahrungsbestandteilen einhergeht. Es muss daher eine altersentsprechende Substitution von Vitaminen und Mineralstoffen erfolgen. Eine engmaschige ärztliche Überwachung ist unbedingt erforderlich.

Cave

Vor Beginn einer ketogenen Diät muss eine Störung des Transports oder der Oxidation von Fettsäuren unbedingt ausgeschlossen werden (Acylcarnitinanalyse im Plasma). Bei Kindern mit o. g. Stoffwechseldefekten kann keine Ketogenese erfolgen. Sowohl die 2-tägige Nulldiät, die als Vorbereitung auf die ketogene Diät empfohlen wird, als auch die massive Fettbelastung würden bei solchen Patienten zu lebensbedrohlichen metabolischen Dekompensationen führen.

Prognose

Durch die ketogene Diät lässt sich die Anfallsfrequenz bei Kindern mit $GLUT_1$-Defekt innerhalb weniger Wochen deutlich reduzieren. Mit zunehmendem Alter nimmt die zerebrale Glukoseutilisation bei Kindern zu, sodass nach dem 10. Lebensjahr die diätetische Therapie versuchsweise beendet werden kann.

6.8 Störungen des Transports und der Oxidation von Fettsäuren

6.8.1 Wegweiser

Genetisch bedingte Defekte des Transports oder der Oxidation von Fettsäuren gehören zu den häufigsten angeborenen Stoffwechselstörungen (1 : 8.000 Neugeborene). Es handelt sich um Erkrankungen, die unbehandelt mit einer sehr hohen Mortalität und Morbidität einhergehen und im präsymptomatischen Stadium häufig ausgezeichnet behandelbar sind.

Klassifikation

(► Abb. 6.14).

- **Störungen des Carnitinzyklus:**
  - Defekt des Carnitintransporters (CTD)
  - Defekt der Carnitinpalmitoyltransferase 1 (CPT 1)
  - Defekt der Acylcarnitin-Carnitin-Translocase (CACT)
  - Defekt der Carnitinpalmitoyltransferase 2 (CPT 2)
- **Störungen der mitochondrialen β-Oxidation von Fettsäuren:**
  - Defekt der Very-Long-Chain-Acyl-CoA-Dehydrogenase (VLCAD)
  - Defekt der Long-Chain-3-Hydroxy-Acyl-CoA-Dehydrogenase (LCHAD)
  - Defekt der Medium-Chain-Acyl-CoA-Dehydrogenase (MCAD)
  - Defekt der Short-Chain-Acyl-CoA-Dehydrogenase (SCAD)

Beispielhaft werden der Carnitintransporterdefekt (Carnitinzyklusstörung) und der Defekt der Medium-Chain-Acyl-CoA-Dehydrogenase (Störung der mitochondrialen β-Oxidation von Fettsäuren) besprochen.

6.8.2 Carnitintransporterdefekt

Pathogenese

Der autosomal-rezessiv vererbte Defekt des natriumabhängigen Carnitintransporters im Muskel und in der Niere führt zu einem schweren systemischen Carnitinmangel.

Klinik

Die Erkrankung manifestiert sich zwischen dem 2. und 7. Lebensjahr mit progressivem Herzversagen durch **hypertrophe Kardiomyopathie** und **muskuläre Schwäche.** Unbehandelt sterben die Patienten im Kindesalter.

Diagnostik

Der Carnitintransporterdefekt wird im erweiterten **Neugeborenenscreening** erfasst (► Kap. 21.3). Die Carnitinkonzentration im Plasma ist extrem er-

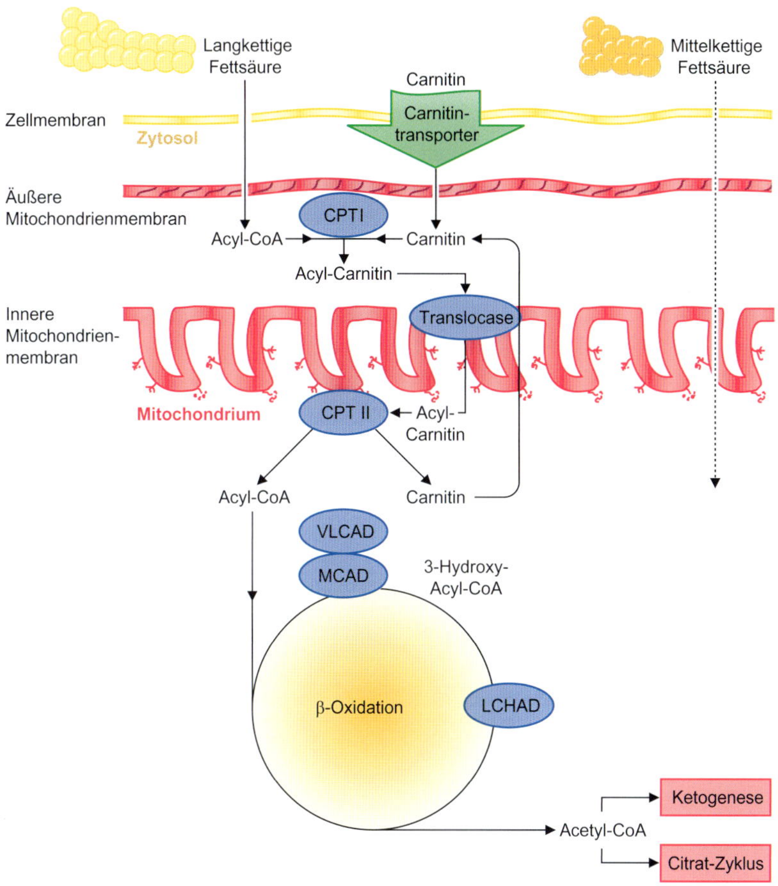

Abb. 6.14 Carnitinzyklus und mitochondriale Oxidation von Fettsäuren. [L141]

niedrigt, im Urin erhöht. Die Diagnose wird durch DNA-Analyse bestätigt.

Therapie

Die Behandlung besteht in der Verabreichung von **L-Carnitin.**

Prognose

Durch die Therapie mit L-Carnitin wird die kardiale und muskuläre Funktion innerhalb weniger Monate nahezu normalisiert.

6.8.3 Medium-Chain-Acyl-CoA-Dehydrogenase-(MCAD-)Defekt

Pathogenese

Der autosomal-rezessiv vererbte Enzymdefekt der mitochondrialen Oxidation ist durch Mutationen im *ACADM*-Gen bedingt und führt dazu, dass mittelkettige Fettsäuren (C_6 bis C_{10}) nicht abgebaut werden können. Bei ausreichenden Glykogen- und Glukosereserven macht sich der Defekt nicht bemerkbar. Im Rahmen **protrahierter Fastenperioden,** wenn der Körper auf die Energiegewinnung aus der Oxidation von Fettsäuren angewiesen ist, kann kein Acetyl-CoA entstehen. Ketonkörper als alternative energiereiche Substrate können daher nicht gebildet werden, und es kommt zu einer schweren **hypoketotischen Hypoglykämie.** Die akkumulierenden mittelkettigen Fettsäuren werden mit Carnitin verestert, und es entstehen **Acylcarnitine** spezifischer Kettenlänge, die mittels Tandemmassenspektrometrie nachgewiesen werden können (Neugeborenenscreening). Da hierbei Carnitin verbraucht wird, ist die Konzentration an freiem Carnitin im Plasma niedrig. Der Acetyl-CoA-Mangel führt dazu, dass N-Acetylglutamat als Kofaktor der Carbamoylphosphatsynthetase (Harnstoffzyklus) vermindert gebildet wird. Es kommt zu einer (milden) **Hyperammonämie.**

Klinik

Der MCAD-Defekt manifestiert sich meist vor dem 18. Lebensmonat. **Protrahierte Nahrungskarenz** oder katabole Stoffwechselsituationen (Infektionen, Impfungen, Operationen) führen zu **Somnolenz** und **Koma.** Häufig gehen Übelkeit und Erbrechen voraus, die Leber ist vergrößert. Im Rahmen der Hypoglykämie kommt es zu epileptischen Anfällen. 50 % der Patienten erleiden einen Atemstillstand, 90 % benötigen Intensivmaßnahmen. Etwa 25 % der Patienten, bei denen die Diagnose nicht bekannt ist, versterben im Rahmen ihrer ersten Stoffwechselkrise. Die Rate gravierender neurologischer Langzeitkomplikationen ist bei den überlebenden Patienten hoch.

Diagnostik

Die Patienten werden im erweiterten **Neugeborenenscreening** identifiziert: Nachweis spezifischer Acylcarnitine. Das freie Carnitin im Plasma ist erniedrigt. In der Analyse der organischen Säuren im Urin sind spezifische Metaboliten nachweisbar. Die Diagnose wird durch **DNA-Analyse** bestätigt.

In der Krise: Hypoketotische Hypoglykämie, metabolische Azidose, Hyperammonämie, Aminotransferasen erhöht, Hyperurikämie, freie Fettsäuren im Plasma hoch, 3-Hydroxybutyrat im Plasma niedrig.

Therapie

Notfalltherapie: Die hoch dosierte Glukoseinfusion ist die lebensrettende Maßnahme.

Dauertherapie: Die Vermeidung protrahierten Fastens ist die einzig notwendige therapeutische Langzeitmaßnahme bei MCAD-Defekt.

Prognose

Unbehandelt ist der MCAD-Defekt mit einer hohen Mortalität und Morbidität assoziiert. Eine frühzeitige Diagnosestellung und die damit einhergehende Meidung protrahierter Nüchternepisoden führen zu einer dramatischen Verbesserung der Prognose. Mortalität und Morbidität können nahezu vollständig vermieden werden.

Klinischer Fall

Franziska, ein bisher stets gesundes 18 Monate altes Mädchen, erkrankt mit akutem Erbrechen und Diarrhö. Es bestehen subfebrile Temperaturen um 38,5 °C. Bei der Vorstellung in der Praxis am Nachmittag diagnostiziert der Kinderarzt eine akute Gastroenteritis und verordnet eine „Teepause". Zu Hause verabreicht die Mutter des Kindes in einstündigen Abständen kleine Mengen Kamillentee. Gegen Mitternacht sieht die Mutter noch einmal nach ihrer Tochter, Franziska ist jedoch nicht erweckbar. Bei Aufnahme auf der Intensivstation ist sie tief komatös. Die Laboruntersuchungen ergeben eine Hypoglykämie (1,5 mmol/L; 28 mg/dL), eine metabolische Azidose (pH 7,17; pCO_2 13, BE −16, HCO_3 12), eine mäßiggradige Hyperammonämie (110 µmol/L) sowie erhöhte Aktivitäten der Aminotransferasen im Serum. Im Urin lassen sich keine Ketonkörper nachweisen. Bei der Analyse der Acylcarnitine im Plasma ist die Octanoylcarnitinkonzentration massiv erhöht. Die Diagnose eines Medium-Chain-Acyl-CoA-Dehydrogenase-Mangels wird molekulargenetisch gesichert.

6.9 Lysosomale Speichererkrankungen

6.9.1 Wegweiser

Lysosomale Speichererkrankungen sind eine Gruppe von Erkrankungen, bei denen eine Störung lysosomaler Enzyme zur intralysosomalen Akkumulation unvollständig abgebauter Substrate führt. Die lysosomalen Speichererkrankungen werden je nach akkumulierendem Substrat unterteilt in die **Mukopolysaccharidosen** (Typ I-H Pfaundler-Hurler, Typ I-S Schreie, II Hunter, III Sanfilippo, IV Morquio, VII Maroteaux-Lamy, IX Sly), die **Oligosaccharidosen** (Fukosidose, Alpha- und Beta-Mannosidose, Aspartylglukosaminurie, M. Schindler, Sialidose), die **Mukolipidosen** (Typ II, III, IV), die **Sphingolipidosen** (GM1- und GM2-Gangliosidose, Galaktosialidose, metachromatische Leukodystrophie, Niemann Pick A/B, Morbus Gaucher, Morbus Fabry, Morbus Krabbe, Morbus Farber, multipler Sulfatasemangel), die **Lipidspeicherkrankheiten** (Niemann Pick C, Morbus Wolman), die **lysosomalen Transportstörungen** (Zystinose, Sialinsäure-Speichererkrankung) und die **neuronalen Ceroidlipofuscinosen.** Die Glykogenose Typ II (Morbus Pompe) gehört auch zu den lysosomalen Speichererkrankungen (► Kap. 6.7.3.4).

6.9.2 Mukopolysaccharidosen

6.9.2.1 Wegweiser

Definition

Charakteristisch ist der unvollständige Abbau und die Speicherung von sauren Mukopolysacchariden in verschiedenen Organen.

Vererbung

Mit einer Ausnahme werden alle Mukopolysaccharidosen autosomal-rezessiv vererbt, der Typ II Hunter wird X-chromosomal-rezessiv vererbt.

Pathogenese

Mukopolysaccharide sind polyanionische Polymere aus Neutralzuckern, Uronsäuren und Aminozuckern, die mit Schwefelsäure verestert sind. Sie sind der Hauptbestandteil der interzellulären Grundsubstanz im Bindegewebe.

Eine Mukopolysaccharidspeicherung in mesenchymalen Geweben führt zu knöchernen Veränderungen: **Dysostosis multiplex** mit Vergröberung von Gesichtszügen als typisches gemeinsames Symptom der Mukopolysaccharidosen. **Eine Mukopolysaccharidspeicherung in viszeralen Geweben** führt zu Organomegalie, insbesondere zu einer Hepatosplenomegalie als klinischem Leitsymptom. **Eine Mukopolysaccharidspeicherung in neuralen Geweben** führt zu einer progressiven mentalen Retardierung.

Klinik

Die häufigsten Symptome sind kraniofaziale Dysmorphie, psychomotorische Retardierung, Dysostosis multiplex und Korneatrübung. Sie treten jedoch bei den einzelnen Formen der Erkrankung mit unterschiedlicher Ausprägung auf. Im Folgenden wird exemplarisch die häufigste und klassische Mukopolysaccharidose, der Typ I-H (Pfaundler-Hurler), beschrieben.

Diagnostik

Die Mukopolysaccharide werden im Urin ausgeschieden und können hier detektiert werden. Es sollten immer auch die **Oligosaccharide im Urin** untersucht werden. Die Diagnose wird durch gezielte **Enzymaktivitätsmessung** in Leukozyten oder Fibroblasten gestellt und durch **DNA-Analyse** bestätigt.

6.9.2.2 Mukopolysaccharidose Typ I-H (Pfaundler-Hurler)

Ätiologie

Defekt der α-L-Iduronidase.

Klinik

Es handelt sich um die schwerste Form der Mukopolysaccharidose. Die Kinder sind bei Geburt unauffällig. Im Lauf des 1. Lebensjahrs entwickeln sich die typischen Merkmale: kraniofaziale Dysmorphie (großer Kopf, Balkonstirn, breite, eingesunkene Nasenwurzel, wulstige Augenbrauen), Hornhauttrübung, Makroglossie und Gingivahyperplasie, Einschränkung der Mimik, Hepatosplenomegalie, Hernien, Atemwegsobstruktion und rezidivierende Atemwegsinfektionen und Skelettanomalien (Zwergwuchs mit zusammengedrängtem Rumpf, Sitzbuckel, dorsolumbale Kyphose, Gelenkkontrakturen und tatzenartige Hände). Eine regrediente Entwicklung mit **Verlust bereits erworbener psychomotorischer Fähigkeiten** ist charakteristisch. Spätsymptome sind Blindheit, Hydrozephalus und Herzklappenfehlfunktion.

Therapie

Neben der symptomatischen Therapie (Frühförderung, orthopädische Maßnahmen, Krankengymnastik, Infektionsbekämpfung usw.) stehen derzeit zwei kausale Therapieansätze zur Verfügung, die miteinander kombiniert werden.

Knochenmarktransplantation: Sie sollte möglichst vor dem 24. Lebensmonat durchgeführt werden. Bei früh transplantierten Kindern wird das ZNS effektiv geschützt, Gelenkprobleme und Mobilität werden hingegen nur wenig beeinflusst.

Enzymersatztherapie: Es zeigt sich kein Effekt auf die ZNS-Schädigung, die Wirkung auf die Hepatosplenomegalie und die Gelenkbeweglichkeit ist hingegen sehr gut.

6.9.3 Oligosaccharidosen

Ätiologie

Bei den Oligosaccharidosen betrifft die Störung vorwiegend den Glykoproteinstoffwechsel.

Klinik

Die Klinik ähnelt der der Mukopolysaccharidosen. Neben den z. T. milden Skelettveränderungen und Dysmorphien findet sich bei allen Formen eine psychomotorische **Entwicklungsverzögerung** und häufig eine Epilepsie. Hepatomegalie, Taubheit und Korneatrübung können fehlen. Häufiger sind sie bereits bei Geburt bzw. im ersten Lebensjahr symptomatisch.

6.9.4 Mukolipidosen

Lysosomale Speichererkrankungen mit Störung des komplexen Kohlenhydratstoffwechsels, die Merkmale sowohl der Mukopolysaccharidosen als auch der Sphingolipidosen aufweisen und deshalb Mukolipidosen genannt wurden. Auf diese Erkrankungsgruppe wird im Folgenden nicht weiter eingegangen.

6.9.5 Sphingolipidosen

6.9.5.1 Wegweiser

Lysosomale Lipidspeichererkrankungen, bei denen der Enzymdefekt zur intrazellulären Akkumulation verschiedener Glykolipide führt. Exemplarisch werden im Folgenden der Morbus Gaucher und Morbus Fabry besprochen.

Vererbung

Mit einer Ausnahme werden alle Sphingolipidosen autosomal-rezessiv vererbt, der Morbus Fabry wird X-chromosomal-rezessiv vererbt.

Pathogenese und Klinik

Da Glykolipide gehäuft in Membranstrukturen von Gehirn und Nervengewebe vorkommen, treten hauptsächlich **neurodegenerative Symptome** auf. Zusätzlich bestehen häufig eine Hepatosplenomegalie, ophthalmologische Symptome und Skelettveränderungen.

Therapie

Eine Enzymersatztherapie konnte bisher erfolgreich für Morbus Gaucher und Morbus Fabry entwickelt werden.

6.9.5.2 Morbus Gaucher

Klassifikation

Man unterscheidet eine **nicht neuronopathische Verlaufsform** (ehemals Typ 1) und eine **neuronopathische Verlaufsform** des Morbus Gaucher, die **akut** (ehemals Typ 2) oder **chronisch** (ehemals Typ 3) auftreten kann.

Ätiologie und Pathogenese

Der Morbus Gaucher wird durch Mutationen im *Glukozerebrosidase-(GBA-)*Gen verursacht. Der Defekt der Glukozerebrosidase führt zu einer Störung des Abbaus komplexer Glykosphingolipide, die wesentliche Bestandteile von Zellmembranen sind. In der Folge wird nicht gespaltenes Glukozerebrosid in Makrophagen, vor allem in Milz, Leber und Knochenmark, gespeichert (Gaucher-Zellen).

Klinik

Nicht neuronopathische Verlaufsform: Die massive Splenomegalie steht im Vordergrund und führt zu Hypersplenismus mit Panzytopenie (▸ Abb. 6.15). Knochenschmerzen sind ein weiteres charakteristisches Symptom, das oft mit Fieber einhergeht (DD: Osteomyelitis). Aseptische Knochennekrosen und pathologische Frakturen treten gehäuft auf. Eine Auftreibung an den distalen Femurenden findet sich bei etwa 80 % der Patienten. Bei frühem Krankheitsbeginn kommt es zu Kleinwuchs und Dystrophie. Neurologische Symptome bestehen definitionsgemäß nicht.

Neuronopathische Verlaufsform: Die **akut-neuronopathische** Verlaufsform manifestiert sich im 2.–3. Lebensmonat. Es treten Fütterungsschwierigkeiten mit Gedeihstörung und gehäufte Infekte der Atemwege auf. Es besteht eine ausgeprägte Hepatosplenomegalie. Im 2. Lebenshalbjahr treten die neurologischen Symptome in den Vordergrund: Dysphagie, Stridor, Augenmuskellähmungen, Opisthotonus, zunehmende Tetraspastik. Ein kirschroter Makulafleck ist häufig. Der zerebrale Abbauprozess schreitet rasch fort und das Finalstadium ist durch schwerste Kachexie, Gelenkkontrakturen und therapieresistente Infektionen charakterisiert. Der Tod tritt meist im 2.–3. Lebensjahr ein.

Die **chronisch-neuronopathische** Verlaufsform beginnt später und verläuft langsamer. Im 2.–3. Lebensjahr (in 30 % der Fälle erst am Ende der 1. Lebensdekade) kommt es zu Fieberschüben, vermehrter Blutungsneigung, Hepatosplenomegalie. Die Infiltration des Knochenmarks führt zu einer Panzytopenie, die durch einen Hypersplenismus weiter verstärkt wird. Die zerebrale Beteiligung manifestiert sich häufig als horizontale supranukleäre Blickparese (Blickapraxie). Weitere Symptome sind eine meist leichte mentale Retardierung mit Verhaltensauffälligkeiten, Choreoathetosen und epileptische Anfälle.

Diagnostik

Im **Blutbild** zeigt sich eine Anämie und Thrombozytopenie. Erhöht sind Ferritin im Serum sowie die Aktivitäten der sauren Phosphatase, des Angiotensin-Converting-Enzyms (ACE) und der Chitotriosidase. Im Knochenmark lassen sich **„Gaucher-Zellen"** (Makrophagen mit Glukozerebrosidspeicherung) nachweisen. Die Aktivität der Glukozerebrosidase in Leukozyten oder Fibroblasten ist vermindert. Die Diagnose wird durch DNA-Analyse bestätigt.

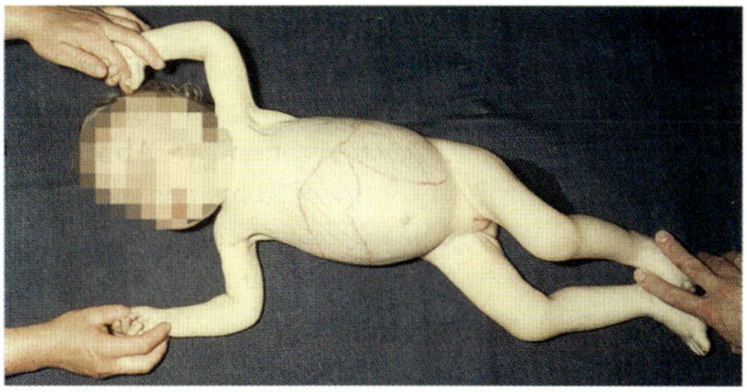

Abb. 6.15 Säugling mit massiver Splenomegalie und etwas geringer ausgeprägter Lebervergrößerung bei Morbus Gaucher. [O530]

Therapie

Eine **Enzymersatztherapie** ist für die Behandlung der nicht neuronopathischen und der chronisch-neuronopathischen Verlaufsform zugelassen. Die **symptomatische Therapie** beinhaltet hauptsächlich pflegerische und unterstützende Maßnahmen. Bei Knochenschmerzen kommen Kortikosteroide und orthopädische Maßnahmen zum Einsatz.

6.9.5.3 Morbus Fabry

Definition

X-chromosomal-rezessiv vererbter Defekt der α-Galaktosidase.

Pathogenese

Der Defekt der **α-Galaktosidase** führt zur Akkumulation des Glykosphingolipids Ceramidtrihexosid im Endothel von Gefäßen und Epithelien vieler Organe (besonders der Nieren) sowie Zellen der glatten Muskulatur. Das ubiquitäre Vorkommen der Speichersubstanzen erklärt die Manifestation der Erkrankung in vielen Organsystemen.

Klinik

Bei männlichen Patienten beginnt die Symptomatik im Schulalter. Anfallsartig auftretende brennende Schmerzen an Händen und Füßen **(Akroparästhesien),** die durch Kälte und Wärme verstärkt werden, sind charakteristisch. Die Regulation der Schweißbildung ist gestört (vermindert oder vermehrt). Ein weiteres klinisches Leitsymptom sind kleine, rötliche bis blauschwarze Gefäßektasien, die an verschiedenen Stellen des Körpers auftreten: **Angiokeratoma corporis diffusum.** Augenveränderungen sind häufig: **Cornea verticillata** (diffuse, spiralförmige Hornhauttrübung) und **Katarakte.** Kardiale **Klappeninsuffizienzen und Störungen der Erregungsüberleitung** sind Folgen der Ablagerung von Speichermaterial am Herzen. Die **chronische Niereninsuffizienz** stellt die häufigste Todesursache (durchschnittlich im Alter von 40 Jahren) dar. Trotz der X-chromosomal-rezessiven Vererbung treten auch bei weiblichen Konduktorinnen häufig klinische Symptome auf.

Merke

Nicht selten werden Patienten mit Morbus Fabry in Unkenntnis der Diagnose wegen der multiplen, „unerklärlichen" Symptome einer psychiatrischen Behandlung zugeführt. Die Kenntnis der Erkrankung ist wegen der verfügbaren Enzymersatztherapie von erheblicher Bedeutung.

Diagnostik

Im Urin werden doppelbrechende Substanzen nachgewiesen. Die Diagnose wird durch Enzymaktivitätsbestimmung in Leukozyten und DNA-Analyse gestellt.

Therapie

Die **Enzymersatztherapie** mit gentechnisch hergestellter α-Galaktosidase führt zu einer raschen Reduktion der Lipidanreicherung im Plasma und in der Leber, die Nierenfunktion bessert sich, die Schmerzkrisen lassen nach.

6.10 Peroxisomale Erkrankungen

6.10.1 Wegweiser

Gruppe genetisch determinierter Erkrankungen durch Defekt der peroxisomalen Biogenese oder durch angeborene Funktionsstörungen peroxisomaler Proteine, die zu schweren Symptomen in der Kindheit führen (▸ Tab. 6.5).

6.10.2 Defekte der peroxisomalen Biogenese

6.10.2.1 Wegweiser

Pathogenese

Bei den Defekten der peroxisomalen Biogenese ist der Import peroxisomaler Matrixproteine gestört, wodurch es zu einem vollständigen Verlust aller peroxisomalen Funktionen kommt.

Klinik

Das phänotypische „Zellweger-Spektrum" bildet mit dem klassischen Zellweger-Syndrom, der neonatalen Adrenoleukodystrophie und der infantilen

Tab. 6.5 Einteilung peroxisomaler Erkrankungen

Störungen der peroxisomalen Biogenese	Peroxisomale Erkrankungen durch Defekte einzelner Proteine
Zellweger-Syndrom	X-chromosomal vererbte Adrenoleukodystrophie
Neonatale Adrenoleukodystrophie	Defekt der Acyl-CoA-Oxidase
Infantile Refsum-Erkrankung	Defekt des bifunktionellen Enzyms
Rhizomele Chondrodysplasia punctata	Defekt der peroxisomalen Thiolase
	Defekt der DHAP-Alkyl-Transferase
	Defekt der Alkyl-DHAP-Synthase
	Glutarazidurie Typ III
	Klassische Refsum-Erkrankung
	Hyperoxalurie Typ I
	Akatalasämie

DHAP: Dihydroxyazetonphosphat; Acyl-CoA-Oxidase: bifunktionelles Enzym; Thiolase: Enzym der peroxisomalen β-Oxidation; DHAP-Alkyl-Transferase und Alkyl-DHAP-Synthase: Enzyme der Plasmalogenbiosynthese

Refsum-Erkrankung ein **Kontinuum** mit abnehmender Schwere. Im Folgenden wird exemplarisch das Zellweger-Syndrom besprochen. Die rhizomele Chondrodysplasia punctata unterscheidet sich dagegen klinisch deutlich.

Diagnostik

Die Konzentrationen der überlangkettigen Fettsäuren im Plasma sind massiv erhöht, die Plasmalogenbiosynthese ist gestört, die Pipecolinsäure ist normal bis erhöht. In kultivierten Fibroblasten lassen sich keine intakten Peroxisomen nachweisen. Bei rhizomeler Chondrodysplasia punctata (wie auch bei klassischer Refsum-Erkrankung) ist die Phytansäurekonzentration erhöht. Die Diagnose wird durch DNA-Analyse gestellt.

6.10.2.2 Zellweger-Syndrom (zerebrohepatorenales Syndrom, ZS)

Klinik

Die Kinder weisen eine charakteristische **kraniofaziale Dysmorphie** mit hoher Stirn, Hypertelorismus, eingesunkener Nasenwurzel und Epikanthus auf. **Okuläre Anomalien** (Katarakte, Glaukom, Hornhauttrübungen, Retinopathia pigmentosa, Dysplasie des Nervus opticus) sind häufig. **Neurologische Symptome** sind eine schwere muskuläre Hypotonie („floppy infant"), neonatale epileptische Anfälle und ein psychomotorischer Entwicklungsstillstand. Immer besteht eine charakteristische neuronale Migrationsstörung, die auf bestimmte Hirnareale begrenzt ist. Eine **cholestatische Lebererkrankung** mit frühzeitiger Entstehung einer Leberzirrhose ist häufig. Bei den meisten Patienten bestehen **Nierenzysten,** die jedoch sehr klein sein können.

Therapie

Wirksame Behandlungsmethoden stehen derzeit nicht zur Verfügung.

Prognose

Die Patienten versterben im frühen Säuglingsalter.

Lerntipp

Das IMPP fragt immer wieder gerne nach seltenen Syndromen bzw. verwendet diese als Distraktoren in den Antwortmöglichkeiten, wie z. B. dem Zellweger-Syndrom, dem Williams-Beuren-Syndrom oder dem Silver-Russel-Syndrom. Leider lässt sich schwer voraussagen, welche seltene Erkrankung es in die nächste Prüfung schaffen wird. Meist kann man aber schon durch einen prägnanten Fakt, den man sich zu jedem Erkrankungsbild einprägt, auf die Lösung kommen.

6.10.2.3 Rhizomele Chondrodysplasia punctata (RCDP)

Klinik

Charakteristische Verkürzung der proximalen Extremitäten, kraniofaziale Dysmorphie, Katarakte, psychomotorische Retardierung, Wirbelkörperveränderungen und Kalzifikationen der Epiphysen sind die Symptome der Erkrankung.

Therapie

Wirksame Behandlungsmethoden stehen derzeit nicht zur Verfügung.

6.10.3 Defekte peroxisomaler Proteine

6.10.3.1 X-chromosomal vererbte Adrenoleukodystrophie (X-ALD)

Pathogenese

Ein Defekt des peroxisomalen ABC-Transporters ABCD1 führt zu einer Akkumulation überlangkettiger Fettsäuren, zu einer entzündlichen Demyelinisierung des ZNS, zu peripherer Neuropathie sowie adrenaler und testikulärer Insuffizienz.

Klinik

Verschiedene klinische Verlaufsformen sind bekannt und unterschiedliche Phänotypen treten häufig auch bei identischem Genotyp innerhalb einer Familie auf. Betroffen sind hauptsächlich Jungen. Mehr als die Hälfte weiblicher Mutationsträger zeigt jedoch ebenfalls neurologische Symptome.

Zerebrale Form: Es handelt sich um die schwerste klinische Verlaufsform mit rascher Progredienz der neurologischen Symptomatik. Die Symptomatik beginnt meist im Alter von 3–10 Jahren, kann aber auch in der Jugend oder im Erwachsenenalter mit Verhaltensauffälligkeiten, Visusverschlechterung und vermindertem Hörvermögen beginnen. Innerhalb weniger Monate kommt es zu einem vegetativen Stadium mit spastischer Tetraparese, epileptischen Anfällen und Demenz. Die Patienten versterben meist innerhalb von 3 Jahren nach Diagnosestellung.

Adrenomyeloneuropathie: Die Symptomatik beginnt in der 3. Lebensdekade. Die Demyelinisierung des Rückenmarks und der peripheren Neurone führt zu spastischer Paraparese der Beine, Inkontinenz und somatosensiblen Störungen.

Addison-only-Form: Isolierte Nebennierenrindeninsuffizienz.

Auch eine Adrenomyeloneuropathie oder Addison-only-Form können zu jedem Zeitpunkt in eine zerebrale Form übergehen. Sowohl Patienten mit der zerebralen Verlaufsform als auch einer Adrenomyeloneuropathie können begleitend eine Nebenniereninsuffizienz aufweisen.

Praxistipp

Bei jedem Patienten mit einer Nebenniereninsuffizienz sollte an eine X-ALD gedacht werden und es sollten die überlangkettigen Fettsäuren im Plasma bestimmt werden. Dies ist insbesondere für alle relevant, die später in der Erwachsenenmedizin (Allgemeinärzte, Internisten) arbeiten. Bei Diagnosestellung einer Addison-only-Form sollten Verwandte untersucht werden, damit ggf. eine frühzeitige Stammzelltransplantation erfolgen kann.

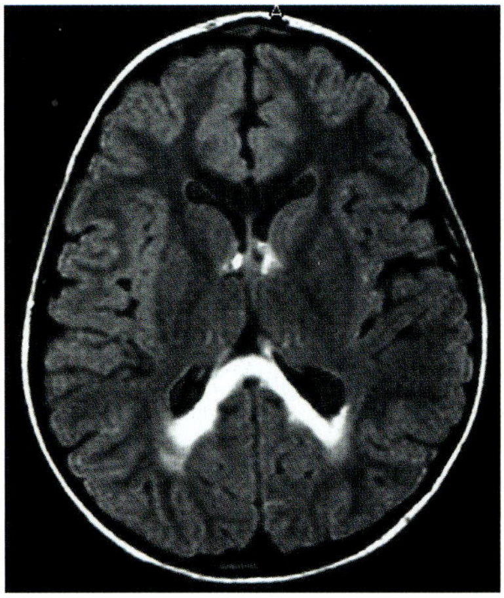

Abb. 6.16 MRT des Schädels bei X-ALD: Periventrikuläre Demyelinisierungsbezirke im okzipitalen Marklager. [O530]

Einige Patienten mit Mutationen im *ABCD1*-Gen bleiben ein Leben lang asymptomatisch.

Diagnostik

Die Konzentrationen der **überlangkettigen Fettsäuren** im Plasma sind erhöht. In der **Kernspintomografie des Schädels** zeigen sich vor allem periventrikulär und okzipital betonte Demyelinisierungsbezirke (▶ Abb. 6.16). Die Diagnose wird durch **DNA-Analyse** gestellt. Es sollte auch immer eine Untersuchung auf das Vorliegen einer **Nebenniereninsuffizienz** erfolgen: ACTH erhöht, Kortisol erniedrigt.

Therapie

In einem sehr frühen Stadium der neurologischen Symptomatik ist die Durchführung einer **Stammzelltransplantation** eine Behandlungsmethode, die zur permanenten Heilung führen kann. 2009 wurde erstmals eine erfolgreiche **Gentherapie** hämatopoetischer Stammzellen bei Patienten mit X-ALD durchgeführt.

Prognose

Sie ist in erheblichem Maß von der klinischen Verlaufsform (im Kleinkindalter letal bis asymptomatisch) und von einer rechtzeitigen Therapie bei symptomatischen Verlaufsformen abhängig.

6.10.3.2 Klassisches Refsum-Syndrom

Pathogenese

Durch eine Störung des Phytansäureabbaus kommt es zu einer Akkumulation und Speicherung von Phytansäure im Plasma und im Gewebe.

Klinik

Die Erkrankung manifestiert sich meist in der Adoleszenz, gelegentlich auch im Kleinkindalter mit peripherer Polyneuropathie, zerebellärer Ataxie und Retinitis pigmentosa (Nachtblindheit als Frühsymptom).

Therapie und Prognose

Durch eine phytansäurearme Diät und eine Plasmapherese kann die Phytansäurekonzentration reduziert und das Fortschreiten der peripheren Polyneuropathie aufgehalten werden.

6.11 Lipoproteinstoffwechselstörungen

6.11.1 Hyperlipoproteinämien

6.11.1.1 Wegweiser

Bei Konzentrationserhöhung der Plasmalipide über die altersentsprechende 95. Perzentile spricht man von Hyperlipoproteinämien.

Merke

Genetische und sekundäre Hypercholesterinämien sind ein wichtiger Risikofaktor für die frühzeitige Entwicklung einer Arteriosklerose. Sie sollten bereits im Kindesalter behandelt werden, da schon frühzeitig Gefäßläsionen entstehen, deren Ausmaß mit der Höhe des LDL-Cholesterins bzw. des LDL/HDL-Quotienten assoziiert ist.

Therapie der Hyperlipoproteinämien im Kindesalter

Diät

Bei Kindern mit **Hypercholesterinämie** sollte ab dem Alter von 3 Jahren eine Ernährungsmodifikation durch eine fett- und cholesterinarme Ernährung, die arm an gesättigten Fettsäuren (tierische Fette) ist, erfolgen. Die Aufnahme mehrfach ungesättigter Fettsäuren (z. B. Olivenöl) und komplexer Kohlenhydrate (Vollkornprodukte) sollte erhöht werden. Der regelmäßige Verzehr von mit Sitostanol angereicherter Margarine wird empfohlen. Durch die sonstige diätetische Therapie ist eine mittelfristige Senkung des LDL-Cholesterins um 7–15 % möglich.

Bei Kindern mit **Hypertriglyzeridämie** ist eine Diät mit begrenzter Zufuhr an Mono- und Disacchariden sowie gesättigten Fettsäuren ratsam. Durch die diätetische Therapie ist eine mittelfristige Senkung der Triglyzeride um 80 % möglich.

Medikamentöse Therapie

Sie sollte ab dem Alter von 8 Jahren bei nicht ausreichend erfolgreicher Diättherapie ergänzend erwogen werden. Zum Einsatz kommen **Cholesterinsynthesehemmer (Statine)** und der **Sterintransporterinhibitor Ezetimib. Anionenaustauscherharze** (Colestyramin, Colestipol) sind weniger gut wirksam, stärker belastend und daher cholesterinsenkende Medikamente der zweiten Wahl. **Fibrate** (Bezafibrat, Fenofibrat) werden bei schwerer Hypertriglyzeridämie und bei schwerer kombinierter Hyperlipidämie eingesetzt.

6.11.1.2 Familiäre Hypercholesterinämie – LDL-Rezeptor-Defizienz (FH)

Definition

Autosomal-dominant vererbter Defekt der **LDL-Rezeptoren** (Typ II nach Fredrickson).

Epidemiologie

Die **heterozygote Form** ist eine der häufigsten kongenitalen Stoffwechselstörungen, die Inzidenz beträgt 1 : 500. Die **homozygote Form** ist selten (1 : 1.000.000).

Pathogenese

Der Funktionsverlust der LDL-Rezeptoren führt zu einem verminderten intrazellulären Abbau von LDL, wodurch die Feedbackhemmung des Schrittmacherenzyms der Cholesterinsynthese HMG-CoA-Reduktase ausbleibt und die endogene Cholesterinsynthese zunimmt. Bei der **heterozygoten Form** steigt die Cholesterinkonzentration im Plasma auf das Zweifache, bei der **homozygoten Form** auf das Sechs- bis Zehnfache der Norm an.

Klinik

Kinder mit der **heterozygoten Form** sind im Kindesalter meist asymptomatisch. Gefäßschäden entstehen jedoch früh, und das Risiko für frühzeitige Herzinfarkte ist stark erhöht.

Kinder mit der **homozygoten Form** zeigen einen Beginn der koronaren Arteriosklerose vor dem 10. Lebensjahr. Massive Xanthome können schon bei Geburt bestehen. Immer sind Xanthelasmen und ein Arcus lipoides corneae zu beobachten. Herzinfarkte können bereits im Kindesalter auftreten und führen häufig vor dem 30. Lebensjahr zum Tod.

Diagnostik

Entscheidend ist die **Familienanamnese.** Bei Hyperlipidämie oder frühen kardiovaskulären Erkrankungen bei Verwandten ersten oder zweiten Grades: **Lipidbestimmung** (Cholesterin, Triglyzeride). Sie sollte frühestens ab dem 3. Lebensjahr wegen sonst fehlender therapeutischer Konsequenz erfolgen. Unabhängig von der Familienanamnese sollte eine einmalige **Gesamtcholesterinbestimmung** bei jedem Kind im Rahmen einer Vorsorgeuntersuchung (z. B. U9 oder U10) erfolgen. Bei Hypercholesterinämie Erhebung des **vollständigen Lipidstatus** aus Nüchternplasma: Gesamtcholesterin, Triglyzeride, LDL- und HDL-Cholesterin, Lipoprotein (a) und Gesamthomozystein. Zudem Erhebung leber- und nierenassoziierter Parameter sowie Schilddrüsenfunktionsparameter zum Ausschluss einer sekundären Hyperlipidämie. Die Diagnose wird durch **LDL-Rezeptor-Status** an Fibroblasten oder Leukozyten und **DNA-Analyse** gestellt.

Im Verlauf: Hochauflösende **Ultraschalluntersuchung** der Aa. carotideae und der Aorta abdominalis zur frühzeitigen Detektion einer erhöhten Intima-Media-Dicke und bei homozygoter Hypercholesterinämie: Jährlich **Echokardiografie** und **Belastungs-EKG.**

Therapie

Bei der **heterozygoten Form** werden diätetische und medikamentöse Maßnahmen veranlasst (Therapie der Hyperlipoproteinämien im Kindesalter). Bei der **homozygoten Form** ist darüber hinaus eine regelmäßige Eliminierung des LDL-Cholesterins durch extrakorporale Verfahren (LDL-Apherese) oder eine Lebertransplantation erforderlich.

6.11.1.3 Familiäre Hypercholesterinämie – familiärer Apolipoprotein-B-Defekt (FBD)

Definition

Autosomal-dominant vererbte Fettstoffwechselstörung durch Defekt von Apolipoprotein B.

Pathogenese

Mutationen im *ApoB3500*-Gen führen zu einer ineffizienten Bindung des strukturell veränderten Apolipoprotein B an den LDL-Rezeptor, wodurch das LDL-Cholesterin im Plasma ansteigt.

Klinik und Diagnostik

Phänotyp, kardiovaskuläre Risiken und diagnostische Maßnahmen sind vergleichbar mit denen bei FH.

6.11.1.4 Familiäre Hypertriglyzeridämie (FHT)

Definition

Häufige autosomal-dominant vererbte Fettstoffwechselstörung mit Vermehrung von Triglyzeriden und VLDL (Typ IV nach Fredrickson).

Klinik und Diagnostik

In 10–20 % der Fälle tritt die Hyperlipidämie bereits im Kindes- oder Jugendalter auf. Meist besteht eine Adipositas oder ein metabolisches Syndrom (Adipositas, Glukoseintoleranz mit Hyperinsulinämie, Hyperurikämie, erniedrigtes HDL-Cholesterin und arterielle Hypertonie). Das Risiko für Myokardinfarkte ist erhöht, aber in deutlich geringerem Maße als bei FH. Triglyzeride im Plasma 200–500 mg/dL bei ebenso erhöhtem VLDL.

Therapie

Den Patienten werden eine Gewichtsnormalisierung sowie die Durchführung einer fettarmen Diät empfohlen.

6.11.1.5 Familiäre kombinierte Hyperlipidämie (FKHL)

Definition

Häufigste autosomal-dominant vererbte Erkrankung des Lipoproteinstoffwechsels, die mit einer Erhöhung von Serumcholesterin- und Triglyzeridkonzentrationen einhergeht.

Epidemiologie

Die Häufigkeit der kombinierten Hyperlipidämie beträgt 1 : 250. Die Hyperlipidämie manifestiert sich im Adoleszenten- oder frühen Erwachsenenalter.

Klinik und Diagnostik

Das Atheroskleroserisiko ist vor allem durch die Hypercholesterinämie deutlich erhöht.

Cholesterin, Triglyzeride, LDL und VLDL sind im Plasma erhöht

Therapie

Zur Cholesterin- und Triglyzeridreduktion werden Diät und Medikamente empfohlen (► Kap. 6.11.1.1: Therapie der Hyperlipoproteinämien im Kindesalter). Bei adipösen Patienten wird eine Gewichtsabnahme angestrebt.

6.11.1.6 Familiäre Hyperchylomikronämie durch Defekt der Lipoproteinlipase oder des Apolipoproteins C II

Definition

Seltener, autosomal-rezessiv vererbter Defekt der Lipoproteinlipase oder ihres Kofaktors Apolipoprotein C II (Typ I nach Fredrickson).

Pathogenese

Durch die Aktivitätsverminderung der Lipoproteinlipase ist der Abbau von Chylomikronen verlangsamt: Es kommt zur **Hyperchylomikronämie.** Chylomikronen bestehen zu 95 % aus Triglyzeriden, wodurch die exzessive **Hypertriglyzeridämie** entsteht.

Klinik

Die Symptomatik beginnt im Schulalter mit eruptiven **Xanthomen** im Gesicht und am Körper sowie einer **Hepatomegalie.** Bei Triglyzeridkonzentrationen > 1.000 mg/dL besteht ein erhöhtes **Pankreatitisrisiko** mit chronisch-rezidivierenden Bauchschmerzen oder akuten, lebensbedrohlichen Ereignissen. Nicht selten fällt die Lipämie bei einer Routineblutentnahme zufällig auf (milchiges Serum und abgrenzbare Fettschicht nach Sedimentation der Erythrozyten). Das Atheroskleroserisiko ist nicht deutlich erhöht.

Diagnostik

Triglyzeride sind im Nüchternplasma erhöht. Zur Diagnosebestätigung erfolgt die Enzymaktivitätsbestimmung im Plasma.

Therapie

Die diätetische Therapie beruht auf der strengen Begrenzung der Zufuhr natürlicher langkettiger Fette auf etwa 12–25 g/Tag. Die Diät lässt sich durch die Verabreichung von mittelkettigen Triglyzeriden (MCT), die überwiegend ohne Bildung von Chylomikronen über den Portalkreislauf zur Leber transportiert werden, akzeptabler gestalten. Essenzielle Fettsäuren und fettlösliche Vitamine müssen u. U. substituiert werden.

6.11.1.7 Sekundäre Hyperlipoproteinämien

Sekundäre Hyperlipoproteinämien können im Rahmen verschiedener Erkrankungen oder bei Einnahme bestimmter Medikamente auftreten. Wichtige Ursachen sind Lebererkrankungen (extrahepatische Gallengangsatresie, biliäre Zirrhose, Glykogenose Typ 1), Endokrinopathien (Hypo- und Hyperthyreose, Diabetes mellitus, Morbus Cushing), sowie weitere Erkrankungen (Anorexia nervosa, Niereninsuffizienz, nephrotisches Syndrom, Adipositas, Pankreatitis, Lupus erythematodes). Häufig können sekundäre Hyperlipidämien durch die Behandlung der Grunderkrankung oder durch das Weglassen auslösender Substanzen günstig beeinflusst werden. Bei schwerer und langfristig bestehender sekundärer Hyperlipidämie ist eine lipidsenkende Therapie indiziert.

> **Merke**
>
> Bei Vorliegen einer Hyperlipidämie sollten mögliche Grunderkrankungen stets ausgeschlossen werden.

6.11.2 Hypolipoproteinämien

6.11.2.1 Hypoalphalipoproteinämie

Definition

Autosomal-rezessiv vererbter Defekt der **ApoA-I-Synthese.** Synonyma: HDL-Mangel, Tangier-Krankheit.

Pathogenese

Der Mangel an protektivem HDL führt zu einem erhöhten Atheroskleroserisiko.

Klinik und Diagnostik

Charakteristisch sind große gelbliche Tonsillen, Hepatosplenomegalie, periphere Neuropathie, diffuse Korneainfiltrationen und frühzeitige Koronarsklerose. Das HDL ist stark erniedrigt, Cholesterin ist niedrig, VLDL normal, die Triglyzeride sind hoch.

6.11.2.2 Abetalipoproteinämie

Definition

Autosomal-rezessiv vererbte Störung mit abnormer Synthese ApoB enthaltender Lipoproteine.

Klinik und Diagnostik

Symptome sind Fettmalabsorption, Diarrhö, Retinitis pigmentosa, zerebelläre Ataxie, Akanthozytose. Das Serum ist wasserklar, Cholesterin und Triglyzeride sind erniedrigt, Chylomikronen, LDL und VLDL fehlen.

Therapie

Die Vitamine A, D, E und K sowie mittelkettige Triglyzeride werden substituiert.

6.11.2.3 Smith-Lemli-Opitz-Syndrom

Definition

Autosomal-rezessiv vererbtes Fehlbildungssyndrom mit Störung der endogenen Cholesterinbiosynthese durch einen Defekt des Enzyms 7-Dehydrocholesterol-Reduktase.

Pathogenese

Mutationen im *SLO*-Gen führen zu einer verminderten Aktivität der 7-Dehydrocholesterol-Reduktase, woraus eine verminderte Synthese von Cholesterin und eine Akkumulation von 7-Dehydrocholesterol und 8-Dehydrocholesterol resultieren. Durch die erniedrigte Cholesterinkonzentration kann es sekundär zu einem Mangel an Gallensäuren, Steroidhormonen und Signalproteinen kommen.

Klinik

Klinisch zeigt sich bei erkrankten Kindern eine **kraniofaziale Dysmorphie** mit Mikrozephalie, Mikroretrognathie, Blepharoptose, Epikanthus und antevertierter Nasenöffnung. Gaumenspalten und Katarakte treten gehäuft auf. Eine Daumenverkürzung, Poly- und Syndaktylien sind häufig. Charakteristische **Organfehlbildungen** sind Hypospadie, Pylorusstenose und Herzfehler. Eine mentale Retardierung ist die Regel. Die meisten Kinder entwickeln schon bald nach der Geburt eine **Gedeihstörung** und eine verminderte Wachstumsgeschwindigkeit, die zu **Kleinwuchs** führt. Milde Phänotypen kommen vor.

Diagnostik

Das **Gesamtcholesterin** ist in 90 % der Fälle **erniedrigt,** 7-Dehydrocholesterol und 8-Dehydrocholesterol im Plasma sind erhöht. Die Diagnose wird durch DNA-Analyse bestätigt.

Therapie

Die Zufuhr von exogenem Cholesterin als Pulver oder als Eigelb führt zu einer Erhöhung der Cholesterinkonzentration und über die Feedbackhemmung zu einer verminderten Produktion der Cholesterinvorstufen 7-Dehydrocholesterol und 8-Dehydrocholesterol. Dies kann auch durch die Gabe von Simvastatin erreicht werden.

Prognose

Die Therapie führt in vielen Fällen zu deutlichen Entwicklungsfortschritten und besserer Gewichtszunahme. Kongenitale Fehlbildungen können naturgemäß nicht beeinflusst werden.

Merke

Nicht nur Erhöhungen, sondern auch erniedrigte Konzentrationen von Cholesterin können zu schwerwiegenden Symptomen führen.

6.12 Harnsäurestoffwechselstörungen

6.12.1 Lesch-Nyhan-Syndrom

Definition und Pathogenese

X-chromosomal-rezessiv vererbter Defekt der **Guanin-Hypoxanthin-Phosphoribosyl-Transferase.**

Epidemiologie

Die Häufigkeit der Erkrankung beträgt 1 : 300.000.

Pathogenese

Regulativ kommt es durch Wegfall einer Feedbackhemmung zu einer vermehrten Harnsäuresynthese mit Hyperurikämie und vermehrter Harnsäureausscheidung im Urin.

Klinik

Es sind nur Jungen betroffen. Die Erkrankung manifestiert sich am Ende der Säuglingszeit mit psychomotorischer Retardierung, Dystonie, Spastik, Choreoathetose, zwanghaften Selbstverstümmelungstendenzen (Automutilation) und Aggressivität, die sich oft auch gegenüber anderen äußert (▸ Abb. 6.17).

Später treten Tophi, eine Gichtarthritis, Harnsäuresteine sowie eine fortschreitende Nephropathie bis zur Niereninsuffizienz auf.

Diagnostik

Die Konzentration der Harnsäure im Serum ist erhöht, die Harnsäureausscheidung vermehrt. Die Diagnose kann durch Enzymaktivitätsbestimmung in Erythrozyten oder kultivierten Fibroblasten sowie mittels DNA-Analyse erfolgen.

Therapie

Bisher ist eine Therapie der zerebralen Symptome nicht möglich. Eine Therapie mit Allopurinol (Hemmung der Xanthinoxidase) beeinflusst die Gelenk- und Nierenveränderungen. Die Einstellung des Urin-pH-Werts um 7 verbessert die Harnsäurelöslichkeit und reduziert dadurch das Risiko der Nephrolithiasis. Mechanische Schutzmaßnahmen sind bei Selbstverstümmelung erforderlich.

Klinischer Fall

Der 4-jährige Peter wird aufgrund folgender Verhaltensauffälligkeiten beim Kinderarzt vorgestellt: Beißen seiner rechten Hand, der Lippen und der Wangenschleimhaut, Zerkratzen der Nase und Ohren. In der körperlichen Untersuchung zeigen sich eine Choreoathetose und eine mentale Retardierung. In der laborchemischen Untersuchung findet sich eine Harnsäure von 10,5 mg/dL. Der Nachweis einer verminderten Hypoxanthin-Guanin-Phosphoribosyltransferase-Aktivität (HGPRT-Aktivität) im Blut bestätigt die Verdachtsdiagnose eines Lesch-Nyhan-Syndroms.

6.12.2 Xanthinurie

Definition

Autosomal-rezessiv vererbter Defekt der **Xanthinoxidase.**

Pathogenese

Die gestörte Umwandlung von Hypoxanthin und Xanthin zu Harnsäure führt zu einer vermehrten Xanthinausscheidung im Urin und es kommt zu Xanthinsteinen.

Klinik

Das klinische Leitsymptom ist das Auftreten von Xanthinsteinen. Gelegentlich kann eine Myopathie

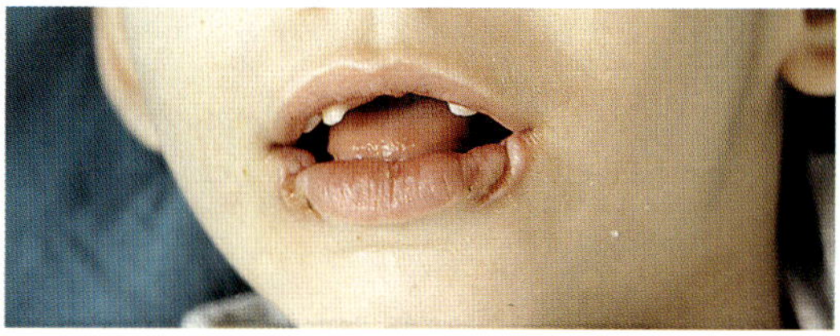

Abb. 6.17 Junge mit Lesch-Nyhan-Syndrom: Zeichen der Selbstmutilation im Bereich der Lippen. [O530]

durch Ablagerung von Xanthinkristallen in der Muskulatur auftreten.

Diagnostik

Biochemisches Leitsymptom ist die **Hypourikämie.** Eine Enzymaktivitätsbestimmung ist in Leber- und Dünndarmzellen möglich.

Lerntipp

Angeborene Stoffwechselerkrankungen werden vom IMPP immer wieder als Distraktoren in Antwortmöglichkeiten oder auch in Fallvignetten verwendet. Manchmal hilft es schon weiter, ein paar prägnante Schlagwörter im Kopf zu haben, z. B. Lesch-Nyhan-Syndrom: vermehrte Harnsäurebildung, geistige Retardierung, Automutilation.

07

Infektiologie

7.1 Häufige klinische Infektionsbilder im Kindesalter . . . 112
7.1.1 Sepsis . . . 112
7.1.2 Meningitis . . . 113
7.1.3 Osteomyelitis, septische Arthritis . . . 114

7.2 Klassische bakterielle Infektionen . . . 115
7.2.1 Infektionen mit Streptokokken der Gruppe A . . . 115
7.2.2 Pneumokokkeninfektionen . . . 117
7.2.3 Staphylokokkeninfektionen . . . 117
7.2.4 Infektionen mit ***Haemophilus influenzae*** . . . 117
7.2.5 Meningokokkeninfektionen . . . 118
7.2.6 Diphtherie . . . 119
7.2.7 Pertussis (Keuchhusten) . . . 119
7.2.8 Tetanus . . . 120
7.2.9 Botulismus . . . 121
7.2.10 Salmonellosen . . . 122
7.2.11 Durchfallerkrankungen durch ***Escherichia coli*** . . . 123
7.2.12 Andere bakteriell bedingte Durchfallerkrankungen . . . 123
7.2.13 Brucellose . . . 124
7.2.14 Listeriose . . . 124
7.2.15 Mykoplasmose . . . 125
7.2.16 Chlamydieninfektionen . . . 126

7.3 Infektionen durch Mykobakterien . . . 127
7.3.1 Tuberkulose . . . 127

7.4 Lyme-Borreliose . . . 130

7.5 Virusinfektionen . . . 131
7.5.1 Masern . . . 131
7.5.2 Röteln . . . 133
7.5.3 Exanthema subitum (Dreitagefieber) . . . 134
7.5.4 Erythema infectiosum (Ringelröteln) . . . 135
7.5.5 Varizellen (Windpocken) . . . 136
7.5.6 Herpes zoster . . . 137
7.5.7 Herpes-simplex-Infektionen . . . 138
7.5.8 Parotitis epidemica (Mumps) . . . 139
7.5.9 Infektiöse Mononukleose (Pfeiffer-Drüsenfieber) . . . 140
7.5.10 ***RS-Virus***-Infektionen . . . 141
7.5.11 Influenzavirusinfektionen . . . 142
7.5.12 Parainfluenzavirusinfektionen . . . 142
7.5.13 ***Coxsackie-Virus***-Erkrankungen . . . 143
7.5.14 Adenovirusinfektionen . . . 144
7.5.15 Rotavirusinfektionen . . . 144
7.5.16 Norovirusinfektionen . . . 145
7.5.17 Poliomyelitis . . . 145
7.5.18 Zytomegalievirusinfektion . . . 146
7.5.19 ***Human-Immunodeficiency-Virus-(HIV-)*** Infektion . . . 147

7.6 Impfungen . . . 149
7.6.1 Wegweiser . . . 149
7.6.2 Diphtherieimpfung . . . 149
7.6.3 Tetanusimpfung . . . 149
7.6.4 Pertussisimpfung . . . 150
7.6.5 Hib-Impfung . . . 150
7.6.6 Polioimpfung . . . 151
7.6.7 Hepatitis-B-Impfung . . . 151
7.6.8 Pneumokokkenimpfung . . . 151
7.6.9 Meningokokkenimpfung . . . 151
7.6.10 Masernimpfung . . . 152
7.6.11 Mumpsimpfung . . . 152
7.6.12 Rötelnimpfung . . . 152
7.6.13 Varizellenimpfung . . . 152
7.6.14 Humane-Papillomaviren-(HPV-)Impfung . . . 152
7.6.15 Rotavirusimpfung . . . 153

7.7 Pilzinfektionen . . . 153
7.7.1 Tinea . . . 153
7.7.2 Candidiasis . . . 153
7.7.3 Aspergillose . . . 154

7.8	**Wurmerkrankungen**	154
7.8.1	Wegweiser	154
7.8.2	Infektionen mit Nematoden (Fadenwürmer)	154
7.8.3	Taeniasis	155

IMPP-Hits

Die Infektiologie gehört zu den IMPP-Lieblingsthemen. Mit 27 Fragen in den vergangenen Jahren kann man hier bei guter Vorbereitung viele Punkte einsammeln. Die wichtigsten Kapitel sind Virusinfektionen und häufige klinische Infektionsbilder im Kindesalter.

7.1 Häufige klinische Infektionsbilder im Kindesalter

7.1.1 Sepsis

Definitionen

SIRS (Systemic Inflammatory Response Syndrome) bezeichnet eine systemische entzündliche Reaktion, die durch Mikroorganismen (Bakterien, Pilze, Viren, Parasiten) oder nichtinfektiöse Faktoren (z. B. Trauma, Verbrennung) ausgelöst wird.

Merke

Sepsis = SIRS + Infektion.

Ätiologie und Pathogenese

Nach der Neugeborenenperiode häufig nachgewiesene Erreger sind Pneumokokken, Staphylokokken, Meningokokken, *Haemophilus influenzae* Typ b, Streptokokken, *Escherichia coli,* Salmonellen und Shigellen. Aus einer zunächst harmlosen Erkrankung (Otitis media, Sinusitis, Pneumonie) oder einer okkulten Bakteriämie kann sich eine lebensbedrohliche Sepsis entwickeln. Die Übertragung erfolgt überwiegend über die Hände des medizinischen Personals.

Klinik

Bei **Neugeborenen** kommt es vor allem zu unspezifischen und gering ausgeprägten Symptomen mit Temperaturinstabilität, Tachypnoe und Tachykardie, Trinkschwäche, Erbrechen, Icterus prolongatus und blassgrauem Hautkolorit (siehe auch ► Kap. 1.12.1).

Ältere Kinder leiden unter schwerem Krankheitsgefühl, hohem Fieber und Schüttelfrost, Gliederschmerzen, Tachypnoe und Tachykardie und weisen häufig eine Hepatosplenomegalie auf. Ein Exanthem sowie petechiale Blutungen bei Meningokokkensepsis oder als Ausdruck einer beginnenden Verbrauchskoagulopathie können auftreten.

Komplikationen sind septische Streuherde und der septische Schock.

Diagnostik

Im **Blutbild** findet sich eine **Leukozytose** mit Linksverschiebung oder eine Leukopenie. C-reaktives Protein und BKS sind erhöht, wobei IL-6 vor dem CRP ansteigt. Folgende weitere Untersuchungen sind notwendig: **Blutkulturen** (aerob und anaerob), **Urinkultur, bakteriologische Untersuchung** von Abstrichmaterial, **Lumbalpunktion** und **Antigennachweis** in Urin und Liquor.

Therapie

Die wichtigste **Basismaßnahme** ist, wenn möglich, die Beseitigung der Infektionsquelle (z. B. chirurgische Herdsanierung, Entfernung infizierter Katheter).

Darüber hinaus ist eine **frühzeitige antibiotische, antimykotische, antivirale oder antiparasitäre Chemotherapie** nach zu erwartendem Erreger, häufig als Kombinationstherapie (z. B. Cephalosporin, Ampicillin und Aminoglykosid), erforderlich.

Prognose

Die Letalität ist auch heute noch hoch und beträgt bei Neugeborenen 15–30 %, bei älteren Kindern 10–50 %, bei septischem Schock 60–70 %.

Merke

Bei jedem Säugling mit Sepsisverdacht sollte eine Lumbalpunktion durchgeführt werden.

7.1.2 Meningitis

7.1.2.1 Wegweiser

Entzündung der Leptomeninx, meist durch Infektion mit Bakterien, Viren, Pilzen, Protozoen oder Parasiten.

7.1.2.2 Bakterielle Meningitis

Epidemiologie

60 % aller Meningitiden betreffen das Kindesalter. Die höchste Inzidenz besteht in den beiden ersten Lebensjahren.

Ätiologie

Bei **Neugeborenen** bis zur 6. Lebenswoche sind β-hämolysierende Streptokokken der Gruppe B und *E. coli* am häufigsten (▸ Kap. 1.12.1).

Seltener verursachen Listerien, Staphylokokken oder Klebsiellen eine Meningitis. **Nach der 7. Lebenswoche** sind nur noch zwei Erreger relevant: *Neisseria meningitidis* und *Streptococcus pneumoniae*. Eine Meningitis durch *Haemophilus influenzae* Typ b wird bei vollständig geimpften Kindern nur noch selten nachgewiesen.

Pathogenese

Bei Neugeborenen und Säuglingen erfolgt der Befall der Meningen im Zug einer Sepsis oder einer Bakteriämie. Bei Kleinkindern handelt es sich meist um eine hämatogene Streuung von Infektionen des Nasen-Rachen-Raums. Sekundäre Meningitiden treten bei fortschreitender Infektion der paranasalen Sinus, des Mittelohrs und des Mastoids und bei Schädel-Hirn-Trauma mit Eröffnung der Liquorräume und sekundärem Einwandern von Pneumokokken in den Liquorraum auf.

Klinik

Neugeborene: Je jünger das Kind, desto unspezifischer die Symptome. Eine plötzliche Atemstörung ist das auffälligste Symptom. Blassgraues Hautkolorit, Trinkschwäche, Erbrechen, schrilles Schreien, eine gespannte Fontanelle, Opisthotonus, vermehrte Berührungsempfindlichkeit, Hyperexzitabilität, Bewusstseinsstörungen und zerebrale Anfälle sind weitere klinische Symptome.

Säuglinge nach der 6. Lebenswoche: Klinische Leitsymptome sind **Fieber und Erbrechen.** Außerdem können eine vorgewölbte Fontanelle, Apathie, Unruhe oder Lethargie, eine vermehrte Berührungsempfindlichkeit, Bewusstseinsstörungen und zerebrale Anfälle auftreten.

Kinder nach dem 1. Lebensjahr: Klinische Leitsymptome sind **Fieber und Kopfschmerzen.** Nackensteifigkeit, Erbrechen, Bewusstseinsstörung, epileptische Anfälle können hinzukommen.

Brudzinski-Zeichen: Die passive Beugung des Nackens führt zur Beugung von Hüft- und Kniegelenken.

Kernig-Zeichen: Die passive Kniegelenkstreckung bei gebeugter Hüfte ist schmerzhaft und wird mit heftigem reflektorischem Widerstand beantwortet.

Merke

Je jünger das Kind, desto unspezifischer sind die Symptome einer Meningitis.

Komplikationen

Ein akuter Hydrozephalus, subdurale Hygrome, entzündliche Gefäßverschlüsse, Sinusvenenthrombosen und kortikale Defekte sind wichtige mögliche Komplikationen einer Meningitis. Als weitere Folge kann das Syndrom der inadäquaten ADH-Sekretion (SIADH) vorkommen (▸ Kap. 5.2.2). Das **Waterhouse-Friderichsen-Syndrom** ist die klassische Komplikation bei Meningokokkensepsis (▸ Kap. 7.2.5).

Spätschäden: Psychomotorische Entwicklungsverzögerung, Hörstörungen, Hirnnervenlähmungen, Epilepsie und Hydrozephalus.

Diagnostik

Zur Diagnostik notwendig sind **Lumbalpunktion** (Zellzahl, Zelldifferenzierung, Eiweiß, Glukose, Antigennachweis, bakteriologische Kultur) und **Blutentnahme** (Leukozytose mit Linksverschiebung oder Leukopenie, Thrombozytopenie möglich, C-reaktives Protein häufig erhöht, Blutkulturen).

Merke

Liquorbefunde bei bakterieller Meningitis: Zellzahl > 1.000/μL, Granulozytenanteil > 70 %, Eiweiß > 100 mg/dL, Glukose < 1,7 mmol/L (30 mg/dL), Laktat > 4,5 mmol/L, Liquor-Blutglukose-Relation < 0,4.

Therapie

Antibiotikatherapie bei noch nicht bekanntem Erreger: Neugeborene und Säuglinge erhalten eine Kombinationstherapie (z. B. Cephalosporin, Ampicillin und Aminoglykosid i. v.), bei älteren Kindern kann eine Monotherapie mit Cefotaxim i. v. erfolgen.

Die Therapie wird nach Identifikation des Erregers ggf. umgesetzt. Die Mindesttherapiedauer bei Neugeborenen beträgt 14 Tage, bei älteren Kindern 7–10 Tage.

Eine Verabreichung von Dexamethason als supportive Maßnahme bei bakterieller Meningitis (v. a. durch Hib) jenseits der 6. Lebenswoche kann zu einer Reduktion der Hörschäden führen. Die erste Gabe sollte vor der initialen Antibiotikagabe erfolgen.

Prävention

Zur Prävention sind Schutzimpfungen gegen *Haemophilus influenzae* Typ b, Pneumokokken und Meningokokken der Gruppe C (kein Schutz gegen Serogruppe B, häufigster Erreger in Deutschland) empfohlen. Gegen Meningokokken der Gruppe B ist seit 2013 ebenfalls ein Impfstoff zugelassen, eine allgemeine Impfempfehlung durch die STIKO ist jedoch noch nicht erfolgt. Bei Kontaktpersonen von Hib- und Meningokokken-Meningitispatienten sollte eine Chemoprophylaxe mit Rifampicin p. o. erfolgen.

Prognose

Die Pneumokokkenmeningitis ist mit der höchsten Letalität (6–20 %) verbunden. Bei der Hib-Meningitis beträgt sie 5 %, bei der Meningokokkenmeningitis 1–4 %.

Meldepflicht

Bei Krankheitsverdacht, Erkrankung oder Tod an Meningokokkenmeningitis.

Merke

Die Pneumokokkenmeningitis ist mit der höchsten Letalität assoziiert.

7.1.2.3 Virusmeningitis

Epidemiologie

Eine Virusmeningitis kommt selten bei Neugeborenen und jungen Säuglingen, häufiger jedoch im späteren Kindes- und jungen Erwachsenenalter vor.

Ätiologie

Auslöser sind ECHO-, *Coxsackie-* (Entero-) und Mumpsviren, seltener Adeno-, Parainfluenza-, FSME- und lymphozytäres Choriomeningitisvirus.

Klinik

Plötzlicher Beginn mit Fieber, Erbrechen, Kopfschmerzen und meningitischen Zeichen. Der Verlauf ist in der Regel gutartig.

Diagnostik

Zur Diagnostik notwendig sind **Lumbalpunktion** (Zellzahl, Zelldifferenzierung, Eiweiß, Glukose, Antigennachweis und Bakteriologie), **serologische Antikörpertests** (auf Enteroviren, Mumps, FSME und Borrelien), **Virusisolierung** (aus Liquor, Stuhl, Rachenspülwasser) und **Nachweis spezifischer RNA-Sequenzen** mittels RT-PCR (in Liquor oder Stuhl) bei V. a. Enteroviren.

Merke

Liquorbefunde bei Virusmeningitis: Zellzahl 11–500/µL, Anteil mononukleärer Zellen > 70 %, Eiweiß < 100 mg/dL, Glukose normal.

Therapie

Symptomatisch, Flüssigkeitszufuhr, Bettruhe. Bei V. a. *HSV*-Meningoenzephalitis wird Aciclovir i. v. verabreicht (► Kap. 7.5.7).

7.1.3 Osteomyelitis, septische Arthritis

Epidemiologie

80 % aller Osteomyelitiden kommen im Kindesalter vor, 50 % davon im Säuglingsalter.

Ätiologie

- **Alle Altersstufen:** *Staphylococcus aureus,* Streptokokken der Gruppe A, Pneumokokken
- **Frühgeborene:** *Candida albicans, Escherichia coli*
- **Neugeborene:** Streptokokken der Gruppe B
- **Säuglinge und Kleinkinder:** *Haemophilus influenzae,* Tuberkulose
- **Bei Neutropenie:** *Pseudomonas aeruginosa*
- **Bei Sichelzellanämie:** Salmonellen

Pathogenese nach Altersstufen

Säuglinge: Die Infektion überschreitet die Metaphysen-Epiphysen-Grenze und kann entlang der A. nutricia zur septischen Arthritis führen.

Kleinkinder: Die perforierenden Arterienäste haben sich zurückgebildet, die Epiphysenfuge ist ge-

fäßlos und wirkt deshalb als Barriere gegen die Ausbreitung der Osteomyelitis.
Schulkinder und Adoleszente: Durch Schluss der schützenden Epiphysenfuge kann die Infektion wieder in das Gelenk einbrechen.

Lokalisation
Lange Röhrenknochen sind am häufigsten betroffen, seltener das Os ilium, das Os pubis, Wirbelkörper, Schädel- oder Kieferknochen.
Häufige Gelenkmanifestationen sind Knie, Hüfte, Ellbogen und Sprunggelenk.

Klinik
Die Erkrankung beginnt mit hohem Fieber und Schüttelfrost. Hinzu kommen eine lokale Schwellung, Rötung, Überwärmung und Schmerzen. Bei Säuglingen sind die Symptome unspezifischer, häufig besteht nur eine auffallende Bewegungsarmut einer Extremität.

Komplikationen
Es kann zu Spontanfraktur, Wachstumshemmung des betroffenen Knochens bei Befall der Epiphyse und der Epiphysenfuge, chronischer Osteomyelitis oder Gelenkarthrose bei Arthritis kommen.

Diagnostik
In der Blutentnahme finden sich Leukozytose und Linksverschiebung, erhöhtes C-reaktives Protein und eine beschleunigte BKS (wichtiger Verlaufsparameter). Das übrige Labor zeigt sich bezüglich RF, ANA und Borrelientiter unauffällig. Ein **Keimnachweis** sollte anstrebt werden, um eine gezielte Therapie zu ermöglichen (Blutkultur, Gelenkpunktion bei V.a. bakterielle Arthritis, ggf. Biopsie).
In der **Sonografie** zeigen sich initial ein Weichteilödem sowie ein Erguss bei bakterieller Arthritis.
Im **Röntgenbild** des betroffenen Knochens in zwei Ebenen ist initial lediglich eine Weichteilschwellung zu erkennen. Typische Zeichen der Osteomyelitis sind frühestens nach 10 Tagen nachweisbar: osteolytische Herde, Periostreaktionen, Verkalkungen. Die **99 m-Technetium-Szintigrafie** wird am 2.–4. Tag positiv. Es kommt zur Technetiumanreicherung in entzündlichen Herden. **Cave: Strahlenbelastung.** Also nur bei gezielter Fragestellung. Die **Kernspintomografie** ist bei Osteomyelitis zur Frühdiagnostik und zur Erkennung radiologisch und szintigrafisch stummer Herde hilfreich. Eine **Biopsie** ist immer dann indiziert, wenn andere raumfordernde Prozesse, z. B. ein Ewing-Sarkom, nicht eindeutig ausgeschlossen werden können.

Therapie
Eine intravenöse **Antibiotikatherapie** ist stets erforderlich. Sie erfolgt zunächst mit Clindamycin (Staphylokokkenwirksamkeit) und Cefotaxim (Wirksamkeit gegen gramnegative Keime).
Alternativ kommen auch Ampicillin-Sulbactam oder Amoxicillin-Clavulansäure zum Einsatz.
Nach Keimisolation kann ggf. eine Umstellung des Antibiotikums erfolgen. Die Therapiedauer beträgt mindestens 3 Wochen.
Eine **Ruhigstellung** zur Schmerzbekämpfung ist in den ersten 7 Tagen sinnvoll. Später sollte eine Ruhigstellung vermieden werden, da die funktionelle Bewegung den Heilungsprozess fördert.
Eine **chirurgische Therapie** ist bei bakterieller Arthritis, bei Abszessen, Nekrosen, Sequestern, Fisteln und bei fehlendem Ansprechen auf die antibiotische Therapie notwendig.

Merke

Eine eitrige Arthritis muss sofort chirurgisch entlastet werden.

Klinischer Fall

Der 6 Monate alte Paul bewegt seit dem Morgen das rechte Bein nicht richtig und schont es offensichtlich. Laborchemisch finden sich eine Leukozytose mit Linksverschiebung, eine Erhöhung des C-reaktiven Proteins und eine Blutsenkungsgeschwindigkeit von 135 mm nach 1 h. Bei Paul handelt es sich mit aller Wahrscheinlichkeit um eine Osteomyelitis.

7.2 Klassische bakterielle Infektionen

7.2.1 Infektionen mit Streptokokken der Gruppe A

Definition
β-hämolysierende Streptokokken der Gruppe A gehören zu den häufigsten bakteriellen Erregern von Infektionskrankheiten des oberen Respirationstrakts. Sie verursachen insbesondere eine Angina tonsillaris, Scharlach und das Erysipel. Die Inkubationszeit beträgt 2–4 Tage.

Klinik

Angina tonsillaris: Leitsymptome sind Fieber und Halsschmerzen. Es bestehen eine Rötung und Vergrößerung der Tonsillen mit eitrigen Stippchen (► Abb. 7.1). Begleitend kommt es zu einer zervikalen Lymphknotenvergrößerung. Bei tonsillektomierten Patienten tritt eine **Pharyngitis** auf.

Scharlach ist definiert als Angina tonsillaris plus Exanthem, das durch Streptokokken hervorgerufen wird, die pyrogene Exotoxine produzieren. Leitsymptome sind Fieber, Halsschmerzen und Erbrechen. **Enanthem:** Düsterrote entzündliche Verfärbung der Pharynxschleimhaut und Tonsillitis mit eitrigen Stippchen. **Himbeerzunge:** Gerötete Zunge mit deutlich erhabenen Papillen. **Exanthem:** Es beginnt am Brustkorb und überzieht dann den ganzen Körper mit Betonung der Leistengegend. Die Effloreszenzen sind stecknadelkopfgroße, dicht stehende hellrote Papeln, die sich rau anfühlen. Es besteht eine typische periorale Blässe (► Abb. 7.2). Ein Übergang des Exanthems in eine groblamelläre Schuppung, vor allem an Händen und Füßen, ist charakteristisch.

Klinischer Fall

Die 8-jährige Lena erkrankt akut mit Halsschmerzen, hohem Fieber, Schüttelfrost, Bauchschmerzen, Übelkeit und Erbrechen. Gaumen, Pharynx und Tonsillen sind hochrot. Die Zunge ist zunächst noch weißlich belegt. Die submandibulären und zervikalen Lymphknoten sind schmerzhaft vergrößert. Nach ungefähr 3 Tagen entwickelt sie in der Leisten- und Achselregion sowie am Hals ein feinfleckiges rötliches Exanthem, das innerhalb von 24 Stunden generalisiert, jedoch das Munddreieck („periorale Blässe") ausspart. Scharlach ist die wahrscheinlichste Diagnose.

Streptokokken der Gruppe A können außerdem ein **Erysipel** oder eine **Impetigo contagiosa** verursachen (► Kap. 17.2.1).

Merke

Von Scharlach spricht man, wenn bei einer Angina tonsillaris ein charakteristisches Exanthem besteht.

Komplikationen

Rheumatisches Fieber: Ausbruch mit einer Latenz von 21 Tagen. Leitsymptome sind Pankarditis, Arthritis, Erythema anulare und Chorea minor (► Kap. 9.3).

Akute Poststreptokokkenglomerulonephritis: Auftreten einer Hämaturie 6–10 Tage nach der Streptokokkeninfektion (► Kap. 15.1.6).

Diagnostik

Ein **Rachenabstrich** dient dem Schnelltest und kulturellen Streptokokkennachweis. **Antikörpertiter** gegenüber Streptolysin-O und -S; Hyaluronidase, Streptokinase und Desoxyribonuklease sind als Verlaufsparameter hilfreich, haben aber in der Akutphase keine Bedeutung.

Therapie

Die Behandlungsindikation der Tonsillopharyngitis wurde bislang v. a. durch die verkürzte Infektiosität begründet, ist aber zunehmend umstritten. **Penicillin V** in einer Dosierung von 100.000 IE/kg KG/d p. o. ist immer noch die Therapie der Wahl. Die Therapiedauer beträgt 10 Tage. Beschwerdefreiheit ist nach 24–48 h zu erwarten. **Bei Therapieversagen oder bei Penicillinallergie** kommen Cephalo-

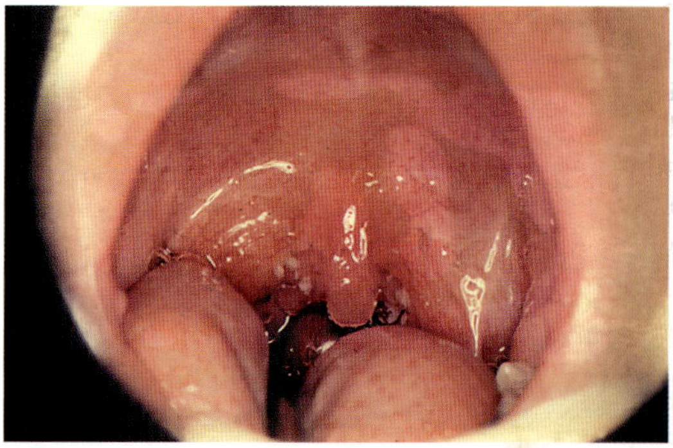

Abb. 7.1 Streptokokkenangina. Eitrige Stippchen auf beiden Tonsillen. [O530]

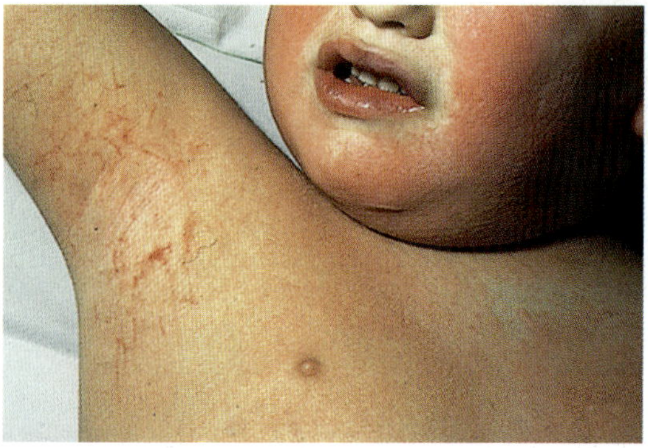

Abb. 7.2 Kind mit Scharlach und typischer perioraler Blässe. [O530]

sporine, Amoxicillin mit Clavulansäure oder Makrolide zum Einsatz.

Merke

Eine 5-tägige Therapie mit einem Cephalosporin oder Amoxicillin mit Clavulansäure ist genauso erfolgreich wie eine 10-tägige Therapie mit Penicillin V, jedoch deutlich teurer.

7.2.2 Pneumokokkeninfektionen

Weltweit einer der häufigsten Erreger von Pneumonien, Meningitiden, Otitiden und Sinusitiden ist *Streptococcus pneumoniae.* Die Übertragung erfolgt durch Tröpfcheninfektion. Disponierend für Pneumokokkeninfektionen sind Abwehrstörungen.
Eine **Pneumokokkenschutzimpfung** mit einem Konjugatimpfstoff wird für alle Säuglinge und Kleinkinder bis zum vollendeten 2. Lebensjahr empfohlen.

7.2.3 Staphylokokkeninfektionen

Definition
Infektionen mit **koagulasepositiven Staphylokokken *(Staphylococcus aureus)*** führen entweder zu lokalen eitrigen Infektionen oder durch die Freisetzung von Toxinen zu Krankheitsbildern, die unabhängig vom Infektionsort auftreten. Infektionen mit **koagulasenegativen Staphylokokken *(Staphylococcus epidermidis)*** sind eine häufige Ursache nosokomialer Infektionen.

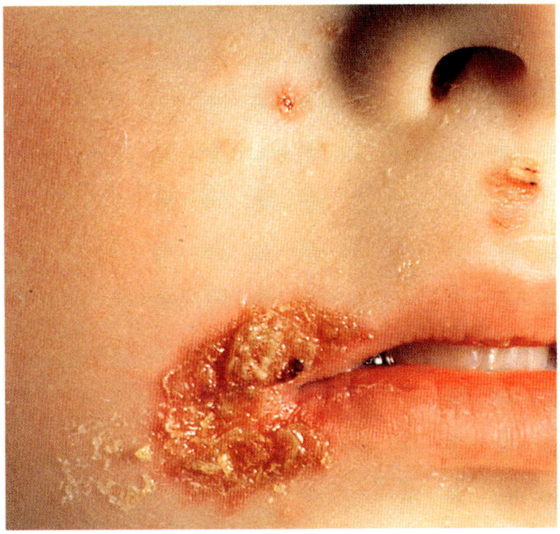

Abb. 7.3 Impetigo contagiosa: überwiegend konfluierende Erosionen mit honiggelben Krusten, im Randbereich vereinzelt Bläschen sichtbar. Bakteriologische Untersuchung: *Staphylococcus aureus.* [E273]

Klinik
Koagulasepositive Staphylokokken *(Staphylococcus aureus)* verursachen Staphylokokkenabszesse, eine Impetigo contagiosa (▸ Abb. 7.3, ▸ Kap. 17.2.1), eitrige Konjunktivitiden, das Hordeolum, Pneumonien im Säuglingsalter, Osteomyelitis und Arthritis, das Staphylococcal Scalded Skin Syndrome, das toxische Schocksyndrom und Nahrungsmittelintoxikationen.
Koagulasenegative Staphylokokken *(Staphylococcus epidermidis)* können fast jedes infektiöse Krankheitsbild bei Neugeborenen verursachen und spielen bei katheterassoziierten Infektionen eine besondere Rolle.

7.2.4 Infektionen mit *Haemophilus influenzae*

Definition
Die Infektion mit ***Haemophilus influenzae*** kann zu einer Vielzahl von Infektionen führen, wobei die schweren, sog. invasiven Infektionen wie Meningitis, Epiglottitis und Sepsis hauptsächlich von *Haemophilus influenzae* Typ b verursacht werden, gegen den eine aktive Immunisierung zur Verfügung steht.

Epidemiologie
Unbekapselte Stämme gehören zur Normalflora des Nasen-Rachen-Raums. Die Übertragung erfolgt durch Tröpfcheninfektion. Die Inkubationszeit beträgt wenige Tage. Invasive Erkrankungen kommen vor allem bei Säuglingen und Kleinkindern vor.

Klinik
Infektionen des Respirationstrakts durch *Haemophilus influenzae* sind Sinusitis, Otitis media, Mastoiditis, Bronchitiden und Pneumonien. **Weichteilinfektionen** (Phlegmone, Zellulitis, Empyeme, Abszesse) können ebenso auftreten. Die charakteristischen, durch *Haemophilus influenzae* verursachten **invasiven Infektionen** sind Arthritis, Osteomyelitis, Sepsis, Endokarditis, Meningitis und Epiglottitis.

Prophylaxe
Sie kann durch eine **aktive Immunisierung** mit Hib-Vakzine erfolgen. Sie schützt vor invasiven Infektionen (Meningitis, Epiglottitis, Sepsis, Osteomyelitis, Phlegmone). Bei Erkrankung an einer Hib-Meningitis oder -Epiglottitis wird eine Chemoprophylaxe von Kontaktpersonen mit Rifampicin durchgeführt.

> **Merke**
>
> *Haemophilus influenzae* Typ b ist Erreger der lebensbedrohlichen Epiglottitis sowie von Meningitis und Sepsis. Die Letalität dieser invasiven Infektionen beträgt ohne Therapie 60–90 %, mit Therapie < 10 %.

7.2.5 Meningokokkeninfektionen

Definition

Infektion mit ***Neisseria meningitidis,*** die neben oberflächlichen Infektionen des Nasen-Rachen- und Urogenitaltrakts zu Sepsis und Meningitis führen kann, wobei die schwerste Verlaufsform der Meningokokkensepsis, das **Waterhouse-Friderichsen-Syndrom,** mit einer extrem hohen Letalität verbunden ist.

Epidemiologie

2–5 % aller Personen sind asymptomatische Träger von Meningokokken im Nasen-Rachen-Raum. Die Übertragung erfolgt durch Tröpfcheninfektion. Der Erkrankungsgipfel liegt im 6.–12. Lebensmonat, ein 2. Inzidenzgipfel tritt im Jugendalter auf. Die Inkubationszeit beträgt 1–10 Tage, meist weniger als 4 Tage.

Klinik

Die **Meningitis** (► Kap. 7.1.2.2) ist die häufigste invasive Meningokokkeninfektion. Katarrhalische Infektionen des Nasen-Rachen-Raums, Infektionen der Urogenitalschleimhaut mit Urethritis, Zervizitis, Vaginitis sowie Sepsis oder perakute Sepsis mit Todesfolge sind weitere klinische Manifestationsformen.
Die **Meningokokkensepsis** beginnt akut mit schwerem Krankheitsgefühl, Fieber, Schüttelfrost, Gelenkschmerzen, Muskelschmerzen und Meningismus. Hämorrhagische Hauteffloreszenzen sind charakteristisch. Sie sind zunächst stecknadelkopfgroß, dann vergrößern sie sich rasch bei unregelmäßiger Verteilung über den ganzen Körper und verfärben sich dunkelrot bis schwarz. Hautnekrosen treten als Folge der disseminierten intravasalen Gerinnung auf. Es können erhebliche Gewebsdefekte in der Haut und in der Muskulatur entstehen. Schwerster Verlauf einer Meningokokkensepsis ist das **Waterhouse-Friderichsen-Syndrom** (► Abb. 7.4).

> **Merke**
>
> Schwerster Verlauf einer Meningokokkensepsis ist das Waterhouse-Friderichsen-Syndrom.

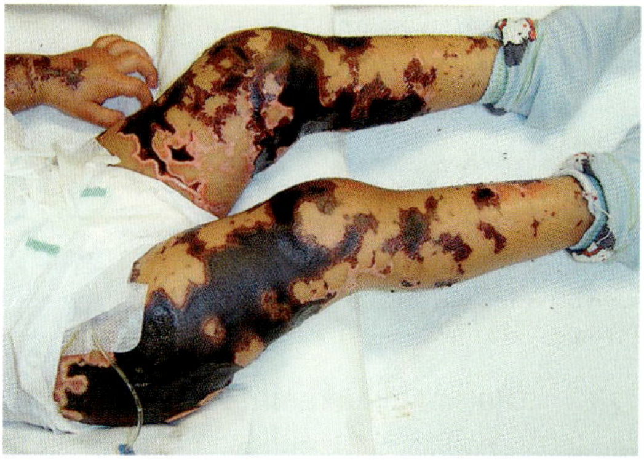

Abb. 7.4 Waterhouse-Friderichsen-Syndrom. [G362]

Komplikationen

Es kann zu Multiorganversagen (toxische Myokardiopathie mit Herzinsuffizienz, Schock, Nebennierenrindenblutung, Nierenversagen, disseminierter intravasaler Gerinnung, Nekrosen der Akren), Perikarditis und Myokarditis, Arthritis oder Pneumonie kommen.

Differenzialdiagnose der Meningokokkensepsis

Differenzialdiagnosen sind die akute allergische Vaskulitis, das toxische Schocksyndrom, die Purpura Schoenlein-Henoch oder eine Leukämie.

Therapie

Die Therapie der Wahl ist die intravenöse Verabreichung von Cefotaxim oder Ceftriaxon. Penicillin G wird bei Nachweis penicillinempfindlicher Stämme i. v. verabreicht. Bei hoher Keimzahl sollte eine einschleichende Therapie erfolgen, um eine rasche Endotoxinausschüttung mit überschießender Immunantwort des Organismus zu verhindern oder abzuschwächen. Die Therapiedauer beträgt bei unkomplizierter Meningitis 4–7 Tage, bei Komplikationen länger.

Prognose

Die Letalität liegt bei Meningokokkenmeningitis bei 1–4 %, bei Meningokokkensepsis bei 5–25 %, bei Waterhouse-Friderichsen-Syndrom bei 95 %. Spätschäden sind eine psychomotorische Entwicklungsverzögerung, Hörstörungen, Hirnnervenlähmungen, Hemiplegie, zerebrale Anfälle oder Hydrozephalus.

Prophylaxe

Eine Isolierung des Indexpatienten ist bis 24 h nach Therapiebeginn erforderlich. Kontaktpersonen erhalten eine Chemoprophylaxe mit Rifampicin. Die Impfung gegen Meningokokken der Gruppe C mit einem Konjugatimpfstoff wird für alle Kinder im 2. Lebensjahr empfohlen. Ein Impfstoff gegen Meningokokken der Gruppe B ist seit 2013 zugelassen. Eine allgemeine Impfempfehlung wurde von der STIKO aufgrund der noch mangelnden Datenlage jedoch noch nicht ausgesprochen.

Meldepflicht

Bei Krankheitsverdacht, Erkrankung oder Tod an Meningokokkenmeningitis und -sepsis.

7.2.6 Diphtherie

Definition

Akute bakterielle Infektionskrankheit durch ***Corynebacterium diphtheriae*** mit **pseudomembranösen Belägen** auf Tonsillen, Pharynx-, Larynx- und Nasenschleimhaut, wobei exotoxinbedingte Komplikationen wie Myokarditis und Polyneuritis auftreten können.

Epidemiologie

Die Übertragung erfolgt durch Tröpfcheninfektion. Die Inkubationszeit beträgt 2–5 Tage. Durch die Impfung ist es zu einem deutlichen Rückgang der Inzidenz gekommen.

Klinik

Tonsillen- und Rachendiphtherie: Leitsymptome sind Fieber, Abgeschlagenheit und Schluckbeschwerden. Es besteht eine druckschmerzhafte zervikale Lymphknotenschwellung. Die Tonsillen sind gerötet und zeigen grauweiße Beläge (▸ Abb. 7.5). Die Pseudomembranen lassen sich schwer entfernen, es kommt zu Blutungen. Ein süßlich-fauliger Mundgeruch ist charakteristisch.

Nasendiphtherie: Sie tritt meist bei Säuglingen auf und manifestiert sich mit blutig-serösem Schnupfen. Es kommt zur Bildung von Membranen und Borken.

Kehlkopfdiphtherie: Der diphtherische Krupp geht mit Heiserkeit, bellendem Husten, inspiratorischem Stridor, Dyspnoe und drohender Erstickung einher.

Varianten

Progrediente Diphtherie: Sie geht meist von einer Tonsillendiphtherie aus und führt an mehreren Stellen gleichzeitig zu einer konfluierenden Membranbildung. Durch das häufigere Auftreten von Toxinkomplikationen ist diese Form mit einer höheren Letalität assoziiert.

Toxische oder maligne Diphtherie: Fieber, Ödeme, Nekrosen, Membranen und Lymphknotenschwellung in extrem ausgeprägter Form (Cäsarenhals).

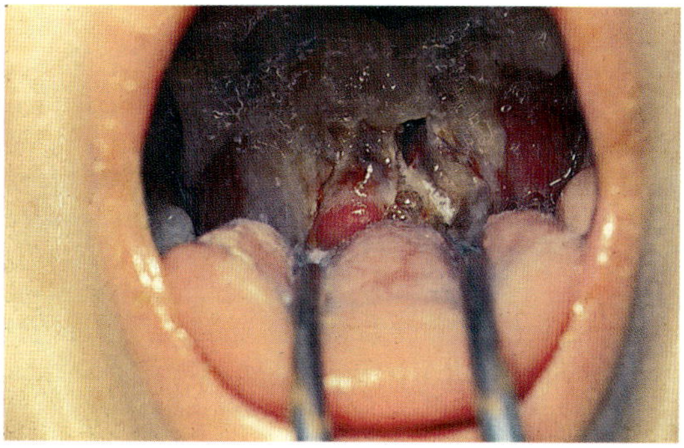

Abb. 7.5 Diphtherie: Tonsillen mit grauweißen Belägen. [O530]

Komplikationen

Sie sind exotoxinbedingt und treten ab der 2. Krankheitswoche auf. Es kann zu **Myokarditis, Polyneuritis oder Landry-Paralyse** (Parästhesien, schlaffe Lähmungen der Körpermuskulatur, Schluck- und Zwerchfelllähmung) kommen.

Diagnostik

Das Abstrichmaterial zur mikrobiologischen Untersuchung muss unter den Pseudomembranen entnommen werden.

Therapie

Bei der Behandlung der Diphtherie ist die intravenöse Verabreichung von **antitoxischem Diphtherieserum** erforderlich. Zusätzlich wird Penicillin V über 14 Tage zur Eradikation der Erreger gegeben.

Prophylaxe

Die wirksamste Prophylaxe ist die Impfung. Kontaktpersonen ohne Immunität erhalten Penicillin V, Kranke werden isoliert.

Meldepflicht

Bei Krankheitsverdacht, Erkrankung und Tod an Diphtherie.

7.2.7 Pertussis (Keuchhusten)

Epidemiologie

Die Übertragung des Erregers ***Bordetella pertussis*** erfolgt durch Tröpfcheninfektion mit erheblicher Kontagiosität. Die Exposition führt in 70–80 % der Fälle zur Erkrankung. Die Ansteckungsgefahr ist im Stadium catarrhale am höchsten. Die Inkubationszeit beträgt 7–14 (20) Tage.

Klinik

Stadium catarrhale: Dauer 1–2 Wochen. Fieber mit Rhinitis, Konjunktivitis und uncharakteristischem Husten.

Stadium convulsivum: Dauer 4–6 Wochen. Meist besteht kein Fieber mehr, dafür treten **paroxysmale Hustenattacken** auf: Stakkatohusten, Gesichtsverfärbung erst rot, dann zyanotisch-blau, laut ziehende juchzende Inspiration, Herauswürgen von zähem Schleim, oft mit Erbrechen. Hustenattacken sind nachts gehäuft, symptomfreie Intervallphasen typisch. Bei jungen Säuglingen treten oft ausschließlich **lebensbedrohliche Apnoeanfälle** auf. Eine venöse Einflussstauung bei intrathorakaler Drucksteigerung kann zu Konjunktivalblutungen und Petechien im Kopfbereich führen.

Stadium decrementi: Dauer 2–4 Wochen. Häufigkeit und Intensität der Hustenanfälle nehmen allmählich ab.

Komplikationen

Es kann zu Sekundärinfektionen mit *Haemophilus influenzae* oder Pneumokokken kommen. Seltene Komplikationen sind zerebrale Anfälle, Enzephalopathie mit Dauerschäden (0,5 %) und letale Verläufe bei jungen Säuglingen.

Merke

Eine Pertussiserkrankung kann bei Säuglingen zu lebensbedrohenden Apnoeanfällen führen.

Diagnostik

Leukozytose mit absoluter und relativer **Lymphozytose** sind typisch. Der **bakteriologische Erregernachweis** ist mittels tiefen Nasen-Rachen-Abstrichs möglich. Der **Nachweis von *Bordetella-pertussis*-DNA** ist schnell und sensitiv. Ein **Nachweis spezifischer Antikörper** ist 2–4 Wochen nach Erkrankungsbeginn sinnvoll.

Therapie

Eine antibiotische Therapie ist sinnvoll, solange der Patient Bordetellen ausscheidet (ab Ende der Inkubationszeit, Stadium catarrhale bis frühes Stadium convulsivum). Makrolide sind die Therapie der Wahl. Alternativ kommt Co-trimoxazol infrage. Die Therapiedauer beträgt 14 Tage. Säuglinge im Stadium convulsivum müssen wegen der Apnoegefahr stationär überwacht werden.

Prophylaxe

Da keine transplazentare Immunität (Nestschutz) besteht, ist der sorgfältige Schutz von jungen Säuglingen vor der Infektion erforderlich. Die **aktive Immunisierung** erfolgt mit azellulären Impfstoffen. Eine **Chemoprophylaxe** mit Erythromycin wird vor allem bei Säuglingen und Kindern mit schweren kardialen und pulmonalen Erkrankungen bei engem Kontakt mit Pertussispatienten durchgeführt.

Merke

Pertussis hinterlässt eine lang dauernde, aber keine lebenslängliche Immunität, sodass ältere Menschen, die die Erkrankung als Kind durchgemacht haben, wieder erkranken und als Überträger fungieren können.

Meldepflicht

Bei Erkrankung an Pertussis.

7.2.8 Tetanus

Epidemiologie

Clostridium tetani gehört zur normalen Darmflora von Tieren und Menschen. Die Übertragung erfolgt durch Wundkontamination mit kotverschmutzter Erde. Dank der aktiven Impfung ist die Tetanusinzidenz deutlich zurückgegangen. Die Inkubationszeit beträgt 8–10 Wochen.

Pathogenese

Die Toxine Tetanolysin und Tetanospasmin des ***Clostridium tetani*** verursachen die typischen klinischen Krankheitssymptome. Das Toxin gelangt über die Blutbahn und entlang der Nervenaxone zum Rückenmark und zum Gehirn.

Klinik

Die Erkrankung beginnt meist schleichend mit Auftreten neurovegetativer Symptome: Schwitzen, Frösteln und Schlaflosigkeit. Dann manifestieren sich die Leitsymptome **Rigor und Spasmen.**

Es kommt zum **Masseterkrampf** (Rigor der Massetermuskulatur) und zum **Trismus** (Rigor der mimischen Muskulatur, Risus sardonicus). Es treten Zwerchfellkrämpfe mit epigastrischen Schmerzen, anfallsweise Muskelspasmen des ganzen Körpers sowie Reflexspasmen auf. Es kommt zu **Opisthotonus,** der Patient leidet bei vollem Bewusstsein an starken Schmerzen. Wirbelkörperfrakturen sind häufig die Folge. Krämpfe der Atemmuskulatur, des Larynx und der Schlundmuskulatur sind lebensbedrohlich. Nach einer Nabelinfektion mit *Clostridium tetani* kann es zum **Tetanus neonatorum** kommen.

Diagnostik

Der kulturelle Erregernachweis auf **anaeroben** Medien durch Abstrich der kontaminierten Wunde gelingt nur bei einem Drittel der Fälle und ist wenig aussagekräftig. Die Diagnosestellung ist daher nur anhand des **klinischen Bilds** möglich.

Therapie

Eine **Wundexzision** ist zur Reduktion der Toxinbildung erforderlich. **Humanes Tetanusimmunglobulin** wird mehrfach i. m., bei manifestem Tetanus in extrem hoher Dosierung und als lokale Infiltration in die Wundränder appliziert. Simultan erfolgt die aktive Impfung mit Tetanustoxoid.
Die frühzeitige Verabreichung von Penicillin G i. v. (100.000 IE/kg KG/d) über 10–14 Tage verhindert durch Abtötung der Keime eine weitere Toxinbildung. Diazepam und Phenobarbital werden zur Lösung der Spasmen eingesetzt. Unter Umständen ist eine maschinelle Beatmung erforderlich.

Prognose

Die Letalität beträgt 25–60 %. Todesursachen sind respiratorische Insuffizienz und kardiovaskuläre Komplikationen.

Prophylaxe

Eine aktive Immunisierung soll ab dem Alter von 2 Monaten erfolgen. Im Fall einer Verletzung ist die Klärung des Impfschutzes von zentraler Bedeutung. Bei fehlender Immunität wird eine Simultanimpfung durchgeführt.

> **Merke**
>
> Auch bei Verletzungen im Kindesalter muss immer geklärt werden, ob ein ausreichender Tetanusimpfschutz vorliegt.

Meldepflicht

Eine Meldepflicht ist nach dem Infektionsschutzgesetz nicht festgelegt.

7.2.9 Botulismus

Definition

Nahrungsmittelvergiftung mit dem Neurotoxin des Anaerobiers ***Clostridium botulinum,*** die typischerweise zu gastroenterologischen und neurologischen Symptomen führt.

Pathogenese

Das Toxin wird in Nahrungsmitteln von sich vermehrenden Clostridien gebildet und freigesetzt. Zu einer raschen Erregerentwicklung kommt es in geräuchertem Fleisch, Schinken, Wurstwaren und Konserven. Sie werden mit Nahrungsmitteln aufgenommen und enteral resorbiert. Die Inkubationszeit bei Nahrungsmittelbotulismus beträgt in der Regel 12 bis 48 h (bis 8 Tage), bei Säuglingsbotulismus 3–30 Tage. Die Hemmung der Freisetzung von Acetylcholin an den motorischen Endplatten und an den parasympathischen Synapsen durch das Toxin führt zu einer lang anhaltenden Blockade der Erregungsübertragung. Rückenmark und Gehirn sind nicht betroffen.

Klinik

Bei **Nahrungsmittelbotulismus** stehen **gastroenterologische** (Übelkeit, Erbrechen, Völlegefühl, Obstipation und Diarrhö) und **neurologische** Symptome (Schwindel, Doppelbilder, Akkommodationslähmungen, Ptosis und Mydriasis) im Vordergrund. Bei bulbärer Beteiligung kommt es zu Schluckstörung, Zungenlähmung und Hirnnervenlähmungen. Eine zunehmende **Ateminsuffizienz** führt zu Schnappatmung, fehlende Speichelproduktion zu quälendem **Durstgefühl.** In der weiteren Folge kommt es zu zunehmender **Muskelschwäche,** die sich **bei klarem Bewusstsein** über Rumpf- und Extremitätenmuskulatur ausbreitet. Der Tod tritt durch eine zentrale Atemlähmung oder Aspirationspneumonie ein.
Säuglingsbotulismus: Hauptsächlich sind Säuglinge in den ersten 8 Lebensmonaten betroffen. Sporen kommen im Erdboden und in Nahrungsmitteln (Bienenhonig) vor. Häufig ist eine Obstipation erstes Symptom. Es folgen Somnolenz, zunehmende Muskelhypotonie mit Verlust der Kopfkontrolle, Schluckstörung, Stimmbandlähmung, kraftloses Schreien, Ptosis und fehlende Pupillenreaktionen. Eine vollständige Rückbildung der Symptomatik erfolgt erst nach Wochen. Komplikationen sind Atemlähmung und Aspirationspneumonie.

Diagnostik

Anamnese und klinische Symptomatik sind wegweisend. Der Toxinnachweis erfolgt in Blut, Stuhl, Magensaft, Erbrochenem und Speiseresten.

Therapie

Bei Nahrungsmittelbotulismus muss die sofortige **Magen-Darm-Entleerung** erfolgen. Bei geringstem

Verdacht wird **Botulismusantitoxin** vom Pferd zur Neutralisation frei zirkulierender Toxinmoleküle verabreicht. Cave: anaphylaktische Reaktionen. Bei Säuglingsbotulismus ist die Therapie mit Antitoxin nicht wirksam. Intensivmedizinische Maßnahmen stehen daher im Vordergrund. Antibiotika sind bei beiden Formen des Botulismus unwirksam.

Cave

Vom Verzehr verdorbener Konservennahrungsmittel ist dringend abzuraten.
Cave: Bienenhonig wegen der Gefahr des Säuglingsbotulismus (z. B. zum Bestreichen von Schnullern). Hygienische Maßnahmen sind extrem wichtig, da die Erreger mit dem Stuhl ausgeschieden werden.

Meldepflicht

Eine Meldepflicht ist nach dem Infektionsschutzgesetz nicht festgelegt.

7.2.10 Salmonellosen

Epidemiologie

Hauptreservoir für ***Salmonella gastroenteritidis*** sind Tiere: Rinder, Schweine, Hühner. Die Inkubationszeit beträgt wenige Stunden bis Tage. Die Übertragung erfolgt vor allem durch infizierte Nahrungsmittel (Geflügel, Ei, Milch) und Trinkwasser. Das einzige bekannte Reservoir für ***S. typhi*** ist der Mensch. Die Übertragung erfolgt daher nur durch Kontakt zu Typhuskranken oder zu Dauerausscheidern. Die Inkubationszeit liegt bei etwa 2 Wochen.

Klinik

Akute Gastroenteritis und Enterokolitis: Erreger ist *Salmonella gastroenteritidis,* Bauchschmerzen, Erbrechen, Diarrhö sind die Symptome. Die Stühle sind wässrig-schleimig mit Blutbeimengungen. Dazu kommen Fieber, Kopfschmerzen und Krankheitsgefühl. Die Krankheitsdauer beträgt wenige Tage.

Akute Lebensmittelvergiftung: Der Verzehr von Nahrungsmitteln mit hohem Erregergehalt führt zu heftigem Erbrechen, profusen Durchfällen, schweren Flüssigkeits- und Elektrolytverlusten und drohendem Schock.

Bakteriämie/Septikämie: *Salmonella gastroenteritidis* kann akute oder intermittierende Bakteriämien auslösen. Typische Symptome, die über Tage und Wochen andauern können, sind Fieber, Schüttelfrost, Schweißausbrüche, Muskelschmerzen, Anorexie und Gewichtsverlust. In 10 % der Fälle kommt es zu fokalen Infektionen, z. B. Osteomyelitis.

Typhus abdominalis: Bei Infektion mit ***Salmonella typhi*** oder ***S. paratyphi*** ist der Krankheitsbeginn schleichend. Das **Stadium incrementi** geht mit Fieber, Müdigkeit, Kopfschmerzen und einer dick weißlich oder bräunlich belegten Zunge einher. Bei Fieber besteht eine auffällige **Bradykardie.** In der 2.–3. Woche geht der Fieberverlauf in eine **Kontinua** über, dann erfolgt ein **lytischer Abfall.** Blutige Diarrhöen oder eine Obstipation sind etwa gleich häufig. **Erbsbreistühle** treten erst später kurzfristig auf. Eine **Splenomegalie** besteht häufig. Charakteristisch sind eine **Bewusstseinsstörung** (Typhus: Nebel), ein **blassrotes Exanthem** (Roseolen) an der Bauchhaut, eine erhebliche Reduktion des Allgemeinzustands und Gewichtsverlust.

Komplikationen

Darmblutung mit Perforation, hämatogene Entstehung **fokaler Infektionen** in allen Organen und **Myokarditis** mit EKG-Veränderungen (häufig) sind mögliche Komplikationen.

Merke

Das einzige bekannte Reservoir für *Salmonella typhi* ist der Mensch.

Diagnostik

In der **Blutentnahme** finden sich eine Leukopenie mit Neutrophilie und Linksverschiebung, ein Fehlen der Eosinophilen, später die Entwicklung einer Lymphozytose. Der **Erregernachweis** erfolgt **im Stuhl.** Die **Blutkulturen** sind bei Krankheitsbeginn positiv. Der **Antikörpernachweis** hat nur geringe praktische Bedeutung. Der **Nachweis salmonellenassoziierter Antigene** ist mittels PCR möglich.

Therapie

Bei der **Salmonellengastroenteritis** steht der Ausgleich der Wasser- und Elektrolytverluste im Vordergrund. Eine antibiotische Therapie ist nur in sehr schweren Fällen und bei Säuglingen im 1. Lebenshalbjahr oder bei immunsupprimierten Patienten indiziert. Sie vermindert weder die Schwere noch die Dauer der Diarrhö und verlängert die Ausscheidung von Salmonellen.

Beim **Typhus abdominalis** ist neben dem Ausgleich der Wasser- und Elektrolytverluste eine Antibiotikatherapie mit Amoxicillin oder Co-trimoxazol indiziert. Dexamethason wird bei schwerem Typhus mit Bewusstseinsstörung und Schocksymptomatik eingesetzt.

Prophylaxe
Eine prophylaktische Immunisierung mit oralem Lebendimpfstoff oder parenteralem Kapsel-Polysaccharid-Impfstoff gegen Typhus (HIV-Infizierte und Kinder < 6 Jahre) ist bei Expositionsrisiko (Reisen, Kontakt mit Dauerausscheidern, Laborpersonal) indiziert.
Hygienische Maßnahmen sind von besonderer Bedeutung: gründliches Händewaschen, Meidung von potenziell kontaminiertem Trinkwasser und Nahrungsmitteln.

Meldepflicht
Bei Krankheitsverdacht, Erkrankung und Tod an Salmonellose.

7.2.11 Durchfallerkrankungen durch *Escherichia coli*

Definition
Derzeit sind fünf verschiedene Gruppen darmpathogener ***Escherichia-coli***-Stämme bekannt, wobei das klinische Bild einerseits durch die Eigenschaften des jeweils vorliegenden Erregers, andererseits durch das Alter und den Allgemein- bzw. Ernährungszustand des Patienten bestimmt wird.

Klinik
EPEC (enteropathogene *E. coli):* Leichte bis sehr schwere Durchfallerkrankungen bei Säuglingen und Kleinkindern mit 10 bis 20 wässrigen Stuhlentleerungen täglich. Unbehandelt beträgt die Dauer der Erkrankung 10–15 Tage.
ETEC (Enterotoxinbildende *E. coli):* Wässrige, nicht blutige Durchfallerkrankungen durch Toxinbildung, Dauer 7–14 Tage.
EIEC (enteroinvasive *E. coli):* Shigellenruhrähnliches Krankheitsbild mit Fieber, blutig-schleimiger Diarrhö, Erbrechen, Schwächegefühl, Tenesmen und krampfartigen Bauchschmerzen.
EAEC (enteroaggregative *E. coli):* Akute, länger dauernde wässrige Durchfälle, Fieber, Erbrechen.
EHEC (enterohämorrhagische *E. coli):* Der Erreger bildet Verotoxin und führt zu Durchfallerkrankungen, hämorrhagischer Kolitis und zum **hämolytisch-urämischen Syndrom (HUS,** ▸ Kap. 15.1.10). Die Erkrankung beginnt 3–9 Tage nach Infektion mit schmerzhaften, kolikartigen Bauchkrämpfen und wässriger Diarrhö. Später erfolgt der Übergang zu einer frequenten Entleerung kleinvolumiger, blutiger Stühle. In der Regel kommt es in 6–10 Tagen ohne Residuen zur Abheilung. 5–10 % der Kinder mit einer EHEC-Infektion entwickeln ein HUS.

Diagnostik
Der Erreger- und Enterotoxinnachweis erfolgt im Stuhl. Ein Antigennachweis (PCR) ist möglich.

Therapie
Die Substitution von Wasser- und Elektrolytverlusten steht im Vordergrund. Eine Antibiotikatherapie wird nicht routinemäßig empfohlen. Bei Säuglingen oder immunsupprimierten Patienten kann Co-trimoxazol verabreicht werden.

Prophylaxe
Hygienische Maßnahmen sind besonders wichtig. Muttermilchernährung ist von hoher prophylaktischer Bedeutung. Der Genuss nichtpasteurisierter Milch ist mit einem erheblichen Erkrankungsrisiko assoziiert.

Merke

5–10 % der Kinder mit einer EHEC-Infektion entwickeln ein hämolytisch-urämisches Syndrom.

Meldepflicht
Bei allen Formen der „Enteritis infectiosa".

7.2.12 Andere bakteriell bedingte Durchfallerkrankungen

7.2.12.1 Wegweiser

Akute infektiöse Gastroenteritiden gehören zu den wichtigsten Infektionskrankheiten des Menschen. Im Kindesalter überwiegen Viren als Infektionserreger deutlich. Wichtige bakterielle Gastroenteritisformen sind die *Campylobacter*-Enteritis, Yersiniose, Shigellose und die pseudomembranöse Enterokolitis. Im Folgenden werden die Besonderheiten bei pädiatrischen Patienten besprochen.

7.2.12.2 *Campylobacter*-Enteritis

Es erkranken bevorzugt Neugeborene und junge Säuglinge mit Fieber und Diarrhö. Eine postinfektiöse Arthritis nach Wochen kommt vor; es besteht eine Assoziation mit HLA-B27.

7.2.12.3 Yersiniose

Die Infektion mit *Yersinia enterocolitica* führt bei Säuglingen und Kleinkindern unter 6 Jahren zu einer Gastroenteritis. *Yersinia pseudotuberculosis* führt bei Kindern unter 6 Jahren durch eine mesenteriale Lymphknotenschwellung zum klinischen Bild der Appendizitis. Septische Bilder treten bei Immundefekt auf. Postinfektiös kann es zu Erythema nodosum und Arthritis kommen.

7.2.13 Brucellose

Epidemiologie

Die Übertragung erfolgt durch Ziegen und Schafe *(Brucella melitensis)*, Schweine *(B. suis)*, Rinder *(B. abortus)* oder Hunde *(B. canis)*. Kinder infizieren sich vorwiegend durch Genuss nichtpasteurisierter Milch. Infektionen in Deutschland werden meist aus dem Mittelmeerraum, aus Mexiko oder Südamerika eingeschleppt. Die Inkubationszeit beträgt durchschnittlich 2–3 Wochen.

Klinik

Subklinische, akute oder chronische Verlaufsformen kommen vor. Prodromi sind Müdigkeit, Abgeschlagenheit, Gewichtsverlust, Nachtschweiß, Arthralgien, Muskelschmerzen und Konzentrationsstörungen. Dann treten **septische Temperaturen** mit undulierendem Fieberverlauf oder eine Kontinua auf. Weitere Symptome sind Nasenbluten, petechiale Blutungen, trockener Husten, Obstipation und Bauchschmerzen, Hepatosplenomegalie oder eine zervikale und axilläre Lymphadenitis.

Komplikationen

Je später mit der antibiotischen Therapie begonnen wird, desto häufiger folgen eine eitrige Monarthritis, Sakroiliitis, Spondylitis, Epididymitis-Orchitis, interstitielle Nephritis, Pyelonephritis oder Meningoenzephalitis. Eine Endokarditis der Aortenklappe ist die häufigste Todesursache.

Diagnostik

Vor allem bei Infektion mit *B. melitensis* bestehen eine Anämie, Leuko- und Thrombozytopenie. Der kulturelle **Erregernachweis** ist aus Blutkulturen oder Lymphknotenmaterial möglich. Der **Antikörpernachweis** erfolgt im Blut und bei Meningitis im Liquor.

> **Merke**
>
> Die Brucellose ist eine wichtige Differenzialdiagnose bei Fieber unklarer Ursache.

Therapie

Wegen der intrazellulären Persistenz der Erreger ist eine längerfristige antibiotische Therapie erforderlich. Eine Kombinationstherapie reduziert das Rezidivrisiko.

Prophylaxe

Die Expositionsprophylaxe ist die wichtigste vorbeugende Maßnahme.

Meldepflicht

Bei Erkrankung und Tod an Brucellose.

7.2.14 Listeriose

Definition

Infektionskrankheit, die meist durch ***Listeria monocytogenes*** hervorgerufen wird und insbesondere bei Neugeborenen und immunsupprimierten Patienten zu schweren, bedrohlichen Krankheitsbildern führt.

Epidemiologie

Ein Drittel aller Listeriosen betrifft Schwangere und Neugeborene. In der Schwangerschaft tritt die Infektion vor allem im dritten Trimenon auf. Die Übertragung erfolgt intrauterin, perinatal oder über Hände und Instrumente. Auch eine Übertragung über Nahrungsmittel ist möglich. Die Inkubationszeit beträgt Tage bis Wochen.

Klinik

In der **Schwangerschaft** ist der klinische Verlauf in der Regel asymptomatisch bis leicht. Die Listeriose manifestiert sich als grippaler Infekt oder unklares Fieber. Ein Verlauf unter dem Bild einer Harnwegsinfektion oder einer Mononukleose ist möglich. Die mütterliche Infektion führt zur Infektion des Fetus, dadurch kommt es zum Abort, zur Totgeburt oder zur Geburt eines kranken Kindes.

Neonatalperiode: Von der **Frühinfektion** vor dem 5. Lebenstag sind meist Frühgeborene betroffen. Es kommt zu einer schweren Erkrankung, bei der septische und respiratorische Symptome im Vordergrund stehen. Eine Hepatosplenomegalie, Hautveränderungen (makulopapulös, vesikulopapulös, petechial) oder eine Meningitis können hinzukommen. Die Letalität ist sehr hoch. Besonders wichtig ist, peripartal auf verdächtige Symptome und Befunde bei der Mutter zu achten. Bei einer **Spätinfektion** nach dem 5. Lebenstag stehen Meningitis und Enzephalitis im Vordergrund. Der Anteil reifer Neugeborener ist höher, und die Prognose ist besser als bei Frühinfektion.

Von Infektionen jenseits der Neonatalperiode sind hauptsächlich Patienten mit Dispositionsfaktoren (Malignom, Immundefekt, Hämosiderose) betroffen. Klinisch stehen ZNS-Symptome (Meningitis, Meningoenzephalitis, Hirnabszess) im Vordergrund. Weitere Manifestationen sind Sepsis, Arthritis, Peritonitis, Hepatitis, Lymphadenitis, Endo- bzw. Perikarditis und Gastroenteritis.

Diagnostik

Es besteht eine Leukozytopenie (vor allem bei neonataler Frühsepsis) oder Leukozytose mit Linksverschiebung; C-reaktives Protein und BKS sind erhöht. Der **Erregernachweis** erfolgt in Blutkulturen, Liquor, Abstrichen.

Therapie

In der Schwangerschaft kann eine rechtzeitige Therapie mit **Ampicillin** und **Gentamicin** eine Infektion des Fetus verhindern. Betroffene Kinder erhalten die gleiche Therapie über 2–3 Wochen.

Prognose

Die Letalität beträgt insgesamt 30 %, bei Frühsepsis 40–60 %.

Prophylaxe

Schwangere und Immunsupprimierte sollten potenziell kontaminierte Nahrungsmittel (Weichkäse, nichtpasteurisierte Milch, rohes Fleisch und Fisch) meiden. Darüber hinaus sind Hygienemaßnahmen sowie die rechtzeitige Diagnostik und korrekte Therapie bei Schwangeren wichtig.

Meldepflicht

Bei Nachweis von *L. monocytogenes* aus Blut, Liquor, anderen sonst sterilen Materialien oder bei Neugeborenen.

> **Merke**
>
> Ein Drittel aller Listeriosen betrifft Schwangere und Neugeborene. In der Schwangerschaft kann eine rechtzeitige Therapie mit Ampicillin und Gentamicin eine Infektion des Fetus verhindern.

7.2.15 Mykoplasmose

Definition

Infektionen mit Mykoplasmen führen bei Schulkindern häufig zu Pneumonien. Infektionen im Erwachsenenalter betreffen häufig das Urogenitalsystem, wodurch es zu einer perinatalen Infektion des Neugeborenen mit Auftreten schwerer respiratorischer Symptome sowie einer Sepsis kommen kann.

Epidemiologie

Erregerreservoir ist nur der Mensch. Die Übertragung von *M. pneumoniae* erfolgt durch Tröpfcheninfektion. Schulkinder und junge Erwachsene erkranken bevorzugt. 20–30 % aller Pneumonien in dieser Altersgruppe werden durch Mykoplasmen verursacht. Eine Übertragung von *M. hominis* erfolgt durch Sexualverkehr, Neugeborene werden im Geburtskanal infiziert. Die Inkubationszeit beträgt 1–4 Wochen.

Klinik

Infektion mit *Mycoplasma pneumoniae:* Grippeähnlicher Beginn mit Fieber, Kopf- und Halsschmerzen, Reizhusten. Es kann zu einer Tracheobronchitis oder zu einer zentralen Pneumonie kommen. Typischerweise ist der Auskultationsbefund gering, der Röntgenbefund aber ausgeprägt (▸ Abb. 7.6). Ein flüchtiges masernähnliches Exanthem tritt in 10–20 % der Fälle auf.

Die Infektion mit *Mycoplasma hominis* führt zu Urogenitalinfektionen. Die Übertragung der Infektion auf das Neugeborene erfolgt während der Geburt. Es kommt zu einer schweren respiratorischen Erkrankung des Neugeborenen, eine Sepsis ist möglich.

Diagnostik

Eine interstitielle Zeichnungsvermehrung im **Röntgen-Thorax** ist charakteristisch. Darüber hinaus können perihiläre und flächige segmentale Verdichtungen sowie pleurale Reaktionen nachweisbar sein. Ein IgM-Titer-Anstieg ist für eine frische Infektion beweisend. Der **Antigen-** und **DNA-Nachweis** erfolgt mittels PCR.

Therapie

Makrolide sind Mittel der Wahl bei der Behandlung von Infektionen mit *M. pneumoniae.* Kinder älter als 9 Jahre können mit Doxycyclin behandelt werden. Infektionen durch *M. hominis* werden mit Clindamycin oder Doxycyclin therapiert.

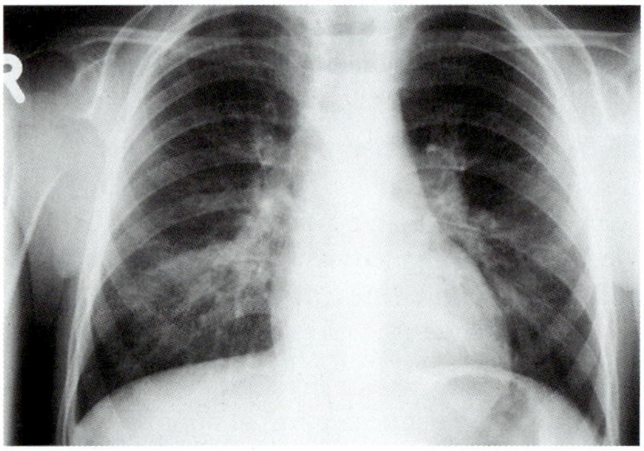

Abb. 7.6 Röntgen-Thorax bei Mykoplasmenpneumonie: zentrale entzündliche Infiltrate, rechts mehr als links, die peripher netzartig wirken. [O609]

Merke

Mykoplasmen führen bei Schulkindern häufig zu Pneumonien.

7.2.16 Chlamydieninfektionen

Klinik

Infektionen mit *Chlamydia trachomatis:*

Das **Trachom** ist eine Keratokonjunktivitis mit typischer Follikelbildung und Papillenhypertrophie an der Innenseite des Oberlids. Rezidivierende Verläufe begünstigen die Entstehung eines entzündlichen Mikropannus mit Narben und Neovaskularisation der Hornhaut. 15 % der Trachompatienten erblinden.

Die **eitrige Konjunktivitis** tritt vor allem bei Neugeborenen auf (▶ Abb. 7.7). Die Infektion erfolgt sub partu. Am 5.–11. Lebenstag kommt es zu einer mukopurulenten, hämorrhagischen, konjunktivalen Sekretion, begleitend besteht ein deutliches Lidödem. An der Lidinnenseite findet sich typischerweise eine follikuläre Injektion. Einschlusskörperchen in Konjunktivalepithelien sind durch Färbung nachweisbar. Bindehautnarben können auftreten. Begleitend kann es zu einer Atemwegsinfektion mit Bronchitis und Pneumonie kommen. Die charakteristische klinische Manifestation bei älteren Kindern ist die „Schwimmbadkonjunktivitis".

Die **Chlamydienpneumonie** tritt in der 3.–19. Lebenswoche mit Tachypnoe, persistierendem stakkatoartigem Husten und exspiratorischem Giemen auf. Meist besteht kein Fieber. In über 50 % der Fälle liegt eine begleitende Otitis media vor. Im Röntgenbild zeigen sich eine Überblähung und eine diffuse interstitielle Zeichnungsvermehrung. Die Laboruntersuchung ergibt typischerweise eine Eosinophilie im peripheren Blut und im Trachealsekret. Die Erkrankung verläuft in der Regel protrahiert über Wochen.

Urethritis des Erwachsenen: *Chlamydia trachomatis* ist der häufigste Erreger der nichtgonorrhoischen Urethritis. Die Bedeutung für die Pädiatrie besteht darin, dass auf diesem Weg die Neugeborenenkonjunktivitis und die Pneumonie beim Neugeborenen entstehen.

Merke

Chlamydia trachomatis ist Erreger der häufigen Erwachsenenurethritis und über diesen Weg Auslöser der Neugeborenenkonjunktivitis und -pneumonie.

Infektionen mit *Chlamydia pneumoniae:*

Sie verursachen Infektionen der oberen (Sinusitis, Pharyngitis, Otitis media) und unteren (Bronchitis, Pneumonie) Atemwege. Etwa 50 % der Infektionen verlaufen klinisch inapparent. In 10 % der Fälle tritt eine Chlamydienpneumonie auf. Eine ätiologische Bedeutung von *Chlamydia pneumoniae* bei der koronaren Herzerkrankung und der Arteriosklerose wird diskutiert.

Infektionen mit *Chlamydia psittaci:*

Die **Ornithose** (Papageienkrankheit) beginnt plötzlich mit Schüttelfrost, hohem Fieber, Kopf- und Muskelschmerzen und einem Exanthem. Eine interstitielle Pneumonie mit trockenem Reizhusten und pleuralen Schmerzen ist häufig. Bei 70 % der Patienten besteht eine Splenomegalie. Komplikationen sind Myo-, Peri- und Endokarditis, Thrombophlebitis und eine ZNS-Beteiligung.

Diagnostik

Der **Antigennachweis** ist aus Konjunktival-, Rachen- oder Urethralabstrich möglich, der **Antikörpernachweis** im Blut. Der Nachweis **chlamydienspezifischer DNA** mittels PCR hat eine hohe Sensitivität und Spezifität.

Therapie

Auch bei einer isolierten Konjunktivitis sollte zur Erregereliminierung aus dem Nasen-Rachen-Raum und zur Prophylaxe einer Pneumonie nicht nur eine lokale, sondern auch eine systemische Therapie mit Erythromycin über 10–14 Tage erfolgen. Die Ornithose wird 3–4 Wochen behandelt.

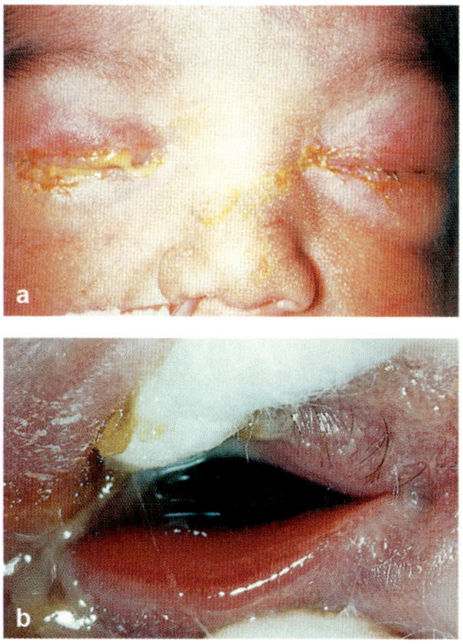

Abb. 7.7 Ophthalmia neonatorum. **a)** Lidödem und Sekret; **b)** papilläre Konjunktivitis. [E943]

Prophylaxe

Eine postnatale Silbernitratprophylaxe nach Credé verhindert die Chlamydienkonjunktivitis bzw. die nasopharyngeale Infektion nicht. Alternativ wird eine Prophylaxe mit Erythromycinsalbe empfohlen. Ein Screening auf Chlamydien wird bei jungen Mädchen und Frauen jünger als 25 Jahre empfohlen. Bei Nachweis einer urogenitalen Chlamydieninfektion sollte stets auch der Sexualpartner mitbehandelt werden.

Merke

Eine postnatale Silbernitratprophylaxe nach Credé verhindert die Chlamydienkonjunktivitis bzw. die nasopharyngeale Infektion nicht. Alternativ wird eine Prophylaxe mit Erythromycinsalbe empfohlen.

7.3 Infektionen durch Mykobakterien

7.3.1 Tuberkulose

Definition

Chronische, lebenslang persistierende Infektion mit ***Mycobacterium tuberculosis*** oder (selten) ***Mycobacterium bovis,*** die in vielen Fällen subklinisch, in der Mehrzahl der Fälle symptomatischer Infektionen als Lungentuberkulose verläuft, jedoch auch zu vielgestaltigen Krankheitsbildern in allen anderen Organen führen kann. Im Folgenden wird insbesondere auf die Besonderheiten der Tuberkulose im Kindesalter eingegangen.

Epidemiologie

In den letzten Jahren ist die Zahl der Neuerkrankungen kontinuierlich rückläufig. Am häufigsten betroffen sind Kinder unter 5 Jahren, die auch das höchste Risiko für einen primär generalisierten Verlauf haben (tuberkulöse Meningitis oder Miliartuberkulose). Wichtigste Übertragungsform für die kindliche Lungentuberkulose ist die Inhalation von mykobakterienhaltigen Tröpfchen, wobei fast immer Erwachsene mit offener Lungentuberkulose die Ansteckungsquelle sind. Infektionen von Kind zu Kind sind selten, da auch bei offener Tuberkulose nur geringe Erregermengen ausgeschieden werden. Die Darmtuberkulose entsteht durch Aufnahme mykobakterienhaltiger Nahrung (z. B. durch Milch, die mit *M. bovis* kontaminiert ist). Die transplazentare Übertragung ist extrem selten.

Risikofaktoren

Ein erhöhtes Risiko, bei Infektion klinisch zu erkranken, besteht bei niedrigem sozioökonomischem Status, in Kriegs- und Hungerzeiten, bei Morbus Hodgkin, Diabetes mellitus, AIDS, Immundefekt, zytostatischer Therapie und nach Maserninfektion.

Asymptomatisch verlaufende Tuberkulose

Nach Ablauf der Inkubationszeit tritt Fieber ohne weitere Organsymptome auf. Ein Erythema nodosum ist ein verdächtiger Zusatzbefund.

Primäre Lungentuberkulose im Kindesalter

Unkomplizierter Primärkomplex: 90 % der Primärinfektionen betreffen die Lunge. Zunächst entsteht eine umschriebene exsudative Alveolitis. Die Bakterien werden über den Lymphweg in die regionären Lymphknoten transportiert. Lungenherd und Hiluslymphknoten bilden den Primärkomplex. Der Primärkomplex ist meist weder klinisch noch radiologisch nachweisbar. Im Entzündungszentrum kommt es zur Verkäsung, und es bildet sich ein epitheloidzelliger Randwall, wodurch die Infektion abgeriegelt wird. Eine Verkalkung und fibrotische Umwandlung erfolgen innerhalb von etwa 2 Jahren.
Primärinfiltrat: Entstehung röntgenologisch sichtbarer Infiltrate durch stärkere perifokale Entzündung.

Bronchiallymphknotentuberkulose: Lymphogener Übergriff der Infektion der Hiluslymphknoten des Primärkomplexes auf Lymphknoten der Gegenseite; es entstehen polyzyklische Hiluslymphknotenvergrößerungen.
Bronchiallymphknotenperforation: Zerstörung der Bronchialwand durch den Druck vergrößerter Lymphknoten und durch das Übergreifen von Entzündungsprozessen. Häufig ist sie klinisch symptomlos. Reizhusten oder exspiratorisches Keuchen kommen vor. Meist kommt es im zugehörigen Lungensegment zu einer Resorptionsatelektase. Nach Abheilung der Bronchialperforation ist eine Bronchusstenose mit Ventilwirkung möglich, die zu einem Ventilemphysem führt.
Bronchustuberkulose: Sie entsteht nach Lymphknotenperforation oder nach käsigem Zerfall eines Lungenherds. Durch Angriff des Knorpelgerüsts der Bronchialwand kommt es zu Bronchiektasen.
Zur fortschreitenden Primärtuberkulose kommt es durch Einschmelzung des Primärherds.
Abheilung: Eindämmung der Herde durch Rückbildung, Einkapselung und Kalzifizierung. In den primär infizierten Herden kommt es zu einer latenten Erregerpersistenz. Hiervon kann später wieder eine aktive Tuberkulose ausgehen (► Abb. 7.8).

Lungentuberkulose bei Jugendlichen und Erwachsenen

Sie ist meist Folge der Reaktivierung einer früher erworbenen Infektion. Eine Reaktivierung wird durch Immundefizienz, chronische Erkrankung und erhebliche körperliche Belastung gefördert. Meist kommt es zu posterioren apikalen oder subapikalen Infiltraten mit oder ohne Kavitation und ohne Vergrößerung von Hiluslymphknoten. Husten, Auswurf, Nachtschweiß, Ermüdbarkeit und Gewichtsverlust sind Symptome der Tuberkulose im Jugend- und Erwachsenenalter. Bei der Röntgenuntersuchung sieht man einen infraklavikulären weichen Schatten, der als Rundherd oder Frühinfiltrat bezeichnet wird.

Generalisierte Tuberkuloseerkrankungen

Miliartuberkulose: Bei Erstinfektion gelangen Tuberkulosebakterien über den Ductus thoracicus regelmäßig in das Blut. Bei schlechter Abwehrlage, bei Einbruch großer Bakterienmengen oder anderen interkurrenten Infektionen kann es zu einer rasch progredienten Aussaat mit einer Vielzahl von Tuberkuloseherden in allen Organen kommen. Betroffen sind vor allem Säuglinge und schwer kranke Patienten. Es handelt sich um eine akute Erkrankung mit hohem Fieber, Schüttelfrost und Nachtschweiß. Das Röntgenbild der Lunge ist mit multiplen kleinen Fleckschatten typisch verändert. Unbehandelt verläuft die Erkrankung in 6–10 Wochen tödlich. Jenseits der Säuglingsperiode sind Kinder relativ resistent gegenüber einem Fortschreiten der Erkrankung.
Meningitis tuberculosa: Hierzu kommt es vor allem bei Kleinkindern nach Primärinfektion im Lauf des 1. Erkrankungsjahrs. Meist ist sie Folge der Ruptur eines subdural gelegenen Herds in den Arachnoidalraum, selten entsteht sie hämatogen. Die meningeale Entzündung ist hauptsächlich an der Hirnbasis lokalisiert. Die Folgen sind Wesensveränderung, Spielunlust, Kopfschmerzen, Fieber, Erbrechen, Berührungsempfindlichkeit, schrilles Schreien sowie Hemiparese oder Hemiplegie bei Beteiligung von Hirnarterien und Hirnnervenlähmungen. Eine progrediente Bewusstseinstrübung und Ateminsuffizienz sind häufig. Der **Liquor** ist klar, zeigt eine mäßige Eiweißerhöhung, die Glukosekonzentration ist erniedrigt, die Zellzahl erhöht. Bei Stehenlassen des Liquors bilden sich Spinnengewebsgerinnsel. Ein Syndrom der inadäquaten ADH-Sekretion (► Kap. 5.2.2) ist eine häufige Komplikation. Bei frühzeitiger Therapie ist die Prognose recht gut.
Pleuritis serofibrinosa exsudativa und Pericarditis serosa: Es handelt sich um die Mitreaktion der Pleura bei pleuranahem Sitz eines Tuberkuloseherds. Sie tritt in den ersten 3–6 Monaten nach Primärinfektion mit Fieber, Reizhusten und atemabhängigen Thoraxschmerzen auf. Analog zur Pleuritis kann eine Perikarditis entstehen.

> **Merke**
>
> Erwachsene mit Tuberkulose sind wesentlich infektiöser als Kinder mit Tuberkulose, da hier Kavernen fehlen.

Extrapulmonale Tuberkulose

Gastrointestinale Tuberkulose: Es handelt sich um eine ingestive Primärinfektion oder eine intestinale Manifestation durch verschluckte Mykobakterien bei offener Lungentuberkulose. Der Primärherd liegt in der Mehrzahl der Fälle im Bereich der Ileozäkalklappe. Es kommt meist zur raschen Abheilung, eine Schwellung der regionären Lymphknoten persistiert jedoch. Die postprimäre (häma-

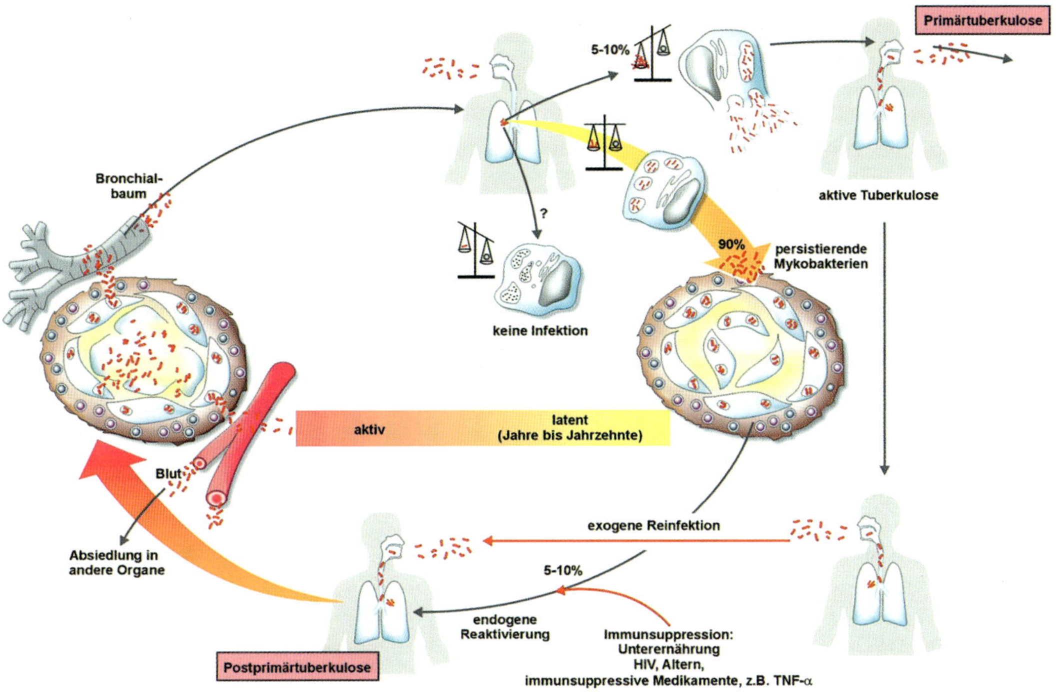

Abb. 7.8 Infektion mit *M. tuberculosis,* Aufnahme in die Lunge über Tröpfcheninfektion, Ausbildung eines Gleichgewichts oder Primärtuberkulose; Übergang in Latenzzustand mit persistierenden Mykobakterien in einem produktiven Granulom; exogene Reinfektion oder endogene Reaktivierung über Schwächung der zellulären Immunantwort: aktive (Postprimär-)Tuberkulose; Infektionsübertragung durch abgehustete *M. tuberculosis.* Nach: T. Ulrichs, S. H. E. Kaufmann: Immunologie der Tuberkulose und neue Impfstoffansätze. Monatsschr Kinderheilkd 2006; 154: 133–141. [F705–002]

togen entstandene) Bauchtuberkulose befällt das Peritoneum. Ulzera, Perforation, Obstruktion, Fistelbildung, Blutungen und Malabsorption sind mögliche Symptome einer gastrointestinalen Tuberkulose.

Halslymphknotentuberkulose: Meist sind zervikale oder supraklavikuläre Lymphknoten betroffen. Sie tritt vorzugsweise bei sonst asymptomatischen Patienten auf und ist Folge eines nicht mehr nachweisbaren Primärherds im Bereich der Tonsillen oder einer postprimären hämatogenen Infektion. Es besteht eine Neigung zu Einschmelzung und Fistelbildung.

Urogenitaltuberkulose: Die meisten Patienten mit Lungentuberkulose haben eine klinisch unentdeckte Mitbeteiligung der Niere mit Dysurie, Makrohämaturie und Flankenschmerzen. Die **„sterile Leukozyturie"** gilt als klassisches Zeichen der Urogenitaltuberkulose. Häufig besteht eine begleitende Mikrohämaturie.

Skeletttuberkulose: Sie entsteht immer hämatogen. In 50 % der Fälle mit Skeletttuberkulose ist die Wirbelsäule betroffen (Spondylitis tuberculosa). Häufig entstehen Senkungsabszesse (Psoasabszess).

Merke

Der Tuberkulintest kann bei Miliartuberkulose und Meningitis tuberculosa in bis zu 40 % der Fälle negativ ausfallen.

Diagnostik

Tuberkulinhauttest: Nachweis der Auseinandersetzung des Organismus mit Tuberkulosebakterien. Die **Intrakutanprobe nach Mendel-Mantoux** ist hierbei die Methode der Wahl. Falsch negative Ergebnisse können in der Inkubationsphase, nach Lebendimpfungen (Masern, Mumps, Röteln, Varizellen), nach Infektionskrankheiten (Masern, Pertussis), bei Kachexie, bei Meningitis tuberculosa

und Miliartuberkulose, bei Sarkoidose und unter zytostatischer oder Kortikosteroidtherapie auftreten. Falsch positive Ergebnisse können durch Kreuzreaktionen mit Umweltmykobakterien entstehen.
Immunologische Tuberkulose-in-vitro-Vollbluttests: Der Quantiferon Tb-Gold-Test® und der T-SPOT.*TB*® weisen eine relativ hohe Sensitivität und Spezifität auf. Bei Lymphopenie, zellulärem Immundefekt und immunsuppressiver Therapie sind sie jedoch – wie der Hauttest – wenig sensitiv. Der **mikroskopische Nachweis von säurefesten Stäbchen im Direktpräparat** mithilfe einer Färbung nach Ziehl-Neelsen erfolgt aus Sputum, Lymphknoten- oder Gewebequetschpräparat oder aus Magensaft und sollte stets angestrebt werden. Der **kulturelle Nachweis** (langsames Wachstum) erfolgt bei Kindern aus Nüchternmagensaft, da in der Regel kein Sputum produziert werden kann. Alternativ kann er aus Bronchiallavageflüssigkeit, Liquor, Urin oder Gewebe erfolgen. Eine Speziesidentifizierung gelingt heute mittels molekulargenetischer Verfahren innerhalb kurzer Zeit. Eine Resistenztestung sollte bei jedem kulturellen Isolat durchgeführt werden. Der **Nachweis spezifischer Mykobakterien-DNA** erfolgt mittels PCR. Ein **Röntgen-Thorax** sollte bei jedem Kind mit Verdacht auf Tuberkulose durchgeführt werden. **CT-** und **MRT**-Untersuchungen werden bei extrapulmonaler Manifestation durchgeführt.

Therapie

Tuberkulinkonversion: Tuberkulöse Primärinfektion ohne nachweisbaren Organbefund, ohne klinische Symptome, ohne Mykobakteriennachweis und ohne vorausgegangene BCG-Impfung: Monotherapie mit Isoniazid für 9 Monate.
Primär unkomplizierte Tuberkulose: Tuberkulose mit positivem Tuberkulintest, einem röntgenologisch nachweisbaren Primärkomplex bzw. einer Hiluslymphknotenschwellung mit/ohne Nachweis von *M. tuberculosis:* Isoniazid, Rifampicin und Pyrazinamid über 2 Monate, dann Isoniazid und Rifampicin über weitere 4 Monate.
Primär komplizierte Tuberkulose: Primäre Tuberkulose mit zusätzlichem Lymphknoteneinbruch und/oder Ventilationsstörung durch Bronchuskompression: Therapie wie bei unkomplizierter Tuberkulose, Therapieverlängerung auf insgesamt 9 Monate.
Tuberkulöse Pleuritis bzw. Perikarditis: Dreifachtherapie wie bei primär komplizierter Tuberkulose.
Miliartuberkulose: Vierfachtherapie mit Isoniazid, Rifampicin, Pyrazinamid und Streptomycin über 3 Monate, Weiterbehandlung mit Isoniazid und Rifampicin bis zu einer Gesamtdauer von 9–12 Monaten, Zusatztherapie mit Prednisolon über 6 Wochen.
Tuberkulöse Meningitis: Vierfachtherapie mit Isoniazid, Rifampicin, Pyrazinamid und Streptomycin über 2 Monate, Weiterbehandlung mit Isoniazid und Rifampicin bis zu einer Gesamtdauer von 10 Monaten, Zusatztherapie mit Dexamethason über 8 Wochen.
Skeletttuberkulose: Dreifachtherapie wie bei primär komplizierter Tuberkulose.
Abdominaltuberkulose: Dreifachtherapie wie bei primär komplizierter Tuberkulose.
Bei nachgewiesener Resistenz der Keime muss die Kombinationstherapie verlängert und modifiziert werden, z. B. durch Einsatz von Zweitrang-Antituberkulotika (z. B. Protionamid, Capreomycin, Cycloserin, p-Aminosalizylsäure, Chinolon oder Linezolid).

Meldepflicht

Bei aktiver Erkrankung und Tod an Tuberkulose sowie bei Behandlungsabbruch.

Merke

Aufgrund der niedrigen Tuberkuloseinzidenz in Deutschland und wegen der ungünstigen Nutzen-Risiko-Relation wird die BCG-Impfung nicht mehr empfohlen. Eine hämatogene Streuung bei Primärtuberkulose wird nicht mit Sicherheit verhindert und eine Miliartuberkulose und Meningitis tuberculosa können trotz Impfung auftreten.

7.4 Lyme-Borreliose

Epidemiologie

Die Übertragung erfolgt vor allem durch die Zecke *Ixodes ricinus.* Die Durchseuchung von *Ixodes ricinus* mit dem Erreger *Borrelia burgdorferi* beträgt etwa 30 %, die Infektionsrate (Serokonversion) nach Stich durch eine infizierte Zecke 10 %. Die Wahrscheinlichkeit für die klinische Manifestation nach Stich durch eine infizierte Zecke liegt bei 2–4 % (Manifestationsindex). Es besteht eine saisonale Häufung im Frühsommer und Herbst.

Klinik

Eine Unterscheidung zwischen frühem und spätem Erkrankungsstadium sowie zwischen lokalisierter und generalisierter Erkrankungsmanifestation ist wichtig.

Erythema migrans: Nach einer Latenz von 1–3 Wochen entwickelt sich an der Zeckenstichstelle eine livide Verfärbung mit zentrifugaler Ausbreitung und zentraler Abblassung. Nur selten treten Allgemeinsymptome wie Fieber und Kopfschmerzen auf, Spontanremissionen sind häufig. Rezidive an gleicher Stelle oder an anderen Körperregionen kommen vor.

Borrelienlymphozytom: Es ist insgesamt seltener als das Erythema migrans und tritt als solitärer Hauttumor mit derber Infiltration und Rötung und Prädilektion an Ohren, Mamillen und Skrotum auf. Es persistiert oft über Wochen und Monate.

Acrodermatitis chronica atrophicans: Die Manifestation ist jederzeit im Verlauf einer Borreliose möglich. Sie kommt fast nur bei Erwachsenen vor (lange Inkubationszeit). Prädilektionsstellen sind die Akren und die Hautflächen über den großen Gelenken.

Neuroborreliose: Die Lyme-Borreliose ist die häufigste verifizierbare Ursache einer akuten peripheren Fazialisparese im Kindesalter. Meist verläuft sie monosymptomatisch, fast immer besteht eine begleitende lymphozytäre Pleozytose im Liquor.

Borrelienmeningitis: Nach der Enterovirusinfektion und Mumps ist die Lyme-Borreliose die dritthäufigste verifizierbare Ursache der serösen Meningitis im Kindesalter, und die Borrelienmeningitis ist die zweithäufigste Manifestation einer Neuroborreliose im Kindesalter. Sie lässt sich weder anamnestisch noch klinisch von einer Virusmeningitis unterscheiden.

Bannwarth-Syndrom: Lymphozytäre Meningoradikulitis mit Beteiligung des peripheren Nervensystems. Es ist das typische Erkrankungsbild der Neuroborreliose des Erwachsenenalters, das bei Kindern selten auftritt. Es geht mit radikulären Schmerzen oder Sensibilitätsstörungen einher.

Gelenke: Arthralgien, akute und chronische Arthritiden kommen vor. Meist handelt es sich um eine Monarthritis, die Kniegelenke sind am häufigsten betroffen. Zudem kann es zu **Karditis** und **Perikarditis** kommen.

Merke

Die Lyme-Borreliose ist die häufigste Ursache einer akuten peripheren Fazialisparese im Kindesalter.

Diagnostik

In 50 % der Fälle ist die **Anamnese** bezüglich Zeckenstich und Erythema migrans negativ. Spezifische IgM- und IgG-Antikörper gegen *B. burgdorferi* können in Blut, Liquor oder Gelenkpunktat nachgewiesen werden. In der **Liquoruntersuchung** sind eine lymphozytäre Pleozytose und die intrathekale Immunglobulinsynthese mit IgM-Dominanz obligate Befunde bei der Neuroborreliose.

Therapie

Bei Erythema migrans und Lymphozytom wird eine orale Therapie mit Amoxicillin (bei Kindern über 9 Jahren Doxycyclin) durchgeführt. Bei Neuroborreliose, Arthritis und Karditis muss eine intravenöse antibiotische Therapie mit Cephalosporinen der dritten Generation (z. B. Ceftriaxon) über 2–3 Wochen erfolgen.

7.5 Virusinfektionen

7.5.1 Masern

Epidemiologie

Die Übertragung des Masernvirus erfolgt durch Tröpfcheninfektion. Die Kontagiosität und der Manifestationsindex sind sehr hoch (nahezu 100 %). Infizierte Personen sind 4 Tage vor bis 4 Tage nach Exanthemausbruch infektiös. Ein „Nestschutz" besteht während des 1. Lebenshalbjahrs. Die Inkubationszeit beträgt 8–12 Tage.

Klinik

Prodromalstadium: Es dauert 3–5 Tage und geht mit Fieber, Reizhusten, Rhinitis und Konjunktivitis einher.

Pathognomonisch sind die Koplik-Flecken, die 2–3 Tage nach Beginn des Prodromalstadiums auftreten: Enanthem mit kalkspritzerartigen Belägen auf hochroter, leicht granulierter Schleimhaut, meist gegenüber den Molaren (▸ Abb. 7.9a).

Exanthemstadium: Es beginnt mit einem plötzlichen Fieberanstieg bei stark reduziertem Allgemeinzustand. Es tritt ein makulopapulöses, hochrotes, livides, gelegentlich hämorrhagisches Exanthem auf, das retroaurikulär und im Gesicht beginnt und sich dann rasch über den ganzen Körper ausbreitet

Tab. 7.1 Übersicht der Erkrankungen mit flächenhaftem Exanthem				
Erkrankung	**Exanthem**	**Lokalisation des Exanthems**	**Schleimhautsymptome**	**Besonderheit**
Masern	Großfleckig, livide, konfluierend	Beginn hinter den Ohren, Ausbreitung über Stamm und Extremitäten	Koplik-Flecken, Enanthem	Zweiphasiger Verlauf, reduzierter Allgemeinzustand
Röteln	Mittelfleckig, hellrot, diskret	Beginn am Kopf, wenig am Stamm	Leichtes Enanthem	Stark vergrößerte nuchale Lymphknoten, guter Allgemeinzustand
Scharlach	Feinfleckig, rau	Beginn in den Leisten, blasses Munddreieck	Eitrige Angina, Erdbeerzunge	Antibiotikatherapie
Exanthema subitum	Klein- bis mittelfleckig	Nacken, Stamm	Keine	3 Tage Fieber, dann Ausschlag
Ringelröteln	Mittelfleckig, konfluierend	Schmetterlingserythem im Gesicht, Girlanden an den Extremitäten	Keine	Vertikale Infektion

(► Tab. 7.1, ► Abb. 7.9a, ► Abb. 7.9b, ► Abb. 7.9c). Häufig besteht eine generalisierte Lymphadenopathie. Das Exanthem blasst ab dem 3. Tag ab.

Komplikationen
Otitis media, Bronchopneumonie und Diarrhö sind die häufigsten Komplikationen. „Masernkrupp", Bronchiolitis und Masernpemphigoid sind heute selten. In 50 % der Fälle findet sich ein pathologisches EEG, in 1 : 6.000 eine Thrombozytopenie. Gefürchtet ist die **akute Masernenzephalitis** (Häufigkeit 1 : 1.000): Sie tritt am 3.–9. Tag nach Exanthembeginn auf. Symptome sind Somnolenz, Koma, epileptische Anfälle, Hemiplegien und Hirnnervenlähmungen. Die Letalität beträgt 30 %, die Defektheilungsrate 20 %.

Die **subakute sklerosierende Panenzephalitis** (**SSPE,** Häufigkeit 5 : 1 Mio.) ist eine persistierende Maserninfektion des ZNS; Manifestation nach einer Latenz von 5–10 Jahren; drei Stadien: Verhaltensauffälligkeiten, Myoklonien und Anfälle, Dezerebrationsstarre.

Lerntipp

Masern sind wieder auf dem Vormarsch, auch beim IMPP: Die schwerwiegende Nebenwirkung der subakut sklerosierenden Panenzephalitis sollte dem Krankheitsbild unbedingt zugeordnet werden können.

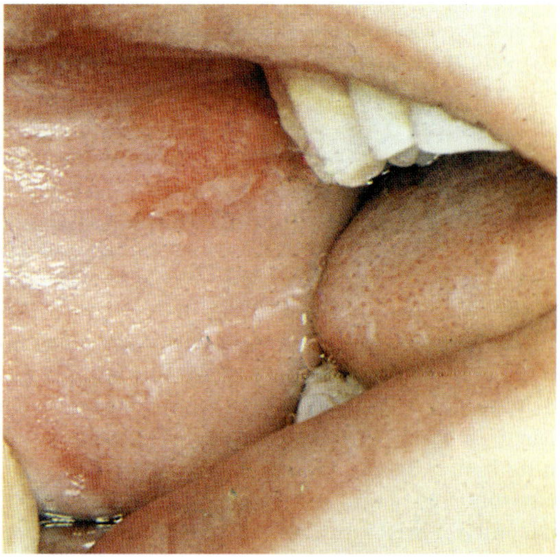

Abb. 7.9a Masern: Koplik-Flecken: Enanthem mit kalkspritzerartigen Belägen gegenüber den Molaren. [O530]

Merke

Bakterielle Komplikationen bei Masern entstehen durch eine transitorische Immunschwäche von mindestens 6 Wochen Dauer, die durch die Maserninfektion ausgelöst wird. Die schwerwiegenden neurologischen Komplikationen der Maserninfektion sind der Grund für die Empfehlung einer Immunprophylaxe.

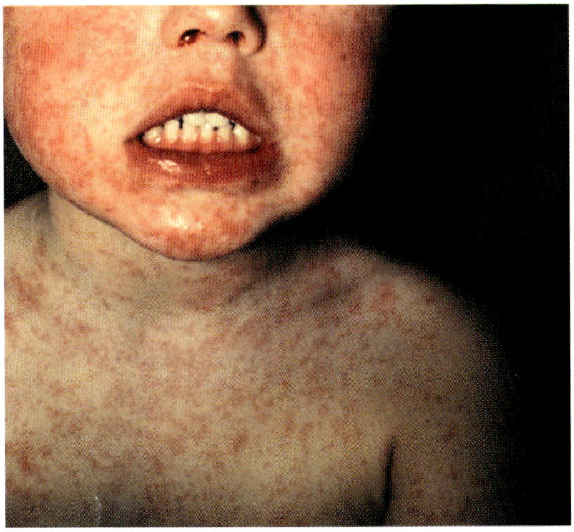

Abb. 7.9b Masern: schwerkranker Junge mit Konjunktivitis, Rhinitis und einem Exanthem aus makulopapulösen, lividen, teilweise konfluierenden Effloreszenzen. [O530]

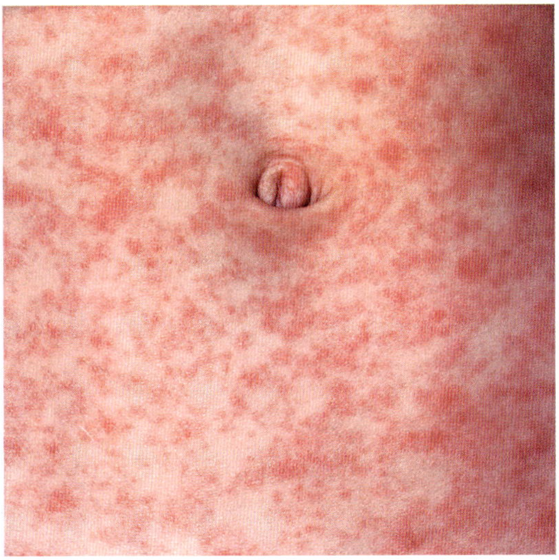

Abb. 7.9c Masern: Masernexanthem: hochrote, konfluierende, makulopapulöse Effloreszenzen. [O530]

Diagnostik

Es besteht eine Leukopenie durch Lymphopenie; Eosinophile fehlen. Eine **Virusisolierung** ist aus Blut, Rachensekret, Urin und Liquor möglich. Zudem **Nachweis spezifischer IgM-Antikörper** und **Nachweis spezifischer Masern-RNA** mittels RT-PCR.

Therapie

Die Behandlung ist symptomatisch.

Prophylaxe

Die aktive Immunisierung ist im Rahmen des Impfkalenders vorgesehen. Die Eltern sollten darüber informiert werden, dass zwischen dem 7. und 12. Tag nach der Impfung Fieber, ein flüchtiges Exanthem und eine Konjunktivitis auftreten können („Impfmasern“).

Eine Inkubationsimpfung (Impfung innerhalb von 3 Tagen nach Exposition) unterdrückt den Masernausbruch wirksam. Sie wird daher bei allen Personen ab dem Alter von 9 Monaten, die ungeimpft sind, in der Kindheit nur einmal geimpft wurden oder deren Impfstatus unklar ist, empfohlen.

Eine passive Immunisierung (humane Immunglobuline) ist bei immundefizienten Patienten sowie für andere Personen, bei denen die Masernimpfung kontraindiziert ist, nach Masernkontakt indiziert.

Prognose

Sie ist in der Regel gut. Dennoch beträgt die Letalität 0,1–1 : 1.000.

Meldepflicht

Bei Krankheitsverdacht, Erkrankung und Tod an Masern sowie bei Erregernachweis.

> **Lerntipp**
>
> Die exanthemischen Kinderkrankheiten sind mit ihren Charakteristika nicht immer leicht auseinanderzuhalten. Eine Übersicht gibt ▸ Tab. 7.1. Besonders die für einzelne Krankheitsbilder charakteristischen Merkmale (z. B. Koplik-Flecken bei Masern) fragt das IMPP gerne ab.

7.5.2 Röteln

Epidemiologie

Die Übertragung des verursachenden ***Rubivirus*** erfolgt durch Tröpfcheninfektion, die Kontagiosität ist hoch, der Manifestationsindex niedrig. Infizierte Personen sind 7 Tage vor bis 7 Tage nach Exanthemausbruch infektiös.

Bei diaplazentarer Infektion kommt es zu einer konnatalen Infektion (Rötelnembryofetopathie).

Ein „Nestschutz“ besteht während des 1. Lebenshalbjahres. Die Inkubationszeit beträgt 14–21 Tage.

Klinik

Eine milde Prodromalsymptomatik mit Temperaturen um 38 °C und eine Rhinokonjunktivitis gehen voraus. Es besteht eine charakteristische, ausgeprägte nuchale Lymphadenopathie. Das Exanthem ist diskret, makulopapulös, nichtkonfluierend, hellrot, beginnt im Gesicht und breitet sich über Körper und Extremitäten aus (► Abb. 7.10). Die Effloreszenzgröße liegt zwischen Scharlach und Masern: Scharlach < Röteln < Masern (► Tab. 7.1). Das Krankheitsgefühl ist wenig ausgeprägt, 50 % der Fälle verlaufen asymptomatisch. Bei Jugendlichen, insbesondere bei Mädchen, kann es einige Tage nach Exanthemausbruch zu transienten Arthralgien oder Arthritiden kommen.

Eine Enzephalitis ist selten, ihre Prognose ist deutlich günstiger als die der Masernenzephalitis.

Komplikation

Rötelnembryopathie: 10–15 % der Frauen im gebärfähigen Alter haben keine Rötelnantikörper. Die Infektion erfolgt diaplazentar durch Virämie bei Erstinfektion der Schwangeren. Eine Infektion der Schwangeren während der ersten Schwangerschaftsmonate kann zu Abort, Frühgeburt oder konnataler Rötelninfektion führen.

Eine Infektion nach dem 4. Schwangerschaftsmonat kann auch noch zu Mikrozephalie und Schwerhörigkeit führen. Die Trias aus **Herzfehler (offener Ductus Botalli, Fallot-Tetralogie, Septumdefekte), Katarakt und Innenohrschwerhörigkeit** (**Gregg**-Syndrom) ist für die konnatale Rötelninfektion charakteristisch.

Zusätzlich kommen Dystrophie, Purpura, Hepatosplenomegalie, Myokarditis, interstitielle Pneumonie und Meningoenzephalitis vor. Ein erhöhtes Röteln-IgM im Serum des Kindes beweist die konnatale Infektion. Neugeborene mit konnatalen Röteln sind lange hochkontagiös.

> **Merke**
>
> Das Risiko für das Kind ist am größten, wenn die Mutter zwischen der 1. und 11. Schwangerschaftswoche an Röteln erkrankt. Es treten dann in 85 % der Fälle Aborte, Frühgeburten oder Fehlbildungen auf. Bei Infektion im zweiten Trimenon beträgt das Risiko 30 %.

Diagnostik

Es findet sich eine Leukopenie mit Lymphozytose und Vermehrung der Plasmazellen. Der Nachweis spezifischer **IgM-Antikörper, Erregernachweis** aus Rachensekret, Urin, Liquor sowie der Nachweis spezifischer **Röteln-RNA** mittels RT-PCR sind möglich.

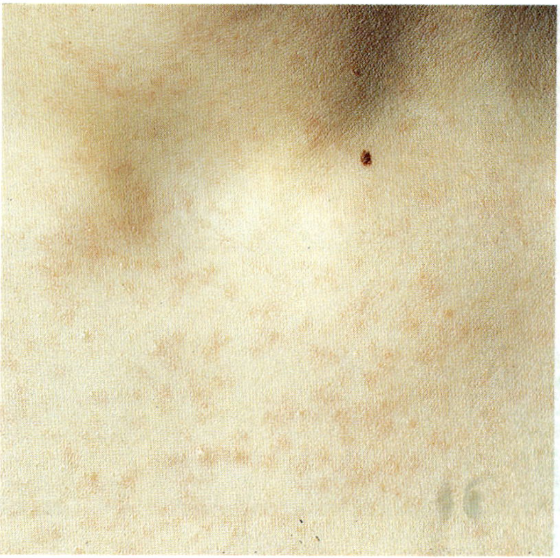

Abb. 7.10 Rötelnexanthem. [M552]

Therapie

Bei postnatal erworbenen Röteln ist eine Behandlung in der Regel nicht erforderlich. In besonderen Fällen kann Rötelnimmunglobulin bis 7 Tage post expositionem verabreicht werden. Patienten mit konnatalen Röteln bedürfen einer umfassenden Betreuung.

Prophylaxe

Eine gut verträgliche aktive Immunisierung steht zur Verfügung. Die Antikörperstatusüberprüfung von Frauen im gebärfähigen Alter ist für die Verhinderung der Rötelnembryopathie von essenzieller Bedeutung.

> **Merke**
>
> Typische Symptome der konnatalen Rötelninfektion: **Gregg-Trias** aus Herzfehler, Katarakt und Innenohrschwerhörigkeit.

7.5.3 Exanthema subitum (Dreitagefieber)

Definition

Gutartige, durch das ***humane Herpesvirus 6*** (*HHV-6*) verursachte Viruserkrankung.

Epidemiologie

Es handelt sich um die häufigste Exanthemerkrankung im 1. Lebensjahr, die fast ausschließlich Kinder im Alter von 6 Monaten bis 2 Jahren betrifft. Die Inkubationszeit beträgt 5–15 Tage.

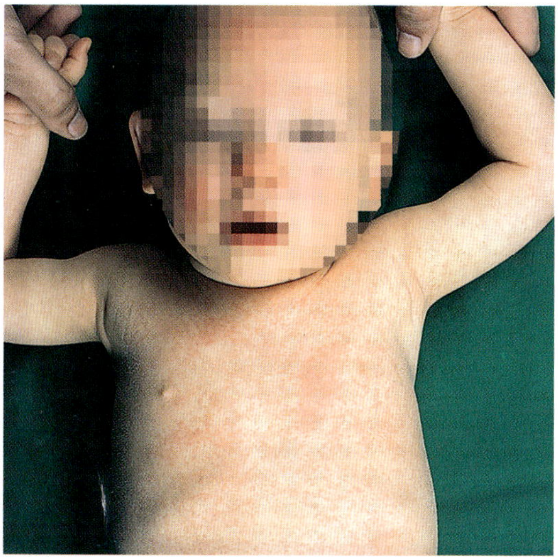

Abb. 7.11 Exanthema subitum. Die Erkrankung ist durch ein dezentes feinfleckig-makulopapulöses Exanthem, das stammbetont auftritt, gekennzeichnet. [M552]

Klinik

Hohes Fieber (39,5–41 °C) persistiert für 3–5 (maximal 8) Tage. Der Allgemeinzustand ist überraschend gut. Bei Entfieberung am 4. Erkrankungstag tritt ein flüchtiges, meist makulöses, nur leicht papulöses **Exanthem** auf, das typischerweise Nacken und Stamm betrifft, während das Gesicht häufig wenig betroffen ist (► Tab. 7.1 und ► Abb. 7.11).

Merke

Das Exanthema subitum ist die häufigste Exanthemerkrankung im 1. Lebensjahr, die durch das *humane Herpesvirus 6* verursacht wird.

7.5.4 Erythema infectiosum (Ringelröteln)

Definition

Mäßig bis stark kontagiöse, durch ***Parvovirus B19*** ausgelöste Infektionskrankheit vorwiegend des Schulalters.

Epidemiologie

Die Übertragung erfolgt durch Tröpfcheninfektion. Die Infektiosität ist in den Tagen vor Auftreten des Exanthems am höchsten, Kinder mit Exanthem sind praktisch nicht mehr ansteckungsfähig. Eine

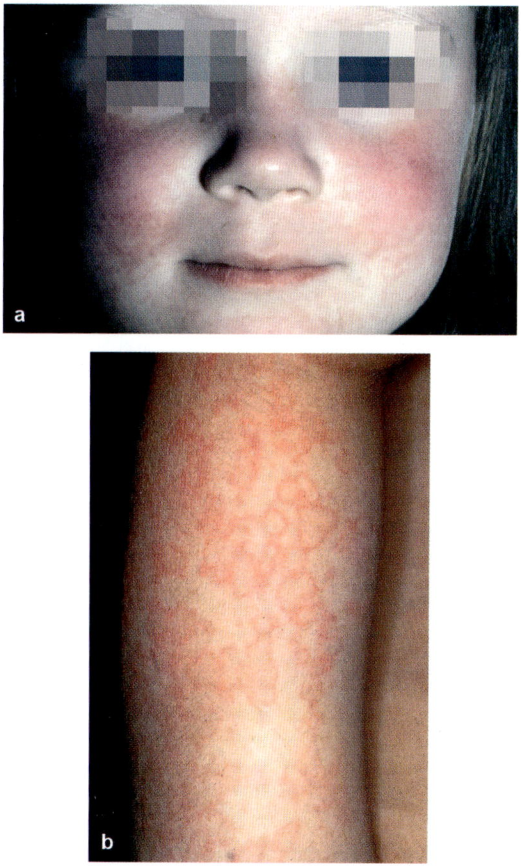

Abb. 7.12 Erythema infectiosum: **a)** Wangenerythem, periorale Blässe; [E385] **b)** girlandenförmiges Exanthem. [E949]

diaplazentare Übertragung ist möglich. Die Inkubationszeit beträgt 4–14 Tage.

Klinik

Das Exanthem tritt ohne Vorboten und ohne wesentliche Beeinträchtigung des Allgemeinzustands auf. Es besteht ein livides Wangenerythem (Schmetterlingsfigur) mit perioraler Blässe, anschließend kommt es zu einem makulopapulösen, juckenden, girlandenförmigen Exanthem mit zentraler Abblassung an Stamm und Extremitäten („Ringel"-Röteln, ► Tab. 7.1 und ► Abb. 7.12). Arthralgien oder eine Arthritis treten hauptsächlich bei Mädchen auf.

Komplikationen und vertikale *Parvovirus-B19*-Infektion

Bei postnataler Infektion treten höchst selten ernste Komplikationen auf.

Etwa 70 % der Erwachsenen besitzen eine Immunität gegen Parvovirus B19. Tritt bei einer Schwangeren dennoch eine Primärinfektion auf, beträgt das fetale Erkrankungsrisiko 5–10 %. Die fetalen Komplikationen sind bei Infektion zwischen der 13. und 20. Schwangerschaftswoche am höchsten. Die Symptome sind eine hochgradige **Anämie,** gelegentlich auch eine **Myokarditis,** die zu einer Herzinsuffizienz führen kann. Unter dem Bild eines nichtimmunologischen **Hydrops fetalis** kann es zu Abort oder **Totgeburt** kommen.
Bei Patienten mit chronischen hämolytischen Anämien (u. a. Sphärozytose, Sichelzellanämie, Thalassämie) kann eine Parvovirus-B19-Infektion zu einer lebensbedrohlichen **aplastischen Krise** führen.

Therapie

Die Therapie ist symptomatisch. Bei abwehrgeschwächten Patienten mit chronischer Anämie sollten Immunglobuline i. v. verabreicht werden. Bei frischer Parvovirus-B19-Infektion in der Schwangerschaft sollten wöchentliche Ultraschalluntersuchungen zum Ausschluss eines Hydrops fetalis durchgeführt werden. Liegt ein fetaler Hydrops vor, werden wiederholt intrauterine Transfusionen durchgeführt.

7.5.5 Varizellen (Windpocken)

Definition

Hochkontagiöse, durch Primärkontakt mit dem *Varicella-Zoster-Virus* verursachte Infektionskrankheit.

Epidemiologie

Die Übertragung erfolgt vorwiegend durch direkten Kontakt mit Varizelleneffloreszenzen oder durch intensiven Kontakt (cave: Krankenhausinfektion). Die Kontagiosität und der Manifestationsindex sind hoch. Über 90 % aller Kinder werden bis zum 14. Lebensjahr infiziert. Infizierte Personen sind 1–2 Tage vor Auftreten des Exanthems bis 5 Tage nach Auftreten der letzten frischen Effloreszenz infektiös. Varizellen treten auch als Erstinfektion nach Kontakt mit Herpes zoster auf. Die Infektion hinterlässt eine lebenslange Immunität. Die Inkubationszeit beträgt 14–16 Tage, sie kann bis auf (8–)10 Tage verkürzt bzw. bis zu 21 Tage, nach Gabe von *Varicella-Zoster*-Immunglobulin bis zu 28 Tage, verlängert sein.

Klinik

Das vesikuläre Exanthem tritt schubweise auf und beginnt am Stamm. Gesicht, behaarter Kopf und Mundhöhle sind betroffen. Alle Effloreszenzenstadien (Macula, Papula, Vesicula, Crusta) treten nebeneinander auf: **„Sternenhimmel“** (► Abb. 7.13). Es besteht ein ausgeprägter Juckreiz.

> **Merke**
>
> Der sog. Sternenhimmel mit gleichzeitigem Nachweis von Makula, Papula, Vesicula und Crusta ist für Windpocken charakteristisch.

Komplikationen

Komplikationen sind **bakterielle Sekundärinfektionen** (Impetigo, Abszesse, Phlegmone, nekrotisierende Fasziitis, toxisches Schocksyndrom), Thrombozytopenie mit Blutungen, Pneumonie (viral und bakteriell), Hepatitis, Arthritis, **Zerebellitis** mit Ataxie (1 : 4.000, gute Prognose) und **Enzephalitis** mit epileptischen Anfällen und Koma (1 : 10.000, schlechte Prognose).

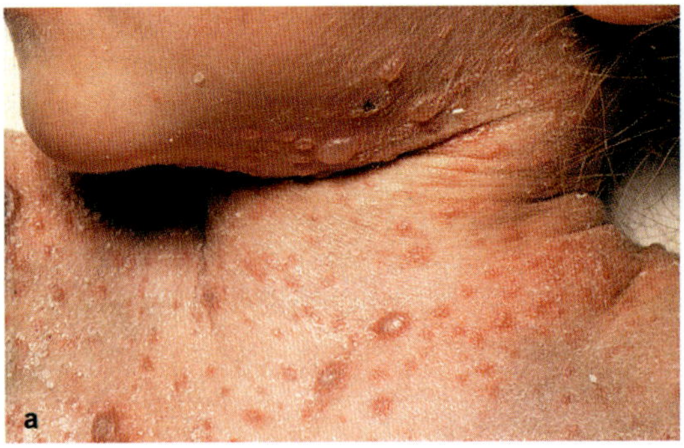

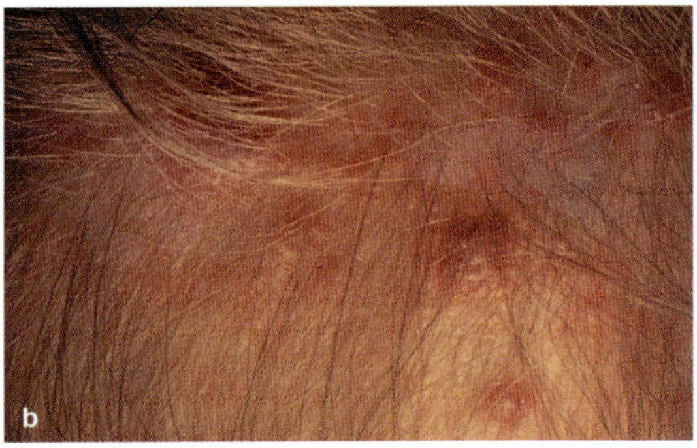

Abb. 7.13 Varizellen: **a)** Sternenhimmel: Maculae, Papulae, Vesiculae und Crustae treten nebeneinander auf; **b)** Varizelleneffloreszenzen am behaarten Kopf. [O530]

Bei immunsupprimierten Patienten kann es zu **schweren systemischen Verläufen** kommen.
Eine Varizelleninfektion der Schwangeren in den ersten beiden Schwangerschaftsdritteln (vor allem 8.–21. Schwangerschaftswoche) führt zur **Varizellenembryopathie.** Symptome sind Hautnarben, Skelett- und Muskelhypoplasien, Augen-(Chorioretinitis, Katarakt, Mikrophthalmus) und ZNS-Anomalien (kortikale Atrophie, Ventrikeldilatation, Kleinhirnhypoplasie).
Als **konnatale Varizellen** werden Varizellenerkrankungen in den ersten 10 Lebenstagen bezeichnet. Alle klinischen Schweregrade sind möglich. Bei manifester Erkrankung der Mutter 5 Tage prä- bis 2 Tage postpartal werden keine ausreichenden Antikörpermengen auf das Neugeborene übertragen, und es erkrankt meist schwer zwischen dem 5. und 10. Lebenstag. Die Prognose ist mit einer Letalität des Neugeborenen von 30 % besonders schlecht. Beginnen die Windpocken bei der Schwangeren vor dem 5. Tag vor Entbindung, kann das Kind mit Varizellen geboren werden oder erkrankt innerhalb der ersten 4 Lebenstage. Hier ist die Prognose gewöhnlich gut.

Diagnostik

Der **Virusnachweis** ist aus Bläscheninhalt (Elektronenmikroskopie) möglich. Es können spezifische VZV-IgM-**Antikörper** nachgewiesen werden.

Therapie

Symptomatische Therapie

Zinkhaltige Schüttelmixturen werden zur Behandlung des Juckreizes und zur rascheren Austrocknung der Effloreszenzen eingesetzt. Bei starker Beeinträchtigung durch den Juckreiz kann eine systemische antipruriginöse Therapie erfolgen. Die Fingernägel sollten zur Vermeidung superinfektionsgefährdeter Kratzeffloreszenzen gekürzt werden.

Antivirale Therapie

Bei konnatalen Varizellen, komplizierten Verläufen und bei immunsupprimierten Patienten wird Aciclovir i. v. verabreicht.

Prophylaxe

Es wird die **aktive Immunisierung** mit Varizellenlebendimpfstoff für alle Kinder zwischen 11 und 14 Monaten, ungeimpfte 9- bis 17-jährige Jugendliche ohne Varizellenanamnese, seronegative Frauen mit Kinderwunsch und Risikopatienten (immunsuppressive Therapie, Leukämie, schwere Neurodermitis) empfohlen. Eine **Postexpositionsprophylaxe** mit *Varicella-Zoster*-Immunglobulin ist nur innerhalb von 72 (96) h sinnvoll. Eine **Chemoprophylaxe** exponierter Personen ist mit Aciclovir ab Tag 7–9 nach Exposition möglich.

7.5.6 Herpes zoster

Definition

Akute, meist auf ein bis zwei Dermatome beschränkte schmerzhafte Zweitinfektion durch das ***Varicella-Zoster-Virus*** im Sinne einer Reaktivierung nach früherer Windpockenerkrankung.

Epidemiologie

Ein Herpes zoster tritt selten vor dem 10. Lebensjahr auf. Die Inzidenz ist bei immunsupprimierten Patienten höher als bei immunkompetenten Patienten. Ein Kontakt mit Herpes zoster kann bei Patienten ohne Immunität zu einer Varizellenerstinfektion führen. Die Kontagiosität des Herpes zoster ist allerdings deutlich geringer als die der Varizellen.

Klinik

Der Befall ist meist einseitig und schmerzhaft: vesikuläre, gruppiert angeordnete Effloreszenzen sind im Bereich eines oder zweier Dermatome nachweisbar. Begleitend besteht häufig eine regionale Lymphadenopathie.

Sonderformen sind der Zoster oticus (Herpes zoster am Ohr) und der Zoster ophthalmicus (Herpes zoster am Auge).

Komplikationen

Es kann zu Generalisierung bei immunsupprimierten Patienten, bakterieller Superinfektion, persistierenden Neuralgien (im Kindesalter selten), passageren peripheren Lähmungen, Sensibilitätsstörungen, Erblindung und Hörverlust kommen.

Therapie

Die Behandlung ist in der Regel symptomatisch. Immunsupprimierte Patienten erhalten Aciclovir i. v.

Klinischer Fall

Vor 2 Tagen verspürte der 15-jährige Jakob an der linken Rumpfseite zunächst ein leichtgradiges Jucken und später nur noch ein geringes Brennen. Dabei entwickelte er leichtes Fieber. Heute sah die Mutter bei ihm einen Ausschlag: vesikulär, gruppiert angeordnete Effloreszenzen im Bereich eines Dermatoms. Hierbei handelt es sich um einen Herpes zoster.

7.5.7 Herpes-simplex-Infektionen

Definition

Primäre oder rezidivierende Infektionen durch ***Herpesvirus hominis*** mit Befall der Haut, der (Mund-)Schleimhaut, des Auges, des ZNS (*HSV-1*) sowie des Genitals (*HSV-2,* häufiger als *HSV-1*).

Epidemiologie

Die Durchseuchung mit *HSV-1* erfolgt meist im Kleinkindalter, die mit *HSV-2* im Adoleszenten- oder Erwachsenenalter (venerische Infektion). Die Antikörperprävalenz im Erwachsenenalter gegen *HSV-1* liegt bei 90 %, die gegen *HSV-2* abhängig vom sozioökonomischen Status bei 3 % (Nonnen) bis 60 %. Die Übertragung erfolgt durch engen Haut- und Körperkontakt. Die Inkubationszeit beträgt wenige Tage.

Klinik

Primärinfektion: Sie verläuft meist subklinisch oder mit charakteristischen klinischen Manifestationen.

Sekundärinfektion: Sie ist Ausdruck der Reaktivierung einer latenten Infektion durch unspezifische Stimuli wie Wärme, UV-Licht, Menses, Fieber oder Stress.

Organmanifestationen

Herpesinfektionen der Haut: Im Prodromalstadium bestehen zunächst Brennen oder Juckreiz, später bilden sich vesikuläre Effloreszenzen. Es besteht eine ausgeprägte Rezidivneigung. Sekundäre bakterielle Superinfektionen sind häufig (DD: Impetigo contagiosa). Eine topische Medikation (Aciclovir) ist im Frühstadium indiziert.

Eczema herpeticatum: Es handelt sich meist um eine Primärinfektion mit *HSV-1* bei vorbestehendem chronischem Ekzem. Häufig kommt es zu ausgedehnten Hautveränderungen mit hohem Fieber. Cave: Dehydratation, Elektrolytentgleisung, bakterielle Superinfektion, Sepsis. Eine systemische Therapie mit Aciclovir sollte erfolgen, bei Superinfektion wird eine antibiotische Therapie durchgeführt.

Stomatitis aphthosa (Gingivostomatitis): Sie ist die häufigste Form der Primärinfektion mit *HSV-1.* Vesikuläre Effloreszenzen und Aphthen finden sich im Bereich der gesamten Mundschleimhaut (▶ Abb. 7.14). Der Speichelfluss ist vermehrt, es besteht ein Foetor ex ore. Hohes Fieber bis über 40 °C ist häufig. Kinder verweigern die Nahrungs-, in schweren Fällen auch die Flüssigkeitsaufnahme (Schmerzen), wodurch es zu einer Dehydratation kommen kann. Die Therapie ist symptomatisch mit lokalanästhetischen Maßnahmen zur Erleichterung der Nahrungsaufnahme. Bei ausgeprägter Symptomatik muss eine parenterale Flüssigkeitszufuhr erfolgen.

Keratoconjunctivitis herpetica: Sie kommt als Primärinfektion oder als Reaktivierung vor. Die Schwellung und Rötung der Konjunktiva ohne Eitersekretion sind charakteristisch. Cave: Erblindung. Die Therapie besteht in einer topischen Behandlung mit Aciclovir.

Meningo-/Enzephalitis: Sie entsteht meist durch *HSV-1,* im Neugeborenenalter kann sie durch eine Infektion mit *HSV-2* im Geburtskanal hervorgerufen werden. In 30 % der Fälle handelt es sich um eine Primärinfektion, in 70 % der Fälle um eine Reaktivierung. Symptome sind hohes Fieber, Kopfschmerzen, Abgeschlagenheit, Wesensveränderung, zunehmende Somnolenz, Bewusstseinsverlust, epileptische Anfälle, Herdsymptomatik und Koma. Die entzündlichen Hirnveränderungen sind meist temporal lokalisiert. Die Letalität bzw. Defektheilungsrate ist hoch. Die Therapie besteht in der frühzeitigen intravenösen Verabreichung von Aciclovir, die bereits bei Verdacht erfolgen sollte. Bei Aciclovirresistenz wird Foscarnet eingesetzt.

Herpes genitalis: Er wird meist durch *HSV-2* verursacht und führt zu vesikulären Effloreszenzen im Genitalbereich. Bei Frauen ist die Zervix häufiger als Vagina und Vulva, bei Männern sind Glans und Präputium häufiger als Skrotum und Penisschaft betroffen. Therapeutisch ist eine systemische Gabe von Aciclovir erforderlich.

Konnatale HSV-Infektion: Diaplazentare, hämatogene Infektion des Fetus mit *HSV-1* oder *HSV-2.* Selten kommt es zu Dystrophie, bullösem Exanthem, Mikrozephalie, Mikrophthalmie, Chorioretinitis und Katarakt.

Neonatale HSV-Infektionen: Sie verlaufen fast immer symptomatisch. Drei etwa gleich häufige klinische Manifestationsformen kommen vor:

- Lokalisierte Infektion von Haut, Augen und Schleimhäuten
- ZNS-Infektion
- Disseminierte systemische Infektion mit oder ohne ZNS-Beteiligung: Hyperexzitabilität, Lethargie, Erbrechen, Apnoe, Zyanose, Ateminsuffizienz

Bei zwei Dritteln der betroffenen Neugeborenen besteht ein bullöses Exanthem. Herpesläsionen in Mund und Rachen werden bei einem Drittel der

Patienten beobachtet. Eine Beteiligung des ZNS äußert sich durch epileptische Anfälle, Koma und Opisthotonus. Die Therapie beinhaltet eine intravenöse Verabreichung von Aciclovir oder Foscarnet. Der frühzeitige Therapiebeginn ist prognostisch entscheidend.

Merke

Die Stomatitis aphthosa ist die häufigste Form der Primärmanifestation einer **HSV-1**-Infektion.

Diagnostik

Eine **HSV-Isolierung** ist aus Bläscheninhalt oder Liquor möglich (Immunfluoreszenz, Elektronenmikroskopie, **Virusanzüchtung** in Zellkulturen). Nachweis von *HSV-1*- und *HSV-2*-**Antikörpern** sowie Nachweis spezifischer *HSV*-**DNA** (PCR).

7.5.8 Parotitis epidemica (Mumps)

Epidemiologie

Die Übertragung des Mumpsvirus erfolgt durch Tröpfcheninfektion. Der Manifestationsindex ist niedrig, 30–40 % aller Infektionen verlaufen subklinisch. Ein „Nestschutz" besteht während der ersten 6 Lebensmonate. Infizierte Personen sind 3 Tage vor bis maximal 9 Tage nach Erkrankungsausbruch infektiös. Die Inkubationszeit beträgt 16–18 Tage.

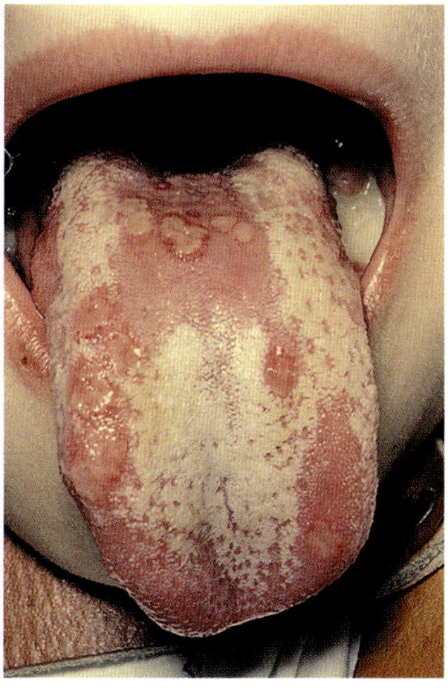

Abb. 7.14 Stomatitis aphthosa: Ausgeprägte Aphthenbildung auf der Zunge. [O530]

Klinik

30–40 % der Infektionen verlaufen klinisch inapparent. Klinische Leitsymptome sind **Fieber** und **schmerzhafte Parotisschwellung** (70 % beidseitig, 30 % einseitig). Die Submandibulardrüsen, seltener auch die Sublingualdrüsen können ebenfalls betroffen sein. Abstehende Ohrläppchen, Schmerzen beim Kauen und Rötung der Speicheldrüsenausführungsgänge sind Begleitsymptome. Die Dauer der Schwellung beträgt 3–7 Tage (▸ Abb. 7.15).

Komplikationen

Häufigste Komplikation im Kindesalter (3–15 %, unbemerkt 70 %) ist die **aseptische Meningitis** mit meist blandem Verlauf. Mit einer Häufigkeit von 1 : 1.000 bis 1 : 5.000 tritt eine **Meningoenzephalitis** auf (Benommenheit, Erbrechen und neurologische Ausfälle). Eine **Orchitis/Epididymitis** tritt im Kindesalter selten, im Adoleszenten- und jungen Erwachsenenalter häufig auf (25–30 %). In 13 % der Fälle kommt es zu einer Beeinträchtigung der Fertilität, selten zum Fertilitätsverlust. Weitere Komplikationen sind **Pankreatitis, Hörstörung** (transiente oder permanente, meist einseitige Taubheit), **okuläre Komplikationen** (Optikusneuritis, Uveokeratitis, Dakryoadenitis, Zentralvenenthrombose) oder Nephritis, Thyreoiditis, Myokarditis, Arthritis.

Diagnostik

Die Aktivität der **Amylase** im Serum ist erhöht. Zur Diagnosestellung ist der Nachweis spezifischer IgM-**Antikörper,** eine **Virusisolierung** (bei ZNS-Befall) aus Speichel, Blut, Urin, Liquor oder der Nachweis spezifischer **Mumps-RNA** mittels RT-PCR möglich.

Prophylaxe

Die aktive Immunisierung ist im Rahmen des Impfkalenders vorgesehen. Die Eltern sollten darüber informiert werden, dass zwischen dem 7. und

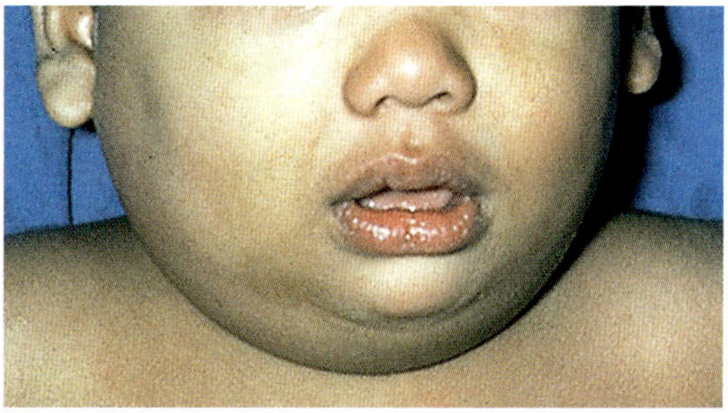

Abb. 7.15 Mumpsparotitis. Rechtsseitige Parotisschwellung. [E325]

12. Tag nach der Impfung eine grippale Symptomatik auftreten kann.

Therapie

Eine Behandlung ist in der Regel nicht erforderlich.

> **Merke**
>
> Häufigste Komplikation von Mumps im Kindesalter ist die aseptische Meningitis. Häufige Komplikationen von Mumps im Erwachsenenalter sind die Orchitis und Epididymitis mit Beeinträchtigung der Fertilität.

7.5.9 Infektiöse Mononukleose (Pfeiffer-Drüsenfieber)

Definition

Akute oder subakute Viruskrankheit durch ***Epstein-Barr-Virus (EBV).***

Epidemiologie

Die Übertragung erfolgt meist durch infektiösen Speichel: **„kissing disease"**. Die höchste Inzidenz der manifesten Infektion liegt im Adoleszentenalter. *EBV*-Infektionen im Kleinkindalter verlaufen z. T. subklinisch. Ab dem 30. Lebensjahr ist die Durchseuchung nahezu 100 %. Es besteht ein relativer „Nestschutz" für 6 Monate. Die Inkubationszeit beträgt 10–50 Tage.

Klinik

Das Krankheitsbild der akuten infektiösen Mononukleose geht mit hohem **Fieber,** einer ausgeprägten, generalisierten zervikalen **Lymphadenopathie** und einer **Tonsillopharyngitis** mit gräulichen, die Tonsillengrenzen überschreitenden pseudomembranösen Belägen einher (▸ Abb. 7.16). Hepatosplenomegalie, Exanthem und Ikterus sind häufige Begleitsymptome.

Klinisch bereitet die Unterscheidung von einer Streptokokkenangina oft Schwierigkeiten. Bei Kindern mit angeborenen Immundefekten oder nach Organtransplantation führt eine *EBV*-Primärinfektion oder *EBV*-Reaktivierung nicht selten zu schweren, häufig letalen **lymphoproliferativen Krankheitsbildern.**

> **Merke**
>
> Die akute *EBV*-Infektion geht mit der Trias aus hohem Fieber, Tonsillopharyngitis und Lymphadenopathie einher.

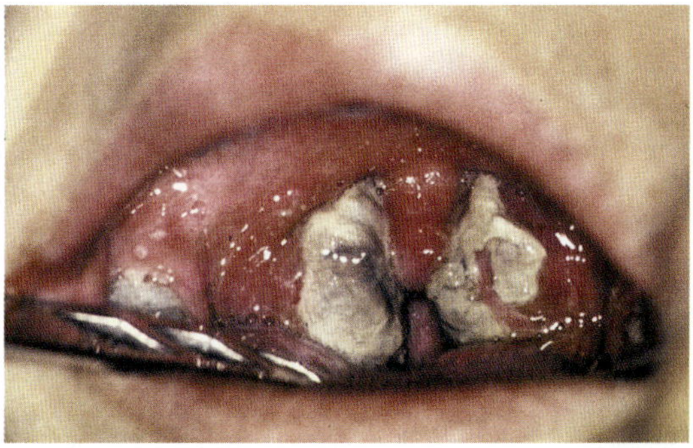

Abb. 7.16 Mononukleose. Monozytenangina: gräuliche, die Tonsillengrenzen überschreitende pseudomembranöse Beläge. [O530]

Komplikationen

Es kann zu einer Milzruptur in der 2. Erkrankungswoche (cave: Palpation), zu Atemwegsobstruktion durch Tonsillenhyperplasie, Meningoenzephalitis, Guillain-Barré-Syndrom, Myokarditis, Nephritis, interstitieller Pneumonie, Anämie, Neutropenie, Thrombozytopenie oder Hämophagozytosesyndrom kommen.

Ein ampicillininduziertes Exanthem tritt bei 80 % der fälschlicherweise mit Ampicillin behandelten Patienten auf. Verschiedene Malignome wie Burkitt-Lymphom, Morbus Hodgkin, Nasopharynxkarzinom und T-Zell-Lymphom sind mit *EBV* assoziiert, der pathogenetische Zusammenhang ist nicht geklärt.

Diagnostik

Pathognomisch ist eine **Lymphozytose** mit atypischen **Lymphomonozyten (Pfeiffer-Zellen).** Die **Aminotransferasen** sind häufig erhöht. In der **Sonografie** zeigt sich die Hepatosplenomegalie.

Im **Paul-Bunnell-Hämagglutinationstest** kommt es zur Agglutination von Schaferythrozyten (Nachweis heterophiler Antikörper). ▸ Tab. 7.2 zeigt die charakteristischen Antikörperprofile. Zudem ist der Nachweis von **spezifischer EBV-DNA** mittels PCR möglich. Bei Patienten mit *EBV*-assoziierten lymphoproliferativen Syndromen ist die Bestimmung der **Viruslast** mittels PCR sinnvoll.

Therapie und Prognose

Eine etablierte antivirale Therapie existiert nicht. Antibiotika (vor allem Ampicillin) sind kontraindiziert. In der Akutphase ist eine körperliche Schonung indiziert (Milzruptur).

Tab. 7.2 Spezifische EBV-Antikörperprofile

	Anti-VCA-IgG	Anti-VCA-IgM	Anti-EA	Anti-EBNA
Keine frühere Infektion	–	–	–	–
Akute Mononukleose	+	+	+/–	–
Länger zurückliegende *EBV*-Infektion	+	–	–	+
Chronisch-aktive Mononukleose	+++	–/+	+++	–/+
Lymphoproliferative Krankheitsbilder nach Organtransplantation	++	–/+	++	–/+

VCA: Viruskapsidantigen; EA: Early Antigen; EBNA: Epstein-Barr Nuclear Antigen.
Aus: Deutsche Gesellschaft für pädiatrische Infektiologie: Handbuch Infektionen bei Kindern und Jugendlichen, 5. Aufl., S. 234, Georg Thieme Verlag, Stuttgart, New York, 2009.

Eine langwierige Rekonvaleszenz mit wochenlanger Schwäche ist nicht selten.

Klinischer Fall

Die 8-jährige Lisa klagt über Halsschmerzen und Schmerzen beim Schlucken. Seit 2 Tagen fiebert sie bis 39 °C und ist matt. In der Untersuchung findet sich eine generalisierte Lymphknotenschwellung. Insbesondere die Halslymphknoten sind vergrößert und druckschmerzhaft. Leber und Milz sind palpatorisch vergrößert. Im Differenzialblutbild zeigt sich eine mäßige Leukozytose mit relativer Lymphozytose und Nachweis atypischer Lymphozyten. Es handelt sich am wahrscheinlichsten um eine infektiöse Mononukleose.

Lerntipp

Ein beliebtes Krankheitsbild des IMPP ist die infektiöse Mononukleose. Neben den Symptomen, den Komplikationen, den typischen Pfeiffer-Zellen und der charakteristischen Exanthementwicklung nach Ampicillin- und Amoxicillingabe sollten auch die Laborparameter bekannt sein.

7.5.10 *RS-Virus*-Infektionen

Epidemiologie

RSV kann in jedem Lebensalter Atemwegserkrankungen hervorrufen, die höchste Morbidität besteht in den ersten beiden Lebensjahren. Die Durchseuchungsrate am Ende des 2. Lebensjahres beträgt nahezu 100 %. Die Übertragung erfolgt durch Tröpfcheninfektion oder Schmierinfektion durch nicht erkrankte Zwischenträger. Die Kontagiosität ist hoch. Trotz positiver Serologie besteht eine Reinfektionsrate von 10–20 % (Impfproblematik). Die Inkubationszeit beträgt 3–6 Tage. Die Virusausscheidung dauert bei sonst gesunden Kindern 3–8 Tage, bei Frühgeborenen 4 Wochen, bei Immundefizienten noch länger.

Klinik

Im 1. Lebenshalbjahr kommt es vor allem zu einer **Bronchiolitis** mit Tachydyspnoe, Einziehungen, feuchten Rasselgeräuschen oder zu einer **Pneumonie.** Ab dem 2. Lebenshalbjahr überwiegt die **obstruktive Bronchitis** mit Fieber, Husten, Tachydyspnoe, verlängertem Exspirium, Giemen und Pfeifen. Die Reinfektion im Kleinkindalter erfolgt meist als Infekt der oberen Luftwege. Besonders schwere Verläufe treten bei Frühgeborenen mit bronchopulmonaler Dysplasie (BPD), Herzfehlern und Immundefekten auf. Die *RSV*-Infektion ist eine wichtige nosokomiale Infektion.

Diagnostik

Der **Virusantigennachweis** ist aus Nasopharyngealsekret möglich. Ein Schnelltest steht zur Verfügung.

Prophylaxe

Hygienemaßnahmen sind von besonderer Bedeutung, insbesondere in der Klinik. Zur medikamentösen Prophylaxe stehen ein monoklonaler *RSV*-spezifischer Antikörper (Palivizumab, Synagis®) sowie ein Immunglobulinpräparat mit hoher *RSV*-Antikörper-Konzentration zur Verfügung. Eine **medikamentöse Prophylaxe** ist indiziert bei Kindern < 2 Jahren mit bronchopulmonaler Dysplasie oder mit hämodynamisch wirksamem Herzvitium (relevante Links-rechts- und Rechts-links-Shunt-Vitien, pulmonale Hypertonie).

Merke

RS-Viren sind die häufigsten Erreger von schweren Infektionen des unteren Respirationstrakts bei Säuglingen und führen zu Bronchiolitis, Pneumonie und obstruktiver Bronchitis.

7.5.11 Influenzavirusinfektionen

Epidemiologie

Die Übertragung erfolgt durch Tröpfcheninfektion, die Kontagiosität ist hoch. Durch Genaustausch der Oberflächenantigene (Antigenshift) entstehen neue Subtypen und Pandemien. Zu Epidemien kommt es alle 2–3 Jahre in Zusammenhang mit Antigendrift (Antigenvariation eines Subtyps). Bei Reinfektion treten meist mildere Verläufe auf, da trotz gering veränderter antigener Determinanten meist eine Protektion durch bereits erworbene Antikörper vorliegt. Die Inkubationszeit beträgt 1–3 Tage.

Klinik

Säuglinge: Es kommt zum Bild einer obstruktiven Tracheobronchitis oder Bronchiolitis. Sepsisähnliche Verläufe treten bei sehr jungen Säuglingen ohne Leihimmunität auf.

Kleinkinder: Hohes Fieber, Appetitlosigkeit, Übelkeit und Erbrechen sind die Symptome der akuten Influenzavirusinfektion in dieser Altersgruppe. Ein Krupphusten entsteht durch die Beteiligung der Kehlkopfschleimhaut (stenosierende subglottische Laryngitis). Infektkrämpfe treten relativ häufig auf.

Schulkinder, Adoleszente: Fieber > 39 °C, Abgeschlagenheit, Kopf-, Rücken-, Gliederschmerzen, retrosternale Schmerzen, Halsschmerzen und häufig Nasenbluten sind die unspezifischen Symptome der Infektion. Außerdem bestehen eine Rötung des Rachens sowie eine bogenförmige, livide Verfärbung des weichen Gaumens bei trockenem, pertussiformem Husten und zähem, blutig tingiertem Schleim. Die lytische Entfieberung erfolgt nach 5–6 Tagen. Die Rekonvaleszenz dauert Wochen, oft besteht ein hartnäckiger Reizhusten.

Komplikationen

Kleinkinder, alte Menschen, chronisch Kranke, Diabetiker und Schwangere sind besonders gefährdet durch bakterielle Pneumonie (Superinfektion), Myokarditis, toxisch bedingte Herzinsuffizienz (wichtigste Todesursache) und Enzephalitis oder Myelitis. Bei Influenza B besteht das Risiko eines Reye-Syndroms, insbesondere bei Salizylsäureverabreichung.

Diagnostik

Virusisolierung in den ersten 3 Krankheitstagen aus Nasen-Rachen-Sekret sowie Influenza-A- und -B-**Schnelltest** ermöglichen die Diagnosestellung. Zudem ist der Nachweis spezifischer IgM- und IgA-**Antikörper** und der Nachweis viraler **RNA** mittels RT-PCR möglich.

Therapie

Die Behandlung erfolgt vorwiegend symptomatisch. Bei Risikokindern und schwer Erkrankten kann eine antivirale Therapie mit Oseltamivir (Neuraminidaseinhibitor) durchgeführt werden. Sie ist bei Therapiebeginn innerhalb von 48 h nach Symptombeginn wirksam.

Prophylaxe

Eine jährliche Impfung mit einem Impfstoff mit aktueller Antigenkombination wird für Personen, die Risikogruppen angehören (z. B. medizinisches Personal), empfohlen. Die Chemoprophylaxe mit Neuraminidasehemmern kann die Impfung ergänzen.

7.5.12 Parainfluenzavirusinfektionen

Epidemiologie

Die Durchseuchung erfolgt meist vor dem 4. Lebensjahr. Die Übertragung geschieht durch Tröpfcheninfektion. Reinfektionen sind häufig, jedoch meist symptomarm. Ein „Nestschutz" besteht in den ersten 6 Monaten gegenüber Infektionen mit ***Parainfluenzavirus 1*** und ***2,*** nicht gegen ***3.*** Die Inkubationszeit beträgt 2–4 Tage.

Klinik

Parainfluenzaviren verursachen 10–15 % der kindlichen Atemwegsinfektionen, in 80 % der Fälle ist der obere Respirationstrakt betroffen.

Säuglinge und Kleinkinder: Die akute Laryngotracheobronchitis („Pseudokrupp") (► Kap. 13.4.1) ist das häufigste in dieser Altersklasse durch Parainfluenzaviren hervorgerufene Krankheitsbild.

Ältere Kinder: Sie zeigen unspezifische Symptome wie Rhinitis, Pharyngitis, Laryngotracheitis, Bronchitis, Bronchiolitis und Pneumonie.

Komplikationen

Bei erneutem Fieberanstieg sollte von einer bakteriellen Superinfektion (Otitis media, Tracheitis, Pneumonie) ausgegangen werden. Nach Parainfluenzavirusinfektion kann es, wie bei *RSV*-Infektion, zu lang anhaltender **bronchialer Hyperreagibilität** mit rezidivierenden obstruktiven Atemwegsbeschwerden kommen. Bei Immundefizienz kommt es zu sehr schweren, auch **letalen Verläufen.**

Diagnostik

Der **Erregernachweis** ist durch Antigennachweis in Atemwegssekreten oder den Nachweis spezifischer **Antikörper** möglich.

Therapie

Die Behandlung ist symptomatisch. Bei bakterieller Superinfektion sollte eine antibiotische Therapie erfolgen. Bei immundefizienten Patienten wird ein Therapieversuch mit Ribavirin durchgeführt. Zur Therapie des Pseudokrupps ▸ Kap. 13.4.1.

> **Merke**
>
> Der Pseudokrupp (subglottische Laryngitis) ist ein häufiges Krankheitsbild bei Säuglingen und Kleinkindern, das durch Parainfluenzaviren ausgelöst wird.

7.5.13 *Coxsackie-Virus*-Erkrankungen

Definition

Meist akute Virusinfektionen durch ***Coxsackie-Virus A*** und ***B*** mit breitem klinischem Spektrum.

Epidemiologie

Die Übertragung erfolgt fäkal-oral. 95 % der Infektionen verlaufen klinisch stumm. Es besteht eine jahreszeitliche Häufung im Spätsommer und Herbst. Die Inkubationszeit beträgt 2–35 Tage, meist 3–6 Tage.

Klinik

Sommergrippe: Sie ist die häufigste klinische Manifestation mit unspezifischer, fieberhafter Erkrankung der oberen Atemwege, Kopf- und Gliederschmerzen, Pharyngitis, Tonsillitis, Laryngitis, Lymphadenopathie und Bronchitis.

Hand-Fuß-Mund-Krankheit: Sie wird vorwiegend durch *Coxsackie*-Viren der Gruppe A verursacht. Sie führt zu Blasenbildung an Händen und Füßen sowie zu Ulzerationen der Mundschleimhaut (▸ Abb. 7.17).

Herpangina: Sie geht mit hohem Fieber bis 41 °C, Erbrechen und vesikulär-ulzerösen Effloreszenzen mit erythematösem Randsaum an Gaumenbögen (▸ Abb. 7.18), Tonsillen, weichem Gaumen, Uvula und Pharynx einher. DD: Stomatitis aphthosa durch Herpesviren. Eine hämorrhagische Konjunktivitis kann ebenfalls auftreten.

Myalgia epidemica (Bornholmer Krankheit): Fieber, stechende Muskelschmerzen im Brust- und oberen Abdominalbereich, Schweißausbrüche und Schocksymptomatik.

Eine **Perimyokarditis** oder eine **aseptische Meningitis** oder **Enzephalitis** kann ebenfalls durch *Coxsackie*-Viren verursacht werden.

***Coxsackie-Virus*-Infektionen bei Neugeborenen** führen zu besonders schweren Verläufen. Die Übertragung erfolgt vertikal durch die kurz vor der Geburt subklinisch erkrankte Mutter oder als nosokomiale Infektion auf der Neugeborenenstati-

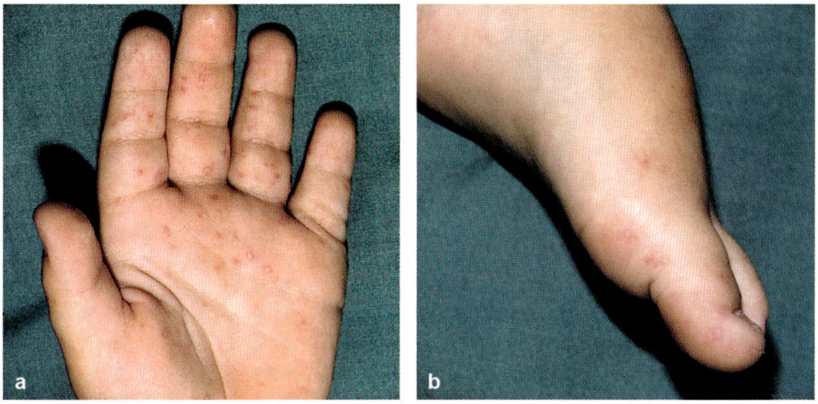

Abb. 7.17 Hand-Fuß-Mund-Krankheit: **a)** Blasenbildung an den Handinnenflächen; **b)** Blasenbildung an den Füßen. [O530]

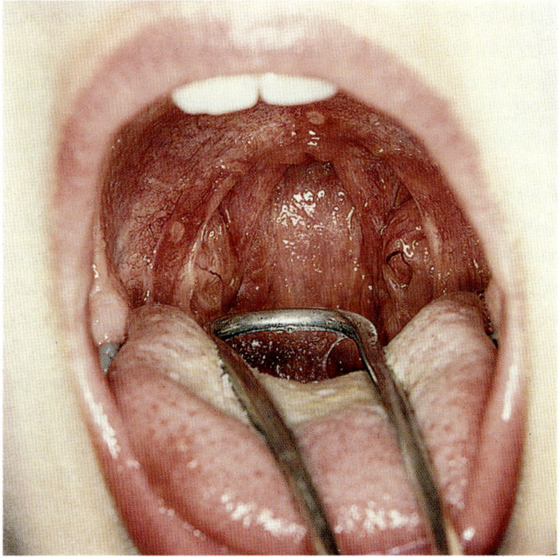

Abb. 7.18 Herpangina. Pharyngitis mit Aphthen. [M552]

on. Klinische Symptome sind Pneumonie, Myokarditis, Hepatitis, Meningoenzephalitis, Sepsis und Schock.

Diagnostik

Eine **Virusisolierung** ist aus Bläscheninhalt, Blut oder Liquor möglich. Ein Antikörpernachweis ist wegen der Vielfalt der Erreger sinnlos. Der Nachweis spezifischer **Virus-RNA** ist mittels RT-PCR möglich.

Therapie

Die Behandlung ist symptomatisch.

Merke

Die Hand-Fuß-Mund-Krankheit wird durch das ***Coxsackie-Virus*** ausgelöst.

7.5.14 Adenovirusinfektionen

Definition

Adenoviren verursachen 5–8 % der akuten respiratorischen Erkrankungen im Kindesalter sowie gastrointestinale und ophthalmologische Symptome.

Epidemiologie

Die Übertragung erfolgt durch Tröpfcheninfektion sowie fäkal-oral. Adenoviren lassen sich nur schwer durch Desinfektionsmittel inaktivieren, daher besteht die Gefahr der nosokomialen Infektion. Die Inkubationszeit beträgt 5–8 Tage.

Klinik

Akute respiratorische Erkrankungen: Pharyngitis mit wässrigen Bläschen am weichen Gaumen und Bronchopneumonie. Beim „pharyngokonjunktivalen Fieber" bestehen eine follikuläre Konjunktivitis und eine Lymphadenitis.

Keratoconjunctivitis epidemica: Es handelt sich um eine gefürchtete, auch nosokomiale Infektion mit Fremdkörpergefühl, Juckreiz, Brennen, Ödem und Photophobie. Die Konjunktiva zeigt große ovale Follikel und Pseudomembranen. Begleitend besteht eine präaurikuläre Lymphadenopathie. Hornhautkomplikationen sind bei Kindern seltener als bei Erwachsenen. Die Kontagiosität ist extrem hoch.

Gastrointestinale Infektionen führen zu Diarrhö. Eine Assoziation mit einer Invagination und einer Appendizitis ist bekannt.

Hämorrhagische Zystitis.

Diagnostik

Im Gegensatz zu anderen Virusinfektionen sind häufig eine **Leukozytose** und ein **erhöhtes C-reaktives Protein** nachweisbar. Die Diagnosestellung erfolgt durch **Virusisolierung** aus Rachenspülwasser, Augenabstrich, Stuhl, Urin oder Gewebe, durch **Virusantigennachweis,** Nachweis spezifischer **Antikörper** oder spezifischer **Virus-DNA** mittels PCR.

Therapie

Eine spezifische Therapie ist nicht verfügbar.

Merke

Typisch für eine Adenovirusinfektion ist die Kombination von respiratorischer Erkrankung mit ophthalmologischen und/oder gastrointestinalen Symptomen.

7.5.15 Rotavirusinfektionen

Epidemiologie

Die Übertragung erfolgt fäkal-oral. ***Rotaviren*** gelten weltweit als die häufigsten Gastroenteritiserreger im Säuglings- und Kleinkindalter. Infektionen treten vor allem während der Wintermonate auf („Winterenteritis"). Nosokomiale Infektionen auf Frühgeborenenstationen sind sehr gefürchtet. Die Inkubationszeit beträgt 1–3 Tage.

Klinik

Erbrechen und **Diarrhö** mit grüngelben, übel riechenden Stühlen bei wenig erhöhten Temperaturen sind die Hauptsymptome. Bei jungen Säuglingen besteht die Gefahr der Dehydratation und Elektrolytentgleisung. In über 50 % der Fälle bestehen unspezifische respiratorische Symptome.

Diagnostik

Rotavirusantigennachweis im Stuhl.

Therapie

Eine orale Rehydratation reicht meist aus (► Kap. 14.4). In schwereren Fällen erfolgt die stationäre Aufnahme zur parenteralen Rehydratation.

Prophylaxe

Hygienische Maßnahmen auf Neugeborenenstationen sind zur Vermeidung nosokomialer Infektionen von entscheidender Bedeutung. In Deutschland sind zwei attenuierte **orale Lebendimpfstoffe** gegen Rotaviren für Säuglinge ab dem Alter von 6 Wochen zugelassen. Die Impfung wird von der STIKO empfohlen.

> **Merke**
>
> Rotaviren sind weltweit die häufigsten Gastroenteritiserreger im Säuglings- und Kleinkindalter.

7.5.16 Norovirusinfektionen

Epidemiologie

Die Übertragung der Viren erfolgt aerogen oder fäkal-oral, oft über die Hände nach Kontakt mit Stuhl und Erbrochenem. Die Inkubationszeit beträgt 24–48 h. Noroviren sind bei Kindern für etwa 30 % aller nichtbakteriellen Gastroenteritiden verantwortlich (Häufung Oktober bis März).

Klinik

Es kommt zu einer akuten Gastroenteritis mit heftigem Brechdurchfall, Bauchschmerzen, Kopf- und Muskelschmerzen bei nur geringem Fieber. Nach 1–3 Tagen ist die Krankheit im Normalfall überstanden. Es kommt zu keiner dauerhaften Immunität. Die Problematik der Norovirusinfektion besteht in ihrer schnellen Ausbreitung unter Patienten sowie medizinischem Personal.

Diagnostik

Erregernachweis aus Stuhl oder Erbrochenem mittels PCR.

Therapie

Es steht keine kausale antivirale Behandlung zur Verfügung. Die Therapie ist daher symptomatisch mit Ausgleich der Flüssigkeits- und Elektrolytverluste.

7.5.17 Poliomyelitis

Epidemiologie

Die Übertragung des ***Poliovirus*** erfolgt fäkal-oral oder als Tröpfcheninfektion. Die Kontagiosität ist hoch. 90–95 % der Infektionen verlaufen klinisch stumm. Ein epidemisches Auftreten wurde seit Beginn der Impfära lediglich in Entwicklungsländern beobachtet. Die Inkubationszeit beträgt 1–2 Wochen.

> **Merke**
>
> Trotz der zunehmenden Impfmüdigkeit in Deutschland stieg bisher die Zahl der Polioinfektionen nicht an.

Pathogenese

Nach der Infektion kommt es zu einer Vermehrung des Virus im Epithel und im lymphoretikulären Gewebe des Pharynx und des Darmkanals. Gelangt das Virus durch die Blut-Liquor-Schranke, wird vor allem die graue Substanz befallen (polios: grau). Die Erkrankung betrifft hauptsächlich die motorischen Vorderhornzellen des Rückenmarks.

Klinik

Es besteht ein breites Spektrum von meist klinisch inapparenter Infektion bis zum Vollbild der paralytischen Poliomyelitis mit zentraler und peripherer Atemlähmung sowie persistierenden schlaffen Paresen.

Vorkrankheit (minor illness): Sie manifestiert sich mit Abgeschlagenheit, Fieber, Halsschmerzen, Erbrechen und Diarrhö. Die Dauer beträgt 1-3 Tage. In den meisten Fällen ist die Infektion damit überstanden.

Nichtparalytische Poliomyelitis (major illness): Sie betrifft 5–10 % der Fälle und tritt nach einer Latenzzeit von etwa 1 Woche auf. Die Symptome sind eine abakterielle Meningitis mit Fieber um 39 °C, Kopfschmerzen, Nackensteifigkeit und Liquorpleozytose.

Paralytische Poliomyelitis: 1 % der Fälle ist davon betroffen. Eine doppelgipflige Fieberkurve („Dromedarkurve") ist charakteristisch. Weitere Symptome sind Adynamie, schlaffe Lähmungen und häufig erhebliche Schmerzen. Sensibilitätsstörungen fehlen typischerweise bei Poliomyelitis. Vegetative

Symptome (Tachykardie, Hypertonie, Schweißausbrüche) können hinzutreten. Durch eine Lähmung der Zwerchfellmuskulatur kommt es zu einer respiratorischen Insuffizienz.
Bulbäre Poliomyelitis: Sie ist durch hohes Fieber, Hirnnervenlähmungen, Schluckstörungen und eine zentrale Atemlähmung gekennzeichnet.
Polioenzephalitis: Es handelt sich um eine enzephalitische Verlaufsform mit sehr schlechter Prognose.
Postpoliomyelitissyndrom: Es tritt sehr häufig auf. Viele Jahre nach der Primärinfektion kann es erneut zu Muskelschwund und Schmerzen in ehemals betroffenen und nicht betroffenen Muskelregionen kommen.

Merke

Bei der Poliomyelitis sind hauptsächlich die motorischen Vorderhornzellen des Rückenmarks betroffen.

Diagnostik

Virusnachweis aus Stuhl, Rachenspülwasser, Liquor, **Antikörpernachweis** und Nachweis **virusspezifischer RNA** mittels RT-PCR ermöglichen die Diagnosestellung.

Therapie

Bettruhe, sorgfältige Pflege und intensive physiotherapeutische Maßnahmen stehen im Mittelpunkt. Analgetika und Antiphlogistika kommen zum Einsatz. Bei V. a. eine bedrohliche Form sollte eine frühzeitige Intensivüberwachung eingeleitet werden.

Prophylaxe

Sie besteht in einer **aktiven Immunisierung** mit inaktivierter Poliomyelitisvakzine (IPV) nach Salk. Die Schluckimpfung sollte wegen der Gefahr der Impfpoliomyelitis (1 : 1 Mio. Impfdosen bei Erstimpfung) nicht mehr verwendet werden.

Prognose

Minor illness: Meist kommt es zur Restitutio ad integrum.
Paralytische Poliomyelitis: Die Letalität in der Frühphase betrug früher 5–7 %. Die partielle Rückbildung der peripheren Paresen ist, beginnend in der 3. Krankheitswoche, noch bis zu 1,5 Jahre nach Infektion bei adäquater Lagerung und Physiotherapie möglich.
Bulbäre Poliomyelitis und Polioenzephalitis: Sie sind mit einer sehr schlechten Prognose assoziiert.
Spätfolgen sind Gelenkkontrakturen, Muskelatrophien, Bein- und Armlängendifferenzen, Skoliose und Osteoporose.

Merke

Durch sorgfältige Dokumentation aller schlaffen Lähmungen soll es in nächster Zeit gelingen, Deutschland nach den WHO-Richtlinien als „poliomyelitisfrei" zertifizieren zu lassen.

7.5.18 Zytomegalievirusinfektion

Definition

Weitverbreitete Infektion durch **Zytomegalieviren** (*CMV*), die meist klinisch inapparent verläuft, bei Patienten mit gestörter oder noch nicht ausgebildeter Immunkompetenz jedoch mit hoher Morbidität und Letalität assoziiert ist.

Das ***Zytomegalievirus*** ist ein DNA-Virus der Herpesgruppe (*humanes Herpesvirus 5*).

Lerntipp

In diesem Kapitel wurde nicht auf die Klassifikation der jeweiligen Erreger eingegangen. Hierzu lohnt es sich zum allgemeinen Verständnis auch einen Blick in die Lehrbücher der Mikrobiologie zu werfen.

Epidemiologie

Die *CMV*-Infektion ist die häufigste konnatale Infektion. Die **horizontale** Übertragung erfolgt über Speichel, Urin, Muttermilch sowie Blut und transplantierte Organe. Die **vertikale** Übertragung erfolgt durch die infizierte Mutter. Die Inkubationszeit nach Organtransplantation beträgt 4 Wochen bis 4 Monate, bei Bluttransfusion 3–12 Wochen.

Pathologie

Ein zytopathogener Effekt mit Bildung von Riesenzellen mit intranukleären Einschlüssen (Eulenaugenzellen) ist für die *CMV*-Infektion charakteristisch.

Merke

Die *CMV*-Infektion ist die häufigste konnatale Infektion.

Klinik

Infektionen im Kindesalter, immunkompetente Patienten: Der Verlauf ist meist asymptomatisch. Sonst tritt ein mononukleoseähnliches Krankheitsbild mit Fieber, Pharyngitis, Lymphadenopathie und Hepatosplenomegalie auf.

Infektionen im Kindesalter, immundefiziente Patienten: Es kommt zu interstitieller Pneumonie, Retinitis, Ösophagitis und chronischer Diarrhö. Bei Frühgeborenen tritt ein sepsisähnliches Krankheitsbild auf, das mit einer 24-prozentigen Letalität assoziiert ist.

Konnatale *CMV*-Infektion: Etwa 96 % aller Neugeborenen mit konnataler *CMV*-Infektion sind bei Geburt klinisch asymptomatisch. Akutsymptome sind Hautblutungen, Hepatosplenomegalie, Ikterus, Dystrophie, Mikrozephalie, Chorioretinitis, intrazerebrale Verkalkungen und Petechien durch Thrombozytopenie. Bleibende Spätschäden treten bei 90 % der symptomatisch Erkrankten und bei 5–15 % der asymptomatischen Patienten auf: Hörschäden, Sehschäden, psychomotorische Retardierung, Intelligenzminderung und Zahndefekte. Als typische Differenzialdiagnose sollten Sie u. a. an die anderen konnatalen Infektionen (TORCH) denken (siehe auch ▸ Kap. 1.12.2, ▸ Tab. 1.12).

Diagnostik

Der Nachweis des ***CMV*-Antigens pp65** im Blut oder des ***CMV*-Early-Antigens** im Urin sowie der Nachweis spezifischer **Virus-DNA** mittels PCR in Blut, Urin, Liquor zur Bestimmung der Viruslast und der Nachweis spezifischer **IgM- und IgG-Antikörper** ermöglichen die Diagnosestellung.

Zu beachten ist aber, dass der Nachweis von IgG-Antikörpern bei Neugeborenen den Leihtiter der Mutter (Leihimmunität) darstellt und somit keine Bedeutung im Nachweis einer kongenitalen Infektion hat.

Merke

Der Nachweis von *CMV* ist nur in Verbindung mit der klinischen Symptomatik ein zuverlässiger Hinweis auf eine *CMV*-Erkrankung.

Therapie

Bei schwerer konnataler *CMV*-Infektion oder bei Immunsuppression kann ein Therapieversuch mit Ganciclovir i. v. unternommen werden. Bei ganciclovirresistenten *CMV*-Stämmen kommt Foscarnet zum Einsatz.

Prognose

Bei symptomatischer konnataler *CMV*-Infektion beträgt die Letalität 10 %, bei asymptomatischer konnataler *CMV*-Infektion liegt sie unter 1 %.

Prophylaxe

Jede Frau im gebärfähigen Alter sollte vor einer Schwangerschaft ihren *CMV*-Antikörperstatus feststellen lassen. Hygienische Maßnahmen sind vor allem im Krankenhaus wichtig. Frühgeborene und immundefiziente Patienten sollten möglichst leukozytenfreie Blutprodukte von *CMV*-seronegativen Spendern erhalten. Die Gabe von *CMV*-Hyperimmunglobulin und eine hoch dosierte Aciclovirtherapie können die Inzidenz von symptomatischen *CMV*-Erkrankungen bei seronegativen Transplantatempfängern reduzieren.

Klinischer Fall

Eine Schwangere erkrankt in der 30. SSW für wenige Tage mit Fieber, Pharyngitis und zervikaler Lymphadenopathie. In der 38. SSW wird Lisa mit einem zu niedrigen Geburtsgewicht von 2.900 g bei normaler Körperlänge von 48 cm und einem regelrechten Kopfumfang von 36 cm geboren. Bei der körperlichen Untersuchung fallen eine Hepatosplenomegalie und Petechien am Stamm auf. Bereits 1 h postnatal muss Lisa wegen insuffizienter Spontanatmung intubiert und beatmet werden. Die Laboruntersuchungen ergeben eine Leukozytose, eine Thrombozytopenie, eine Erhöhung des C-reaktiven Proteins sowie Cholestasezeichen. Die Röntgenaufnahme des Thorax zeigt beidseits pneumonische Infiltrate. Die Sonografie des Schädels ist unauffällig. Der Nachweis des *CMV*-Early-Antigens im Urin und des *CMV*-Antigens pp65 im Blut sichert die Diagnose einer konnatalen Zytomegalievirusinfektion. Die daraufhin veranlasste ophthalmologische Untersuchung ergibt eine Chorioretinitis.

7.5.19 *Human-Immunodeficiency-Virus-(HIV-)* Infektion

Infektion durch das humanpathogene Retrovirus *HIV*, den Auslöser des in der Regel tödlich verlaufenden, erworbenen Immundefektsyndroms AIDS (Acquired Immunodeficiency Syndrome). Im Folgenden wird vor allem auf die pädiatrischen Besonderheiten einer Infektion mit *HIV* eingegangen.

Epidemiologie

Heute besteht das größte pädiatrische Patientenkollektiv aus Kindern *HIV*-infizierter Mütter. Die vertikale Infektion erfolgt intrauterin und perinatal. Eine Infektion durch Muttermilch hat bei uns kaum Bedeutung, da *HIV*-infizierten Müttern vom Stillen abgeraten wird. Die vertikale Transmissionsrate in Deutschland beträgt ohne Prophylaxe 15 %, mit Prophylaxe < 2 %.

Klinik

Horizontale Infektion: Sie ist in der Pädiatrie von untergeordneter Bedeutung. Das klinische Erscheinungsbild entspricht dem bei Erwachsenen.

Vertikale Infektion: Ohne Behandlung werden vertikal infizierte Kinder in einem Drittel der Fälle in den ersten 3 Lebensjahren symptomatisch, der überwiegende Teil jedoch erst nach 6–7 Jahren.

Klinische Frühsymptome: Bei einem Drittel der Infizierten kommt es 1–12 Wochen nach der Infektion zu einem mononukleoseähnlichen Krankheitsbild mit Fieber, Hepatosplenomegalie, generalisierter Lymphadenopathie und makulopapulösem Exanthem.

Klinische Spätsymptome: Bei fortschreitendem Immundefekt treten opportunistische Infektionen, Malignome und AIDS definierende Erkrankungen auf. Die klinische Klassifikation nach CDC (► Tab. 7.3) dient der Kommunikationserleichterung. *HIV*-positive Kinder zeigen häufig eine inadäquate Impfantwort.

Diagnostik

Mögliche **unspezifische Laborveränderungen** sind eine Hypergammaglobulinämie (später Hypogammaglobulinämie), erhöhte Aminotransferaesen, Leukopenie, Thrombozytopenie und Anämie. Die Zahl **CD4-positiver T-Zellen** ist erniedrigt. Bei Kindern < 18 Monaten ist der Nachweis spezifischer ***HIV*-Antikörper** im Serum ohne diagnostischen Wert (diaplazentare Übertragung der mütterlichen Antikörper). Durch Nachweis *HIV*-spezifischer DNA aus kindlichen Lymphozyten oder *HIV*-spezifischer RNA aus Plasma kann die kindliche Infektion innerhalb der ersten 4–6 Wochen spezifisch erfasst werden. Bei Kindern, die postnatal oder deren Mütter während der Schwangerschaft antiretroviral behandelt wurden, kann der positive Nachweis u. U. erst nach 4 Monaten erfolgen.

> **Merke**
>
> Die Durchführung der *HIV*-Diagnostik erfordert das explizite Einverständnis des Patienten oder des Erziehungsberechtigten.

Therapie

Die Indikationen zur Therapie sind in ► Tab. 7.4 zusammengefasst.

Therapieziel ist die Senkung der Viruslast unter die Nachweisgrenze (< 50 Kopien/ml).

Mehrere Substanzgruppen stehen derzeit zur Verfügung, die in Kombination eingesetzt werden: Nukleosidische und nukleotidische Reverse-Transkriptase-Inhibitoren (**NRTI,** z. B. Azidothymidin, Zidovudin, Lamivudin), nichtnukleosidische Reverse-Transkriptase-Inhibitoren (**NNRTI,** z. B. Efavirenz, Nevirapin), Proteaseinhibitoren (**PI,** z. B. Nelfinavir, Ritonavir, Amprenavir), Fusionsinhibitoren (Enfuvirtide), CCR5-Inhibitoren (Maraviroc) und Integraseinhibitoren (Raltegravir). Insgesamt stehen für Kinder weniger Daten und somit auch weniger zugelassene Substanzen zur Verfügung.

Neben der ART erhalten Kinder mit *HIV*-Infektionen **Immunglobuline** i. v. bei rezidivierenden viralen und bakteriellen Infektionen sowie eine **antibiotische Dauertherapie** mit Co-trimoxazol zur Prophylaxe der *Pneumocystis-jirovecii*-Pneumonie *(P. carinii).*

> **Merke**
>
> Bei der *HIV*-Therapie ist die regelmäßige Einnahme der Medikamente von zentraler Bedeutung. Eine schlechte Compliance führt zur Gefährdung des Therapieerfolgs und zur Resistenzentwicklung. Ein „Einschwören" der Beteiligten auf das Therapieregime ist daher unabdingbar.

Empfehlungen zur Prophylaxe der vertikalen HIV-Infektion

HIV-Testung vor oder während der Schwangerschaft, Zidovudin p. o. ab der 32. SSW, elektive Sectio nach der vollendeten 36. SSW (wobei diese Empfehlung zuletzt wieder als fragwürdig diskutiert wird und vaginale Entbindungen durchgeführt werden) sowie prä- (und peri-)operativ Zidovudin i. v. werden empfohlen. Vom Stillen wird abgeraten. Das Neugeborene erhält postnatal Zidovudin i. v. für 10 Tage oder p. o. für 4 Wochen.

Merke

Prophylaktische Maßnahmen können die vertikale *HIV*-Transmissionsrate von 15 % auf unter 2 % senken.

Prognose

Die Prognose quoad vitam ist langfristig wahrscheinlich immer noch infaust. Die Morbidität konnte jedoch durch den Einsatz aller Therapiemaßnahmen erheblich reduziert werden. Dadurch wird die Lebensqualität der Patienten positiv beeinflusst.

Tab. 7.3 Klinische Klassifikation der *HIV*-Infektion < 13 Jahre (nach CDC)

CDC-Stadium	Klinische Manifestation
N Asymptomatisch	
A Milde Symptomatik	z. B. Lymphadenopathie, Hepatomegalie, Splenomegalie, Dermatitis, Parotitis, rez. Infekte der oberen Luftwege
B Mittelschwere Symptomatik	z. B. bakt. Pneumonie, Sepsis, chronische Diarrhö, oropharyngeale Candidiasis, Herpes zoster, Fieber > 1 Monat
C Schwere Symptomtik	z. B. *Pneumocystis-jiroveci*-Pneumonie, Enzephalopathie, Myelopathie, *CMV*-Retinitis, zerebrale Toxoplasmose, Wasting-Syndrom

Tab. 7.4 Indikationsstellung für die initiale antiretrovirale Therapie bei Kindern in Abhängigkeit vom Alter

	Klinik	Viruslast	Zahl CD4-Zellen
0–12 Monate	Alle Stadien (CDC-Klassifikation)	Alle unabhängig von der Viruslast	Alle unabhängig von CD4
12–24 Monate	B und C	> 100.000	< 25 %
25–48 Monate	B und C	> 100.000	< 20 %
> 48 Monate	B und C	> 100.000	< 15 %

7.6 Impfungen

7.6.1 Wegweiser

Der derzeitige Impfkalender umfasst Impfungen zum Schutz vor Diphtherie (D/d), Pertussis (aP), Tetanus (T), *Haemophilus influenzae* Typ b (Hib), Hepatitis B (HB), Poliomyelitis (IPV), Pneumokokken, Meningokokken C, Masern, Mumps, Röteln (MMR), Varizellen, humanen Papillomaviren (HPV) und Rotaviren (► Tab. 7.5).

Um die Zahl der Injektionen möglichst gering zu halten, sollten vorzugsweise Kombinationsimpfstoffe verwendet werden. Impfstoffe mit unterschiedlichen Antigenkombinationen von D/d, T, aP, HB, Hib, IPV bzw. MMR und Varizellen sind verfügbar. Nicht zum empfohlenen Zeitpunkt durchgeführte Impfungen sollten frühestmöglich nachgeholt werden.

Kontraindikationen

Häufig unterbleiben indizierte Impfungen, weil bestimmte Umstände irrtümlicherweise als Kontraindikationen angesehen werden. Echte und falsche Kontraindikationen sind in ► Tab. 7.6 zusammengefasst.

7.6.2 Diphtherieimpfung

Es handelt sich um einen Toxoidimpfstoff (mit Formalin entgiftetes Diphtherietoxin). Häufig kommt es zu Lokalreaktionen (Rötung, Infiltration), vorwiegend bei Impfung älterer Kinder. Deshalb wird bei allen Auffrischimpfungen und bei Erstimpfungen nach dem 6. Lebensjahr ein Kombinationsimpfstoff mit reduziertem Diphtherietoxoidgehalt (Td) verwendet.

7.6.3 Tetanusimpfung

Es handelt sich um einen Toxoidimpfstoff (mit Formalin entgiftetes Tetanustoxin). Die Verträglichkeit ist sehr gut, allergische Begleitreaktionen sind selten.

Simultanimpfung

Bei Verletzung und fehlendem Impfschutz werden Tetanusimmunglobulin und Toxoidimpfstoff gleichzeitig kontralateral verabreicht. Bei Ungeimpften erfolgt eine Wiederholung der aktiven Impfung nach 4 Wochen und nach 6 Monaten.

Tab. 7.5 Impfkalender nach Empfehlungen der STIKO, 2013

Impfstoff	Alter in Wochen	Alter in vollendeten Monaten				Alter in vollendeten Jahren				
	6	2	3	4	11–14	15–23	5–6	9–11	12–17	Ab 18
DTaP		1.	2.	3.	4.					
D/Td*							A	A		A
aP							A	A		A
Hib		1.	**	2.	3.					
IPV		1.	**	2.	3.			A		
HB		1.	**	2.	3.					
Pneumokokken		1.	2.	3.	4.					
Rotaviren	1.	2.	(3.)***							
Meningokokken					1. ab vollendetem 12. Monat****					
MMR					1.*****	2.				
Varizellen					1.*****	2.				
HPV									SM******	

DTaP: Diphtherie-Tetanus azelluläre Pertussisvakzine; DT: Diphtherie-Tetanus-Vakzine; Td: Tetanus-Diphtherie-Vakzine mit reduziertem Diphtherietoxoidgehalt; aP: azelluläre Pertussisvakzine; *Hib: Haemophilus-influenzae*-Vakzine; IPV: inaktivierte Poliomyelitisvakzine; HB: Hepatitis-B-Vakzine; MMR: Masern-Mumps-Röteln-Vakzine; HPV: humane Papillomaviren.
A: Auffrischimpfung; SM: Standardimpfung für Mädchen.

* Ab einem Alter von 5 Jahren Verwendung eines Impfstoffs mit reduziertem Diphtherietoxoidgehalt (d).
** Antigenkombinationen, die eine Pertussiskomponente enthalten, werden nach dem für DTaP angegebenen Schema benutzt.
*** Je nach verwendetem Impfstoff sind 2 oder 3 Dosen erforderlich.
**** Nicht gleichzeitig mit Pneumokokken-, MMR-Varizellen, MMRV-Impfstoff.
***** Wegen des gering erhöhten Risikos für das Auftreten von fiebergebundenen Krampfanfällen empfielt die STIKO aktuell, die 1. MMR- und VZV-Impfung bevorzugt getrennt zu verabreichen.
****** Grundimmunisierung mit 3 Dosen für alle Mädchen im Alter von 12–17 Jahren.

Nach neuesten Empfehlungen sollte die Tetanusimpfung im Verletzungsfall dazu genutzt werden, fehlenden Schutz gegen Diphtherie und Pertussis durch Verwendung eines Kombinationsimpfstoffs (z. B. Boostrix®) aufzufrischen.

7.6.4 Pertussisimpfung

Azelluläre Pertussisimpfstoffe (Pa) bestehen entweder aus zellfreien Extrakten oder aus hochgereinigten einzelnen Komponenten des Erregers. Die Schutzrate beträgt 80–90 %. **Azelluläre Pertussisimpfstoffe** sind ausgezeichnet verträglich.

7.6.5 Hib-Impfung

Es stehen vier Konjugatimpfstoffe aus Polyoligosaccharidkapselantigen von *Haemophilus influenzae* Typ b mit verschiedenen Trägerproteinen zur Verfügung. Eine Hib-Impfung nach dem 5. Lebensjahr ist in der Regel nicht mehr erforderlich, kann aber bei Risikokindern, z. B. nach Splenektomie, durchgeführt werden. Bezüglich invasiver

Tab. 7.6 Echte und falsche Kontraindikationen für Impfungen

Echte Kontraindikationen	Falsche Kontraindikationen
• < 2 Wochen nach akuter, behandlungsbedürftiger Erkrankung • Allergien gegen Impfstoffbestandteile (z. B. Neomycin, Streptomycin, Hühnereiweiß) • Immundefekt (Lebendimpfung) • Schwangerschaft (Lebendimpfung)	• Banale Infekte mit Temperaturen < 38,5 °C • Kontakt des Impflings zu Personen mit ansteckenden Erkrankungen • Epileptische Anfälle in der Familie • Fieberkrämpfe in der Anamnese des Impflings • Ekzem • Antibiotikatherapie • Therapie mit niedrig dosierten oder lokal angewendeten Kortikosteroiden • Schwangerschaft der Mutter des Impflings • Immundefekt (Totimpfstoffe) • Neugeborenenikterus • Frühgeburtlichkeit • Chronische Erkrankungen sowie nicht progrediente Erkrankungen des ZNS

Hib-Erkrankungen konnten hohe Schutzraten (> 90 %) nachgewiesen werden. Die Verträglichkeit ist gut.

7.6.6 Polioimpfung

Die inaktivierte, trivalente Poliomyelitisvakzine nach Salk enthält nicht vermehrungsfähige Viren. Sie wird parenteral verabreicht.

Merke

Die Polioschluckimpfung wird wegen des – wenn auch sehr geringen – Risikos einer vakzineassoziierten paralytischen Poliomyelitis nicht mehr empfohlen.

7.6.7 Hepatitis-B-Impfung

Es handelt sich um gentechnologisch hergestellte Impfstoffe, die frei von *HBV* und *HIV* sind. Argumente für eine Impfempfehlung für alle Säuglinge: In Deutschland erkranken jährlich 50.000 Personen an einer Hepatitis B; 10 % davon werden chronische Virusträger. Die Viruspersistenz bei Erkrankung im Neugeborenenalter liegt bei 90 %. Ein Kombinationsimpfstoff für Hepatitis A und B für Kinder nach dem 1. Lebensjahr ist verfügbar.
Über 95 % der Kinder erreichen eine Anti-HBs-Antikörperkonzentration von > 10 IE/L. Eine routinemäßige postvakzinale Titerbestimmung ist daher nicht erforderlich. Sie wird nur bei Risikopatienten durchgeführt. Bei etwa 5 % der geimpften Kinder treten Fieber, Unwohlsein und Lokalreaktionen auf.

Simultanimpfung
Sie wird bei Neugeborenen HBsAg-positiver Mütter unmittelbar postnatal, am besten im Kreißsaal, spätestens jedoch 12 h nach Geburt, durchgeführt. Es erfolgt die kontralaterale Applikation von *HBV*-Immunglobulin und aktiver Impfung.

7.6.8 Pneumokokkenimpfung

Es handelt sich um 7-, 10- und 13-valente Pneumokokken-Konjugat-Impfstoffe. Sie enthalten die 7, 10 oder 13 Serotypen, die 80 bzw. 90 % der invasiven Pneumokokkenerkrankungen wie Sepsis und 90 % der Pneumokokkenmeningitiden verursachen. Der für Erwachsene empfohlene 23-valente Pneumokokken-Polysaccharid-Impfstoff ist bei Kindern unter 2 Jahren nicht wirksam. Die Effektivität der Impfstoffe bezüglich eines Schutzes gegen invasive Infektionen wie Sepsis und Meningitis beträgt etwa 80 %. Die Impfstoffe schützen auch vor nichtinvasiven Pneumokokkeninfektionen wie z. B. Otitis media.
Die Impfstoffe sind insgesamt gut verträglich. Lokale Reaktionen an der Injektionsstelle (Schwellung, Erythem) sowie leichtes Fieber kommen jedoch vor.
Eine gleichzeitige Verabreichung des Meningokokken-C-Impfstoffs sollte nicht erfolgen (Reduktion der Immunogenität).

7.6.9 Meningokokkenimpfung

Es handelt sich um einen konjugierten Meningokokken-C-Impfstoff. Die Impfung sollte nicht gleichzeitig mit einer Pneumokokken-, MMR-, Varizellen- oder einer MMRV-Kombinationsimpfung durchgeführt werden.
Der Impfstoff wird in der Regel gut vertragen. Gelegentlich treten Reaktionen an der Injektionsstelle

(Schwellung, Rötung) oder grippeartige Beschwerden auf (Fieber, Kopfschmerzen, Gliederschmerzen). Seit 2013 ist auch ein Impfstoff gegen Meningokokken der Gruppe B verfügbar und zugelassen. Eine allgemeine Impfempfehlung wurde von der STIKO aufgrund der noch mangelnden Datenlage noch nicht ausgesprochen.

7.6.10 Masernimpfung

Es handelt sich um eine Lebendimpfung mit vermehrungsfähigem, attenuiertem *Masernvirus.* Sie ist als Monovakzine oder in Kombination mit Impfstoffen gegen Mumps und Röteln oder gegen Mumps, Röteln und Varizellen verfügbar.
Die Impfung führt bei über 95 % der Geimpften zur Serokonversion. Sie schützt mit großer Sicherheit vor dem Auftreten einer SSPE.
Im Allgemeinen ist die Verträglichkeit gut. Fieber, Exanthem und Konjunktivitis sind am 7.–12. Tag nach der Impfung möglich („Impfmasern"). Die Geimpften sind nicht ansteckend. Ob nach der Impfung eine Enzephalitis auftreten kann, ist umstritten. Allergische Reaktionen können bei Überempfindlichkeit gegenüber Hühnereiweiß auftreten. Hauttests vom verzögerten Typ (Tuberkulintestung) können für einen Zeitraum von 4–6 Wochen falsch negativ ausfallen und sollten daher verschoben werden.

7.6.11 Mumpsimpfung

Es handelt sich um eine Mumpslebendvakzine mit attenuiertem Mumpsvirus. Sie ist als Monovakzine oder in Kombination mit Impfstoffen gegen Masern und Röteln oder gegen Masern, Röteln und Varizellen verfügbar. Die Impfung erzeugt sowohl eine humorale als auch eine zelluläre Immunität. Die Effektivität liegt bei über 95 %, insbesondere wird die Inzidenz der Mumpsmeningoenzephalitis deutlich vermindert.
Fieber und eine blande Parotisschwellung können nach der Impfung auftreten.

7.6.12 Rötelnimpfung

Es handelt sich um eine Lebendimpfung aus attenuierten Rötelnviren. Sie ist als Monovakzine oder als Kombinationsimpfstoff mit Impfstoffen gegen Masern und Mumps oder gegen Masern, Mumps und Varizellen verfügbar. Neben der Grundimmunisierung erfolgt die individuelle Impfung erwachsener Frauen ohne Rötelnantikörper. Die Effektivität beträgt etwa 95 %.
Fieber, Impfexanthem, Lymphadenopathie und Arthralgien können, vorwiegend bei Adoleszentenimpfungen, auftreten.

Merke

Die Impfungen gegen Masern, Mumps, Röteln und Varizellen sollten bei Säuglingen unter 1 Jahr nicht durchgeführt werden (Reduktion des Impferfolgs durch mütterliche Leihimmunität).

7.6.13 Varizellenimpfung

Es handelt sich um eine Lebendimpfung mit vermehrungsfähigem, attenuiertem *Varicella-Zoster-Virus.*

Durchführung

Die aktive Impfung gegen Varizellen wird für alle Kinder im 2. Lebensjahr sowie für alle ungeimpften 9- bis 17-Jährigen, die noch nicht an Varizellen erkrankt sind, empfohlen.
Die Schutzrate beträgt bei Kindern bis zum 12. Lebensjahr 97 %, bei älteren Personen 90 %.
Der Impfstoff ist sehr gut verträglich. Milde lokale Reaktionen an der Impfstelle sind die häufigste Nebenwirkung. Selten treten wenige an Varizellen erinnernde Bläschen auf (Impfexanthem). Eine Zweiterkrankung im Sinne eines Herpes zoster kann durch das Impfvirus entstehen, allerdings fünfmal seltener als nach Wildvirusinfektion, der Erkrankungsverlauf ist wesentlich milder. Wegen des gering erhöhten Risikos für das Auftreten von fiebergebundenen Krampfanfällen empfielt die STIKO aktuell, die 1. MMR- und VZV-Impfung bevorzugt getrennt zu verabreichen.

7.6.14 Humane-Papillomaviren-(HPV-) Impfung

Es handelt sich um rekombinant hergestellte Impfstoffe, die nichtinfektiöse, virusähnliche Partikel enthalten. Seit 2007 empfiehlt die STIKO zur Reduktion der Krankheitslast durch das Zervixkarzinom eine Impfung gegen humane Papillomaviren (Typ *HPV-16* und *-18,* die 70 % aller Zervixkarzinome verursachen) für alle Mädchen im Alter von 12 bis 17 Jahren. Die Impfung sollte vor dem ersten Geschlechtsverkehr abgeschlossen sein.

Die bisher zugelassenen Impfstoffe sind sehr wirksam. So waren nahezu alle geimpften Frauen vor persistierenden Infektionen mit *HPV-16* und/oder *-18* geschützt, sofern sie vor der Impfung noch nicht mit HPV in Kontakt gekommen waren. Die Dauer der Immunität ist bisher nicht bekannt.
Die Impfstoffe gelten als gut verträglich. Gelegentlich kommen Hautreaktionen an der Einstichstelle (Rötung, Schmerzen, Schwellung) und vorübergehende Temperaturerhöhungen vor, selten sind Übelkeit, Erbrechen, Schwindel oder Überempfindlichkeitsreaktionen. In sehr seltenen Fällen wurden Ohnmachtsanfälle nach der Impfung berichtet. Es wird daher empfohlen, geimpfte Personen über einen Zeitraum von 15 Minuten nach Verabreichung des Impfstoffs zu beobachten.

7.6.15 Rotavirusimpfung

Neu in den Impfkalender aufgenommen wurde die orale Rotavirus-Impfung. Es stehen zwei Impfstoffe zur Verfügung: Rotarix® ist ein oraler, monovalenter Lebendimpfstoff und RotaTeq® ein oraler, 5-valenter Lebendimpfstoff. Die Impfserien bestehen je nach Impfstoff aus 2 (Rotarix®) bzw. 3 (RotaTeq®) Dosen, die ab dem Alter von 6 Wochen im Abstand von mindestens 4 Wochen oral verabreicht werden. Die Impfserie sollte spätestens bis zum Alter von 24 Wochen (Rotarix®) bzw. 32 Wochen (RotaTeq®) abgeschlossen sein. Die Impfung kann simultan mit anderen Standardimpfungen des Säuglingsalters verabreicht werden. Aufgrund einer potenziellen Interferenz von Muttermilch und Impfstoff empfielt die STIKO aktuell, möglichst 1 h vor und nach der Impfung nicht zu stillen.

7.7 Pilzinfektionen

7.7.1 Tinea

Definition
Hauterkrankungen durch keratinophile Dermatophyten, die nach ihrer Lokalisation bezeichnet werden.

Klinik
Tinea capitis profunda: Behaarter Kopf, Wimpern, Augenbrauen sind betroffen und weisen scheibenförmige, scharf begrenzte, randbetonte und sich randwärts ausdehnende Herde mit Rötung, Schuppung und follikulären Pusteln auf. Pilze dringen an den Haaren in die Tiefe und bilden abszedierende Knoten mit eitriger Sekretion. Im erkrankten Areal kann es zu Haarausfall kommen. Eine nuchale Lymphknotenschwellung sowie Fieber können begleitend auftreten.
Tinea manuum et pedum: An Palmae, Plantae und interdigital treten dyshidrosiforme, hyperkeratotisch-rhagadiforme oder mazerativ-erosive Hautveränderungen auf.
Tinea unguium ist bei Kindern selten, sie kann u. U. im Rahmen einer Fußmykose mit gelber Verfärbung, Dystrophie, Splitterung und distaler Abhebung des Nagels auftreten.

Therapie
Lokal kommen Chinosol®-Umschläge und Imidazolderivate (z. B. Canesten®) zur Anwendung. **Systemisch** wird Fluconazol p. o. verabreicht.

7.7.2 Candidiasis

Ätiologie
Candida albicans ist der häufigste Erreger von Pilzerkrankungen im Kindesalter und physiologischer Saprophyt der Schleimhäute. Gehäufter Nachweis erfolgt in Kliniken. Die Pathogenität für den Menschen entsteht erst durch Begünstigung der Vermehrung, z. B. durch Antibiotika- oder Zytostatikatherapie, Immundefekte oder Verweilkatheter. Bei Säuglingen in den ersten 3 Lebensmonaten kann es auch ohne prädisponierende Faktoren zur raschen *Candida*-Überwucherung kommen.

Klinik
Stomatitis (Mundsoor): Weiße, mit dem Spatel schwer abstreifbare Beläge, bei Ablösung leicht blutend (▸ Abb. 7.19).
Windeldermatitis: Rötung, Schuppung, Erosionen, Mazeration im Windelbereich.
Vulvovaginitis: Rötung, Schwellung, Beläge, Juckreiz, Pusteln und Erytheme.
Balanitis candidomycetica: Entzündliche Bläschen, Papeln an Glans und Präputium.
Hautkandidose: Blassgelbe Maculae und Blasen auf rotem Grund, später nässend, hochrot. Pathognomonisch: Satelliten in der gesunden Haut um die flächige Dermatitis.
Chronische mukokutane Candidiasis: Gleichzeitiger Befall von Haut, Schleimhäuten und Nägeln. Tritt bevorzugt bei T-Zell-Defekt, IgA-Mangel und erworbener Immunschwäche auf.
***Candida*-Sepsis:** Gefürchtete Komplikation immunsuppressiver Therapien. Unspezifische Sym-

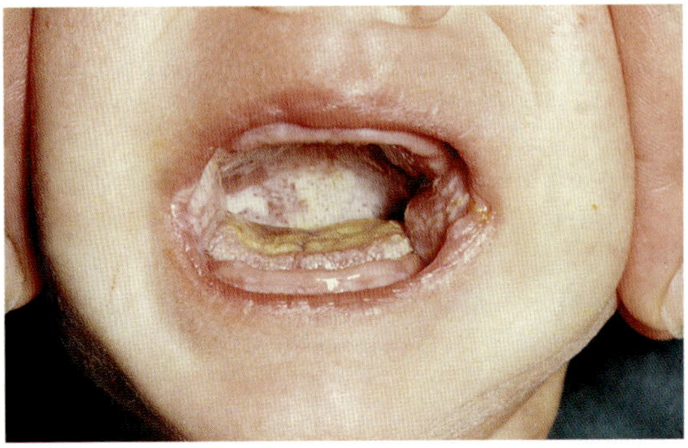

Abb. 7.19 Ausgeprägter Mundsoor mit weißen, schwer abstreifbaren Belägen am Gaumen und auf der Zunge. [O530]

ptome sind Fieber, Hepatosplenomegalie und rascher Verfall.
Lungenkandidose: Häufigste Organmykose, die mit unspezifischen klinischen und röntgenologischen Zeichen einhergeht.

Diagnostik
Direkter Pilznachweis durch Mikroskopie oder Anzüchtung sowie der **Antigen- und Antikörpernachweis** im Serum dienen der Diagnostik.

Therapie
Lokal: Nystatin, Miconazol, Amphotericin B.
Systemisch: Amphotericin B in Kombination mit 5-Flucytosin, Fluconazol.
Allgemein: Zuckerarme Ernährung, Feuchtigkeit bekämpfen.

Merke

Candida albicans ist der häufigste Erreger von Pilzerkrankungen im Kindesalter.

7.7.3 Aspergillose

Ätiologie
Aspergillus fumigatus, A. flavus, A. niger und andere. Die Inhalation der Sporen ist häufig, da Aspergillen ubiquitär präsent sind. Prädispositionen sind Immunsuppression, Tuberkulose und zystische Fibrose.

Klinik
Allergische bronchopulmonale Aspergillose: Sie tritt bei Patienten mit chronischen Lungenerkrankungen (zystische Fibrose, Asthma bronchiale) gehäuft auf und manifestiert sich anfangs mit den Symptomen einer obstruktiven Atemwegserkrankung. Dyspnoe und braun-blutiger Auswurf sind weitere Symptome.
Aspergillome sind isolierte Pilzknoten, die in bestehenden pulmonalen Hohlräumen (Kaverne, bronchogene Zyste) wachsen und nicht in das Lungengewebe infiltrieren. Intermittierender Husten ist oft das einzige Symptom.
Invasive Aspergillosen kommen fast ausschließlich bei immunsupprimierten Patienten vor und können alle Organe betreffen. Sie gehen mit schlechtem Allgemeinzustand, hohem Fieber und Husten einher.

Diagnostik
Mikroskopischer Nachweis, **Kulturen** aus Sputum oder Bronchialsekret und die **Serologie** sichern die Diagnose. Typisch sind ein hohes **IgE,** eine **Eosinophilie,** sowie weiche, diffuse Infiltrate im **Röntgen-Thorax.** Bei Ansiedelung in präformierten Höhlen (Tbc) sind Rundherde mit apikaler Luftsichel charakteristisch.

Therapie
Bei einer invasiven Aspergillose ist die intravenöse Verabreichung von Amphotericin B und 5-Fluorocytosin erforderlich. Häufig kann eine chirurgische Intervention, z. B. eine Nasennebenhöhlenausräumung, notwendig sein.

7.8 Wurmerkrankungen

7.8.1 Wegweiser

Im Folgenden wird nur auf die im Kindesalter häufigsten Krankheitsbilder eingegangen. Um einen vollständigen Überblick über die Wurmerkrankungen zu bekommen, verweisen wir auf die Lehrbücher der Mikrobiologie.

7.8.2 Infektionen mit Nematoden (Fadenwürmer)

7.8.2.1 Enterobiasis

Ätiologie
Es handelt sich um eine häufige Wurmerkrankung bei Kindern durch ***Oxyuris vermicularis*** (Madenwurm). Die Übertragung erfolgt fäkal-oral von der Perianalregion Infizierter oder über Staub, Bettwäsche und Kleidung. Im Dünndarm entstehen Larven aus verschluckten Eiern, die in wenigen Tagen zur Geschlechtsreife heranwachsen und zum Zäkum wandern, wo die Kopulation stattfindet. Die

Weibchen legen im Mastdarm und perianal ihre Eier ab. Durch digitale Autoinfektion (Kratzen) gelangen die Eier von den Fingernägeln zum Mund.

Klinik
Das klinische Leitsymptom ist der perianale Pruritus. Allgemeinsymptome treten nicht auf.

Diagnostik
Charakteristisch sind weiße Würmer am Anus/im Stuhl und **Wurmeier** auf perianalem Klebestreifen.

Therapie
Pyrantel-Embonat wird einmalig oder Mebendazol über 3 Tage verabreicht. Eine Wiederholung nach 2 Wochen ist erforderlich, da die Therapie nur gegen adulte Würmer und nicht gegen Larven wirkt. Die gleichzeitige Behandlung von Mitbewohnern ist empfehlenswert.

7.8.3 Taeniasis

7.8.3.1 Infektion mit *Taenia saginata* (Rinderbandwurm)

Ätiologie
Bei der Infektion mit ***Taenia saginata*** (Rinderbandwurm) handelt es sich um die häufigste Bandwurminfektion bei Kindern. Der Zwischenwirt Rind nimmt Bandwurmeier mit Gräsern von jauchegedüngten Wiesen auf. Die Larven schlüpfen im Rinderdarm aus, wandern durch die Darmwand in die Gefäße und über das Blut in die Muskulatur, wo die Einkapselung stattfindet (Finne). Die Finne wird bei Genuss rohen Rindfleischs aufgenommen, sie stülpt sich aus, haftet an der Darmwand und bildet Proglottiden. Der Bandwurm wächst bis zu einer Länge von 10 m heran. Glieder lösen sich ab und werden einzeln ausgeschieden.

Klinik
Es bestehen keine oder nur uncharakteristische Symptome. Bauchschmerzen, Gewichtsverlust, Heißhunger, Myalgien können auftreten.

Diagnostik
Bandwurmglieder sind auf der Stuhloberfläche zu erkennen. **Mikroskopisch** erkennt man Proglottiden. Es besteht eine **Eosinophilie.**

Therapie
Niclosamid ist das Medikament der Wahl.

Prophylaxe
Kein rohes Fleisch essen, sondern durchbraten, kochen oder einfrieren.

Lerntipp

Parasitäre Erkrankungen gehen meist mit ausgeprägter Eosinophilie einher.

Immunologie

08

8.1	**Primäre Immundefektsyndrome**	157
8.1.1	Wegweiser	157
8.1.2	B-Zell-Defekte	158
8.1.3	T-Zell-Defekte	158
8.1.4	Kombinierte T- und B-Zell-Defekte	159
8.2	**Sekundäre Immundefektsyndrome**	161
8.3	**Impfungen bei Immundefekt**	161

IMPP-Hits

Das DiGeorge-Syndrom wird vom IMPP gerne als Distraktor verwendet. Sonst wurde zum folgenden Kapitel bisher noch keine Frage gestellt.

8.1 Primäre Immundefektsyndrome

8.1.1 Wegweiser

Über 200 monogenetisch definierte primäre Immundefekte sind heute bekannt. Wir unterscheiden primäre B-Zell-Defekte, primäre T-Zell-Defekte, kombinierte Immundefekte, Defekte des angeborenen Immunsystems, Autoimmun- und Immundysregulationssyndrome, Autoinflammationssyndrome sowie weitere noch nicht klassifizierte Immundefekte. In diesem Kapitel werden einzelne Immundefekte exemplarisch besprochen.

Warnsignale für einen Immundefekt

Patienten mit primären Immundefekten fallen nicht nur durch eine erhöhte Infektanfälligkeit auf, sondern können sich mit einer Vielzahl weiterer allgemeinpädiatrischer Symptome präsentieren. Bei Auftreten folgender Warnsignale muss an einen Immundefekt gedacht werden: positive Familienanamnese, acht oder mehr eitrige Mittelohrentzündungen pro Jahr, zwei oder mehr schwere Nasennebenhöhlenentzündungen pro Jahr, zwei oder mehr Lungenentzündungen pro Jahr, indizierte Antibiotikatherapie bei schwerer Infektion über 2 Monate ohne Effekt, Gedeihstörung im Säuglingsalter mit und ohne chronische Durchfälle, Eiteransammlung tief unter der Haut, Lymphknotenabszesse oder Organabszesse, zwei invasive bakterielle Infektionen (Meningitis, Osteomyelitis, Sepsis), therapieresistente oder rekurrierende Pilzinfektionen der Haut und Schleimhaut jenseits des 1. Lebensjahrs, chronische Rötung beim Säugling insbesondere innerhalb der ersten 2 Lebensmonate und mit generalisierter Verteilung, wiederkehrende und/oder generalisiert verlaufende Infektion durch Mykobakterien oder Salmonellen, Infektionserkrankungen mit inadäquat schwacher/verlangsamter oder inadäquat starker/überschießender Entzündungsreaktion, mit syndromalen Stigmata vergesellschaftete Infektionserkrankungen, lebensbedrohliche Infektionserkrankungen, Infektionserkrankungen durch sehr seltene Erreger.

Diagnostik

► Tab. 8.1.

Praxistipp

Die Infektionsart kann Hinweise auf den Immundefekt liefern.

Tab. 8.1 Übersicht diagnostischer Maßnahmen bei Verdacht auf Immundefekt		
Unspezifisches Immunsystem	**Humorales Immunsystem**	**Zelluläres Immunsystem**
Zahl neutrophiler Granulozyten	Immunglobuline G, M, A, E, D	Lymphozytenzahl
Thrombozytenzahl	B-Zellen quantitativ	T-Zellen quantitativ
Jolly-Körperchen	B-Zell-Typisierung	CD4-, CD8-Zellen quantitativ
Komplementsystem: C_3, C_4, CH_{50}, Ap_{50}	In-vitro-Stimulation B-Zellen	In-vitro-Stimulation T-Zellen
Granulozytenfunktionstests	IgG-Subklassen	Hauttests
NK-Zell-Funktionstests	Impfantikörper	HLA-Typisierung
Molekulargenetik	Molekulargenetik	Zytokine
Zytokine		Molekulargenetik

Merke

Nicht bei allen Immundefekten liegt eine Suszeptibilität für Infektionen vor.

8.1.2 B-Zell-Defekte

8.1.2.1 Wegweiser

Es besteht eine erhöhte Anfälligkeit für **bakterielle** Infektionen des Respirations- und Gastrointestinaltrakts, wobei die Immunantwort auf Viren, Pilze und intrazelluläre Bakterien (Mykobakterien, Mykoplasmen) weitgehend ungestört ist.

8.1.2.2 Transitorische Hypogammaglobulinämie

Ein Differenzierungsdefekt mit verzögerter Reifung der T-Helfer-Funktion führt zur Hypogammaglobulinämie, die über den 6. Lebensmonat hinaus persistiert. In der Regel ist keine Therapie notwendig. Die Prognose ist sehr gut.

8.1.2.3 Selektiver IgA-Mangel

Immundefekt mit isoliertem Fehlen von IgA im Serum und sekretorischem IgA, der zu rezidivierenden Infektionen der oberen Luftwege, des Gastrointestinal- und des Urogenitaltrakts führt. Allergien, zöliakieähnliche Symptome, Autoimmunerkrankungen und maligne Tumoren treten gehäuft auf.

Cave

Bei komplettem Fehlen von IgA kann es durch die Anwendung von Immunglobulinpräparaten, die IgA enthalten, zu anaphylaktischen Reaktionen kommen, weil im Patientenserum Isoantikörper gegen IgA vorhanden sein können.

8.1.2.4 Infantile Agammaglobulinämie (Morbus Bruton)

X-chromosomal-rezessiv oder selten autosomal-rezessiv vererbter Defekt der B-Zell-Bildung, der mit einer schweren Hypogammaglobulinämie einhergeht.

Die Symptomatik beginnt nach dem 6. Lebensmonat, wenn die Konzentration passiv übertragener mütterlicher Antikörper im Serum abfällt. Neben den oben beschriebenen Symptomen von B-Zell-Defekten können Enterovirusinfektionen des ZNS auftreten.

Merke

Bei der infantilen Agammaglobulinämie Bruton fehlt aufgrund der begleitenden Hypoplasie des lymphatischen Gewebes typischerweise eine Lymphadenopathie oder Splenomegalie.

8.1.3 T-Zell-Defekte

8.1.3.1 Wegweiser

Es besteht eine erhöhte Anfälligkeit für Infektionen durch **Viren, Pilze, Parasiten** und **intrazelluläre Bakterien.** Rezidivierende Infektionen, die weder spontan noch unter antibiotischer Therapie vollständig ausheilen, sind charakteristisch.

8.1.3.2 DiGeorge-Syndrom

Definition

Immundefekt, der meist durch eine Mikrodeletion 22q11.2 verursacht wird.

Pathogenese

Eine frühembryonale Entwicklungsstörung im Bereich der dritten und vierten Schlundtasche führt zu charakteristischen Anomalien wie Herzfehler sowie einer Hypoplasie von Thymus (zellulärer Immundefekt) und Epithelkörperchen (Hypoparathyreoidismus).

Klinik

Die Patienten zeigen eine **kraniofaziale Dysmorphie** mit Epikanthus, kurzer Nase mit antevertierten Nasenlöchern, Fischmund (umgekehrte V-Form), wobei die Oberlippe häufig die Unterlippe überdeckt, kurzem Philtrum, Mikroretrognathie und runden, breiten Ohrmuscheln (► Abb. 8.1). **Herzfehler,** insbesondere Aortenbogenanomalien (unterbrochener oder rechter Aortenbogen, Truncus arteriosus, Fallot-Tetralogie), aber auch Ventrikelseptumdefekte oder ein persistierender Ductus arteriosus, sind weitere Leitsymptome. Die meisten Patienten zeigen eine **Entwicklungsverzögerung,** 30–40 % der Patienten entwickeln einen Kleinwuchs. Eine ausgeprägte **Hypokalzämie,** die meist schon im Neugeborenenalter auftritt, führt häufig zu **epileptischen Anfällen** und **Tetanie.** Ein schwerer **zellulärer Immundefekt** mit rezidivierenden Infekten durch Viren, Pilze und Mykobakterien liegt in 10 % der Fälle vor. Nicht alle Symptome müssen vorliegen oder gleich stark ausgeprägt sein.

Merke

Das Akronym „CATCH 22" (**C**ardial, **A**bnormal Face, **T**hymic Hypoplasia, **C**left Palate, **H**ypocalcemia, del **22**q11.2) beschreibt die Symptomenvielfalt bei DiGeorge-Syndrom.

Therapie

Die symptomatische Therapie besteht in der Verabreichung von Kalzium und Vitamin D. Die Knochenmarktransplantation oder eine Transplantation von fetalem Thymusgewebe kann bei Vorliegen eines kompletten DiGeorge-Syndroms den Immundefekt korrigieren.

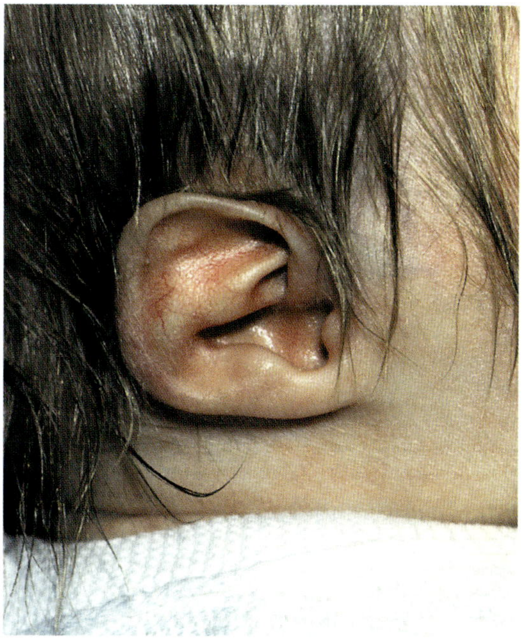

Abb. 8.1 Runde, breite Ohrmuschel bei DiGeorge-Syndrom. [O530]

Prognose

Ohne Therapie des Immundefekts ist die Lebenserwartung gering. Außerdem hängt sie stark vom Ausmaß der begleitenden Fehlbildungen ab.

8.1.4 Kombinierte T- und B-Zell-Defekte

8.1.4.1 Wegweiser

Erkrankungen mit Störungen sowohl der humoralen als auch der zellulären Immunität.

8.1.4.2 Schwerer kombinierter Immundefekt

Definition

Beim schweren kombinierten Immundefekt („Severe Combined Immunodeficiency", SCID) handelt es sich um eine Gruppe von kombinierten Immundefekten, bei denen bereits in den ersten Lebensmonaten lebensbedrohliche Infektionen auftreten.

Klinik

Charakteristisch sind gehäuft und schwer verlaufende virale, bakterielle und v. a. opportunistische (*CMV, Candida, Pneumocystis jirovecii*) Infektionen. **Nicht tastbare Lymphknoten, fehlendes tonsilläres Gewebe** und **fehlendes Thymusgewebe** sind die klinischen Leitsymptome eines SCID. Rezidivierende Infektionen führen zu einer schweren **Gedeihstörung.**

Merke

Lebendimpfungen sind bei schweren kombinierten Immundefekten verboten, Totimpfungen vor Transplantation sinnlos.

Therapie

Kausale Therapie: Die Rekonstitution eines funktionstüchtigen Immunsystems kann durch eine Stammzell- bzw. Knochenmarktransplantation erreicht werden. Die Patienten benötigen keine GVH-Prophylaxe. Der ADA-Defekt war die erste Erkrankung, bei der sich erfolgreich eine Gentherapie durchführen ließ. Außerdem werden klinische Erfolge mit einer Enzymersatztherapie erzielt.
Symptomatische Therapie: Frühzeitige, aggressive antibiotische Therapie bei Infektionen, PCP-Prophylaxe *(P. jirovecii)* mit Co-trimoxazol. Blutprodukte müssen vor der Verabreichung zwingend bestrahlt werden und sollten *CMV*-frei sein. Lebendimpfungen sind kontraindiziert.

Merke

Beim schweren kombinierten Immundefekt handelt es sich um einen pädiatrischen Notfall. Eine frühzeitige Transplantation ist lebensrettend.

8.1.4.3 Wiskott-Aldrich-Syndrom

Definition

X-chromosomal-rezessiv vererbte Erkrankung (*WAS*-Gen), die durch die klinische Trias Ekzem, Thrombozytopenie und rezidivierende opportunistische Infektionen gekennzeichnet ist.

Klinik

Die meisten Patienten zeigen zunächst nicht das Vollbild der Erkrankung. Erste petechiale, **thrombozytopenische Blutungen** können bereits kurz nach der Geburt auftreten, später kommen gastrointestinale und intrakranielle Blutungen hinzu. Früh entwickelt sich ein **Ekzem,** das einer atopischen Dermatitis ähnelt (▸ Abb. 8.2). Zudem kommt es zu einer Störung der humoralen Immunität, die T-Zell-Immunität ist zunächst normal, nimmt dann aber progredient über mehrere Jahre ab. Autoimmunphänomene (Arthritis, Vaskulitis, hämolytische Anämie) kommen hinzu. Die Inzidenz lymphoretikulärer Malignome ist erhöht.

Therapie

Kausale Therapie: Die Rekonstitution eines funktionstüchtigen Immunsystems kann durch eine Knochenmarktransplantation erreicht werden.
Symptomatische Therapie: Eine frühzeitige, aggressive antibiotische Therapie ist bei Infektionen erforderlich. Zur PCP-Prophylaxe *(P. jirovecii)* wird Co-trimoxazol, zur Pneumokokkenprophylaxe Penicillin V verabreicht. Immunglobuline werden substituiert. Bei bedrohlichen Blutungen werden bestrahlte Thrombozytenkonzentrate transfundiert.

8.1.4.4 Ataxia teleangiectatica (Louis-Bar-Syndrom)

Autosomal-rezessiv vererbte Erkrankung, die mit der klinischen Trias **zerebelläre Ataxie, okulokutane Teleangiektasien** und **Immundefekt** assoziiert ist.
Der **Immundefekt** führt zu rezidivierenden bronchopulmonalen Infektionen, die Inzidenz maligner Erkrankungen (Leukämie, Lymphome, Karzinome) ist erhöht. Viele Patienten entwickeln **endokrinologische Symptome** (z. B. gestörte Glukosetoleranz, hypergonadotroper Hypogonadismus) und **Störungen der Leberfunktion.**

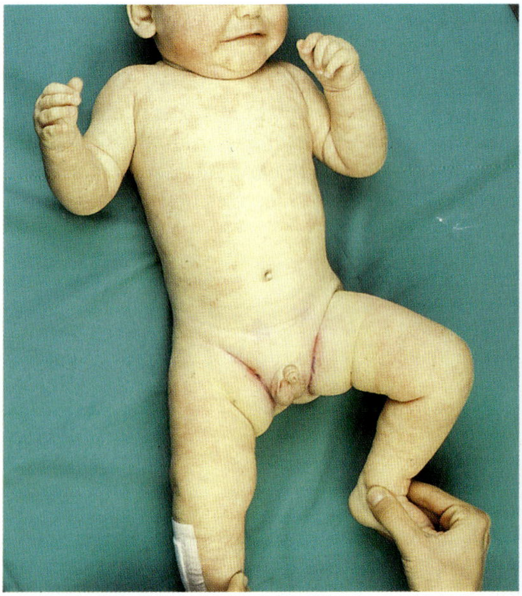

Abb. 8.2 Ekzem bei Wiskott-Aldrich-Syndrom, das der atopischen Dermatitis sehr ähnelt. [O530]

Pathogenese
Mutationen im *ATM*-Gen führen zu einem Defekt von DNA-Reparaturmechanismen und zu einer erhöhten Empfindlichkeit der Zellen gegenüber ionisierenden Strahlen. Es besteht eine massiv erhöhte Chromosomenbrüchigkeit an den Chromosomen 7 und 14, die Regionen betrifft, die für die Entwicklung des Immunsystems von Bedeutung sind.

Therapie
Eine kurative Therapie steht nicht zur Verfügung. Die Knochenmarktransplantation korrigiert nur den Immundefekt und wird nicht empfohlen. Symptomatische Maßnahmen sind eine frühzeitige, aggressive antibiotische Therapie bei Infektionen, eine PCP-Prophylaxe *(P. jirovecii)* mit Co-trimoxazol und eine Immunglobulinsubstitution bei Hypogammaglobulinämie (IgA-arme Präparate bei IgA-Mangel).

Prognose
Die Lebenserwartung ist eingeschränkt. Die häufigsten Todesursachen sind pulmonale Infektionen, Bronchiektasen und Malignome.

8.1.4.5 Hyper-IgE-Syndrom (HIES)

Autosomal-rezessiv oder autosomal-dominant vererbte oder sporadisch auftretende primäre Immundefekte mit der Trias aus **Ekzem, rezidivierenden Infektionen** von Haut und Atemwegen und massiv **erhöhtem IgE** im Serum.

Klinik
Bereits in den ersten Lebenswochen entwickelt sich eine chronische **Dermatitis** mit abszedierenden Staphylokokkeninfektionen. Später treten auch rezidivierende eitrige Infektionen der oberen Luftwege auf, die zu **Pneumatozelen** (Luftansammlung innerhalb des Lungengewebes als Folge einer umschriebenen Bronchialwandzerstörung mit Ventilmechanismus) führen. Es kommt zu schweren Infektionen von Knochen und Hirnhäuten. Häufigste Erreger sind *Staphylococcus aureus* und *Haemophilus influenzae*. Darüber hinaus kommt es zu wiederholten ***Candida-Infektionen*** der Schleimhäute, des Gastrointestinaltrakts und der Nägel.
Mit zunehmendem Alter vergröbern sich typischerweise die Gesichtszüge. Eine **Osteoporose** sowie **Zahnanomalien** (Persistenz der Milchzähne mit doppelter Zahnreihe) sind häufig.

Therapie
Die Therapie ist limitiert auf eine Dauerprophylaxe mit einem staphylokokkenwirksamen Antibiotikum. Bei schweren Pilzinfektionen ist eine systemische antimykotische Therapie indiziert. Hautabszesse erfordern meist eine chirurgische Behandlung.

8.2 Sekundäre Immundefektsyndrome

Verschiedene Grunderkrankungen sowie verschiedene Noxen können die kindliche Abwehr in so erheblichem Maße beeinträchtigen, dass eine gesteigerte Anfälligkeit gegenüber Infektionen auftritt. In Abhängigkeit davon, ob bevorzugt das B-Zell- oder das T-Zell-System betroffen ist, kommt es vermehrt zu bakteriellen oder viralen/mykotischen Infektionen. In den meisten Fällen besteht der erworbene Immundefekt nur passager und verschwindet mit Besserung der Grunderkrankung oder Eliminierung der auslösenden Noxe. Insgesamt werden sekundäre Immundefektsyndrome viel häufiger beobachtet als kongenitale Immundefekte. ► Tab. 8.2 fasst die häufigsten Ursachen sekundärer Immundefekte zusammen.

8.3 Impfungen bei Immundefekt

Patienten mit Immundefekten können nicht adäquat auf Schutzimpfungen reagieren. Besonders durch Lebendimpfstoffe können sie gefährdet werden, tödliche Verläufe nach BCG-, Masern- und oraler Polioimpfung sind bekannt. Impfungen mit Lebendimpfstoffen sind deshalb in vielen Fällen kontraindiziert.

Tab. 8.2 Übersicht der häufigsten Ursachen sekundärer Immundefekte

B-Zell-System	T-Zell-System
Lymphoretikuläre Neoplasien	Virusinfektionen: *HSV, HHV-6, HBV*
Renaler/enteraler Proteinverlust	Masern, Influenza A und B, *HIV*
Verbrennungen	Akute Leukämien
Rachitis	Ionisierende Strahlen
Unterernährung	Zytostatika
Asplenie	
EBV-Infektion	

Patienten mit B-Zell-Defekten können nach Impfungen nicht adäquat spezifische Antikörper bilden (dies kann diagnostisch genutzt werden). Sie werden durch Standardimmunglobuline oder spezifische Immunglobulinpräparate (passive Immunisierung) geschützt.

Merke

Lebendimpfungen sind bei selektivem IgA-Mangel, IgG-Subklassen-Defekten, Komplementdefekten und Asplenie explizit erlaubt.

Die Varizellenimpfung ist bei seronegativen Kindern mit onkologischen Erkrankungen, die seit mindestens 12 Monaten in Remission sind und eine Lymphozytenzahl von > 1.200/μL aufweisen, ausdrücklich indiziert.

09 Rheumatische Erkrankungen

9.1	**Juvenile idiopathische Arthritis (JIA)**	163
9.1.1	Wegweiser	163
9.1.2	Systemische JIA: Still-Syndrom	165
9.1.3	Polyarthritis, Rheumafaktor negativ	166
9.1.4	Polyarthritis, Rheumafaktor positiv	166
9.1.5	Persistierende und Extended Oligoarthritis	166
9.1.6	Arthritis mit Enthesitis	167
9.1.7	Arthritis mit Psoriasis	167
9.2	**Reaktive Arthritis**	168
9.3	**Rheumatisches Fieber**	168
9.4	**Kawasaki-Syndrom**	170
9.5	**Systemischer Lupus erythematodes**	172
9.6	**Purpura Schoenlein-Henoch**	172

IMPP-Hits

In diesem Kapitel kommt es besonders auf das Verständnis der juvenilen idiopathischen Arthritis an.

9.1 Juvenile idiopathische Arthritis (JIA)

9.1.1 Wegweiser

Sammelbezeichnung für verschiedene Erkrankungen, die mit chronischer Arthritis eines oder mehrerer **Gelenke vor dem 16. Lebensjahr** mit der Mindestdauer von **6 Wochen** und dem gemeinsamen Merkmal der chronischen Synovitis mit **Überwärmung,** selten **Rötung, Schwellung, Erguss** und **Bewegungseinschränkung** einhergehen und sich durch die Art des begleitenden extraartikulären Befalls, ihren Verlauf und ihre Prognose voneinander unterscheiden (► Tab. 9.1).
Die derzeitige Klassifikation der JIA erfolgt nach den Empfehlungen der International League Against Rheumatism (ILAR) (► Tab. 9.1).

Merke

Bei einer **Oligoarthritis** sind **ein bis vier** Gelenke, bei einer **Polyarthritis** sind **fünf oder mehr** Gelenke betroffen.

Merke

Etwa 60 % der Kinder mit juveniler idiopathischer Arthritis haben eine Oligoarthritis, die Mehrzahl davon eine frühkindliche Form.

Ätiologie und Pathogenese

Die JIA ist eine Erkrankung noch unbekannter Ursache. Sie wird als Autoimmunerkrankung angesehen, die bei genetischer Prädisposition durch externe Faktoren wie Infektion, Trauma und Stress angestoßen wird und dann einen chronischen Verlauf nimmt. Bei positiver Familienanamnese steigt das Risiko auf das Zehnfache. Die Pathogenese ist nicht abschließend geklärt.

Lerntipp

Die juvenile idiopathische Arthritis und besonders das Still-Syndrom gehörten in den letzten Examina zu den Lieblingsthemen des IMPP: Die verschiedenen Formen der JIA müssen erkannt und voneinander abgegrenzt werden können.

Allgemeine Symptome der JIA

Die Erstsymptome einer JIA sind häufig **unspezifisch** (Müdigkeit, Weinerlichkeit, Leistungsknick, **Verhaltensänderung**). Die Leitsymptome der Gelenkentzündung (Schmerzen, Schwellung, Überwärmung, Bewegungseinschränkung) bestehen nicht immer von Anfang an. Die Kinder lassen sich tragen, betroffene Gelenke werden in **Schonhaltung,** meist in Beugung, gehalten. **Oligoartikuläre Formen** beginnen typischerweise asymmetrisch, vor allem an den großen Gelenken der Beine, **polyartikuläre Formen** symmetrisch an den kleinen Gelenken der Hände und Füße. Bei systemischen Verläufen und hoher Krankheitsaktivität kann es zu lokaler Wachstumsbeschleunigung mit frühzeitigem Epiphysenfugenverschluss und somit vermindertem Längenwachstum, zu Gelenkkontrakturen mit resultierender Achsenfehlstellung, Baker-Zyste, verzögerter Pubertät und Gewichtsabnahme kommen.

Diagnostik der JIA

Anamnese: Alter, Dauer/Klinik/Lokalisation der Gelenkbeschwerden, (motorische) Verhaltensauffälligkeiten und Begleitsymptome helfen bei der Diagnosestellung. Es sollte auch immer eine Vorstellung beim **Augenarzt** erfolgen.

Tab. 9.1 Klassifikation der JIA nach der International League Against Rheumatism (ILAR)

	Subtyp der JIA	Relative Häufigkeit	Bevorzugtes Manifestationsalter (LJ)	Geschlechtsverteilung	Extraartikuläre Manifestationen
1	Systemische Arthritis (Still-Syndrom)	5 %	2–4	♀ = ♂	Fieber, Exanthem, Pleuritis, Perikarditis, Lymphadenopathie, Hepatosplenomegalie
2	Polyarthritis, Rheumafaktor negativ	13 %	2–16	75 % ♀	Subfebrile Temperaturen, Tenosynovitis, Iridozyklitis, Vaskulitis
3	Polyarthritis, Rheumafaktor positiv	2 %	7–13	85 % ♀	Subfebrile Temperaturen, Tenosynovitis, Rheumaknoten, Vaskulitis
4a	Persistierende Oligoarthritis (1–4 Gelenke)	50 %	2–6	70 % ♀	Chronische Iridozyklitis ohne Rötung oder Schmerz
4b	Extended (nach 6 Monaten) Oligoarthritis (> 4 Gelenke)				
5	Arthritis mit Enthesitis	15 %	9–13	70 % ♂	Enthesitis, akute Uveitis, HLA-B27 positiv
6	Arthritis mit Psoriasis	5–10 %	6–14	65 % ♀	Psoriasis
7	Andere Arthritis (erfüllt o.g. Kriterien nicht oder erfüllt Kriterien mehrerer Kategorien)	7–10 %			

Laboruntersuchungen ermöglichen niemals allein die Diagnosestellung. Sie können jedoch bei der Klassifikation (HLA-B27, RF), Aktivitätsbestimmung und Verlaufskontrolle unter Therapie hilfreich sein. Die **Sonografie** dient dem Ergussnachweis sowie der Darstellung der Synovialmembranschwellung und entzündlicher Veränderungen von Sehnenscheiden, (häufig bei der juvenilen Spondylarthropathie). Im **Röntgen** finden sich charakteristische **Frühveränderungen** (Weichteilschwellung, Osteoporose, Periostitis, beschleunigter Epiphysenfugenschluss, Beschleunigung oder Verzögerung des lokalen Knochenwachstums) und **Spätveränderungen** (Gelenkknorpelerosionen, Gelenkspaltverschmälerung, Zystenbildung im Knochen, Gelenksubluxation, Knochendestruktion, Synostosen).

Die **Kernspintomografie** wird heute regelmäßig eingesetzt, um das genaue Ausmaß der Gelenkschädigung zu beurteilen. Die **Gelenkpunktion** unter sonografischer Kontrolle ist bei nachgewiesenem Erguss zum Ausschluss einer eitrigen Arthritis notwendig. Der Erguss wird, soweit möglich, abpunktiert und untersucht.

Die **Synoviabiopsie** dient dem histologischen Nachweis der chronischen Entzündung und des **synovialen Pannus.**

Therapie der JIA

Medikamentöse Therapie

Als initiale Therapie der JIA werden **nichtsteroidale Antirheumatika (NSAR)** über mehrere Wochen empfohlen. **Glukokortikoide** sind effektive Medikamente zur Therapie der JIA. Sie kommen topisch zur Gelenkinstillation (intraartikulär als Depot-Glukokortikoide, z. B. Triamcinolonhexacetonid) oder bei hoher Krankheitsaktivität bei M. Still, seropositiver Polyarthritis und therapierefraktärer Uveitis, überbrückend auch systemisch im Rahmen einer Pulstherapie über 3 Tage, zum Einsatz (Cave: **Langzeitnebenwirkungen** wie Osteoporose und Fischwirbelkörperbildung bei Dauertherapie). **Disease Modifying Anti Rheumatic Drugs (DMARD) und Immunsuppressiva** werden bei nicht ausreichender Wirkung der o. g. Therapieformen und hoher Krankheitsaktivität verwendet. Der Wirkungseintritt dauert bis zu 3 Monate. Methotrexat wird am häufigsten, meist oral, eingesetzt. Die Wirksamkeit von Sulfasalazin (Arthritis mit Enthesitis), Leflunomid und Azathioprin ist ebenfalls nachgewiesen.

Disease Controlling Anti Rheumatic Drugs (DCARD) aus der Gruppe der Biologika: Sie werden noch nicht als Medikamente der ersten Wahl eingesetzt, gewinnen aber zunehmend an Bedeutung: Etanercept (TNF-α-Inhibitor), Infliximab oder Adalimumab (TNF-α-Inhibitoren), Anakinra (IL-1-Rezeptor-Antagonist), Tocilizumab (IL-6-Antagonist) oder Rituximab (wirkt gegen CD20-positive B-Zellen) kommen zum Einsatz.

Therapie der Iridozyklitis

Die Iridozyklitis wird mit glukokortikoidhaltigen Augentropfen und -salben behandelt. Bei Synechien kommen Mydriatika zum Einsatz. Bei Erfolglosigkeit der Lokaltherapie wird eine systemische Steroidtherapie, eine Immunsuppression oder TNF-α-Blockade durchgeführt. Nur bei einzelnen Patienten ist eine Lensektomie oder Vitrektomie erforderlich.

Supportive Therapie

Physiotherapie und **Ergotherapie** haben bei der Behandlung von Kindern mit JIA eine hohe Bedeutung und sind äußerst wirksam. Eine Synovialektomie sollte nur nach ausbleibendem Erfolg konservativer Therapiemaßnahmen erwogen werden. Eine frühzeitige **psychologische und sozialpädagogische Betreuung** der Familien und spezifische Schulungsprogramme sind ein wesentlicher Baustein der Behandlung. Gelenkentlastende **Sportarten** werden empfohlen.

9.1.2 Systemische JIA: Still-Syndrom

Klinik

Die Symptomatik beginnt in der Regel als schwere **akute Erkrankung** mit hohen septischen intermittierenden **Fieberschüben** über mindestens 2 Wochen bei erheblicher Beeinträchtigung des Allgemeinzustands. Es besteht ein makulopapulöses **lachsfarbenes Exanthem,** das vorwiegend am Stamm und an den oberen Extremitäten auftritt, oft nur während des Fiebers besteht und mit Juckreiz einhergeht. Eine **Polyserositis** führt zu Pleuritis, Perikarditis und Aszites. Weitere Symptome sind generalisierte **Lymphknotenvergrößerungen** und eine **Hepatosplenomegalie.**

Die Entzündung eines oder mehrerer Gelenke kann bis zu 6 Monate nach Krankheitsbeginn auftreten.

Merke

Die klinischen diagnostischen Kriterien einer systemischen JIA sind Arthritis und tägliche intermittierende Fieberschübe von mindestens 2-wöchiger Dauer und mindestens zwei der folgenden Symptome: Exanthem, generalisierte Lymphknotenschwellungen, Hepatomegalie oder Splenomegalie, Serositis.

Diagnostik

Im **Labor** finden sich Leukozytose mit Linksverschiebung, Thrombozytose, schwere Anämie, Beschleunigung der BKS, erhöhtes C-reaktives Protein, negativer Rheumafaktor, negative ANA.

Differenzialdiagnose

Differenzialdiagnostisch sollte an eine bakterielle Sepsis oder septische Arthritis gedacht werden. Weitere Differenzialdiagnosen sind Osteomyelitis, reaktive Arthritis, Arthritis bei Morbus Crohn oder Colitis ulcerosa und Lupus erythematodes.

Prognose

Die Erkrankung verläuft typischerweise in Schüben. Systemische Veränderungen persistieren meist über Monate und sind dann selbstlimitierend, können jedoch wieder auftreten. Die Arthritis kann über das Ende der systemischen Symptome hinaus bestehen bleiben und chronisch werden. In 20–30 % der Fälle kommt es zu dauerhaften Remissionen, in 35 % zur Defektheilung an Gelenken, bei 25 % der Patienten tritt ein progredient destruktiver Verlauf auf. 5–10 % der Kinder entwickeln eine Amyloidose. Die Mortalität beträgt auch heute noch knapp 1 %.

Klinischer Fall

Die 8-jährige Flora hat seit 6 Wochen täglich Fieberspitzen bis 40 °C und nimmt kaum Nahrung zu sich. Parallel zum Fieberanstieg zeigt sich wiederholt ein lachsfarbenes Exanthem am Stamm und an den Extremitäten. Im Verlauf klagt sie nun auch über Gelenkschmerzen. Der Verdacht auf eine systemische JIA wird unterstützt durch eine generalisierte Lymphadenopathie und Hepatosplenomegalie.

9.1.3 Polyarthritis, Rheumafaktor negativ

Klinik

Häufig geht eine längere Phase mit **Gedeihstörung, Gewichtsverlust** und subfebrilen **Temperaturen** voraus. Später steht der **Gelenkbefall** im Vordergrund. Immer sind mehr als fünf, meist mehr als acht Gelenke betroffen. Es handelt sich um eine **symmetrische** Arthritis kleiner und großer Gelenke, die Fingergelenke sind typischerweise mit betroffen. In 50 % der Fälle besteht eine Koxarthritis, auch HWS und Kiefergelenke sind häufig betroffen. Oft bestehen nur eine mäßige Schwellung, Überwärmung und Ergüsse, die **Bewegungseinschränkung** ist jedoch häufig ausgeprägt (veränderte Körperhaltung). Begleitend tritt eine **Tenosynovitis** auf.

Diagnostik

Der Rheumafaktor ist definitionsgemäß negativ, **ANAs** sind in 75 % der Fälle positiv.

9.1.4 Polyarthritis, Rheumafaktor positiv

Klinik

Es besteht eine **symmetrische Arthritis kleiner und großer Gelenke.** Sie entspricht der rheumatoiden Arthritis des Erwachsenen mit frühem Beginn. Insgesamt ist die Arthritis schwerer als bei der seronegativen Form, mit raschem Fortschreiten, Gelenkdestruktion und häufig **subkutanen Rheumaknoten** an den Streckseiten der Extremitäten. Es besteht oft eine **Tenosynovitis.** Begleitend können eine **Vaskulitis** der kleinen und mittleren Arterien und ein Befall innerer Organe bestehen. Mögliche **Allgemeinsymptome** der Erkrankung sind Wachstumsstillstand, verzögerte Pubertätsentwicklung, Leistungsknick, Gewichtsabnahme, Lymphadenopathie, milde Hepatosplenomegalie und emotionale Labilität.

Diagnostik

Der **Rheumafaktor** ist definitionsgemäß positiv, **ANA** sind in 75 % der Fälle positiv.

9.1.5 Persistierende und Extended Oligoarthritis

Klinik

Die Eltern berichten über motorische Rückschritte, Schwellung eines Knies, Hinken oder Schmerzen beim Wickeln.

Es besteht eine **asymmetrische Arthritis** vor allem der großen Gelenke mit Schwellung und Überwärmung, aber ohne Rötung. Die Gelenke sind meist erstaunlich wenig schmerzhaft.

Bei der persistierenden Oligoarthritis sind 1–4 Gelenke, bei der Extended Oligoarthritis (nach 6 Monaten) > 4 Gelenke betroffen (siehe auch ▸ Tab. 9.1).

Knie, Sprung- und Ellbogengelenke sind am häufigsten betroffen. Durch die artikuläre Entzündung kommt es zur verstärkten Durchblutung der gelenknahen Metaphysen und damit zum schnelleren Wachstum, woraus eine Verlängerung des Beins mit kompensatorischer Kniebeugung, Muskelatrophie und Achsenfehlstellung resultieren kann. Besteht die Entzündung fort, kommt es zum vorzeitigen Epiphysenfugenschluss und damit u. U. im Vergleich zur Gegenseite zu einer verkürzten Beinlänge. Allgemeinsymptome sind in der Regel wenig ausgeprägt.

Chronische Iridozyklitis (Uveitis): Hierzu kommt es bei dieser Arthritisform in bis zu 25 % der Fälle, typischerweise **ohne** Rötung und Schmerzen.

In 70 % treten Defektheilungen auf, in 10 % der Fälle kommt es zur Erblindung. Synechien müssen verhindert werden, da die Medikamente dann nicht mehr wirken.

Merke

Risikofaktoren für die Entwicklung einer Iridozyklitis sind weibliches Geschlecht, früher Krankheitsbeginn, Arthritisdauer unter 4 Jahren und der Nachweis von antinukleären Antikörpern. Bei Kindern mit frühkindlicher Oligoarthritis sollten unbedingt augenärztliche Untersuchungen in 6-wöchigen Abständen durchgeführt werden.

Diagnostik

Der Rheumafaktor ist negativ, **ANA** sind in 90 % der Fälle positiv → **Risikofaktor** für chronische Iridozyklitis.

9.1.6 Arthritis mit Enthesitis

Ätiologie

Die Familienanamnese ist häufig positiv für Oligoarthritis, Spondylitis ankylosans, Reiter-Syndrom oder akute Iridozyklitis.

Klinik

Es besteht eine asymmetrische Monarthritis und Oligoarthritis großer Gelenke der unteren Extremitäten. Die Trias **asymmetrische Arthritis, Sehnenansatz- und Rückenschmerzen** ist klinisch wegweisend. Fersenschmerz, plantare Fasziitis und Achillessehnenentzündung sind häufig. Zu einer

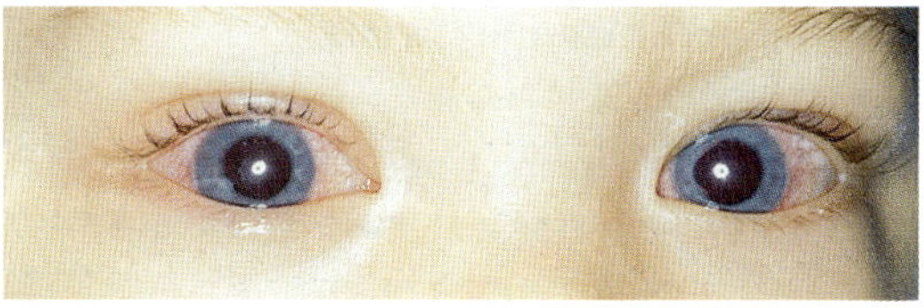

Abb. 9.1 Akute Iridozyklitis mit Rötung. [O530]

Beteiligung der Hüftgelenke oder der **Iliosakralgelenke** kommt es häufig bereits im frühen Verlauf. Die periphere Arthritis ist in der Regel gutartig und transitorisch. Sobald röntgenologisch eine Sakroiliitis nachweisbar ist, spricht man von **juveniler Spondylarthritis** (10–15 %). Eine **akute Iridozyklitis** mit Rötung, Schmerzen und Lichtscheu tritt in 10 % der Fälle auf (▸ Abb. 9.1). Ein Teil der Fälle geht in eine Spondylitis ankylosans **(Morbus Bechterew)** über. Die Erkrankung kann jedoch in jedem Stadium zum Stillstand kommen.

Diagnostik

BKS und CRP sind erhöht, der Rheumafaktor und ANA sind negativ.

HLA-B27 ist in 75 % der Fälle positiv.

9.1.7 Arthritis mit Psoriasis

Klinik

Die **Psoriasis** (Prädilektionsstellen Haaransatz, Streckseiten der Gelenke, periumbilikal oder perianal) kann der **Arthritis** um viele Jahre vorausgehen oder folgen. Bei 10 % der Patienten tritt beides gleichzeitig auf. Die Arthritis ist überwiegend oligoartikulär. Charakteristisch sind ein Befall des Fingerendgelenks oder Zehenmittelgelenks sowie der Strahlbefall eines Fingers oder einer Zehe. **Nagelveränderungen** (Tüpfelnägel) und eine schwere **Iridozyklitis** kommen vor.

Merke

Die chronische Iridozyklitis (Uveitis) ist eine häufige extraartikuläre Manifestation bei JIA, die bereits vor der Gelenkbeteiligung auftreten kann. Sie verursacht häufig keine Beschwerden, kann dennoch zu Synechien, Katarakt, Glaukom, Makulaveränderungen und Erblindung führen (20 % unbehandelter Patienten, 1 % fachgerecht behandelter Patienten). Regelmäßige Spaltlampenuntersuchungen sind daher bei Kindern mit JIA unbedingt erforderlich. Die Therapie besteht aus mehrmonatiger lokaler Steroidbehandlung.

9.2 Reaktive Arthritis

Definition

Sehr häufig auftretende akute Oligo- oder Polyarthritis, die mehrere Tage oder Wochen nach einer Infektionserkrankung, insbesondere des Gastrointestinaltrakts, auftritt.

Epidemiologie

Am häufigsten erkranken Jungen im Alter von 8–12 Jahren.

Ätiologie

Häufig auftretende auslösende Keime sind *Yersinia enterocolitica, Shigella, Salmonella, Campylobacter,* Rötelnviren, *Parvovirus B19,* Hepatitis-B-, *Coxsackie-* und *EBV*-Viren.
Eine reaktive Arthritis kann auch nach Impfungen (vor allem Masern-Mumps-Röteln und Hepatitis B) auftreten.

> **Merke**
>
> Jede fieberhafte Infektion kann eine Arthritis auslösen.

Pathogenese

Die wichtigste pathogenetische Grundlage für die Entstehung der reaktiven Arthritis ist der Prozess der „molecular mimicry". Bakterielle oder virale Antigene weisen eine so große Ähnlichkeit mit körpereigenen Antigenen auf, dass T-Zellen, die sich spezifisch gegen das Fremdantigen richten, auch gesunde Zellen angreifen und beseitigen.

Klinik

Die Symptomatik beginnt meist hochakut mit Zeichen einer **schweren Allgemeinerkrankung** und Fieber. Der zweizeitige Verlauf ist charakteristisch. Die schmerzhafte Gelenkschwellung im Anschluss an eine gastrointestinale, urogenitale oder pulmonale Infektion ist das spezifische klinische Leitsymptom. In der Regel handelt es sich um eine **asymmetrische Oligo- oder Monarthritis.** Betroffen sind vor allem Hüft-, Knie- oder Sprunggelenk. Schleimhautaphthen können auftreten.
Eine Sonderform der reaktiven Arthritis ist die **Coxitis fugax.** Sie ist die häufigste Arthritis im Kindesalter (Altersgipfel 3–8 Jahre). Im Anschluss an einen Infekt der oberen Luftwege kommt es zu einer transitorischen, harmlosen Synovitis des Hüftgelenks („Hüftschnupfen") oder des Kniegelenks.

Eine weitere Sonderform ist das **Reiter-Syndrom** (reaktive Arthritis, Konjunktivitis und Urethritis). Die Urethritis verläuft im Kindesalter oft asymptomatisch, die klassische Trias ist in dieser Altersgruppe daher selten zu finden.

Diagnostik

Im Labor finden sich **Leukozytose** und Linksverschiebung, erhöhtes **C-reaktives Protein** und **BKS,** negativer Rheumafaktor und ANA, **ANCA** sind gelegentlich positiv, **HLA-B27** ist in 50–80 % der Fälle positiv. Zudem sollte ein **direkter Erregernachweis** im Stuhl, Urin oder Rachenabstrich angestrebt werden (gelingt oft nicht). Wichtig zur Unterscheidung der reaktiven Arthritis von der septischen Arthritis ist die **Gelenkpunktion** und Untersuchung des Ergusses. In der **Sonografie** des Gelenks zeigen sich Synoviaverdickung, Gelenkerguss, entzündliche Sehnenverdickung, im **Röntgen** Weichteilschwellung und gelenknahe Osteopenie.

Therapie

In der Regel reicht die Verabreichung nichtsteroidaler Antiphlogistika bis zum Rückgang der Inflammation aus. Bei nicht zu beherrschender Entzündung werden sog. krankheitsmodifizierende Substanzen (► Kap. 9.1.1 Therapie der JIA) eingesetzt. Die physikalische Therapie ist eine wichtige Säule der Behandlung.

Prognose

Die Prognose der reaktiven Arthritis ist in der Regel günstig. Ein chronischer Verlauf ist möglich, aber selten. Der Nachweis von ANCA ist mit einer höheren Wahrscheinlichkeit für einen chronischen Verlauf assoziiert. Bei 40 % der zusätzlich HLA-B27-positiven Kinder ist ein Übergang in eine Spondylarthropathie zu erwarten.

9.3 Rheumatisches Fieber

> **Merke**
>
> Das rheumatische Fieber ist die häufigste Ursache der erworbenen Herzaffektion im Kindesalter.

Ätiologie

Weniger als 3 % der Kinder, die an einer Infektion mit β-hämolysierenden Streptokokken der Gruppe A erkranken, bekommen ein rheumatisches Fieber. Faktoren, die die Prädisposition beeinflussen, sind Alter sowie genetische und sozioökonomische Faktoren (Faktor X).

> **Merke**
>
> Ätiologie des rheumatischen Fiebers: Infektion mit Streptokokken der Gruppe A + Sensibilisierung + Faktor X.

Klinik

2–5 Wochen nach einer Streptokokkeninfektion **(Angina tonsillaris, Scharlach)** treten Allgemeinsymptome wie Anorexie, Gewichtsabnahme, Blässe, Müdigkeit und abdominale Schmerzen ohne Hepatosplenomegalie auf. Begleitend besteht **Fieber,** das typischerweise als Kontinua zwischen 38,5 °C und 40 °C verläuft. Die Organmanifestationen betreffen vorwiegend die Gelenke und das Herz, seltener Gehirn und Haut. Die Erkrankungsgesamtdauer beträgt 3–6 Wochen. Rezidive infolge erneuter Streptokokkeninfektionen sind nicht selten.

Arthritis: In 75 % der Fälle treten eine asymmetrische Rötung, Schwellung und Überwärmung der großen Gelenke auf. Knie, Ellbogen und Sprunggelenke sind häufig, Finger, Zehen und Wirbelsäule seltener betroffen. Ein Überspringen auf andere Gelenke ist charakteristisch. Es handelt sich um eine nichterosive Arthritis, d. h., Knorpel- und Knochenläsionen treten nicht auf. Die Symptome verschwinden unter antiphlogistischer Therapie innerhalb von 12–24 h.

Karditis: Das Risiko einer Herzbeteiligung beträgt 40–80 %. Mit jedem Rezidiv steigt die Wahrscheinlichkeit. Es handelt sich um eine Pankarditis mit Beteiligung von Peri-, Epi-, Myo- und Endokard. Eine Mitralinsuffizienz ist in der akuten Phase häufig, später kommt es durch Klappenvernarbung oft zu Stenosen. Neu auftretende Herzgeräusche sind hinweisend. Klinische Leitsymptome beinhalten eine Tachykardie sowie Arrhythmien (AV-Block I.–III. Grades). Perikardergüsse können im Rahmen einer Perikarditis auftreten. In schweren Fällen kann es zur akuten Herzinsuffizienz kommen. Sie ist die gefährlichste Komplikation des rheumatischen Fiebers, und mit jedem neuen Schub nimmt das Risiko zu. Die kardiale Manifestation des rheumatischen Fiebers führt als einzige regelmäßig zu bleibenden Schäden.

Chorea minor Sydenham: Sie ist seltener geworden und tritt in höchstens 10 % der Fälle zeitlich verzögert und häufig diskret auf. Die Symptomatik beginnt oft erst nach Monaten. Eine Verschlechterung der Handschrift ist hinweisend. Hinzu kommen Müdigkeit, Muskelhypotonie, ausfahrende, ataktische Bewegungen, Grimassieren, Sprach- und Schluckstörungen und eine hochgradige Bewegungsunruhe. In der Regel stellt sich innerhalb von Monaten ohne Residuen eine Restitutio ad integrum ein.

Erythema anulare: In 10 % der Fälle treten hauptsächlich am Stamm diskrete, blassrötliche, oft ringförmige, schmale Erythemstreifen auf, die variabel und flüchtig sind (▸ Abb. 9.2).

Rheumaknötchen: In 5–10 % der Fälle sind die pathognomonischen subkutanen Knötchen über Knochenvorsprüngen nachweisbar, die schmerzlos und verschieblich sind.

> **Merke**
>
> Lasègue, 1856: „Das rheumatische Fieber beleckt die Gelenke und das Gehirn, aber es beißt das Herz."

Diagnostik

Nach den revidierten **Jones-Kriterien** ist die Diagnose eines rheumatischen Fiebers sehr wahrscheinlich, wenn zwei Hauptkriterien oder ein Hauptkriterium und zwei Nebenkriterien erfüllt sind. **Hauptkriterien** sind Karditis, Polyarthritis, Chorea minor, Erythema anulare oder subkutane Noduli. **Nebenkriterien** sind Arthralgien, Fieber und **Labor**befunde der Entzündung (beschleunigte BKS, C-reaktives Protein erhöht, normochrome Anämie, evtl. Leukozytose, gelegentlich unspezifische γ-Globulin-Erhöhung).

Zudem sollte der Nachweis der Genese durch Streptokokken erfolgen: **Erregernachweis** im Rachenabstrich oder positiver Antigennachweis, erhöhter Antistreptolysintiter, erhöhte Anti-DNAse und Antihyaluronidase. Im **Röntgen-Thorax** zeigt sich evtl. eine Kardiomegalie. Mögliche Befunde im EKG sind AV-Block, PQ-Verlängerung, ST-Senkung. In der **Echokardiografie** lassen sich bei kardialer Beteiligung Klappenveränderungen und pathologische Flussmuster an veränderten Klappen nachweisen.

Differenzialdiagnose

Differenzialdiagnostisch gedacht werden muss an die juvenile idiopathische Arthritis (JIA), reaktive Arthritis nach anderen Infektionen, infektiöse Endokarditis, Kollagenosen, Lyme-Borreliose.

Therapie

Schmerztherapie und Entzündungshemmung mit hoch dosierten nichtsteroidalen Antiphlogistika (z. B. Ibuprofen).

Beseitigung evtl. noch vorhandener Streptokokken: Penicillin V (100.000 IE/kg KG/d p. o. über mindestens 10 Tage, dann 400.000 IE/d als langfristige Prophylaxe).

Therapie der Karditis: Prednison wird in einer Dosierung von 2 mg/kg KG/d über mindestens 2 Wochen verabreicht. Zusätzlich werden symptomatische Maßnahmen durchgeführt.

Therapie der Chorea: In leichten Fällen werden Benzodiazepine, in schweren Fällen wird Haloperidol eingesetzt.

Prophylaxe

Die Rezidivprophylaxe ist die wichtigste Maßnahme zur Eindämmung des rheumatischen Fiebers. Hierzu wird Penicillin V in einer Dosierung von zweimal täglich 200.000 IE oder Benzathin-Penicillin in einer Dosierung von 1,2 Mio. IE/Monat i. m. verabreicht. Die Dauer der Prophylaxe sollte mindestens 5 Jahre betragen und bei einem Rezidiv lebenslänglich durchgeführt werden.

> **Merke**
>
> Die Rezidivprophylaxe ist die wichtigste Maßnahme zur Eindämmung des rheumatischen Fiebers.

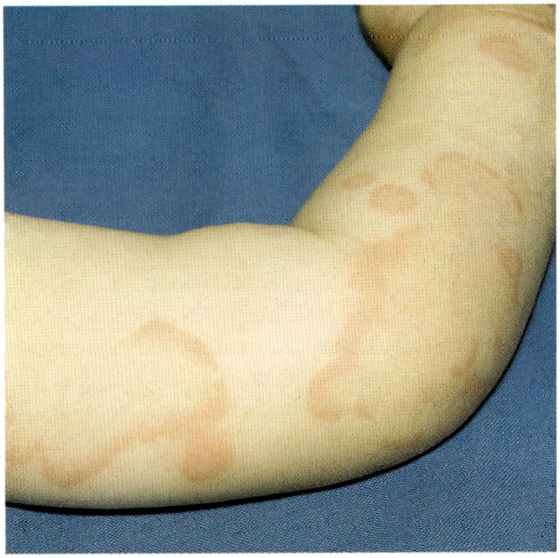

Abb. 9.2 Erythema anulare. [O530]

9.4 Kawasaki-Syndrom

Definition

Akute systemische Vaskulitis des Kleinkindalters mit den Symptomen Konjunktivitis, Stomatitis und Lymphadenopathie sowie der gefürchteten kardialen Komplikation mit Aneurysmenbildung, Thrombose und Ruptur der Koronararterien, die zu einer myokardialen Ischämie führt. Synonym: mukokutanes Lymphknotensyndrom.

Epidemiologie

Betroffen sind hauptsächlich Kinder zwischen dem 1. und 5. Lebensjahr. Jungen sind häufiger betroffen als Mädchen.

Ätiologie

Sie ist weiterhin ungeklärt.

Pathologische Anatomie

Es bestehen schwere entzündliche Zellinfiltrationen der Media und Intima der Koronararterien. Thrombozytenthromben führen zu Verschlüssen kleiner und mittlerer Arterien.

Klinik

Das Vollbild des Kawasaki-Syndroms ist charakterisiert durch sechs Hauptsymptome und eine Reihe mehr oder weniger charakteristischer Nebensymptome.

Hauptsymptome des Kawasaki-Syndroms:

- Antibiotikaresistentes Fieber > 5 Tage
- Akute zervikale Lymphadenopathie (> 1,5 cm)
- Konjunktivitis
- Schleimhautveränderungen von Lippen und Mundhöhle: trockene, hochrote, rissige Lippen, „Erdbeerzunge" (► Abb. 9.3a) und diffuse Rötung von Mundschleimhaut und Pharynx
- Palmar- und Plantarerythem, Schuppung der Finger und Zehen in der 2.–3. Krankheitswoche (► Abb. 9.3b)
- Polymorphes, scharlachähnliches Exanthem

Nebensymptome des Kawasaki-Syndroms:

- Karditis (Myokarditis und Perikarditis)
- Erbrechen und Diarrhö
- Schmerzhafte Gelenkschwellung
- Gallenblasenhydrops
- Laborveränderungen: Proteinurie und Leukozyturie, Leukozytose mit Linksverschiebung, ausgeprägte Thrombozytose (charakteristischerweise ab der 2.–3. Krankheitswoche). Blutsenkung und CRP erhöht. Geringgradige Pleozytose und Liquoreiweißvermehrung (aseptische Meningi-

tis). Aktivitätserhöhungen der Aminotransferasen und Serumbilirubinerhöhung.

Diagnostik
Die Diagnose eines kompletten Kawasaki-Syndroms ist gestellt, wenn fünf bis sechs Hauptsymptome oder vier Hauptsymptome und Koronaraneurysmen vorliegen. Inkomplette Kawasaki-Syndrome kommen vor, insbesondere im Säuglingsalter. Neben den Laboruntersuchungen, die o. g. Auffälligkeiten ergeben, ist die kardiologische Diagnostik mit EKG und Echokardiografie von entscheidender Bedeutung.

Verlauf
In der **Akutphase** (7–14 Tage) stehen das hohe Fieber und der schlechte Allgemeinzustand des Kindes im Vordergrund. Die Hauptsymptome sind nachweisbar. In der **subakuten Phase** (2.–3. Woche) bilden sich Fieber, Lymphadenopathie und Exanthem zurück. Es kommt zur Hautschuppung an Fingern und Zehen sowie zum Thrombozytenanstieg. In der **Rekonvaleszenzphase** haben sich alle klinischen Symptome zurückgebildet und die Blutkörperchensenkungsgeschwindigkeit hat sich normalisiert.

Komplikationen
Die wichtigsten Komplikationen des Kawasaki-Syndroms betreffen das Herz. In der Akutphase manifestiert sich die kardiale Beteiligung als Myokarditis, Perikarditis, Mitral- und Aorteninsuffizienz sowie mit Arrhythmien. Infolge einer akuten Koronararteriitis kann es im subakuten Stadium zu Koronararterienaneurysmen kommen.

Differenzialdiagnose
Scharlach, toxisches Schocksyndrom, Leptospirose, *Epstein-Barr-Virus*-Infektionen, juvenile idiopathische Arthritis, Masern, Vaskulitissyndrome.

Therapie
In der akuten Phase werden einmalig hoch dosiert **Immunglobuline** i. v. (2 g/kg KG über 10 h) verabreicht. Fieber und systemische Manifestationen können innerhalb von 24 h ansprechen. Bei früher Gabe kann eine Koronararterienbeteiligung verhindert werden. Begleitend wird **Azetylsalizylsäure** in einer Dosis von 80–100 mg/kg KG/d verabreicht. Nach Entfieberung wird die Dosis auf 3–5 mg/kg KG/d reduziert und über einen Zeitraum von mindestens 6 Wochen zur Thrombozytenaggregationshemmung verabreicht.

Prognose
Sie wird entscheidend durch das Ausmaß der kardialen Beteiligung beeinflusst. In 50 % der Fälle kommt es zu einer spontanen Rückbildung der Aneurysmen. Bei optimaler Therapie beträgt die Letalität 0,5 %.

> **Merke**
>
> Beim Kawasaki-Syndrom ist eine frühzeitige, aggressive Therapie von entscheidender prognostischer Bedeutung.

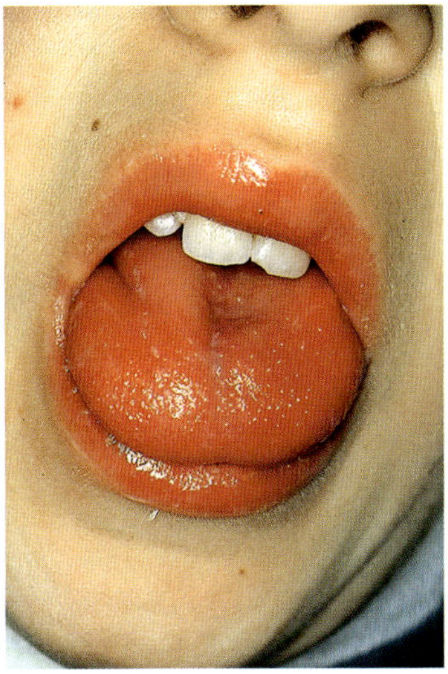

Abb. 9.3a Kawasaki-Syndrom: Lacklippen und Erdbeerzunge. [T743]

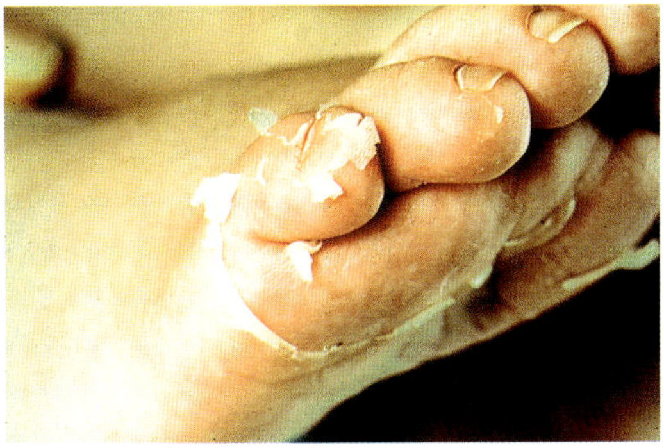

Abb. 9.3b Kawasaki-Syndrom: Hautschuppung. [M835]

9.5 Systemischer Lupus erythematodes

▸ Kap. 15.1.7.

9.6 Purpura Schoenlein-Henoch

▸ Kap. 15.1.9.

10 Hämatologie

10.1	**Wegweiser**	173
10.2	**Erkrankungen des roten Systems**	174
10.2.1	Wegweiser	174
10.2.2	Eisenmangelanämie	174
10.2.3	Megaloblastäre Anämie	175
10.2.4	Kongenitale hypoplastische Anämie: Diamond-Blackfan-Anämie (DBA)	175
10.2.5	Erworbene hypoplastische Anämien	176
10.2.6	Hämolytische Anämien	176
10.2.7	Sideroblastische Anämien (SA)	182
10.2.8	Panmyelopathien: aplastische Anämien	183
10.3	**Erkrankungen des weißen Systems**	185
10.3.1	Neutrophile Leukozytopenie	185
10.3.2	Granulozytenfunktionsstörungen	186
10.4	**Erkrankungen der Milz**	187
10.4.1	Asplenie	187
10.4.2	Splenomegalie	187
10.5	**Hämostaseologie**	187
10.5.1	Hämophilie A	187
10.5.2	Hämophilie B	189
10.5.3	Von-Willebrand-Syndrom	189
10.5.4	Koagulopathie durch Vitamin-K-Mangel	190
10.5.5	Koagulopathie durch Lebererkrankungen	190
10.5.6	Verbrauchskoagulopathien	191
10.5.7	Thrombozytopenien	191
10.5.8	Thrombozytenfunktionsstörungen	193

IMPP-Hits

Zu diesem Kapitel wurden in den vergangenen Jahren acht Fragen gestellt. Von Bedeutung waren dabei die Erkrankungen des roten und weißen Systems sowie die Hämostaseologie.

10.1 Wegweiser

Physiologie

In der Perinatalphase am errechneten Geburtstermin besteht der rote Blutfarbstoff zu 80 % aus HbF und zu 20 % aus HbA_1. **In der Postnatalphase** erfolgt der Wechsel von fetalem zu adultem Hämoglobin, der erst 6–12 Monate nach der Geburt abgeschlossen ist. In den ersten Lebenstagen besteht eine kurzfristige Polyglobulie mit Hämoglobinkonzentrationen um 19,5 g/dL durch Volumenreduktion des Blutes. Nach der Neugeborenenperiode kommt es zu einem stetigen Abfall des Hämoglobinwerts durch Drosselung der Erythropoese. Im Alter von 10 Wochen ist ein Tiefpunkt mit einem durchschnittlichen Hb von 11,5 g/dL erreicht: **Trimenonanämie.** Bei Frühgeborenen ist der Abfall durch inadäquate Erythropoetinproduktion ausgeprägter, der Hämoglobinwert kann bis auf 8 g/dL absinken **(Frühgeborenenanämie).** Die Leukozytenzahl steigt innerhalb der ersten Lebenstage steil bis auf Werte um 20.000/µL an: Neutrophilie mit Linksverschiebung („Alarmreaktion"). Nach etwa 1 Woche fallen die Leukozyten wieder ab, und es kommt zur relativen Lymphozytose, die für das gesamte Kindesalter charakteristisch ist.

10.2 Erkrankungen des roten Systems

10.2.1 Wegweiser

► Tab. 10.1 liefert eine Übersicht der Anämien im Kindesalter. Im Folgenden wird auf die Anämieursachen eingegangen, die insbesondere in der Pädiatrie eine Rolle spielen, sowie auf die Ursachen, die vom IMPP bevorzugt berücksichtigt werden. Hierbei liegt der Fokus auf den jeweiligen Charakteristika in der Pädiatrie.

Lerntipp

Die Einteilung der Anämien nach hämatologischen Kriterien anhand des MCV und MCH sollte bekannte sein. Hier lohnt es sich, nochmals in die Lehrbücher der klinischen Chemie zu sehen.

10.2.2 Eisenmangelanämie

Wegweiser

Weltweit häufigste Ursache der Anämie mit Verminderung der Hämoglobinkonzentration bei zunächst noch normaler Erythrozytenzahl als Folge von **Fehlernährung,** chronischen Infektionen und Wurmerkrankungen.

Physiologie

Am Ende des 1. Lebensjahrs kommt es zu einem Engpass in der Eisenversorgung. Vor allem Kinder zwischen 1 und 3 Jahren sind davon betroffen.

Ätiologie

Verminderter Eisenspeicher oder erhöhter Bedarf: Prä- oder perinataler Blutverlust, Zwillinge, Frühgeborene, Austauschtransfusionen, relativer Eisenmangel (Polyglobulie) bei zyanotischen Herzfehlern, iatrogen (Blutentnahmen).

Verminderte Eisenabsorption: Alimentär, Malabsorptionssyndrome (Zöliakie, Gastroenteritis), Iron-refractory iron deficiency anemia (IRIDA), eine seltene autosomal-rezessive Erkrankung, die nicht auf orale Eisentherapie anspricht (Mutation im *TMPRSS6*-Gen).

Erhöhter Eisenverlust: Blutungen (Nasenbluten, Darmpolypen, Colitis ulcerosa, Meckel-Divertikel, Hämangiome, Hypermenorrhö).

Gestörte Eisenverwertung: Chronisch-rezidivierende Infektionen, Tumoren.

Tab. 10.1 Übersicht der Anämien im Kindesalter nach pathogenetischen Gesichtspunkten

Inadäquate Produktion	• Kongenitale hypoplastische Anämie • Erworbene hypoplastische Anämie • Transitorische aplastische Anämie • Angeborene dyserythropoetische Anämie
Vermehrter Abbau	• Angeborene Membrandefekte • Immunhämolytische Anämien • Hämoglobinopathien • Angeborene erythrozytäre Enzymdefekte • Toxisch-hämolytische Anämien • Mechanisch-hämolytische Anämien
Substratmangel	• Eisenmangelanämie • Infektanämie • Vitamin-B_{12}- oder Folsäuremangelanämie • Eiweißmangelanämie • Vitamin-E-Mangel-Anämie bei Säuglingen • Iron-refractory iron deficiency anemia (IRIDA)
Chronische Erkrankung	• Erythropoetinmangel • Eisenmangel • Hämolyse und Dialyse
Erythrozytenverlust	Blutungsanämie
Verteilungsstörung	Hyperspleniesyndrom
Eisenverwertungsstörung	Sideroblastische Anämie

Klinik

Außer bei extremen Formen bestehen wenig Symptome wie Blässe, Müdigkeit, Abgeschlagenheit, Tachykardie und systolische Herzgeräusche.

Merke

Ein chronischer Eisenmangel im Kindesalter führt langfristig zu Entwicklungs- und Intelligenzdefiziten, da Eisen ein wichtiger Kofaktor der Neurotransmittersynthese ist. Er sollte daher ernst genommen und sorgfältig behandelt werden.

Diagnostik

Charakteristisch ist eine mikrozytäre hypochrome Anämie (MCV und MCH erniedrigt), die Erythrozytenzahl ist normal bis erhöht, die Retikulozytenzahl ist normal. Im Blutausstrich finden sich neben der Hypochromie Anulozyten und eine Poikilozytose. Eisen und Ferritin im Serum sind erniedrigt, das Serumtransferrin ist erhöht, die Transferrinsättigung ist vermindert.

Merke

Ein Versagen einer oralen Eisentherapie kann folgende Ursachen haben: Unterdosierung, mangelnde Compliance, Erbrechen, Diarrhö, Malabsorption, Folsäure- oder Vitamin-B_{12}-Mangel oder Fortbestehen einer chronischen Grunderkrankung (Infektion, Blutung, Tumor, Iron-refractory iron deficiency anemia [IRIDA]).

10.2.3 Megaloblastäre Anämie

Definition

Makrozytäre Anämie mit oder ohne Leukopenie, Thrombozytopenie und typischen Veränderungen in der Knochenmarkzytologie vor allem durch Störungen des Vitamin-B_{12}- oder Folsäurestoffwechsels.

Pathogenese

Es handelt sich um eine Störung der DNA-, RNA- und Proteinsynthese bei Verarmung an Vitamin B_{12} und/oder Folsäure. Leukozyten, Thrombozyten und andere rasch proliferierende Gewebe, z. B. Darmschleimhautzellen, sind ebenfalls betroffen.

Ätiologie

Vitamin-B_{12}-Mangel: Er entsteht bei ungenügender Zufuhr (z. B. streng vegetarische Ernährung, parenterale Ernährung ohne Vitamin-B_{12}-Substitution), bei ungenügender Resorption (Malabsorptionssyndrome, Mangel an Intrinsic-Faktor) oder bei ungenügendem Transport (Transcobalamin-II-Mangel).

Folsäuremangel: Er tritt bei ungenügender Zufuhr (z. B. streng vegetarische Ernährung, Ziegenmilchernährung, parenterale Ernährung ohne Folsäuresubstitution), bei ungenügender Resorption (Malabsorptionssyndrome) oder bei gesteigertem Verbrauch bzw. verminderter Synthese von Tetrahydrofolsäure, der aktiven Form, auf (Medikamente, z. B. Antiepileptika, Methotrexat).

Klinik

Blässe, Appetitlosigkeit, Gedeihstörung und Infektanfälligkeit sind unspezifische Symptome. Eine leichte Hepatomegalie, gelegentlich auch eine geringgradige Splenomegalie können bestehen. Bei chronischem Vitamin-B_{12}-Mangel kommt es zusätzlich zu atrophischer Glossitis, Parästhesien, Ataxie, Erlöschen der Muskeleigenreflexe und Hirnatrophie. Bei alleinigem Folsäuremangel bestehen in der Regel keine neurologischen Symptome.

Diagnostik

Charakteristisch ist eine makrozytäre Anämie (MCV stark erhöht), die Erythrozytenzahl ist oft sehr niedrig, die Retikulozytenzahl ist erniedrigt. Zudem finden sich erniedrigte Granulozyten, eine Thrombozytopenie ist möglich. Im Blutausstrich finden sich neben der Makrozytose eine Anisozytose, eine Poikilozytose, kernhaltige rote Zellen sowie eine Rechtsverschiebung (Auftreten überalterter hypersegmentierter Granulozyten). Die LDH im Serum ist stark erhöht. Die **Knochenmarkpunktion** ist für die Diagnose entscheidend. Es finden sich Reifungsstörungen aller Zelllinien, Megaloblasten mit feinkörnig strukturiertem Kern und einer der Kernreifung vorauseilenden Hämoglobinisierung; Riesenstabkernige sind charakteristisch. Zur **ätiologischen Differenzierung** sind die Bestimmung von Vitamin B_{12} und Folsäure im Serum sowie die Durchführung des Schilling-Tests notwendig.

10.2.4 Kongenitale hypoplastische Anämie: Diamond-Blackfan-Anämie (DBA)

Definition

Seltene Form der angeborenen Anämie mit einem Mangel an Präkursoren roter Blutzellen in einem sonst unauffälligen Knochenmark.

Ätiologie

Die Ätiologie ist ungeklärt, genetische Grundlagen werden vermutet.

Klinik

Die klinische Manifestation erfolgt im 2.–6. Lebensmonat mit einer hochgradigen **Anämie,** die bei Ausbleiben von Bluttransfusionen zu tödlichem Herzversagen führt. Initial besteht keine Hepatosplenomegalie, sie entwickelt sich erst später. In 25 % der Fälle liegen zusätzlich **kongenitale**

Fehlbildungen (kraniofaziale Dysmorphie und triphalangeale Daumen) vor, häufig kommt es zu Kleinwuchs.

Diagnostik
Ausgeprägte normochrome makrozytäre Anämie (MCV erhöht) bei fehlenden Retikulozyten. Eisen und Ferritin im Serum sind erhöht. In der **Hb-Elektrophorese** ist die HbF-Konzentration erhöht. In der **Knochenmarkpunktion** findet sich eine isolierte Aplasie der Erythropoese.

Therapie
Prednisontherapie: Zwei Drittel der Patienten sprechen auf eine hoch dosierte Therapie an und es kommt zu einer Regeneration der Erythropoese. In 50 % der Fälle ist eine niedrig dosierte Dauertherapie erforderlich.
Bluttransfusionstherapie: Bei Versagen der Prednisontherapie müssen regelmäßige Transfusionen in 2- bis 4-wöchigen Abständen durchgeführt werden. Zur Eiseneliminierung und Reduktion der sekundären Hämosiderose werden Chelatbildner (Deferoxamin, Deferasirox) verabreicht.
Knochenmarktransplantation: Sie wird bei Patienten durchgeführt, die nicht auf Kortikosteroide ansprechen und einen HLA-identischen Spender haben.

Prognose
Patienten mit DBA haben mit zunehmendem Lebensalter ein erhöhtes Risiko für die Entwicklung von hämatologischen Neoplasien (insbesondere AML/MDS) und soliden Tumoren.

10.2.5 Erworbene hypoplastische Anämien

10.2.5.1 Transitorische Erythroblastopenie des Kindesalters („transient erythrocytopenia of childhood", TEC)

Definition
Erworbene, selbstlimitierende, hypoplastische Anämie eines zuvor hämatologisch gesunden Kleinkindes. Es handelt sich vermutlich um einen postviralen Prozess, bei dem humorale Inhibitoren gegen erythrozytäre Vorläufer gebildet werden. Die Patienten sind i. d. R. gut an die Anämie adaptiert, da die Hb-Werte über Wochen langsam abfallen (Fehlen klinischer Symptome trotz ausgeprägter Anämie).

Diagnostik
Charakteristisch ist eine normozytäre, normochrome Anämie mit Retikulozytopenie. Bei ca. 30 % der Patienten besteht eine Granulozytopenie.

Therapie
Die TEC ist eine selbstlimitierende Erkrankung, deshalb darf – in Abhängigkeit vom Allgemeinzustand des Kindes – abgewartet werden. Bei klinischer Symptomatik und/oder Hb-Werten ≤ 5 g/dL besteht eine Indikation zur Erythrozytentransfusion.

10.2.5.2 Parvovirus-B19-induzierte akute und chronische hypoplastische Anämien

► Kap. 7.5.4.

10.2.6 Hämolytische Anämien

10.2.6.1 Wegweiser

Das gemeinsame Merkmal der hämolytischen Anämien ist die verkürzte Lebensdauer der Erythrozyten, die durch eine vermehrte Produktion roter Blutkörperchen kompensiert wird.

Pathophysiologie
Bei hämolytischen Störungen kann die Erythrozytenlebensdauer bis auf wenige Tage reduziert sein. Bei einer Lebensdauer unter 20 Tagen ist eine Kompensation durch vermehrte Neubildung nicht mehr möglich und es kommt zur Anämie. Die extramedulläre Blutbildung ist ein charakteristisches Zeichen der Knochenmarküberlastung.

Diagnostik
Retikulozytose, indirekte Hyperbilirubinämie, erniedrigte Haptoglobinkonzentration und der Nachweis von Urobilinogen oder Hämoglobin im Urin sind wichtige hinweisende Laborparameter.

10.2.6.2 Angeborene Erythrozytenmembrandefekte

Hereditäre Sphärozytose

Definition
Häufigste genetisch bedingte hämolytische Anämie in Mitteleuropa (1 : 5.000) durch einen Membrandefekt, der zu kugelzellartiger Deformierung der Erythrozyten mit verkürzter Lebensdauer führt. Der Defekt wird in der Regel autosomal-dominant vererbt. Synonym: **Kugelzellanämie.**

Merke

Die hereditäre Sphärozytose ist die häufigste Ursache angeborener hämolytischer Anämien.

Pathogenese

Verschiedene quantitative und qualitative Proteindefekte führen zu einer Störung des Aufbaus der Erythrozytenmembran, wodurch sich das Verhältnis von Zelloberfläche zu Zellvolumen ändert und der Erythrozyt Kugelgestalt annimmt. In der Folge kommt es zu frühzeitiger Sequestration und Zerstörung der Sphärozyten in der Milz.

Klinik

In 50 % der Fälle manifestiert sich die Erkrankung bereits in der Neugeborenenperiode durch eine schwerwiegende Hyperbilirubinämie. Die chronische Anämie führt zu **Blässe,** die Hyperbilirubinämie zu **Skleren- und Hautikterus.** Ein Wechsel zwischen Phasen mäßiger Anämie und schubweise auftretenden hämolytischen Krisen bei fieberhaften Infekten ist charakteristisch. Im Kleinkindalter findet man regelmäßig eine **Splenomegalie. Gallensteine** werden im späten Kindes- oder Adoleszentenalter diagnostiziert.

Diagnostik

Neben den oben genannten Laborveränderungen sind im **Blutausstrich** Sphärozyten mit vermindertem Durchmesser sowie hyperchrome Erythrozyten ohne zentrale Aufhellung charakteristisch. Die **osmotische Resistenz** der Erythrozyten ist vermindert.

Therapie

Die Folgen der hereditären Sphärozytose können durch eine **Splenektomie** behoben werden. Die Indikation – ggf. auch zur subtotalen Splenektomie – hängt vom klinischen Schweregrad ab. Grundsätzlich sollte sie nicht vor dem mittleren Schulalter erfolgen.

Merke

Mögliche Komplikationen einer Splenektomie sind Infektionen durch Pneumokokken, Meningokokken und *Haemophilus influenzae* sowie eine transitorische Thrombozytose. Wichtige prophylaktische Maßnahmen sind entsprechende Impfungen sowie eine antibiotische Dauertherapie mit Penicillin V.

Klinischer Fall

Die 6-jährige Anne wird aufgrund eines neu aufgefallenen Ikterus beim Kinderarzt vorgestellt. Die weitere Diagnostik zeigt, dass sich in der Gallenblase zahlreiche Konkremente befinden und ein Stein im Ductus choledochus eine Cholestase bewirkt. Die Milz ist vergrößert. Es wird ein Blutausstrich angefertigt. Hier bestätigt sich die Sphärozytose.

10.2.6.3 Paroxysmale nächtliche Hämoglobinurie

Definition

Erworbene klonale Störung der Hämatopoese durch somatische Mutationen im X-chromosomalen *PIG-A*-Gen, die zu intravasaler nächtlicher Hämolyse mit intermittierender Hämoglobinurie, venösen Thrombosen und Knochenmarkversagen mit Panzytopenie führt.

Klinik

Durch verstärkte Hämolyse im Schlaf kommt es zur charakteristischen nächtlichen und morgendlichen **Hämoglobinurie.** Gelegentlich können Bauch- und Kopfschmerzen auftreten. Häufig besteht eine Assoziation mit einer hypoplastischen oder aplastischen Panzytopenie.

Komplikationen

Pyogene Infektionen, Thrombosen oder thromboembolische Ereignisse können das Krankheitsbild komplizieren.

Diagnostik

Durchflusszytometrie (fluorescence-activated cell sorting, FACS): Nachweis von Populationen mit unterschiedlich reduzierter Expression GPI-verankerter Proteine in allen drei hämatopoetischen Zellreihen.

Therapie

Eine Knochenmarktransplantation kann in schweren Fällen erforderlich sein.

10.2.6.4 Immunhämolytische Anämien

Es handelt sich um eine Gruppe von Erkrankungen, bei denen es durch unterschiedliche immunologische Pathomechanismen zu einer Verkürzung der Erythrozytenlebenszeit kommt.

Dazu zählt insbesondere die **autoimmunhämolytische Anämie,** die meist im Zusammenhang mit viralen oder bakteriellen Infektionen oder im Rahmen anderer Erkrankungen (z. B. Lupus erythematodes, juvenile rheumatoide Arthritis, Tumoren, Immundefekte) auftritt. Autoantikörper richten sich hierbei gegen Antigene der Erythrozytenoberfläche. Im Kindesalter kommen vorwiegend Wärmeantikörper (optimale Bindung bei 37 °C) und Anti-T-Antikörper vor. Letztere sind im Serum des Gesunden vorhanden und reagieren erst mit Erythrozyten, nachdem durch Neuraminidaseeinwirkung im Rahmen bestimmter Infektionen das Kryptantigen T der Erythrozytenoberfläche freigelegt wurde. Influenzaviren, Pneumokokken, Streptokokken, Staphylokokken, Clostridien und verschiedene *E.-coli*-Stämme weisen eine Neuraminidaseaktivität auf. Die mit Antikörpern beladenen Erythrozyten werden teilweise in der Milz (Splenomegalie) und teilweise intravasal abgebaut. Kälteantikörper kommen vor allem im Zusammenhang mit Mykoplasmen vor.

Isoimmunhämolytische Anämien dagegen werden entweder durch eine passive Übertragung von antierythrozytären Antikörpern (z. B. Rh-Inkompatibilität, AB0-Inkompatibilität, ▸ Kap. 1.8.2) oder durch eine passive Übertragung von Antigenen gegen Blutgruppeneigenschaften des Empfängers (Transfusionszwischenfall) ausgelöst.

Merke

Direkter Coombs-Test: Nachweis von Antikörpern auf der Erythrozytenoberfläche (Major-Test).
Indirekter Coombs-Test: Nachweis von Antikörpern, die sich im Serum befinden (Minor-Test).

10.2.6.5 Qualitative Hämoglobinopathien

Wegweiser

Definition

Es handelt sich um hämolytische Anämien durch genetisch bedingte Strukturanomalien der Polypeptidketten des Hämoglobinmoleküls, wodurch es zu einer Änderung der Sauerstofftransportfunktion, zu einer erhöhten intraerythrozytären Präzipitationsneigung und dadurch zu einer Verkürzung der Erythrozytenlebenszeit kommt.

Physiologie

Das Hämoglobinmolekül besteht aus vier Polypeptidketten, zwei davon sind jeweils identisch. Jede Kette trägt ein Häm. Physiologische Hämoglobine sind HbA_1 ($\alpha_2\beta_2$, 95 % des Hämoglobins), HbA_2 ($\alpha_2\delta_2$, 1,5–3 % des Hämoglobins) und HbF ($\alpha_2\gamma_2$, nur in Spuren nachweisbar).

Pathophysiologie

Etwa 500 unterschiedliche Hämoglobinvarianten wurden bisher identifiziert. Auf genetischer Ebene liegen den Erkrankungen Mutationen der Strukturgene einzelner Globinketten zugrunde. Der Anteil des anomalen Hämoglobins beträgt bei Heterozygoten 50 %, bei Homozygoten 80–100 %.

Sichelzellanämie

Definition

Autosomal-rezessiv vererbte Hämoglobinopathie, bei der es zu einer chronischen hämolytischen Anämie durch Sichelzellbildung kommt und die mit einer ausgeprägten Neigung zu krisenhaften vasookklusiven (Mikro-)Infarktbildungen in zahlreichen Organen assoziiert ist.

Vorkommen

Die Sichelzellanämie tritt bevorzugt in Afrika, Südeuropa, Arabien und Indien auf. Träger des Sichelzellgens haben einen biologischen Vorteil gegenüber *Malaria falciparum*.

Pathogenese

Ein Austausch von Glutamin gegen Valin in Position 6 der Beta-Kette führt zur Bildung von **HbS.** Bei Desoxygenierung bildet HbS längs ausgerichtete Aggregate, durch die die Erythrozyten ihre Sichelform erhalten. Die verminderte Verformbarkeit der Sichelzellerythrozyten führt dazu, dass sie frühzeitig in Leber und Milz sequestriert und zerstört werden. Darüber hinaus kommt es zu sichelzellbedingten Gefäßverschlüssen, die zu multiplen Organinfarzierungen führen. Hiervon ist insbesondere die Milz betroffen, die initial vergrößert ist und innerhalb weniger Jahre schrumpft und fibrosiert („Autosplenektomie“).

Klinik

Die Symptomatik beginnt im Alter zwischen 3 und 6 Monaten mit zunehmendem Ersatz von HbF durch HbA_1 bzw. HbS. Gefäßverschlusskrisen äußern sich als heftige Schmerzen und Schwellungen der betroffenen Gebiete (Extremitäten, Abdomen, Lunge, ZNS, Niere). Das **Hand-Fuß-Syndrom** ist häufig eines der ersten schweren Symptome. Gefäßverschlüsse in den Metakarpalia, Metatarsalia und Phalangen führen zu schmerzhaften Schwellungen und Rötungen von Händen und Füßen. Das **akute Thoraxsyndrom** geht mit pulmonaler Infarktbildung und Pneumonie einher. Interkurrierende Infekte mit Fieber, Hypoxie und Azidose können Krisen auslösen. Bei zunehmender funktioneller Asplenie kommt es gehäuft zu Infektionen mit Pneumokokken und *Haemophilus influenzae*. Eine weitere charakteristische Infektion ist die **Salmonellenosteomyelitis.** Während akuter lebensbedrohlicher **Sequestrationskrisen** verschwindet die Hauptmenge der Erythrozyten in Leber und Milz.

Komplikationen

Vasookklusive Krisen im Bereich der Hirngefäße können zu **Hirninfarkten** mit Hemiplegien und epileptischen Anfällen führen, **Netzhautinfarkte** mit Sehstörungen einhergehen. Weitere Komplikationen sind **Hüftkopfnekrosen, Niereninsuffizienz** und **Kardiomyopathie.**

Diagnostik

Im **Blutbild** finden sich ein Hämoglobinwert von 5–9 g/dL, eine Leukozytose mit Überwiegen neutrophiler Granulozyten und eine Thrombozytose. Der **Blutausstrich** sollte nativ mit Luftabschluss zum Sichelzellnachweis angefertigt werden. Charakteristisch ist zudem der Nachweis von Targetzellen, Poikilozytose, Retikulozytose und Howell-Jolly-Körperchen (nach Milzdestruktion). Es bestehen eine Hyperbilirubinämie, Leberfunktionsstörung und Hypergammaglobulinämie. Die **Hämoglobinelektrophorese** dient dem Nachweis von HbS. Das Knochenmark ist zellreich mit Überwiegen der Erythropoese. Im **Röntgen** sind eine Erweiterung der Markräume und eine Osteoporose charakteristisch.

Differenzialdiagnose

Rheumatisches Fieber, juvenile idiopathische Arthritis (JIA), Osteomyelitis und Leukämie sind wichtige Differenzialdiagnosen.

Therapie

Kausale Therapie: Die hämatopoetische Stammzelltransplantation ist die einzige kurative Behandlungsmöglichkeit. Sie ist bei Patienten mit kompliziertem Verlauf indiziert.

Alternative Therapiemöglichkeiten: Hydroxycarbamid (Hydroxyharnstoff) induziert eine gesteigerte HbF-Synthese, die mit einer verminderten Sichelung der Erythrozyten einhergeht.

Symptomatische Maßnahmen: Selten ist die Anämie transfusionsbedürftig. Bei akuten Krisen stehen die parenterale Wässerung, die Azidosetherapie und vor allem die Schmerztherapie mit Morphin im Vordergrund.

Vasookklusive Krisen mit Fieber: Durchführung einer intensiven antiinfektiösen Therapie.

Akutes Thoraxsyndrom: Erythrozytentransfusion und frühzeitige Verabreichung von Sauerstoff über eine Nasenbrille. Bei pulmonaler Insuffizienz kann eine Austauschtransfusion lebensrettend sein.

Prophylaxe

Wegen der Autosplenektomie müssen die Kinder gegen Pneumokokken, Meningokokken und Hib geimpft werden und sie erhalten zusätzlich eine antibiotische Dauerprophylaxe mit Penicillin V bis zum Erreichen des Erwachsenenalters.

Methämoglobinämien

Definition und Pathogenese

Es handelt sich um eine toxisch bedingte oder kongenitale Erhöhung des erythrozytären Methämoglobinanteils auf > 1 % des Gesamthämoglobins. Im Methämoglobin liegt das Eisenatom in dreiwertiger und nicht zweiwertiger Form vor, wodurch keine Sauerstoffbindung mehr erfolgen kann. Bei einer Methämoglobinkonzentration > 10 % tritt eine **Zyanose** auf. Anders als bei kardial oder pulmonal bedingter Zyanose ist das Allgemeinbefinden kaum beeinträchtigt. Methämoglobinämien kommen besonders bei jungen Säuglingen vor, da das fetale Hämoglobin eine erhöhte Oxidierbarkeit aufweist und die Aktivität der Methämoglobindiaphorase in den ersten Monaten niedrig ist.

Ätiologie

Toxische Methämoglobinämie: Oxidation von Hämoglobin zu Methämoglobin durch Nitrit, Nitrat, Anilinfarbstoffe, Medikamente (Azetanilin, Salazosulfapyridin, Furadantin, Primaquin, Sulfonamide, Stickstoffmonoxid) oder im Rahmen einer Säuglingsenteritis durch bakterielle Umwandlung von Nitrat zu Nitrit.

Kongenitale Methämoglobinämie durch Enzymdefekte: Autosomal-rezessiv vererbter Defekt der NADH-/NADPH-abhängigen Methämoglobindiaphorase oder der mikrosomalen Cytochrom-b5-Reduktase.

Hämoglobin-M-Varianten: Autosomal-dominant vererbte Aminosäuresubstitutionen der Alpha- oder Beta-Kette, die zu einer Störung der reversiblen Sauerstoffbindung führen.

Merke

Bei nicht gestillten Säuglingen kann eine Methämoglobinämie durch die Herstellung von Säuglingsnahrung mit Wasser mit zu hohem Nitrit- oder Nitratgehalt entstehen.

Therapie

Toxische Methämoglobinämie: Die Gabe des Redoxfarbstoffs Methylenblau führt zu einer Rückbildung von Methämoglobin zu Hämoglobin durch eine Beschleunigung des NADPH-abhängigen Reduktionswegs. In schweren Fällen ist ein Blutaustausch indiziert.

Kongenitale Methämoglobinämie durch Enzymdefekte und **Hämoglobin-M-Varianten:** Häufig ist eine Therapie nicht erforderlich. Bei Erkrankungen mit erhöhtem Sauerstoffbedarf sollte die Methämoglobinkonzentration z. B. durch die Gabe von Vitamin C gesenkt werden.

10.2.6.6 Quantitative Hämoglobinopathien: Thalassämiesyndrome

Wegweiser

Es handelt sich um autosomal-rezessiv vererbte Defekte der quantitativen Synthese der Hämoglobinpolypeptidketten, die zu hämolytischen Anämien unterschiedlicher Schweregrade führen.

Pathogenese

Die verminderte Synthese einer Polypeptidkette führt zur Hemmung der Hämoglobinsynthese mit **hypochromer mikrozytärer Anämie.** Infolge der Imbalance der Peptidkettensynthese werden die nicht supprimierten Peptidketten im Überschuss gebildet und denaturieren bereits intrazellulär im Knochenmark zu Innenkörpern. Alternativ bilden sich atypische, zur Präzipitation neigende Tetramere (β_4, ω_4, α_4). Die innenkörperhaltigen Zellen verlieren ihre Elastizität und gehen intramedullär zugrunde (ineffektive Erythropoese). Die in die Peripherie gelangenden Erythrozyten unterliegen ebenfalls der frühzeitigen Hämolyse. Die Milz ist an ihrer Zerstörung wesentlich beteiligt. Eine vermehrte Erythropoetinbildung bewirkt eine Stimulation der (ineffektiven) Erythropoese mit Ausweitung der blutbildenden Markräume, die zu typischen Skelettveränderungen führt.

Vorkommen

Hämoglobinopathien zählen zu den häufigsten Erbkrankheiten der Weltbevölkerung mit hoher Prävalenz im Mittelmeerraum und in Afrika (überwiegend Beta-Thalassämien) sowie in Asien (überwiegend Alpha-Thalassämien und HbE-Thalassämie).

β-Thalassämien

Pathogenese

Es handelt sich um Hb-Synthesestörungen mit quantitativ ungenügender Produktion von Beta-Ketten. Die Genexpression kann in all ihren Schritten durch über 100 verschiedene Mutationen gestört sein.

Klinik

Thalassaemia major (homozygote Form): Die Symptomatik beginnt im 3.–4. Lebensmonat. Blässe, Ikterus und Hepatosplenomegalie stehen zunächst im Vordergrund (► Abb. 10.1). Bei unzureichender Behandlung kommen später Kleinwuchs, Skelettveränderungen durch Erweiterung der Markräume (Bürstenschädel, veränderte Jochbeine und Oberkiefer) und eine verzögerte Pubertätsentwicklung hinzu. Eine Osteoporose kann zu pathologischen Frakturen führen. Eine Cholelithiasis tritt häufig auf.

Typische Langzeitkomplikationen entstehen vor allem durch die transfusionsbedingte Hämosiderose: Leberzirrhose, Diabetes mellitus und Herzinsuffizienz. Unbehandelt versterben die Patienten in den ersten Lebensjahren.

Thalassaemia minor (heterozygote Form): In der Regel bestehen keine relevanten klinischen Symptome.

Diagnostik

Thalassaemia major: schwere Anämie mit ausgeprägter Anisozytose, Poikilozytose, Targetzellen und Erythroblasten. Das Serumeisen ist normal oder erhöht, Ferritin ist erhöht (bei zunehmender Hämosiderose steigende Werte). Der HbF-Anteil beträgt 20–80 %.

Thalassaemia minor: leichte Anämie mit ausgeprägter Mikrozytose und Hypochromie. In der Hämoglobinelektrophorese sind HbA_2 und ggf. geringgradig HbF erhöht.

Therapie

Thalassaemia major: Die kausale Therapie besteht in einer hämatopoetischen Stammzelltransplantation, möglichst vor dem Schulalter, da die Ergebnisse bei geringer Eisenüberladung besser sind. Kann die Stammzelltransplantation nicht durchgeführt werden, sind die Patienten lebenslang auf regelmäßige Bluttransfusionen angewiesen. Der transfusionsbedingten Hämosiderose wird durch eine tägliche Eisenchelattherapie entgegengewirkt (Deferoxamin [Desferal®] s.c. oder i.v. und/oder Deferasirox [Exjade®] p.o.). Da die Serumferritinwerte nur ungenügenden Anhalt für das Ausmaß der sekundären Hämosiderose bieten, wird der Lebereisengehalt unblutig mittels Biomagnetometeruntersuchung überprüft. Die Überwachung der im Rahmen der Hämosiderose besonders gefährdeten Organe Herz, Pankreas und Leber ist ein Schwerpunkt in der Betreuung von Thalassaemia-major-Patienten. Die Organdysfunktionen (Kardiomyopathien, Herzrhythmusstörungen, exokrine Pankreasinsuffizienz, Hypothyreose, Hypoparathyreoidismus und Hypogonadismus) als Folge der Hämosiderose müssen frühzeitig behandelt werden. Bei sehr hohem Transfusionsbedarf (> 200 mL Erythrozytenkonzentrat/kg KG/Jahr) wird eine Splenektomie durchgeführt.

Thalassaemia minor: Eine Therapie ist nicht erforderlich.

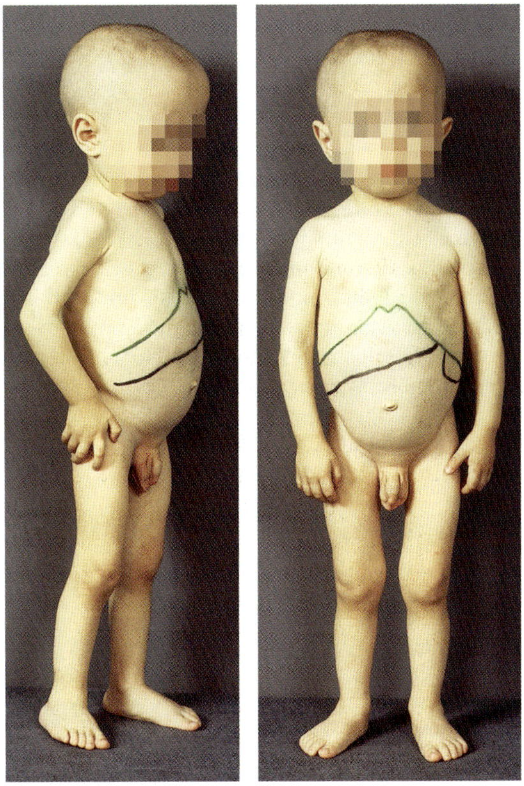

Abb. 10.1 Junge mit homozygoter β-Thalassämie: Schädeldeformierung und Hepatosplenomegalie. [O530]

Klinischer Fall

Die 5-jährige Cemre leidet seit einigen Jahren an rezidivierenden Gallenkoliken und hat immer wieder Phasen, in denen sie ein gelbliches Hautkolorit aufweist. Aufgrund einer seit dem Säuglingsalter bestehenden chronischen Anämie hat Cemre in ihrem Heimatland wiederholt Transfusionen erhalten. In der klinischen Untersuchung fallen prominente Wangenknochen auf. Leber und Milz sind vergrößert. Schmerzen werden verneint. Aufgrund der Symptomatik besteht der Verdacht auf eine β-Thalassämie, der sich im Verlauf bestätigt.

α-Thalassämien

Pathogenese und Klinik

Da die Synthese der beiden α-Globinketten durch vier Strukturgene kontrolliert wird, gibt es vier Alpha-Thalassämie-Syndrome:

- **Alpha-Thalassaemia major:** Inaktivierung aller vier Alpha-Ketten-Gene (Hb-Bart's-Hydrops-fetalis-Syndrom; ohne intrauterine Transfusion kommt es zu intrauterinem Fruchttod).
- **Alpha-Thalassaemia intermedia:** Inaktivierung von drei Alpha-Ketten-Genen (HbH-Krankheit; gekennzeichnet durch eine hämolytische Anämie unterschiedlicher Ausprägung. Die meisten Patienten sind klinisch unbeeinträchtigt. Jüngere Kinder können hämolytische Krisen entwickeln).
- **Alpha-Thalassaemia minor:** Deletion von zwei Alpha-Ketten-Genen ohne klinische Relevanz.
- **Alpha-Thalassaemia minima:** Klinisch und hämatologisch asymptomatische Form bei Deletion eines Alpha-Ketten-Gens und erhaltener Funktion von drei Alpha-Globin-Genen.

Therapie

Alpha-Thalassaemia major: Intrauterine Transfusionen sind erforderlich. Postnatal entspricht die Behandlung der der Beta-Thalassämie. Die einzig kurative Behandlung ist die hämatopoetische Stammzelltransplantation.

Alpha-Thalassaemia intermedia: Es ist auf eine ausgewogene Ernährung mit ausreichender Folsäurezufuhr zu achten. Jüngere Kinder können im Rahmen hämolytischer Krisen gelegentlich transfusionsbedürftig werden.

Alpha-Thalassaemia minor und minima: Diese Patienten benötigen keine Therapie.

10.2.6.7 Enzymdefekte

Wegweiser

Zahlreiche hereditäre Erythrozytenenzymdefekte können zu kongenitalen nichtsphärozytären hämolytischen Anämien führen. Die Erkrankungen weisen eine Symptomatik auf, deren Schweregrad vom Ausmaß der Funktionsstörung und von der Bedeutung des Enzyms abhängt. Exemplarisch wird im Folgenden der Glukose-6-Phosphat-Dehydrogenase-Mangel besprochen.

Glukose-6-Phosphat-Dehydrogenase-Mangel (G-6-PD-Mangel)

Der X-chromosomal-rezessiv vererbte Defekt der Glukose-6-Phosphat-Dehydrogenase ist eine der häufigsten genetisch bedingten Erkrankungen. Träger des Gendefekts haben gegenüber der Infektion mit Malaria einen biologischen Vorteil.

Pathogenese

Eine Störung des Pentosephosphatzyklus führt bei Einwirkung oxidativer Noxen zu Veränderungen erythrozytärer Proteine, wodurch es über eine Schädigung der Erythrozytenmembran zur Hämolyse kommt. Das Hämoglobin wird denaturiert und fällt als Heinz-Innenkörper aus. Die Auslösung hämolytischer Krisen durch die Favabohne hat der Erkrankung den Namen **Favismus** gegeben. Medikamente, Chemikalien und Nahrungsmittel können bei Vorliegen eines G-6-PD-Mangels ebenfalls eine hämolytische Krise erzeugen.

Klinik

Intermittierend auftretende hämolytische Anämie: Im Intervall sind die Patienten beschwerdefrei. Die akute Auslösung hämolytischer Krisen erfolgt durch oxidativen Stress. Das Ausmaß der Hämolyse hängt von der Art des Agens, der resorbierten Menge und dem Ausmaß des Enzymdefekts beim Patienten ab. Es kommt zu Ikterus und Hämoglobinurie. Eine schwere Hämolyse kann tödlich verlaufen. Eine Spontanerholung ist die Regel.
Chronische hämolytische Anämie: Sie ist sehr selten. Der Verlauf ist ähnlich wie bei anderen hämolytischen Anämien. Oxidative Noxen können hämolytische Krisen auslösen.
Bei beiden Formen besteht in der Regel keine Splenomegalie.

Diagnostik

Neben allgemeinen Zeichen einer Hämolyse sind Heinz-Innenkörper in der **Supravitalfärbung** (Retikulozytenfärbung) charakteristisch. Die **G-6-PD-Aktivität** in Erythrozyten ist erniedrigt.

Therapie

Die wichtigste Maßnahme besteht in der Meidung auslösender Substanzen. Bei akuter Hämolyse erfolgt eine symptomatische Therapie.

10.2.7 Sideroblastische Anämien (SA)

Definition

Gruppe seltener chronischer Anämien mit hyperplastischer und ineffektiver Erythropoese und Hämsynthesestörung mit Hypersiderämie und Ringsideroblasten im Knochenmark. Bei den hereditären Formen erfolgt die Vererbung autosomal- oder X-chromosomal-rezessiv. Synonym: sideroachrestische Anämien.

Pathogenese

Eine Störung der Hämsynthese und des Eiseneinbaus führt zu einer Eisenverwertungsstörung und Eisenüberladung des Körpers (Hämosiderose). Man kennt hereditäre Formen und erworbene Formen, die durch Medikamente (z. B. Tuberkulostatika, Analgetika) oder durch eine Bleivergiftung verursacht werden können.

Klinik

Die im Kindesalter vorherrschende X-chromosomale SA liegt in zwei Formen vor, die klinisch unterschieden werden können. Ein Defekt im *ABC-7*-Gen führt zu einer **SA mit Ataxie.** Mutationen im *ALAS 2*-Gen beeinträchtigen die Aktivität der Delta-Aminolävulinsäure-Synthetase, des Schlüsselenyzms der Hämsynthese **(SA ohne Ataxie).**
Eine häufige Komplikation bei sideroblastischer Anämie ist die **systemische Eisenüberladung,** bedingt durch die Hyperplasie der ineffektiven Erythropoese mit gesteigerter Eisenaufnahme aus der Nahrung.

Diagnostik

Blutbild: Es besteht eine hypochrome mikrozytäre Anämie. Eisen und Ferritin im Serum sind erhöht. In der **Knochenmarkpunktion** lassen sich Ringsideroblasten (kreisförmige Anordnung von nicht verwertbarem Eisen in den um die Kerne gelagerten Mitochondrien der Erythroblasten) nachweisen.

Therapie

Eine Eisentherapie ist kontraindiziert. Eine Deferoxamintherapie wie bei der Thalassämie verhindert die Hämosiderose. In einigen Fällen kann eine hoch dosierte Pyridoxintherapie (Vitamin B_6) die Hämsynthese normalisieren. Auch eine Eisenentzugstherapie (vorsichtige Aderlässe) ist wohl wirksam.

Merke

Differenzialdiagnose der hypochromen Anämie:

- Eisenmangelanämie (Serumeisen, Ferritin, Transferrinsättigung niedrig)
- Thalassämie (Hämoglobinelektrophorese), sideroblastische Anämie (Serumeisen und Serumferritin erhöht)

10.2.8 Panmyelopathien: aplastische Anämien

10.2.8.1 Wegweiser

Ätiologisch heterogene Störung der Zellbildung auf der Ebene der Stammzellen mit peripherer Panzytopenie (Anämie, Leukozytopenie, Thrombozytopenie) und verminderter Zellularität im Knochenmark.

10.2.8.2 Kongenitale aplastische Anämie (Fanconi-Anämie)

Definition

Seltene, autosomal-rezessiv vererbte Anämie, die mit Kleinwuchs, zahlreichen Fehlbildungen, langsam progredientem Knochenmarkversagen, chromosomaler Instabilität sowie einer Prädisposition für Neoplasien einhergeht.

Klinik

Die Panzytopenie ist in der Regel bei der Geburt und im Säuglingsalter nicht vorhanden. Sehr früh ist jedoch eine Makrozytose mit zu hohem MCV nachweisbar. Die Symptomatik beginnt meist zwischen dem 4. und 8. Lebensjahr. Zuerst entwickelt sich eine Thrombozytopenie, später kommen eine hochgradige Anämie und Leukozytopenie hinzu. In zwei Drittel der Fälle bestehen kongenitale **Anomalien** mit Mikrozephalie, Mikrophthalmie, Skelettanomalien (Radius- und Daumenaplasie) sowie **Fehlbildungen** von Herz und Nieren. **Kleinwuchs** tritt in über zwei Drittel der Fälle auf, sehr häufig sind auch **Pigmentierungsstörungen** der Haut in Form von Hyper- oder Hypopigmentierungen. Eine mentale **Retardierung** kann bestehen. Das Risiko, an **Malignomen** zu erkranken, ist erhöht.

Diagnostik

Es besteht eine schwere Panzytopenie (Anämie, Leukozytopenie und Thrombozytopenie) mit makrozytären roten Blutzellen. Die HbF-Konzentration ist erhöht. In der Knochenmarkpunktion finden sich ein zellarmes Knochenmark mit Verminderung aller Zellreihen sowie eine Vermehrung von Fettgewebe, Retikulum-, Plasma- und Mastzellen. In der Knochenmarkzellkultur lässt sich eine vermehrte spontane und induzierbare Chromosomenbrüchigkeit nachweisen. Im Lymphozytenfragilitätstest führt die Zugabe von Cyclophosphamid zu kultivierten Lymphozyten des Patienten zu einer im Vergleich zur Kontrolle zehnfach erhöhten Zellzerstörung.

Therapie

Symptomatische Therapie: Die Gabe von G-CSF und GM-CSF ist bei schwerer Neutropenie indiziert. Erythrozytentransfusionen sind bei Hb-Werten von 7–8 g/dL, Thrombozytentransfusionen bei Blutungen indiziert.

Kausale Therapie: Die hämatopoetische Stammzelltransplantation sollte in einem frühen Stadium des Knochenmarkversagens angestrebt werden. Bei fehlendem Knochenmarkspender werden Androgene (Oxymetholon) eingesetzt. Sie sind bei 50 % der Patienten vorübergehend wirksam, können jedoch zu erheblichen Nebenwirkungen führen (Hepatome und andere Lebererkrankungen).

Prognose

Bei Durchführung einer hämatopoetischen Stammzelltransplantation kommt es in mindestens 70 % der Fälle zur Heilung, wenn ein HLA-identisches Geschwisterkind als Spender verfügbar ist. Auf das mit dem Lebensalter zunehmende Risiko für die Entwicklung maligner Tumoren, insbesondere von Plattenepithelkarzinomen im Kopf-Hals-Bereich, der Anogenitalregion und der Haut, hat die Stammzelltransplantation keinen Einfluss.

10.2.8.3 Erworbene aplastische Anämie

Definition

Die erworbene aplastische Anämie ist eine seltene schwere Erkrankung des Knochenmarks mit Reduktion der Zellularität auf unter 30 % der Altersnorm und folgender Zytopenie im peripheren Blut.

Pathogenese
Durch die immunologische Wirkung von T-Lymphozyten auf Stammzellen kommt es zu gesteigerter Apoptose und zum Untergang des blutbildenden Gewebes. Die Ursachen sind weitgehend unklar, bei über 90 % der Erkrankten kann kein Auslöser gefunden werden (idiopathische aplastische Anämie). Bei ca. 5 % der Patienten kommt es im zeitlichen Zusammenhang mit einer Hepatitis, für die typischerweise kein Erreger nachgewiesen werden kann, zum Auftreten einer aplastischen Anämie. Andere Ursachen sind Medikamente, ionisierende Strahlen, Chemikalien und Infektionen z. B. mit Viren.

Klinik
Bei der Mehrzahl der Patienten steht zunächst eine **Blutungsneigung** im Vordergrund. Schleimhautblutungen treten häufig auf, innere Blutungen sind selten. Im Verlauf können in Abhängigkeit vom Ausmaß der Granulozytopenie schwerwiegende **Infektionen** (v. a. durch Bakterien und Pilze) auftreten.

Diagnostik
Im **Blutbild** findet sich eine schwere Panzytopenie (Anämie, Leukozytopenie und Thrombozytopenie), in der **Knochenmarkpunktion** ein hypozelluläres Knochenmark.

> **Merke**
>
> Diagnostische Kriterien für die schwere Form der aplastischen Anämie (SAA):
> - Neutrophile Granulozyten < 500/µL
> - Thrombozyten < 20.000/µL
> - Retikulozyten < 2 ‰

Therapie
Supportive Therapie: Substitution von Thrombozytenkonzentraten bei erhöhter Blutungsneigung. Die Indikation zur Erythrozytentransfusion besteht bei einem Hämoglobinwert < 7 g/dL. Es werden ausschließlich Leukozyten-depletierte bestrahlte Blutprodukte transfundiert.
Infektionsprophylaxe: Erziehung zur Hygiene, insbesondere zum Händewaschen.
Immunsuppressive Therapie: Ciclosporin A in Verbindung mit Antithymozytenglobulin (ATG).
Hämatopoetische Stammzelltransplantation: Sie wird angestrebt bei HLA-identischem Geschwisterkind als Spender und bei Versagen der konservativen Therapie.

Prognose
In 15 % der Fälle kommt es zu einer Spontanremission. Durch eine immunsuppressive Therapie kann in etwa 15 % der Fälle, durch hämatopoetische Stammzelltransplantation in etwa 70 % der Fälle eine Heilung erzielt werden.

10.2.8.4 Myelodysplastische Syndrome (MDS)
Definition
Myelodysplastische Syndrome sind eine heterogene Gruppe klonaler Stammzellerkrankungen, die mit Zytopenie, hypo- bis hyperzellulärem Knochenmark und Übergang in eine akute myeloische Leukämie einhergehen.

Pathogenese
Es handelt sich um eine unkontrollierte Proliferation von meist noch normalen Endzellen durch eine primäre Störung auf der Ebene der multipotenten Stammzelle. Klinische Manifestation und Verlauf sind vom Ausmaß der Proliferation des abnormen Klons und von der Kapazität der gesunden Resthämatopoese abhängig.

WHO-Klassifikation für primäres und sekundäres MDS
Primäres MDS:
- Refraktäre Zytopenie (RC): Periphere Blasten < 2 %, Knochenmarkblasten < 5 %
- Refraktäre Anämie mit Blastenexzess (RAEB): Periphere Blasten 2–19 % oder Knochenmarkblasten 5–19 %
- Refraktäre Anämie mit Blastenexzess in Transformation (RAEB-T): Periphere Blasten oder Knochenmarkblasten 20–29 %

Sekundäres MDS: MDS nach Chemo- oder Strahlentherapie, bei kongenitalen Erkrankungen mit Knochenmarkversagen, nach erworbener aplastischer Anämie (AA) oder bei familiären Erkrankungen.

Klinik
Die klinische Symptomatik ist sehr variabel und hängt vom Ausmaß der Anämie und von der begleitenden Knochenmarkinsuffizienz ab. Die Erkrankung geht meist in eine akute myeloische Leukämie (AML, ▸ Kap. 11.2.3) über, deren Prognose mit Chemotherapie sehr schlecht ist.

Diagnostik
Im **Blutbild** finden sich eine makrozytäre Anämie und Blasten. Zur Diagnosestellung erfolgt eine **Knochenmarkpunktion.**

Therapie

Die einzige Heilungschance besteht in der Durchführung einer allogenen Stammzelltransplantation. Heute wird sie häufig bereits im Stadium des myelodysplastischen Syndroms und nicht erst bei Auftreten der AML durchgeführt.

10.3 Erkrankungen des weißen Systems

10.3.1 Neutrophile Leukozytopenie

Definition

Eine Verminderung der zirkulierenden neutrophilen Leukozyten auf absolute Werte unter 1.500/μL bei normalen Erythrozyten- und Thrombozytenzahlen wird als Neutropenie bezeichnet.

Pathogenese und Ätiologie

Es liegt entweder eine verminderte Produktion im Knochenmark (schwere kongenitale Neutropenie [Kostmann], zyklische Neutropenie, benigne/maligne familiäre Neutropenie, ineffektive Granulopoese, Shwachman-Diamond-Syndrom, Glykogenose Typ Ib) oder eine verkürzte Lebensdauer in der Peripherie (Infektionen, Autoimmunneutropenie, Medikamente, allergische Agranulozytose, Hypersplenismus) zugrunde.

Klinik

Die klinische Symptomatik ist vom Schweregrad abhängig. Eine Gefahr lebensbedrohlicher **pyogener Infektionen** besteht in der Regel nur bei schwerer Neutropenie. Die Patienten sind hauptsächlich durch Infektionen mit *Staphylococcus aureus* und gramnegativen Bakterien *(Pseudomonas aeruginosa)* gefährdet. Es kommt zu Hautabszessen, Furunkulose, Otitis media, Pneumonie und Sepsis. Begleitend bestehen häufig **Schleimhautsymptome** wie Stomatitis, Gingivitis und Periodontitis. Eine isolierte Neutropenie führt nicht zu einer vermehrten Gefährdung durch Viren, Pilze und Parasiten. Zeichen der Lokalinfektion wie Exsudat, Eiterbildung, Ulzeration, Fissuren und regionale Adenopathie sind bei neutropenischen Patienten wenig ausgeprägt oder fehlen.

Merke

Schweregrade der Neutropenie:
- Milde Neutropenie: 1.000–1.500/μL.
- Mäßiggradige Neutropenie: 500–1.000/μL.
- Schwere Neutropenie: < 500/μL.

Zu einer **allergischen Agranulozytose** kann es antikörperinduziert durch Medikamente kommen. Der Verlauf ist dramatisch. Die Agranulozytose tritt 7–10 Tage nach Ersteinnahme des Medikaments auf. Es kommt zu Fieber, Schüttelfrost, Kopfschmerzen, Schleimhautnekrosen, Bakteriämie und Sepsis. Die Therapie erfolgt durch Eliminierung der auslösenden Noxe sowie Schock- und Infektionstherapie.

Merke

Bei Patienten mit Neutropenie fehlen die physiologischen Reaktionen des Organismus auf eine Infektion. Das Ausbleiben von Fieber, Eiterbildung, Pyurie beim Harnwegsinfekt oder einer granulozytären Pleozytose bei der Meningitis ist charakteristisch und schließt eine Infektion nicht aus.

10.3.1.1 Schwere kongenitale Neutropenie (Kostmann-Syndrom)

Die **schwere kongenitale Neutropenie** ist eine autosomal-rezessiv vererbte Erkrankung, der eine Störung der über G-CSF ausgelösten Signalübertragungskaskade mit einem Fehlen aller Reifungsstufen jenseits der Promyelozyten im Knochenmark zugrunde liegt. Die klinische Symptomatik beginnt bereits in den ersten Lebenstagen. Über 90 % der Patienten sprechen auf eine Therapie mit rekombinanten Wachstumsfaktoren der Granulopoese (G-CSF) an. Alternativ kann eine Knochenmarktransplantation durchgeführt werden.

10.3.1.2 Zyklische Neutropenie

Die **zyklische Neutropenie** bezeichnet ein periodisches Auftreten einer Neutropenie, die von bakteriellen Infektionen begleitet sein kann. In der Mehrzahl der Fälle tritt die Erkrankung sporadisch auf, in etwa 30 % der Fälle wird sie autosomal-dominant vererbt. Ursächlich ist eine wechselnde Zellteilungsrate der Stammzellen im Knochenmark. Die Erkrankung manifestiert sich um das 10. Lebensjahr. Die Infektionen müssen, u. U. auch prophylaktisch, antibiotisch behandelt werden. Eine Therapie mit G-CSF kann die Dauer und Schwere der Neutropenie reduzieren.

10.3.2 Granulozytenfunktionsstörungen

10.3.2.1 Wegweiser

Angeborene und erworbene Funktionsstörung neutrophiler Granulozyten mit Beeinträchtigung von Chemotaxis, Phagozytose und Bakterienabtötung. Beispielhaft soll die septische Granulomatose besprochen werden.

10.3.2.2 Septische Granulomatose (CGD)

Definition

X-chromosomal-rezessiv (65 %) oder autosomal-rezessiv vererbter Defekt der Sauerstoffradikalbildung von Phagozyten, der zu einer erhöhten Infektionsanfälligkeit und zu einer erhöhten Inzidenz von entzündlichen Erkrankungen aus dem rheumatischen Formenkreis führt. Synonyme: Chronic Granulomatous Disease, CGD; **chronische Granulomatose.**

Pathogenese

Granulozyten und Makrophagen von Patienten mit CGD können Bakterien und Pilze regelrecht phagozytieren. Der Defekt der NADPH-Oxidase führt jedoch zu einer verminderten Sauerstoffradikalbildung in den Phagozyten und damit zu einer Störung der Abtötung von katalasepositiven Bakterien (*S. aureus, E. coli,* Klebsiellen, *Proteus,* Salmonellen) und Pilzen. Durch die ungestörte Vermehrung der Erreger gehen die Granulozyten zugrunde, und die Erreger werden erneut frei, um von weiteren Granulozyten phagozytiert zu werden. Um diese zerfallenden Granulozyten bildet sich ein Wall aus Lymphozyten und Histiozyten, die Granulome bilden („chronische Granulomatose").

Klinik

Die chronisch-**rezidivierenden Infektionen** beginnen im Säuglingsalter. Pneumonien treten am häufigsten auf. Außerdem kommt es zu **Lymphknoten-, Haut- und Leberabszessen** sowie zu Entzündungen des Knochenmarks, des Zahnfleisches oder der Mundschleimhaut.

Die wichtigsten Erreger sind *Staphylococcus aureus, Burkholderia cepacia* und *Aspergillus.*

Neben schweren Infektionen treten gehäuft autoimmunologische Komplikationen auf (Crohn-artige Kolitis und restriktive Lungenerkrankungen).

Diagnostik

Wegweisend sind der **NBT-Test** (Farbstoffreduktionsprobe mit Nitroblautetrazolium an phagozytierenden Granulozyten in vitro), der **Ferrocytochromreduktionstest** (Bestimmung der O_2-Produktion) und der Granulomnachweis in der **Histologie.** Die Diagnose wird durch **DNA-Analyse** bestätigt.

Therapie

Bei Auftreten akuter Infektionen sollten intrazellulär wirksame **Antibiotika** verabreicht werden (Clindamycin, Rifampicin, Makrolide, Fosfomycin). Bei hochfieberhaften Verläufen und/oder Entwicklung von Granulomen werden frühzeitig **Kortikosteroide** verabreicht.

Die lebenslange prophylaktische Gabe von Cotrimoxazol und Itraconazol (wirksam gegen Aspergillen) führt zu einer Reduktion der schweren rezidivierenden Infektionen.

Bei Verfügbarkeit eines HLA-identischen Spenders kann die Erkrankung durch eine **hämatopoetische Stammzelltransplantation** geheilt werden. Die **Gentherapie** befindet sich in der Entwicklung. Kinder mit CGD sollten alle empfohlenen Impfungen erhalten.

Klinischer Fall

Felix, ein 3 Jahre alter Junge, leidet seit dem Alter von 6 Monaten an rezidivierenden Infektionen mit *Staphylococcus aureus,* die sich als schlecht heilende Haut- und Lymphknotenabszesse manifestieren. Wiederholt musste er deswegen operiert werden. Darüber hinaus wurde er bereits dreimal wegen einer ausgedehnten Pneumonie stationär behandelt. Bei der Familienanamnese gibt die Mutter an, dass ihr Bruder als Kleinkind an schweren Hautabszessen mit ausgeprägter Narbenbildung litt und schließlich im Alter von 5 Jahren an einer schweren Lungeninfektion verstarb. Die Leukozytenzahl im Blut von Felix ist unauffällig. Der NBT-Test und der Ferrocytochromreduktionstest fallen pathologisch aus. Die Diagnose einer chronischen Granulomatose wird molekulargenetisch gesichert.

Lerntipp

Um Fragen nach Immundefekten besser beantworten zu können, hilft es, sich zunächst zu vergegenwärtigen, welche Elemente des Immunsystems welche Aufgaben erfüllen.

10.4 Erkrankungen der Milz

10.4.1 Asplenie

Ätiologie

Die häufigste Ursache für eine Asplenie (anatomisches oder funktionelles Fehlen der Milz) ist die Splenektomie nach Trauma oder bei hämatologischen Erkrankungen. Eine kongenitale Asplenie kann als Teilsymptom des Ivemark-Syndroms vorkommen. Begleitend bestehen dann anatomische Variationen von Darm, Lunge und Herz. Eine funktionelle Asplenie kann bei der Sichelzellanämie auftreten.

Klinik

Das Fehlen der Milz führt zu einer erheblichen Infektionsgefährdung, vor allem durch Pneumokokken, Meningokokken und *Haemophilus influenzae.*

Diagnostik

Charakteristisch sind Howell-Jolly-Körperchen im peripheren Blutbild. Die Sonografie des Abdomens zeigt die fehlende Milz.

Therapie

Auftretende bakterielle Infektionen sollten frühzeitig und möglichst gezielt (Kulturen) behandelt werden.

Prophylaxe

Wichtige präventive Maßnahmen bei Asplenie sind die Impfungen gegen Pneumokokken, Meningokokken und *Haemophilus influenzae* sowie eine antibiotische Dauerprophylaxe mit Penicillin V bis zum Erreichen des Erwachsenenalters.

10.4.2 Splenomegalie

Ätiologie

Wichtige Ursachen einer Splenomegalie im Kindesalter sind **hämolytische Erkrankungen** (Erythrozytenmembrandefekte, Hämoglobinopathien), **Infektionen** (Sepsis, Endokarditis, Abszesse, Virusinfektionen: *EBV, CMV,* Protozoonosen), **maligne Erkrankungen** (Leukämien, Lymphome, Morbus Hodgkin), **Stauung** (Pfortader- oder Milzvenenstauung, Leberzirrhose, chronische Herzinsuffizienz), **Zysten** (angeboren, erworben: Pseudozysten), **nichtmaligne Infiltration** (lysosomale Speichererkrankungen, Retikuloendotheliosen, Hämangiome) und andere (Morbus Still, Lupus erythematodes).

10.5 Hämostaseologie

10.5.1 Hämophilie A

Definition

X-chromosomal-rezessiv vererbte Koagulopathie auf der Grundlage einer verminderten Aktivität von Faktor VIII:C, dem niedermolekularen Anteil des Faktor-VIII:C/Von-Willebrand-Faktor-Komplexes (1 : 5.000 männliche Neugeborene).

Ätiologie

In zwei Dritteln der Fälle wird die Erkrankung X-chromosomal-rezessiv vererbt, in einem Drittel der Fälle handelt es sich um Spontanmutationen ohne positive Familienanamnese. Bei weiblichen Individuen tritt eine Hämophilie nur sehr selten auf. Dies kann bei verschobener X-Inaktivierung, numerischen oder strukturellen Anomalien der X-Chromosomen (z. B. Ullrich-Turner Syndrom, testikuläre Feminisierung) oder echter Homozygotie (Vater Hämophiler, Mutter Konduktorin) vorkommen.

Klinik

Neugeborene mit Hämophilie zeigen typischerweise **keine vermehrte Blutungsneigung.** Dies erklärt sich durch ein erhöhtes Thrombinbildungspotenzial bei physiologisch niedrigen antikoagulatorischen Proteinen. Später können Blutungen in jedem stark durchbluteten Gewebe auftreten. Die erste Blutung tritt charakteristischerweise nach einem **Lippenbändchenriss** auf. Die erste Blutung in ein Gelenk (Initialblutung) manifestiert sich häufig als **Kniegelenkblutung** (Krabbeln). Darüber hinaus kann es zu **ausgeprägten Hämatomen** an den Oberarmen, an den Ellenbogen oder an der Brust kommen. Auch ohne äußere Einwirkung kann es zu **subkutanen oder intramuskulären Hämatomen** kommen, besonders gefährlich sind Psoasblutungen, die als Leistenzerrung imponieren. Die Gefahr **innerer Blutungen** ist erhöht. Charakteristisch für die Hämophilie ist außerdem das Fehlen exzessiver Blutungen aus kleinen Schnitt- und Schürfwunden, da die primäre Hämostase intakt ist.

In Abhängigkeit vom Schweregrad (▸ Tab. 10.2) besteht eine milde bis ausgeprägte **hämorrhagische Diathese.**

Bei der **leichten** Hämophilie treten signifikante Blutungen nur nach Traumen, Operationen oder Zahnextraktionen auf. Bei **mittelschwerer** Hämophilie sind Spontanblutungen möglich. Bei **schwerer** Hämophilie sind Spontanblutungen die Regel. Es treten Blutungen in die großen Gelenke und in die Muskulatur, auffallende Sugillationen nach Bagatelltraumen und gelegentlich auch Hirnblutungen auf (▶ Abb. 10.2a).

Tab. 10.2 Schweregrade der Hämophilie

Schwere Hämophilie	FVIII:C-Aktivität <1 %
Mittelschwere Hämophilie	FVIII:C-Aktivität 1–5 %
Leichte Hämophilie	FVIII:C-Aktivität 5–40 %

Merke

Eltern von Kindern mit Hämophilie werden überdurchschnittlich häufig der Kindesmisshandlung bezichtigt.

Komplikationen

Hämophiliearthropathie: Besonders betroffen sind die großen Gelenke (Sprung-, Knie-, Ellenbogen-, Hüftgelenk; ▶ Abb. 10.2b und ▶ Abb. 10.2c). Die Synovia setzt Enzyme frei, die das Blut im Gelenk abbauen. Hierzu verdickt sich die Synovia und wird stärker durchblutet, woraus sich eine höhere Wahrscheinlichkeit weiterer Blutungen ergibt (Circulus vitiosus). Langzeitfolgen sind Gelenkversteifungen und Arthrose (heute wegen aggressiver Behandlungsstrategien selten).

Infektionen: In den 1980er-Jahren lag die Durchseuchungsrate mit Hepatitis C und *HIV* bei nahezu 100 %. Seit 1986 ist keine Infektion mehr aufgetreten.

Diagnostik

Wegweisend ist die Familien- und Blutungsanamnese. Die aPTT ist verlängert, Quick und Fibrinogen sind normal. Die **FVIII:C-Aktivität** ist vermindert. Die **DNA-Analyse** dient der Diagnosebestätigung.

Merke

Eine aPTT > 80 Sekunden ist nahezu beweisend für eine Hämophilie A oder B. Die Bestimmung der Aktivitäten der Einzelfaktoren muss jedoch erfolgen.

Therapie

Blutungsprophylaxe: Thrombozytenaggregationshemmer wie Azetylsalizylsäure sollten gemieden werden, intramuskuläre Injektionen sind kontraindiziert. Bei Verletzungen sollte eine sorgfältige lokale Blutstillung erfolgen.

DDAVP (Minirin®): Es erhöht die FVIII:C-Aktivität um das Zwei- bis Vierfache durch Freisetzung aus dem Endothel. Bei schwerer Hämophilie ist der Effekt daher nur unzureichend. Die Wirkung ist nach 2- bis 3-maliger Gabe erschöpft.

Substitution von Faktor VIII bei akuter Blutung (Bedarfssubstitution): Heute werden sowohl virusinaktivierte plasmatische Faktoren als auch rekombinant hergestellte Präparate verwendet. Die früher mit der Faktorsubstitutionstherapie einhergehende Infektionsgefahr ist aufgrund eingehender Sicherheitsmaßnahmen heute minimal.

Die Dosierung hängt vom Ausmaß und von der Lokalisation der Blutung sowie dem Schweregrad der Hämophilie ab. Es werden 30–50 IE/kg KG in 8- bis 12-stündigen Intervallen i. v. verabreicht. 1 IE/kg KG Faktor VIII erhöht die FVIII:C-Aktivität um 1–2 %. Die anzustrebenden FVIII:C-Aktivitäten sind von der Situation abhängig.

Dauersubstitution von Faktor VIII: Ziel der Therapie ist es, aus einer schweren eine mittelschwere Hämophilie zu machen. Dies kann in der Regel durch eine Faktorsubstitution mit wöchentlich dreimaliger Gabe von 20–40 IE/kg KG erreicht werden. Mit der Dauersubstitution wird in der Regel nach dem ersten Expositionstag bzw. bei Auftreten von kleineren Blutungen und zunehmender Mobilität begonnen (Ziel: Prophylaxe bereits vor der ersten Gelenkblutung). Die Substitution erfolgt zunächst durch die Eltern (Heimselbstbehandlung). Mit etwa 10 Jahren lernen die Patienten, sich selbst den Faktor i. v. zu verabreichen. Sport ist in der Regel erlaubt, nur Kampfsportarten sollten vermieden werden.

Therapie der Hemmkörperhämophilie

Von Hemmkörperhämophilie spricht man, wenn Inhibitoren im Sinne von Alloantikörpern gegen transfundierten FVIII auftreten. Sie tritt vor allem bei Patienten mit schwerer Hämophilie auf. Die Therapie besteht in der hoch dosierten (100 bis 200 IE/kg KG/d) Gabe von FVIII-Konzentrat über einen längeren Zeitraum. Alternativ können auch aktivierter Prothrombinkomplex oder aktivierter FVII eingesetzt werden. Die Therapie der Hemmkörperhämophilie ist mit sehr hohen Kosten verbunden.

Merke

> 80 % aller Hämophilen weltweit haben keinen Zugang zu teuren Faktorprodukten.

Prognose

Bei rechtzeitiger und ausreichender Substitution ist die Lebenserwartung heute bei guter Lebensqualität annähernd normal.

10.5.2 Hämophilie B

Definition

X-chromosomal-rezessiv vererbte Koagulopathie auf der Grundlage einer verminderten biologischen Aktivität des plasmatischen Gerinnungsfaktors IX.

Klinik

Die Hämophilie B ist von der Hämophilie A klinisch nicht zu unterscheiden.

Diagnostik

Die Veränderung der **Gerinnungsparameter** entspricht der der Hämophilie A. Die **FIX-Aktivität** ist vermindert. Die Diagnose wird durch **DNA-Analyse** bestätigt.

Therapie

Die Therapie der Hämophilie B entspricht der der Hämophilie A. Die Substitutionstherapie erfolgt mit plasmatischen und rekombinant hergestellten Faktor-IX-Konzentraten. Die Halbwertszeit von Faktor IX ist länger als die von Faktor VIII. Die Dosisintervalle bei Bedarfs- und Dauertherapie sind daher länger. DDAVP ist bei Hämophilie B nicht wirksam.

Merke

Die Faktorsubstitutionstherapie stellt hohe Anforderungen an die betroffenen Familien. In der Regel erlernen die Eltern der Patienten die Durchführung intravenöser Injektionen und führen die Substitutionstherapie zu Hause eigenständig durch.

10.5.3 Von-Willebrand-Syndrom

Definition

Meist autosomal-dominant oder selten autosomal-rezessiv vererbte hämorrhagische Diathese auf der Grundlage quantitativer oder qualitativer Defekte des Von-Willebrand-Faktors (VWF), des großmolekularen Anteils des Faktor-VIII:C/Von-Willebrand-Faktor-Komplexes. Es handelt sich mit einer

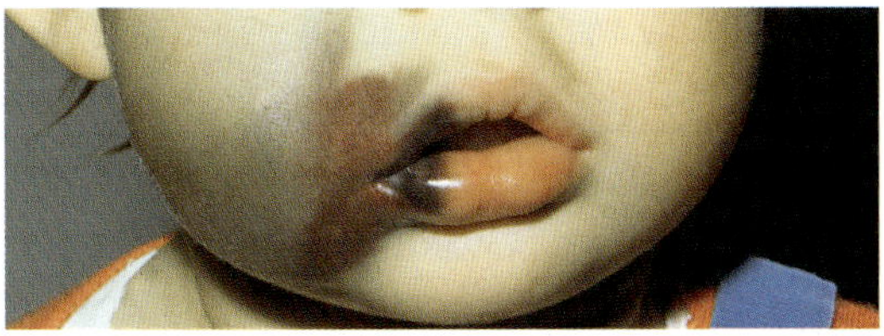

Abb. 10.2a Hämophilie. Weichteilblutungen. [O530]

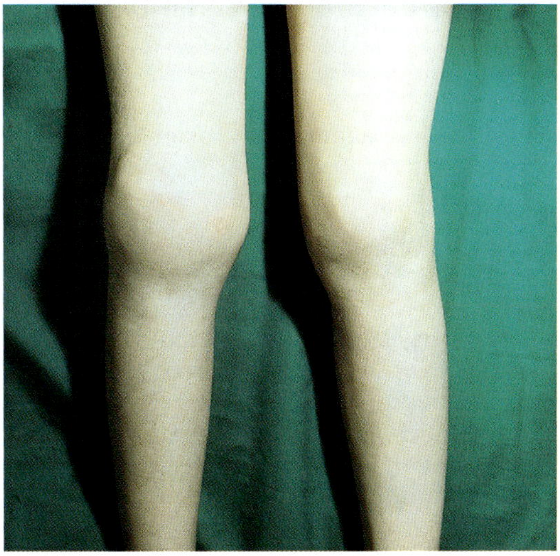

Abb. 10.2b Hämophilie. Hämophile Arthropathie mit Schwellung und Deformierung des rechten Kniegelenks. [O530]

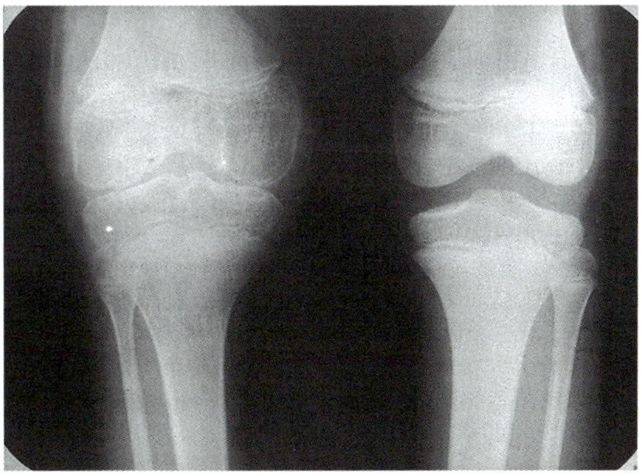

Abb. 10.2c Hämophilie. Röntgenbild beider Kniegelenke: Arthropathie des rechten Kniegelenks mit erheblicher Verschmälerung des Gelenkspalts bei Hämophilie A, linkes Kniegelenk unauffällig. [O530]

Prävalenz von 1 % um die häufigste hereditäre hämorrhagische Diathese.

Pathogenese

Der VWF ist ein adhäsives Protein mit Bindungsstellen für zirkulierende Proteine (Faktor VIII), Kollagen und Thrombozytenoberflächenstrukturen. Bei Fehlen oder Defekt des VWF kommt es zu einer mangelhaften Adhäsion der Thrombozyten am verletzten Endothel der Gefäße (Störung der primären Hämostase). Die Bindung von Faktor VIII verhindert seinen vorzeitigen Abbau. Bei schweren Defekten des VWF kommt es daher zusätzlich zu einer verminderten Faktor-VIII:C-Aktivität (Störung der sekundären Hämostase).

Klinik

Im Gegensatz zur Hämophilie ist das klinische Leitsymptom die **profuse Schleimhautblutung** als Ausdruck der Störung der primären Hämostase. Sie tritt vor allem im Nasen-Rachen-Raum auf. Häufig kommt es zu lang anhaltenden Blutungen nach Zahnwechsel, Zahnextraktion, Einriss des Zungenbändchens, Tonsillektomie und Adenotomie. Beim schweren Von-Willebrand-Syndrom treten als Ausdruck der Störung der sekundären Hämostase auch hämophilieartige Blutungen auf.

Diagnostik

Wegweisend ist die Familien- und Blutungsanamnese. Die aPTT ist normal bis verlängert, der Quick ist normal, **VWFAg** ist vermindert, der **VWF:Ristocetin-Cofaktor** ist meist erniedrigt, die **FVIII:C-Aktivität** ist in Abhängigkeit von der Schwere des Defekts normal oder erniedrigt. Die **VWF-Multimerenanalyse** dient der Differenzierung einzelner Subtypen. Eine **DNA-Analyse** ist in Einzelfällen möglich.

Therapie

Neben der lokalen Blutstillung und der Meidung von Thrombozytenaggregationshemmern (Azetylsalizylsäure) kommen Fibrinolysehemmer wie Tranexamsäure (10–20 mg/kg KG) zur Anwendung.
Die Gabe des synthetischen ADH-Analogons Desmopressin (DDAVP) i. v. kann bei leichten Verlaufsformen endogen gespeicherten VWF freisetzen. Es kann bei Blutungen und zur präoperativen Blutungsprophylaxe eingesetzt werden. In schweren Fällen werden spezielle plasmatische VWF-haltige Faktor-VIII-Konzentrate, z. B. in einer Dosierung von 20–50 IE/kg KG i. v., verabreicht.

Prognose

Der Verlauf ist variabel, oft bessert sich die Symptomatik mit Abschluss der Pubertät.

> **Merke**
>
> Das Von-Willebrand-Syndrom ist die häufigste hereditäre hämorrhagische Diathese.

10.5.4 Koagulopathie durch Vitamin-K-Mangel

Definition

Hämorrhagische Diathese durch Aktivitätsminderung der Gerinnungsfaktoren II, VII, IX, X infolge Vitamin-K-Mangels im Rahmen verschiedener Erkrankungen.

Ätiologie

Ein Vitamin-K-Mangel kann in der Pädiatrie **alimentär** (z. B. ausschließliche Muttermilchernährung) und durch **Medikamente** bedingt sein oder im Rahmen **intestinaler Malabsorptionssyndrome** (Zöliakie, zystische Fibrose, protrahierte Diarrhö, chronisch-entzündliche Darmerkrankungen, Kurzdarmsyndrom)**, biliärer Obstruktionen** (z. B. Gallengangatresie) oder **Morbus haemorrhagicus neonatorum** (► Kap. 1.8.5) auftreten.

Diagnostik

Klärung der Grunderkrankung. Der Quick ist erniedrigt, die aPTT in schweren Fällen verlängert, Fibrinogen ist normal. Die Aktivitäten der **Faktoren** II, VII, IX, X sind erniedrigt, die Thrombozytenzahl ist normal.

Therapie

Bei leichten Blutungen reicht eine orale **Vitamin-K-Substitution** in einer Dosierung von 1–5 mg p. o. aus. Bei schwerer, lebensbedrohlicher Blutung werden etwa 5 mg Vitamin K i. v. (oder 1 mg/kg KG) verabreicht. Supportiv kann **PPSB** (Prothrombinkomplex) in einer Dosierung von 30–50 IE/kg KG substituiert werden.

10.5.5 Koagulopathie durch Lebererkrankungen

Definition

Hämorrhagische Diathese durch Störung der Synthese von Gerinnungsfaktoren (II, VII, IX, X und ggf. V) und Fibrinogen infolge primärer Lebererkrankungen.

Diagnostik
In der laborchemischen Untersuchung finden sich Zeichen der Lebererkrankung. Der Quick ist erniedrigt, die aPTT verlängert. **Fibrinogen** und Aktivitäten der **Faktoren** II, V, VII, IX, X sind bei schwerer Schädigung erniedrigt.

Therapie
Häufig spricht die Gerinnungsstörung wegen der zugrunde liegenden Leberfunktionsstörung nicht auf Vitamin K an. In diesen Fällen müssen Fresh Frozen Plasma und PPSB substituiert werden.

10.5.6 Verbrauchskoagulopathien

Definition
Disseminierte intravasale Gerinnungsprozesse mit diffusen Fibrinablagerungen in kleinen Gefäßen führen zu einem Verbrauch von Gerinnungsfaktoren, deren Inhibitoren und von Thrombozyten, wodurch es zum klinischen Bild der Verbrauchskoagulopathie mit hämorrhagischer Diathese, Gewebsnekrosen und Ischämie kommt.

Ätiologie
In der Pädiatrie können **Geburtskomplikationen** (vorzeitige Plazentalösung, perinatale Asphyxie, Mekoniumaspiration), **Infektionen** (gramnegative Sepsis, Meningokokken, konnatale Viruserkrankungen, z. B. *CMV*), **Zirkulationsstörungen** (Schock, Transfusionszwischenfälle, zyanotische Herzfehler) und **systemische Organerkrankungen** (Verbrennungen, Transplantatabstoßungen, Vaskulitiden, hämolytisch-urämisches Syndrom, akute Leukämien, insbesondere AML) eine Verbrauchskoagulopathie auslösen.

Diagnostik
Charakteristisch ist eine Thrombozytopenie bei erniedrigtem Quick und verlängerter aPTT. Antithrombin III und Plasminogen sind vermindert. Fibrinogen ist erniedrigt, Fibrinspaltprodukte sind erhöht. Im Blutausstrich sind Fragmentozyten zu erkennen.

10.5.7 Thrombozytopenien

10.5.7.1 Wegweiser

Definition
Thrombozytopenien (< 150.000/μL jenseits der Neugeborenenperiode und < 100.000/μL bei Neugeborenen) sind die häufigste Ursache hämorrhagischer Diathesen, wobei Blutungen in der Regel erst bei Thrombozytenzahlen unter 20.000/μL beobachtet werden.

Ätiologie
Differenzialdiagnosen der Thrombozytopenie im Kindesalter sind in ▸ Tab. 10.3 aufgeführt.

Klinik
Die thrombozytopenische Blutungsneigung ist charakterisiert durch Petechien (▸ Abb. 10.3), Haut- und Schleimhautabschürfungen, Epistaxis, Zahnfleischbluten, subkonjunktivale Blutungen, gastrointestinale Blutungen, Hämaturie, Hirnblutungen und postoperative Nachblutungen.

Diagnostik
- **Blutbild:** Thrombozytopenie, manuelle Thrombozytenzählung aus Zitratblut (wegen möglicher Pseudothrombozytopenie durch EDTA)
- **Blutausstrich:** Beurteilung durch einen Hämatologen (Plättchenzahl? Plättchengröße? Plättchenaggregate? Atypische Zellen der weißen Reihe?)
- **Gerinnung:** Ausschluss einer plasmatischen Gerinnungsstörung
- **Knochenmarkpunktion:** Nur bei unklarer Thrombozytopenie und bei Verdacht auf hämatologische Neoplasie
- Bestimmung **antithrombozytärer Antikörper** in Sonderfällen

10.5.7.2 Immunthrombozytopenische Purpura (ITP)

Definition
Akut auftretende, meist benigne verlaufende Autoimmunthrombozytopenie mit verkürzter Plättchenüberlebenszeit bei einem sonst gesunden Kind. Synonym: **idiopathische thrombozytopenische Purpura.**

Lerntipp

Das Akronym ITP steht für immunthrombozytopenische Purpura, die Bezeichnung idiopathische thrombozytopenische Purpura sollte nicht mehr verwendet werden. Dies wurde vom IMPP in den vergangenen Examina aber noch nicht umgesetzt.

Epidemiologie
Es handelt sich um die häufigste Form der hämorrhagischen Diathese im Kindesalter. Jungen und Mädchen sind gleich häufig betroffen. Der Altersgipfel liegt zwischen dem 2. und 6. Lebensjahr.

Tab. 10.3 Differenzialdiagnose der Thrombozytopenie im Kindesalter

Verminderte Produktion (amegakaryozytär)	Erhöhter Verbrauch (megakaryozytär)
Kongenital	• Alloimmunthrombozytopenie
• Isolierte hypoplastische Thrombozytopenie	• Autoimmunthrombozytopenie
• Grey-Platelet-Syndrom	• Immunthrombozytopenische Purpura (ITP)
• Bernard-Soulier-Syndrom	• Medikamenteninduziert
• Fanconi-Syndrom	• Hämolytisch-urämisches Syndrom
Erworben	• Thrombotisch-thrombozytopenische Purpura
• Leukämien, maligne Lymphome	• Disseminierte intravasale Gerinnung
• Aplastische Anämien	• Wiskott-Aldrich-Syndrom
• Viruserkrankungen: *EBV*, Varizellen, Masern	Pseudothrombozytopenie
• Heparininduzierte Thrombozytopathie (HIT)	• Thrombozytenagglutinate im EDTA-Blut
Verteilungsstörung	
• Hypersplenismus	
• Riesenhämangiom (Kasabach-Merritt-Syndrom)	

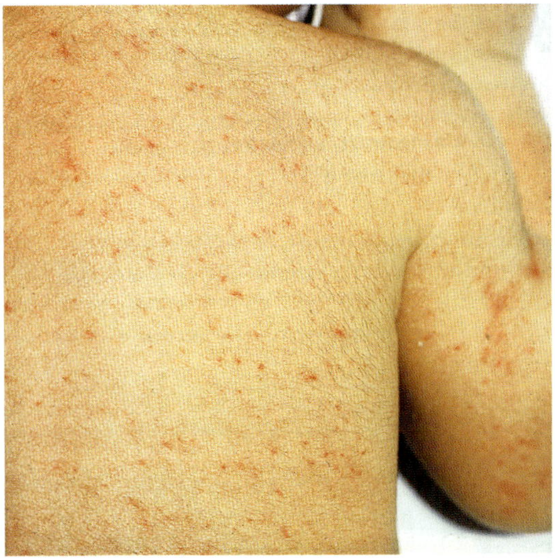

Abb. 10.3 Petechien infolge einer Thrombozytopenie. [O530]

Pathogenese

In etwa 50 % der Fälle können Autoantikörper gegen Thrombozytenmembranantigene nachgewiesen werden. Der Autoimmunprozess wird meist durch einen 1–3 Wochen vorausgehenden viralen Infekt getriggert.

Die IgG-Antikörper-beladenen Thrombozyten werden in Milz, Leber und Knochenmark sequestriert und abgebaut.

Klinik

Akute ITP: Die Erkrankung beginnt plötzlich mit flächigen Hämatomen, Petechien, Epistaxis, Schleimhautblutungen, gastrointestinalen Blutungen oder einer Hämaturie bei wenig beeinträchtigtem Allgemeinzustand. Eine Hepatosplenomegalie besteht selten und sollte stets an eine andere Genese denken lassen. Hirnblutungen treten in deutlich weniger als 1 % der Fälle auf.

Chronische ITP (Morbus Werlhof): Sie ist definiert als eine ITP, die länger als 6 Monate besteht. Meist sind ältere Mädchen betroffen.

Diagnostik

Es besteht eine isolierte Thrombozytopenie mit Werten bis zu < 5.000/µL; eine begleitende Anämie tritt nur bei schwerer Blutung auf. Die **Gerinnung** ist normal. Bei akuter ITP und klassischer Konstellation ist eine **Knochenmarkpunktion** nicht erforderlich. Bei chronischer ITP (zum Ausschluss anderer Formen von Thrombozytopenie) oder vor Beginn einer Steroidtherapie wird sie durchgeführt. Charakteristisch ist eine deutlich gesteigerte

Megakaryozytopoese. Der **Nachweis freier oder plättchenassoziierter Antikörper** (PA-IgG) ist in 80 % möglich, jedoch meist ohne diagnostische oder therapeutische Relevanz. Ein ausreichend sensitiver oder spezifischer Test zur serologischen Diagnose der ITP steht nicht zur Verfügung.

Diagnostik bei chronischer ITP: Knochenmarkpunktion (s. o.), antinukleäre Antikörper, Immunglobuline inkl. IgG-Subklassen, virologische Serologien, Urinanalyse, Sonografie des Abdomens.

Therapie

Es gilt das Prinzip, Blutungen zu behandeln, nicht aber die Thrombozytenzahl. Medikamentöse Therapiemaßnahmen werden nur in Ausnahmefällen eingesetzt, da in der überwiegenden Mehrzahl der Patienten die ITP ohne jede Therapiemaßnahme innerhalb von 6–9 Monaten vollständig abheilt. Folgende Medikamente kommen zum Einsatz: **hoch dosierte Immunglobuline i.v. (IVIgG), Kortikosteroide,** in Ausnahmesituationen **immunsuppressive Medikamente.**

Da auch Fremdthrombozyten vorschnell abgebaut werden, ist die einzige Indikation für **Thrombozytenkonzentrate** eine schwere lebensbedrohliche Blutung, z. B. eine ZNS-Blutung. Eine **Splenektomie** kommt heute nur in seltenen Ausnahmefällen zum Einsatz. Sie führt bei 80 % der Fälle von chronischer ITP zu einer Verbesserung.

Merke

Bei der Therapie der chronischen ITP sollte sorgfältig darauf geachtet werden, dass der Patient unter den Nebenwirkungen der Therapie nicht mehr leidet als unter der Thrombozytopenie.

Prognose

Die Prognose ist insgesamt günstig. Unabhängig von der Therapieform erfolgt in 70 % der Fälle die Remission innerhalb von 1–6 Monaten. Lebensbedrohliche Blutungen (z. B. intrakranielle Blutungen) sind sowohl bei akuter als auch bei chronischer ITP selten und treten mit oder ohne Behandlung auf.

Klinischer Fall

Ferdinand, ein 6 Jahre alter Junge, wird in der Ambulanz der Kinderklinik vorgestellt, da die Mutter wegen multipler Hämatome und akuten Nasenblutens sehr besorgt ist. Der Junge befindet sich in bestem Allgemeinzustand. Neben den flächigen Hämatomen, die insbesondere im Bereich der Unterschenkel bestehen, finden sich multiple Petechien am ganzen Körper. Die Nase ist wegen der nur schwer zum Stillstand zu bringenden Epistaxis tamponiert. Im Blutbild zeigen sich bis auf eine ausgeprägte Thrombozytopenie (8.000/µL) keine Auffälligkeiten. Auch die Gerinnungsparameter sind normal. Die Ärzte erklären Ferdinand und seiner Mutter, dass es sich um eine akute immunthrombozytopenische Purpura handelt.

10.5.8 Thrombozytenfunktionsstörungen

Definition

Seltene, autosomal-rezessiv vererbte Störungen der Thrombozytenfunktion bei normaler Thrombozytenzahl als Ursache von hämorrhagischen Diathesen.

Formen

Bernard-Soulier-Syndrom: Mäßige bis schwere Thrombozytopenie bei Riesenthrombozyten und Verminderung der Plättchenagglutination.

Glanzmann-Thrombasthenie: Normale Thrombozytenzahl, fehlende Plättchenaggregation und fehlende thrombozytäre Gerinnungsaktivität.

Klinik

Ähnlich wie bei der Thrombozytopenie treten Schleimhautblutungen, Epistaxis, Menorrhagien und gastrointestinale Blutungen auf. Bei Glanzmann-Thrombasthenie beschreiben die Eltern die Hämatome als „wie mit Kirschmarmelade bekleckert".

11 Onkologie

11.1 Wegweiser 195

11.2 Leukämien 196
11.2.1 Wegweiser 196
11.2.2 Akute lymphatische Leukämie (ALL) 196
11.2.3 Akute myeloische Leukämie (AML) 199
11.2.4 Chronisch-myeloische Leukämie (CML) 201

11.3 Non-Hodgkin-Lymphome (NHL) . . . 202

11.4 Morbus Hodgkin 204

11.5 Histiozytosen 205
11.5.1 Wegweiser 205
11.5.2 Langerhans-Zell-Histiozytosen (LCH) . . . 205
11.5.3 Hämophagozytische Lymphohistiozytosen 206

11.6 Wilms-Tumor 206

11.7 Neuroblastom 207

11.8 Rhabdomyosarkom 209

11.9 Retinoblastom 210

11.10 Osteosarkom 211

11.11 Ewing-Sarkom 212

11.12 Keimzelltumoren 213

11.13 Hirntumoren 214
11.13.1 Wegweiser 214
11.13.2 Astrozytome 216
11.13.3 Primitive neuroektodermale Tumoren (PNET) 216
11.13.4 Ependymome 217
11.13.5 Kraniopharyngeom 217

11.14 Tumoren des Rückenmarks 218

IMPP-Hits

In diesem Kapitel sind die Themen Leukämien, Non-Hodgkin-Lymphome, Wilms-Tumor, Rhabdomyosarkom, Osteosarkom und Ewing-Sarkom von großer Wichtigkeit. Das IMPP hat hierzu in den letzten Jahren bevorzugt Fragen gestellt.

11.1 Wegweiser

Jedes Jahr erkranken in Deutschland etwa 15 von 100.000 Kindern unter 15 Jahren an einem malignen Tumor (► Tab. 11.1). Die Patienten haben heute eine vielfach höhere Heilungschance. Die höhere Überlebensrate führt jedoch auch zu einer Reihe von Spätfolgen, die hauptsächlich durch die aggressive Therapie verursacht werden.

Lerntipp

Achten Sie beim Lernen der Tumorerkrankungen auch auf assoziierte und auslösende Faktoren, diese tauchen in den IMPP-Fragen immer wieder auf. Hierzu zählen z. B. *EBV*-assoziierte Malignome.

Tab. 11.1 Häufigkeitsverteilung und Prognose maligner Erkrankungen

Tumorart	Relative Häufigkeit	5-Jahres-Überlebensrate
Leukämien	34 %	69–88 %
ZNS-Tumoren	22 %	70 %
Lymphome	12 %	92 %
Neuroblastome	8 %	75 %
Weichteilsarkome	6 %	68 %
Wilms-Tumoren	6 %	92 %
Knochentumoren	4 %	68 %
Keimzelltumoren	3 %	94 %
Alle Tumoren		81 %

Daten des Kinderkrebsregisters Mainz, 2012.

11.2 Leukämien

11.2.1 Wegweiser

In Abhängigkeit von der entarteten Zelle unterscheidet man **lymphatische** und **myeloische Leukämien.** In Abhängigkeit vom Verlauf werden **akute** und **chronische** Leukämien unterschieden. Im Kindesalter treten in 95 % der Fälle akute Leukämien auf.

Bei über 80 % der Leukämien handelt es sich um akute lymphatische Leukämien **(ALL),** bei 15 % um akute myeloische Leukämien **(AML),** bei 5 % um chronisch-myeloische Leukämien **(CML)** oder myelodysplastische Syndrome **(MDS,** ► Kap. 10.2.8.4). Eine chronisch-lymphatische Leukämie ist im Kindesalter eine Rarität.

11.2.2 Akute lymphatische Leukämie (ALL)

Epidemiologie

Akute lymphatische Leukämien treten vor allem im Alter zwischen 2 und 5 Jahren auf, Jungen erkranken etwas häufiger als Mädchen (1,2 : 1).

Ätiologie

Spontane somatische Mutationen oder präexistierende Keimbahnmutationen sind die wahrscheinlichste Ursache bei den meisten Patienten. Kinder mit chromosomalen Aberrationen (z. B. Trisomie 21) oder genetischen Syndromen (z. B. Fanconi-Anämie, Neurofibromatose Typ 1) haben ein deutlich erhöhtes Leukämierisiko. Die Rolle der radioaktiven Strahlung bei der Entstehung akuter Leukämien ist belegt. Mutagene Medikamente können mit großer Wahrscheinlichkeit ebenfalls Leukämien induzieren. Viele weitere potenzielle Faktoren werden diskutiert.

Pathogenese

Der Entstehungsort einer ALL ist das Knochenmark, das diffus von leukämischen Blasten infiltriert wird. Die Ausreifung der normalen Hämatopoese ist dadurch gestört und es kommt zur progressiven Knochenmarkinsuffizienz. Die Blasten können das Knochenmark verlassen und andere Gewebe, insbesondere Leber, Milz und Lymphknoten, infiltrieren.

Klassifikation

Morphologie: Nach der French-American-British-**(FAB-)**Klassifikation lassen sich nach zytogenetischen Kriterien drei Typen von Blasten unterscheiden: **L1**-Blasten (nacktkernige Lymphozyten), **L2**-Blasten (größer, polymorpher, mit zunehmendem Plasmasaum, irregulären Kernformen und prominenten Nukleoli) und **L3**-Blasten (fein gekörnter Kern, prominente Nukleoli, tiefblaues Plasma). Bei Nachweis von L3-Zellen handelt es sich um eine reife B-Zell-ALL.

Immunologie: Die Leukämiezellen werden heute mit Hilfe von monoklonalen Antikörpern in der Durchflusszytometrie verschiedenen Reifungsstufen von B- und T-Zellen zugeordnet. In 80 % der Fälle handelt es sich bei der ALL um eine monoklonale Proliferation von B-Vorläufer-Zellen unterschiedlicher Entwicklungsgrade. Die meisten ALL-Zellen der B-Reihe exprimieren das „common ALL Antigen" (cALLA).

Zytogenetik und Molekulargenetik: Chromosomale Veränderungen finden sich bei 70–80 % der Patienten. Bestimmte immunologisch definierte Subtypen sind mit typischen Chromosomenaberrationen korreliert. Hyperdiploide Chromosomensätze (51–65 Chromosomen) werden typischerweise bei Kleinkindern mit besonders guter Prognose gefunden. Bei den meisten chromosomalen Veränderungen handelt es sich um balancierte Translokationen, die häufigste ist t(12;21). Durch die Umlagerung des genetischen Materials kommt es zur Bildung charakteristischer Fusionsgene, deren Bedeutung für die Entstehung der Leukämie teilweise nachgewiesen ist.

Klinik

Die Erkrankung verläuft häufiger **schleichend** als foudroyant. **Unspezifische Symptome** wie unklares Fieber, Abgeschlagenheit, Blässe und Appetitlosigkeit erinnern an einen Virusinfekt. Die **Knochenschmerzen** können zu Laufunlust führen. Die zunehmende Knochenmarkinsuffizienz führt zu **Blässe** (Anämie), **Hautblutungen** (Thrombozytopenie) und schweren **Infektionen** (Neutrozytopenie). Eine **Hepatosplenomegalie** besteht in zwei Drittel der Fälle und kann mit Bauchschmerzen einhergehen. Eine Infiltration des Hodens führt zu einer tastbaren Induration. Eine **Lymphadenopathie,** besonders der zervikalen und nuchalen Lymphknoten, tritt bei etwa der Hälfte der Patienten auf. Bei großem Thymustumor und/oder mediastinaler Lymphknotenvergrößerung können durch Kompression der Atemwege respiratorische Probleme (Stridor) oder durch Kompression der V. cava superior eine obere Einflussstauung auftreten. Ein Befall der Meningen (Meningeosis leucaemica) kann Kopfschmerzen, Erbrechen und Lähmungen peripherer Nerven verursachen.

Differenzialdiagnose

Akute myeloische Leukämie, infektiöse Mononukleose, immunthrombozytopenische Purpura, Eisenmangelanämie, aplastische Anämie, viraler Infekt mit reaktiver Myelosuppression (z. B. *Parvovirus B19*) und die juvenile idiopathische Arthritis kommen differenzialdiagnostisch in Betracht.

Diagnostik

Die Leukozytenzahl ist in > 50 % der Fälle normal. Ein Blastennachweis im peripheren Blutbild ist nur gelegentlich möglich. Eine Anämie, Leukopenie und Thrombozytopenie (sog. Panzytopenie) sind möglich, treten aber auch bei nichtmalignen Erkrankungen auf. Als Ausdruck des vermehrten Zellumsatzes sind Harnsäure und LDH erhöht.

Eine **Knochenmarkpunktion** für Ausstrich (▸ Abb. 11.1), Zytogenetik und Immunologie (s. oben: Klassifikation) ist wegweisend. Eine **Lumbalpunktion** (wenn keine Hirndruckzeichen) wird zur Abklärung eines ZNS-Befalls durchgeführt. Eine zytogenetische und molekulargenetische Untersuchung (u. a. Chromosomenanalyse, FISH) wird veranlasst – dies hat prognostische Relevanz.

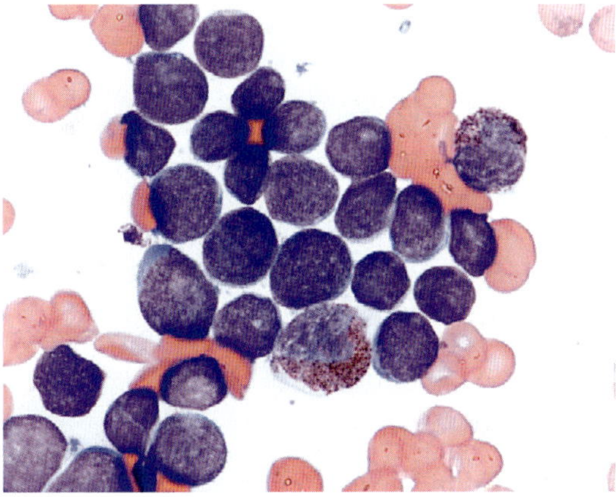

Abb. 11.1 Knochenmarkausstrichpräparat: Akute lymphatische Leukämie. [F706–001]

Zum Staging sollten eine **Sonografie** des Abdomens (Leber, Milz, Nieren, intraabdominale Lymphknoten), eine **Sonografie des Hodens** bei auffälligem Tastbefund und ein **Röntgen-Thorax** (Mediastinalverbreiterung?, Pleuraerguss?) veranlasst werden.

Nach Abschluss der Diagnostik werden die Patienten in verschiedene Risikogruppen eingeteilt (▸ Tab. 11.2).

Merke

Eine Bipenie (Anämie und Thrombozytopenie) muss stets weitere diagnostische Maßnahmen zum Ausschluss einer Leukämie zur Folge haben.

Therapie

Vorphase: Sie beinhaltet eine 7-tägige Prednisongabe sowie eine Dosis Methotrexat intrathekal. Ein schlechtes Ansprechen in dieser Phase ist ein früher Indikator der Multiresistenz der ALL bei etwa 10 % der Patienten. Eine Wässerung beugt einem Tumor-Lyse-Syndrom vor (erniedrigte osmotische Resistenz der Blasten).

Induktionstherapie: In dieser 8-wöchigen Phase soll eine 95-prozentige Reduktion der Leukämiezellen erzielt werden (Remission). Hierzu werden Kortikosteroide, L-Asparaginase, Vincristin, Daunorubicin intravenös und Methotrexat intrathekal verwendet.

Konsolidierung: Sie dauert ebenfalls 8 Wochen. Hier zielt die Therapie auf das Erreichen von Extrakompartimenten, wie z. B. Hoden und ZNS. Methotrexat, intravenös und intrathekal, ist hierfür besonders geeignet.

Reintensivierung: Diese 6-wöchige Phase ist ein entscheidendes Element der ALL-Therapie (Erhöhung der Überlebenswahrscheinlichkeit, Reduktion des ZNS-Rezidiv-Risikos). Sie entspricht weitgehend einer Wiederholung der Induktionstherapie, zusätzlich kommen jedoch Dexamethason und Doxorubicin zum Einsatz.

Dauertherapie: Bis zu einer Gesamttherapiedauer von 2 Jahren werden Methotrexat und 6-Mercaptopurin zur Remissionserhaltung oral verabreicht.

ZNS-Therapie: Aufgrund des Risikos, durch die Bestrahlung an einem malignen Hirntumor zu erkranken, wird versucht, diese bei möglichst vielen Patienten durch eine systemische und intrathekale Chemotherapie zu ersetzen. T-ALL-Patienten mit initial > 100.000 Leukozyten erhalten derzeit noch eine präventive Radiotherapie mit niedriger Dosis (12 Gy).

Lerntipp

In der Vergangenheit wurde bei allen Patienten mit ALL eine prophylaktische ZNS-Bestrahlung durchgeführt. Aufgrund der gefürchteten Spätkomplikation der Entwicklung von Hirntumoren wurde die Indikation zur prophylaktischen ZNS-Bestrahlung eingeschränkt. In älteren schriftlichen Examina des IMPP ist dies aber noch nicht berücksichtigt.

Hämatopoetische Stammzelltransplantation: Für alle ALL-Patienten mit besonders ungünstiger Prognose stellt die allogene Knochenmark- bzw. Blutstammzelltransplantation eine potenziell kurative Therapiemaßnahme dar.

Risiken der Therapie: Die wichtigsten Langzeitrisiken nach Leukämiebehandlung fasst ► Tab. 11.3 zusammen. Ein akutes Risiko besteht in der Entwicklung eines Tumor-Lyse-Syndroms mit Hyperkaliämie, Hyperphosphatämie und akutem Nierenversagen. Weitere Komplikationen sind u. a. Übelkeit, Schleimhautschäden, Infektionen und Alopezie. Ein Cushing-Syndrom kann durch die Behandlung mit Glukokortikoiden entstehen.

Supportive Therapie: Zur Prävention eines Tumor-Lyse-Syndroms erfolgen eine Hydratation, die Gabe von Allopurinol sowie die Alkalisierung des Urins. Bei bestehendem Tumor-Lyse-Syndrom kann Rasburicase zur Senkung der hohen Harnsäurespiegel verabreicht werden. Zur Vorbeugung einer Mukositis kommen bei sehr niedrigen Granulozyten u. a. Amphotericin-B-Suspensionen/-Lutschtabletten zum Einsatz. Zudem wird bei Fieber frühzeitig eine antibakterielle Therapie durchgeführt.

Prognose

Die Prognose von Kindern mit ALL lässt sich durch eine Reihe von Parametern abschätzen (► Tab. 11.2).

Die Gesamtprognose des rezidivfreien Überlebens liegt heute bei 88 %. Je später ein Rezidiv auftritt, umso höher ist die Wahrscheinlichkeit, auch das Rezidiv zu überleben (bis 30 %). Kinder, bei denen es während des 1. Therapiejahrs zu einem Rezidiv kommt, oder solche, bei denen ein Rezidiv bei T-ALL auftritt, haben mit alleiniger Chemotherapie keine Überlebenschance. Mit der hämatopoetischen Stammzelltransplantation liegen die Heilungsraten bei 60 %.

Tab. 11.2 Prognosefaktoren bei ALL im Kindesalter

	Positive Faktoren	Negative Faktoren
Alter (Jahre)	> 1 oder < 10	< 1 oder > 10
Geschlecht	Weiblich	Männlich
Leukozyten (/µL)	< 50.000	> 50.000
Immunzytologie	c-ALL	T-ALL, pro-B-ALL
ZNS-Befall	Nein	Ja
Genetik	t(12; 21) Hyperdiploidie > 50	t(4;11) oder (t9; 22)
Prednison-Response in Vorphase	Ja	Nein

Klinischer Fall

Paula ist 12 Jahre alt. Seit etwa 1 Jahr klagt sie immer wieder einmal über Schmerzen in den Armen und Beinen, die vom Kinderarzt als „Wachstumsschmerzen" gedeutet werden. Seit etwa 3 Monaten findet die Mutter, dass Paula ziemlich blass sei. Vor 2 Wochen erkrankt die Patientin an einem Infekt der oberen Luftwege, von dem sie sich nicht mehr richtig erholt. Sie wird wegen

Fieber und Bauchschmerzen bei einer Gewichtsabnahme von 2,5 kg in 2 Wochen sowie bestehendem Nachtschweiß in der Klinik vorgestellt. Paulas Allgemeinzustand ist bei Aufnahme erheblich reduziert. Auffallend ist insbesondere die ausgeprägte Blässe. Außerdem zeigen sich mehrere Hämatome im Bereich der unteren Extremitäten. Die Milz ist 15 cm, die Leber 10 cm unter dem Rippenbogen tastbar. Es besteht ein deutlicher Druckschmerz über dem linken Radius, und das Mädchen klagt über wechselnde Schmerzen im Tibiabereich. Die Laboruntersuchungen ergeben eine Leukozytose (55.400/µL), eine ausgeprägte Anämie (4,6 g/dL) sowie eine Thrombozytopenie (90.000/µL). Im peripheren Blutausstrich sind 70 % Blasten nachweisbar. Die Diagnose einer c-ALL wird durch eine morphologische und immunologische Untersuchung des Knochenmarks gesichert.

11.2.3 Akute myeloische Leukämie (AML)

Definition

Akute Leukämie, deren Zellen sich von Vorläuferzellen der Granulopoese, Monozytopoese, Erythrozytopoese oder Thrombozytopoese ableiten.

Epidemiologie

Die Inzidenz ist in den ersten 2 Lebensjahren und in der Adoleszenz am höchsten. Die AML ist die häufigste Leukämie bei Neugeborenen.

Ätiologie

Bei bestimmten kongenitalen Erkrankungen ist das Risiko, an einer AML zu erkranken, deutlich erhöht (z. B. Trisomie 21, Fanconi-Anämie, Diamond-Blackfan-Anämie, Kostmann-Syndrom). Eine akute Leukämie als Zweiterkrankung nach anderen Krebserkrankungen ist meist eine AML. Zytostatika (Chlorambucil, Cyclophosphamid, Etoposid) spielen dabei eine wichtige Rolle.

Pathogenese

Für die Entstehung der AML sind mindestens zwei genetische Veränderungen notwendig, die gemeinsam das normale Proliferations- und Differenzierungsprogramm der hämatopoetischen Vorläuferzellen verändern. Der Entstehungsort einer AML ist das Knochenmark, das diffus von leukämischen Blasten infiltriert wird. Die Ausreifung der normalen Hämatopoese ist dadurch gestört, und es kommt zur progressiven Knochenmarkinsuffizienz. Die Blasten können das Knochenmark verlassen und andere Gewebe, insbesondere Leber, Milz und Lymphknoten, infiltrieren.

Tab. 11.3 Risiken der Leukämietherapie

Therapieelement	Langzeitrisiko
Chemotherapie	Kardiomyopathie, Knochennekrosen, Kleinwuchs, Infertilität, Zweitneoplasie
Schädelbestrahlung	Hirntumor, endokrinologische Ausfälle (z. B. TSH ↓), Kleinwuchs
Blutstammzell-transplantation	Infertilität, Zweitneoplasie, chronische „graft versus host disease"

Klassifikation

Morphologie: Die FAB-Klassifikation teilt die AML in acht Untertypen ein: **M0** (undifferenzierte Leukämie), **M1** (akute Myeloblastenleukämie ohne Ausreifung), **M2** (akute Myeloblastenleukämie mit Ausreifung), **M3** (akute Promyelozytenleukämie), **M4** (akute myelomonozytäre Leukämie), **M5** (akute Monozytenleukämie), **M6** (Erythroleukämie) und **M7** (akute Megakaryozytenleukämie).
Die **Histochemie** ergänzt die morphologische Zuordnung: Die myeloische Reihe ist myeloperoxidasepositiv, die monozytäre Reihe ist esterasepositiv.
Die **Immunphänotypisierung** wird zur Klassifikation der Monozytenleukämie verwendet.
Zytogenetik und Molekulargenetik: Bei etwa 80 % der Kinder mit AML können zytogenetische Aberrationen nachgewiesen werden. Etwa 20 % der Patienten zeigen balancierte chromosomale Translokationen, bei denen Fusionsgene gebildet werden, die nicht in der normalen Zelle exprimiert werden. Die genetischen Veränderungen sind oft für die Unterform der Erkrankung nahezu spezifisch.

Klinik

Die Anamnese ist bei AML häufig kürzer und stürmischer als bei der ALL. Die Symptome der Knochenmarkinsuffizienz entsprechen denen der ALL. Zusätzliche Besonderheiten bei der AML sind die ausgeprägte Lymphadenopathie (vor allem bei M4 und M5), eine disseminierte intravasale Gerinnung bei der Erstmanifestation und ein häufigeres Auftreten eines meningealen Befalls (15 %).

Diagnostik

Die Leukozytenzahl ist häufig stark erhöht, begleitend bestehen eine Anämie und Thrombozytopenie. Als Ausdruck des vermehrten Zellumsatzes bestehen eine Hyperurikämie und LDH-Erhö-

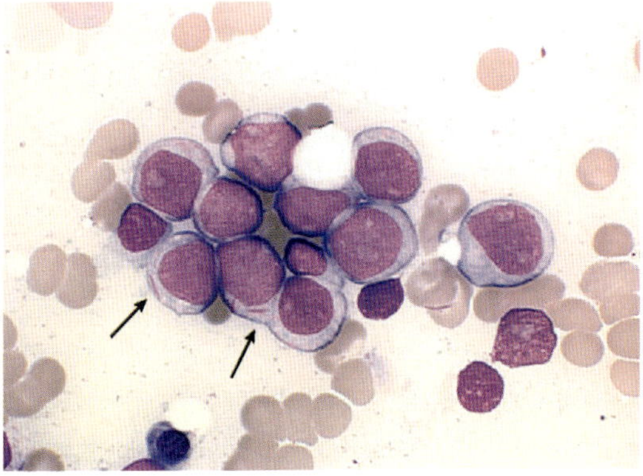

Abb. 11.2 Knochenmarkausstrichpräparat: Akute myeloische Leukämie FAB M4 mit Auer-Stäbchen (→). [E435]

hung. Häufig findet sich eine schwere Gerinnungsstörung. Im **Knochenmarkausstrich** ist ein hyperzelluläres Mark mit 30–100 % Blasten und dem Nachweis von **Auer-Stäbchen** (► Abb. 11.2) wegweisend. Zytogenetik, Immunphänotypisierung und Chromosomenanalyse erfolgen zur weiteren Klassifikation der AML. Analog der ALL sollte zum Staging eine **Lumbalpunktion** (wenn keine Hirndruckzeichen), eine **Sonografie** des Abdomens und ein **Röntgen-Thorax** veranlasst werden.

Merke

Eine Hyperleukozytose (≥ 100.000/μL), die bei etwa 20 % der Patienten auftritt, ist mit mehreren akut lebensbedrohlichen Komplikationen assoziiert: Leukostase (Mikrothromben und Embolien in Lunge, ZNS und Nieren), Tumor-Lyse-Syndrom (Hyperkaliämie, Hyperurikämie, Niereninsuffizienz) und Blutungen (durch Zellzerfallsprodukte und Thrombozytopenie).

Therapie

Induktionstherapie: In dieser Phase soll eine 95-prozentige Reduktion der Leukämiezellen erzielt werden (Remission). Sie beinhaltet die Verabreichung von Cytarabin und Anthrazyklinen, ggf. kombiniert mit einem dritten Medikament (z. B. Etoposid).

Konsolidierung: Sie beinhaltet die erneute Gabe von zwei oder mehr Kursen mit Medikamentenkombinationen, die bereits in der Induktion verabreicht wurden.

Intensivierung: In dieser Phase werden nicht kreuzresistente Zytostatika-Kombinationen eingesetzt, um Resistenzentwicklungen zu vermeiden. Die Zeitdauer von Konsolidierung und Intensivierung beträgt je nach Studienprotokoll einige Monate bis 1 Jahr. Die Zahl und Intensität von Chemotherapieblöcken, die Kinder mit AML benötigen, sind weiterhin nicht abschließend bekannt.

ZNS-Therapie: Sie erfolgt durch eine intensivierte intrathekale Chemotherapie, eine ZNS-Bestrahlung erfolgt nur noch bei manifestem ZNS-Befall.

Dauertherapie: Der Effekt auf die Heilungsrate ist umstritten.

Hämatopoetische Stammzelltransplantation: Die Indikation in erster Remission wird international bei niedrigem Rezidivrisiko nicht gesehen. Auch für Hochrisiko-Patienten besteht aktuell keine generelle Indikation zur Stammzelltransplantation in erster Remission, da ein Vorteil für das Überleben nicht gezeigt werden konnte. Ausgenommen sind Patienten mit ungünstiger Zytogenetik oder schlechtem Therapieansprechen.

Prognose

Die Prognose von Kindern mit AML wird durch eine Reihe von Faktoren beeinflusst (► Tab. 11.4). Mit einer Gesamtheilungsrate von etwa 50–70 % haben sich die Heilungschancen bei AML in den letzten Jahren deutlich verbessert, sind jedoch weiterhin schlechter als bei ALL. Die Prognose für Patienten, die primär keine Remission erreichen oder ein Rezidiv erleiden, ist ungünstig. Spätrezidive mit einer Remissionsdauer von mehr als 1 Jahr haben jedoch eine deutlich bessere Prognose als Frührezidive.

Tab. 11.4 Prognosefaktoren bei AML im Kindesalter

Positive Faktoren	Negative Faktoren
AML M1 mit Auer-Stäbchen	AML M0
AML M2 mit Auer-Stäbchen	AML M4
AML M3	AML M6
AML M4 und > 3 % Eosinophile	AML M7
t(8;21), t(15;17), inv(16)	Komplexe Karyotypen
< 15 % Blasten im KM Tag 15	Leukozyten ≥ 100.000/μL

KM: Knochenmark

Merke

Die Anamnese ist bei AML häufig kürzer und stürmischer als bei der ALL. Weitere Besonderheiten bei der AML im Vergleich zur ALL sind die ausgeprägte Lymphadenopathie, die hohe Inzidenz teilweise bedrohlicher Gerinnungsstörungen in der Initialphase und das häufigere Auftreten eines meningealen Befalls. Die Heilungschancen sind bei der AML schlechter als bei der ALL.

11.2.4 Chronisch-myeloische Leukämie (CML)

Definition

Klonale maligne Erkrankung der hämatopoetischen Stammzelle, die durch eine typische chromosomale Translokation, eine Hyperplasie der Myelopoese mit massiver Expansion der granulozytären Vorläuferzellen im peripheren Blut und einen häufig langjährigen Verlauf charakterisiert ist.

Epidemiologie

60 % der Patienten sind bei der Diagnosestellung älter als 10 Jahre.

Ätiologie

Die balancierte chromosomale Translokation t(9;22), bei der das *ABL*-Gen von Chromosom 22 auf Chromosom 9 positioniert wird, das sog. **Philadelphia-Chromosom,** ist das charakteristische Merkmal der CML. Es kann aber auch bei der ALL vorkommen.

Pathogenese

Zunächst kommt es zur Translokation und dadurch zur Entstehung des Philadelphia-Chromosoms, eines *BCR-ABL*-Fusionsgens (beweisend für CML) und eines prämalignen Klons. Aufgrund von Wachstumsvorteilen des malignen Klons gegenüber normalen Stammzellen kommt es zu einer Überproduktion relativ normaler, überwiegend granulozytärer Zellen (**chronische Phase der CML**). In der Folge treten weitere Chromosomenveränderungen auf und es entwickelt sich eine zunehmende Dissoziation zwischen Proliferation und Differenzierung. Es entstehen unreife Blasten der myeloischen oder lymphatischen Reihe, und es kommt zur **akuten Blastenkrise,** die nicht von der entsprechenden ALL oder AML zu unterscheiden ist.

Klinik

Unspezifische Symptome sind Fieber, Schwitzen, Knochenschmerzen und Schmerzen im linken Oberbauch durch eine oft massive Splenomegalie (► Abb. 11.3).

In dieser Phase wird die Erkrankung in der Regel im Rahmen einer Routineblutuntersuchung diagnostiziert.

In Einzelfällen kann es aufgrund der Hyperleukozytose zu einer **Leukozytenstase** kommen. Dadurch können Thrombosen und Durchblutungsstörungen auftreten (Priapismus, Atemnot, Venenthrombosen der Netzhaut, zerebrale Ischämie, Myokardinfarkt).

Verlauf

Die Erkrankung verläuft meist zwei- oder dreiphasig: Nach initial **chronischer Phase** tritt durchschnittlich nach 5 Jahren eine **akzelerierte Phase** mit steigenden Leukozytenzahlen und zunehmender Splenomegalie usw. auf. Relativ plötzlich setzt die (terminale) **Blastenkrise** ein. Die meisten Patienten versterben wenige Monate nach Übergang in die akzelerierte Phase.

Diagnostik

Die Leukozytenzahl ist meist stark erhöht (durchschnittlich 250 000/μL). Eine Verminderung der Aktivität der alkalischen Leukozytenphosphatase ist pathognomonisch.

Es besteht eine Anämie, sowie in einem Drittel der Fälle eine Thrombozytose als Ausdruck der mitbetroffenen Megakaryozytopoese. Im Blutausstrich finden sich Zellen aller Reifungsstufen der Granulopoese, Basophilie, Eosinophilie. LDH und Harnsäure sind erhöht. In der Knochenmarkpunktion zeigt sich ein hyperzelluläres Mark mit massiver Vermehrung der Granulopoese und oft auch der Megakaryozyten. Zytogenetik und Immunphänotypisierung sollten veranlasst werden. In der Chromosomenanalyse zeigt sich das charakteristische Philadelphia-Chromosom. Das weitere Staging entspricht dem der ALL und AML.

Differenzialdiagnose

Leukämoide Reaktion bei schwerer Infektion, septische Granulomatose, juvenile myelomonozytäre Leukämie (JMML) sowie myeloproliferative Erkrankungen müssen differenzialdiagnostisch in Betracht gezogen werden.

Therapie

In der chronischen Phase können die klinischen Symptome und die Hyperleukozytose mit **Hydroxycarbamid** (Hydroxyharnstoff) behandelt werden, der pathologische Klon lässt sich hierdurch jedoch nicht eliminieren. Die langfristige Verabreichung von **Alpha-Interferon** kann zu hämatologischer Remission, zytogenetischer Teilremission oder kompletter zytogenetischer Remission führen. Bei gutem Ansprechen haben die Patienten einen Überlebensvorteil von mehreren Jahren, der Ansatz ist jedoch nicht kurativ. Bei *BCR-ABL*-positiven Patienten kann eine spezifische Therapie zum Einsatz kommen. Der Wirkstoff **Imatinib** ist ein Tyrosinkinase-Inhibitor, der die *ABL*-Tyrosinkinase kompetitiv hemmt. Dadurch wird die unkontrollierte Proliferation der CML-Zellen unterbrochen und die Apoptose der betroffenen Zelle induziert. Eine weitere kausale Therapieoption besteht in der Durchführung einer allogenen **hämatopoetischen Stammzelltransplantation.**

Prognose

Bei einer Transplantation in der chronischen Phase sind die Erfolgschancen am höchsten. Besonders ungünstig ist ein myeloischer Blastenschub, da dieser in der Regel mit einer Chemotherapie nicht in Remission zu bringen ist, während dies bei einem lymphatischen Blastenschub oft gelingt.

Lerntipp

Das Thema Leukämien ist nicht nur für die Klinik wichtig, sondern spielt auch im Examen immer wieder eine Rolle. Neben der zumeist gefragten ALL ist es ratsam, auch die pädiatrisch relevante AML und CML abgrenzen und beschreiben zu können.

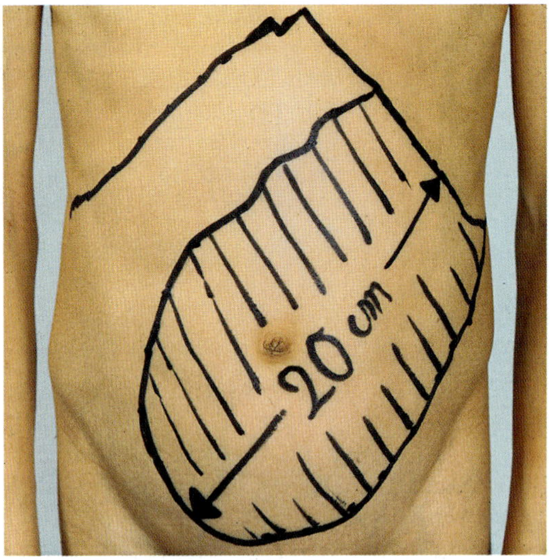

Abb. 11.3 Patient mit CML und ausgeprägter Splenomegalie. [O530]

Klinischer Fall

Der 15 Jahre alte Anton leidet seit einigen Wochen unter Fieberschüben, nächtlichem Schwitzen und Knochenschmerzen. Aufgrund eines akuten Priapismus wird er in der Notaufnahme vorgestellt. Bei der körperlichen Untersuchung fällt eine ausgeprägte Splenomegalie auf. Im kleinen Blutbild findet sich eine Leukozytenzahl von 250.000/µL, der Hb-Wert beträgt 9,8 g/L, die Thrombozytenzahl ist unauffällig. Das Differenzialblutbild zeigt eine pathologisch erhöhte Anzahl von Myeloblasten und Promyelozyten. Der Wert der alkalischen Leukozytenphosphatase ist deutlich vermindert. Es wird die Diagnose einer CML gestellt.

11.3 Non-Hodgkin-Lymphome (NHL)

Definition

Die Non-Hodgkin-Lymphome (NHL) sind eine heterogene Gruppe maligner Tumoren verschiedener Subpopulationen des lymphatischen Systems.

Epidemiologie

Der Anteil der NHL an allen kindlichen Tumoren beträgt etwa 7 %. Jungen erkranken doppelt so häufig wie Mädchen. Bei Diagnosestellung sind die Patienten durchschnittlich 9 Jahre alt.

Ätiologie

In der Mehrzahl der Fälle sind die Genloci der Immunglobulinketten in typspezifischen chromosomalen Translokationen involviert. Bei gewissen Immundefekten (z. B. Wiskott-Aldrich-Syndrom, Ataxia teleangiectatica) und nach Organtransplantation treten NHL gehäuft auf. Außerdem können sie bei X-gekoppeltem lymphoproliferativem Syndrom (*EBV*), bei *HIV*-, Hepatitis-C- und *Helicobacter-pylori*-Infektionen entstehen.

Klassifikation

Die ausgedehnten Klassifikationen, die für Lymphome im Erwachsenenalter entwickelt wurden, haben in der Pädiatrie wenig Bedeutung. Die aktuelle WHO-Klassifikation unterscheidet Neoplasien der Vorläufer-B- und -T-Zellen sowie Neoplasien der reifen B- und T-Zellen. Bei den meisten NHL im Kindesalter handelt es sich um hochmaligne diffuse Neoplasien. Drei Formen werden aufgrund ihrer morphologischen, immunologischen und zytogenetischen Charakteristika unterschieden.

Kleinzellige Lymphome (Burkitt-Lymphome): Diese Untergruppe ist mit 50 % am häufigsten. Es besteht eine Assoziation mit *EBV*-Infektionen. Bei > 25 % Blasten im Knochenmark spricht man von B-ALL. Charakteristisch ist eine Dysregulation des auf dem langen Arm von Chromosom 8 liegenden *c-myc*-Onkogens durch Translokation und Juxtaposition zu einem Immunglobulingen (Translokation t[8;14], t[8;22] oder t[2;8]).

Lymphoblastische T-Zell-Lymphome: 20–25 % der NHL gehören zu dieser Gruppe. Die Zellen ähneln überwiegend T-Zellen aus dem Thymus und zu einem geringeren Anteil B-Vorläufer-Zellen. Es besteht häufiger ein Mediastinalbefall als bei den anderen Formen. Verschiedene Translokationen führen zu Dysregulation der Expression eines Protoonkogens infolge Juxtaposition zu einem T-Zell-Rezeptor-Gen.

Großzellig-anaplastische Lymphome (Synonym: Ki-1-Lymphom): Weniger als 10 % der NHL bei Kindern gehören zu dieser Gruppe. Morphologisch finden sich pleomorphe anaplastische Zellen, die CD30 (Ki-1-Antigen) exprimieren. Immunologisch werden T- und Null-Typ unterschieden. Ätiologisch wurden unterschiedliche Translokationen identifiziert, die zu Fusionsgenen führen.

Merke

Bei den meisten NHL-Subtypen des Kindesalters können spezifische chromosomale Translokationen in den Lymphomzellen nachgewiesen werden.

Stadieneinteilung

Die NHL-Stadien bei Kindern werden z. B. nach der modifizierten St.-Jude-Klassifikation eingeteilt (▸ Tab. 11.5).

Klinik

Eine **zervikale schmerzlose Lymphknotenschwellung** ist das häufigste klinische Leitsymptom. **Mediastinale Tumoren** können zu Atemnot und oberer Einflussstauung führen. **Abdominale Tumoren** fallen durch eine palpable Resistenz und Schmerzen auf. Häufig besteht eine Hepatosplenomegalie. Unspezifische Symptome sind Fieber unklarer Genese, Gewichtsverlust, Nachtschweiß, Abgeschlagenheit und Müdigkeit.

Diagnostik

Die **Biopsie** und histologische Untersuchung aus Lymphknoten oder Primärtumor ist entscheidend. Das Blutbild kann normal sein. Harnsäure und LDH sind oft erhöht. Zum Ausschluss einer Knochenmarkbeteiligung (> 5 % Blasten) wird eine **Knochenmarkpunktion** durchgeführt. Zudem erfolgt die **Bildgebung** (Sonografie, Röntgen, Kernspintomografie) der betroffenen Regionen.

Zytogenetik und Molekulargenetik werden zum Nachweis von Translokationen und Rearrangements veranlasst.

Therapie

Die Unterteilung in **lymphoblastische** und **nicht lymphoblastische Lymphome** ist die therapiestrategisch wichtigste.

- Für lymphoblastische Lymphome sind Therapiestrategien mit kontinuierlicher Zytostatikaexposition über längere Zeiträume, wie sie bei ALL angewandt werden, effektiv.
- Lymphome vom Burkitt-Typ, andere hochmaligne nicht lymphoblastische Lymphome und

Tab. 11.5 Modifizierte St.-Jude-Klassifikation der NHL im Kindesalter

Stadium I	Einzelner extranodaler Tumor oder nodales Gebiet, nicht Mediastinum oder Abdomen.
Stadium II	Einzelner extranodaler Tumor mit regionärem LK-Befall. Zwei oder mehr nodale Regionen auf der gleichen Zwerchfellseite. Zwei einzelne extranodale Tumoren mit oder ohne regionären LK-Befall auf der gleichen Zwerchfellseite. Primärer gastrointestinaler, in der Regel ileozäkaler Tumor mit oder ohne ausschließlich mesenterialem LK-Befall.
Stadium III	Zwei einzelne extranodale Tumoren mit oder ohne regionären LK-Befall auf kontralateralen Zwerchfellseiten. Zwei oder mehr nodale Regionen auf kontralateralen Zwerchfellseiten. Primär intrathorakale Tumoren (Mediastinum, Pleura, Thymus). Ausgedehnte intraabdominale Tumoren. Alle paraspinalen oder epiduralen Tumoren.
Stadium IV	Jeder initiale Befall von Knochenmark und/oder ZNS. Zusätzlich: multifokaler Knochenbefall (auch ohne Knochenmarkbefall)

großzellig-anaplastische Lymphome sprechen besser auf kurze, intensive Chemotherapiekurse mit hoher Dosisintensität unter Verwendung von Kortikosteroiden, Cyclophosphamid und Methotrexat an.

Die wichtigsten Kriterien zur Stratifizierung der Therapieintensität sind das Stadium, die Tumormasse und der ZNS-Befall.

Prognose

Mit einer nach o. g. Kriterien stratifizierten Therapie haben die Kinder mit allen NHL-Formen vergleichbare Überlebenschancen. Bei Patienten mit B-NHL/B-ALL kann nach etwa 6–9 Monaten, bei großzellig-anaplastischen Lymphomen nach etwa 1 Jahr Rezidivfreiheit von einer Heilung ausgegangen werden. Für alle NHL-Formen gilt, dass Patienten, die ein Rezidiv während der Erstbehandlung erleiden, so gut wie keine Überlebenschance haben.

11.4 Morbus Hodgkin

Definition

Maligne lymphatische Systemerkrankung, die durch den Nachweis charakteristischer Tumorzellen in einem inflammatorischen Begleitinfiltrat gekennzeichnet ist. Die Tumorzellen sind morphologisch und immunphänotypisch zu charakterisieren als einkernige Hodgkin- und mehrkernige Reed-Sternberg-Zellen (HRS-Zellen) beim klassischen Hodgkin-Lymphom (CHL) und als „L&H-Zellen" beim nodulären lymphozytenprädominanten Hodgkin-Lymphom (NLPHL).

Epidemiologie

Bei 5 % aller malignen Erkrankungen im Kindesalter handelt es sich um einen Morbus Hodgkin. Der Altersmedian liegt bei 13 Jahren, Jungen sind etwas häufiger betroffen.

Ätiologie

Es gibt viele Hinweise auf die Bedeutung genetischer Faktoren (u. a. familiäre Häufungen, Zwillingsstudien). Der Morbus Hodgkin kommt gehäuft bei Patienten mit Immundefekten (z. B. Wiskott-Aldrich-Syndrom, Ataxia teleangiectatica, AIDS), bei Kindern mit autoimmunhämolytischen Anämien und nach allogener Knochenmarktransplantation vor. Ein Zusammenhang mit einer vorausgehenden *EBV*-Infektion gilt heute als gesichert.

Pathogenese

Hodgkin-Lymphome stammen überwiegend von B-Zellen unterschiedlichen Reifegrads ab. Es besteht eine Störung im Zellzyklus sowie von Mechanismen der Apoptose. Uneinheitliche zytogenetische Anomalien weisen auf einen instabilen Karyotyp hin.

Pathologische Klassifikation

Die aktuelle WHO-Klassifikation für die Hodgkin-Lymphome zeigt ▸ Tab. 11.6.

Das **NLPHL** zeigt L&H-Zellen (Lymphozyten und Histiozyten im Begleitinfiltrat).

Die vier Subtypen des **CHL** unterscheiden sich durch die unterschiedliche Zahl an HRS-Zellen (zunehmend: LR – NS – MC – LD), die zelluläre Zusammensetzung des Begleitinfiltrats und die Anordnung der extrazellulären Matrix. Im Kindesalter überwiegt der NS-Typ, gefolgt vom MC-Typ.

Klinik

In 90 % der Fälle manifestiert sich die Erkrankung durch eine persistierende schmerzlose Lymphknotenschwellung (> 1,5 cm), meist zervikal oder supraklavikulär, seltener axillär oder inguinal. Husten und Atemnot können bei einem Mediastinalbefall auftreten. Die Milz ist häufiger betroffen als die Leber. B-Symptome (Fieber, Nachtschweiß, Gewichtsverlust) kommen bei einem Drittel der Patienten vor. Die Stadieneinteilung erfolgt entsprechend der Hodgkin-Lymphome im Erwachsenenalter nach der Ann-Arbor-Klassifikation.

Diagnostik

In der **Lymphknotenbiopsie** erfolgt der histologische Nachweis neoplastischer Zellen. Im **Blutbild** sind eine Leukozytose, Lymphopenie und Eosinophilie charakteristisch. Die BKS ist beschleunigt, LDH, Ferritin, Haptoglobin und Kupfer sind erhöht. Zum Staging sollten **Röntgen-Thorax, Sono-Abdomen, CT-Thorax** und **Kernspintomografie** des Abdomens, **PET, Knochenmarkpunktion** und Knochenstanze sowie eine **Lumbalpunktion** durchgeführt werden.

Differenzialdiagnose

Differenzialdiagnosen sind Lymphadenitis colli, infektiöse Mononukleose, Toxoplasmose, Zytomegalie, Infektion mit atypischen Mykobakterien, Leukämie und maligne Non-Hodgkin-Lymphome.

Tab. 11.6 WHO-Klassifikation für Hodgkin-Lymphome

Noduläres lymphozytenprädominantes Hogkin-Lymphom (NLPHL)
Klassisches Hodgkin-Lymphom (CHL)
Lymphozytenreiches klassisches Hodgkin-Lymphom (LR)
Noduläre Sklerose (NS)
Mischtyp (MC)
Lymphozytenarmer Subtyp (LD)

Therapie

Der Morbus Hodgkin zeichnet sich durch eine hohe Empfindlichkeit gegenüber Zytostatika und ionisierenden Strahlen aus. Die Behandlung sieht eine **kombinierte Radiochemotherapie** vor. Die Chemotherapie besteht aus zwei bis sechs Zyklen unterschiedlicher Kombinationen von Zytostatika. Bei inkompletter Remission wird eine niedrig dosierte Bestrahlung (12–15 Gy) der betroffenen Körperregion angeschlossen. Die Nachbeobachtungszeit ist lang, da (im Gegensatz zu den NHL) auch nach 5 Jahren noch Rezidive auftreten können.

Prognose

Sie ist mit einer Gesamtüberlebensrate von 95 % für alle Subtypen und Stadien exzellent. Auch bei Auftreten eines Rezidivs werden durch eine erneute Behandlung Remissionsraten von über 90 % erreicht.

> **Merke**
>
> Die Prognose des behandelten Morbus Hodgkin ist ausgezeichnet.

11.5 Histiozytosen

11.5.1 Wegweiser

Erkrankungen, bei denen Histiozyten eine dominierende Rolle spielen, nennt man Histiozytosen. Wichtigste Vertreter der Histiozytosen im Kindesalter sind die Langerhans-Zell-Histiozytosen (ausgehend von dendritischen Zellen) und die hämophagozytischen Lymphohistiozytosen (ausgehend von Makrophagen).

11.5.2 Langerhans-Zell-Histiozytosen (LCH)

Definition

Monoklonale Proliferation von speziellen dendritischen Zellen der Haut, den Langerhans-Zellen, die zu einem isolierten Befall eines Organs bis hin zur disseminierten systemischen Ausbreitung mit häufig tödlichem Ausgang führen kann.

Ätiologie

Diskutiert werden die Auslösung durch Viren, ein primärer Immundefekt oder eine maligne Erkrankung. Obwohl eine monoklonale Proliferation der Langerhans-Zellen vorliegt, handelt es sich nicht um eine maligne Erkrankung im klassischen Sinn, da morphologisch reife Zellen nachweisbar sind, spontane Regressionen auftreten und eine Aneuploidie fehlt.

Pathohistologie

Die Läsionen zeigen ein Infiltrat typischer Langerhans-Zellen, begleitet von Makrophagen, Lymphozyten, eosinophilen Granulozyten und Riesenzellen. Der elektronenmikroskopische Nachweis von **Birbeck-Granula** (tennisschlägerförmige intrazelluläre Partikel) oder der Nachweis des **CD1a-Antigens** auf der Zelloberfläche sind für die Diagnose einer LCH beweisend.

Klinik

Die klinische Symptomatik ist sehr variabel. **Knochenläsionen** sind die häufigste Manifestation der LCH und treten bei 70–80 % der Patienten auf. Der Schädel, die langen Röhrenknochen, Becken, Rippen und Wirbelsäule sind oft betroffen und werden von einer schmerzhaften Weichteilschwellung begleitet. Bei Säuglingen besteht häufig ein ausgedehntes Stadium mit Befall von **Haut** (seborrhoische, schuppende oder xanthomatöse Papeln), Leber, Milz, Nachweis von Blutbildveränderungen und Knochenläsionen sowie Fieber. Eine **Hepatopathie** mit Hepatomegalie kann zu Ikterus, Hypoproteinämie, Ödemen und Aszites führen. Eine Dysfunktion des **hämatopoetischen Systems** manifestiert sich als Anämie, Leukozytopenie und Thrombozytopenie. Der **Lungenbefall** führt zu Husten und Dyspnoe. Ein **Diabetes insipidus** ist die häufigste zerebrale Manifestation einer LCH.

Therapie

Bei isoliertem Hautbefall kann die spontane Regression abgewartet werden. Bei isoliertem Befall eines Knochens reicht eine Kürettage aus. Sind mehrere Knochen betroffen, kann eine kurzfristige Therapie mit Steroiden und Vinblastin erwogen werden. Eine niedrig dosierte Strahlentherapie erfolgt nur, wenn vitale Strukturen (N. opticus, Innenohr) betroffen sind. Bei Multiorganbefall ist eine zytostatische Kombinationstherapie indiziert.

Prognose

Patienten mit Befall nur eines Organs haben eine Überlebenswahrscheinlichkeit von 100 %. Bei Patienten mit Multiorganbefall beträgt die Letalität 20 %. Spätschäden betreffen insbesondere das Skelett, endokrine Organe und das ZNS.

11.5.3 Hämophagozytische Lymphohistiozytosen

11.5.3.1 Wegweiser

Hämophagozytische Lymphohistiozytosen sind reaktive, oft tödlich verlaufende Histiozytosen, bei denen es auf dem Boden eines Immundefekts zu einer überschießenden, ineffektiven Immunantwort mit Aktivierung von Lymphozyten und Makrophagen mit ausgeprägter Hämophagozytose kommt. Der Immundefekt kann **genetisch** (familiäre hämophagozytische Lymphohistiozytose) oder **sekundär** bedingt sein.

11.5.3.2 Familiäre hämophagozytische Lymphohistiozytose (FHLH)

Es liegt eine diffuse Infiltration von Leber, Milz, Lymphknoten, Knochenmark und Gehirn mit Lymphozyten und Histiozyten vor. Die Histiozyten sind benigne und zeigen eine aktive Phagozytose von Erythrozyten (Hämophagozytose), kernhaltigen Zellen und Thrombozyten.

Die Erkrankung beginnt typischerweise im Säuglingsalter mit hohem **Fieber, Hepatosplenomegalie** und einer **Panzytopenie.** Lymphknotenschwellungen, Ikterus, Ödeme, Exantheme und neurologische Symptome wie epileptische Anfälle und Hirnnervenlähmungen können hinzukommen. Durch die zunehmende Neutrozytopenie kommt es zu schweren Infektionen durch Bakterien oder Pilze, die oft tödlich verlaufen. Eine Heilung kann nur durch eine Knochenmarktransplantation erzielt werden.

11.6 Wilms-Tumor

Definition

Von der Niere ausgehender, maligner Tumor aus embryonalem Mischgewebe, der zunächst expansiv und dann infiltrierend wächst. Synonym: **Nephroblastom.**

Epidemiologie

Der Häufigkeitsgipfel liegt im 2.–3. Lebensjahr, das Nephroblastom kann aber auch schon beim Neugeborenen auftreten. 80 % der Kinder erkranken vor dem 5. Lebensjahr. Mädchen und Jungen sind gleich häufig betroffen. 3–4 % der Patienten haben einen bilateralen Wilms-Tumor.

Ätiologie

Ein erhöhtes Risiko, an einem Wilms-Tumor zu erkranken, besteht bei Kindern mit sporadischer Aniridie, bei WAGR-Syndrom (**W**ilms-Tumor, **A**niridie, uro**g**enitale Fehlbildungen, geistige **R**etardierung), bei Denys-Drash-Syndrom (Wilms-Tumor, Hypospadie, Nephritis) und Beckwith-Wiedemann-Syndrom (Hemihypertrophie, Exophthalmus, Makroglossie, Gigantismus).

Pathogenese

Deletionen oder eine Inaktivierung des Wilms-Tumorsuppressorgens *WT1* finden sich bei 10–30 % der Wilms-Tumoren. Darüber hinaus kann der Verlust von Heterozygotie und von Imprinting an der Tumorentstehung beteiligt sein.

Pathologie

Wilms-Tumoren zeigen eine Mischung aus drei feingeweblichen Komponenten: undifferenziertes, sehr unreifes embryonales Gewebe, fibromyxoides Stroma und epitheliales Gewebe mit Ausbildung von Tubuli. Bei ausgewogenem Mischungsverhältnis spricht man von einer „Standardhistologie". Eine „ungünstige Histologie" mit Anaplasie und starken Zellatypien und sarkomatösem Stroma kommt bei etwa 12 % der Wilms-Tumoren vor. Diese erfordert eine aggressivere postoperative Chemotherapie. Beim sog. Klarzelltyp handelt es sich um eine hochmaligne Unterform des Wilms-Tumors.

Klinik

Das **vorgewölbte Abdomen** mit palpablem Abdominaltumor ist in der Mehrzahl der Fälle das einzige Symptom (▶ Abb. 11.4). Nur ein Drittel der Patienten zeigt zusätzliche Symptome wie Bauchschmerzen, Erbrechen oder Fieber. Eine Hämaturie besteht selten. Der Allgemeinzustand ist in der Regel auch bei ausgedehnter Erkrankung sehr gut. Eine arterielle Hypertonie besteht in 10 % der Fälle. Die Stadieneinteilung ist in ▶ Tab. 11.7 zusammengefasst.

Merke

Metastasierung des Wilms-Tumors: Lunge (früh, 80 %), Leber 20 %, Knochen und ZNS (Klarzelltyp).

Diagnostik

Die **Bauchpalpation** sollte aufgrund der Tumorrupturgefahr **vorsichtig** durchgeführt werden. **Sonografie des Abdomens** und **Kernspintomografie** des Abdomens (Tumorausdehnung, Beziehung zu Nachbarorganen, Beurteilung der kontralateralen Niere), **Röntgen-Thorax** in zwei Ebenen (Lungenmetastasen), **CT-Thorax** bei Nachweis von Lungenmetastasen im Röntgenbild und **PET** (nur bei „Klarzelltyp") dienen dem Staging.

Eine Probebiopsie ist bei V. a. Wilms-Tumor aufgrund hoher Tumorrupturgefahr nicht indiziert.

Differenzialdiagnose

Wichtige Differenzialdiagnosen sind das Neuroblastom, Nebennierenrindenkarzinom, polyzystische Nieren, Teratom oder Nierenabszesse.

Therapie

Bei allen Patienten (einzige Ausnahme Säuglinge < 6 Monate) wird eine **präoperative Chemotherapie** durchgeführt. Hierdurch wird der Tumor verkleinert; in mehr als 50 % der Fälle gelingt eine Rückführung in Stadium I.

Während der **Operation** erfolgen eine endgültige Stadienfestlegung und die histologische Klassifikation. Oberste Priorität hat dabei allerdings die Vermeidung einer Tumorruptur.

Die **postoperative Chemotherapie** wird in Abhängigkeit vom Tumorstadium, von der Histologie und dem Tumorvolumen zum Zeitpunkt der Operation durchgeführt. In Einzelfällen (Stadien III, IV, V und/oder ungünstige Histologie) wird eine zusätzliche **Bestrahlung** vorgenommen.

Merke

Durch die präoperative Chemotherapie gelingt bei über der Hälfte der Patienten mit Wilms-Tumor eine Rückführung in Stadium I, wodurch die gute Prognose der Erkrankung zusätzlich verbessert wird.

Prognose

90 % der Patienten mit Wilms-Tumor werden dauerhaft geheilt (98 % in Stadium I, 60 % in Stadien IV und V). Rezidive sind selten und treten meist in den ersten 2 Jahren auf.

Tab. 11.7 Stadieneinteilung der Wilms-Tumoren

Stadium I	Tumor auf die Niere beschränkt
Stadium II	Tumor überschreitet die Niere, jedoch vollständige operative Entfernung IIN– oder IIN+ in Abhängigkeit vom Lymphknotenbefall
Stadium III	Tumor überschreitet die Niere, keine vollständige operative Entfernung oder lokale Lymphknotenmetastasen
Stadium IV	Fernmetastasen
Stadium V	Bilateraler Tumor

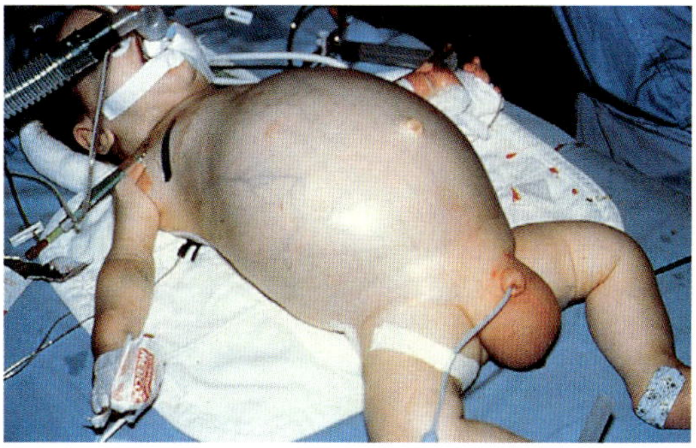

Abb. 11.4 Wilms-Tumor. Vorgewölbtes Abdomen bei Abdominaltumor. [E387]

Merke

Die Überlebensrate bei primärer Lungenmetastasierung ist höher als bei Entwicklung von Metastasen oder Rezidiven nach Therapiebeginn.

11.7 Neuroblastom

Definition

Maligner embryonaler Tumor des Kindesalters, der vom Nebennierenmark, vom Grenzstrang des Sympathikus oder von sonstigen sympathischen Ganglien ausgeht.

Epidemiologie

Das Durchschnittsalter bei Diagnosestellung liegt bei 2 Jahren, 40 % aller Neuroblastome werden bereits im Säuglingsalter diagnostiziert.

Ätiologie

Neuroblastome entstehen pränatal. In 20 % der Fälle wird eine Amplifikation des ***n-myc-Onkogens*** nachgewiesen, wodurch sich die Prognose verschlechtert. 55 % der Tumoren weisen einen nahetriploiden DNA-Gehalt auf, in 45 % der Fälle liegt ein diploider Chromosomensatz vor.

Pathologie

Unreife Neuroblastome zeigen sehr unreife, kleine, runde, basophile Zellen, die sich zu Pseudorosetten zusammenlagern. Elektronenmikroskopisch lassen sich katecholaminhaltige Granula nachweisen. Eine spezifische Färbemethode ist die für neuronenspezifische Enolase (NSE).

Neuroblastome können ausreifen. Liegen reife neben unreifen Zellen vor, spricht man von **Ganglioneuroblastom.** Bei völliger Ausreifung heißen die Tumoren **Ganglioneurome.** Unreife kleine Neuroblastome werden in fetalen Nieren etwa 40-mal häufiger gefunden, als später klinisch manifest werden **(Neuroblastoma in situ).** Sie bilden sich spontan zurück.

Klinik

Die klinische Symptomatik ist in erheblichem Maß von der Tumorlokalisation abhängig. Über 70 % der Neuroblastome sind im Abdomen, 37 % im Bereich der Nebennieren, 13 % im Thorax und 5 % am Hals lokalisiert. Bauch- oder Halsschmerzen, Erbrechen, Obstipation oder Diarrhö, Knochenschmerzen und Fieber sind unspezifische Symptome der Erkrankung. Bei Vorliegen eines **Horner-Syndroms** (Miosis, Ptosis, Enophthalmus) muss unbedingt an die Möglichkeit eines Neuroblastoms gedacht werden. Bei Tumorlokalisation im hinteren Mediastinum kommt es zu Husten, Stridor und Dysphagie. Eine **Knochenmarkinfiltration** liegt in 50 % aller Fälle vor. In 15 % der Fälle besteht eine **primär neurologische Symptomatik** durch Rückenmarkkompression (Querschnittssymptomatik) oder durch die Katecholaminausschüttung (Myoklonien, Opsoklonus), die auch zu einem arteriellen Hypertonus führen kann. Ein **Brillenhämatom** durch retrobulbäre Infiltrationen ist charakteristisch für ein metastasiertes Neuroblastom (► Abb. 11.5). Bei Auftreten eines **Opsomyoklonus-Ataxie-Syndroms** (kurze, schnelle, unregelmäßige Augenbewegungen, Myoklonien von Rumpf und Extremitäten, Ataxie, auch „dancing eye syndrome") muss unbedingt ein Neuroblastom ausgeschlossen werden. Im Säuglingsalter kann es zu einer raschen Tumorprogredienz kommen, die zu einer lebensbedrohlichen Symptomatik vor allem durch eine massive Hepatomegalie führen kann. Die Stadieneinteilung des Neuroblastoms im Kindesalter zeigt ► Tab. 11.8.

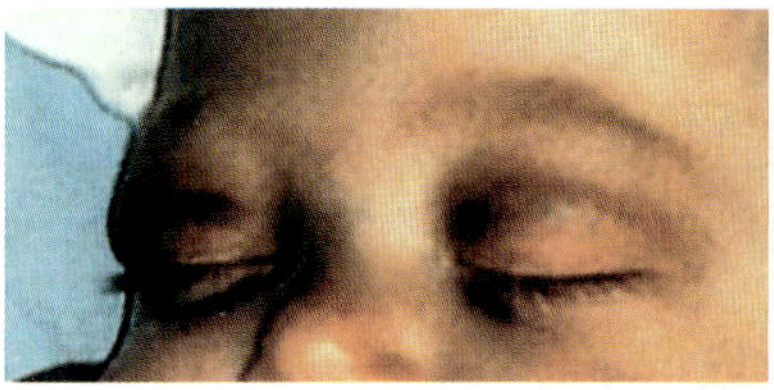

Abb. 11.5 Brillenhämatom bei einem 7 Monate alten Säugling mit Neuroblastom. [O530]

> **Merke**
>
> Bei 50 % der Patienten mit Neuroblastom bestehen bereits bei Diagnosestellung Metastasen, vor allem in Lymphknoten, Leber, Skelett und Knochenmark.

Diagnostik

Häufig besteht eine Anämie, LDH und Ferritin sind erhöht.

Die Aktivität der **neuronenspezifischen Enolase (NSE)** im Serum ist erhöht. Als Anmerkung: NSE ist beim Neuroblastom, beim kleinzelligen Bronchialkarzinom, aber auch bei diversen Hirnschädigungen, z. B. durch Ischämie oder Meningitis, erhöht. Zudem sind die **Katecholamine** im 24-h-Sammelurin (Dopamin, Homovanillinsäure und Vanillinmandelsäure) erhöht.

Die **Sonografie des Abdomens** dient der Primärtumorsuche. Eine **Kernspintomografie** des Abdomens und des Spinalkanals sowie ein CT des Thorax sollte zum Staging (Tumorausdehnung, Beziehung zu den Nachbarorganen) durchgeführt werden. In der **Meta-^{123}Iod-Benzylguanidin-Szintigrafie** ist die MIBG-Anreicherung in neurosekretorischen Granula chromaffiner Zellen charakteristisch. Bei neurologischer Symptomatik sollte eine **Lumbalpunktion** erfolgen. Die **Knochenmarkpunktion** dient zum Nachweis oder Ausschluss einer Infiltration. Im Tumorgewebe erfolgt die **Amplifikation** des *n-myc*-Onkogens **(Biopsie).**

Tab. 11.8 Stadieneinteilung bei Neuroblastom

Stadium 1	Lokalisierter Tumor, operativ vollständig resezierbar
Stadium 2A	Lokalisierter Tumor, operativ nicht vollständig resezierbar
Stadium 2B	Lokalisierter Tumor, operativ vollständig oder nicht vollständig resezierbar, ipsilaterale Lymphknoten befallen, kontralaterale Lymphknoten frei
Stadium 3	Nicht resezierbarer unilateraler Tumor mit Überschreiten der Mittellinie mit oder ohne Lymphknotenbefall oder unilateraler Tumor mit kontralateralem Lymphknotenbefall
Stadium 4	Fernmetastasen
Stadium 4S	Kinder < 1 Jahr mit Stadium 1 oder 2, aber mit Haut-, Leber- und/oder geringgradigem Knochenmarkbefall ohne (**s**ine) Knochenbefall

Tab. 11.9 Risikogruppen bei Neuroblastom

	Alter	Genetik/Stadium
Beobachtungsgruppe (45 %)	Säuglinge	*n-myc*-negativ und Stadien 1–3 oder Stadium 4S ohne bedrohliche Symptomatik
	> 1 Jahr	*n-myc*-negativ und Stadium 1 oder 2 nach Operation
Standardrisikogruppe (15 %)	Säuglinge	*n-myc*-negativ und bedrohliche Symptomatik
	> 1 Jahr	*n-myc*-negativ und Stadium 2 oder 3 nach Operation
		Beobachtungspatienten mit Progression
Hochrisikogruppe (40 %)	Jedes Alter	*n-myc*-positiv und/oder Stadium 4

Therapie

Zur Festlegung der therapeutischen Maßnahmen werden die in ► Tab. 11.9 aufgeführten Risikogruppen unterschieden. Je nach Risikogruppe erfolgt eine alleinige Operation, bzw. eine Operation mit postoperativer Chemotherapie.

Bei Hochrisikopatienten wird bei Ansprechen des Tumors auf Chemotherapie eine Hochdosischemotherapie im myeloablativen Wirkbereich und eine autologe Stammzelltransplantation durchgeführt (sog. Megatherapie). Darüber hinaus erhalten die Kinder eine 1-jährige orale Retinolsäurebehandlung.

Prognose

Sie ist stark stadienabhängig. Bei Säuglingen ist sie besser als bei älteren Kindern.

11.8 Rhabdomyosarkom

Definition

Häufigster, hochmaligner Weichteiltumor im Kindesalter, der aus embryonalem Mesenchym entsteht, eine unterschiedliche Fähigkeit zeigt, quergestreifte Zellelemente zu bilden, und in allen Körperregionen vorkommen kann.

Epidemiologie

Es werden zwei Altersgipfel, einer zwischen 1 und 5 und ein zweiter zwischen 15 und 19 Jahren, beobachtet. Jungen erkranken etwas häufiger als Mädchen.

Ätiologie

Genetische Faktoren sowie Tumorsuppressorgene (z. B. *p-53*-Gen) spielen eine wichtige ätiologische Rolle.

Pathologie und Klinik

Die Querstreifung in den Tumorzellen kann gelegentlich bereits lichtmikroskopisch, regelmäßig jedoch elektronenmikroskopisch nachgewiesen werden. Die Diagnose basiert auf dem immunhistochemischen Nachweis von Desmin und Myoglobin.

Die klinische Symptomatik ist erheblich von der Lokalisation des Tumors abhängig. Bei Orbitabefall kommt es zur Protrusio bulbi oder zur Lidschwellung, die mit einer plötzlichen Blutung im Augenlid einhergehen kann. Bei einem Befall der Nasennebenhöhlen ist mit einer Behinderung der Nasenatmung zu rechnen. Im Bereich der Extremitäten ist die völlig schmerzlose Weichteilschwellung wegweisend. Bei Rhabdomyosarkomen der Blasen-Prostata-Region kommt es zu Dysurie, Harnverhalt und Hämaturie.

Merke

Rhabdomyosarkome führen zu einer frühen Metastasierung. In 30 % der Fälle sind bereits bei Diagnosestellung Metastasen in Lunge, Leber, Knochen, Knochenmark oder Gehirn nachweisbar.

Diagnostik

Anämie und Leukozytose sind ein Hinweis auf ein fortgeschrittenes Stadium. Je nach Lokalisation dienen **Sonografie, Kernspintomografie, Röntgen-Thorax,** HNO-Untersuchung und Zystoskopie der Beurteilung des Tumors. Obligat sind **Knochenmarkpunktion** (Knochenmarkmetastasen?), **Lumbalpunktion** (ZNS-Befall?) und **PET** (Knochenmetastasen?). Eine **Probebiopsie** und histologische Untersuchung des Tumors ist indiziert.

Stadieneinteilung

- **Stadium I:** Mikroskopisch vollständig resezierbar
- **Stadium II:** Mikroskopisch nicht vollständig resezierbar
- **Stadium III:** Makroskopisch nicht vollständig resezierbar
- **Stadium IV:** Fernmetastasen

Therapie

Die Wirksamkeit der Chemotherapie ist zuverlässig. Daher sollten primär keine verstümmelnden Operationen durchgeführt werden. Die Einteilung in unterschiedliche Behandlungsgruppen erfolgt u. a. in Abhängigkeit von der Histologie, dem Tumorstadium und der Tumorlokalisation. Patienten mit Standardrisiko oder hohem Risiko erhalten zu einer Chemotherapie eine Bestrahlung.

Prognose

69 % der Patienten können dauerhaft geheilt werden. Embryonale Rhabdomyosarkome haben eine wesentlich bessere Prognose als alveoläre Rhabdomyosarkome. Bei Orbitabefall ist die Prognose deutlich besser als bei Extremitätenbefall.

11.9 Retinoblastom

Definition

Häufigster, von der Netzhaut ausgehender intraokulärer Tumor des Kindesalters.

Epidemiologie

Retinoblastome treten meist bei unter 4-Jährigen, bilaterale Retinoblastome bei unter 2-Jährigen auf. Sie kommen bei Jungen und Mädchen gleich häufig vor. In 40 % der Fälle liegen bei Diagnosestellung multifokale Tumoren in beiden Augen vor.

Ätiologie

Das Retinoblastom entsteht durch den Verlust beider Allele des Retinoblastomgens RB_1 in einer Retinazelle. Der „Two-Hit-Hypothese“ zufolge treten Retinoblastome unilateral, unifokal und sporadisch auf, wenn zwei postzygotische Mutationen vorliegen. Erfolgte zunächst eine präzygotische Mutation, die alle Körperzellen betraf, so führt eine zweite Mutation zu multifokalen bzw. bilateralen Retinoblastomen.

Pathologie

Die Tumoren wachsen exophytisch in den Bulbus oder endophytisch in Richtung Sehnerveneintritt. Dabei droht der Durchbruch in das ZNS.

Klinik

Ein heller, weißlich gelber Fleck in der Pupille (**amaurotisches Katzenauge**) ist oft das Erstsymptom (► Abb. 11.6). Ein **Visusverlust** wird im frühen Kindesalter häufig nicht bemerkt. Protrusio bulbi und Schmerz durch ein Sekundärglaukom sind die Symptome bei ausgedehntem Retinoblastom.

Diagnostik

Merke

Eine präoperative **Biopsie** ist wegen der Gefahr der Verschleppung von Tumorzellen kontraindiziert.

Cave

Kontralaterales Auge!

Therapie

Kryotherapie und Fotokoagulation: Hierdurch können Tumoren < 3 mm zerstört werden.
Strahlentherapie: Kleinere Tumoren können mit radioaktiven Kontaktstrahlern, die auf die Sklera genäht werden, lokal bestrahlt werden (Brachytherapie). Größere oder multiple Tumoren werden perkutan bestrahlt, wenn nach der Therapie ein Visuserhalt zu erwarten ist.
Chemotherapie: Sie dient der Verkleinerung des Tumors vor Anwendung fokaler Therapien (oben) oder wird bei metastasierender Erkrankung angewandt.
Enukleation: Sie ist indiziert, wenn keine Aussicht auf Sehfähigkeit des Auges besteht.

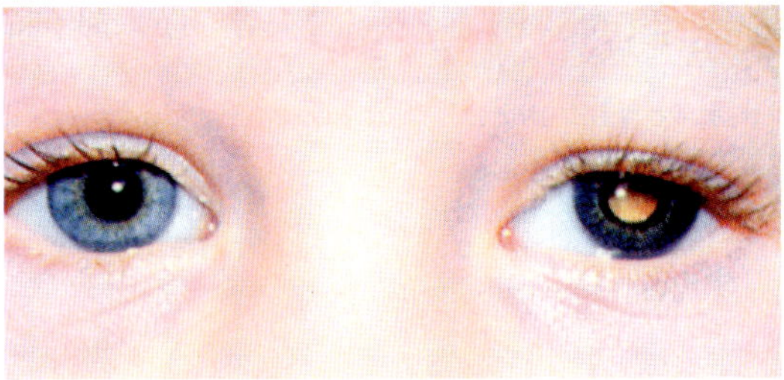

Abb. 11.6 Leukokorie des rechten Auges bei einer Patientin mit unilateralem Retinoblastom. [E438]

Autologe Stammzelltransplantation: Im Anschluss an eine Hochdosischemotherapie ist sie der einzige kurative Ansatz für Kinder mit metastasierender Erkrankung.

Prognose

Die Überlebensrate beträgt insgesamt 97 %. In höheren Stadien wird die Prognose ungünstiger, die Dauerheilungsraten liegen aber auch dann noch bei etwa 50 %. Patienten mit Retinoblastom haben ein erhöhtes Risiko, an einem Zweittumor zu erkranken, insbesondere, wenn sie bestrahlt worden sind.

Der häufigste Zweittumor ist das Osteosarkom. An seiner Entstehung ist ebenfalls das RB_1-Gen beteiligt.

> **Merke**
>
> Das Retinoblastom hat unter den bösartigen Tumoren im Kindesalter die beste Prognose.

11.10 Osteosarkom

Definition

Hochmaligner, spindelzelliger Tumor, der von der knochenbildenden Matrix ausgeht.

Epidemiologie

Es handelt sich um den häufigsten malignen Knochentumor < 18 Jahren mit einem Altersgipfel bei 10 Jahren. Jungen sind häufiger betroffen als Mädchen.

> **Merke**
>
> Das Osteosarkom ist der häufigste maligne Knochentumor des Kindesalters.

Ätiologie

Neben genetischer Prädisposition erhöhen ionisierende Strahlen und alkylierende Substanzen dosisabhängig das Risiko, an einem Osteosarkom zu erkranken. Hochmaligne Osteosarkome weisen sehr variable Karyotypen mit zahlreichen numerischen und strukturellen Veränderungen auf und sind fast stets aneuploid.

Wahrscheinlich liegt eine Störung des Zellzyklus mit Inaktivierung des Tumorsuppressorgens RB_1 vor, das auch für die Entstehung des Retinoblastoms verantwortlich ist.

Lokalisation

Osteosarkome treten hauptsächlich in den Metaphysen der langen Röhrenknochen auf, **50 %** sind **kniegelenknah** lokalisiert. Die häufigsten Primärlokalisationen sind der distale Femur und die proximale Tibia sowie der proximale Humerus und das Os ilium.

Pathologie

Man unterscheidet osteoblastische, chondroblastische und fibroblastische Osteosarkome.

Klinik

Schwellung, Schmerzen und **Bewegungseinschränkung** der betroffenen Extremität sind die typischen Erstsymptome.

Rötung und Überwärmung lassen zunächst an eine Osteomyelitis denken. In 20 % der Fälle hat die Metastasierung bei Diagnosestellung bereits stattgefunden (70 % okkulte Metastasen).

Typische Metastasierungsorte sind Lunge und Skelett.

Differenzialdiagnose

Wichtige Differenzialdiagnosen sind u. a. Ewing-Sarkom, Osteomyelitis, Myositis ossificans localisata, Knochenverletzung und aneurysmatische Knochenzyste.

> **Merke**
>
> Eine wichtige Differenzialdiagnose zum Osteosarkom ist wegen der häufig begleitend bestehenden Rötung und Überwärmung die Osteomyelitis.

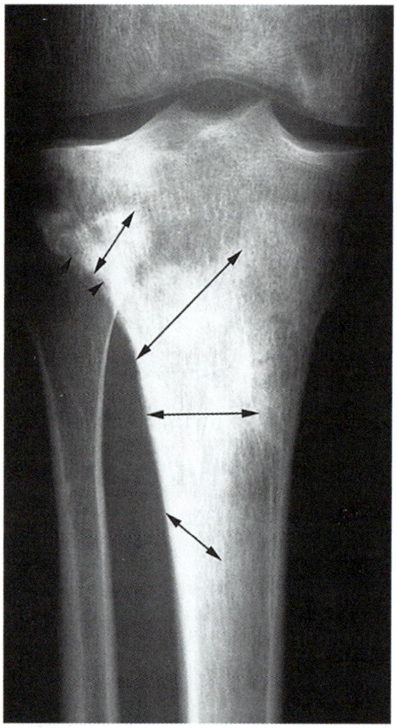

Abb. 11.7 Osteosarkom. Die konventionelle Aufnahme zeigt an der proximalen Tibia eine Zerstörung des Markraums mit vermehrter Sklerose (→), wobei die Kortikalis nicht mehr abgegrenzt werden kann. Weiterhin sieht man eine Spicula-artige Periostreaktion (▸). [T742]

Diagnostik

Die alkalische Phosphatase im Serum ist erhöht. Im **Röntgen** des befallenen Knochens sind Osteolysen neben Knochenneubildung und Periostabhebungen (Codman-Dreieck) sowie Spiculae (senkrecht zum Knochen in die Umgebung wachsendes Tumorosteoid) charakteristisch (▸ Abb. 11.7). Die **Kernspintomografie** ist die bildgebende Methode der Wahl zur Abbildung der medullären Ausdehnung, des Weichteilbefalls sowie der anatomischen Beziehung zu Gefäßen und Nerven. **Skelettszintigrafie** (initial)/**PET** (im Verlauf), **Röntgen-Thorax** und **CT-Thorax** dienen der Metastasensuche. Eine **Biopsie** des Tumors mit histologischer Untersuchung ist obligat. Die **Zytogenetik und Molekulargenetik** wird zum Nachweis chromosomaler Veränderungen oder Mutationen im RB_1-Gen in Tumorzellen veranlasst.

Therapie

Im Anschluss an die bioptische Diagnosesicherung wird eine **präoperative Chemotherapie** durchgeführt. Dadurch werden unsichtbare Metastasen frühzeitig behandelt, man gewinnt Zeit zur Operationsvorbereitung, und die Chancen für eine extremitätenerhaltende Operation werden erhöht.

Anschließend erfolgt die **operative Versorgung,** die in einer Amputation, Gelenkentfernung und Implantation einer Endoprothese, Umkehrplastik nach Borggreve (Unterschenkelstumpf wird nach dorsal gedreht und reimplantiert, sodass Sprunggelenk als Kniegelenk dient) oder, sehr selten, der Entnahme des Tumors besteht.

Dem schließt sich eine **postoperative Chemotherapie** an. Eine operative Resektion einzelner Lungenmetastasen wird nur in Einzelfällen vorgenommen.

Prognose

Je kleiner das Tumorvolumen und je weiter peripher der Primärtumor liegt, desto günstiger ist die Prognose.

Merke

Eine initiale Metastasierung beim Osteosarkom ist nicht gleichbedeutend mit einer infausten Prognose.

Lerntipp

Um die Differenzialdiagnosen Osteomyelitis, Osteosarkom und Ewing-Sarkom unterscheiden zu können, hilft neben dem Wissen um typische Symptome und Labor- und Bildgebungsbefunde auch die Kenntnis der charakteristischen Lokalisationsorte weiter.

11.11 Ewing-Sarkom

Definition

Hochmalignes Knochenendotheliom.

Epidemiologie

Es handelt sich um den zweithäufigsten malignen Knochentumor des Kindesalters mit einem Altersgipfel bei 15 Jahren. Jungen sind häufiger betroffen als Mädchen.

Pathogenese

Das Rearrangement des Ewing-Sarkom-Gens (*EWS*-Gen) auf Chromosom 22 mit dem *FL1*-Gen auf Chromosom 11 gilt als molekularer Schlüssel zu den Ewing-Tumoren.

Lokalisation

Die häufigsten Primärlokalisationen sind die Diaphysen der langen Röhrenknochen, das Os ilium, die Rippen, die Skapula und die Wirbelsäule (► Abb. 11.8). Der Rippenbefall ist zwar nicht häufig, aber bei Vorhandensein für das Ewing-Sarkom charakteristisch.

Klinik

Schwellung, Schmerzen und **Bewegungseinschränkung** der betroffenen Extremität sind die typischen Erstsymptome.

In 25 % der Fälle hat die **Metastasierung** bei Diagnosestellung bereits stattgefunden, typische Metastasierungsorte sind Lunge und Skelett. **Fieber, Leukozytose,** Anämie und BKS-Beschleunigung lassen hier ebenfalls, wie beim Osteosarkom, an eine Osteomyelitis denken.

Diagnostik

In der **Röntgenaufnahme** des befallenen Knochens sind fleckige Osteolysen sowie eine sichtbare Abhebung des Periosts („Zwiebelschalen") charakteristisch.

Ein **CT** des befallenen Knochens sollte durchgeführt werden. **Skelettszintigrafie** (initial)/**PET** (im Verlauf), Röntgen-Thorax, CT-Thorax und **Knochenmarkpunktion** dienen der Metastasensuche. Eine **Kernspintomografie** aller klinisch oder szintigrafisch verdächtigen Regionen ist indiziert.

Biopsie und histologische Untersuchung sind obligat.

Die **Zytogenetik und Molekulargenetik** sollte zum Nachweis der Translokation t(11;22) oder der EWS-Bruchpunktregion auf Chromosom 22 (RT-PCR oder FISH) in Tumorzellen veranlasst werden.

Therapie

Im Anschluss an die bioptische Diagnosesicherung erhalten alle Patienten eine **präoperative Chemotherapie.** Bei allen Patienten mit entfernbaren Tumoren erfolgt die möglichst radikale **Operation** des tumortragenden Knochens, wobei das histologische Ansprechen auf die vorausgegangene Chemotherapie beurteilt wird. Je nach Ansprechen erfolgt die weitere Chemotherapie und ggf. Hochdosischemotherapie mit autologer Stammzelltransplantation. Die **Radiotherapie** hat aufgrund des guten Ansprechens von EWS-Zellen einen festen Stellenwert. Patienten werden je nach Ansprechen und Resektionsrändern postoperativ nachbestrahlt.

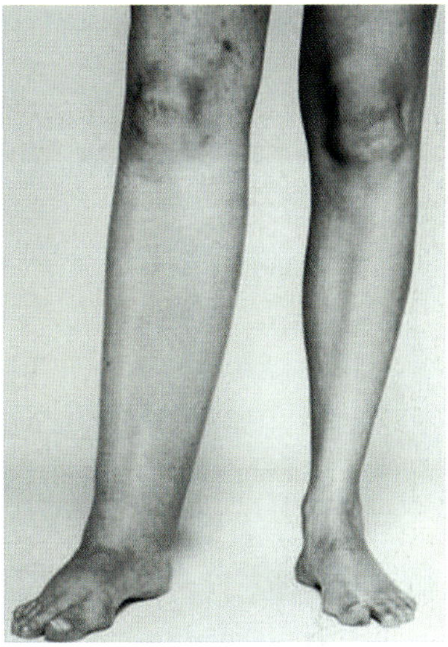

Abb. 11.8 Ewing-Sarkom. Proximale Schwellung des rechten Unterschenkels mit Narbe nach Probebiopsie. [E756]

Prognose

Je kleiner das Tumorvolumen und je weiter peripher der Primärtumor liegt, desto günstiger ist die Prognose.

Klinischer Fall

Der 15-jährige Peter klagt seit 5 Monaten über Schmerzen in der rechten Hüfte. Ein Trauma ist nicht bekannt. Zudem bestehen ein Gewichtsverlust von ca. 3 kg in den letzten Wochen und zeitweilige Temperaturerhöhungen bis 38 °C. Die Schmerzen seien nachts verstärkt. Bei der klinischen Untersuchung ist die Hüfte frei beweglich. Es findet sich ein leichter Druckschmerz am rechten Oberschenkel. Die Laboruntersuchung ergibt eine leichte Erhöhung der Entzündungsparameter. Im Röntgenbild zeigen sich fleckige Osteolysen in der Kortikalis des Femurs, am Periost lamelläre, zwiebelschalenartige Verdickungen. Die Diagnose eines Ewing-Sarkoms wird bioptisch gesichert.

11.12 Keimzelltumoren

Definition

Heterogene Gruppe von Tumoren, die in den Keimdrüsen, bei Kindern häufig an anderen mittelliniennahen Lokalisationen, auftreten. Alle Tumoren mit unterschiedlicher Histologie, Tumorbiologie und Prognose entstehen aus der totipotenten primordialen Keimzelle.

Tab. 11.10 Klassifikation der Keimzelltumoren

Histologie	Dignität	Tumormarker		Sensitivität gegenüber	
		AFP	β-hCG	Chemotherapie	Strahlentherapie
Seminom, Germinom	Maligne	–	(+)	+++	+++
Embryonales Karzinom	Maligne	–	–	+++	+
Dottersacktumor	Maligne	+++	–	+++	+
Chorionkarzinom	Maligne	–	+++	+++	+
Reifes Teratom	Benigne	–	–	–	?
Unreifes Teratom	Potenziell maligne	(+)	–	?	?

Pathogenese

Häufig findet sich bei den Keimzelltumoren des Kindesalters eine Deletion am kurzen Arm des Chromosoms 1. Bestimmte Anteile des Genoms sind oft überrepräsentiert, während andere deletiert sind.

Klassifikation

Keimzelltumoren werden in Abhängigkeit von der Histologie, der Dignität und der Tumormarkerausschüttung klassifiziert (► Tab. 11.10).

Lokalisation

Die Tumoren können ubiquitär vorkommen. Bei Kindern überwiegen extragonadale Tumoren. Die häufigsten Lokalisationen sind das Ovar (29 %), die Steißbeinregion (26 %), der Hoden (21 %), das ZNS (12 %), das Mediastinum (3 %), die Wirbelsäule (3 %) und das Abdomen (3 %).

Diagnostik

Alpha-Fetoprotein und β-**hCG** im Tumor oder im Serum eignen sich sowohl zur Diagnosestellung als auch als Verlaufsparameter (► Tab. 11.10).

Therapie

Zunächst wird die Operation durchgeführt. Die bösartigen Keimzelltumoren sprechen ausgezeichnet auf Zytostatika an. Daher wird bei nahezu allen Patienten mit malignen Tumoren in Abhängigkeit vom Stadium und von der Histologie eine postoperative Chemotherapie mit verschiedenen Kombinationen durchgeführt (Ausnahme z. B. Dottersacktumor des Hodens, Stadium I). Eine Bestrahlung ist nur selten erforderlich.

11.13 Hirntumoren

11.13.1 Wegweiser

Epidemiologie

Nach den Leukämien sind Hirntumoren die zweithäufigste maligne Neoplasie im Kindesalter. Das mittlere Erkrankungsalter liegt bei etwa 6 Jahren, Jungen erkranken etwas häufiger als Mädchen. Die Astrozytome sind am häufigsten (50 %). Es folgen das Medulloblastom (20 %), das Ependymom (10 %) und das Kraniopharyngeom (8 %). Zwei Drittel aller Tumoren sind infratentoriell lokalisiert. Nur 2 % aller ZNS-Tumoren entstehen im Rückenmark.

Ätiologie

Das Risiko, an einem Hirntumor zu erkranken, ist nach einer Schädelbestrahlung erheblich erhöht. Diese Beobachtung belegt die ätiologische Bedeutung ionisierender Strahlen. Kinder von Eltern, die chemischen Kanzerogenen ausgesetzt waren, erkranken ebenfalls häufiger an Hirntumoren. Die genetische Grundlage von Hirntumoren ist bei Neurofibromatose Typ 1 (Astrozytome der Sehbahn und des Hirnstamms), tuberöser Hirnsklerose (subependymales Riesenzellastrozytom) und beim Basalzellnävussyndrom (Medulloblastom) geklärt.

Pathologie

Die WHO-Klassifikation der kindlichen Hirntumoren zeigt ► Tab. 11.11.

Die Tumoren werden in vier Malignitätsgrade eingeteilt, die in der Regel mit dem biologischen Verhalten des Tumors und der Prognose korrelieren. Morphologisch benigne Tumoren werden als WHO I, maligne Tumoren als WHO IV eingestuft. Immunhistochemisch können bei astrozytärer Dif-

Tab. 11.11 Vereinfachte WHO-Klassifikation der kindlichen Hirntumoren	
Tumoren des neuroepithelialen Gewebes (60–75 %)	Astrozytische Tumoren (30–35 %), oligodendrogliale Tumoren (0–1 %), gemischte Gliome, ependymale Tumoren (10–15 %), Tumoren des Plexus choroideus (2–3 %), neuronale und gemischt neuronal-gliale Tumoren, Tumoren des Pinealisparenchyms, embryonale Tumoren (15–20 %)
Tumoren der Sellaregion (8–10 %)	Hypophysenadenom, Hypophysenkarzinom, Kraniopharyngeom
Keimzelltumoren (3–5 %)	Germinom, embryonales Karzinom, Dottersacktumor, Chorionkarzinom, Teratom, gemischter Keimzelltumor
Meningeale Tumoren (0–1 %)	Meningeom, Hämangioperizytom, melanozytischer Tumor, Hämangioblastom
Primäre Lymphome des ZNS (< 1 %)	
Metastasen extrazerebraler Tumoren	

ferenzierung saures Gliafaserprotein (GFAP) und bei neuronaler Differenzierung Synaptophysin nachgewiesen werden.

Klinik

Die Diagnose wird bei zwei Drittel der Kinder um mehr als 4 Wochen, bei gutartigen Tumoren häufig um Jahre verzögert gestellt. Unspezifische Symptome von Hirntumoren sind **Kopfschmerzen,** Erbrechen oder **Wesensveränderung.** Bei **Nüchternerbrechen** muss bis zum Beweis des Gegenteils von einer intrakraniellen Raumforderung ausgegangen werden. Der gesteigerte Hirndruck kann zu **Stauungspapille,** Abduzensparese (plötzlich auftretendes **Schielen**) oder fokal-neurologischen Befunden wie Ataxie, Hemiparese oder Hirnnervenlähmungen führen. **Epileptische Anfälle** und **Sehstörungen** können auftreten. Zwangshaltungen des Kopfes werden häufig beobachtet. Mögliche begleitende neuroendokrinologische Störungen sind Kleinwuchs und Diabetes insipidus.

Merke

Wichtige Symptomgruppen bei Hirntumoren: **Infratentorielle** Tumoren führen zu intrakranieller Drucksteigerung, **supratentorielle** Tumoren führen zu neurologischen Herdsymptomen.

Diagnostik

Durch die Kernspintomografie des Schädels können der Hirntumor, das peritumorale Ödem und die angrenzenden Hirnstrukturen anatomisch exakt dargestellt werden. Eine Kontrastmittelgabe (Gadolinium) ist unbedingt erforderlich. Bei allen malignen Hirntumoren ist eine Kernspintomografie des Spinalkanals indiziert. Bei allen malignen Hirntumoren ist eine Liquoruntersuchung indiziert, jedoch wegen der Einklemmungsgefahr nicht bei erhöhtem Hirndruck. Knochenmarkpunktion und PET dienen der Metastasensuche. Eine augenärztliche Untersuchung mit Funduspiegelung, Visus- und Gesichtsfeldprüfung ist erforderlich. Ein EEG und evozierter Potenziale sollten abgeleitet werden. Bei Sellatumoren ist eine endokrinologische Diagnostik erforderlich. Bei Keimzelltumoren erfolgt die Bestimmung von Alpha-Fetoprotein und β-hCG im Serum.

Praxistipp

Die Durchführung einer Lumbalpunktion ist bei einem Hirntumor mit erhöhtem Hirndruck wegen der Einklemmungsgefahr streng kontraindiziert.

Prognose

Die 5-Jahres-Überlebensrate beträgt bei kindlichen ZNS-Tumoren derzeit etwa 70 %, obwohl weniger als die Hälfte der Tumoren hochmaligne sind. Die Prognose hängt vom histologischen Typ und vom Malignitätsgrad, aber auch von der Lokalisation des Tumors, der Operabilität und dem Alter des Kindes ab. Häufig führen neurologische, intellektuelle, neuroendokrine und psychosoziale Defizite zu einer Beeinträchtigung der Lebensqualität.

11.13.2 Astrozytome

11.13.2.1 Wegweiser

Benigne pilozytische Astrozytome sind für das Kindesalter charakteristisch und machen mehr als die Hälfte aller Astrozytome aus. Sie sind gut abgrenzbar und wachsen langsam. Seltener sind **fibrilläre Astrozytome niedriger Malignität** (30 %), die langsam diffus infiltrierend, aber nicht destruierend wachsen. Am seltensten sind die **hochmalignen anaplastischen Astrozytome und Glioblastome** (15 %). Exemplarisch wird im Folgenden das Kleinhirnastrozytom besprochen.

11.13.2.2 Kleinhirnastrozytom

Es handelt sich um den häufigsten gutartigen Hirntumor im Kindesalter. Die Hemisphären sind bevorzugt betroffen. In 50 % der Fälle manifestiert sich der Tumor als große Zyste, in deren Wand der solide, Kontrastmittel anreichernde Tumoranteil liegt. Typische Symptome sind Hydrozephalus und Hirndrucksymptome.
Der Tumor wird operativ entfernt, häufig gelingt die operationsmikroskopisch komplette Resektion. Selbst Rezidive können durch wiederholte Resektionen geheilt werden.

> **Merke**
>
> Das Kleinhirnastrozytom hat unter den kindlichen Hirntumoren die beste Prognose.

11.13.3 Primitive neuroektodermale Tumoren (PNET)

11.13.3.1 Wegweiser

Primitive neuroektodermale Tumoren (PNET) sind embryonale Tumoren (wie Medulloblastome, Nephroblastome, Retinoblastome und Hepatoblastome), die wahrscheinlich aus einer gemeinsamen Progenitorzelle des ZNS entstehen. In 20 % der kindlichen Hirntumoren liegt ein PNET vor. In 88 % der Fälle geht er vom Kleinhirn aus und wird dann **Medulloblastom** genannt.

11.13.3.2 Medulloblastom

Epidermiologie

Das Medulloblastom ist der häufigste Hirntumor bei Kindern unter 7 Jahren mit einem Häufigkeitsgipfel zwischen dem 4. und 8. Lebensjahr. Jungen sind häufiger betroffen als Mädchen.

> **Merke**
>
> Das Medulloblastom ist der häufigste Hirntumor bei Kindern unter 7 Jahren.

Tumorcharakteristiken und klinische Besonderheiten

Der Tumor wächst lokal infiltrierend, z. B. in den Hirnstamm, aber auch in den IV. Ventrikel und per continuitatem entlang den Liquorwegen, z. B. bis zum Halsmark. Er metastasiert häufig über die Liquorwege und selten auch systemisch (▶ Abb. 11.9).
Bei der Hälfte der Medulloblastome wird ein Allelverlust auf Chromosom 17p nachgewiesen. Eine Amplifikation des *c-myc*-Onkogens ist mit einer schlechten Prognose assoziiert.
Der Tumor reichert nahezu immer gadoliniumhaltiges Kontrastmittel an.

Systemische Metastasen sind beim Medulloblastom (und allgemein bei PNET) bei Erstdiagnose selten, können aber in Lunge, Knochen, Knochenmark und Lymphknoten vorkommen.
Eine ZNS-Metastasierung durch Dissemination von Tumorzellen über die Liquorwege liegt in 30 % der Fälle bereits bei Diagnosestellung vor. Die Durchführung einer Kernspintomografie des Spinalkanals ist bei PNET zum Nachweis von Abtropfmetastasen obligat.

Therapie

Die primäre Resektion ist von großer Bedeutung, da die Kinder häufig durch die lokale Raumforderung und Liquorzirkulationsstörung vital bedroht sind. Eine komplette Resektion gelingt in 50 % der Fälle.
Intraoperativ wird ein sog. Ommaya-Reservoir mit Zugang zu einem der Ventrikel implantiert, das perkutan angestochen wird und hierdurch eine intraventrikuläre Chemotherapie ermöglicht.

Kinder > 3–5 Jahre bekommen postoperativ eine kraniospinale Bestrahlung, gefolgt von einer Erhaltungschemotherapie. Bei Kindern < 3–5 Jahren versucht man die kraniospinale Bestrahlung zu vermeiden, um das empfindliche Gehirn nicht zusätzlich zu schädigen. Hier wird eine Polychemotherapie durchgeführt, die bei Bedarf auch intraventrikulär durchgeführt werden kann.

Im Anschluss daran wird kernspintomografisch festgestellt, ob ein Resttumor vorhanden ist. Kinder ohne Resttumor erhalten nur noch eine weitere

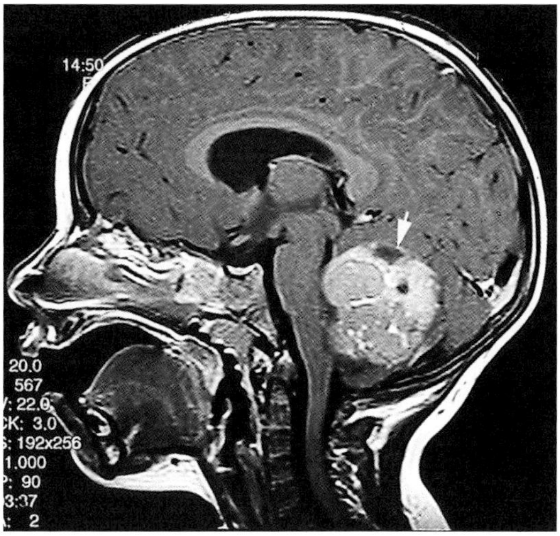

Abb. 11.9 Medulloblastom. Sagittale T1-gewichtete MR-Aufnahme nach KM-Gabe. Großer Tumor, der den gesamten IV. Ventrikel einnimmt. Der Tumor zeigt eine heterogene KM-Anreicherung und Tumorzysten (→). [M443]

zytostatische Therapie, bei Kindern mit Resttumor wird zunächst eine Bestrahlung von Gehirn und Rückenmark durchgeführt und anschließend wird die Chemotherapie fortgesetzt.

Prognose

Die derzeitige Langzeitüberlebensrate von Kindern mit PNET liegt bei 52 %. Kinder mit primären Metastasen haben nur sehr geringe Heilungschancen.

11.13.4 Ependymome

Ependymome entstehen überwiegend im Bereich der ependymalen Auskleidung der Ventrikel. Differenzierte Ependymome sind von niedriger Malignität. Beim anaplastischen Ependymom sind die ependymale Architektur weitgehend aufgehoben und der Proliferationsindex höher. Zwei Drittel wachsen infratentoriell im IV. Ventrikel mit Ausbreitung in den Kleinhirnbrückenwinkel, in den Hirnstamm und bis zum oberen Halsmark. Der Tumor reichert Kontrastmittel an. Bei infratentorieller Lokalisation oder bei Anaplasie liegen in 10 % der Fälle bereits initial Metastasen vor. Bei der Hälfte der Tumoren wird wie beim Medulloblastom eine Deletion auf dem kurzen Arm von Chromosom 17 gefunden.

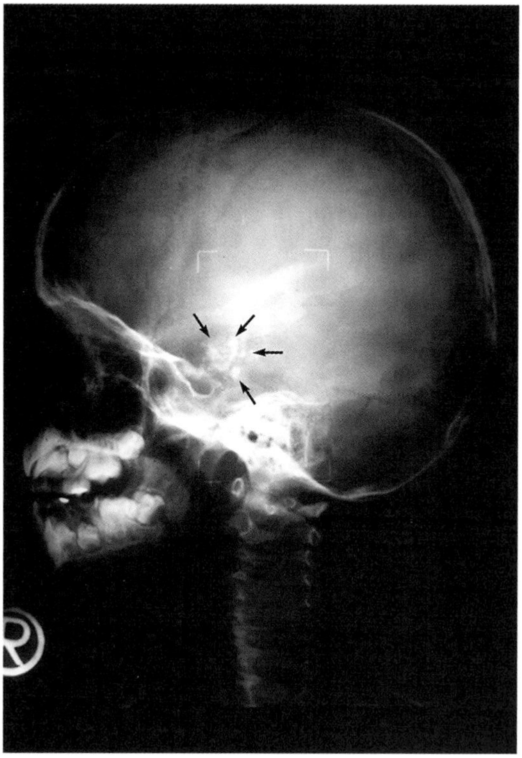

Abb. 11.10 Kraniopharyngeom mit ausgedehnten suprasellären Verkalkungen. [O530]

11.13.5 Kraniopharyngeom

Definition

Es handelt sich um einen gutartigen epithelialen Tumor der Sellaregion mit ausgeprägter Verkalkungstendenz, lokal expansivem Wachstum und guter Prognose bei erfolgreicher operativer Therapie. Es ist der häufigste supratentorielle Tumor des Kindesalters (► Abb. 11.10).

Tumorcharakteristiken und klinische Besonderheiten

Das Kraniopharyngeom entsteht aus Resten der Rathke-Tasche, dem Vorläufer des Hypophysenvorderlappens, und wächst überwiegend suprasellär. Präoperativ bestehen bei mehr als 50 % der Patienten **Sehstörungen** (bitemporale Hemianopsie) und neuroendokrinologische Ausfälle **(Kleinwuchs).** Der Tumor zeigt eine starke Verkalkungstendenz. Postoperativ können endokrine Störungen wie Diabetes insipidus, Hypothyreose, Wachstumshormonmangel oder eine Nebennierenrindeninsuffizienz auftreten.

11.14 Tumoren des Rückenmarks

Epidemiologie

Primäre Tumoren des Rückenmarks haben einen Anteil von etwa 2 % aller ZNS-Tumoren, wobei Astrozytome und Gangliogliome mit 70 % am häufigsten sind. Spinale Metastasierung kommt jedoch bei malignen Tumoren wie Medulloblastom und Glioblastom vor.

Einteilung

- **Intramedulläre Tumoren:** Astrozytome niedrigen Malignitätsgrades, Ependymome
- **Extramedulläre intradurale Tumoren:** Meist gutartig; Neurofibrome, Ganglioneurome, Meningeome
- **Extramedulläre extradurale Tumoren:** Metastasen von Neuroblastomen, Sarkomen, leukämische Infiltrate

Klinik

Häufig bestehen die Symptome aus einer Kombination von **Gangstörung und Rückenschmerzen.** Sphinkterinsuffizienzen, Sensibilitätsstörungen und Muskelschwäche kommen vor. Ein **Brown-Séquard-Syndrom** besteht bei ipsilateraler Muskelschwäche, Spastik und Ataxie sowie kontralateralem Verlust der Schmerz- und Temperaturempfindung.
In Abhängigkeit von der Tumorlokalisation treten entsprechende weitere neurologische Symptome auf.

Diagnostik

In der **Röntgenaufnahme der Wirbelsäule** sind eine Kyphoskoliose und Aufweitung des Spinalkanals mit vergrößertem Abstand der Bogenwurzeln typisch. Eine **Kernspintomografie** des Spinalkanals ist bei jedem klinischen Verdacht erforderlich.

Therapie

Die frühzeitige chirurgische Intervention vor Auftreten irreversibler Schäden ist prognostisch entscheidend. Eine komplette Resektion gelingt in 50–80 % der Fälle, auch bei intramedullärer Lokalisation. Die Strahlentoleranz des Rückenmarks ist niedrig, höhere Dosen als 45 Gy sollten daher nicht eingesetzt werden. Wirbelkörper müssen jeweils vollständig bestrahlt werden, da es sonst durch unterschiedliches Wachstum zu einer Skoliose kommen kann. Häufig wird zusätzlich eine intensive Chemotherapie durchgeführt.

12 Kardiologie

12.1	**Wegweiser**	219
12.2	**Angeborene Herzfehler**	220
12.2.1	Wegweiser	220
12.2.2	Kongenitale Ausflussbehinderungen des linken Ventrikels	220
12.2.3	Kongenitale Ausflussbehinderungen des rechten Ventrikels	223
12.2.4	Angeborene Herzfehler mit Links-rechts-Shunt	223
12.2.5	Angeborene Herzfehler mit Rechts-links-Shunt	228
12.2.6	Seltenere zyanotische Herzvitien	230
12.3	**Erworbene Herz- und Gefäßerkrankungen**	234
12.3.1	Bakterielle Endokarditis	234
12.3.2	Myokarditis	235
12.3.3	Perikarditis	236
12.3.4	Herzinsuffizienz	236
12.3.5	Kardiomyopathien	237
12.4	**Herzrhythmusstörungen**	238
12.4.1	Wegweiser	238
12.4.2	Störungen der Erregungsbildung	238
12.5	**Das akzidentelle Herzgeräusch**	239

IMPP-Hits

Im folgenden Kapitel sollten Sie sich intensiv mit den angeborenen Herzfehlern beschäftigen, insbesondere ist der ASD von Bedeutung. Das IMPP hat dazu in den vergangenen Jahren neun Fragen gestellt.

12.1 Wegweiser

Die Symptomatik des herzkranken Kindes ist häufig unspezifisch und nicht mit der des Erwachsenen vergleichbar. Beim Säugling können vermehrtes Schwitzen, Trinkschwäche und Gedeihstörung, beim Jugendlichen mangelnde körperliche Belastbarkeit und Belastungsdyspnoe auf eine latente Herzinsuffizienz hinweisen.

Typische Auskultations- und Untersuchungsbefunde bei den wichtigsten angeborenen Herzfehlern sind in ► Tab. 12.1 zusammengefasst.

Das EKG ist ein wichtiges diagnostisches Instrument in der Kinderkardiologie. Das EKG des Kindes durchläuft jedoch in den ersten Lebensjahren eine charakteristische physiologische Wandlung. Für die Praxis ist es daher entscheidend, die typischen Merkmale eines EKGs in verschiedenen Altersgruppen zu kennen, um gezielt pathologische Veränderungen erkennen zu können.

Lerntipp

Die in ► Tab. 12.1 aufgelisteten Befunde und Diagnosen sollten Sie sicher beherrschen.

Herzhypertrophiediagnostik im Kindesalter

Änderungen der elektrischen Herzachse und eine Amplitudenänderung der QRS-Komplexe (Sokolow-Index) sind Zeichen einer **Druckhypertrophie.**

Eine Leitungsverzögerung bzw. ein inkompletter oder kompletter Schenkelblock sind Zeichen einer **Volumenhypertrophie.**

Tab. 12.1 Typische Auskultations- und Untersuchungsbefunde bei den wichtigsten angeborenen Herzfehlern

Befund	Diagnose
Schwirren im Jugulum tastbar, Systolikum Maximum 2. ICR rechts, Fortleitung in die Karotiden	Aortenstenose
Pulse an unteren Extremitäten nicht tastbar, RR an oberen Extremitäten erhöht, uncharakteristisches Systolikum	Aortenisthmusstenose
Systolikum Maximum 2. ICR links, 2. Herzton gespalten und leise	Pulmonalstenose
Präkordiales Schwirren tastbar, Systolikum Maximum 3.–4. ICR links, Pressstrahlgeräusch	Ventrikelseptumdefekt
Systolikum Maximum 2. ICR links, 2. Herzton gespalten	Vorhofseptumdefekt
Pulsus celer et altus, Maschinengeräusch, Maximum 2. ICR links	Persistierender Ductus arteriosus

Lerntipp

Um die angeborenen Herzfehler besser verstehen und lernen zu können, lohnt es sich, die Anatomie und Physiologie des Herzens gründlich zu wiederholen. So kann man sich aus der Lokalisation des Defekts die Symptomatik und weitere Konsequenzen herleiten.

12.2 Angeborene Herzfehler

12.2.1 Wegweiser

Epidemiologie

Knapp 1% der lebend geborenen Kinder weist eine angeborene Herz- oder Gefäßanomalie auf. Im Folgenden werden insbesondere die vom IMPP berücksichtigten Herzfehler besprochen.

Lerntipp

Beim Thema Kinderkardiologie fragt das IMPP zumeist das Thema Herzvitien ab. Um die Fragen zu lösen, benötigen Sie ein gutes Wissen über Defekte, Symptome, Konsequenzen, Therapie und nicht zuletzt über die Auskultationsbefunde.

Ätiologie

Chromosomenanomalien, die häufig mit Herzfehlern assoziiert sind, sind die Trisomie 21, die Trisomie 18, die Trisomie 13, die Mikrodeletion 22q11 (Di-George-Syndrom) und das Ullrich-Turner-Syndrom. **Teratogene Einflüsse** können ebenfalls zu Herz- und Gefäßanomalien führen (z. B. Diabetes mellitus, maternale Phenylketonurie, Rötelnembryopathie, fetales Alkoholsyndrom). Molekulargenetische Untersuchungen haben gezeigt, dass sowohl isolierte als auch syndromale Herz- und Gefäßanomalien häufiger als bisher angenommen auf **Defekten einzelner Gene** beruhen (z. B. hypertrophe Kardiomyopathien, supravalvuläre Aortenstenose, atrioventrikulärer Septumdefekt).

Diagnostik

Angeborene Herzfehler werden durch Echokardiografie dargestellt. Ein MRT kann der Darstellung der genauen Morphologie dienen. Eine Angiografie kann die Darstellung insbesondere kombinierter Herzfehler komplementieren. EKG und Röntgen-Thorax können wichtige diagnostische Hinweise liefern. Eine Herzkatheter-Untersuchung ist bei angeborenen Herzfehlern teilweise indiziert, um Begleitfehlbildungen zu erkennen. Im Folgenden sind nur die jeweiligen Charakteristika aufgeführt.

12.2.2 Kongenitale Ausflussbehinderungen des linken Ventrikels

12.2.2.1 Aortenstenose

Einteilung

- **Valvuläre Aortenstenose:** Bei 75 % aller Aortenstenosen liegt diese Form vor. Die Klappe ist bikuspidal oder trikuspidal.
- **Subvalvuläre Aortenstenose:** Man unterscheidet zwei Formen, die zusammen etwa 22 % aller Aortenstenosen ausmachen: die **Ringleistenstenose** (fibröse, unterhalb der Aortenklappe liegende Einengung, häufig postoperativ, z. B. nach AVSD-Operation) und die **hypertrophische obstruktive Kardiomyopathie** (HOCM), eine muskuläre subaortale Einengung, die bei familiärem Auftreten autosomal-dominant vererbt wird.
- **Supravalvuläre Aortenstenose:** Es handelt sich um eine dicht oberhalb der Klappenbasis gelegene Einengung der Aorta ascendens, die häufig bei Williams-Beuren-Syndrom vorkommt.

Hämodynamik

Die Ausflussbehinderung führt zu **Druckbelastung** mit konsekutiver **Hypertrophie** des linken Ventrikels. Bei hochgradiger Ausflussbehinderung muss der linke Ventrikel einen hohen Druck aufbringen, um die Stenose zu überwinden und einen annähernd normalen Druck in der Aorta aufzubauen. Unter körperlicher Belastung kann der Druck in der Aorta absinken, und es kann zu einem Missverhältnis zwischen dem Sauerstoffbedarf des hypertrophierten Myokards und der Koronardurchblutung kommen. Akuter Myokardinfarkt oder plötzlicher Herztod bei körperlicher Belastung sind die Folge.

Klinik

Bei hochgradiger Aortenstenose kommt es beim Neugeborenen zur linksventrikulären Dekompensation, zu **Kardiomegalie, Lungenödem** und **kardiogenem Schock.** Bei weniger ausgeprägten Stenosen sind 70 % der Patienten im Kindesalter beschwerdefrei, die körperliche Belastbarkeit kann leicht eingeschränkt sein. Das schwerwiegendste Symptom bei Jugendlichen ist die **Synkope,** wobei es bei körperlicher Belastung oder im Rahmen von Narkosen zu akutem Kammerflimmern und plötzlichem Herztod kommen kann.

Auskultationsbefund

▸ Tab. 12.1.

> **Merke**
>
> Bei Aortenstenose muss wegen der Synkopengefahr vor Wettkampfsport gewarnt werden.

Diagnostik

Der systolische **Blutdruck** kann erniedrigt sein, die Blutdruckamplitude ist vermindert. Im **EKG** sind Zeichen der Linkshypertrophie und linksventrikuläre Repolarisationsstörungen (ST-Senkungen in V_5 und V_6) Hinweise auf eine subendokardiale Ischämie. Im **Röntgen-Thorax** zeigen sich eine normale Herzgröße, eine abgerundete Herzspitze, ein prominenter Aortenknopf und eine Verbreiterung des oberen Mediastinums nach rechts-konvex durch poststenotische Dilatation der Aorta ascendens.

Therapie

Bei der kritischen Aortenstenose des Neugeborenen ist eine **Prostaglandininfusion** zur Aufrechterhaltung des Körperkreislaufs über den Ductus arteriosus lebensrettend.

Operationsindikationen sind ein Druckgradient über 70 mmHg in Ruhe sowie Synkopen oder Zeichen der Hypertrophieschädigung im EKG.

Die **perkutane transluminale Ballondilatation** ist heute der operativen Klappensprengung ebenbürtig. Sie ist jedoch nur bei valvulärer Aortenstenose Erfolg versprechend. Regelmäßig kommt es zu einer leichten Aorteninsuffizienz. Die **operative Klappensprengung** erfolgt bei Versagen der Ballondilatation.

Die definitive Therapie der valvulären Aortenstenose bei stärker veränderter Klappe ist der **Klappenersatz** durch ein Implantat. Da die Klappen jedoch nicht mitwachsen, die Klappenhaltbarkeit begrenzt ist und Kunstklappen eine Dauerantikoagulation erfordern, wird ein Klappenersatz in der Regel erst bei Jugendlichen durchgeführt.

> **Merke**
>
> Die Druckbelastung des linken Ventrikels durch die Aortenstenose resultiert in linksventrikulärer Hypertrophie. In schweren Fällen kann dies zu Myokardinfarkt und plötzlichem Herztod führen.

12.2.2.2 Aortenisthmusstenose

Epidemiologie

75 % der Patienten weisen zusätzlich eine bikuspide Aortenklappe, teilweise mit Stenose, auf. Bei Patientinnen mit Ullrich-Turner-Syndrom besteht in 15–20 % der Fälle eine Aortenisthmusstenose.

Einteilung und Hämodynamik

Präduktale Aortenisthmusstenose: Es handelt sich um eine Einengung der Aorta vor der Einmündung des Ductus arteriosus. In der Regel liegt gleichzeitig eine Persistenz des Ductus arteriosus vor. Häufig bestehen zusätzlich eine tubuläre Hypoplasie des Aortenbogens und des prästenotischen Teils der Aorta descendens sowie ein Ventrikelseptumdefekt. Die Aortenisthmusstenose ist so hochgradig, dass von der Aorta ascendens und vom Aortenbogen kaum Blut in die Aorta descendens fließt. Die Aorta descendens wird fast ausschließlich aus der A. pulmonalis infolge einer pulmonalen Hypertonie über den offenen Ductus arteriosus mit venösem Blut versorgt.

Postduktale Aortenisthmusstenose: Die Einengung der Aorta distal der Einmündung des Ductus arteriosus führt bei verschlossenem Ductus arteriosus zu einer Druckbelastung des linken Ventrikels, Hypertonie in der Aorta ascendens, im Aortenbogen und in den hiervon abgehenden Gefäßen. Jenseits der Stenose bestehen eine Hypotonie und Minderdurchblutung der von der Aorta descendens und Aorta abdominalis versorgten Organe.

Klinik

Präduktale Aortenisthmusstenose: Hypoxie und Herzinsuffizienz können bereits im Neugeborenenalter zu Zyanose, Trinkschwäche, Gedeihstörung und Hepatosplenomegalie führen. Charakteristisch ist eine Zyanose der unteren Körperhälfte. Mit dem Verschluss des Ductus arteriosus entwickelt sich innerhalb weniger Tage eine lebensbedrohliche Symptomatik. Die Abnahme der Blutdruckwerte an der unteren Extremität kann zu Nierenversagen mit Anurie führen. Ohne Therapie beträgt die Letalität im 1. Lebensjahr 90 %.

Postduktale Aortenisthmusstenose: In vielen Fällen besteht zunächst keine relevante klinische Symptomatik. Das systolische Herzgeräusch über der linken Thoraxseite und der nicht tastbare Femoralispuls fallen bei einer Vorsorgeuntersuchung auf. Bei der körperlichen Untersuchung kann man Rippenusuren erkennen.

Bei Kleinkindern treten Kopfschmerzen, Nasenbluten, kalte Füße und Wadenschmerzen bei körperlicher Belastung auf. Bei Jugendlichen zeigt sich eine Claudicatio intermittens. Das gravierendste klinische Symptom ist ein Apoplex im Rahmen des arteriellen Hypertonus.

Auskultationsbefund

► Tab. 12.1.

> **Merke**
>
> Das sichere Tasten der Fußpulse ist bei den Vorsorgeuntersuchungen des Neugeborenen und des Säuglings obligatorisch.

Diagnostik

Präduktale Aortenisthmusstenose:

Im **EKG** finden sich Zeichen der Rechtsherzbelastung.

Im **Röntgen-Thorax** zeigt sich meist ein prominentes Pulmonalsegment, eine vermehrte Lungengefäßzeichnung im Hilusbereich bei verminderter Lungengefäßzeichnung in der Peripherie.

Die Darstellung eines Rechts-links-Shunts über den Duktus in der **Echokardiografie** ist hochverdächtig für eine kritische präduktale Aortenisthmusstenose.

Postduktale Aortenisthmusstenose:

Im **EKG** finden sich Zeichen der linksventrikulären Hypertrophie.

Im Röntgen-Thorax sind Prominenz der Aorta ascendens, prominenter Aortenknopf, Betonung der Herzbucht und Rippenusuren an den Unterrändern der IV.–X. Rippe (Kollateralkreisläufe über Interkostalarterien) charakteristisch.

Echokardiografisch lässt sich die linksventrikulären Hypertrophie darstellen.

Eine **Angiokardiografie** dient der Klärung der Lokalisation und Länge der Stenose, des Nachweises eines Kollateralkreislaufs sowie der Darstellung des prä- und poststenotischen Kalibers der Aorta descendens. Nach Möglichkeit sollte in gleicher Sitzung eine therapeutische Intervention (Dilatation, Stenteinlage) erfolgen.

Therapie

Präduktale Aortenisthmusstenose: Beim Neugeborenen ist eine **Prostaglandininfusion** zur Aufrechterhaltung des Körperkreislaufs über den Ductus arteriosus lebensrettend. Die **operative Korrektur** mit Resektion oder plastischer Überbrückung der Stenose und Verschluss des Duktus ist dringend indiziert. Postoperativ kann es zu einer paradoxen Hypertonie kommen (Fehlreaktion prästenotisch gelegener Barorezeptoren). Die schwerwiegendste Operationskomplikation ist die Paraplegie durch intraoperative Ischämie des Rückenmarks.

Postduktale Aortenisthmusstenose: Die Therapie ist abhängig von der Morphologie. Die operative Resektion erfolgt bei langstreckigen tubulären Stenosen, die Ballondilatation und Stenteinlage bei kurzstreckigen Stenosen. Unabhängig von der Therapieform kann postoperativ eine arterielle Hypertonie persistieren, die medikamentös behandelt wird.

Bei juxtaduktaler oder postduktaler Aortenisthmusstenose ist häufig kontrahiertes Duktusgewebe an der Stenose beteiligt, sodass eine Prostaglandininfusion oft zu einer Abnahme des Gradienten und damit zu einer Besserung der klinischen Situation führt.

Eine **Endokarditisprophylaxe** ist nicht erforderlich (► Kap. 12.3.1).

12.2.3 Kongenitale Ausflussbehinderungen des rechten Ventrikels

12.2.3.1 Pulmonalstenose

Einteilung

- **Valvuläre Pulmonalstenose.**
- **Subvalvuläre Pulmonalstenose** durch fibröse, fibromuskuläre oder muskuläre Einengung.
- **Supravalvuläre Pulmonalstenose:** Dicht oberhalb der Klappe findet sich eine Stenose eines der beiden Hauptäste der A. pulmonalis.
- **Periphere Pulmonalstenosen** an der Aufzweigung der beiden Hauptäste in die Lappen- oder Segmentarterien.

Hämodynamik

Es kommt zur rechtsventrikulären Drucksteigerung, z. T. über den Systemdruck, und zur Hypertrophie des rechten Ventrikels. Die Ausflussbahn ist bei poststenotischer Dilatation des Pulmonalisstamms verengt, und es kommt zu einem Rückstau von Blut in den rechten Ventrikel und den rechten Vorhof. Dadurch entsteht eine starke Dilatation der rechten Herzhöhlen mit Zunahme des enddiastolischen Drucks. Eine sekundäre Trikuspidalinsuffizienz mit Hepatomegalie ist die Folge. Über ein offenes Foramen ovale kann es zu Rechts-links-Shunt auf Vorhofebene und sichtbarer Zyanose kommen.

Klinik

Bei der **kritischen Pulmonalstenose des Neugeborenen** kommt es mit Verschluss des Ductus arteriosus Botalli zu einer schweren Herzinsuffizienz und durch einen Rechts-links-Shunt über das Foramen ovale zu einer Zyanose. Die begleitenden klinischen Symptome sind Dyspnoe, Tachydyspnoe und Hepatomegalie. Bei einer weniger gravierenden Pulmonalstenose ist nur die körperliche Belastbarkeit eingeschränkt, oder die Patienten sind asymptomatisch.

Auskultationsbefund

► Tab. 12.1.

Diagnostik

Im **EKG** finden sich Zeichen der rechtsventrikulären Hypertrophie sowie rechtsventrikuläre Repolarisationsstörung (positive T-Welle in Ableitung V_1). Im **Röntgen-Thorax** bildet der rechte Ventrikel die linke Herzkontur, die abgerundet erscheint, die Herzspitze ist angehoben, das Pulmonalsegment prominent; die Lungengefäßzeichnung ist hilär vermehrt und peripher vermindert. Eine **Angiografie** sollte zum Ausschluss einer Hypoplasie im weiteren Verlauf der A. pulmonalis durchgeführt werden.

Therapie

Beim Neugeborenen mit ausgeprägter Zyanose ist eine **Prostaglandininfusion** zur Eröffnung des Ductus arteriosus indiziert. Die kausal wirksame Ballondilatation sollte rasch folgen.
Bei älteren Kindern ist eine interventionelle Therapie bei Druckgradienten über 60 mmHg indiziert. Die **Ballondilatation** ist die Therapie der Wahl für die Erstbehandlung der valvulären Pulmonalstenose beim älteren Kind. Schwerwiegende Komplikationen sind selten.
Operation: Bei dysplastischer Pulmonalklappe ist die Resektion der Klappe, bei muskulärer Stenose die Resektion der Muskulatur oder ein transanulärer Patch indiziert.

12.2.4 Angeborene Herzfehler mit Links-rechts-Shunt

12.2.4.1 Ventrikelseptumdefekt (VSD)

Epidemiologie

Es handelt sich mit einer relativen Häufigkeit von 30 % um den häufigsten angeborenen Herzfehler.

Einteilung

- **Perimembranöser Defekt:** VSD im Bereich des membranösen Septums, meist unterhalb der Aortenklappe, seltener im Bereich der rechtsventrikulären Ausflussbahn (► Abb. 12.1).
- **Muskulärer Defekt:** VSD im Bereich des muskulären Septums; teilweise multipel („Swiss-Cheese-VSD").
- **Druckangleichender VSD:** Sehr großer VSD mit Druckangleichung zwischen rechtem und linkem Ventrikel.
- **Drucktrennender VSD:** Kleinerer VSD, bei dem der Druck im rechten Ventrikel deutlich niedriger als im linken ist.

Begleitfehlbildungen

Ein VSD ist häufig mit anderen Herz- oder Gefäßfehlbildungen (Pulmonalstenose, Aortenisthmusstenose, Aortenklappeninsuffizienz) assoziiert. Bei Verlagerung der überreitenden Aorta zu mehr als 50 % über den rechten Ventrikel spricht man von Double Outlet Right Ventricle (DORV).

Hämodynamik

Der VSD führt zu einem Links-rechts-Shunt und damit zu einer vermehrten Lungendurchblutung.

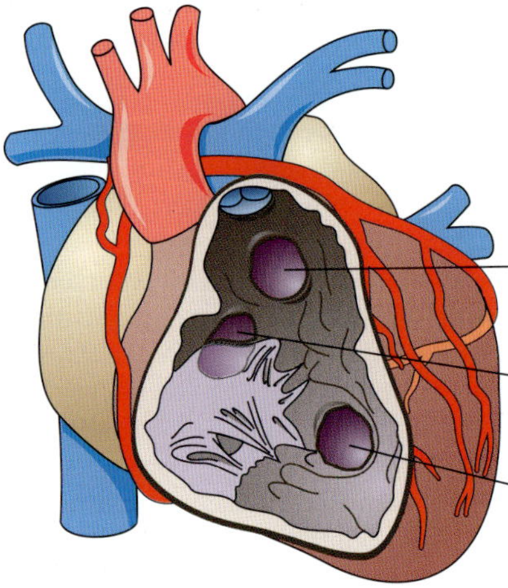

Abb. 12.1 Schematische Darstellung dreier verschiedener Typen des Ventrikelseptumdefekts. Zum Zweck der Darstellung ist die Vorderwand des rechten Ventrikels entfernt worden. [L106]

Das Shuntvolumen ist vom Lungengefäßwiderstand abhängig. Bei einem großen VSD kommt es zu einer Druckangleichung zwischen rechtem und linkem Ventrikel, und es entsteht eine Herzinsuffizienz.

Bei persistierender Lungenüberperfusion kommt es durch obliterierende Gefäßveränderungen der Lunge zu einem progredienten, irreversiblen Anstieg des Widerstands im kleinen Kreislauf, der zur Umkehr der Shuntrichtung mit Entstehung eines Rechts-links-Shunts führen kann (**Eisenmenger-Reaktion,** ► Abb. 12.2).

Klinik

Bei einem **großen VSD** kommt es in den ersten Lebenswochen zu einer progredienten Herzinsuffizienz mit vermehrtem Schwitzen, Dyspnoe, Trinkschwäche, Hepatomegalie und Gedeihstörung.

Bei **kleineren Defekten** kann es durch den Rechts-links-Shunt trotz gutem Allgemeinzustand und fehlender Herzinsuffizienz zu einer Lungenüberflutung kommen. Die Folgen sind vermehrte Infektneigung. Weitere Symptome sind vermehrtes Schwitzen.

Bei **sehr kleinen Defekten** sind die Kinder asymptomatisch, aber das Herzgeräusch ist besonders laut.

Spontane Verkleinerungen von VSD bis hin zum Spontanverschluss sind häufig.

Auskultationsbefund

► Tab. 12.1. Cave: aufgrund der Druckverhältnisse ist in den ersten 2 Lebenstagen oft kein Geräusch hörbar.

> **Merke**
>
> Je größer der VSD, desto leiser ist das Herzgeräusch.

Diagnostik

Das **EKG** ist bei kleinem Defekt normal. Bei größerem Defekt zeigen sich initial meist Linksherzbelastungszeichen, später Rechtsherzhypertrophiezeichen, im Verlauf treten bei hämodynamisch relevantem VSD biventrikuläre Hypertrophiezeichen auf. Die Linksachse des Herzens ist charakteristisch.

Bei kleinem Defekt ist der **Röntgen-Thorax** unauffällig, bei großem Shunt ist die Lungengefäßzeichnung vermehrt, das Herz ist bei vergrößertem linkem Vorhof groß. Bei Eisenmenger-Reaktion sind die zentralen Lungengefäße sehr kräftig, während die periphere Lungengefäßzeichnung fast verschwindet („Kalibersprung“).

Therapie

Bei großen Defekten steht die Therapie der Herzinsuffizienz (Digitalis, Diuretika, ACE-Hemmer) im Vordergrund. In vielen Fällen kann abgewartet werden, ob sich eine spontane Verkleinerungstendenz zeigt.

Die **Standardtherapie** besteht im operativen **Verschluss des VSD** durch direkte Naht oder einen

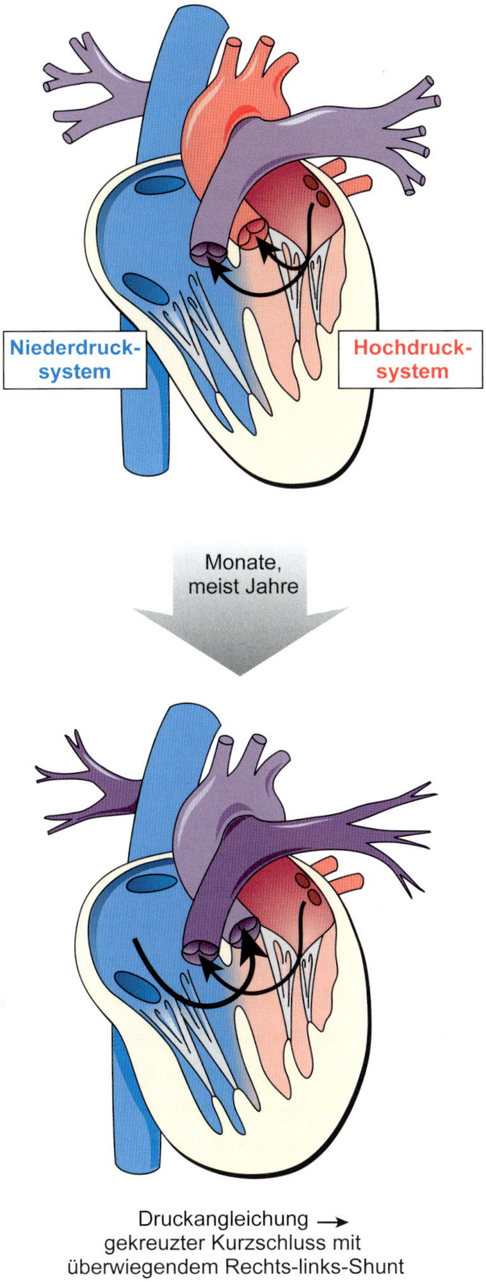

Abb. 12.2 Schematische Darstellung eines Ventrikelseptumdefekts. Nach Monaten bis Jahren kommt es zur Ausbildung von irreversiblen Gefäßverengungen im Lungengefäßbett. Eine Eisenmenger-Reaktion hat stattgefunden. [L106]

Patchverschluss. Die wichtigste Komplikation ist die Verletzung des Reizleitungssystems durch eine Naht, wodurch es postoperativ zu einem kompletten AV-Block kommt, der eine Schrittmacherimplantation erfordert. Postoperativ besteht bei den meisten Patienten ein Rechtsschenkelblock.

Bei erhöhtem pulmonalem Widerstand wird präoperativ mittels Sauerstoffbeatmung, Iloprost-Inhalation oder NO-Beatmung untersucht, ob die pulmonale Widerstandserhöhung noch reversibel ist. Bei fixierter pulmonaler Hypertonie ist ein Defektverschluss kontraindiziert, da bei Wegfallen des Überlaufventils des rechten Ventrikels eine tödliche Rechtsherzinsuffizienz die Folge wäre. In diesen Fällen ist eine kombinierte Herz-Lungen-Transplantation die einzige therapeutische Option.

Als **Alternative** zur Operation kann heute bei Kindern mit einem Gewicht über 20 kg und mäßig hämodynamisch relevantem VSD ein **katheterinterventioneller VSD-Verschluss** durchgeführt werden.

Eine **Endokarditisprophylaxe** ist nicht erforderlich (► Kap. 12.3.1).

Merke

Bei kleinerem VSD kommt es in 42 % der Fälle innerhalb eines Jahres, in 75 % bis zu einem Alter von 9 Jahren zum Spontanverschluss.

Merke

Bei fixierter pulmonaler Hypertonie ist bei Ventrikelseptumdefekt ein Defektverschluss kontraindiziert, da bei Wegfallen des Überlaufventils des rechten Ventrikels eine tödliche Rechtsherzinsuffizienz die Folge wäre.

12.2.4.2 Persistierender Ductus arteriosus Botalli (PDA)

Definition

Persistierende, ehemals fetale Verbindung zwischen Arteria pulmonalis und Aorta, durch die es zu einem Links-rechts-Shunt von der Aorta in den Lungenkreislauf kommt.

Begleitfehlbildungen

Ein PDA liegt häufig als Begleitfehlbildung bei anderen Herzfehlern, insbesondere bei zyanotischen Vitien, vor.

Merke

Vitien, bei denen die Durchblutung des Systemkreislaufs oder der Lunge vom offenen Duktus abhängt, sind z.B. Aortenatresie, präduktale Aortenisthmusstenose und Pulmonalatresie. Hier kann der Duktusverschluss mithilfe von Prostaglandininfusionen verhindert oder verzögert werden.

Hämodynamik

In einigen Fällen, z. B. häufiger bei Neugeboreneninfektion oder respiratorischer Anpassungsstörung, bleibt der Verschluss des Ductus arteriosus (► Kap. 1.2.2, ► Kap. 1.6.3) aus, die Ätiologie ist unklar (► Abb. 12.3). Bei Frühgeborenen liegt regelmäßig ein offener Duktus vor. Bei offenem Duktus fließt Blut aus der Aorta über die Pulmonalarterie in den Lungenkreislauf, sobald dort durch die Lungenentfaltung der Gefäßwiderstand abgesunken ist (Links-rechts-Shunt sowohl während der Systole als auch während der Diastole).

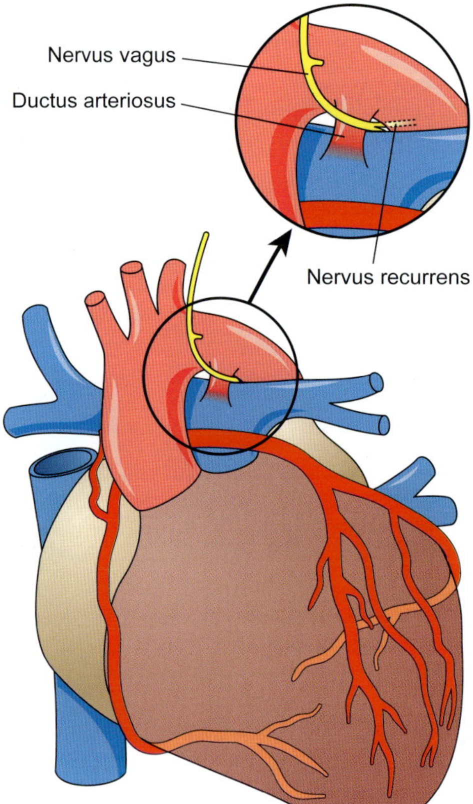

Abb. 12.3 Schematische Darstellung eines persistierenden Ductus arteriosus Botalli. Zu beachten sind Nervus vagus und Nervus recurrens. [L106]

Klinik

Bei Säuglingen mit weit offenem Duktus kommt es zu Blässe, Tachydyspnoe, Einziehungen, Trinkschwäche und rezidivierenden spastischen Bronchitiden. Ein kleiner PDA ist oft ein Zufallsbefund.

Auskultations- und Untersuchungsbefund

► Tab. 12.1. Cave: bei Neugeborenen findet sich häufig nur ein systolisches Geräusch.

Diagnostik

Im **EKG** finden sich Zeichen der linksventrikulären Belastung, u. U. ein P-sinistroatriale.
Die Lungengefäßzeichnung im **Röntgen-Thorax** ist vermehrt; bei großem Shunt ist das Herz vergrößert.

Therapie

Bei kleinem PDA besteht eine gute Chance auf Spontanverschluss im 1. Lebensjahr. Bei Frühgeborenen ist ein medikamentöser Verschluss mit Indometacin eine mögliche Therapieoption. Bei hämodynamisch wirksamem PDA besteht außer bei Frühgeborenen kein Zweifel an der Indikation zur Operation oder zum interventionellen Verschluss. Bei kleinem PDA kommen bei Kindern mit einem Gewicht über 8 kg transvenös oder retrograd platzierte Stahlspiralen oder Doppelschirme zum Einsatz. Das Embolisations- und Reshuntrisiko liegt bei 5 %. Bei großem PDA und kleinem Kind empfiehlt sich die minimalinvasive chirurgische Therapie, entweder als Durchtrennung oder als Ligatur. Das Reshuntrisiko beträgt hier 5 %.
Eine **Endokarditisprophylaxe** ist nicht erforderlich (► Kap. 12.3.1).

12.2.4.3 Vorhofseptumdefekt (ASD)

Einteilung

- **Ostium-secundum-Defekt (ASD II):** Liegt zentral im Vorhofseptum im Bereich der Fossa ovalis.
- **Sinus-venosus-Defekt:** Liegt hoch dorsal im Vorhofseptum in der Nähe der oberen Hohlvene.
- **Septum-primum-Defekt (ASD I):** Liegt tief im Vorhofseptum, reicht bis zum Klappenring und ist häufig mit einem septumnahen Spalt einer AV-Klappe kombiniert (inkompletter AV-Kanal).
- **Offenes Foramen ovale:** Kein Defekt, sondern normale anatomische Variante, die bei etwa 10 %

der Erwachsenen nachweisbar ist. Bei erhöhtem Druck im rechten Vorhof kann ein kleiner Rechts-links-Shunt entstehen.

Hämodynamik

Aus dem linken Vorhof fließt arterialisiertes Blut über den Defekt in den rechten Vorhof. Dieser Links-rechts-Shunt führt zu einer Volumenbelastung des linken und rechten Vorhofs, des rechten Ventrikels und der A. pulmonalis. Zusätzlich können beim Sinus-venosus-Defekt eine oder beide Lungenvenen in den rechten Vorhof einmünden, wodurch die Volumenbelastung erheblich verstärkt wird (▸ Abb. 12.4).

Klinik

Klinische Symptome sind im Säuglingsalter sehr selten, meist treten erst im Schulalter eine verminderte körperliche Belastbarkeit mit Belastungsdyspnoe oder supraventrikuläre Rhythmusstörungen auf. Eine bronchopulmonale Infektanfälligkeit kann bestehen. Die Diagnose wird meist aufgrund des Auskultationsbefunds gestellt.

Auskultationsbefund

▸ Tab. 12.1.

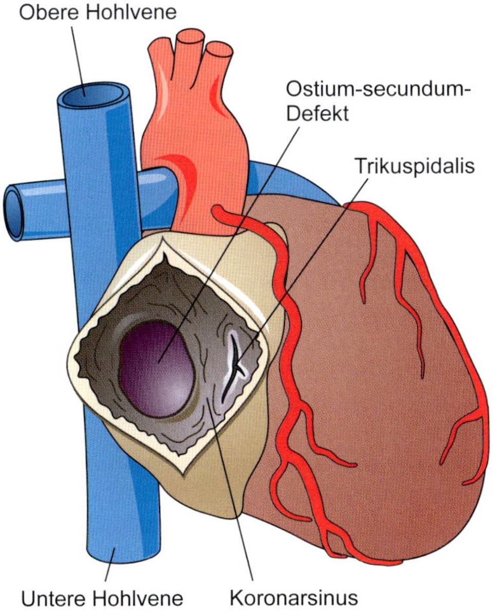

Abb. 12.4 Schematische Darstellung eines Ostium-secundum-Defekts (Blick in den rechten Vorhof). [L106]

Diagnostik

Im **EKG** finden sich Zeichen der rechtsventrikulären Hypertrophie sowie ein inkompletter oder kompletter Rechtsschenkelblock.

Der **Röntgen-Thorax** zeigt häufig einen Normalbefund; bei großem Shunt sind eine verstärkte Lungengefäßzeichnung, ein prominentes Pulmonalsegment und die Rechts-Herzvergrößerung zu erkennen.

Therapie

Therapie der Wahl beim hämodynamisch relevanten ASD ist der **interventionelle Verschluss.** Er sollte im Alter von 3–5 Jahren erfolgen, wenn ein Spontanverschluss nicht mehr erwartet wird. Nur selten ist aufgrund einer ungünstigen Morphologie ein operativer Verschluss erforderlich. Eine **Endokarditisprophylaxe** ist nicht erforderlich (▸ Kap. 12.3.1).

> **Klinischer Fall**
>
> Der 3-jährige Paul wird aufgrund einer auffallenden Infektneigung beim Kinderarzt vorgestellt. In der Untersuchung fallen ein gespaltener 2. Herzton und ein Systolikum im 2. ICR links sowie ein Diastolikum am unteren Sternalrand auf. Im Röntgen-Thorax finden sich Zeichen einer verstärkten Lungendurchblutung, ein vergrößertes rechtes Herz sowie ein prominentes Pulmonalsegment. Die Diagnose eines Vorhofseptumdefekts wird echokardiografisch bestätigt.

12.2.4.4 Atrioventrikulärer Septumdefekt (AVSD)

Es handelt sich um einen tief gelegenen Vorhofseptumdefekt (Septum-primum-Defekt) mit Inlet-Ventrikelseptumdefekt und nur einer gemeinsamen AV-Klappe, der besonders häufig bei Patienten mit Trisomie 21 vorkommt, frühzeitig zu einer fixierten pulmonalen Hypertonie führt und somit bereits im Säuglingsalter diagnostischen und therapeutischen Maßnahmen zugeführt werden muss.

> **Merke**
>
> Ein unauffälliger kardialer Auskultationsbefund am 1. Lebenstag schließt einen angeborenen Herzfehler nicht aus.

Praxistipp

Der überdrehte Linkstyp ist für den AVSD pathognomonisch, AV-Leitungsstörungen sind häufig (AV-Block I).

12.2.5 Angeborene Herzfehler mit Rechts-links-Shunt

12.2.5.1 Fallot-Tetralogie

Epidemiologie

Häufigster Herzfehler, der mit einer schweren Zyanose einhergeht. Die Fallot-Tetralogie ist auch ein häufiger Herzfehler bei Mikrodeletion 22q11 (Di-George-Syndrom). Jungen sind häufiger betroffen als Mädchen.

Pathologie

Es besteht eine Ausflussbehinderung des rechten Ventrikels durch eine valvuläre oder infundibuläre Pulmonalstenose. Außerdem liegt ein Ventrikelseptumdefekt dicht unterhalb der Aortenklappe mit Überreiten der Aorta über dem VSD (Dextroposition) und sekundärer Hypertrophie des rechten Ventrikels vor.

Begleitfehlbildungen

Mögliche Begleitfehlbildungen sind ein rechter Aortenbogen mit rechts deszendierender Aorta, eine Agenesie einer Pulmonalarterie, periphere Pulmonalstenosen sowie Ursprungs- und Verzweigungsanomalien der Koronararterien.

Hämodynamik

Bei hochgradiger Pulmonalstenose ist die Lungendurchblutung stark vermindert. Der Abstrom des venösen Blutes aus dem rechten Ventrikel erfolgt über den VSD in die Aorta. Infolge der verminderten Lungendurchblutung fließt nur eine geringe Menge arteriellen Blutes aus den Lungenvenen zurück in den linken Vorhof und über den linken Ventrikel in die Aorta. Die Aorta ist mit **arteriovenösem Mischblut** gefüllt, bei hochgradiger Pulmonalstenose ist der Anteil an arterialisiertem Blut gering, und die arterielle Sauerstoffsättigung ist entsprechend niedrig. Es besteht eine Druckbelastung des rechten Ventrikels (► Abb. 12.5). Der Rechts-links-Shunt führt zur Zyanose, dadurch kommt es zu einer reaktiven Polyglobulie und zur Gefahr von Thrombosen und Embolien. Kompensatorisch entwickelt sich eine Thrombozytopenie.

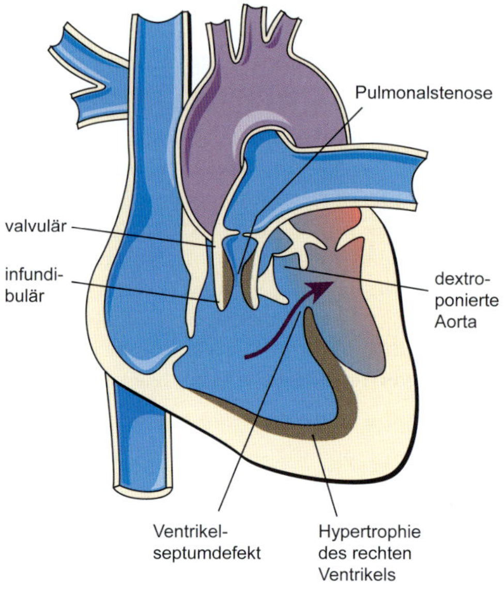

Abb. 12.5 Schematische Darstellung einer Fallot-Tetralogie: Darstellung der Herzfehlerkombination. [L106]

Klinik

Das Ausmaß der **Zyanose** hängt vom Schweregrad der Pulmonalstenose ab. Ist sie nur gering, spricht man von „pink Fallot“, weil die Zyanose praktisch fehlt. Bei hochgradiger Pulmonalstenose kommt es am 2.–4. Lebenstag zu einer ausgeprägten, lebensbedrohlichen Zyanose. Es besteht eine Trinkschwäche, die zu einer Dystrophie führt.

Bei älteren Kindern können charakteristische **hypoxämische Anfälle** auftreten, die durch eine Zunahme der Infundibulumstenose bedingt sind. Klinisch kommt es zu Unruhe, Dyspnoe, Zunahme der Zyanose und Bewusstlosigkeit. Jeder Anfall kann tödlich enden. Die Einnahme einer Hockstellung erhöht den Widerstand im Systemkreislauf und verbessert dadurch die Lungenperfusion (► Abb. 12.6a).

Uhrglasnägel und **Trommelschlägelfinger** (► Abb. 12.6b) sind nach dem 2. Lebensjahr regelmäßig vorhanden.

Es zeigen sich eine vermehrte Venenfüllung sowie eine Injektion der Konjunktivalgefäße.

Therapie

Bei Neugeborenen mit duktusabhängiger Lungenperfusion wird eine **Prostaglandininfusion** durchgeführt, um den Duktus offen zu halten. Medikamente wie **Digitalis oder Diuretika** sind **kontraindiziert,** weil sie die infundibuläre Pulmo-

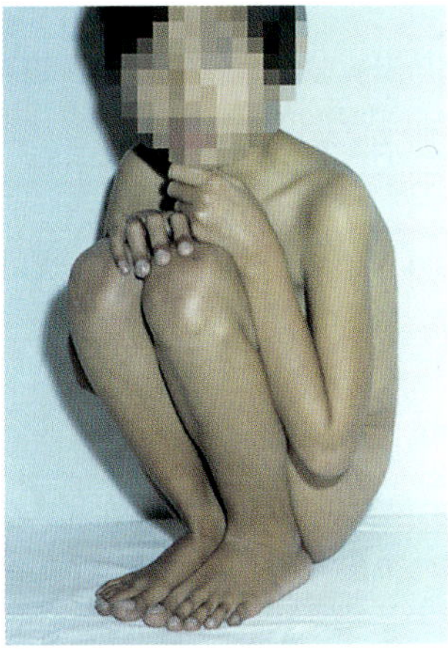

Abb. 12.6a Fallot-Tetralogie. Charakteristische Hockstellung bei hypoxämischem Anfall. [O530]

nalstenose verstärken und einen hypoxämischen Anfall auslösen können.

Die **Therapie des hypoxämischen Anfalls** beinhaltet eine Sedierung (z. B. Morphin), Sauerstoffzufuhr, eine intravenöse Volumengabe sowie eine Erhöhung des Widerstands im Systemkreislauf durch Pressen der Knie gegen die Brust (▸ Abb. 12.6a). Zur Rezidivprophylaxe werden Beta-Rezeptoren-Blocker (Propranolol 1–3 mg/kg KG/d) eingesetzt.

Als interventionelle Maßnahme wird die **Ballondilatation** der Pulmonalklappe durchgeführt. Dadurch wird die Lungenperfusion verbessert und die hypoplastische Lungenstrombahn zur Entwicklung gebracht.

Die **operative Korrektur** kann bereits im Säuglingsalter erfolgen. Sie umfasst den Verschluss des VSD durch Kunststoffmaterial und die Patcherweiterung der Pulmonalklappenstenose. Die Korrekturoperation ist auch möglich, wenn eine stärkere Hypoplasie des Hauptstamms und der beiden Hauptäste der A. pulmonalis sowie eine Hypoplasie des linken Vorhofs und linken Ventrikels vorliegen oder wenn ein abnormer Ast einer Koronararterie über den Ausflusstrakt des rechten Ventrikels zieht. In diesen Fällen erfolgt die operative Erweiterung der Ausflussbahn (**Anastomosenoperation**) mit Belassen des ASD oder Verkleinerung des VSD. Eine **Endokarditisprophylaxe** ist erforderlich (▸ Kap. 12.3.1).

Merke

Bei Fallot-Tetralogie sind positiv inotrope Medikamente und Diuretika kontraindiziert.

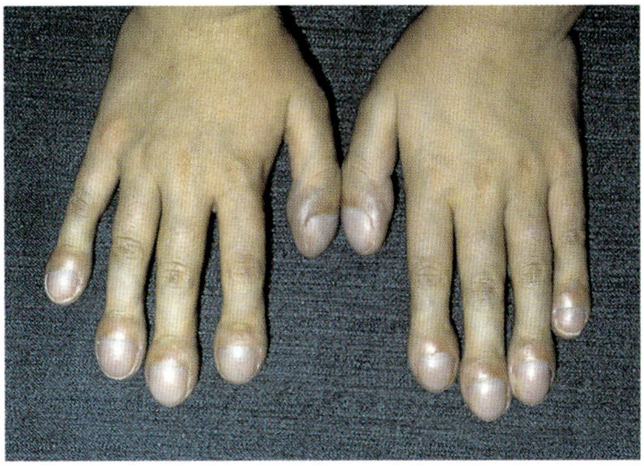

Abb. 12.6b Fallot-Tetralogie. Trommelschlägelfinger. [O530]

12.2.5.2 Transposition der großen Arterien (TGA)

Definition

Zyanotischer Herzfehler, bei dem die Aorta aus dem rechten und die Pulmonalarterie aus dem linken Ventrikel entspringen, wodurch Körper- und Lungenkreislauf nicht hintereinander, sondern parallel geschaltet sind.

Begleitfehlbildungen

In 40 % der Fälle liegt ein begleitender VSD vor. Häufig besteht eine Pulmonalstenose, und die Koronararterien zeigen ein variables Muster. Bei 16 % der Patienten mit TGA bestehen extrakardiale Begleitfehlbildungen.

Hämodynamik

Bei kompletter Transposition der Gefäße ohne zusätzliche Begleitfehlbildung liegt eine komplette Trennung von System- und Lungenkreislauf vor, die nicht mit dem Leben vereinbar ist. Kurz nach der Geburt besteht eine Verbindung der beiden Kreisläufe über das Foramen ovale und den Ductus arteriosus. Nach Verschluss dieser Verbindungen versterben die Patienten an einer extremen Hypoxie. Bei zusätzlich bestehendem ASD, VSD oder PDA kommt es, vor allem bei vermehrter Lungendurchblutung, über diese Defekte zu einem Shunt, der dem Körperkreislauf arterialisiertes Blut zuführt. Bei gleichzeitig bestehender Pulmonalstenose ist durch den erniedrigten Druck in der A. pulmonalis ein solcher Shunt nicht möglich, die Prognose ist dann schlecht.

Therapie

Bei drohendem Duktusverschluss ist die **Prostaglandingabe** die erste lebenserhaltende Maßnahme.

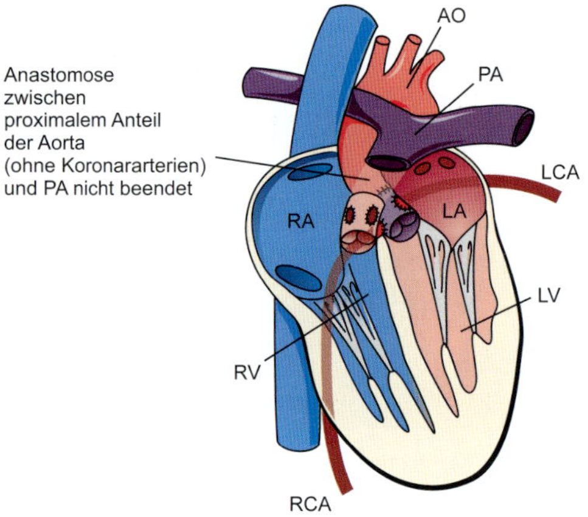

Abb. 12.7 Prinzip der arteriellen Switch-Operation: Man verbindet dabei den proximalen Anteil der Aorta mit der Bifurkation der Pulmonalis – den proximalen Anteil der Pulmonalis mit dem distalen Teil der Aorta ascendens. Um eine arterielle Versorgung der beiden Koronararterien zu gewährleisten, werden sie in den proximalen Anteil der Pulmonalis reimplantiert. RA: rechtes Atrium; RV: rechter Ventrikel; LA: linkes Atrium, LV: linker Ventrikel; AO: Aorta; PA: A. pulmonalis; LCA: linke Koronararterie, RCA: rechte Koronararterie. [L106]

Präoperativ kann die Gefahr einer kritischen Hypoxämie durch eine Erweiterung der Vorhofkommunikation (**Ballonatrioseptostomie** nach Rashkind) reduziert werden.

Die **Korrekturoperation** wird bevorzugt innerhalb der ersten 2 Lebenswochen durchgeführt, um der Gefahr einer postoperativen Herzinsuffizienz zu begegnen, da der linke Ventrikel im natürlichen Verlauf der Transposition nach postnatalem Druckabfall im Lungenkreislauf hypotrophiert. Die anatomische Korrektur erfolgt mit der **„arteriellen Switch-Operation"**. Hierbei werden die großen Arterien durchtrennt und in vertauschter Position mit den Gefäßstümpfen anastomosiert. Die Koronararterien werden in die Neoaortenwurzel implantiert (▶ Abb. 12.7). Eine **Endokarditisprophylaxe** ist erforderlich (▶ Kap. 12.3.1).

12.2.6 Seltenere zyanotische Herzvitien

12.2.6.1 Hypoplastisches Linksherz (HLH)

Definition

Hypoplasie und damit Funktionslosigkeit des linken Ventrikels unterschiedlichen Ausprägungsgrades mit Mitralatresie, Aortenatresie und ausgeprägter Hypoplasie der aszendierenden Aorta.

Epidemiologie

Das HLH führt zu 25 % aller kardialen Todesfälle in der Neugeborenenperiode und ist die häufigste kardiale Todesursache in der ersten Lebenswoche.

Hämodynamik

Das venöse Blut fließt aus dem Körper über die Hohlvenen in den rechten Vorhof, in den rechten Ventrikel und weiter in die A. pulmonalis. Über einen PDA wird infolge einer pulmonalen Hypertonie auch der gesamte Körperkreislauf vom rechten Ventrikel versorgt. Das aus den Lungenvenen zurückströmende Blut fließt über ein paradox offenes Foramen ovale in den rechten Vorhof, den rechten Ventrikel, die A. pulmonalis und als arteriovenöses Mischblut über den PDA in den Systemkreislauf.

Klinik

Bei Duktusverschluss entwickelt das Neugeborene schlagartig das Bild eines kardiogenen Schocks. Bei protrahiertem Duktusverschluss bestehen die Zeichen der Herzinsuffizienz mit Tachydyspnoe, Einziehungen, Lungenödem und Hepatosplenomegalie. Fast alle Kinder versterben innerhalb der ersten 3 Monate, die meisten innerhalb der ersten 10 Tage.

Therapie

Zunächst wird versucht, einen möglichst balancierten Fluss zwischen kleinem und großem Kreislauf herzustellen. Wichtig ist hierbei, die Spontanatmung zu sichern und den Duktus durch eine **Prostaglandininfusion** offenzuhalten.

Die erste Option ist die in drei Stufen ablaufende **Operation nach Norwood.** In der ersten Stufe wird aus dem großen Pulmonalarterienstamm der hypoplastischen Aorta ascendens meist unter Einsatz eines Pulmonalishomografts eine neue Aorta geschaffen. Da jetzt keine Verbindung mehr zwischen rechtem Ventrikel und Pulmonalarterie besteht, wird mithilfe eines Goretex-Shunts der rechte Ventrikel an die Pulmonalgefäße angeschlossen, und das Vorhofseptum wird entfernt. In der zweiten Stufe (6.–9. Lebensmonat) wird dieser aortopulmonale Shunt in einen bidirektionalen kavopulmonalen Shunt (**Glenn-Anastomose**) umgewandelt. In der dritten Stufe erfolgt die Ergänzung zur totalen kavopulmonalen Anastomose (**Fontan-Zirkulation**).

Die Herztransplantation ist eine weitere therapeutische Option. Aufgrund des Mangels an Spenderorganen kann es jedoch zu langen Wartezeiten kommen.

12.2.6.2 Pulmonalatresie mit intaktem Ventrikelseptum

Definition

Atresie der trikuspidal angelegten Pulmonalklappe mit Hypoplasie des rechten Ventrikels bei fehlendem VSD.

Hämodynamik

Wegen des fehlenden VSD kann sich der rechte Ventrikel nicht entleeren, er hat keinen Ausflusstrakt und bleibt hypoplastisch. Die Lungendurchblutung erfolgt ausschließlich über einen Kollateralkreislauf, meist über einen PDA, sonst über Bronchial-, Interkostalarterien oder über sog. Major Aortopulmonary Collateral Arteries (MAPCA) und ist dadurch vermindert.

Klinik

Bei Verschluss des Duktus kommt es am 2.–3. Lebenstag zu einer schweren, **lebensbedrohlichen Zyanose.**

Therapie

Beim Neugeborenen ist eine **Prostaglandininfusion** zur Aufrechterhaltung der Lungendurchblutung über den Ductus arteriosus lebensrettend. Bei ausreichender Ventrikelgröße wird die rasche Dekompression des rechten Ventrikels durch Eröffnung der Pulmonalklappe und evtl. auch der rechtsventrikulären Ausflussbahn angestrebt. Dies kann interventionell mittels Hochfrequenzperforation und Ballondilatation oder operativ erreicht werden.

12.2.6.3 Trikuspidalatresie (TA)

Pathologie

Bindegewebiger membranöser Verschluss der Trikuspidalklappe, der zu einer Hypoplasie des rechten Ventrikels und damit zu einem hypoplastischen Rechtsherzsyndrom führt.

Hämodynamik

Die verschlossene Klappe wird über ein offenes Foramen ovale oder einen zusätzlichen ASD, VSD oder PDA umströmt (► Abb. 12.8). Die Lungendurchblutung ist variabel. Das venöse Blut fließt aus den Hohlvenen über das offene Foramen ovale oder einen ASD in den linken Vorhof, wo es zur Mischung mit dem aus den Lungenvenen zurückströmenden arterialisierten Blut kommt. Das arteriovenöse Mischblut wird in die Aorta und in die Lungenstrombahn ausgeworfen.

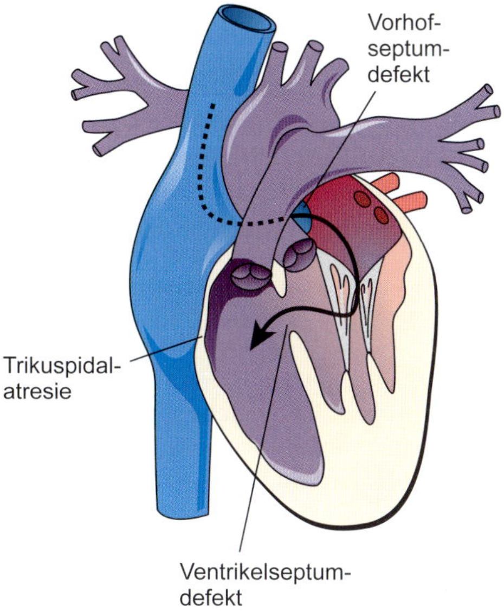

Abb. 12.8 Schematische Darstellung der Hämodynamik bei Trikuspidalatresie mit normal großen Gefäßen ohne Pulmonalstenose. Es bestehen gleichzeitig ein großer Vorhof- und Ventrikelseptumdefekt. Einer der beiden Ventrikel – meist der rechte – ist sehr häufig hypoplastisch (in der Zeichnung nicht dargestellt). [L106]

Klinik

Die TA führt in der Regel kurz nach der Geburt zu Zyanose, Tachydyspnoe und Tachykardie. Bei vermehrter Lungendurchblutung dominiert die **Herzinsuffizienz,** während bei verminderter Lungendurchblutung die **Zyanose** im Vordergrund steht.

Therapie

Das Neugeborene erhält eine **Prostaglandininfusion,** um den Ductus arteriosus offen zu halten.
Falls notwendig, wird im Rahmen der Herzkatheteruntersuchung eine **Atrioseptostomie** durchgeführt, um eine Öffnung zwischen den Vorhöfen zu schaffen oder zu vergrößern.
Die **operative Korrektur** erfolgt in mehreren Schritten in den ersten 3–4 Lebensjahren. Ziel ist es, dem Systemkreislauf ausreichend Sauerstoff zuzuführen. Bei verminderter Lungendurchblutung wird ein modifizierter **Blalock-Taussig-Shunt** angelegt. Es handelt sich um eine Verbindung zwischen der rechten A. subclavia und der rechten

A. pulmonalis unter Verwendung einer Goretex-Prothese. Ein Teil des Blutes, das durch die Aorta fließt, „shunted" nun in die Pulmonalarterie und wird in der Folge oxygeniert. Der untere Teil der Pulmonalarterie wird entweder abgesetzt und die Pulmonalklappe zugenäht oder als Damus-Kaye-Stansel-Anastomose mit der Aorta zusammengefasst und zur Systemversorgung verwendet. In einer zweiten Operation, die im Alter von etwa 6 Monaten erfolgt, wird eine **Glenn-Anastomose** angelegt. Der Blalock-Taussig-Shunt wird entfernt, und die V. cava superior wird mit der rechten Pulmonalarterie verbunden. Hierdurch fließt Blut aus dem Kopf und aus den Armen passiv in die Pulmonalarterie und wird in der Folge oxygeniert. Das Blut für den Systemkreislauf setzt sich aus dem oxygenierten Anteil der oberen Körperhälfte und dem desoxygenierten Anteil der unteren Körperhälfte zusammen. Es werden also arterielle O_2-Sättigungen um 75–85 % erreicht. Das Vorhofseptum wird spätestens in diesem Schritt möglichst vollständig entfernt (Atrioseptektomie).
Die abschließende **Fontan-Operation** erfolgt im Alter von 2–3 Jahren. Hierbei wird das venöse Blut aus der V. cava inferior unter Verwendung einer Goretex-Prothese in die rechte Pulmonalarterie geleitet, wodurch die Oxygenierung des Blutes aus der unteren Körperhälfte ermöglicht wird. Postoperativ besteht durch den Widerstand in den Lungenarterien ein hoher zentralvenöser Druck, wodurch es bei 5 % der Patienten zu den charakteristischen klinischen Folgen der Fontan-Operation mit Lebervergrößerung, Aszites, Eiweißverlust über den Darm und Herzrhythmusstörungen kommt.

Merke

Die charakteristischen klinischen Langzeitfolgen der Fontan-Operation sind Lebervergrößerung, Aszites, Eiweißverlustsyndrom über den Darm und Herzrhythmusstörungen.

12.2.6.4 Truncus arteriosus communis

Definition

Das vollständige Ausbleiben der Trennung zwischen Aorta und Pulmonalarterie führt dazu, dass aus beiden Ventrikeln ein gemeinsames großes Gefäß entspringt, das über einem hohen Ventrikelseptumdefekt reitet. Es besteht eine gemeinsame Klappe mit zwei bis sechs, meist vier Taschenklappen.

Epidemiologie

Der Truncus arteriosus communis ist häufig mit einer Mikrodeletion 22q11 (DiGeorge-Syndrom) assoziiert.

Hämodynamik

Das gemeinsame Gefäß versorgt den Koronar-, Lungen- und Körperkreislauf. Die Lungendurchblutung ist meist vermehrt, es kommt zur pulmonalen Hypertonie. Das aus den Hohlvenen kommende venöse Blut fließt über den rechten Vorhof in den rechten Ventrikel und in den Trunkus, der auch das aus den Lungenvenen kommende arterialisierte Blut aufnimmt. Koronar-, Lungen- und Körperkreislauf werden mit arteriovenösem Mischblut versorgt.

Klinik

Frühzeitig treten **Trinkschwäche, Tachydyspnoe, Hepatosplenomegalie,** rezidivierende bronchopulmonale Infekte und ein **Lungenödem** auf.

Therapie

Eine operative Korrektur ist in den ersten Lebensmonaten möglich, solange noch keine Fixierung der pulmonalen Hypertonie erfolgt ist. Dabei werden die Lungengefäße vom gemeinsamen Trunkus getrennt und die Lungendurchblutung wird durch Implantation eines Conduits (z. B. Rindervene) in den rechten Ventrikel hergestellt. Der Verschluss des VSD erfolgt so, dass die Aorta ihr Blut nur aus dem linken Ventrikel erhält.

12.2.6.5 Morbus Ebstein

Definition

Anomalie der Trikuspidalklappe durch ungenügende Ablösung der Klappensegel vom Myokard in der Embryonalphase, bei der die freie Klappenöffnung in Richtung Trabekelzone des rechten Ventrikels verlagert ist.

Pathologie

Durch die partielle Anheftung der Klappensegel an die rechtsventrikuläre Wand oder das Septum kommt es zu einer Verlagerung eines oder mehrerer hypoplastischer Trikuspidalklappensegel in die rechte Kammer. In 75 % der Fälle besteht zusätzlich ein offenes Foramen ovale oder ein ASD. Der Teil des rechten Ventrikels oberhalb der Trikuspidalklappe gehört funktionell zum rechten Vorhof **(Atrialisation des rechten Ventrikels).** Meist findet sich zusätzlich eine hochgradige Trikuspidalinsuffizienz.

Hämodynamik

Der Blutabstrom aus dem dilatierten rechten Vorhof ist erschwert. Dadurch erhöht sich der Druck im rechten Vorhof und es kommt zu einem Rechts-links-Shunt.

Klinik

Die Hälfte der Patienten fällt in der Neugeborenenphase durch eine Zyanose auf. Mit abnehmendem pulmonalvaskulärem Widerstand kann die Zyanose rückläufig sein, aber nach vielen Jahren erneut auftreten.

Therapie

Bei Neugeborenen steht die Behandlung der Herzinsuffizienz im Vordergrund. Grundsätzlich sollte abgewartet werden, ob eine spontane Besserungstendenz eintritt. Bei ausgeprägter Rechtsherzinsuffizienz erfolgt der Versuch der operativen plastischen Rekonstruktion der Trikuspidalklappe.

12.2.6.6 Totale Lungenvenenfehlmündung (TLVF)

Pathologie

Alle Lungenvenen münden in den rechten Vorhof oder in ein venöses Gefäß, das mit dem rechten Vorhof in Verbindung steht (► Abb. 12.9). Meist besteht zusätzlich ein offenes Foramen ovale oder ein ASD.

Hämodynamik

Das arteriovenöse Mischblut gelangt vom rechten Vorhof teilweise in den Lungenkreislauf, teilweise über die zusätzlich bestehende interatriale Verbindung in den Körperkreislauf. Meist besteht eine ausgeprägte Dilatation von rechtem Vorhof und rechtem Ventrikel.

Klinik

Verläuft der Blutfluss aus den Lungenvenen in den großen Kreislauf ohne Obstruktion, so kommt es zu einer geringgradigen Zyanose, Notfallsituationen sind selten. Bestehen hingegen hämodynamisch wirksame Engstellen, so kommt es zu einem Aufstau im pulmonalvenösen Schenkel und zur schweren pulmonalen Hypertonie mit Druckanstiegen im rechten Ventrikel, die über Systemdruck liegen können. Eine Zyanose, das erheblich verminderte Herzzeitvolumen und die Lungenstauung beherrschen das klinische Bild. Obstruktionen auf dem Weg des Lungenvenenbluts in den großen Kreislauf kommen bei der infradiaphragmalen Form durch die Zwischenschaltung des Leberparenchyms regelmäßig vor.

> **Merke**
>
> Die infradiaphragmale totale Lungenvenenfehlmündung mit Stenose ist heute der einzige wirkliche kinderkardiologische Notfall, der mit der Diagnosestellung bei vorhandenem ASD oder ausreichend großem PFO eine **sofortige** Operation notwendig macht.

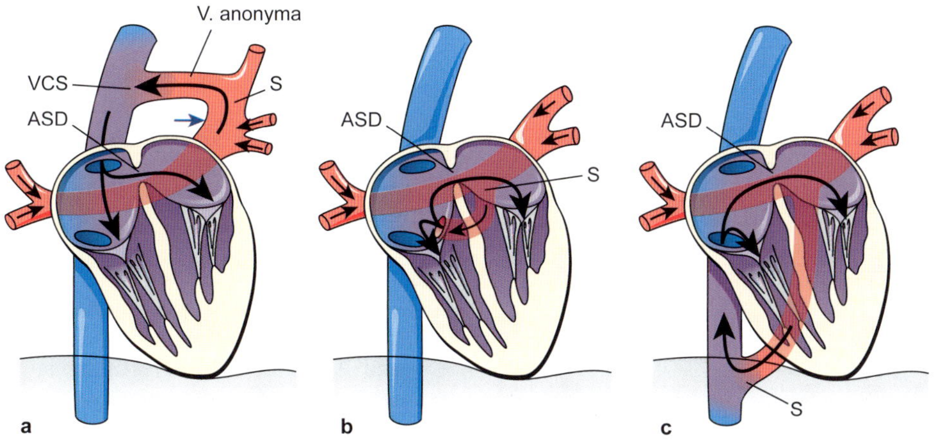

Abb. 12.9 Schematische Darstellung der drei verschiedenen Typen einer totalen Lungenvenenfehlmündung; **a)** suprakardialer Typ; **b)** kardialer Typ; **c)** infradiaphragmaler Typ. ASD: Vorhofseptumdefekt; S: Sammelgefäß der fehlmündenden Lungenvenen; VCS: Vena cava superior; Pfeil: Ort der Ligatur beim Sammelgefäß. [L106]

Therapie

Es erfolgt eine Seit-zu-Seit-Anastomose des Confluens der Lungenvenen mit dem linken Vorhof. Bei Verzögerung der Operation bei einem Patienten mit der infradiaphragmalen Form kommt es rasch zu irreversiblen Lungenschäden. Die Langzeitergebnisse sind bei initial gutem Operationserfolg gut.

12.3 Erworbene Herz- und Gefäßerkrankungen

12.3.1 Bakterielle Endokarditis

Erreger

In 50–70 % der Fälle wird die **subakute Endokarditis** durch Viridansstreptokokken *(S. sanguis, S. bovis, S. mutans, S. mitis)* oder Enterokokken verursacht. *Staphylococcus aureus* ist der häufigste Erreger der **akuten Endokarditis.**

Risikofaktoren

Ein **angeborener Herzfehler** ist mit 90 % der häufigste prädisponierende Faktor für eine Endokarditis. Patienten mit hypertropher Kardiomyopathie haben ebenfalls ein erheblich erhöhtes Endokarditisrisiko. Die früher häufigste Ursache (Z. n. rheumatischer Karditis) spielt seit Einführung der konsequenten Antibiotikatherapie bei Streptokokkeninfektionen kaum noch eine Rolle. Die antibiotische Endokarditisprophylaxe perioperativ und bei bakteriellen Infektionen ist bei Patienten mit bestimmten angeborenen Vitien daher extrem wichtig.

Pathogenese

Bei vielen kardiovaskulären Fehlbildungen bestehen im Bereich des Defekts turbulente Blutströmungen. Hier kommt es zu Endokardläsionen und es entwickeln sich thrombotische Auflagerungen, an die sich vor allem grampositive Bakterien anheften können. In 80–90 % der Fälle ist das linke Herz betroffen (Mitral- und/oder Aortenklappe).

Klinik

Akute Endokarditis: Sie kann auch bei zuvor kardiologisch asymptomatischen Kindern auftreten. Es kommt zu einer plötzlichen akuten Verschlechterung des Allgemeinzustands mit septisch intermittierendem Fieber, Tachykardie und Dyspnoe. Ein neu aufgetretenes oder verändertes Herzgeräusch ist auskultierbar. Häufig besteht eine Splenomegalie; bakterielle Embolien mit Abszessbildung sind in allen Organen möglich. Die Erkrankung kann innerhalb weniger Tage zu Herzinsuffizienz, Nierenversagen, Koma und Exitus letalis führen.

Subakute Endokarditis: Sie tritt fast ausschließlich bei vorbestehendem Herzfehler auf. Der Krankheitsbeginn ist schleichend („Endocarditis lenta"), unspezifische Symptome sind Müdigkeit, Appetitlosigkeit, Gewichtsabnahme und nächtliches Schwitzen bei subfebrilen Temperaturen. Regelmäßig besteht eine Splenomegalie. Petechiale Hautblutungen oder neurologische Symptome (Paresen, Verwirrtheit, epileptische Anfälle) können als Folge bakterieller Embolien in verschiedenen Organen vorkommen. „Osler-Knötchen" treten an Palmae und Plantae auf und sind Ausdruck einer Immunvaskulitis.

Diagnostik

Typisch ist eine normozytäre, normochrome Anämie, sowie eine Leukozytose mit Linksverschiebung. Das C-reaktives Protein ist erhöht, die BKS beschleunigt.

Wiederholte aerobe und anaerobe **Blutkulturen** sollten beim geringsten Verdacht auf eine Endokarditis abgenommen werden. Bei **Erregernachweis** ist die Bestimmung der minimalen Hemmkonzentration (MHK) zur Auswahl der geeigneten Antibiotika unbedingt erforderlich. Die **transösophageale Echokardiografie** dient dem Nachweis von Vegetationen (60 %), Klappenperforationen und Klappeninsuffizienzen.

> **Merke**
>
> Die wichtigsten diagnostischen Kriterien einer Endokarditis sind die klinische Symptomatik, der Erregernachweis in der Blutkultur und der positive Echokardiografiebefund.

Differenzialdiagnose

Akutes rheumatisches Fieber, Morbus Still, systemischer Lupus erythematodes (Libman-Sacks-Endokarditis) und kardiales Myxom (Fieber, Herzgeräusch, Embolien) sind wesentliche Differenzialdiagnosen.

Therapie

Die **supportive Therapie** umfasst Bettruhe und Antipyrese. Bei adäquater Therapie entfiebern 75 %

aller Patienten innerhalb 1 Woche. Weitere Hinweise auf Heilung sind negative Blutkulturen und eine Normalisierung der Entzündungsparameter.
Die intravenöse Therapie mit einem bakterizid wirkenden **Antibiotikum** muss über 4–6 Wochen durchgeführt werden. Die Auswahl des Antibiotikums (meist Kombinationstherapie) sollte möglichst nach Antibiogramm erfolgen. Bei (noch) fehlendem Keimnachweis kommen im Rahmen einer kalkulierten Chemotherapie z. B. Ampicillin und Tobramycin zum Einsatz.
Bei ungenügendem Ansprechen auf Antibiotika sollte eine **chirurgische Therapie** (Klappenersatzoperation) erwogen werden.

Komplikationen

Bei etwa 50 % der Patienten treten dauerhafte Folgeschäden auf: Klappenzerstörung, mykotisches Aneurysma, extrakardiale embolische Komplikationen (zerebrale Embolie, Lungenembolie), Glomerulonephritis.

Prognose

Die Letalität der bakteriellen Endokarditis ist mit 20 % auch heute noch sehr hoch.

Prophylaxe

Drei Aspekte sind entscheidend: die frühzeitige Durchführung von **Korrekturoperationen,** eine sorgfältige **Mund- und Zahnhygiene** und die antibiotische **Endokarditisprophylaxe** bei Auftreten bakterieller Infektionen oder vor operativen Eingriffen. Bei Herzfehlern mit geringem Druckgradienten und laminarem Shuntfluss kann auf die antibiotische Endokarditisprophylaxe verzichtet werden.

> **Merke**
>
> Bei etwa 50 % der Patienten mit bakterieller Endokarditis treten dauerhafte Folgeschäden auf.

12.3.2 Myokarditis

Ätiologie

Die Myokarditis wird in 95 % der Fälle durch Viren (Influenza-, *Coxsackie-*, ECHO-Viren) verursacht. Selten entsteht sie durch Bakterien, Pilze oder Parasiten. Die toxische Myokarditis kommt bei der Diphtherie vor. Es besteht eine familiäre Prädisposition.

Klinik

Nach einem vorausgegangenen Virusinfekt besteht ein anhaltendes Krankheitsgefühl mit Schwäche, Tachykardie, Dyspnoe und Blässe. Die Symptomatik nimmt bereits bei geringer körperlicher Belastung zu. Zeichen der Herzbeteiligung sind eine Hepatomegalie, eine obere Einflussstauung, abgeschwächte Herztöne und Galopprhythmen. Häufig fallen die Kinder durch zufällig diagnostizierte Extrasystolen auf.

Auskultationsbefund

Häufig besteht ein leises systolisches Herzgeräusch durch relative Klappeninsuffizienz bei Herzdilatation. Gelegentlich kommt es zu „Perikardreiben“ (raues systolisch-diastolisches Herzgeräusch).

Diagnostik

Im **EKG** finden sich multifokale ventrikuläre Extrasystolen, AV-Überleitungsstörungen und wechselnd lokalisierte Erregungsrückbildungsstörungen. In der **Echokardiografie** zeigen sich eine Dilatation des linken Ventrikels mit verminderter Kontraktilität und relativer Mitralinsuffizienz sowie u. U. ein Perikarderguss. Im **Röntgen-Thorax** zeigt sich eine Vergrößerung des Herzschattens bei zunehmender Herzinsuffizienz. CK, CK-MB und Troponin T können erhöht sein. Eine **Virusserologie** sollte veranlasst werden (Influenza-, *Coxsackie-*, ECHO-, Adeno-, *EB*-Viren), eine Lyme-Borreliose (► Kap. 7.4) sollte ausgeschlossen werden.

Therapie

Die **symptomatische Therapie** sieht strenge Bettruhe, Sauerstoffzufuhr sowie die Verabreichung von Diuretika und Antiarrhythmika vor. Nach Möglichkeit sollte die zugrunde liegende Infektion behandelt werden.
In schweren Fällen ist eine **Herztransplantation** oder eine intermittierende Versorgung mit einem Kunstherzen („Assist Device“) erforderlich.

Prognose

Die akute Myokarditis im Kindesalter ist mit einer hohen Letalität von 25 % assoziiert. Günstige Verläufe mit vollständiger Remission kommen jedoch vor. Als Langzeitkomplikation kann eine sekundäre Kardiomyopathie auftreten.

12.3.3 Perikarditis

Definition

Entzündliche Erkrankung des Perikards, die ausschließlich fibrinös (**Pericarditis sicca**) verlaufen oder mit einem Erguss (**Pericarditis exsudativa**) einhergehen kann und mit der Gefahr der Tamponade oder des Übergangs in eine konstriktive Perikarditis assoziiert ist.

Ätiologie

Eine Perikarditis kann **hämatogen** (im Rahmen einer Viruserkrankung oder im Rahmen einer Sepsis), **fortgeleitet** (aus Mediastinum, Lunge, Pleura, Myokard), im Rahmen einer **Tuberkulose,** beim **rheumatischen Fieber** oder bei anderen Autoimmunerkrankungen (z. B. SLE, JCA) auftreten.

Postkardiotomiesyndrom: Perikardiale Ergussbildung mit mäßig erhöhten Entzündungszeichen nach Herzoperationen.

Erreger

Typische Erreger sind Staphylokokken, Streptokokken, Pneumokokken, Meningokokken, *Haemophilus influenzae* und Mykobakterien.

Klinik

Die Erkrankung beginnt mit **Abgeschlagenheit** und **Fieber** bei graublassem Hautkolorit. Häufig bestehen **Thoraxschmerzen.** Später kommt es zu Zyanose, Tachydyspnoe und Tachykardie. Zeichen der **Herzinsuffizienz** sind eine obere Einflussstauung, Hepatomegalie, Aszites und periphere Ödeme. Initial besteht eine Pericarditis sicca, bei Auftreten eines Ergusses spricht man von Pericarditis exsudativa.

Auskultationsbefund

Bei der Untersuchung findet sich in 80 % der Fälle Perikardreiben, das bei Auftreten eines Ergusses abnimmt. Die Herztöne sind leise.

Merke

Klinische Leitsymptome der Perikarditis sind Fieber und Thoraxschmerzen bei beeinträchtigtem Allgemeinzustand.

Diagnostik

Niedervoltage (bei Erguss) und wechselnd lokalisierte Repolarisationsstörungen sind im **EKG** charakteristisch. Im **Röntgen-Thorax** zeigt sich eine Verbreiterung des Herzschattens bei großem Erguss (Bocksbeutelform). Der Ergussnachweis ist durch **Echokardiografie** möglich. Blutbild, BKS, Blutkulturen und Virusserologie sollten abgenommen werden.

Komplikationen

Bei großem Erguss und fehlender Entlastung kommt es zur Tamponade, die zu Kreislaufversagen und tödlichem Ausgang führen kann. Bei Vorliegen einer chronischen konstriktiven Perikarditis entsteht ein sog. Panzerherz (Verhärtung, Verdickung und Verkalkung des Perikards).

Therapie

Symptomatische Maßnahmen sind strenge Bettruhe und Sedierung. Antibiotika werden nach Erregernachweis gezielt eingesetzt. Nichtsteroidale Antiphlogistika sind stets, Kortikosteroide sind teilweise zusätzlich, insbesondere bei Perikarderguss, indiziert. Große Ergüsse sollten mittels Punktion entlastet werden.

12.3.4 Herzinsuffizienz

Ätiologie

Im Kindesalter beruht eine Herzinsuffizienz meist auf einer Volumen- und/oder Druckbelastung durch **angeborene Herzfehler.** Seltener liegt eine primäre Kardiomyopathie vor. Weitere Ursachen sind eine bakterielle Endokarditis, eine Myokarditis und schwere Herzrhythmusstörungen. Schwere Allgemeinerkrankungen (Pneumonie, Sepsis, Anämie) oder toxische Myokardschädigungen (z. B. Chemotherapie) sind ebenfalls klassische Ursachen für eine Herzinsuffizienz.

Klinik

Neugeborene, Säuglinge: In dieser Altersgruppe führt die Herzinsuffizienz zu unspezifischen Symptomen wie Trinkschwäche, Schwitzen in Ruhe, Zyanose, Gewichtszunahme durch Ödeme, Tachydyspnoe, Einziehungen, Tachykardie bei schwachem Puls und Gedeihstörung.

Ältere Kinder: In dieser Altersgruppe manifestieren sich zunehmend die aus der Erwachsenenmedizin bekannten Herzinsuffizienzzeichen: Halsvenenstauung, Pleura- und Perikarderguss, Hepatosplenomegalie, Aszites, periphere Ödeme und Lungenödem.

12.3.5 Kardiomyopathien

Einteilung der Kardiomyopathien nach WHO/ISFC

- Hypertrophe Kardiomyopathie (HCM)
- Dilatative Kardiomyopathie (DCM)
- Restriktive Kardiomyopathie (RCM)
- Arrhythmogene rechtsventrikuläre Kardiomyopathie (ARCM)
- Spezifische Kardiomyopathie: Ischämisch, valvulär, hypertensiv, entzündlich, metabolisch, allergisch, toxisch, Systemerkrankung, Myopathie, neuromuskuläre Erkrankung

Für die Pädiatrie sind insbesondere die HCM und die DCM von Bedeutung.

12.3.5.1 Hypertrophe Kardiomyopathie (HCM)

Definition

Genetisch determinierte Erkrankung unterschiedlicher morphologischer und klinischer Expression, die durch eine Hypertrophie des Myokards mit und ohne Obstruktion der linksventrikulären Ausflussbahn charakterisiert ist.

Ätiologie

In 55 % der Fälle tritt die HCM familiär, in 45 % der Fälle tritt sie sporadisch auf. Sekundär kann es bei diabetischer Fetopathie und bei Steroidtherapie zu einer HCM kommen.

Klinik

Bei Kindern bestehen selten klinische Symptome. Daher kann es ohne Vorwarnung zur Hauptkomplikation, dem **plötzlichen Herztod,** kommen. Ursachen sind supraventrikuläre Tachykardien, Überleitungsstörungen und myokardiale Ischämien.

Auskultationsbefund

Auskultatorisch findet sich ein raues Crescendo-Systolikum im 3.–4. ICR links und im 2. ICR rechts.

Diagnostik

Im **EKG** sind Zeichen der Linkshypertrophie mit spitzwinklig negativem T charakteristisch.

Therapie

Durch Ausschaltung der sympathischen Stimulation und Senkung der Herzfrequenz mittels Betablockern oder Kalziumantagonisten kann der Druckgradient reduziert werden. Eine Therapie mit Amiodaron reduziert das Risiko des plötzlichen Herztodes. Die Indikation ist im Kindesalter jedoch streng zu stellen.

Bei Therapieresistenz ist eine operative Therapie (Myektomie im Bereich des Septums) indiziert.

Merke

Digitalisglykoside sind bei HCM streng kontraindiziert.

12.3.5.2 Dilatative Kardiomyopathie (DCM)

Definition

Dilatation des linken Ventrikels sowie der anderen Herzhöhlen mit mäßiger Wandhypertrophie und ausgeprägter systolischer Funktionseinschränkung. Obwohl die Erkrankung selten ist, handelt es sich bei der DCM um die häufigste Indikation zur Herztransplantation im Kindesalter.

Ätiologie

Eine abgelaufene Myokarditis ist die häufigste Ursache einer DCM. In 30 % der Fälle handelt es sich um familiäre Kardiomyopathien. Eine Doxorubicintherapie bei onkologischen Erkrankungen kann ebenfalls zu einer dilatativen Kardiomyopathie führen.

Klinik

Oft fällt im Rahmen eines fieberhaften Infekts in den ersten 2 Lebensjahren die **Kardiomegalie** auf. Abgeschlagenheit, Ernährungs- und Gedeihstörung, Tachydyspnoe, hartnäckiger Husten und Ödemneigung sind die Zeichen der Herzinsuffizienz.

Auskultationsbefund

Bei der Untersuchung finden sich häufig das systolische Geräusch der Mitralinsuffizienz und feinblasige Rasselgeräusche über den basalen Lungenabschnitten.

Diagnostik

Im **EKG** finden sich Zeichen der Linkshypertrophie und Repolarisationsstörungen. Die **Echokardiografie** zeigt den dilatierten linken Ventrikel mit verminderter Auswurffraktion. Eine **Herzkatheteruntersuchung** ist unbedingt indiziert.

Therapie

Die symptomatische Therapie der Herzinsuffizienz steht im Vordergrund. Bei rezidivierenden Dekompensationen sollte die Herztransplantation diskutiert werden. Zur Überbrückung kann ein Kunstherz („Assist Device") zum Einsatz kommen.

12.4 Herzrhythmusstörungen

12.4.1 Wegweiser

Zu diesem Kapitel wurden vom IMPP in den vergangenen schriftlichen Examina keine Fragen gestellt. Es wird daher im Folgenden nur auf die charakteristischen Merkmale von Herzrhythmusstörungen bei Kindern hingewiesen. Die Kenntnis von Herzrhythmusstörungen im Erwachsenenalter ist Voraussetzung.

12.4.2 Störungen der Erregungsbildung

12.4.2.1 Extrasystolie

Epidemiologie

Die Extrasystolie ist die häufigste Herzrhythmusstörung im Kindes- und Jugendalter.

Ätiologie

Extrasystolen treten im Kindesalter insbesondere bei akut entzündlichen Herzerkrankungen, bei angeborenen Herzfehlern, nach Herzoperationen und bei Elektrolytstörungen auf.

Klinik

In den meisten Fällen sind die Patienten asymptomatisch. Ein Gefühl des „Herzstolperns“ kann bestehen.

Therapie

Eine **Therapie ist nicht erforderlich** bei angeborenen, nicht operationspflichtigen Herzfehlern und monomorphen, singulären Extrasystolen ohne Grunderkrankung. Eine **Therapie ist erforderlich** bei höhergradigen Extrasystolen nach Herzoperation, bei Myokarditis und bei Kardiomyopathie.

> **Merke**
>
> Bei neu aufgetretenen ventrikulären Extrasystolen sollte bis zum Ausschluss einer Myokarditis keine körperliche Belastung erfolgen

12.4.2.2 Paroxysmale Reentrytachykardie

Klinik

Es kommt zu einem plötzlichen Herzfrequenzanstieg auf 150 bis 300 Schläge/min; je jünger das Kind, desto höher die Frequenz.

Paroxysmale Tachykardie des Fetus: Sie kann zu Hydrops fetalis führen und muss über die Mutter antiarrhythmisch behandelt werden (Digoxin).

Paroxysmale Tachykardie des Säuglings: Bei lang anhaltender Tachykardie können Blässe, vermehrtes Schwitzen, Tachydyspnoe und Trinkschwäche als Zeichen einer Herzinsuffizienz auftreten.

Paroxysmale Tachykardie des älteren Kindes: Die Tachykardie wird in der Regel überraschend gut toleriert. Es kommt selten zu Herzinsuffizienz. Schwächegefühl, Schwindel und Angstgefühle können auftreten.

Therapie

Paroxysmale Tachykardie des Säuglings: Der Anfall sollte immer unterbrochen werden. Die Stufentherapie besteht aus folgenden Schritten: Vagusstimulation (Legen eines Eisbeutels auf das Gesicht), bei Unwirksamkeit rasche Verabreichung von Adenosin. Bei ausbleibendem Erfolg und Zeichen der Herzinsuffizienz erfolgt die EKG-synchrone Kardioversion.

Paroxysmale Tachykardie des älteren Kindes: Der Anfall endet häufig spontan oder lässt sich durch Vagusstimulation (Valsalva, Trinken von Eiswasser) unterbrechen. Bei ausbleibendem Erfolg sollte Adenosin i. v. verabreicht werden.

> **Cave**
>
> Adenosin verursacht kurzzeitig einen totalen AV-Block und kann zur Synkope führen. Ab dem Alter von 12 Jahren ist alternativ die Gabe von Amiodaron oder von Propafenon in gleicher Dosierung möglich.

Prophylaktische Behandlung: Sie ist nur bei häufigen, schwerwiegenden Anfällen indiziert. Zum Einsatz kommen Propafenon oder Betablocker (z. B. Metoprolol). Bei Versagen oder Unverträglichkeit der medikamentösen Therapie ist eine Hochfrequenzkatheterablation ab einem Alter von 12 Jahren möglich, indiziert und meist erfolgreich.

12.4.2.3 Long-QT-Syndrom

Definition

Kongenitale Erkrankung, charakterisiert durch eine Verlängerung der QT-Zeit im Oberflächen-EKG und tachykarde ventrikuläre Herzrhythmusstörungen (Torsade de Pointes), verbunden mit dem Risiko rezidivierend auftretender Synkopen und des plötzlichen Herztodes. Die autosomal-dominante Form wird als **Romano-Ward-Syndrom (RWS)** bezeichnet, die autosomal-rezessive Form mit Taubheit als **Jervell-Lange-Nielsen-Syndrom (JLNS).** Das angeborene Long-QT-Syndrom muss von erworbenen pathologischen QT-Verlängerungen abgegrenzt werden, die z. B. bei Elektrolytstörungen (Hypokaliämie, Hypomagnesiämie) oder Therapie mit repolarisationsverlängernden Medikamenten, insbesondere Antiarrhythmika, auftreten können.

Klinik

Die Erkrankung manifestiert sich bevorzugt in der Kindheit und Jugend. Auch ein Teil der Fälle des plötzlichen Kindstodes wird der Erkrankung zugeschrieben. Mädchen sind häufiger betroffen. **Synkopen** können rezidivierend auftreten. Trigger sind emotionaler Stress, körperliche Anstrengung oder intensive auditorische Stimuli. Auraähnliche Symptome (Blässe, Schweißausbrüche, Unwohlsein, Übelkeit, Schwindel) können den Rhythmusstörungen vorausgehen. Die Episoden können als epileptischer Anfall fehlinterpretiert werden.

Therapie

Torsade-de-Pointes-Tachykardie: Terminierung der Torsade de Pointes durch externe Kardioversion zur Verhinderung eines plötzlichen Herztods. Beim nicht seltenen unmittelbaren Rezidiv werden die i. v. Gabe von Magnesium, einem Betablocker, Lidocain und Kalziumantagonisten und ggf. auch eine temporäre Stimulation empfohlen.

Langzeitbehandlung: Bei symptomatischen Patienten ist eine Indikation zur Therapie immer gegeben. Die Therapie mit **Beta-Rezeptoren-Blockern** (Propranolol, Nadolol) hat sich dabei als effektiv erwiesen (Verminderung der Inzidenz von Herzrhythmusstörungen bzw. Synkopen bei bis zu 80 % der Patienten).

Bei fortbestehenden Symptomen ist die **Implantation eines Kardioverter-Defibrillators** möglich. Die Kinder sollten nicht an Wettkampfsport teilnehmen. Außerdem sind die übrigen Familienmitglieder ebenfalls zu untersuchen.

> **Merke**
>
> Bei Long-QT-Syndrom sind Pharmaka wie z. B. Erythromycin, Terfenadin, Haloperidol, Chinin und eine Reihe anderer **Medikamente, die zu einer Verlängerung des kardialen Aktionspotentials und damit der QT-Zeit führen, absolut kontraindiziert.** Dazu gehören auch konventionelle Antiarrhythmika der Klassen IA und III, die hier nicht nur ineffektiv sind, sondern durch eine weitere Zunahme der QT-Zeit zu einer gesteigerten Arrhythmieneigung führen.

12.5 Das akzidentelle Herzgeräusch

Definition

Herzgeräusch ohne Krankheitswert, das nicht durch eine organische Erkrankung des Herzens oder der großen Gefäße hervorgerufen wird.

Epidemiologie

Bei 80 % aller Kinder zwischen 2 und 14 Jahren wird irgendwann in ihrem Leben ein oft über Jahre bestehendes Herzgeräusch festgestellt. Damit hat das akzidentelle Herzgeräusch eine große gesundheitspolitische Bedeutung, da es bei einer erheblichen Anzahl von Kindern und Jugendlichen häufig ungerechtfertigte und teure Untersuchungen nach sich zieht.

Ätiologie

Es handelt sich in der Regel um einen turbulenten Blutstrom an Klappenunstetigkeiten bei normaler Herzanatomie. Häufig finden sich infrakardial akzessorische Sehnenfäden mit querem Verlauf ohne Krankheitswert.

Klinik

Folgende Kriterien sprechen für das Vorliegen eines akzidentellen Herzgeräuschs und gegen das Vorliegen eines besorgniserregenden Herzgeräuschs:

- Lautstärke < 3/6
- Lokalisation 2.–3. oder 3.–4. ICR links ohne Fortleitung
- Geräuschänderung bei Lagewechsel
- Lokalisation und kurze Dauer in der Systole
- Normale Herztöne
- Verstärkung des Geräusches bei erhöhtem Herzzeitvolumen (z. B. Fieber)
- Geräuschcharakter: mittelfrequent, „klingend, musikalisch"

> **Merke**
>
> Diastolische Geräusche sollten stets kardiologisch abgeklärt werden.

Diagnostik

Eine sorgfältige Anamneseerhebung und eine komplette körperliche Untersuchung mit umfassendem Auskultationsbefund lassen in der Regel die Diagnose eines akzidentellen Herzgeräusches zu. Eine **Echokardiografie** muss z. B. zur Erhärtung der Diagnose durchgeführt werden.

13

Erkrankungen des Respirationstrakts

13.1	**Wegweiser**	242
13.2	**Angeborene Fehlbildungen**	242
13.2.1	Choanalatresie	242
13.2.2	Pierre-Robin-Sequenz	243
13.2.3	Kongenitale Laryngo- oder Tracheomalazie	243
13.2.4	Angeborene Tracheal- und Bronchusstenosen	243
13.2.5	Kongenitales lobäres Emphysem	243
13.3	**Erkrankungen von Nase, Ohren und Rachen**	243
13.3.1	„Banaler" Infekt der oberen Luftwege	243
13.3.2	Retropharyngealer Abszess	244
13.3.3	Sinusitis	244
13.3.4	Erkrankungen der Rachenmandel	245
13.3.5	Obstruktive Schlafapnoen (OSA)	245
13.3.6	Angina tonsillaris	246
13.3.7	Otitis media acuta (AOM)	247
13.3.8	Mastoiditis	247
13.3.9	Seromukotympanon	248
13.4	**Erkrankungen von Kehlkopf, Trachea und Bronchien**	248
13.4.1	Subglottische Laryngitis (Pseudokrupp)	248
13.4.2	Supraglottische Laryngitis (akute Epiglottitis)	249
13.4.3	Fremdkörperaspiration	250
13.4.4	Akute Bronchitis	251
13.4.5	Obstruktive Bronchitis und Bronchiolitis	251
13.4.6	Primäre ziliäre Dyskinesie (Syndrom der immotilen Zilien)	252
13.4.7	Bronchiektasen	252
13.4.8	Asthma bronchiale	252
13.5	**Erkrankungen der Lunge**	258
13.5.1	Zystische Fibrose (Mukoviszidose, CF)	258
13.5.2	Pneumonie	263
13.5.3	Lungenatelektase	264
13.5.4	Exogen allergische Alveolitis (EAA)	265
13.5.5	Lungenemphysem	265
13.6	**Erkrankungen der Pleura**	265
13.6.1	Wegweiser	265
13.6.2	Pneumothorax und Pneumomediastinum	266

IMPP-Hits

Das IMPP hat die Erkrankungen des folgenden Kapitels in den letzten Jahren mit insgesamt 18 Fragen bedient. Besonders wichtige Themen waren die subglottische Laryngitis, Fremdkörperaspiration, Mukoviszidose und Asthma bronchiale.

Die Lungenerkrankungen des Früh- und Neugeborenen sind in ► Kap. 1.6 und ► Kap. 1.7 aufgeführt. Dort sind insbesondere das Atemnotsyndrom (► Kap. 1.6.2) und die Zwerchfellhernie (► Kap. 1.7.4) relevant.

13.1 Wegweiser

Die normale Atemfrequenz ist altersabhängig. Je jünger das Kind, desto höher ist die Atemfrequenz. In verschiedenen klinischen Situationen können charakteristische Atmungsmuster auffallen, die wertvolle differenzialdiagnostische Hinweise liefern. Häufige Symptome von Atemwegserkrankungen sind Husten und Dyspnoe.

Praxistipp

Normale Atemfrequenzen in verschiedenen Altersstufen: Frühgeborenes: 40–60/min, Reifgeborenes 30–50/min, Klein-/Schulkind 15–20/min, Erwachsene 12–15/min.

Typen pathologischer Atmungsmuster

Obstruktive Atmung: Verlängertes Exspirium, Giemen, Pfeifen, Brummen. Vorkommen bei Asthma bronchiale oder obstruktiver Bronchitis.

Restriktive Atmung: Erhöhte Frequenz, vermindertes Atemzugvolumen. Vorkommen z. B. bei Lungenfibrose.

Kußmaul-Atmung: Erhöhte Frequenz, erhöhtes Atemzugvolumen, intermittierend sehr tiefe Atemzüge. Vorkommen bei metabolischer Azidose, z. B. bei diabetischer Ketoazidose oder bei organischer Azidurie. Bei einer Hyperammonämie kann die Atmung trotz fehlender metabolischer Azidose ähnlich aussehen.

Cheyne-Stokes-Atmung: Periodisch zu- und abnehmende Atemzugvolumina, intermittierende Apnoen nach abnehmender Sequenz. Vorkommen bei ZNS-Schäden.

Biot-Atmung: Periodische Atmung mit regelmäßiger Apnoe als klinischer Hinweis auf eine Hirnstammschädigung.

Schnappatmung: Atemfrequenz erniedrigt, Atemzugvolumina variabel. Vorkommen bei Schock, Hypoxie, Asphyxie, Sepsis.

13.2 Angeborene Fehlbildungen

13.2.1 Choanalatresie

Definition

Knöchernes oder membranöses Septum zwischen Nase und Pharynx.

Epidemiologie

Es handelt sich um die häufigste angeborene Fehlbildung der Nase, die in 80 % der Fälle mit weiteren kongenitalen Fehlbildungen assoziiert ist (z. B. CHARGE-Syndrom: **C**oloboma, **H**eart Disease, **A**tresia Choanae, **R**etarded Growth or Development, **G**enital Anomalies, **E**ar Anomalies).

Klinik

Einseitige Choanalatresie: Sie führt zu Atembehinderung, schleimig-eitrigen Absonderungen und Trinkproblemen.

Beidseitige Choanalatresie: Bereits in der Neugeborenenperiode kommt es, vor allem bei Anstrengung und beim Trinken, zu einer gefährlichen Ateminsuffizienz mit Einziehungen, Stridor und Zyanose, die sich beim Schreien bessert (Neugeborene sind Nasenatmer, die Mundatmung gelingt am besten beim Schreien). Die Folgen sind rezidivierende Aspirationspneumonien und eine Gedeihstörung.

Diagnostik

Beim Versuch der **Nasensondierung** lässt sich die Sonde nach etwa 5 cm nicht weiter vorschieben. Das membranöse Septum zeigt sich bei der **Nasenendoskopie.**

Therapie

Bei beidseitiger Choanalatresie sind die ersten **Sofortmaßnahmen** das Offenhalten des Munds, das Einlegen eines Guedel-Tubus und die nachfolgende Intubation. Bei der **operativen Korrektur** wird das Septum perforiert, und Kunststoffröhrchen werden zum Offenhalten der neu geschaffenen Öffnungen eingelegt. Häufig sind nach Entfernung der Röhrchen wiederholte Bougierungen über Monate erforderlich, um einen Wiederverschluss der Choanen zu verhindern.

Merke

Die Choanalatresie ist die häufigste angeborene Fehlbildung der Nase.

Klinischer Fall

Lisa wurde in der 40. SSW spontan geboren. Unmittelbar nach Geburt hatte sie kräftig geschrien (Apgar 10), wurde dann aber zunehmend zyanotisch und zeigte angestrengte Atemexkursionen. Über den Lungen war kein Atemgeräusch zu hören. Als sie wieder zu schreien begann, wurde sie wieder rosig. So ging es im Wechsel weiter. Der Verdacht einer beidseitigen Choanalatresie wurde durch Nasenendoskopie bestätigt.

13.2.2 Pierre-Robin-Sequenz

Autosomal-rezessiv vererbtes Fehlbildungssyndrom.

Die Pierre-Robin-Sequenz kommt gehäuft bei Mikrodeletionssyndrom 22q11 sowie bei fetalem Alkoholsyndrom vor. In 30–50 % liegt eine Assoziation mit dem Stickler-Syndrom vor.

Es bestehen charakteristischerweise eine **Mikrogenie und mandibuläre Retrognathie** oft begleitet von einem hohen Gaumen oder einer medianen **Gaumenspalte.** Das Zurücksinken der Zunge **(Glossoptose)** kann bereits beim Neugeborenen zu inspiratorischem Stridor, Zyanose und respiratorischer Insuffizienz führen.

Häufig besteht eine Trinkschwäche. Begleitende Fehlbildungen, insbesondere kongenitale Herzvitien (Vorhofseptumdefekt, Ventrikelseptumdefekt, persistierender Ductus arteriosus), treten häufig auf.

13.2.3 Kongenitale Laryngo- oder Tracheomalazie

Definition

Angeborene Instabilität der Epiglottis, der Larynxwände oder der Trachealwand, die durch geringen oder verzögerten Kalziumeinbau in das Larynxskelett entsteht.

Klinik

Unmittelbar oder wenige Tage nach der Geburt kommt es zu einem **lageabhängigen inspiratorischen Stridor,** der sich in Bauchlage bessert. Ein „juchzendes" oder schnarchendes Atemgeräusch mit jugulären, interkostalen und subkostalen Einziehungen ist charakteristisch. Bei Infekten kommt es durch eine zusätzlich auftretende Schleimhautschwellung zur Verschlechterung der Symptomatik.

Therapie und Prognose

In den meisten Fällen kommt es bis zum Ende des 1. Lebensjahrs zu einer Knorpelstabilisierung und damit zu einem Sistieren der Symptomatik. Eine Behandlung ist daher in der Regel nicht erforderlich.

Merke

Bei Laryngomalazie besteht ein postnataler Stridor, der sich in Bauchlage bessert. Ein bedrohlicher klinischer Verlauf und eine Progression der Symptome sprechen gegen die Diagnose.

13.2.4 Angeborene Tracheal- und Bronchusstenosen

Ätiologie

Sie werden in der Regel durch eine Gefäßfehlbildung wie ein doppelter Aortenbogen, ein Fehlabgang des Truncus brachiocephalicus oder eine Pulmonalisschlinge, die durch Druck von außen zu einer sekundären Verengung von Trachea oder Bronchus führt, verursacht.

Klinik

Es besteht ein oft ausgeprägter **inspiratorischer Stridor.** Bei Infekten kommt es durch eine zusätzlich auftretende Schleimhautschwellung zu einer u. U. bedrohlichen Verschlechterung der Symptomatik mit **Zyanose.** Die Dyspnoe verursacht Trinkprobleme, die sekundär zu einer **Gedeihstörung** führen können.

13.2.5 Kongenitales lobäres Emphysem

Pathogenese

Ein kongenitales Emphysem kann durch eine Störung im Aufbau der Bronchialwand (z. B. Fehlen des bronchialen Knorpels) sowie durch intraluminale (Sekret, Schleimhautfalten) oder extraluminale Bronchusobstruktionen (aberrierende Gefäße) entstehen.

Klinik

Meist ist der linke Oberlappen betroffen, seltener der rechte Ober- und Mittellappen. Eine **Dyspnoe** tritt bereits im frühen Säuglingsalter auf. Bei Infekten kommt es durch eine zusätzlich auftretende Schleimhautschwellung zu einer u. U. bedrohlichen Verschlechterung der Symptomatik mit **Zyanose.**

Therapie

In ausgeprägten Fällen ist eine Lobektomie erforderlich.

13.3 Erkrankungen von Nase, Ohren und Rachen

13.3.1 „Banaler" Infekt der oberen Luftwege

Epidemiologie

Bei Kleinkindern können solche Infektionen etwa 6- bis 8-mal jährlich auftreten. Expositionsfaktoren, die die Häufigkeit zunehmen lassen, sind Winter, Kindergarten, Schule und Geschwister.

Ätiologie
Influenzaviren, Parainfluenzaviren, *RSV, Rhinovirus,* Adenoviren sind die typischen Erreger banaler Infekte der oberen Luftwege.

Klinik
Nase, Rachen, Kehlkopf und Bronchien können befallen sein. Es kommt zu Fieber, Schnupfen, Husten und Heiserkeit. Die Infektionen hinterlassen in der Regel eine nur kurze Immunität. Hierdurch erklären sich die häufigen Rezidive.

Komplikationen
Bei chronischer Tubenminderbelüftung kann es zu rezidivierenden Otitiden kommen. Bei bakterieller Superinfektion können Sinusitis, Mastoiditis, ein Peritonsillarabszess oder eine Periorbitalphlegmone entstehen. Bei Kindern mit Asthma bronchiale oder bei Patienten mit vorgeschädigter Lunge (z. B. ehemalige Frühgeborene mit BPD oder Patienten mit zystischer Fibrose) kann eine banale Virusinfektion zu einer erheblichen Verschlechterung der respiratorischen Symptomatik führen.

Diagnostik
Im **Blutbild** zeigt sich eine wenig ausgeprägte Leukozytose mit relativer Lymphozytose. Das **C-reaktive Protein** ist bei alleiniger Virusinfektion meist nicht oder kaum erhöht, bei bakterieller Superinfektion findet sich häufig ein sekundärer Anstieg. Bei V. a. bakterielle Infektion sollte ein **bakteriologischer Rachenabstrich** genommen werden. Eine Virusserologie ist meist nicht erforderlich.

Therapie
Die Therapie beinhaltet ausschließlich symptomatische Maßnahmen. Antibiotika werden nur bei bakterieller Superinfektion verabreicht.

> **Merke**
>
> Ein Kleinkind, das 6- bis 8-mal jährlich an einem unkomplizierten Virusinfekt der oberen Luftwege erkrankt, hat mit hoher Wahrscheinlichkeit keinen Immundefekt.

13.3.2 Retropharyngealer Abszess

Definition
Akutes Krankheitsbild, das nur bei Säuglingen und Kleinkindern vorkommt und mit einer abszedierenden Lymphadenitis der retropharyngealen Lymphknoten einhergeht.

Ätiologie
Staphylokokken oder Streptokokken sind die häufigsten Erreger.

Klinik
Es kommt, häufig im Anschluss an eine Rhinopharyngitis, zu einer plötzlich auftretenden klinischen Verschlechterung mit hohem Fieber, Halsschmerzen, Schluckstörung und Speichelfluss. Die Atmung ist behindert und klingt rasselnd oder schnorchelnd. Auffallend ist eine steife Kopfhaltung. Bei der Inspektion sieht man eine Schwellung und seitliche Vorwölbung der Rachenhinterwand, die bei Palpation fluktuiert. Im weiteren Verlauf kann sich der Abszess in das Mediastinum absenken.

Diagnostik
Als Zeichen der bakteriellen Infektion besteht eine neutrophile Leukozytose, das C-reaktive Protein ist erhöht. Der Nachweis der retropharyngealen Raumforderung ist durch **Kernspintomografie oder CT** möglich.

Therapie
Die kausale Therapie besteht in einer Abszessinzision und Drainage. Zusätzlich sollte mit einem staphylokokkenwirksamen Antibiotikum behandelt werden.

13.3.3 Sinusitis

Definition
Akute oder chronische Entzündung der Nasennebenhöhlen.

Pathogenese
Sinus maxillares, Sinus ethmoidales und Sinus sphenoidalis sind schon bei Geburt angelegt. Die Ausbildung des Sinus frontalis beginnt am Ende des 1. Lebensjahrs: Siebbeinentzündungen treten schon im Säuglingsalter, Kieferhöhlenentzündungen ab dem 3. Lebensjahr und Stirnhöhlenentzündungen ab dem 8. Lebensjahr auf.

Ätiologie
Meist kommt es im Rahmen eines katarrhalischen Atemwegsinfekts zu einer bakteriellen Infektion mit Streptokokken, Staphylokokken oder Anaerobiern.

Klinik
Einfache akute Sinusitis: Sie geht mit Fieber, eitrigem Schnupfen, einer Schleimstraße an der

Rachenhinterwand, Husten und Kopfschmerzen einher.

Akute eitrige Sinusitis: Die Aszension der Infektion vom Sinus führt zu Wangenschwellung, Nasenrückenschwellung, Periorbitalödem und septischen Temperaturen.

Akute eitrige Siebbeinentzündung des Säuglings: Rötung und Schwellung des inneren Lidwinkels (DD: Dakryozystitis, Orbitalphlegmone, Oberkieferosteomyelitis).

Echte chronische Sinusitis: Sie tritt meist infolge einer anderen Grunderkrankung (Allergie, Immundefekt, zystische Fibrose, primäre Ziliendyskinesie) auf.

Komplikationen

Es kann zu Periorbitalabszess, subduralem Empyem, Hirnabszess, Sinusvenenthrombose oder Osteomyelitis kommen.

Diagnostik

Sonografie, Röntgen und ggf. **Computertomografie** oder **Kernspintomografie** der Nasennebenhöhlen dienen der Diagnostik.

Therapie

Bei einer akuten Sinusitis genügen abschwellende Nasentropfen, Inhalationen und eine lokale Wärmeanwendung (Rotlicht). Indiziert ist eine Antibiotikatherapie bei Symptompersistenz über 7 bis 10 Tage, schweren Verläufen (akut eitrige Sinusitis) oder biphasischem Verlauf mit erneuter Symptomzunahme nach Besserung. Je nach Lokalbefund sind außerdem Kieferhöhlendrainage und -spülung erforderlich.

13.3.4 Erkrankungen der Rachenmandel

Definition

Chronisch-rezidivierende Entzündungen des Organs führen zu einer Hyperplasie der Rachenmandel, die eine Behinderung der Nasenatmung und hierdurch sekundär weitere rezidivierende Infekte hervorruft. Im Volksmund spricht man von „Polypen".

Klinik

Angina retronasalis: Es handelt sich um eine akute Entzündung der Rachenmandel, die zu Mundatmung, nasaler Sprache, einer Schleimstraße an der Rachenhinterwand und schmerzhafter Nackenlymphknotenvergrößerung führt.

Rachenmandelhyperplasie, Adenoide: Begleitend liegt häufig auch eine Hyperplasie der Gaumenmandeln vor. Die Nasenatmung ist behindert, es besteht ein Dauerschnupfen, und es kommt zu rezidivierenden Otitiden und Bronchitiden. Nächtliches Schnarchen und Husten sowie eine näselnde Sprache sind charakteristisch.

Facies adenoidea: Patienten mit länger persistierenden Adenoiden weisen einen charakteristischen Gesichtsausdruck auf. Der Mund ist meist geöffnet, die mimische Muskulatur hypoton. Durch nächtliche Schlafstörungen und rezidivierende Infekte kommt es zu Allgemeinerscheinungen wie Konzentrationsschwäche, Ermüdbarkeit und Appetitlosigkeit. Häufig wird von einem schulischen Leistungsknick berichtet.

Therapie

Die Adenotomie, die operative Entfernung des Rachenmandelpolsters, ist bei relevanten klinischen Sekundärsymptomen indiziert.

> **Merke**
>
> Indikationen zur Adenotomie sind: Behinderung der Nasenatmung, rezidivierende und/oder chronische Entzündungen der Rachenmandel, rezidivierende oder chronische Otitiden, Rhinitiden, Sinusitiden und Bronchitiden bei Rachenmandelhyperplasie oder obstruktive Schlafapnoen.

13.3.5 Obstruktive Schlafapnoen (OSA)

Definition

Prolongierte partielle und intermittierend komplette nächtliche Obstruktion der oberen Atemwege, die zu Schlafunterbrechungen und zu pathologischem Atemmuster führt.

Ätiologie und Pathogenese

Die häufigste Ursache der OSA im Kindesalter ist die **adenotonsilläre Hyperplasie.**

Klinik

Das klinische Spektrum umfasst **habituelles Schnarchen,** die **obstruktive Hypoventilation** und die **obstruktive Schlafapnoe.** Die klinischen Symptome sind bevorzugte Mundatmung, unruhiger Schlaf und häufiges Aufwachen. Die rezidivierenden Schlafstörungen führen zu Müdigkeit während des Tages, Leistungsabfall in der Schule und zu

Verhaltensauffälligkeiten. In schweren Fällen resultiert die chronische Hypoxämie in Gedeihstörung, Entwicklungsretardierung, Rechtsherzinsuffizienz oder Kreislaufstillstand.

Diagnostik

Die Durchführung einer Polysomnografie mit nächtlicher Aufzeichnung von EKG, EEG, Atemexkursionen, Sauerstoffsättigung und pCO_2 sichert die Diagnose.

Therapie

Die kombinierte Adenotomie und Tonsillektomie bzw. heute meist durchgeführte Tonsillotomie beseitigt die häufigste Ursache der OSA. Bei symptomatischen Formen im Rahmen schwerwiegender Grunderkrankungen (z. B. Trisomie 21, neuromuskuläre Erkrankungen) bedarf es eines umfassenden Therapiekonzepts.

Merke

Obstruktive Schlafapnoen sind im Kindesalter häufig, sie sind nicht immer leicht zu diagnostizieren und können zu sehr ernsten Komplikationen führen.

13.3.6 Angina tonsillaris

Definition

Bakterielle oder virale Entzündung der Gaumenmandeln.

Klinik

Tonsillitis catarrhalis: Meist viral bedingte Rötung und Schwellung der Tonsillen in Kombination mit einer Pharyngitis.

Eitrige Angina tonsillaris: Meist durch β-hämolysierende Streptokokken der Gruppe A verursachte Rötung und Schwellung der Tonsillen mit Stippchen und eitrigen Belägen. Unterschieden werden die **follikuläre** Angina (stippchenförmige fibrinöse Beläge) und die **lakunäre Angina** (konfluierende fibrinöse Beläge). Begleitend bestehen hohes Fieber und eine zervikale Lymphknotenschwellung. Erbrechen und Bauchschmerzen sind häufig. Eine wichtige Differenzialdiagnose ist die infektiöse Mononukleose.

Angina ulceromembranosa (Plaut-Vincent): Sie kommt seltener vor und dann eher bei älteren Kindern. Typisch ist die einseitige Ulkusbildung einer Tonsille, die Schluckbeschwerden verursacht. Es besteht ein unangenehmer Foetor ex ore. Eine antibiotische Therapie ist erforderlich, da diese Form der Angina bakteriell bedingt ist (*Fusobacterium* Plaut-Vincenti und *Borrelia* Vincenti).

Seitenstrangangina: Miterkrankung der lymphatischen Seitenstränge bei einer Pharyngitis. Sie tritt bei tonsillektomierten Patienten häufiger auf.

Herpangina: *Coxsackie-A-Virus*-Infektion mit Bläschen, flachen Ulzera mit dunklem Hof auf der gesamten Mundschleimhaut, vor allem im Bereich der Gaumenbögen (► Kap. 7.5.13).

Komplikationen

Ein **Peritonsillarabszess** ist die häufigste lokale Komplikation der Tonsillitis. Die Symptome sind Schluckbeschwerden, eine Kieferklemme und eine Lymphadenitis colli. Die Behandlung besteht in einer Abszessspaltung und antibiotischen Therapie.

Die **tonsillogene Sepsis** entwickelt sich lymphogen, hämatogen oder über eine phlegmonöse Ausbreitung.

Mögliche Folgekrankheiten der eitrigen Angina tonsillaris sind Glomerulonephritis (► Kap. 15.1.6) und rheumatisches Fieber (► Kap. 9.3).

Therapie

Eitrige Angina tonsillaris: In letzter Zeit werden bakteriologische Versagerquoten unter Penicillin beobachtet. Mangelnde Compliance, insbesondere nach Abklingen der Symptome, ist wohl die wichtigste Ursache. **Penicillin V** 100.000 IE/kg KG/d p. o. über 10 Tage ist jedoch immer noch die Therapie der Wahl. Beschwerdefreiheit ist nach 24–48 h zu erwarten. **Bei Therapieversagen** werden Cephalosporine, Amoxicillin plus Clavulansäure oder Makrolide eingesetzt. Eine 5-tägige Therapie mit einem Cephalosporin oder Amoxicillin plus Clavulansäure ist genauso erfolgreich wie eine 10-tägige Therapie mit Penicillin V.

Cave

Die Indikation einer Antibiotikatherapie bei eitriger Angina tonsillaris wurde zuletzt in Frage gestellt. Die aktuelle Empfehlung sieht jedoch weiterhin eine Antibiotikatherapie vor. Aktualisierte Leitlinien werden derzeit erarbeitet.

Virale Tonsillitiden: Hier sind nur symptomatische Maßnahmen wie Mundspülungen, Pinselungen und eine Antipyrese sinnvoll.

Merke

Die Indikation zur Tonsillektomie wird heute sehr viel strenger gestellt als früher. Sie wird nur noch bei Retrotonsillarabszess und mechanischer Atembehinderung bei extremer Tonsillenhyperplasie (dann meist als Tonsillotomie) durchgeführt.

Klinischer Fall

Die 12-jährige Ann-Kathrin kommt mit ihrer Mutter in die Sprechstunde. Schon auf den ersten Blick fällt Ihnen auf, dass das Mädchen sehr abgeschlagen wirkt. In der folgenden Anamnese erzählt Ihnen die Mutter, das Ann-Kathrin seit 2 Tagen 39,2 °C Fieber hat, über Kopfschmerzen klagt und nur schlecht sprechen kann, auch der Appetit hat sehr nachgelassen. Daraufhin versucht Ihnen das Mädchen mit klosiger Sprache mitzuteilen, dass das Essen immer einen bitteren Nachgeschmack hätte. Bei der Inspektion und folgenden Untersuchung stellen Sie fest, dass die Unterkieferlymphknoten geschwollen sind und sich auf den Tonsillen stippchenförmige Fibrinbeläge befinden. Sie können ohne lange zu überlegen die Verdachtsdiagnose einer Angina follicularis stellen und verschreiben der Patientin für 14 Tage Penicillin V.

13.3.7 Otitis media acuta (AOM)

Definition und Pathogenese

Meist im Rahmen eines katarrhalischen Virusinfekts auftretende Entzündung des Mittelohrs. Die AOM kann entweder durch Viren (z. B. *RSV, Rhinovirus,* Parainfluenza- und Influenzaviren) als alleinige Erreger oder durch eine bakterielle Superinfektionen (meist Streptokokken, *Haemophilus influenzae,* Staphylokokken oder Pneumokokken), begünstigt durch Tubenfunktionsstörungen und Irritationen der Schleimhautepithelien, verursacht werden.

Klinik

Leitsymptome sind starke **Ohrenschmerzen, Fieber** sowie eine **Rötung und Vorwölbung** des Trommelfells. Die Kinder sind extrem unruhig, schlafen nicht, schreien heftig und fassen sich häufig an die Ohrmuschel. Nach Trommelfellperforation kommt es zur eitrigen Otorrhö.

Komplikationen

Als Komplikationen treten Mastoiditis, Cholesteatom, Meningitis, Hirnabszess, Sinusvenenthrombose, Fazialisparese und Hörverlust bei chronischem Mittelohrerguss auf, wodurch eine Sprachentwicklungsstörung entstehen kann.

Merke

Die antibiotische Therapie bietet keinen absolut zuverlässigen Schutz vor Komplikationen wie der Mastoiditis.

Diagnostik

Trommelfellbefund: Rötung, Vorwölbung, Lichtreflexverlust. Außerdem besteht ein Tragusdruckschmerz.

Zu Beginn der Erkrankung ist in der Regel keine sichere Differenzierung zwischen viraler und bakterieller Genese möglich.

Therapie

Zur Indikation einer antibiotischen Therapie bei AOM besteht weiterhin kein eindeutiger Konsens. Die Spontanheilungsrate der AOM ist insbesondere bei Kindern > 2 Jahren hoch. Der nachgewiesene Effekt einer Antibiotikabehandlung auf den Heilungsverlauf der AOM ist gering. Da Komplikationen mit oder ohne antibiotische Behandlung nicht sicher ausgeschlossen werden können, wird aktuell eine Nachuntersuchung im Zeitraum von 1–3 Tagen empfohlen. Bei ausbleibender Besserung oder Kindern < 2 Jahren, die an einer bilateralen AOM leiden, sowie Kinder mit AOM und Otorrhö kommen Amoxicillin, Makrolide oder Cephalosporine zum Einsatz.

Als Allgemeinmaßnahme ist die Verbesserung der Nasenatmung durch Verabreichung abschwellender Nasentropfen besonders wichtig. Zur symptomatischen Behandlung sollte eine systemische analgetische Behandlung mit Paracetamol oder Ibuprofen erfolgen.

13.3.8 Mastoiditis

Pathogenese

Es handelt sich um eine eitrige Einschmelzung der Zellsepten im pneumatisierten Warzenfortsatz. Bei hoher Erregervirulenz oder schlechter Abwehrlage steigt das Risiko der Entstehung einer Mastoiditis als Komplikation einer Otitis media.

Klinik

Typische Symptome sind vermehrte Ohrenschmerzen, Wiederauftreten von Fieber, Druckschmerz und Rötung über dem Warzenfortsatz und bei Vorliegen eines subperiostalen Abszesses ein „abstehendes“ Ohr.

Merke

Ist eine akute Otitis media nach 2 Wochen nicht abgeheilt, ist mit einer Mastoiditis zu rechnen.

Therapie

Die operative Ausräumung des erkrankten Zellsystems ist die Therapie der Wahl. Leichte Formen sprechen meist auf eine antibiotische Therapie an.

13.3.9 Seromukotympanon

Definition

Chronische Otitis exsudativa mit langfristig bestehendem Mittelohrerguss.

Pathogenese

Durch persistierende Belüftungsstörungen kommt es zur Absonderung eines sterilen Ergusses von gallertartig-muköser Konsistenz in die Paukenhöhle.

Klinik

Am häufigsten wird ein Seromukotympanon bei 4–8 Jahre alten Kindern beobachtet. Das Leitsymptom ist eine rasch auftretende **Schallleitungsschwerhörigkeit** mit Unaufmerksamkeit und Schulleistungsknick. Subjektiv sind die Patienten beschwerdefrei.

Therapie

Eine Parazentese mit Sekretabsaugung und gleichzeitiger Implantation von Paukenröhrchen führt zu einer sofortigen Verbesserung des Hörvermögens.

13.4 Erkrankungen von Kehlkopf, Trachea und Bronchien

13.4.1 Subglottische Laryngitis (Pseudokrupp)

Lerntipp

Das IMPP verwendet meist Synonyme des Pseudokrupp: Krupp-Syndrom, akute Laryngotracheitis, stenosierende Laryngotracheitis.

Ätiologie

Es handelt sich um eine meist viral bedingte Infektion der Larynx- und Trachealschleimhaut durch Parainfluenza-, *RS*- oder Adenoviren. Die Infektion tritt im Herbst und im Winter gehäuft auf.

Klinik

In der Regel besteht ein leichter Infekt der oberen Luftwege, bei dem es plötzlich zu **bellendem Husten** und **inspiratorischem Stridor** kommt. Dazu kommen **Heiserkeit,** juguläre, inter- und subkostale Einziehungen und Dyspnoe. In schweren Fällen treten Zyanose, Ruhelosigkeit und Agitiertheit hinzu.

Merke

Klinische Stadieneinteilung der subglottischen Laryngitis:

Stadium I:	Bellender Husten
Stadium II:	Stridor, juguläre und epigastrale Einziehungen
Stadium III:	Zusätzlich Einziehungen am seitlichen Thorax, Atemnot, Tachykardie, Blässe, Unruhe, Angst
Stadium IV:	Stridor, maximale Einziehungen, schwerste Atemnot, Puls klein und schnell, Zyanose, Sopor.

Diagnostik

Cave

Auf die Durchführung einer Racheninspektion sollte unbedingt verzichtet werden, da Aufregung die respiratorische Situation verschlechtert.

Therapie

Die Beruhigung des Kindes, am besten durch die Mutter, ist eine der wichtigsten therapeutischen Maßnahmen.

Leichte Form mit Belastungsstridor: In diesen Fällen reicht eine Luftbefeuchtung (Kaltvernebler) und Sekretverflüssigung aus.

Mittelschwere Form mit inspiratorischem Stridor, aber Eupnoe: Neben der Luftbefeuchtung ist die rektale Verabreichung von Steroiden sehr wirksam. Eine Inhalation mit Adrenalin kann erwogen werden.

Schwere Verlaufsform mit Dyspnoe: Sie erfordert nicht nur die rektale oder intravenöse Verabreichung von Steroiden, sondern auch eine Adrenalininhalation. Auf eine ausreichende Sauerstoffzufuhr sollte geachtet werden. Bei ausbleibender Besserung muss intubiert und maschinell beatmet werden. Das ist jedoch selten erforderlich.

Merke

Nasenflügeln sowie juguläre, inter- und subkostale Einziehungen, nach hinten geneigter Kopf sowie der Einsatz der Atemhilfsmuskulatur sind charakteristische Zeichen der kindlichen Dyspnoe.

Lerntipp

Das IMPP fragt in Fallbeispielen immer wieder nach den klassischen Differenzialdiagnosen akute Epiglottitis und subglottische Laryngitis. Prägen Sie sich die symptomatischen Unterschiede gut ein.

13.4.2 Supraglottische Laryngitis (akute Epiglottitis)

Definition

Akutes, schweres Krankheitsbild, das meist durch *Haemophilus influenzae* Typ b hervorgerufen wird, zu jeder Jahreszeit vorkommt und in erster Linie Kleinkinder zwischen 2 und 5 Jahren betrifft.

Epidemiologie

Seit Einführung der *Hib*-Impfung ist die akute Epiglottitis im klinischen Alltag selten geworden.

Pathologische Anatomie

Es besteht ein ausgeprägtes supraglottisches Ödem mit leukozytärer Infiltration; die Epiglottis ist stark geschwollen und imponiert als pralle, hochrote Kugel.

Klinik

Die akute Epiglottitis ist ein **dramatisches, akut lebensbedrohliches Krankheitsbild.** Sie tritt in der Regel nach dem 2. Lebensjahr auf. Es bestehen hohes **Fieber** bis 40 °C, akute **Atemnot** und ein inspiratorischer **Stridor.** Hinzu kommen starke **Halsschmerzen,** eine Schluckstörung, die zu **Speichelfluss** führt, und eine charakteristische kloßige Sprache (**„hot potato voice“**). Das Kind nimmt bevorzugt eine sitzende Position mit nach hinten gebeugtem Kopf ein. Meist besteht eine deutliche zervikale Lymphadenopathie. Bei schwerer Erkrankung kann es zu zunehmender Apathie und Eintrübung kommen.

Die Differenzialdiagnose des Krupp-Syndroms zeigt ▸ Tab. 13.1.

Merke

Bei der akuten Epiglottitis handelt es sich um einen pädiatrischen Notfall.

Diagnostik

Cave

Auf **keinen Fall** darf eine **Racheninspektion** vorgenommen werden, da die Gefahr des reflektorischen Atemstillstands besteht.

Es bestehen eine ausgeprägte **Leukozytose** mit Linksverschiebung sowie eine Erhöhung des C-reaktiven Proteins als Zeichen der bakteriellen Infektion. **Blutkulturen** zum Nachweis von *Haemophilus influenzae* Typ b sollten abgenommen werden. Die **Liquorpunktion** erfolgt bei klinischem Hinweis auf Meningitis.

Merke

Bei V. a. akute Epiglottitis werden sämtliche invasiven Maßnahmen erst nach Narkosebeginn durchgeführt, um eine akute respiratorische Verschlechterung zu vermeiden.

Komplikationen

Akute obstruktive Ateminsuffizienz und Hypoxie, zervikale Lymphadenitis, Meningitis, septische Arthritis oder septischer Schock sind gefürchtete Komplikationen.

Therapie

Respiration: Die Intubation erfolgt nach Maskennarkose mit Halothan mit einem Tubus, dessen Größe eine Nummer unter der altersgemäßen Durchschnittsgröße liegt (sehr schwierige Intubation wegen der Epiglottisschwellung). Falls eine Intubation nicht möglich ist, muss eine Konisation erfolgen. Nach erfolgreicher Intubation wird Sauerstoff verabreicht, eine maschinelle Beatmung ist in der Regel nicht notwendig, da das Freihalten der Atemwege durch den Tubus ausreicht. Entscheidend sind die Sedierung und gute Fixierung des Kindes, da der Tubus lebensnotwendig ist.

Antibiotikatherapie: Zunächst wird mit Cefotaxim i. v. behandelt, nach Resistenztestung ist u. U. eine Therapiefortsetzung mit Ampicillin möglich. Die Therapiedauer sollte mindestens 10 Tage betragen.

Tab. 13.1 Differenzialdiagnose des Krupp-Syndroms

	Pseudogrupp	Epiglottitis
Alter	1–3 Jahre	2–6 Jahre
Ätiologie	Virus	*Haemophilus influenzae* Typ b
Häufigkeit	Häufig	Selten
Fieber	Mäßig	Sehr hoch
Stimme	Heiser	Kloßig
Husten	Bellend	Selten
Dysphagie	Fehlt	Häufig
Verlauf	Subakut	Hochakut
Leukozyten	Normal	Stark erhöht

Prävention

Die Hib-Impfung ist die beste Präventionsmaßnahme zur Verhinderung der akuten Epiglottitis. Eine Umgebungsprophylaxe mit Rifampicin sollte bei allen Kontaktpersonen durchgeführt werden.

13.4.3 Fremdkörperaspiration

Ätiologie und Pathogenese

Die Aspiration von flüssiger oder breiiger Nahrung, Nusspartikeln, Münzen, Nägeln, Perlen, Fruchtpartikeln u. Ä. führt zu einer Obstruktion der Atemwege. Am häufigsten liegt der Fremdkörper im rechten Hauptbronchus. Bei Bronchusverlegung entsteht eine Ventilstenose, bei der während der Inspiration Luft in die tiefer gelegenen Lungenabschnitte gelangt und bei Exspiration nicht mehr entweichen kann. Dadurch kommt es zu einer Überblähung der ipsilateralen Lunge mit Mediastinalverlagerung zur Gegenseite.

Klinik

Unmittelbar nach dem Aspirationsereignis kommt es zu einer heftigen **Hustenattacke.** Es folgen weitere pertussiforme Hustenanfälle. Anschließend ist das Kind nicht selten asymptomatisch. Ein in- oder exspiratorischer **Stridor** besteht in weniger als einem Drittel der Fälle. Bei der Untersuchung findet sich bei etwa 50 % der Patienten auf der betroffenen Seite ein **abgeschwächtes Atemgeräusch** bei **hypersonorem Klopfschall.** Seltener sind ein verlängertes Exspirium, Giemen, Brummen oder grobblasige Rasselgeräusche auskultierbar.

Merke

Ein unauffälliger körperlicher Untersuchungsbefund schließt bei typischer Anamnese eine Fremdkörperaspiration nicht aus.

Diagnostik

Röntgen-Thorax in Exspiration: Lungenüberblähung der betroffenen Seite mit Mediastinalverlagerung zur gesunden Seite (► Abb. 13.1). Bei länger zurückliegender Fremdkörperaspiration kann eine entzündliche Infiltration nachweisbar sein. In 10 % der Fälle ist das Röntgenbild trotz endoskopisch gesicherter Aspiration unauffällig.

Merke

Bei V. a. Fremdkörperaspiration sollte der Röntgen-Thorax in **Exspiration** durchgeführt werden.

Differenzialdiagnose

Differenzialdiagnostisch sollte an akute obstruktive Bronchitis, Pseudokrupp oder ggf. Epiglottitis (► Kap. 13.4.2) und Asthma bronchiale gedacht werden.

Therapie

Die Behandlung besteht in einer bronchoskopischen **Fremdkörperentfernung.** Eine perioperative **Antibiotikatherapie,** z. B. mit Cefuroxim (staphylokokkenwirksam), ist sinnvoll, da der Fremdkörper meist zu einer lokalen Entzündungsreaktion führt und im Rahmen der Bronchoskopie Keime verschleppt werden können.

Klinischer Fall

Der knapp 2 Jahre alte Philipp wird aufgrund akuter Luftnot und plötzlichem Husten in der Notfallambulanz vorgestellt. Vorbestehende Erkrankungen sind nicht bekannt. Bei der Untersuchung besteht eine deutliche Ruhedyspnoe mit interkostalen und jugulären Einziehungen. Das Exspirium ist verlängert. Über der rechten Lunge finden sich ein abgeschwächtes Atemgeräusch, ein exspiratorisches Giemen, sowie ein hypersonorer Klopfschall. Die Röntgenaufnahme des Thorax zeigt eine deutliche Überblähung mit vermehrter Transparenz rechts, einen Zwerchfelltiefstand rechts und eine Verlagerung des Herzens nach links. Es handelt sich um eine Fremdkörperaspiration rechts.

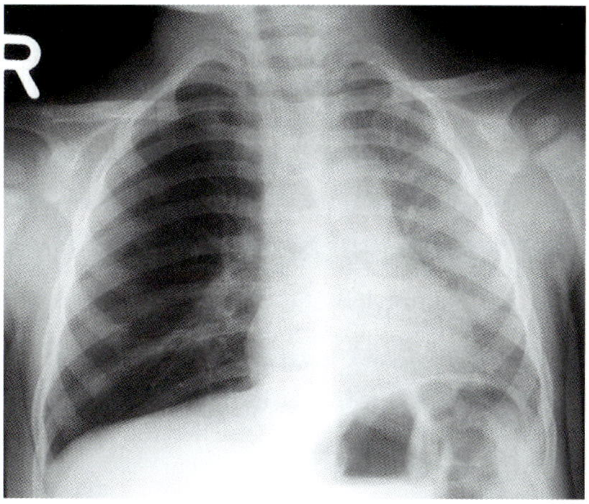

Abb. 13.1 Fremdkörperaspiration. Röntgen-Thorax p. a.: Einseitige Überblähung der rechten Lunge mit leichter Mediastinalverschiebung nach links. Dringender Verdacht auf das Vorliegen einer Fremdkörperaspiration rechts. [O609]

13.4.4 Akute Bronchitis

Ätiologie

Influenza-, Parainfluenza-, Adeno- und *RS*-Viren sowie *Mycoplasma pneumoniae* können eine Bronchitis auslösen.

Klinik

Das Hauptsymptom ist der Husten: er ist zunächst trocken, später zunehmend produktiv. Fieber oder subfebrile Temperaturen gehen mit allgemeinem Krankheitsgefühl einher.

Therapie

Die Behandlung beinhaltet symptomatische Maßnahmen wie Antipyrese, vermehrte Flüssigkeitszufuhr und Inhalationen mit physiologischer Kochsalzlösung. Antibiotika werden nur bei bakterieller Superinfektion (eitrige Sekrete) eingesetzt.

13.4.5 Obstruktive Bronchitis und Bronchiolitis

Definitionen

Obstruktive Bronchitis und Bronchiolitis sind obstruktive Erkrankungen des Respirationstrakts mit Schleimhautödem und vermehrter Sekretproduktion durch Virusinfektionen. „Spastische" Bronchitis und asthmoide Bronchitis sind Synonyma.

Die **akute obstruktive Bronchitis** ist definiert als eine Affektion der mittleren und größeren Bronchien. Die **akute Bronchiolitis** ist definiert als eine Affektion der kleinen Bronchien und Bronchiolen.

Ätiologie

In über 90 % der Episoden können Viren nachgewiesen werden, z. B. Rhinoviren, *RSV*, Parainfluenza-, Metapneumo-, Corona-, Adenoviren. Die relativen Häufigkeiten unterscheiden sich je nach Region und Saison.

Klinik

Akute obstruktive Bronchitis: Betroffen sind meistens Säuglinge und Kinder bis zum Grundschulalter. Die Atmung ist beschleunigt und erschwert **(Tachydyspnoe),** es zeigen sich juguläre, inter- und subkostale **Einziehungen.** Das **Exspirium** ist typischerweise **verlängert,** auskultatorisch bestehen exspiratorisches Giemen, Pfeifen und Brummen sowie trockene Rasselgeräusche.

Akute Bronchiolitis: Säuglinge im 3.–4. Lebensmonat sind bevorzugt betroffen. Die Atemfrequenz ist beschleunigt und erschwert **(Tachydyspnoe),** es zeigen sich juguläre, inter- und subkostale **Einziehungen.** Das **Atemgeräusch** ist oft **abgeschwächt,** und es lassen sich feuchte Rasselgeräusche auskultieren. Giemen und trockene Rasselgeräusche fehlen. Bei zugrunde liegender *RSV*-Infektion können in 10–20 % der Fälle zentrale Apnoen auftreten.

> **Merke**
>
> Bei schwerer oder rezidivierender obstruktiver Bronchitis sollte zum Ausschluss einer zystischen Fibrose ein Schweißtest durchgeführt werden.

Therapie

Adjuvante Maßnahmen: Die Sauerstoffzufuhr über eine Nasenbrille, eine ausreichende Flüssigkeitssubstitution, abschwellende Nasentropfen und Physiotherapie haben bei den obstruktiven Lungenerkrankungen einen besonderen Stellenwert.

Bronchodilatatoren: Die Wirksamkeit von Beta-Sympathomimetika und Parasympatholytika ist bei der obstruktiven Bronchitis etabliert, bei der Bronchiolitis jedoch umstritten. Bei der obstruktiven Bronchitis wird die Applikation eines kurzwirksamen topischen Sympathomimetikums alle 4 h empfohlen.

Steroide: Bei schwerer Obstruktion kann eine systemische Gabe hilfreich sein (z. B. Prednison/Prednisolon p. o. oder i. v.).

Prognose

Bei den meisten Kindern kommt es innerhalb weniger Tage zu einer Besserung der Symptomatik.

Rezidivierende Bronchitiden sind jedoch im Säuglings- und Kleinkindalter schwer vom Asthma bronchiale abgrenzbar. In manchen Fällen kann daher eine Dauertherapie mit inhalativen Steroiden indiziert sein. Bei protrahierter Bronchitis (> 4 Wochen) liegt meist eine bakterielle Infektion zugrunde. Eine Antibiotikatherapie über 6–8 Wochen wird empfohlen.

13.4.6 Primäre ziliäre Dyskinesie (Syndrom der immotilen Zilien)

Das genetisch bedingte Fehlen oder eine Verminderung der Zilientätigkeit von Bronchial- und Trachealschleimhaut führt zu einer verminderten oder **fehlenden mukoziliären Clearance** resultierend in chronischer Bronchitis und Bronchiektasen. Die Drainage der Nasennebenhöhlen (chronische Sinusitis) und des Mittelohrs (rezidivierende Otitiden) sowie die Spermienmotilität (Fertilität) sind ebenfalls gestört. Bei Vorliegen eines Syndroms der immotilen Zilien mit Situs inversus visceralis, chronischer Sinubronchitis und Bronchiektasen spricht man vom **Kartagener-Syndrom.**

Diagnostik

Eine Biopsie aus der Nasenmuschel oder der Bronchialschleimhaut zur Messung der Zilienschlagfrequenz und zur elektronenmikroskopischen Untersuchung zum Nachweis von Strukturanomalien ist diagnostisch wegweisend.

Therapie

Die Behandlung entspricht der Langzeitbehandlung bei Mukoviszidose und beinhaltet intensive Physiotherapie, eine langfristige Antibiotikatherapie und die Resektion einzelner Lungenabschnitte bei Ausbildung großer Bronchiektasen.

13.4.7 Bronchiektasen

Ätiologie

Bronchiektasen können in der Pädiatrie als angeborene Fehlbildung oder als Folge chronisch-rezidivierender Bronchitiden, z. B. bei primärer ziliärer Dysfunktion, zystischer Fibrose, Fremdkörperaspiration, Asthma bronchiale oder Immundefekten, vorkommen.

Klinik

Der **chronische Husten** ist das häufigste Symptom. Bei älteren Kindern kann es zu morgendlichem **eitrigen Auswurf** kommen. Verdächtig ist das rezidivierende Auftreten von Pneumonien mit konstanter Lokalisation. Bei der Auskultation finden sich feuchte Rasselgeräusche an umschriebenen Stellen.

Therapie

Ziele sind die **Sekretmobilisation** und die **Erregereliminierung.**
Wie bei der zystischen Fibrose erfolgt die Sekretmobilisation durch hohe Flüssigkeitszufuhr, Bewegung, Feuchtinhalation und Physiotherapie. Die **antibiotische Therapie** ist die zweite Säule der Behandlung. Ausgedehnte Prozesse, die zu rezidivierenden schweren Pneumonien führen, müssen **chirurgisch** (Segment- oder Lappenresektion) entfernt werden.

13.4.8 Asthma bronchiale

Definition

Das Asthma bronchiale ist eine chronische Atemwegserkrankung, die mit einer reversiblen Obstruktion der Atemwege, Atemwegsödem und vermehrter Schleimproduktion im Rahmen einer chronischen – beim allergischen Asthma eosinophil dominierten – Inflammationsreaktion einhergeht und sich klinisch durch Husten, anfallsweise auftretende Dyspnoe und durch eine exspiratorische Atemflussbehinderung äußert.

Epidemiologie

Asthma ist die häufigste chronische Erkrankung im Kindesalter. Die Häufigkeit ist in Städten höher als auf dem Land. In 70 % der Fälle manifestiert sich die Erkrankung vor dem 5. Lebensjahr. In 90 % der Fälle handelt es sich um allergisches Asthma.

Ätiologie

Für die Entwicklung eines Asthma bronchiale spielen endogene und exogene Faktoren eine wichtige Rolle.
Genetische Faktoren: Das Risiko für allergisches Asthma steigt mit zunehmender Zahl atopisch erkrankter erstgradiger Blutsverwandter. Es gibt klare Hinweise für eine multigenetische Asthmaentwicklung mit komplexem Vererbungsmuster und unterschiedlicher Phänotypisierung, die ihrerseits von Umweltfaktoren geprägt wird. Eine wachsende Zahl von Genen wurde inzwischen identifiziert, die bei der Asthmaentwicklung funktionell bedeutsam sein könnten.

Umweltfaktoren: Asthma ist häufig mit einer Atopie – der genetisch bedingten Disposition, auf übliche Umweltantigene überschießend IgE-Antikörper zu bilden – assoziiert. Bei 80 % der Kinder mit Asthma lassen sich spezifische IgE-Antikörper gegen übliche Allergene wie Nahrungsmittel, Pollen, Milben und Haustiere nachweisen. Schadstoffe und Passivrauchen scheinen bei der Asthmaentwicklung ebenso eine Rolle zu spielen (▸ Abb. 13.2). Weitere Faktoren, wie u. a. respiratorische Infekte, werden diskutiert, der Zusammenhang ist aber noch nicht eindeutig geklärt. Eine präventive Funktion des Stillens konnte bislang nicht eindeutig geklärt werden.

Lerntipp

Das IMPP hat 2012 zuletzt nach der Primärprävention des Stillens bei Asthma bronchiale gefragt. Die Wirkung des Stillens auf die Prävention von Asthma ist umstritten. Wichtig ist daher, auf die Formulierung der Fragen in den Examina zu achten: „Welcher der folgenden Maßnahmen wird **am ehesten** eine präventive Wirkung zugeschrieben?"

Merke

Als klassische klinische Manifestationen der **Atopie** gelten das allergische Asthma bronchiale, die allergische Rhinokonjunktivitis und das atopische Ekzem.

Pathogenese

Im Falle einer Allergenexposition bei allergischem Asthma erfolgt die **allergische Reaktion,** die aus einer innerhalb von Minuten auftretenden **„frühen Phase"** und einer erst nach einigen Stunden einsetzenden **„späten Phase"** besteht. Sie wird eingeleitet, wenn das prozessierte Allergen über eine antigenpräsentierende Zelle einer CD4-T-Helfer-2-Zelle dargeboten wird. Die TH2-Zellen sezernieren Interleukin-5 (IL-5) und initiieren damit die Rekrutierung und Aktivierung von eosinophilen Granulozyten (▸ Abb. 13.3). Über die Sekretion von IL-4 und IL-13 fördern sie die Produktion von allergenspezifischem IgE durch B-Lymphozyten. Das IgE wird u. a. an den hochaffinen IgE-Rezeptoren auf Mastzellen und Granulozyten gebunden. Die Kreuzvernetzung von zwei IgE-Rezeptoren beim Allergenkontakt führt zur Degranulation der Mastzelle und zur Ausschüttung verschiedener Mediatoren wie Histamin, Leukotrienen, Prostaglandinen und Zytokinen. Diese Mediatoren initiieren gemeinsam innerhalb von Minuten nach Allergenkontakt die Sofortreaktion mit **Bronchokonstriktion** und Rekrutierung weiterer entzündlicher Mediatoren. Die Atemwegsobstruktion bei der 3–6 h nach Allergenkontakt auftretenden Spätreaktion kann ohne therapeutische Maßnahmen mehrere Tage andauern und geht mit der anhaltenden Einwanderung von Lymphozyten und Granulozyten in das Lungenparenchym und Atemwegsepithel einher. Langfristig führt die chronische Entzündung der Lunge zu einem Umbau mit **Ver-**

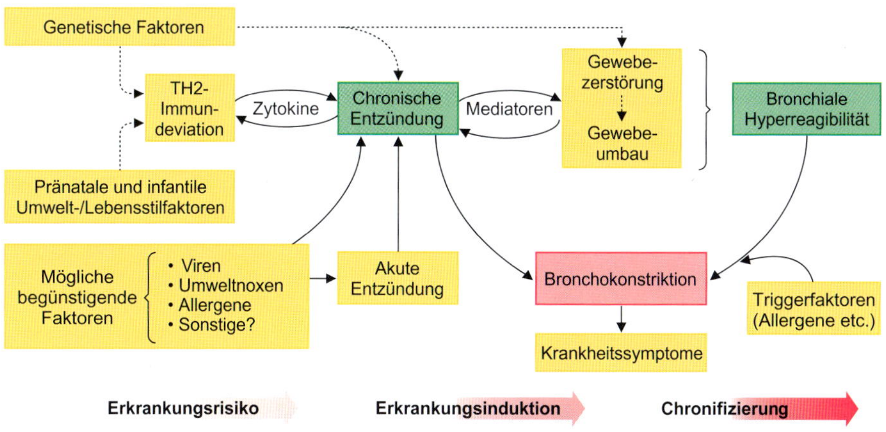

Abb. 13.2 Krankheitsverlauf des Asthma bronchiale. [L141]

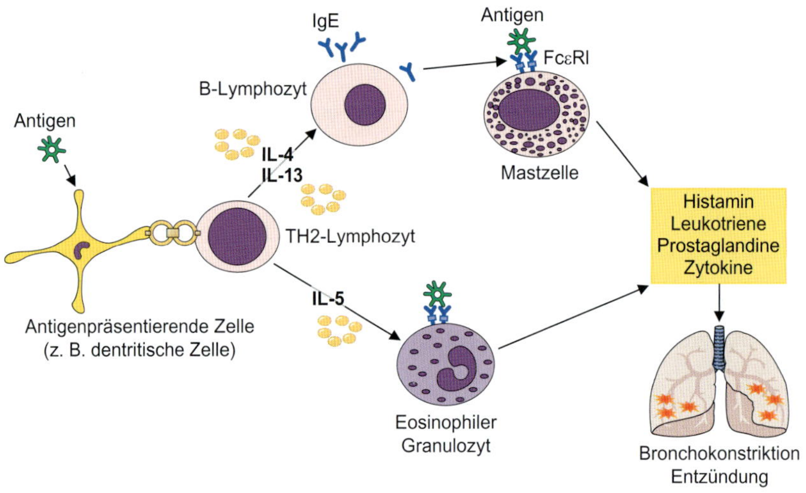

Abb. 13.3 Pathogenese der Bronchokonstriktion bei Asthma bronchiale. [L141]

dickung der Atemwegswand durch vermehrte Deposition von Kollagen, gesteigerte Vaskularisation und Hyperplasie der glatten Muskelzellen. Dadurch kann es letztlich zu einer irreversiblen Einschränkung der Lungenfunktion kommen. Das TH1/TH2-Paradigma betrachtet Interferon-γ produzierende TH1-Zellen als Gegenspieler der TH2-Zellen, entsprechend wird TH1-Zellen beim Asthma bronchiale ein protektiver Effekt zugeordnet. Es wird vermutet, dass durch eine frühzeitige Differenzierung der Immunantwort in Richtung TH1-Zelle die Vermeidung einer allergischen Reaktion auf inhalative Allergene erreicht wird. Für die überschießende TH2-Antwort wird derzeit eine Fehlfunktion regulatorischer T-Zellen verantwortlich gemacht.

Klinik

Die drei klinischen Leitsymptome des Asthma bronchiale sind ein **verlängertes Exspirium** mit Pfeifen, Giemen und Brummen, **Dyspnoe** und **Husten.**

Akuter Asthmaanfall: Bei der Inspektion fällt bereits eine deutliche Thoraxüberblähung auf. Die Patienten nehmen eine aufrechte Sitzposition ein (Orthopnoe). Es bestehen ein kraftloser, trockener Reizhusten und Atemnot mit deutlich verlängertem Exspirium und Einsatz der Atemhilfsmuskulatur. Die Kinder setzen die sog. Lippenbremse ein, um dem exspiratorischen Bronchialkollaps entgegenzuwirken.

Bei der Untersuchung zeigen sich ein hypersonorer Klopfschall sowie ein massives exspiratorisches Giemen, Pfeifen und Brummen über beiden Lungen. Es besteht eine Zyanose. In besonders schweren Fällen ist das Atemgeräusch abgeschwächt („silent chest"). Begleitende Angstzustände und Tachykardie sind häufig.

Status asthmaticus: Asthmaanfall, der über längere Zeit andauert und sich durch die üblichen Therapiemaßnahmen nicht beheben lässt.

Im **Intervall** sind die Patienten häufig über Tage und Wochen beschwerdefrei.

Mögliche **Auslöser** bronchoobstruktiver Episoden sind Passivrauchen, respiratorische Virusinfekte, inhalative saisonale Allergene, Temperaturwechsel oder körperliche Belastung („Anstrengungsasthma" des Adoleszentenalters).

Komplikationen

Als Komplikationen können Pneumothorax mit Pneumomediastinum, Segment-, Lobär- oder Lungenkollaps, sowie eine lokale Überblähung mit Emphysementwicklung auftreten.

Im Verlauf kann ein Fassthorax entstehen.

Diagnostik

Krankheitssymptome, deren Verlauf, auslösende Faktoren und die Familienanamnese sollten erhoben werden. Im **Röntgen-Thorax** zeigt sich eine Lungenüberblähung mit Zwerchfelltiefstand, schmale Herzsilhouette und eine perihiläre Zeichnungsvermehrung. Das **Gesamt-IgE** im Serum ist erhöht, es besteht eine Eosinophilie. Der **RAST** (Radioallergosorbenttest) wird zur Erfassung spezifischer IgE-Antikörper, der **Pricktest** zur Exposi-

Tab. 13.2 Kriterien zur Bestimmung der Asthmakontrolle bei Kindern und Jugendlichen. Die Angaben beziehen sich auf eine beliebige Woche innerhalb der letzten 4 Wochen.

Kriterien	Kontrolliert	Teilweise kontrolliert	Unkontrolliert
	Alle Kriterien müssen erfüllt sein	Ein bis zwei Kriterien innerhalb einer beliebigen Woche	Drei oder mehr Kriterien von „teilweise kontrolliert" in einer beliebigen Woche
Symptome tagsüber	Nein	Ja	
Einschränkung der körperlichen Aktivität im Alltag	Nein	Ja	
Nächtliche Symptome, nächtliches Erwachen	Nein	Ja	
Erfordernis von Bedarfsmedikation/Notfallbehandlung	Nein	Ja	
Lungenfunktion	Normal	< 80 % des Sollwerts (FEV_1) oder des persönlichen Bestwerts (PEF)	
Exazerbation	Nein	Eine oder mehrere pro Jahr	Eine pro Woche

Modifiziert nach: Nationale Versorgungsleitlinie Asthma, 2. Auflage, 2013

tionsprüfung an der Haut veranlasst. Die **Lungenfunktionsprüfung** dient der Bestimmung des intrathorakalen Gasvolumens, der Bestimmung der Atemwegsobstruktion, dem Nachweis der reversiblen Bronchialobstruktion (Broncholyse), der Messung des Atemwiderstands sowie der Überprüfung einer bronchialen Hyperreagibilität (standardisierte Laufbelastung oder Provokation mit Histamin, inhalativen Allergenen, Kälte). Im Schulalter ist die Diagnose Asthma bronchiale meist eindeutig zu stellen. Dies ist bei Säuglingen und Kleinkindern nicht der Fall (schwierige Abgrenzung zu rezidivierenden obstruktiven Bronchitiden).

Schweregradeinteilung

Für die Therapieanpassung und langfristige Verlaufskontrolle wird nach den neuen Versorgungsleitlinien eine Klassifikation verwendet, die die Asthmakontrolle zur Grundlage hat und drei Grade unterscheidet: kontrolliertes, teilweise kontrolliertes und unkontrolliertes Asthma (► Tab. 13.2).

Merke

Lungenfunktionsprüfungen sind sowohl für die Diagnostik als auch für die Therapiekontrolle besonders wichtig.

Therapie

Ziel der Behandlung eines Asthma bronchiale im Kindesalter ist die uneingeschränkte Teilnahme am normalen Leben. Dies erfordert einen umfassenden Betreuungsansatz.

Allgemeine Maßnahmen

Hierzu gehören die Expositionsprophylaxe gegenüber spezifischen Reizen mit möglichst strikter **Allergenkarenz** bei nachgewiesener Sensibilisierung, **physiotherapeutische** Maßnahmen und die **psychosoziale** Betreuung von Kind und Familie.

Merke

Eine konsequente Eliminierung häuslicher Allergene kann das Ausmaß der erforderlichen medikamentösen Therapie in vielen Fällen erheblich reduzieren.

Medikamentöse Therapie

Grundsätzlich werden Bedarfsmedikamente (Reliever) und Dauertherapeutika (Controller) unterschieden. Bezüglich der Wirkungsweise unterscheidet man Bronchodilatatoren und Entzündungshemmer. **Bronchodilatatoren:** Die wichtigsten Substanzgruppen sind kurzwirkende und langwirkende β_2-Sympathomimetika, Anticholinergika und Theophyllin. Kurzwirksame β_2-Sympathomimetika wer-

den als Bedarfsmedikamente eingesetzt. Langwirksame β_2-Sympathomimetika werden zusammen mit Kortikosteroiden als Step-up-Therapie bei mangelnder Symptomkontrolle eingesetzt. Anticholinergika können als Bedarfsmedikamente oder zur Dauermedikation eingesetzt werden. Theophyllin wird heute aufgrund seiner geringen therapeutischen Breite nur noch selten verwendet.
Entzündungshemmer: Der Effekt tritt nicht sofort, sondern verzögert ein. Sie drosseln die Produktion von Entzündungsmediatoren bzw. hemmen sie kompetitiv oder sie stabilisieren die Membran von Entzündungszellen. Hierzu gehören Kortikosteroide und Leukotrienrezeptor-Antagonisten.

Merke

Ziel der medikamentösen Therapie beim Asthma bronchiale ist es, die akute Atemwegsobstruktion möglichst rasch zu beseitigen und längerfristig den inflammatorischen Prozess der Atemwegsschleimhaut zu unterdrücken. Zur Vermeidung von Langzeitschäden benötigen viele Patienten eine Dauertherapie.

Generell gilt, dass eine Langzeittherapie erwogen werden sollte, wenn ein Bedarfsmedikament über einen längeren Zeitraum häufiger inhaliert werden muss, das Asthma also nur noch teilweise kontrolliert ist. ► Abb. 13.4 zeigt ein Stufenschema zur medikamentösen Langzeittherapie des Asthma bronchiale bei Kindern und Jugendlichen.
Im weiteren Verlauf sollte die Therapie an den jeweiligen Grad der Asthmakontrolle nach dem Prinzip „so viel wie nötig und so wenig wie möglich“ angepasst werden.

Merke

Einteilung von Antiasthmatika
- Nach **Wirkungsweise:** Bronchodilatatoren und Entzündungshemmer
- Nach **Dauer bis zum Wirkungsbeginn:** Bedarfsmedikamente („Reliever") und Langzeittherapeutika („Controller")

Grundsätzlich wird **bevorzugt** eine **Inhalationstherapie** durchgeführt, nur in schwereren Fällen kommt eine systemische Therapie zur Anwendung. Zur Inhalation verwendet man im frühen Kindesalter elektrische Geräte zur Feuchtinhalation (sog. Inhalierboys) oder man appliziert Dosieraerosole über sog. Inhalationshilfen („Spacer“). Bei Kindern ab dem Schulalter ist die Pulverinhalation zu bevorzugen. Die Basis der Therapie bei persistierendem Asthma (Stufen 2–4) ist die regelmäßige Anwendung eines antiinflammatorischen Medikaments.

Spezifische Immuntherapie (Hyposensibilisierung)
Unter Hyposensibilisierung versteht man die **subkutane oder sublinguale Applikation von Allergenen,** gegen die eine Überempfindlichkeit besteht, in unterschwelligen, allmählich ansteigenden Konzentrationen mit dem Ziel, den Zustand der Überempfindlichkeit zu mildern. Die Indikation für eine SIT besteht bei einem Asthma bronchiale mit einer nachgewiesenen spezifischen Sensibilisierung und einer Symptomverschlechterung in der jeweiligen Saison. Sie stellt allerdings keinen Ersatz für eine antiasthmatische Therapie dar. Ein dauerhaft symptomatisches oder unzureichend behandeltes Asthma bronchiale mit einem $FEV_1 < 70\,\%$ des Sollwerts stellt eine Kontraindikation dar. Die **Nebenwirkungen** der Hyposensibilisierungstherapie reichen von Lokalreaktionen (lokale Quaddelbildung, Schwellung, Rötung und Juckreiz am Injektionsort) bis zu systemischen Komplikationen (Anaphylaxie). Das Risiko kann durch die Verwendung moderner Allergenextrakte sowie durch das Einhalten von Vorsichtsmaßnahmen (Überwachung des Patienten für mindestens 30 min nach der Injektion) erheblich reduziert werden.

Anti-IgE-Antikörper
Der neue Therapieansatz mit einem rekombinanten humanen monoklonalen Antikörper gegen IgE wird in Einzelfällen als Zusatztherapie bei Kindern > 12 Jahre mit persistierendem schwerem allergischem Asthma bronchiale angewendet. Der Antikörper bindet unabhängig von der Allergenspezifität an freies IgE und unterbindet so das Andocken von IgE an die Mastzelloberfläche. Dadurch wird das freie IgE bis unter die Nachweisgrenze gesenkt. Das Präparat wird 2- bis 4-wöchentlich subkutan verabreicht.

Verlauf und Prognose

Das Asthma bronchiale ist eine gut therapierbare Erkrankung und die Langzeitprognose ist gut. **Prognostisch ungünstige Faktoren** sind ein früher Krankheitsbeginn im Säuglings- und frühen Kleinkindalter, eine Atopie mit zusätzlicher nichtasthmatischer Präsentation, Rauchexposition, eine schwere bronchiale Hyperreagibilität sowie pathologische therapierefraktäre Lungenfunktionspara-

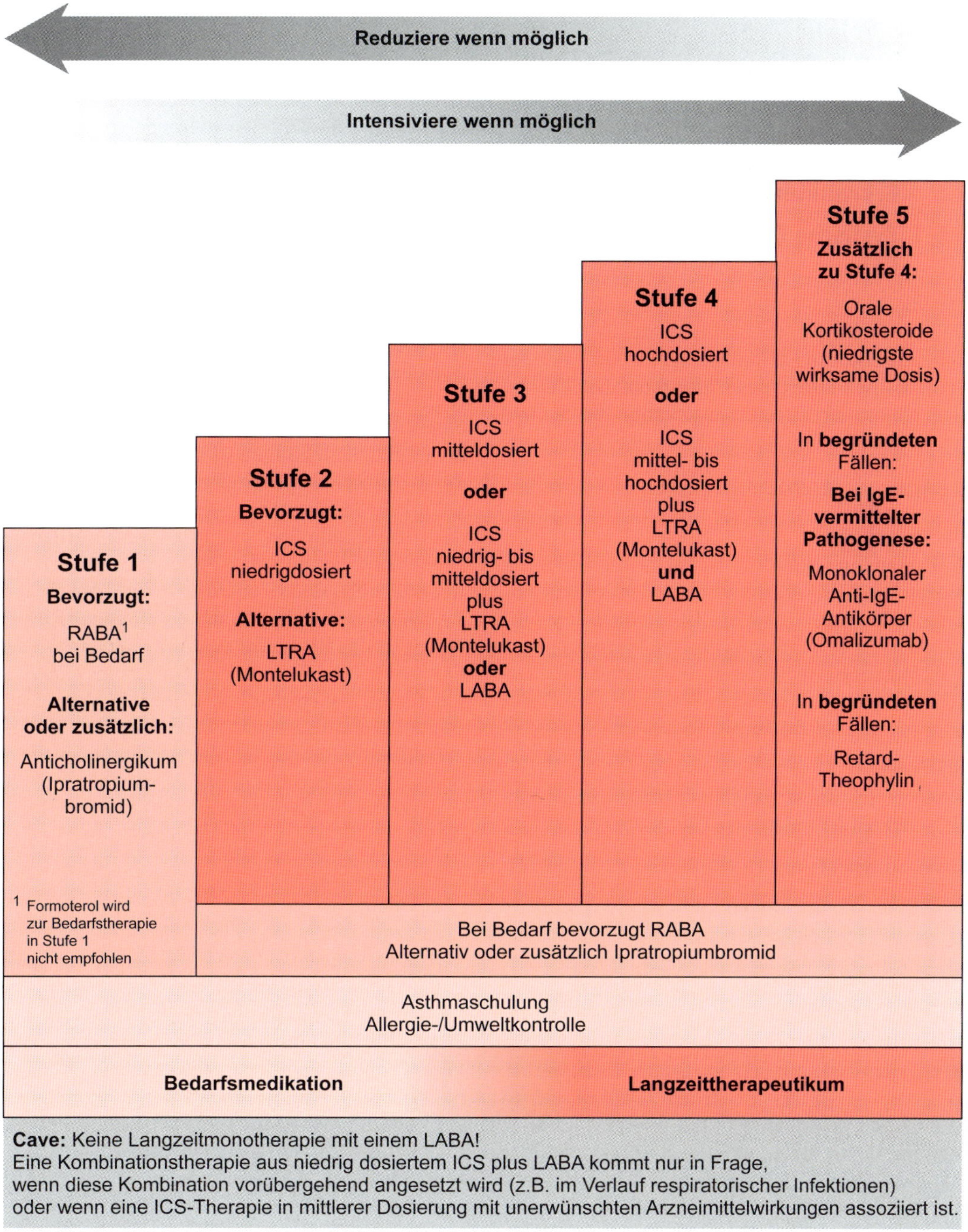

Abb. 13.4 Stufenschema zur Asthmakontrolle: Medikamentöse Langzeittherapie des Asthmas bei Kindern und Jugendlichen. Modifiziert nach der nationalen Versorgungsleitlinie Asthma, 2. Auflage, 2013.
LABA (Beta-2-Sympatomimetika, inhalativ, langwirkend)
SABA (Beta-2-Sympatomimetika, kurzwirkend)
ICS (inhalative Kortikosteroide)
TRA (Leukotrienrezeptorantagonisten) [L106]

meter in der Pubertät. Irreversible Funktionsverluste lassen sich durch eine früh einsetzende medikamentöse Therapie reduzieren. Bei vielen Kindern kommt es mit zunehmendem Alter zu einer Abschwächung der klinischen Symptomatik.

13.5 Erkrankungen der Lunge

13.5.1 Zystische Fibrose (Mukoviszidose, CF)

Definition

Häufigste schwere, autosomal rezessiv vererbte Stoffwechselstörung (Häufigkeit 1 : 2.000), bei der es durch einen Defekt des Chloridkanals CFTR zu einer abnormen Zusammensetzung der Sekrete exokriner Drüsen mit Obstruktion der Drüsenausführungsgänge und zystisch-fibrotischer Umwandlung der betroffenen Organe kommt.

Vererbung

Die Erkrankung wird autosomal rezessiv vererbt. Das defekte „Cystic Fibrosis Transmembrane Conductance Regulator"-*(CFTR-)*Gen ist auf dem langen Arm von Chromosom 7 lokalisiert. Eine Hauptmutation (ΔF508) liegt bei 70 % aller Patienten in unseren geografischen Regionen vor. Über 1.000 weitere Mutationen sind bekannt.

Pathogenese

Der Gendefekt führt zu einem **Defekt des cAMP-abhängigen Chloridkanals CFTR** in der Apikalmembran submuköser Drüsen der Atemwege, des Gastrointestinaltrakts und der Schweißdrüsen. Es kommt zu einer **gestörten Chloridsekretion** und zu einer **verstärkten Natriumresorption.** Dies hat eine Dehydratation intraluminaler Sekrete und dadurch eine **gestörte mukoziliäre Clearance** zur Folge. Das hochvisköse Sekret gerinnt und präzipitiert in den Ausführungsgängen der Drüsen betroffener Organe. Die mit Sekretpräzipitaten ausgefüllten Drüsengänge der exokrinen Drüsen weiten sich aus und obstruieren durch fibröse Umwandlung. Die Azini atrophieren mit diffuser Fibrose und leukozytärer Infiltration. Die erhöhte Natrium- und Chloridkonzentration im Schweiß wird zu diagnostischen Zwecken genutzt.

Lunge

Sie ist im Neugeborenenalter in der Regel bis auf eine Erweiterung und beginnende **Obstruktion der submukösen Drüsen** der Bronchialschleimhaut noch unauffällig. Im weiteren Verlauf entwickeln sich eine Hyperplasie und Hypersekretion der Drüsen der Bronchialschleimhaut mit zunehmender **Verlegung der kleinen Bronchien** durch **zähen Schleim.** Die gestörte mukoziliäre Clearance begünstigt das Auftreten pulmonaler Infektionen. Es kommt zu rezidivierenden Bronchitiden und Pneumonien. Sekundär entwickeln sich Bronchiektasen und Lungenabszesse. Durch **rezidivierende Infektionen** kommt es zu einer weiteren Mehrsekretion von hochviskösem Schleim mit zunehmender Obstruktion der Luftwege und einer Infektion des Sekrets mit Bakterien, anfangs mit Staphylokokken, Streptokokken und *Haemophilus influenzae,* später zunehmend mit gramnegativen Keimen wie *Pseudomonas aeruginosa* oder Problemkeimen wie *Burkholderia cepacia.* Infolge rezidivierender Infektionen und der Keimbesiedelung des Schleims wandern Entzündungszellen, vornehmlich Leukozyten, in die Bronchialwand und das Bronchiallumen ein. Dadurch werden die Bronchialwand und das peribronchiale Bindegewebe zerstört, und es entwickeln sich **Atelektasen, Zysten** und **emphysematöse Lungenabschnitte.** Damit ist das Risiko für das Auftreten eines Pneumothorax oder Pneumomediastinums und von Pleuraadhäsionen deutlich erhöht. Typischerweise treten Hämoptysen auf. Mit zunehmender Lungenveränderung kommt es zu Veränderungen in der Lungengefäßstrombahn, und es entwickelt sich eine **pulmonale Hypertonie** mit Rechtsherzhypertrophie und Rechtsherzinsuffizienz.

Gastrointestinaltrakt

> Bei Neugeborenen kommt es aufgrund des eingedickten Mekoniums bei etwa 10 % der Patienten zu einer besonderen Form des neonatalen Ileus, dem **Mekoniumileus.**

Im Bereich der Bauchspeicheldrüse führt das eingedickte Sekret bei über 90 % der Patienten in Abhängigkeit von der zugrunde liegenden Mutation zu einer **exokrinen Pankreasinsuffizienz.** Durch die Obstruktion der kleinen Pankreasausführungsgänge mit präobstruktiver Dilatation entwickeln sich mikroskopisch erkennbare Zysten und durch Autodigestion eine Fibrose des Pankreasgewebes. Diese Beobachtung hat zum international gebräuchlichen Namen „zystische Fibrose" geführt. Bei pankreassuffizienten Patienten kommt es in etwa 10 % der Fälle zu **rezidivierenden Pankreatitiden.** Die endokrinen Pankreaszellen (Langerhans-Inseln) sind nicht direkt betroffen, werden jedoch aufgrund zunehmender Fibrosierung verdrängt. Hierdurch kann es (meist erst im Adoleszenten- oder Erwachsenenalter) zu einer verminderten Insulinproduktion kommen, die gemeinsam mit einer zusätzlich bestehenden peripheren Insulinresistenz zu einer Mischform aus **Diabetes mellitus** Typ 1 und 2 führt. Die eingedickte Gallerflüssigkeit begünstigt die Entstehung von Konkrementen in der Gallenblase und in den Gallengängen („Biliary-Sludge-Phänomen"), rezidivierende **Cholezystitiden** und Cholangitiden sind die Folge. Außerdem entwickelt sich durch die zunehmende Cholestase eine **fokale biliäre Zirrhose.**

Genitaltrakt
Bei männlichen Patienten kommt es aufgrund eingedickter Sekrete, einer Atrophie der Vasa deferentia, Nebenhoden und Samenbläschen mit folgender Aspermie zu **Infertilität.** Bei weiblichen Patientinnen treten **Amenorrhöen und Dysmenorrhöen** gehäuft auf, wenn das Längen-Sollgewicht vermindert ist.

Klinik

Respirationstrakt
Der Beginn der Symptomatik erfolgt in der Regel in den ersten 12 Lebensmonaten. Das Erstsymptom ist oft lockerer **Husten,** der sich als therapieresistent erweist. Nicht selten entwickelt sich eine **obstruktive Symptomatik.** Im weiteren Verlauf kommt es zu chronischem produktiven Husten mit gelblich-grünlichem Sputum. Tachydyspnoe, ein verlängertes Exspirium, Giemen, Brummen sowie grobblasige Rasselgeräusche werden häufig und mit zunehmendem Alter nahezu regelhaft beobachtet. Es besteht eine chronische pulmonale **Überblähung.** Rezidivierende schwere pulmonale Infektionen führen im Lauf der Jahre zur Entwicklung von **Bronchiektasen.** Charakteristisch ist die **chronische Infektion mit *Pseudomonas aeruginosa.***

Merke

Der Beginn der chronischen Infektion mit *Pseudomonas aeruginosa* stellt für Patienten mit zystischer Fibrose einen prognostisch ungünstigen Faktor dar.

Eine weitere charakteristische Lungenmanifestation bei > 10 % der Patienten mit CF ist die **allergische bronchopulmonale Aspergillose** (ABPA). Die chronische Kolonisation (nicht Infektion) mit *Aspergillus fumigatus* führt zu einer Sensibilisierung mit überschießender IgG- und IgE-Antikörper-Bildung. Eine plötzliche Lungenfunktionsverschlechterung, asthmatische Beschwerden, neue Infiltrate im Röntgenbild bei Eosinophilie und Anstieg des IgE im Serum sind verdächtig auf ABPA. Der Nachweis spezifischer IgE- und präzipitierender Antikörper gegen *Aspergillus* sichert die Diagnose.

Merke

Eine plötzliche Lungenfunktionsverschlechterung, asthmatische Beschwerden, neue Infiltrate im Röntgenbild bei Eosinophilie und Anstieg des IgE im Serum bei Patienten mit zystischer Fibrose sind verdächtig auf eine ABPA.

Gastrointestinaltrakt
Erstsymptom ist bei 10 % der Patienten ein **Mekoniumileus.** Bei dieser lebensbedrohlichen neonatalen Komplikation werden unkomplizierte Verlaufsformen ohne Perforation und komplizierte Formen mit Perforation unterschieden. Später kommt es infolge einer chronischen exokrinen Pankreasinsuffizienz bei 80–85 % der Patienten klassischerweise zu einem **Maldigestionssyndrom,** das unbehandelt zu einer erheblichen **Gedeihstörung** führt. Die Stühle sind voluminös, fettglänzend und übel riechend. Ein **Rektumprolaps** (zähe Stuhlmassen) kommt im Kindesalter fast nur bei CF vor (▸ Abb. 13.5). Das Abdomen ist gebläht und ausladend. Bei Jugendlichen oder erwachsenen Patienten kann es im Verlauf zu einem **distalen intestinalen Obstruktionssyndrom** (DIOS) kommen. Klinisch finden sich tastbare Resistenzen vor allem im rechten Unterbauch (zähe Stuhlmassen im Darm).

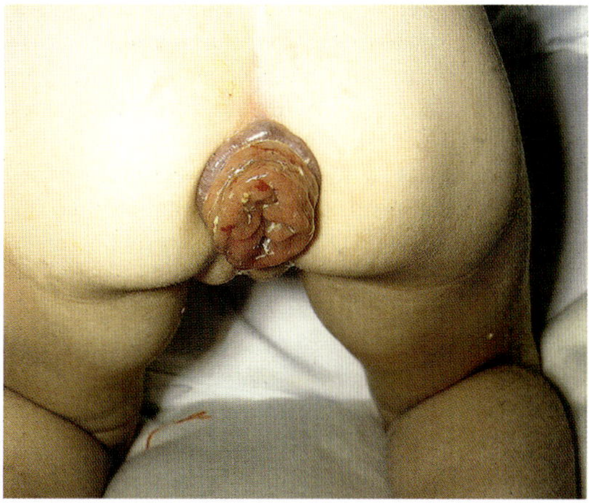

Abb. 13.5 Rektumprolaps bei 19 Monate altem Jungen mit CF. [O530]

Hepatobiliäres System
Postnatal kann eine prolongierte **Hyperbilirubinämie** mit einem zu hohen Anteil an konjugiertem Bilirubin auftreten. Es entwickeln sich acholische Stühle und bierbrauner Urin. Es besteht eine **Hepatomegalie,** anfangs ohne Splenomegalie, die durch eine fettige Degeneration bedingt ist. Später kommt es zu einem fibrotischen Umbau mit Übergang in eine **fokale biliäre Zirrhose.** Eine portale Hypertonie und eine Splenomegalie sind die Folgen. Gelegentlich besteht eine Cholezystolithiasis, die mit rezidivierenden Cholezystitiden assoziiert sein kann.

Genitaltrakt
Bei über 98 % der betroffenen Männer besteht eine Atrophie der Vasa deferentia, der Nebenhoden und der Samenbläschen. Geringes Samenvolumen und Azoospermie führen zu **Infertilität.** Die Inzidenz von Inguinalhernien, Kryptorchismus und Hydrozelen ist erhöht.

Hals-Nasen-Ohren-Bereich
Rezidivierende Mittelohrentzündungen führen zu einer sekundären Hörminderung, die durch wiederholte Aminoglykosidgaben verstärkt werden kann. Es bestehen ein Ödem und eine Hyperplasie der Nasenschleimhäute sowie Nasennebenhöhlenpolypen (verbreiterter Nasenrücken). Die Patienten zeigen oft eine **chronische Sinusitis.**

Skelettsystem
Trommelschlägelfinger und **Uhrglasnägel** sind Ausdruck der chronischen Hypoxie. Im Rahmen der chronischen Lungenerkrankung verändert sich der knöcherne Thorax (Zunahme des Sagittaldurchmessers, **Fassthorax;** ► Abb. 13.6) eine **Skoliose** und Kyphose sind bei erwachsenen Patienten häufig. Es kann zu rezidivierenden Entzündungen vor allem großer Gelenke (CF-assoziierte Arthropathie) kommen. Die Pathogenese ist ungeklärt, möglicherweise sind sie durch zirkulierende Immunkomplexe bedingt.

Merke

Die Kombination aus rezidivierenden pulmonalen Infektionen und Gedeihstörung im Kindesalter muss an das mögliche Vorliegen einer zystischen Fibrose denken lassen. In diesen Fällen sollte ein Schweißtest veranlasst werden.

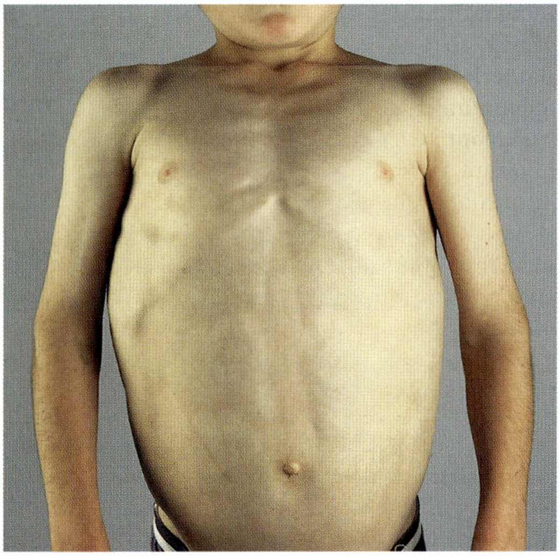

Abb. 13.6 Überblähter Thorax bei CF. [O530]

Diagnostik

Schweißtest: Der Schweiß wird mittels Pilocarpiniontophorese gewonnen. Ein Chloridgehalt > 60 mmol/L Schweiß gilt bei ausreichender Schweißmenge und korrekt durchgeführter Untersuchung als beweisend. Ein Wert > 30 mmol/L sollte kontrolliert werden (Graubereich). Bei positiven Testergebnissen sollte die Untersuchung in jedem Fall wiederholt werden, bei negativen Testergebnissen sollte sie wiederholt werden, wenn weiterhin der klinische Verdacht auf Vorliegen einer CF besteht. Falsch positive Ergebnisse sind bei jungen Säuglingen, Erwachsenen sowie bei Nebenniereninsuffizienz, Hypothyreose und Mangelernährung möglich. Der Schweißtest ist weiterhin die zuverlässigste Methode zur Erkennung der CF.

Untersuchung der Pankreasfunktion: Die Konzentration der Pankreaselastase im Stuhl ist erniedrigt.

Röntgen-Thorax: Schon im Frühstadium der Erkrankung zeigen sich eine Lungenüberblähung, Verdickung und Obstruktion von Bronchien, streifige Infiltrate und atelektatische Lungenbezirke. Komplikationen der fortgeschrittenen Erkrankung sind Pneumothorax, Emphysem, Pleuraergüsse, Bronchiektasen. Bei eingetretener pulmonaler Hypertonie zeigt sich ein Kalibersprung der A. pulmonalis.

Röntgen-NNH: Die Nasennebenhöhlenschleimhaut ist verdickt. Es zeigt sich regelhaft ein Erguss mit Spiegelbildung oder eine vollständige Verschattung der NNH, sodass diese Untersuchung in der Regel unnötig ist.

Lungenfunktion: Zeichen einer obstruktiven Lungenerkrankung.
Bakteriologische Untersuchungen: Regelmäßige Sputumuntersuchungen mit Antibiogramm.
Neugeborenenscreening: Ein Neugeborenenscreening auf CF mit der kombinierten Analyse von Trypsinogen im Blut und bei positivem Befund konsekutiver Mutationsanalyse wird in einigen Ländern bereits durchgeführt, in Deutschland bislang nur als Pilotprojekt an einigen Zentren.
Mutationsanalyse des *CFTR*-Gens: Sie bestätigt die Diagnose.

Merke

Bei positivem Testergebnis sollte der Schweißtest zur Bestätigung in jedem Fall wiederholt werden, bei negativem Testergebnis sollte er wiederholt werden, wenn weiterhin der klinische Verdacht auf Vorliegen einer CF besteht.

Therapie

Die Therapie der CF erfordert einen umfassenden Betreuungsansatz. Mit der Behandlung sollte frühzeitig, möglichst vor der Ausbildung klinischer Krankheitszeichen, begonnen werden.

Therapie der respiratorischen Symptome

Ziele der Behandlung sind eine ausreichende Sekretmobilisation und Erhaltung der Lungenfunktion. Von essenzieller Bedeutung ist eine intensive **Physiotherapie.** Eine sportliche Betätigung (Ausdauersportarten) wirkt sich günstig aus, einige Patienten sind Leistungssportler.
Intermittierende Inhalationen mit **Kochsalzlösung** (0,9–6 %) führen zu Sekretolyse. Darüber hinaus kommen **Bronchodilatatoren** (z. B. Salbutamol) zum Einsatz, die die Obstruktion verbessern, wodurch die Sekretmobilisation erleichtert wird. Die Inhalation von **Antibiotika** (Tobramycin, Colistin oder Amikacin) führt zu einer lokalen Infektionsbekämpfung in der Lunge. Die Inhalation mit **DNAse** reduziert die hohe Viskosität des Bronchialsekrets, das eine hohe DNA-Konzentration aufweist.
Hoch dosiertes Ibuprofen kann im Sinne einer **antiinflammatorischen Therapie** die respiratorische Situation verbessern.
Für die **antibiotische Therapie** ist die aktuelle Kenntnis des Erregers und des Antibiogramms unbedingt erforderlich. Sie wird **intermittierend** (bei jeder Verschlechterung des Allgemeinbefindens, anhaltendem Fieber, pathologischen Sputumbefunden, Dauer 3 Wochen), **kontinuierlich** (bei fortgeschrittenem Krankheitsstadium) oder **prophylaktisch** durchgeführt. Bei Erstinfektion mit *Pseudomonas aeruginosa* wird zunächst meist mit Colistin oder Tobramycin per inhalationem und Ciprofloxacin p. o. behandelt. Bei akuter Exazerbation einer *Pseudomonas*-Infektion muss intravenös mit z. B. Ceftazidim oder Meropenem, meist in Kombination mit Tobramycin, behandelt werden.
Therapie der ABPA: Prednisolon in einer Dosierung von 1–2 mg/kg KG/d ausschleichend über insgesamt 3 Wochen, und Itraconazol (10 mg/kg KG) über 6–12 Monate zusammen mit inhalativen Steroiden sind die Medikamente der Wahl.

Therapie der gastrointestinalen Symptome

Ziele der Behandlung sind ein ausreichendes Gedeihen sowie ein gutes Wachstum und eine zeitgerechte Pubertätsentwicklung.
Eine **hyperkalorische Ernährung** (120–170 % des Normalbedarfs) und die Substitution fettlöslicher Vitamine können den Ernährungszustand und damit den Allgemeinzustand der Patienten erheblich verbessern. Bei akuter Verschlechterung erfolgen eine Nahrungssondierung und/oder eine parenterale Ernährung.
Substitution von Pankreasenzymen: Sie erfolgt in einer Dosierung, bei der die Kinder bei zwei bis drei Stuhlentleerungen täglich eine ausreichende Gewichtszunahme zeigen.
Therapie bei Mekoniumileus: Bei unkomplizierten Formen ohne Perforation ist eine Lösung des Ileus mittels Kolonkontrasteinlauf in etwa 50 % der Fälle erfolgreich. Andernfalls und bei komplizierten Formen mit Perforation ist eine operative Therapie unvermeidlich. Wenn möglich, sollte eine modifizierte Operation nach Bishop-Koop mit Resektion der verengten und der proximal dilatierten Darmabschnitte und der Anlage einer Seit-zu-End-Anastomose mit Anus praeter durchgeführt werden.
Distales intestinales Obstruktionssyndrom (DIOS): Die therapeutischen Maßnahmen beinhalten eine Erhöhung der Zufuhr von Pankreasenzymen, die Verabreichung von Laxanzien (Polyethylenglycol) und N-Acetylcystein oral sowie die Verabreichung von Klysmen und evtl. die Durchführung von Gastrografin®-Einläufen. Operative Maßnahmen sollten, wenn möglich, unbedingt vermieden werden.

Rektumprolaps: Der Prolaps wird manuell reponiert. Bei rezidivierenden Formen ist eine chirurgische Intervention (Rektumraffung) erforderlich.
Biliäre Zirrhose: Bei Cholestase wird **Ursodesoxycholsäure** verabreicht, um die Cholerese zu verbessern. Bei Ösophagusvarizenblutung sind eine lokale Blutstillung und ggf. Sklerosierung der Varizen erforderlich, als **Ultima Ratio** werden ein portokavaler Shunt angelegt oder eine Splenektomie durchgeführt.

Lungentransplantation
Sie ist das therapeutische Mittel der letzten Wahl. Selten wird bei eingetretenem Cor pulmonale eine kombinierte Herz-Lungen-Transplantation durchgeführt. Die schwerste Spätkomplikation ist die Bronchiolitis obliterans.

Zukunftsstrategien
Die Gentherapie als kausaler Therapieansatz befindet sich derzeit in der tierexperimentellen Erprobung. Erste Therapieversuche an erwachsenen Patienten werden ebenso unternommen.
Des Weiteren stellen pharmakologische Chaperone, Substanzen zur Wiederherstellung des NaCl-Transports sowie neue Ansätze zur Beeinflussung der Sekretzusammensetzung mögliche neue Therapiekonzepte dar.

Prognose
Der Verlauf der zystischen Fibrose wird ganz entscheidend vom Ausmaß der **Lungenbeteiligung** (▶ Abb. 13.7) und vom **Ernährungszustand** bestimmt. Auch heute sterben über 90 % der Patienten an Komplikationen der Lungenerkrankung.
Der Verlauf ist heterogen und wird von der zugrunde liegenden Mutation und von Umwelteinflüssen beeinflusst. Die mittlere Überlebensdauer hat sich in den letzten Jahrzehnten dramatisch verbessert. Ein heute geborener Patient mit CF kann bei optimaler Therapie damit rechnen, das 5. Lebensjahrzehnt zu erreichen. Weitere Hoffnungen stützen sich auf die Entwicklung neuer Therapiestrategien.

Merke

Entscheidend für die Verbesserung der Prognose von Patienten mit zystischer Fibrose sind eine ausreichende Energiezufuhr, die konsequente Physiotherapie und Inhalation, der rechtzeitige Einsatz von Antibiotika und die Betreuung in spezialisierten Zentren.

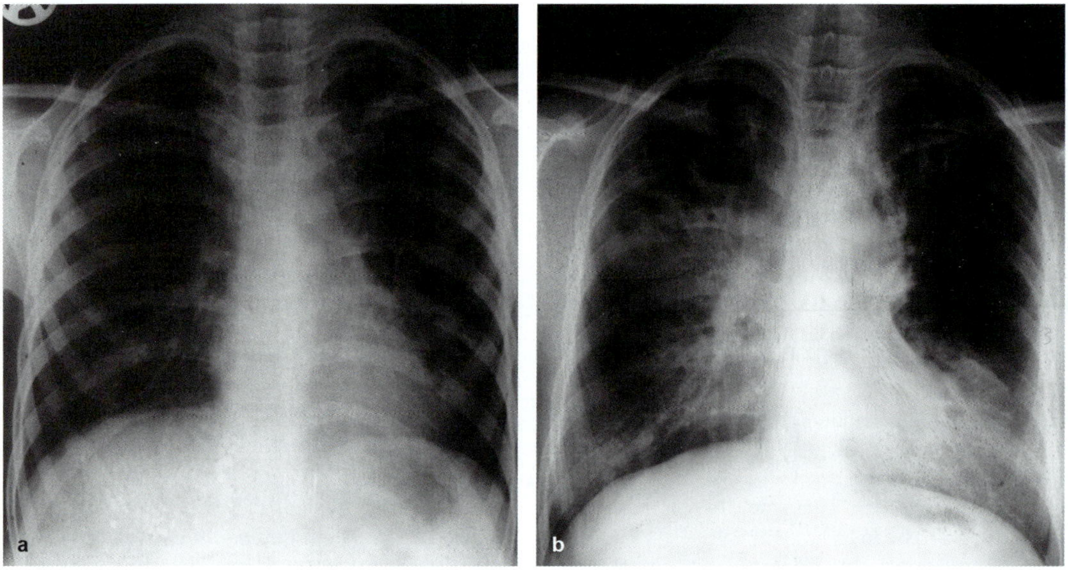

Abb. 13.7 **a)** Röntgen-Thorax bei einer Patientin mit CF (Alter 7 Jahre). Beginnende grobfleckig konfluierende, bis in die Peripherie reichende Zeichnungsvermehrung beidseits basal. **b)** Röntgen-Thorax bei derselben Patientin im Verlauf (Alter 22 Jahre). Zerstörter, geschrumpfter und mit Abszesshöhlen durchsetzter rechter Oberlappen. Ausgeprägte zystische und narbige Veränderungen mit Schrumpfung auch im linken Oberlappen. [O530]

Lerntipp

Lassen Sie sich nicht irritieren, wenn das IMPP verschiedene Synonyme für die gleiche Erkrankung verwendet, z. B. zystische Fibrose und Mukoviszidose.

13.5.2 Pneumonie

Epidemiologie

Pneumonien treten besonders häufig im 1. Lebensjahr, dann zunehmend seltener auf.

Ätiologie

Pneumonien sind vorwiegend infektiös bedingt. Die altersabhängigen Erregerspektren sind in ▶ Tab. 13.3 zusammengefasst. Allergische Prozesse, chemische und physikalische Noxen sowie Autoimmunprozesse können ebenfalls Pneumonien auslösen.

Klinik

Neugeborene und Säuglinge: Unspezifische Symptome wie Trinkschwäche, Husten und Temperaturinstabilitäten stehen im Vordergrund. Der Auskultationsbefund ist häufig normal.
Ältere Kinder: Husten, Fieber, Tachykardie, Blässe bei ausgeprägtem Krankheitsgefühl sind die klinischen Symptome. Bei schweren Formen kommt es zu Tachydyspnoe, Nasenflügeln, Einziehungen und Zyanose. Das Atemgeräusch ist abgeschwächt, es finden sich fein- bis mittelblasige, feuchte Rasselgeräusche. Bei atypischen (Mykoplasmen) oder zentralen Pneumonien kann der Auskultationsbefund normal sein. Bei basalen Pneumonien können Bauchschmerzen das einzige Symptom sein.

Merke

Bauchschmerzen können im Kindesalter auf eine basale Pneumonie hinweisen.

Komplikationen

Pleuritis, Empyeme und Lungenabszesse sind die wichtigsten Komplikationen kindlicher Pneumonien.

Diagnostik

Leukozytose mit Linksverschiebung und erhöhtes C-reaktives Protein sprechen für eine bakterielle Genese. Die Messung der Sauerstoffsättigung mittels Pulsoxymetrie ist notwendig. Im **Röntgen-Thorax** sind unterschiedliche Verschattungsmuster bei Bronchopneumonien, Segment- oder Lobärpneumonien zu erkennen (▶ Abb. 13.8). Bei Mykoplasmenpneumonien finden sich typischerweise interstitielle Pneumonien mit retikulärem perihilärem Verschattungsmuster und flächigen Infiltraten. Ein **Erregernachweis** ist bei klassischen bakteriellen Pneumonien in der Regel nicht möglich. Die Mykoplasmenserologie oder verschiedene Virusserologien können bei entsprechendem klinischem Verdacht hilfreich sein.

Therapie

Pneumonien im Säuglingsalter oder solche mit schwerer klinischer Symptomatik sollten stationär behandelt werden.

Tab. 13.3 Häufigste Erreger kindlicher Pneumonien in Abhängigkeit vom Alter

Alter	Bakterien	Viren	Andere Erreger
1. und 2. Woche	B-Streptokokken *Escherichia coli*	*RSV*	Chlamydien Ureaplasmen
1.–3. Monat		*RSV* Adenoviren	Chlamydien
3 Monate bis 1 Jahr	*Haemophilus influenzae*	*RSV*	Mykobakterien
1–5 Jahre	*Haemophilus influenzae* *Moraxella catarrhalis* *Streptococcus pneumoniae* *Staphylococcus aureus* *Streptococcus pneumoniae*	*RSV* Adenoviren Influenza A + B Parainfluenza	Mykobakterien Chlamydien
5–14 Jahre	*Streptococcus pneumoniae* *Staphylococcus aureus*		Mykoplasmen

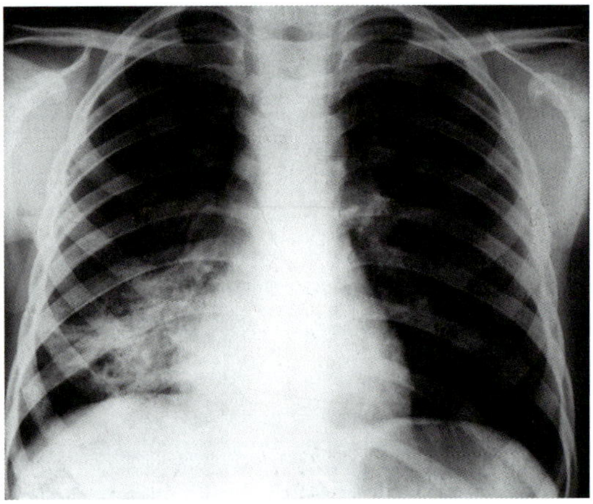

Abb. 13.8 Röntgen-Thorax: Lobärpneumonie. Flächiges Infiltrat rechts basal. [O530]

Symptomatische Maßnahmen: Bei Hypoxämie wird Sauerstoff zugeführt. Die Sekretolyse kann durch eine hohe Flüssigkeitszufuhr bzw. medikamentös (N-Acetylcystein) unterstützt werden.

Antibiotische Therapie: Sie sollte bereits bei Verdacht auf eine Pneumonie erfolgen. Häufig wird sie zumindest initial intravenös durchgeführt. Je nach erwartetem Erreger ergeben sich für verschiedene Altersgruppen unterschiedliche Antibiotika der ersten Wahl (► Tab. 13.4).

Merke

Bei Pneumonien bei älteren Kindern handelt es sich häufig um atypische, durch Mykoplasmen ausgelöste Pneumonien. Dies ist für die Therapieentscheidung wichtig.

Tab. 13.4 Antibiotikaauswahl bei Pneumonie in unterschiedlichen Altersklassen

Altersgruppe	Antibiotikum
Säuglinge und Kleinkinder bis 3 Jahre	Cephalosporine i. v.
Kinder, 3–6 Jahre	Cephalosporine i. v. oder p. o. Amoxicillin p. o. oder Ampicillin i. v.
Schulkinder und Jugendliche	Makrolide p. o

Klinischer Fall

Bruno, ein 12 Jahre alter Junge, erkrankt mit Fieber, Kopf- und Halsschmerzen und trockenem Husten. Nachdem die Symptome länger als 5 Tage bestehen, verschreibt der Kinderarzt unter der Annahme einer bakteriellen Superinfektion bei einem primären Virusinfekt ein Cephalosporin, das Bruno regelmäßig einnimmt. Da die erwartete Besserung ausbleibt, wird der Junge in der Ambulanz der Kinderklinik vorgestellt. Der Allgemeinzustand ist mäßig reduziert. Er hüstelt. Die Temperatur liegt bei 38,9 °C. Bei der Auskultation der Lunge finden sich keine Auffälligkeiten. Auch der sonstige Untersuchungsbefund ist unauffällig. Die Laboruntersuchung zeigt eine Leukozytose (22.000/µL, 70 % Granulozyten) und eine leichte Erhöhung des C-reaktiven Proteins (4,4 mg/dL) sowie eine deutliche Beschleunigung der Blutkörperchensenkungsgeschwindigkeit (72/105 mm). Aufgrund der auffälligen Laborwerte wird trotz unauffälligen Auskultationsbefunds ein Röntgen-Thorax angefertigt. Hier zeigt sich eine ausgeprägte interstitielle Zeichnungsvermehrung mit einem retikulären Verschattungsmuster. Die Verdachtsdiagnose einer Mykoplasmenpneumonie wird durch den Nachweis spezifischer IgM-Antikörper im Serum bestätigt.

Lerntipp

Kindliche Pneumonien werden in Abhängigkeit vom Alter durch verschiedene Erreger verursacht. Es ist gut, die jeweils typischen Vertreter zu kennen, in den letzten Jahren wurde z. B. nach der Mykoplasmenpneumonie des Schulkindes gefragt.

13.5.3 Lungenatelektase

Ätiologie

Atelektasen können in der Pädiatrie als Folge erhöhter Oberflächenspannung der Alveolen (Surfactantmangel), Bronchusobstruktion durch Kompression von außen, intrabronchialer Obstruktion, verminderter Atemtätigkeit/oberflächlicher Atmung z. B. bei Schmerzen, Skelettdeformitäten oder Zwerchfellparese auftreten. Als **Mittellappensyndrom** wird eine Atelektase des rechten Mittellappens bezeichnet, bei der es aufgrund des gestreckt verlaufenden, relativ engen und nahezu rechtwinklig vom Zwischenbronchus abgehenden rechten Mittellappenbronchus im Rahmen von Entzündungen häufig zu Obstruktionen kommt.

13.5.4 Exogen allergische Alveolitis (EAA)

Definition

Generalisierte Entzündung des Lungeninterstitiums und der Alveolen durch chronische Inhalation feinster Partikel meist organischer Herkunft.

Ätiologie

Häufige Allergene im Kindesalter sind Vogelantigene (**Vogelhalterlunge**), Bakterien und Schimmelpilze (**Farmerlunge**), Klimaanlagen (**Befeuchterlunge**) oder feuchtes Mauerwerk.

Pathogenese

Interleukinaktivierte T-Lymphozyten führen zu einer **allergischen Typ-III-Reaktion.** Bereits nach wenigen Wochen kann eine zunehmende Fibrosierung festgestellt werden. Im Serum finden sich präzipitierende IgG- und IgM-Antikörper gegen das Allergen. Sie korrelieren aber nicht streng mit der Krankheitsaktivität.

Klinik

Im Kindesalter dominiert die **chronische Verlaufsform** mit Räusperhusten, leichter Ermüdbarkeit, Gewichtsabnahme und weinerlich-depressiver Grundstimmung, die zunächst an eine psychosomatische Erkrankung denken lässt.
Im weiteren Verlauf tritt eine **Belastungsdyspnoe** in den Vordergrund. Auskultatorisch finden sich weniger feinblasige Rasselgeräusche als bei der akuten Form. In 50 % der Fälle bestehen bei Diagnosestellung bereits Trommelschlägelfinger.
Die **akute Verlaufsform** ähnelt einer akuten Pneumonie durch Viren oder Mykoplasmen. Reizhusten, Tachydyspnoe, Zyanose und Fieber sprechen nicht auf eine antibiotische Therapie an.

Komplikation

Eine überaus ernst zu nehmende Komplikation der EAA ist die **Lungenfibrose,** die limitierend sein kann.

> **Merke**
>
> Die exogen allergische Alveolitis führt typischerweise zu einer restriktiven Lungenfunktionsstörung.

Therapie

Eine strengste **Allergenkarenz** (z. B. vorübergehende Hospitalisierung) ist erforderlich. Bis zur klinischen Normalisierung wird **Prednison** in einer Dosierung von 2 mg/kg KG/d verabreicht. Bis zur Normalisierung der Lungenfunktion wird die Prednisontherapie niedriger dosiert über einen Zeitraum von 3–6 Wochen weitergeführt. Später kann auf eine inhalative Steroidtherapie umgestellt werden.

> **Merke**
>
> Eine gefürchtete Komplikation der exogen allergischen Alveolitis ist die **Lungenfibrose,** die limitierend sein kann.

13.5.5 Lungenemphysem

Ätiologie

Folgende Ursachen können ein Emphysem im Kindesalter bedingen:
Akutes Emphysem: Entsteht durch Obstruktionsmechanismus, z. B. kongenitales lobäres Emphysem, Fremdkörper oder Schleim, Asthma bronchiale, Bronchiolitis.
Primär chronisches Emphysem: Homozygoter α_1-Antitrypsin-Mangel.
Sekundär chronisches Emphysem: Asthma bronchiale, zystische Fibrose.

Klinik

Die Symptome sind stark von der Grunderkrankung abhängig. Bei einem **akuten Emphysem** treten Tachypnoe, Dyspnoe und Zyanose auf. Bei einem **chronischen Emphysem** kommt es zu einer Belastungsdyspnoe und Zyanose. Trommelschlägelfinger und ein Fassthorax sind Zeichen der langfristigen Hypoxie und chronischen Überblähung.

Therapie

Die Behandlung erfolgt in Abhängigkeit von der Grundkrankheit. Physikalische Maßnahmen und eine konsequente Infektionsprophylaxe stehen im Vordergrund.

13.6 Erkrankungen der Pleura

13.6.1 Wegweiser

Zu den Erkrankungen der Pleura zählen **Pleuritis, Pleuraempyem, Hydrothorax, Pneumothorax** und **Pneumomediastinum.** Das IMPP hat diese Erkrankungen in den letzten schriftlichen Examina nicht berücksichtigt. Im Folgenden wird daher nur auf die Besonderheiten des Pneumothorax in der Pädiatrie eingegangen.

13.6.2 Pneumothorax und Pneumomediastinum

Ätiologie

Neugeborene: Insbesondere bei Frühgeborenen tritt relativ häufig ein Pneumothorax auf. Durch die ungleichmäßige Entfaltung der Lunge kommt es zur Überdehnung einzelner Lungenabschnitte.

Ältere Kinder: Heftiger Husten bei Bronchitis, Pneumonie, Asthma oder bei abszedierender Pneumonie (Staphylokokken) können einen Pneumothorax verursachen.

Schulkinder und Erwachsene: Ein idiopathischer Spontanpneumothorax durch Einriss subpleural gelegener bullöser Erweiterungen von Alveolen tritt nur in dieser Altersgruppe auf.

Iatrogen: Tracheotomie, Intubation, hohe Beatmungsdrücke oder Venenpunktionen können einen Pneumothorax verursachen.

14 Gastroenterologie

14.1 **Erkrankungen des Ösophagus** ... 268
14.1.1 Ösophagusatresie ... 268
14.1.2 Gastroösophagealer Reflux (GÖR) ... 269
14.1.3 Hiatushernie ... 270
14.1.4 Ösophagusachalasie ... 270
14.1.5 Ösophagitis ... 270
14.1.6 Ösophagusverätzungen ... 271
14.1.7 Ösophagusfremdkörper ... 271

14.2 **Erkrankungen des Magens** ... 272
14.2.1 Gastritis ... 272
14.2.2 Hypertrophe Pylorusstenose ... 272

14.3 **Erkrankungen des Darms** ... 274
14.3.1 Duodenalatresie und Duodenalstenose ... 274
14.3.2 Atresien und Stenosen von Jejunum und Ileum ... 274
14.3.3 Anal- und Rektumatresie ... 275
14.3.4 Morbus Hirschsprung ... 276
14.3.5 Meckel-Divertikel ... 277
14.3.6 Invagination ... 277

14.4 **Akute infektiöse Gastroenteritis** ... 278

14.5 **Idiopathische chronisch-entzündliche Darmerkrankungen** ... 280
14.5.1 Wegweiser ... 280
14.5.2 Morbus Crohn ... 280
14.5.3 Colitis ulcerosa ... 282

14.6 **Malabsorptionssyndrome** ... 283
14.6.1 Wegweiser ... 283
14.6.2 Laktoseintoleranz ... 284
14.6.3 Fruktosemalabsorption ... 284
14.6.4 Zöliakie ... 285
14.6.5 Postenteritisches Syndrom ... 286
14.6.6 Kuhmilchallergie (KMA) ... 287

14.7 **Chronisch-habituelle Obstipation** ... 287

14.8 **Maldigestion im Rahmen der Mukoviszidose** ... 288

14.9 **Erkrankungen der Leber und des biliären Systems** ... 288
14.9.1 Unkonjugierte Hyperbilirubinämien ... 288
14.9.2 Konjugierte Hyperbilirubinämien ... 289
14.9.3 Cholestase ... 290
14.9.4 Virushepatitiden ... 294
14.9.5 Autoimmunhepatitis ... 297
14.9.6 Nichtvirale Infektionen der Leber ... 298
14.9.7 Fulminantes Leberversagen (FLV) ... 300
14.9.8 Leberzirrhose und portale Hypertonie ... 300
14.9.9 Reye-Syndrom ... 301
14.9.10 Morbus Wilson ... 302

14.10 **Erkrankungen des Pankreas** ... 302
14.10.1 Akute Pankreatitis ... 302
14.10.2 Chronische Pankreatitis ... 303
14.10.3 Generalisierte exokrine Pankreasinsuffizienz ... 304

IMPP-Hits

In diesem recht umfangreichen Kapitel sind die Erkrankungen des Darms mit elf Fragen am bedeutendsten für das IMPP, dicht gefolgt von den Erkrankungen der Leber und des biliären Systems mit vier Fragen in den vergangenen Jahren. Etwas seltener wurde nach den Malabsorptionssyndromen und Erkrankungen des Pankreas gefragt.

14.1 Erkrankungen des Ösophagus

14.1.1 Ösophagusatresie

Definition

Häufige Fehlbildung der Speiseröhre mit blind endendem Ösophagus, bei der durch die häufige Kombination mit einer Trachealfistel Aspirationsgefahr besteht.

Ätiologie

Es handelt sich um eine Störung der Differenzierung des primären Vorderdarms in Ösophagus, Trachea und Lunge. Die Hälfte der Kinder weist zusätzliche Fehlbildungen auf.

Lerntipp

Lernen Sie zum Thema angeborene Fehlbildungen auch die VACTERL-Assoziation und seine Komponenten, um Fragen nach möglichen assoziierten Fehlbildungen beantworten zu können.

Bei der sog. **VACTERL-Assoziation** bestehen gleichzeitig folgende Fehlbildungen:
V – Vertebrale Fehlbildungen,
A – anale Fehlbildungen,
C – Herzfehler (cardial; insbesondere Ventrikelseptumdefekt),
T – tracheoösophageale Fisteln, mit oder ohne
E – Ösophagusatresie,
R – renale Fehlbildungen sowie
L – Fehlbildungen der Extremitäten (limb.).

Klassifikation

Die Ösophagusatresien werden nach Vogt eingeteilt (► Abb. 14.1). Am häufigsten ist der Typ IIIB.

Klinik

Pränatal besteht häufig ein **Polyhydramnion** (Fruchtwasservermehrung durch fehlendes Schlucken des Fetus, übermäßiger Bauchumfang der Mutter), das mit dem Risiko einer Frühgeburt assoziiert ist. Die Kinder werden unmittelbar **postnatal** mit vermehrter **Schaumbildung** vor dem Mund auffällig.

Bei ersten Trinkversuchen kommt es zu Husten, Zyanose und Aspiration.

Diagnostik

Eine Magensonde lässt sich postnatal nicht vorschieben. Nach Platzierung einer dünnen Magensonde wird ein „Babygramm" **(Röntgen-Thorax und -Abdomen)** aufgenommen. Aus der Lage des Sondenendes und der Luftverteilung im Gastrointestinaltrakt kann auf die Art der Fehlbildung geschlossen werden. Unter Intubationsbereitschaft kann vorsichtig isotonisches wasserlösliches Kontrastmittel über die Sonde gegeben werden, um Fistelgänge darzustellen.

Therapie

Merke

Bei einer Ösophagusatresie sollte wegen des hohen Aspirationsrisikos eine möglichst frühzeitige Operation erfolgen.

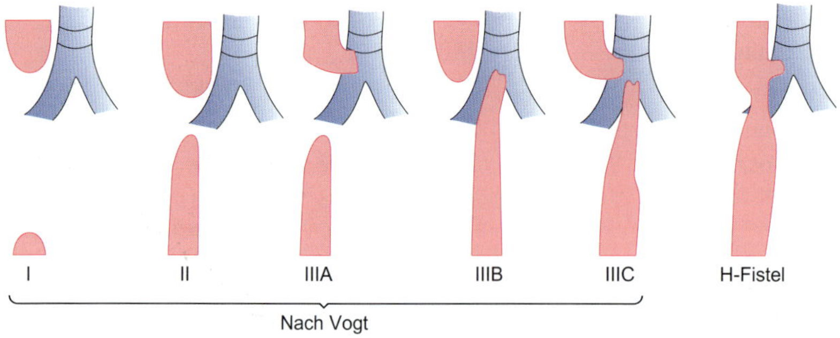

Abb. 14.1 Formen der Ösophagusatresie. **Typ I:** Kurzes oberes und unteres Ösophagussegment, die blind enden; **Typ II:** Oberer und unterer Ösophagusblindsack ohne ösophagotracheale Fistel; **Typ IIIA:** Oberer und unterer Ösophagusblindsack mit isolierter oberer ösophagotrachealer Fistel; **Typ IIIB:** Häufigste Form (90 %); ösophagotracheale Fistel des unteren Ösophagusblindsacks; **Typ IIIC:** Obere und untere ösophagotracheale Fistel; **H-Fistel:** Durchgängiger Ösophagus, ösophagotracheale Fistel. [L141]

14.1.2 Gastroösophagealer Reflux (GÖR)

Definitionen

Physiologischer gastroösophagealer Reflux: Reflux von Mageninhalt in den unteren Ösophagus über den nicht vollständig schließbaren unteren Ösophagussphinkter.

Pathologischer gastroösophagealer Reflux: Reflux, bei dem die Refluxepisoden zu häufig sind oder zu lang dauern.

Gastroösophageale Refluxkrankheit: Der Reflux verursacht eine Ösophagitis oder klinische Symptome.

Epidemiologie

40 % aller reifen Neugeborenen und ein noch höherer Prozentsatz Frühgeborener weisen in den ersten Lebenswochen eine noch nicht vollständig schließende Kardia auf. Der Übergang zwischen physiologischem und krankhaftem Reflux ist daher fließend.

> **Merke**
>
> Ein gastroösophagealer Reflux ist im frühen Säuglingsalter sehr häufig und nur selten behandlungsbedürftig.

Ätiologie

Ursachen sind ein erhöhter intraabdominaler Druck, ein verminderter Sphinktertonus, eine klaffende Kardia, ein stumpfer His-Winkel oder eine Hiatushernie. Eine häufige Ursache ist die Kuhmilchproteinallergie. Ein erhöhtes Risiko haben zudem Kinder mit zystischer Fibrose, Asthma bronchiale, Motilitätsstörungen der Speiseröhre (z. B. bei Z. n. Operation einer Ösophagusatresie, Myopathie, Sklerodermie) und neurologischen Erkrankungen (z. B. Zerebralparese).

Pathogenese

Transiente oder inadäquate Sphinkterrelaxationen führen zu Refluxepisoden. Durch den Reflux von saurem Mageninhalt in den Ösophagus entsteht eine **Ösophagitis.** Ihr Schweregrad reicht von einer alleinigen Gefäßinjektion mit Rötung bis zu tiefen Ulzerationen, die zu narbigen Strikturen, einem Brachyösophagus durch Schrumpfung oder zu einer intestinalen Metaplasie **(Barrett-Ösophagus)** führen.

Klinik

Der GÖR verursacht zunächst keine klinischen Symptome. Beschwerden treten erst auf, wenn sich der Reflux häufig wiederholt, lang anhält, in den oberen Ösophagus reicht und saure Magensekrete zu einer Ösophagitis führen.

Im **Säuglingsalter** bestehen eine vermehrte **Unruhe,** häufiges Schreien, rezidivierendes **Erbrechen,** insbesondere in liegender Position, gelegentlich wird eine Hämatinbeimengung beobachtet. Eine Refluxkrankheit kann sich bei Säuglingen in einzelnen Fällen auch durch eine rein respiratorische Symptomatik mit rezidivierenden Aspirationspneumonien, Stridor, Heiserkeit oder Apnoen manifestieren.

Ältere Kinder geben **Sodbrennen** und **epigastrische Schmerzen** an.

Komplikationen

Rezidivierende Aspirationspneumonien und obstruktive Bronchitiden, hämorrhagische Ösophagitis, Eisenmangelanämie bei chronischer Blutung sowie narbige Strikturen durch rezidivierende Entzündungen (Dysphagie) sind mögliche Komplikationen.

Diagnostik

Sonografie: Wenig belastende Methode zur Darstellung des Refluxes. Eine Refluxkrankheit kann jedoch weder ausgeschlossen noch bewiesen werden.

Langzeit-pH-Metrie: Sensitivste Methode zum Nachweis pathologischer, saurer Refluxphasen. Nichtsaure Refluxe, die ebenfalls bei Aspiration pulmonale Probleme verursachen können, werden nicht erkannt.

Impedanzmessung: pH-Wert-unabhängige Messung. Auch nichtsaure Refluxepisoden werden erkannt.

Ösophagogastroduodenoskopie mit Schleimhautbiopsie: Sie ist indiziert, wenn klinisch eine Ösophagitis vermutet wird.

Obere Magen-Darm-Passage: Röntgenkontrastdarstellung von Ösophagus und Magen zum Nachweis von Hiatushernien oder Magenentleerungsstörungen und zum Ausschluss einer Malrotation.

Gastroösophageale Szintigrafie mit ^{99m}Tc: Geringe Invasivität, geringe Strahlenbelastung, gibt jedoch nur über eine kurze Zeitspanne im Liegen Auskunft. Durch Spätaufnahmen können Mikroaspirationen nachgewiesen werden.

> **Merke**
>
> Wegen der hohen Selbstheilungsrate im 1. Lebensjahr verhält man sich beim sonst gesunden Säugling mit gastroösophagealem Reflux bezüglich invasiver diagnostischer Verfahren eher abwartend.

Therapie

Allgemeinmaßnahmen: Lagerung auf schräger Ebene (20 bis 35°) im Bett. Probatorisch kann kuhmilchfreie Ernährung gefüttert werden.

Prokinetika: Zur Beschleunigung der Magenentleerung werden Makrolidantibiotika in niedriger Dosierung (z. B. Erythromycin) eingesetzt.

Säuresupprimierende Medikamente: Diese Medikamente sollten nicht ohne den endoskopischen Nachweis einer Ösophagitis eingesetzt werden. Es kommen primär Protonenpumpenhemmer oder H_2-Rezeptor-Antagonisten infrage.

Operation: Eine Fundoplicatio nach Nissen, eine Hemifundoplicatio nach Thal oder eine Hiatusplastik mit Gastropexie ist nur nach Versagen der konservativen Therapie indiziert, da alle operativen Eingriffe mit einer hohen Komplikationsrate assoziiert sind (z. B. Dumpingsyndrom).

14.1.3 Hiatushernie

Definition

Durchtritt von Magenteilen aus dem Bauch in die Brusthöhle durch den Ösophagusspalt des Zwerchfells.

Einteilung

Gleithernie: Dies ist die häufigste Form. Nach Lockerung des Ligamentapparats und des Hiatus gleiten Kardia und Magenfundus in den Thoraxraum.

Paraösophageale Hernie: Die Kardia bleibt fest an ihrem Platz. Ein Teil des Magenfundus schiebt sich mit einem peritonealen Bruchsack an der Kardia und am distalen Ösophagus vorbei in den Thoraxraum.

Pathogenese

Der Übertritt von Magenanteilen durch den Hiatusschlitz über das Zwerchfell in den Thorax führt zu einer Kardiainsuffizienz, gastroösophagealem Reflux, Schleimhautulzerationen, Blutungen und narbigem Umbau.

Klinik

Symptome des gastroösophagealen Refluxes (► Kap. 14.1.2).

Therapie

Die Versorgung erfolgt operativ mit Durchführung einer retroösophagealen Hiatusplastik mit Gastropexie.

14.1.4 Ösophagusachalasie

Definition

Funktionelle Stenose des unteren Ösophagussphinkters mit erhöhtem Sphinktertonus, fehlender Entspannung des Sphinkters und abnormer Peristaltik.

Ätiologie

Es handelt sich um eine Störung der neuronalen Innervation im Plexus myentericus des Ösophagus.

Klinik

Das Leitsymptom ist eine **progrediente Dysphagie mit Regurgitationen** und **Erbrechen** von unverdauter Nahrung. Gewichtsverlust und Gedeihstörung sind häufig. Weitere Symptome sind retrosternale Schmerzen und nächtliche Hustenattacken.

Diagnostik

Im **Röntgen-Thorax** sind eine Mediastinalverbreiterung und ein Megaösophagus mit Flüssigkeitsspiegel zu erkennen. In der **Ösophagogastroduodenoskopie** findet sich die Ösophagusdilatation bei Enge am unteren Ösophagussphinkter. In der **Manometrie** ist der erhöhte Tonus des unteren Ösophagussphinkters bei fehlender oder herabgesetzter Relaxation charakteristisch. Im **Ösophagusbreischluck** stellt sich ein Kalibersprung (Sektglasform) dar.

Therapie

Nifedipin kann zur Relaxation des Ösophagussphinkters eingesetzt werden. Zudem erfolgt zunächst der interventionelle Versuch der **Ballondilatation,** bei Erfolglosigkeit wird eine **Ösophagosphinkteromyotomie** nach Heller durchgeführt.

Prognose

Die Langzeitprognose wird durch eine hohe Rezidivrate, die postoperative Ausbildung eines gastroösophagealen Refluxes und ein erhöhtes Ösophaguskarzinomrisiko beeinträchtigt.

14.1.5 Ösophagitis

Definition

Entzündliche Schleimhautveränderungen meist im unteren Ösophagusdrittel.

Ätiologie

Eine Ösophagitis kann chemisch (Säure- oder Laugenverätzung), immunologisch (Nahrungsmittelallergie z. B. gegen Kuhmilch), infektiös (*Candida-*

Ösophagitis), traumatisch (Bestrahlung), systemisch (Morbus Crohn) oder idiopathisch (eosinophile Ösophagitis) bedingt sein.

Klinik, Diagnostik, Therapie

▸ Kap. 14.1.2.

14.1.6 Ösophagusverätzungen

Ätiologie

Ösophagusverätzungen entstehen durch die akzidentelle Ingestion von Säuren oder Laugen. Meist sind Kleinkinder zwischen dem 1. und 4. Lebensjahr betroffen.

> **Merke**
>
> Laugenverätzungen sind gefährlicher als Säureverätzungen.

Pathogenese

Das Eindringen von **Lauge** in die Ösophaguswand führt zu einer perforationsgefährdeten **Kolliquationsnekrose.** Sekundär kann eine bakterielle Infektion hinzukommen. Die Ingestion von **Säuren** führt typischerweise zu einer **Koagulationsnekrose.**

Klinik

Die Mundschleimhaut zeigt häufig glasige **schmerzhafte Schleimhautschwellungen.** Die schmerzhafte Dysphagie führt zu vermehrtem **Speichelfluss.** Häufig bestehen heftige **retrosternale Schmerzen** und **Erbrechen** (cave: erneute Verätzung). Bei Aspiration kommt es zu rezidivierenden **Hustenanfällen,** Larynx- und Trachealödem sowie **Stridor.** Es besteht die Gefahr des Kreislaufschocks.

> **Merke**
>
> Rückschlüsse vom Ausmaß der Mundschleimhautveränderungen auf das Ausmaß der Ösophagusverätzung sind nicht möglich, da die Mundschleimhautläsionen wegen des reflektorischen Schluckakts bei der Ingestion gering ausgeprägt sein können.

Diagnostik

Es wird immer eine **Ösophagogastroduodenoskopie** durchgeführt. In gleicher Sitzung erfolgen die u. g. therapeutischen Maßnahmen.

Therapie

Erbrechen sollte unbedingt vermieden und auf keinen Fall induziert werden, da die Gefahr einer erneuten Verätzung und der Aspiration besteht. Zunächst erfolgt die unverzügliche **Intubation.** Der Magen wird über eine großlumige **Magensonde** vollständig entleert und mit kaltem Wasser gespült. Postinterventionell wird die Magensonde belassen, um ein Zuschwellen des Ösophagus zu verhindern. Versuche, die Lauge mit Säuren zu neutralisieren, sollten wegen der damit einhergehenden Hitzeentwicklung unbedingt unterlassen werden. Die Verabreichung von **Methylprednisolon** dient zur Stenoseprophylaxe. Zusätzlich werden **Antibiotika** und **H_2-Rezeptor-Antagonisten** verabreicht. Supportive Maßnahmen sind Analgesie und Flüssigkeitssubstitution.

> **Merke**
>
> Bei Ösophagusverätzungen durch Säuren und Laugen darf auf keinen Fall Erbrechen ausgelöst werden, da die Gefahr einer erneuten Verätzung besteht.

14.1.7 Ösophagusfremdkörper

Akzidentelles Verschlucken verschiedener Gegenstände: Es gibt fast nichts, was Kinder nicht verschlucken können. Meist sind Kinder im Alter zwischen 6 Monaten und 4 Jahren betroffen.

Lokalisation

Der Fremdkörper verfängt sich in den meisten Fällen an einer der drei physiologischen Engen.

> **Merke**
>
> Bevorzugte Lokalisation von Ösophagusfremdkörpern: Unterhalb des M. cricopharyngeus, an der Querung des Aortenbogens, knapp unterhalb des Zwerchfells.

Klinik

Häufig bestehen keine klinischen Symptome. Eine Schluckstörung, vermehrtes Speicheln, Essensverweigerung oder retrosternale Schmerzen können vorkommen.

Therapie

90 % der Fremdkörper passieren den Magen-Darm-Kanal problemlos.

Merke

Säurehaltige Mikrobatterien, blei- und quecksilberhaltige Fremdkörper und spitze Gegenstände sowie alle Ösophagusfremdkörper, die nicht weitertransportiert werden, müssen endoskopisch entfernt werden.

14.2 Erkrankungen des Magens

14.2.1 Gastritis

Merke

Im Kindesalter ist eine Infektion mit *Helicobacter pylori* die häufigste Ursache einer Gastritis.

Klinik

Die akute Infektion verursacht Oberbauchbeschwerden und Übelkeit, vorübergehend kommt es zu einer Anazidität des Magens. Die chronische Infektion ist meist asymptomatisch.

Diagnostik

^{13}C-Harnstoff-Atemtest: Nach Ingestion von ^{13}C-Harnstoff wird dieser bei Vorhandensein von *Helicobacter pylori* im Magen durch die Urease des Keims zu Ammoniak und $^{13}CO_2$ gespalten, das in der Ausatemluft nachgewiesen werden kann. Bei Kindern unter 6 Jahren ist die Rate falsch positiver Testergebnisse recht hoch. Der Test eignet sich auch zur Verlaufskontrolle nach einer Eradikationstherapie.

Der ***Helicobacter-pylori*-Antigennachweis** ist im Stuhl möglich. Der serologische Nachweis von IgA- und IgG-Antikörpern gegen *Helicobacter pylori* erlaubt keine Unterscheidung zwischen einer noch bestehenden und einer ausgeheilten Infektion.

Vor Beginn einer Eradikationstherapie muss die Diagnose durch **Ösophagogastroduodenoskopie** mit **Schleimhautbiopsien** zur **kulturellen Anzüchtung** des Keims und Antibiogramm aus der Biopsie gesichert werden.

Therapie

Behandelt wird nur die symptomatische Infektion. Ziel der Behandlung ist eine Eradikation des Keims. Hierzu werden ein **Protonenpumpenhemmer** sowie **zwei Antibiotika** nach Antibiogramm über 1 Woche verabreicht.

Merke

Eine Eradikation von *Helicobacter pylori* gelingt mit einer Dreifachtherapie in 90 % der Fälle.

14.2.2 Hypertrophe Pylorusstenose

Lerntipp

Die infantile Pylorusstenose ist ein dankbar zu lernendes Krankheitsbild, das vom IMPP immer wieder gerne abgefragt wird.

Definition

Postnatal entstehende Hypertrophie der zirkulären Muskulatur des Pylorus, die zu funktioneller Obstruktion, schwallartigem Erbrechen und Gedeihstörung führt.

Epidemiologie

Die Häufigkeit beträgt etwa 1 : 500, Jungen sind viermal so häufig betroffen wie Mädchen.

Ätiologie

Die genaue Ätiologie ist unklar. Zwillingsuntersuchungen sprechen für eine genetische Disposition.

Wie bei der Achalasie zeigt sich eine Verminderung inhibitorischer Nervenzellen. Wahrscheinlich kommt es hierdurch zu einer sekundären muskulären Hypertrophie des Pylorus.

Klinik

Die Symptomatik **beginnt typischerweise** in der **3.–8.** Lebenswoche. Das Leitsymptom ist **schwallartiges, nichtgalliges Erbrechen** („im Bogen"). Die Kinder wirken hungrig, trinken gierig, bekommen Schmerzen und erbrechen.

Die Magenperistaltik kann als Ausdruck des Versuchs der Pyloruspassage sichtbar sein (▸ Abb. 14.2 a und b). Gelegentlich kann der Pylorus rechts epigastrisch als „Olive" („Pylorustumor") tastbar sein. Die Kinder entwickeln eine schwere **Gedeihstörung** und eine **Dehydratation** mit hypochlorämischer Alkalose (▸ Abb. 14.2a).

Diagnostik

Es bestehen eine metabolische, **hypochlorämische Alkalose** und eine **Hypokaliämie. Sonografisch** werden die typische echoarme, verdickte Pyloruskokarde, der vergrößerte Querdurchmesser und die Verlängerung des Pyloruskanals

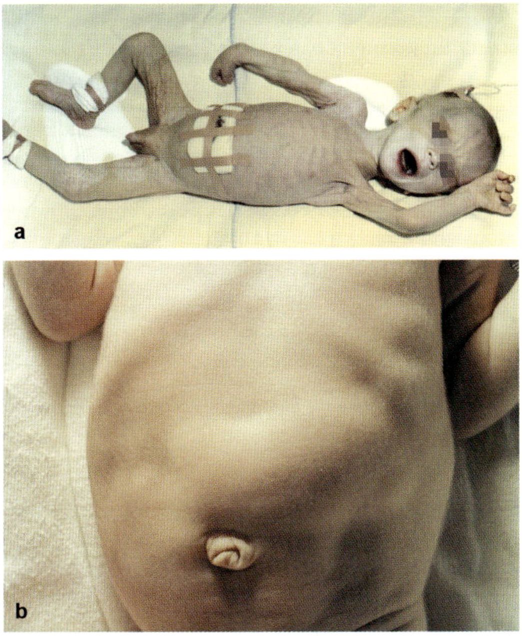

Abb. 14.2 Hypertrophe Pylorusstenose: **a)** schwere Dystrophie bei einem 7 Wochen alten Säugling; **b)** sichtbare Magenperistaltik. [O530]

nachgewiesen (Dicke von > 3 mm und Länge von > 14 mm). In der Röngten-Abdomen-Übersichtaufnahme zeigt sich der Magen durch Luft und/oder Nahrung deutlich dilatiert, bei spärlich luftgefüllten übrigen Darmabschnitten. (► Abb. 14.3 a und b).

Lerntipp

Um in den Fallbeispielen des IMPP die richtigen Diagnosen zu erkennen, hilft es, neben den typischen Symptomen auch auf das Alter des erkrankten Kindes zu achten. Zum Beispiel manifestieren sich bei jungen Säuglingen sowohl Atresien des Magen-Darm-Trakts als auch die hypertrophische Pylorusstenose mit Erbrechen. Doch während Atresien meist schon in den ersten Lebenstagen symptomatisch werden, zeigt sich die Pylorusstenose häufig erst in den ersten Wochen.

Differenzialdiagnose

Eine wichtige Differenzialdiagnose zur hypertrophen Pylorusstenose ist das adrenogenitale Syndrom mit Salzverlust. Hier bestehen jedoch eine **metabolische Azidose** und eine **Hyperkaliämie.**

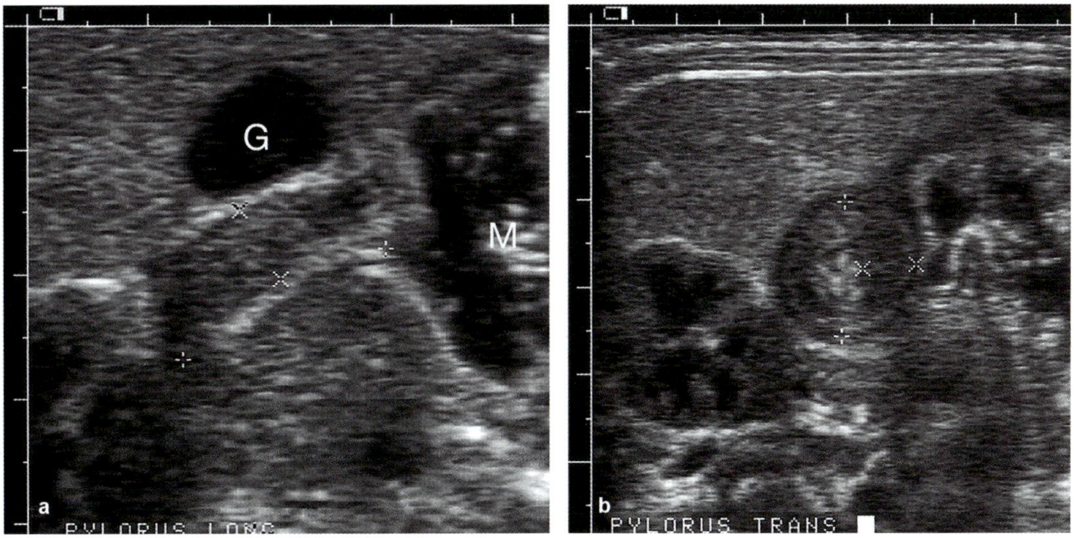

Abb. 14.3 Hypertrophe Pylorusstenose: **a)** sonografischer Längsschnitt durch den Pylorusmuskel: 19 mm Länge (+) des Gesamtkanals (normal: 14 mm), Muskeldicke (×) 6 mm (normal: < 3 mm); M: Magen, G: Gallenblase; **b)** sonografischer Querschnitt: Gesamtdurchmesser (+): 15 mm, Muskeldicke (×) 6 mm. [T742]

Therapie

Die **Pyloromyotomie nach Weber-Ramstedt** (Längsspaltung der Pylorusmuskulatur bis auf die Schleimhaut) ist die Behandlungsmethode der Wahl.

Präoperativ sind eine Rehydrierung und ein Elektrolytausgleich erforderlich.

Merke

Leitsymptome der hypertrophen Pylorusstenose sind schwallartiges Erbrechen, Gedeihstörung und hypochlorämische Alkalose.

Lerntipp

Oft sind anatomische Grundkenntnisse beim Diagnostizieren und bei den IMPP-Fragen hilfreich! Details wie galliges oder nichtgalliges Erbrechen geben wertvolle Hinweise auf den Ort des pathologischen Geschehens.

14.3 Erkrankungen des Darms

14.3.1 Duodenalatresie und Duodenalstenose

Definition

Fehlende oder geringe Lumenausbildung des Duodenums.

Epidemiologie

Merke

Bei einem Drittel der Patienten mit Duodenalatresie liegt ein Down-Syndrom vor.

Klinik

Bei der Hälfte der Schwangerschaften besteht durch die Unterbrechung der Fruchtwasserzirkulation ein **Polyhydramnion.** Postnatal entwickelt sich bei vollständiger Duodenalatresie in den ersten 24 h das klinische Bild eines **hohen Ileus** mit schwallartigem **Erbrechen** bei **fehlendem Mekoniumabgang.** Das Erbrechen ist gallig, wenn der Verschluss distal der Papilla Vateri liegt. Das Epigastrium ist vorgewölbt, die Peristaltik häufig sichtbar. Duodenalstenosen mit nur partieller Lumenobstruktion können später klinisch manifest werden.

Diagnostik

Die Diagnose kann bereits im Rahmen einer **pränatalen Sonografie** gestellt werden. Die **Röntgen-Abdomenleeraufnahme** erfolgt **im Hängen:** Nachweis des charakteristischen **„Double-Bubble"-Phänomens** mit prästenotischer Luft in der Magenblase und im distendierten Duodenum bei sonst luftleerem Abdomen.

Merke

Das „Double-Bubble"-Phänomen ist das charakteristische radiologische Zeichen einer Duodenalatresie.

Therapie

Die operative Duodenoduodenostomie sollte so früh wie möglich durchgeführt werden.

14.3.2 Atresien und Stenosen von Jejunum und Ileum

Definition

Fehlende oder geringe Lumenausbildung von Jejunum und Ileum.

Klinik

Bei 25 % der Schwangerschaften besteht durch die Unterbrechung der Fruchtwasserzirkulation ein **Polyhydramnion.** Postnatal entwickelt sich in den ersten 36 Stunden das klinische Bild eines **mittelhohen Ileus** mit **galligem Erbrechen** bei **fehlendem Mekoniumabgang.** Dazu kommen ein geblähtes Abdomen und eine Dyspnoe infolge Zwerchfellhochstands. Wenig später entwickelt sich eine schwere Dehydratation mit Gewichtsabnahme und Hypochlorämie.

Diagnostik

Die Diagnose kann bereits im Rahmen einer **pränatalen Sonografie** mit Nachweis dilatierter Darmschlingen gestellt werden. Die **Röntgen-Abdomenleeraufnahme** erfolgt **im Hängen:** Nachweis eines Luft-Flüssigkeit-Spiegels in Abhängigkeit von der Lokalisation der Stenose.

Therapie

Die Operation besteht in der Resektion von atretischen oder stenotischen Darmanteilen und in der Durchführung einer End-zu-End-Anastomose.

14.3.3 Anal- und Rektumatresie

Definition

Angeborener Verschluss des Enddarms durch ausbleibende Trennung des Enddarms vom ventral gelegenen Urogenitalsystem während der Embryonalentwicklung, die häufig mit einer Inkontinenz als Langzeitfolge assoziiert ist.

Epidemiologie

Begleitfehlbildungen (Ösophagusatresie, Urogenitalfehlbildungen, Fehlbildungen der lumbalen und sakralen Wirbelsäule) sind häufig.

Formen

Hohe Atresie: Blindsack oberhalb des M. levator ani (40 % der Fälle).

Tiefe Atresie: Blindsack unterhalb des M. levator ani (60 % der Fälle; ▸ Abb. 14.4).

Klinik

Postnatal fallen der fehlende Anus und die verstrichene Analfalte auf. Bei Nichterkennen und Nichtbehandlung kommt es zum Ileus. Wegen häufig vorhandener Fisteln erfolgt die Stuhlentleerung aus Vagina oder Urethra, schwere Harnwegsinfektionen sind die Folge.

Diagnostik

Die **Röntgen-Abdomenleeraufnahme** erfolgt **im seitlichen Strahlengang in Bauchhängelage** (Columbia-Technik): Darstellung des Rektumstumpfes im Luftkontrast, Suche nach Fisteln.

Therapie

Bei **tiefen Atresien** (bis 1,5 cm vom Analgrübchen entfernt) ist die operative transanale Anoproktoplastik sofort nach Diagnosestellung möglich.

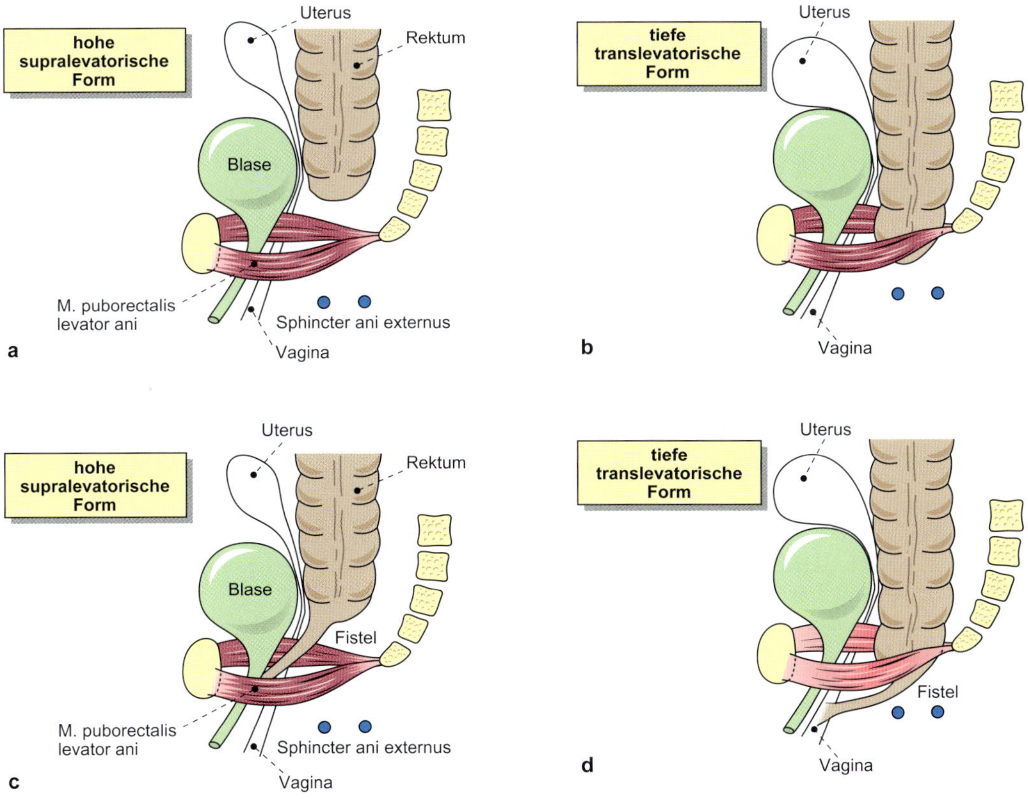

Abb. 14.4 Schemazeichnung zu Analatresie und -fistel: **a)** hohe Atresie; **b)** tiefe Atresie; **c)** hohe Atresie mit urethraler Fistel; **d)** tiefe Atresie mit vaginaler Fistel. [L106]

Bei **hohen Atresien** erfolgt zunächst eine Anus-praeter-Anlage. Die Korrekturoperation wird im Alter von etwa 3–5 Monaten durchgeführt.

> **Merke**
>
> Häufige Begleitfehlbildungen bei Anal- und Rektumatresie: Ösophagusatresie, Harnwegsfehlbildungen, Fehlbildungen der lumbalen und sakralen Wirbelsäule.

14.3.4 Morbus Hirschsprung

Definition

Kongenitale Entwicklungsstörung der parasympathischen Innervation der Darmwand mit daraus folgender Darmtransportstörung. Synonym: Megacolon congenitum.

Epidemiologie

Jungen sind viermal so häufig betroffen wie Mädchen. Eine familiäre Belastung ist häufig, die Vererbung erfolgt teilweise autosomal-dominant, teilweise autosomal-rezessiv. Sporadisch auftretende Fälle kommen vor. Die Erkrankung tritt bei Trisomie 21 gehäuft auf.

Ätiologie

Es handelt sich um eine heterogene genetische Erkrankung mit einer gestörten Migration und Reifung der Zellen des enteralen Nervensystems, die zu einem völligen Fehlen von Ganglienzellen im Plexus submucosus Meißner und im Plexus myentericus Auerbach führt. Die aganglionären Segmente reichen unterschiedlich weit vom autonom innervierten M. sphincter ani internus nach proximal.

Pathogenese

Der aganglionäre Darmanteil verliert durch das Fehlen von NO und VIP enthaltenden inhibitorischen Neuronen seine Fähigkeit zur Relaxation, d.h., die Muskulatur bleibt tonisch kontrahiert. Dies führt zu einer funktionellen Obstruktion mit proximaler Dilatation und Hypertrophie des innervierten Darms, wodurch die Erkrankung auch ihren Namen **„Megacolon congenitum"** erhielt.

Klinik

Klinisches Leitsymptom ist eine **chronische Obstipationssymptomatik.** Bei 90 % der Patienten erfolgt postnatal ein verspäteter Mekoniumabgang (> 24 h). Die meisten Kinder entwickeln in der Neonatalperiode einen Stuhlverhalt, z. T. im Wechsel mit **explosionsartigen fötiden Stuhlentleerungen,** sowie ein aufgetriebenes Abdomen oder Zeichen eines Subileus oder Ileus mit galligem Erbrechen. Kinder mit nur kurzstreckigem aganglionärem Segment werden gelegentlich erst bei der Umstellung von Muttermilchernährung auf Kuhmilchnahrung oder bei der Einführung von Beikost auffällig. Manchmal bestehen jahrelange fehlinterpretierte Obstipationsbeschwerden. Bei verzögerter Diagnosestellung entwickeln die Kinder eine **Gedeihstörung.** Bei der rektalen Palpation findet sich ein **erhöhter Sphinktertonus.** Bei rektaler Untersuchung oder beim Fiebermessen kommt es zu explosionsartigen Stuhl- und Luftentleerungen. Ein weiteres anamnestisches Charakteristikum ist die Entleerung sog. **Bleistiftstühle.**

> **Merke**
>
> Klinisches Leitsymptom des Morbus Hirschsprung ist eine chronische Obstipation.

> **Merke**
>
> Eine gefürchtete und häufig fatale Komplikation des nicht erkannten Morbus Hirschsprung ist ein **toxisches Megakolon** mit septischem Verlauf und der Gefahr einer sekundären Meningitis oder einer Darmperforation.

Diagnostik

Anorektale Manometrie: Nachweis einer **fehlenden Relaxation** des inneren Analsphinkters bei rektaler Ballondehnung.
Kolonkontrasteinlauf: Er dient der präoperativen Abschätzung der Länge des aganglionären Segments (Nachweis des Lumensprungs).
Rektumbiopsie: Für den sicheren Nachweis eines Morbus Hirschsprung ist die Biopsie obligat. Die Ganglienzellen fehlen in den intramuralen Plexus. Die Aktivität der Acetylcholinesterase ist erhöht.

> **Merke**
>
> Für die Diagnosesicherung eines Morbus Hirschsprung ist die Darmbiopsie obligat.

Therapie

Unmittelbar nach Diagnosestellung sollte die operative Entlastung durch Anlage eines **Anus praeter** erfolgen. Nach etwa 6 Monaten oder bei einem Gewicht von etwa 5 kg wird das aganglionäre Segment bis zum sicher normal innervierten Darmanteil (intraoperative Schnellschnittuntersuchungen) reseziert und mit dem Anorektum anastomosiert. Komplikationen sind eine iatrogene oder spontane Kolonperforation, eine nekrotisierende Enterokolitis oder eine Anastomoseninsuffizienz.

Merke

Der Morbus Hirschsprung ist eine wichtige Differenzialdiagnose bei chronischer Obstipation, insbesondere im Säuglingsalter.

14.3.5 Meckel-Divertikel

Definition
Persistierender Teil des Ductus omphaloentericus.

Pathologie
Das Meckel-Divertikel enthält Magen-, Duodenum- und Kolonschleimhaut oder ektopes Pankreasgewebe. In über 50 % der Fälle befindet sich ektope Magenschleimhaut im Meckel-Divertikel. Hier kann ein Ulkus entstehen. In der Regel ist das Divertikel 50–75 cm proximal des ileozäkalen Übergangs lokalisiert.

Klinik
Die meisten Meckel-Divertikel bleiben asymptomatisch. Bei Vorliegen eines Ulkus kann es zu einer gastrointestinalen Blutung und Peritonitis kommen. Bei Blutungen kann es je nach Geschwindigkeit der Darmpassage zu Teerstuhl oder blutig tingiertem Stuhl kommen. Die Inzidenz von Invaginationen ist erhöht.

Therapie
Das symptomatische Meckel-Divertikel wird reseziert.

Merke

Die wichtigste Differenzialdiagnose des Meckel-Divertikels ist die akute Appendizitis.

Klinischer Fall

In Ihrer Sprechstunde stellt eine aufgeregte Mutter ihren 3-jährigen Sohn Paul vor. Der Mutter ist aufgefallen, dass sein Stuhl gelegentlich schwarz verfärbt ist. Jedoch klagt Paul nie über Schmerzen und auch sonst ist er ein sehr fröhlicher und ausgelassener Junge. Auf Nachfragen verneint die Mutter eine mögliche Infektion, eine Diarrhö oder Obstipation in der letzten Zeit. Nach kurzem Überlegen stellen Sie die Verdachtsdiagnose eines Meckel-Divertikels.

14.3.6 Invagination

Definition
Einstülpung des proximalen in den distalen Darmanteil.

Epidemiologie
Neben den inkarzerierten Hernien ist die Invagination die häufigste Ileusursache im Kindesalter. Kinder im Alter zwischen dem 3. Lebensmonat und dem 2. Lebensjahr sind am häufigsten betroffen.

Jungen sind dreimal häufiger betroffen als Mädchen.

Lokalisation
Die Invagination ist meistens ileozäkal oder ileokolisch lokalisiert.

Ätiologie
In 90 % der Fälle handelt es sich um idiopathische Formen.

Eine Veränderung oder Verengung am proximalen Darmanteil begünstigt das Auftreten einer Invagination. Sie tritt bei Adeno- und Rotavirusinfektionen, bei Meckel-Divertikel, bei Polypen, bei Purpura Schoenlein-Henoch, bei Lymphomen und bei zystischer Fibrose gehäuft auf.

Pathogenese
Die zunehmende Durchblutungsstörung im Bereich des Invaginats und die Behinderung des arteriellen Zuflusses führen zu einer hypoxischen Darmwandschädigung mit Ödem, Schleimhautblutungen, Darminfarkten und Nekrosen bis zur Perforation.

Klinik
Das klinische Leitsymptom ist der charakteristische **Wechsel** von **schmerzhafter Erregung** und auffallender **Lethargie.** Anfallsartige abdominale Schmerzen treten in 15- bis 20-minütigen Abständen auf. Der Stuhl ist zunächst normal, dann kommt es als deutlicher Hinweis auf eine Invagination zu einer **Blutbeimengung.** Gelegentlich ist ein walzenförmiger abdominaler Tumor tastbar.

Bei protrahiertem Verlauf kommt es zum **Ileus** mit galligem Erbrechen, bei Perforation treten peritonitische Symptome auf.

Diagnostik

Blutiger Schleim am untersuchenden Finger bei der **rektalen Untersuchung** ist ein Spätsymptom, aber nicht obligat.

In der **Sonografie des Abdomens** stellt sich das Invaginat als Kokarde dar (▸ Abb. 14.5). In der **Röntgen-Abdomenleeraufnahme** ist eine inhomogene Luftverteilung im Dickdarm mit fehlender Luftansammlung im Bereich des Invaginats charakteristisch. Im **Kolonkontrasteinlauf** (mit wasserlöslichem Kontrastmittel) ist der Abbruch der Kontrastmittelsäule und das zangenförmige Umfließen des Invaginatkopfs („Krebsscherenphänomen") charakteristisch. Er ermöglicht Rückschlüsse auf die Lokalisation der Invagination.

Therapie

Primär wird die **hydrostatische Reposition** der Invagination mittels Röntgenkontrastfüllung (Durchleuchtungskontrolle möglich) des Kolons angestrebt.

Bei erfolglosem Desinvaginationsversuch muss die **Laparotomie** zur manuellen Desinvagination und ggf. die Resektion nekrotischer Darmabschnitte erfolgen.

Klinischer Fall

Marcel, ein 1-jähriger Junge, wird wegen seit 1 Tag bestehender Bauchschmerzen vorgestellt. Die Schmerzen treten anfallsartig mit beschwerdefreien Intervallen auf. Beim letzten Stuhlgang fanden sich Auflagerungen frischen Blutes. Bei der Palpation des Abdomens ist eine Resistenz im rechten Oberbauch zu tasten. Bei der rektalen Untersuchung ist die Ampulla recti leer, der Untersuchungsfingerling blutverschmiert. Die abdominale Sonografie zeigt eine Schießscheibenstruktur (Kokarde) im rechten Mittelbauch sowie etwas freie retrovesikale Flüssigkeit. Diagnose: ileozäkale Invagination.
Erfolgreich wird daraufhin die Invagination hydrostatisch mittels Röntgenkontrastfüllung reponiert.

Lerntipp

Ein weiteres beliebtes Krankheitsbild des IMPP ist die Invagination. Immer mal wieder kommen dabei auch Bildgebungsfragen zum Einsatz, es lohnt sich daher mit Sonografie- und Kontrasteinlaufbefunden vertraut zu sein.

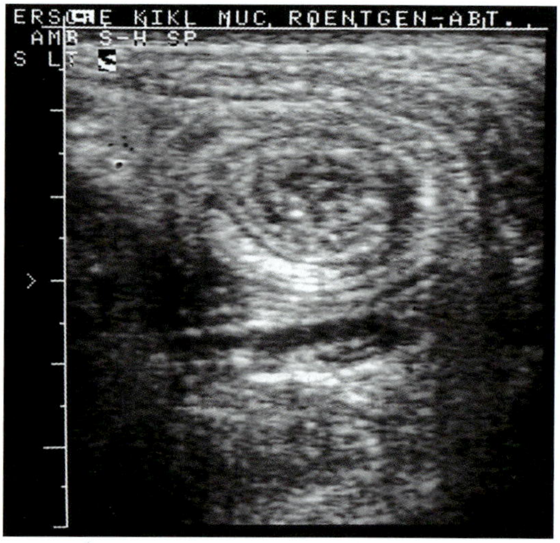

Abb. 14.5 Invagination: Sonografische Darstellung der typischen Kokarde. [O530]

14.4 Akute infektiöse Gastroenteritis

Ätiologie

Viren (40 %): Rotaviren, Adenoviren, Enteroviren, Noroviren.

Bakterien (20 %): *Campylobacter jejuni,* Yersinien, Salmonellen, Shigellen, *E. coli* (EPEC, ETEC, EIEC, EHEC), *Clostridium difficile, Vibrio cholerae.*

Parasiten (5 %): *Giardia lamblia,* Kryptosporidien, *Entamoeba histolytica.*

In etwa 35 % der Fälle gelingt kein Erregernachweis.

Siehe auch ▸ Kap. 7.2.

Merke

Häufigste Ursache einer akuten Gastroenteritis ist eine virale Infektion mit Rota- oder Adenoviren.

Klinik

Fieber, Erbrechen und **Diarrhö** sind die Symptome der akuten Erkrankung. Bei protrahiertem Verlauf kommt es zu den klinischen Zeichen der **Dehydratation** mit Gewichtsabnahme, halonierten Augen, vermindertem Hautturgor und Oligo- oder Anurie (▸ Abb. 14.6). Die klinischen Symptome bei Dehydratation unterschiedlicher Schwere sind in ▸ Tab. 14.1 zusammengefasst. In Abhängigkeit von der Natriumkonzentration im Serum unterscheidet man isotone, hypotone und hypertone Verlaufsformen (▸ Kap. 16.1.1).

Praxistipp

Klinische Prüfung zur Abschätzung der Schwere einer Dehydratation:
Zusammenschieben der Falten am Abdomen (▸ Abb. 14.6):
- Falten verstreichen sofort = normal.
- Falten verstreichen nach 1–2 s = leichte bis mittelgradige Dehydratation.
- Falten verstreichen nach > 2 s = schwere Dehydratation.

Therapie

Rehydratation und Realimentation

In den meisten Fällen ist die infektiöse Gastroenteritis eine innerhalb weniger Tage selbstlimitierende Erkrankung. Vor Beginn einer Therapie wird der Flüssigkeitsverlust bei bekanntem Vorgewicht errechnet oder anhand klinischer Zeichen abgeschätzt (▸ Tab. 14.1).
Kinder mit leichter bis mittelgradiger Dehydratation (3–9 % Gewichtsverlust) werden oral mit einer oralen Rehydratationslösung (ORL) rehydriert.
Bei schwerer Dehydratation (≥ 10 % Gewichtsverlust), Bewusstseinstrübung, Kreislaufversagen oder bei Versagen der oralen Rehydratation ist eine intravenöse Rehydratation indiziert. Siehe auch ▸ Kap. 16.1.1.
Eine Pufferung mit Natriumbikarbonat ist in der Regel nicht erforderlich, da eine Azidose durch die Rehydratation ausgeglichen wird.

Merke

Cola oder Apfelsaft sind wegen der zu hohen Osmolarität (Verstärkung der Diarrhö), Wasser oder Tee wegen der zu niedrigen Osmolarität (Gefahr der Hyponatriämie) zur Rehydratation nicht geeignet.

Eine frühzeitige orale Realimentation ist für die Ausheilung der infektiös verursachten Schleimhautläsionen wichtig. Nicht gestillte **Säuglinge** erhalten zur Realimentation ihre gewohnte Säuglingsmilch. Säuglingen sollten keine vor dem Durchfall nicht zugeführten Proteine verabreicht werden, da hierdurch ein „food protein-induced enterocolitis syndrome (**FPIES**)“ ausgelöst werden kann. **Kleinkinder** erhalten zur Realimentation altersgemäße Nahrungsmittel mit polymeren Kohlenhydraten (z. B. Reis, Kartoffeln, Zwieback, Toastbrot, Salzstangen). Nach 2–5 Tagen sollte die Ernährung auf altersentsprechende Normalkost umgestellt sein.

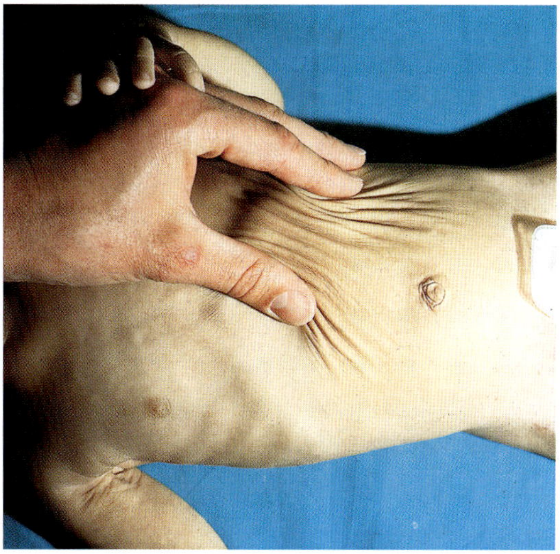

Abb. 14.6 Exsikkose im Verlauf einer Gastroenteritis bei einem 9 Monate alten Säugling. [O530]

Merke

Die orale Rehydratation mit ORL ist in > 95 % der Fälle mit leichter bis mittelgradiger Dehydratation erfolgreich. Anschließend sollte rasch mit der Realimentation begonnen werden, da sonst ein postenteritisches Syndrom droht.

Medikamentöse Therapie

Säuglinge und Kinder mit akuter Gastroenteritis sollten nicht mit motilitätshemmenden Medikamenten wie Loperamid o. Ä. behandelt werden. Antibiotika sind bei Kindern > 1 Jahr und Infektion mit *Salmonella typhi*, Amöben, *Giardia lamblia* und Nachweis von *Clostridium-difficile*-Toxin indiziert.
Die Gabe von Racecadotril (Tiorfan®), einem Inhibitor der Enkephalinase, hemmt die intestinale Sekretion und vermindert dadurch das Stuhlvolumen und die Durchfalldauer. Sie wird als sinnvoll beurteilt.

Probiotika

Die Daten zur Gabe von Probiotika (z. B. *Lactobacillus GG*) sind z. T. widersprüchlich, scheinen aber die Durchfalldauer, insbesondere bei Rotavirusinfektion und wässrigen Durchfällen, zu verkürzen.

Tab. 14.1 Klinische Schweregrade der Dehydratation

Keine Dehydratation: < 5 % Gewichtsverlust	Leichte bis mittelgradige Dehydratation: 5–9 % Gewichtsverlust	Schwere Dehydratation: ≥ 10 % Gewichtsverlust
Keine Zeichen	• Trockene Schleimhäute • Eingesunkene Augen • Geringer oder fehlender Tränenfluss • Herabgesetzter Hautturgor • Veränderter Neurostatus: schläfrig, irritabel • Tiefe Azidoseatmung	Zunehmende Zeichen wie bei mäßiger Dehydratation *plus* herabgesetzte periphere Perfusion: kühle, blasse Akren, kapilläre Füllungszeit > 2 s, Kreislaufschock

14.5 Idiopathische chronisch-entzündliche Darmerkrankungen

14.5.1 Wegweiser

Die Differenzialdiagnose von Morbus Crohn und Colitis ulcerosa zeigt ▶ Tab. 14.2.

14.5.2 Morbus Crohn

Epidemiologie

Bei 30 % aller Patienten manifestiert sich die Erkrankung im Kindes- oder Jugendalter.

Ätiologie

Eine familiäre Häufung spricht für eine **genetische Prädisposition,** die Konkordanz eineiiger Zwillinge beträgt 85 %. Hinweise auf das Vorliegen einer **gestörten Immunregulation** ergeben sich z. B. aus der Assoziation mit einem selektiven IgA-Mangel. Umwelteinflüsse (Bakterien, Viren, Raffinadeprodukte, weniger gehärtete Margarine) können als Realisationsfaktoren wirksam werden.
Der Einfluss psychosozialer Faktoren auf die Entstehung des Morbus Crohn ist wohl gering. Sie können jedoch die Symptommanifestation und den Verlauf der Erkrankung beeinflussen.

Pathologie

Der **gesamte Gastrointestinaltrakt** kann betroffen sein. Prädilektionsstellen sind das **terminale Ileum** und das angrenzende Kolon. Ein **segmentales** Entzündungsmuster mit einem Wechsel von gesunden und kranken Abschnitten („skip lesions“) ist charakteristisch. Die Entzündung erfasst **alle Darmwandschichten.** Zunächst kommt es zu lymphozytären Schleimhautinfiltrationen, dann zu typischen aphthösen Ulzerationen. **Epitheloidzellige Granulome** sind besonders charakteristisch für den Morbus Crohn, aber nicht obligat für die Diagnose. Es besteht eine ausgeprägte Tendenz zur Stenosierung, Fistel- und Abszessbildung.

> **Merke**
>
> Bei einem Morbus Crohn kann der gesamte Gastrointestinaltrakt befallen sein. Prädilektionsstellen sind das terminale Ileum und das angrenzende Kolon.

Klinik

Bauchschmerzen, Gewichtsverlust und **chronische Durchfälle** mit blutigen, schleimigen, übel riechenden Stühlen sind die klinischen Leitsymptome. Anorexie, Aktivitätsverlust, Aphthen im Mund und Augenentzündungen kommen ebenfalls häufig vor. Begleitsymptome sind rezidivierende Fieberschübe, **unspezifische Arthritiden** und **Hautveränderungen** wie das Erythema nodosum und das Pyoderma gangraenosum (▶ Abb. 14.7). **Analveränderungen** wie Fissuren, perianale Abszesse und Marisken sind für den Morbus Crohn charakteristisch. Bei der Untersuchung kann man gelegentlich ein walzenförmiges, druckschmerzhaftes Ileum im rechten Unterbauch tasten. Bei Diagnosestellung sind 20 % der Patienten **untergewichtig,** in 40 % der Fälle besteht eine **Wachstumsverzögerung.** Eine sekundär verzögerte Pubertätsentwicklung ist häufig.

Diagnostik

Als Zeichen des entzündlichen Prozesses besteht eine Leukozytose mit Linksverschiebung und absoluter Lymphopenie, eine beschleunigte BKS und ein erhöhtes C-reaktives Protein. Aufgrund von Malabsorbtion können die Konzentrationen für Magnesium, Zink, Folsäure, Selen, Vitamin B_{12} und fettlösliche Vitamine erniedrigt sein und es besteht eine hypochrome Anämie bei erniedrigtem Serumeisen

Tab. 14.2 Differenzialdiagnose Morbus Crohn, Colitis ulcerosa

	Morbus Crohn	Colitis ulcerosa
Beteiligung des oberen Gastrointestinaltrakts	20 %	0 %
Ileum allein	19 %	0 %
Ileum und Kolon	75 %	< 5 %
Kolon	9 %	90 %
Rektum	50 %	100 %
Perianale Auffälligkeiten	Häufig	Ungewöhnlich
Strikturen, Fisteln	Häufig	Ungewöhnlich
Blutige Durchfälle	Gelegentlich	Häufig
Tastbare Resistenzen	Häufig	Nein
ANCA positiv	Selten	Häufig
Kolonkarzinomrisiko	Leicht erhöht	Stark erhöht
Radiologie	Segmentaler Befall	Kontinuierlicher Befall
	Wandverdickung, Stenosen	Verlust der Haustrierung
	Abnormes Ileum	Normales Ileum
Endoskopie	Fleckiger Befall	Hämorrhagische Mukosa
	Fokale Aphthen	Diffuse Entzündung
	Lineare Ulzera	Pseudopolypen
Histologie	Transmurale Entzündung	Mukosa, Submukosa befallen
	Epitheloidzellige Granulome	Kryptitis, Kryptenabszesse
	Lymphozytäre Infiltrate	Zerstörung des Schleimhautreliefs

und erniedrigtem Ferritin. Zudem findet sich eine Hypalbuminämie und Hypoproteinämie bei hohem IgG. Die **Anti-*Saccharomyces-cerevisiae*-Antikörper (ASCA) im Serum** sind erhöht. **Calprotectin im Stuhl** gilt als Indikator für die entzündliche Aktivität. In der **Sonografie des Abdomens** stellt sich die Darmwandverdickung dar, intraabdominale Abszesse können nachgewiesen werden. In der **Endoskopie** finden sich Schleimhautexsudat und Erythem, Pseudopolypen, Ulzerationen und Aphthen der Mukosa, Strikturen sowie Engstellung ganzer Darmabschnitte. Eine Biopsie zum histologischen Nachweis epitheloidzelliger Granulome sollte entnommen werden. Um das Ausmaß des Dünndarmbefalls zu erkennen, kann eine **Videokapselendoskopie** durchgeführt werden. Ein **Hydro-MRT des Dünndarms** zeigt ebenfalls verdickte Darmwände, Stenosen, Fisteln, Befall des terminalen Ileums und den segmentaler Befall. Eine **augenärztliche Untersuchung** sollte zur Diagnose von extraintestinalen Manifestationen (Iridozyklitis? Katarakt? Glaukom?) veranlasst werden.

Therapie

Ernährung: Die exklusive enterale Ernährung („Ernährungstherapie") ist bei Kindern und Jugendlichen mit aktivem Morbus Crohn die Therapie der ersten Wahl. Hierbei wird der Patient über einen Zeitraum von 6–8 Wochen ausschließlich mit einer Flüssignahrung ernährt. Zusätzlich zur

Abheilung der Entzündung kommt es zur Verbesserung des Ernährungszustands, der Knochenqualität und der Muskelmasse.
Die **adjuvante Therapie** beinhaltet die Substitution von Eisen, Folsäure, Vitamin B_{12} und weiteren Vitaminen.
Medikamentöse Therapie: Bei Dünndarmbefall oder bei hoher Aktivität wird Prednison (1–2 mg/kg KG/d, maximal 40 mg) über 2–4 Wochen verabreicht, dann erfolgen eine Reduktion und Langzeittherapie mit 0,2 mg/kg KG/d. Topische Kortikosteroide können bei Proktitis oder linksseitigem Kolonbefall eingesetzt werden und haben weniger systemische Nebenwirkungen. Bei Kolonbeteiligung und Arthralgien wird Sulfasalazin verabreicht. Azathioprin ist ebenfalls wirksam. Mikroverkapselte 5-Aminosalizylsäure kann bei Dünndarmbefall von Vorteil sein und ist bei mildem Verlauf oder Rezidiv indiziert. Metronidazol ist bei hoher Aktivität mit Fieber, Fisteln und perianalen Entzündungen indiziert. Bei Fistelleiden und deutlicher Entzündungsaktivität kommt der TNF-α-Inhibitor Infliximab zum Einsatz.

Merke

Wegen der wachstumshemmenden Wirkung wird der Einsatz von Kortikosteroiden sorgfältig abgewogen. Nach Möglichkeit sollten alternative Therapieformen angewendet werden.

Chirurgische Therapie: Perforationen, intraabdominale und perianale Abszesse und ausgeprägte intestinale Obstruktionen müssen operativ versorgt werden. Bei Kindern mit einem lokalisierten Befall und schwerer Wachstumsretardierung kann eine Darmteilresektion erwogen werden.
Psychotherapie: Ein Einfluss auf den Krankheitsverlauf ist nicht belegt, ein Nutzen für Krankheitsbewältigung und Lebensqualität wurde jedoch nachgewiesen.

Prognose

Der Krankheitsverlauf erstreckt sich in der Regel über Jahre bis Jahrzehnte. Der Verlauf ist schwer vorhersagbar. Die meisten Patienten erreichen jedoch ein normales Berufs- und Familienleben, die Lebenserwartung ist nicht verkürzt. Rezidive und ein chronischer Verlauf treten auch nach einer Resektion auf. Operationen sind bei Patienten mit Morbus Crohn häufig erforderlich.

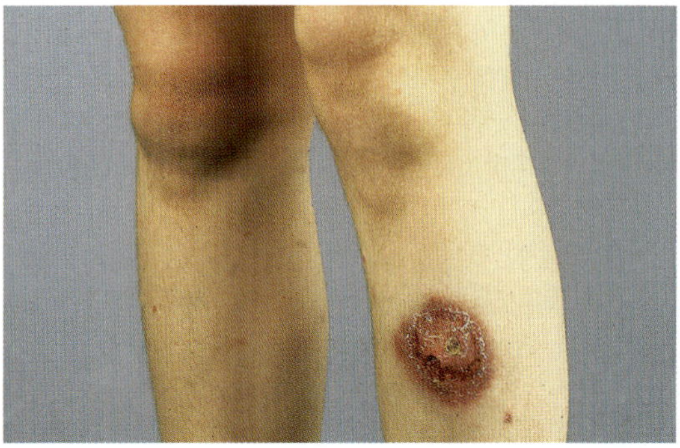

Abb. 14.7 Pyoderma gangraenosum bei einem 13-jährigen Mädchen mit Morbus Crohn. [O530]

14.5.3 Colitis ulcerosa

Epidemiologie

Etwa 30 % aller Kolitisfälle treten vor dem 20. Geburtstag auf.

Ätiologie

Eine familiäre Häufung spricht für eine **genetische Prädisposition,** die Konkordanz eineiiger Zwillinge beträgt 45 %. Hinweise auf das Vorliegen einer **gestörten Immunregulation** ergeben sich z. B. aus der Beobachtung von Immunkomplexablagerungen an der Basalmembran. **Umwelteinflüsse** (Milcheiweiße, Emulsionsstabilisatoren, Carragenine) können als Realisationsfaktoren wirksam werden.
Der Einfluss psychosozialer Faktoren auf die Krankheitsentstehung ist gering, auf den Krankheitsverlauf mäßig.

Pathologie

Der **distal betonte,** nach proximal abnehmende **kontinuierliche** Entzündungsprozess von Rektum und Kolon ist typisch. Das Kolon ist hochrot, granuliert, kann diffus bluten und massiv schleimig-eitriges Sekret aufweisen. Bei protrahiertem Verlauf ist das Kolon erheblich verkürzt, es fehlen die Haustren, es entsteht ein „starres Rohr". Histologisch ist die Entzündung auf die Mukosa beschränkt, **Kryptenabszesse** sind charakteristisch.

Klinik

Blutige Durchfälle mit schmerzhaften **Tenesmen** stehen im Vordergrund.
Extraintestinale Manifestationen (Arthritis, chronisch-aggressive Hepatitis, sklerosierende Cholangitis, Iridozyklitis) können der chronisch-entzündlichen Darmerkrankung um Jahre vorausgehen.

Komplikationen

In 50 % der Fälle kommt es zu einer Pankolitis. Weitere Komplikationen sind ein toxisches Megakolon, Rezidivneigung, Strikturen und die „Backwash-Ileitis“ (zusätzliche Beteiligung des terminalen Ileums). Das Karzinomrisiko ist erhöht.

Merke

Das Kolonkarzinomrisiko ist bei Colitis ulcerosa massiv erhöht. Regelmäßige Kontrollkoloskopien sind daher unerlässlich.

Diagnostik

Häufig besteht eine **Blutungsanämie.** Es finden sich eine Leukozytose mit Linksverschiebung und absoluter Lymphopenie, eine beschleunigte BKS und selten ein erhöhtes C-reaktives Protein. Die Immunglobuline sind im Normbereich. Es bestehen Zeichen der Malabsorbtion.

Antineutrophile zytoplasmatische Antikörper (ANCA) im Serum sind erhöht, **Calprotectin im Stuhl** gilt als Indikator für die entzündliche Aktivität. In der **Endoskopie** sind Ödem, Erythem, leichte Verletzbarkeit der Mukosa, ulzeröse Destruktion der Mukosa, in schweren Fällen sichtbare Residuen intakter Schleimhaut („Pseudopolypen“), Kryptenabszesse und eine Proktitis charakteristisch. Die Schleimhautveränderungen nehmen von distal nach proximal ab. Der **Kolonkontrasteinlauf** ist bei akuter florider Kolitis wegen der Perforationsgefahr obsolet. Typisch sind kontinuierlicher Befall, Verlust der Haustrierung, Pseudopolypen, Strikturen und Spasmen (► Abb. 14.8). Eine **augenärztliche Untersuchung** sollte zur Diagnose von extraintestinalen Manifestationen (Iridozyklitis? Katarakt? Glaukom?) veranlasst werden.

Therapie

Ernährung: Der Effekt einer exklusiven enteralen Ernährung bei der Colitis ulcerosa konnte bislang nicht belegt werden. Eine kalorische Supplementierung mittels Trinknahrungen ist bei Malnutrition indiziert.

Die **adjuvante Therapie** beinhaltet die Substitution von Eisen, Folsäure, Vitamin B_{12} und weiteren Vitaminen.

Medikamentöse Therapie: Die Anwendung von 5-Aminosalizylsäure ist Standard und bei mildem Verlauf sowie bei der Rezidivprophylaxe gut wirksam. Alternativ wird Mesalazin verabreicht. Bei

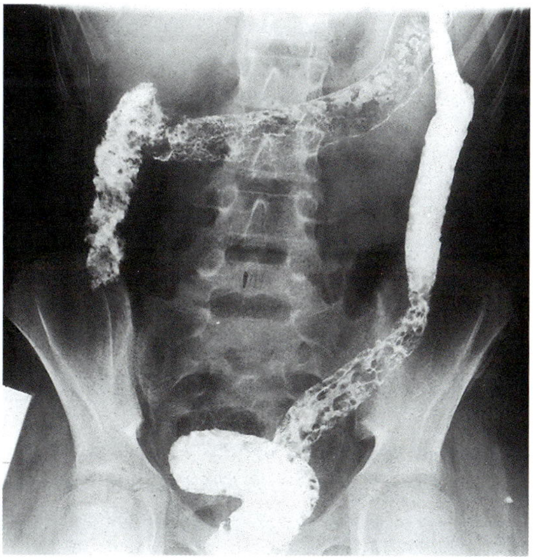

Abb. 14.8 Kolonkontrasteinlauf bei Colitis ulcerosa. [O530]

Therapieresistenz wird Prednison oder Azathioprin eingesetzt. Zunehmend wird auch bei Colitis ulcerosa der TNF-α-Inhibitor Infliximab verabreicht.

Chirurgische Therapie: Perforationen, nicht beherrschbare Kolonblutungen, das toxische Megakolon und der Verdacht auf ein Kolonkarzinom sind Operationsindikationen. Bei Versagen der medikamentösen Therapie kann eine Kolektomie mit ileoanaler Anastomose (J-Pouch) erwogen werden. Im Gegensatz zum Morbus Crohn ist die Colitis ulcerosa chirurgisch in der Regel heilbar, und das Risiko eines Kolonkarzinoms ist damit ebenfalls behoben.

Merke

Ein erheblicher Anteil der Patienten mit chronisch-entzündlichen Darmerkrankungen entwickelt besonders in der Pubertät und in Phasen der aktiven Erkrankung psychische Auffälligkeiten, die teilweise einer professionellen Intervention bedürfen.

14.6 Malabsorptionssyndrome

14.6.1 Wegweiser

Malabsorptionssyndrome kommen in der Pädiatrie häufig vor und sind mit einer Reihe wichtiger Erkrankungen assoziiert. Im Folgenden soll auf ausgewählte Malabsorbtionssyndrome exemplarisch eingegangen werden.

14.6.2 Laktoseintoleranz

Formen

Primärer kongenitaler Laktasemangel: Extrem seltener genetisch determinierter kompletter Defekt der Laktase-Phlorizin-Hydrolase in der Mukosa.

Adulter Laktasemangel: Bei 30–50 % der Weltbevölkerung wird nach dem 3. Lebensjahr, wie bei allen Säugetieren, die Aktivität der Laktase heruntergeregelt.

Sekundärer Laktasemangel: Verminderung der Laktaseaktivität im Bürstensaum der Epithelzellen der Zottenspitze infolge Läsion der Dünndarmmukosa z. B. bei Zöliakie, postenteritischem Syndrom, Kuhmilchproteinintoleranz, Kurzdarmsyndrom, chronisch-entzündlicher Darmerkrankung oder IgA-Mangel.

Pathogenese

Bei verminderter Laktaseaktivität wird Laktose nicht resorbiert und persistiert im Lumen des Dünndarms. Gärungsprozesse führen zur Produktion von organischen Säuren und zur Gasbildung. Die im Darmlumen verbleibende Laktose entfaltet eine osmotische Wirkung, die eine Wassersekretion in das Darmlumen zur Folge hat. Über die Stimulation der Darmmotilität kommt es zu einer verkürzten Dünndarmpassage, die sekundär zu einer verminderten Protein- und Fettresorption führt.

Klinik

Primärer kongenitaler Laktasemangel: Die klinischen Symptome beginnen mit der ersten Milchfütterung und beinhalten profuse, wässrige Durchfälle und Meteorismus. Es besteht die Gefahr der schweren Dehydratation und Gedeihstörung.

Adulter Laktasemangel: Eine geringe Enzymrestaktivität erlaubt den Verzehr kleinerer Laktosemengen. Nach Aufnahme größerer Milchmengen kommt es zu wässrigen Durchfällen, Blähungen und Bauchkrämpfen. Betroffene meiden ohne Krankheitsbewusstsein Milchprodukte.

Sekundärer Laktasemangel: Laktosehaltige Nahrung führt zu wässrigen Durchfällen und Blähungen.

Diagnostik

Sorgfältige **Ernährungsanamnese.** Der **H_2-Atemtest** ist wegweisend: es erfolgt eine orale Belastung mit Laktose und die anschließende Messung der Wasserstoffkonzentration in der Ausatemluft. Bei Gärungsprozessen infolge eines Enzymdefekts ist die H_2-Konzentration erhöht.

Therapie

Die diätetische Reduktion der Laktosezufuhr ist hilfreich. Laktosefreie Milch und Milchprodukte sind erhältlich. Verkapselte Laktase steht als Therapeutikum zur Verfügung.

Merke

Bei 30–50 % der Weltbevölkerung wird nach dem 3. Lebensjahr, wie bei allen Säugetieren, die Aktivität der Laktase heruntergeregelt.

14.6.3 Fruktosemalabsorption

Definition

Relativ häufig vorkommende, autosomal-rezessiv vererbte inkomplette Fruktoseabsorption, die nicht mit der hereditären Fruktoseintoleranz durch Fruktaldolasemangel in der Leber verwechselt werden sollte.

Klinik

Nach erster Exposition mit Fruchtzucker (Apfelsaft) treten **Blähungen und Durchfälle** mit stechend riechenden, schaumigen Stühlen auf. Bei protrahierter Exposition kann eine Gedeihstörung auftreten.

Diagnostik

Sorgfältige **Ernährungsanamnese.** Der **H_2-Atemtest** ist wegweisend: orale Belastung mit Fruktose und anschließende Messung der Wasserstoffkonzentration in der Ausatemluft. Bei Gärungsprozessen infolge eines Enzymdefekts ist die H_2-Konzentration erhöht.

Merke

Der Fruktose-H_2-Atemtest ist bei 50 % der Bevölkerung positiv. Nur die Kombination aus klinischer Symptomatik und pathologischem Atemtest erlaubt die Diagnose einer Fruktosemalabsorption.

Therapie

Eine **Reduktion** der alimentären **Fruktosezufuhr** ist hilfreich. Durch gleichzeitige Gabe von Stärke (Brot, Kekse) lässt sich die Fruktoseresorption steigern.

14.6.4 Zöliakie

Definition

Chronische immunologische Multiorganerkrankung, die als Folge der toxischen Wirkung von Gluten, dem Eiweißbestandteil von Weizen, Roggen, Hafer und Gerste, zu einem schweren Malabsorptionssyndrom führt.

Epidemiologie

Die Zöliakie ist mit einer Prävalenz von etwa **1 : 100** in Deutschland extrem häufig. Mädchen sind 2- bis 3-mal so häufig betroffen wie Jungen.

> **Merke**
>
> Die Zöliakie ist die häufigste Ursache einer chronischen Malabsorption im Kindesalter.

Ätiologie

Genetische Faktoren sind an der Entstehung der Erkrankung beteiligt. HLA-DR, HLA-DP und HLA-DQ korrelieren in nahezu 99 % mit der Erkrankung, insbesondere besteht eine Assoziation mit dem HLA-DQ-Dimer $DQA_{1\ 0501}/DQB_{1\ 0210}$. **Umweltfaktoren** haben ebenfalls einen hohen Stellenwert, so kann die Einführung von kleinen Mengen an glutenhaltiger Beikost im 4.–6. Lebensmonat bei gleichzeitigem Stillen u. U. die Entwicklung einer Zöliakie bei genetisch prädisponierten Säuglingen verhindern. Eine Gastroenteritis im frühen Säuglingsalter hingegen kann für die Zöliakie prädisponierend wirken.

Pathogenese

Gliadin, die alkohollösliche Komponente von Gluten, ist das schädigende Agens. Bei intrazellulärer Aufnahme von Gliadinmolekülen im Enterozyten kommt es zu einer Mehrsynthese von HLA-DR-Molekülen, wodurch eine zytotoxische Reaktion ausgelöst wird, an der aktivierte Lamina-propria-T-Zellen und Zytokine beteiligt sind. Das Zielantigen ist die Gewebstransglutaminase. Die Folge ist eine Zottenatrophie mit einer erheblichen Einschränkung der resorptiven Oberfläche, wodurch es zu einer schweren Malabsorption von Nahrungs- und Mineralstoffen kommt.

Klinik

Wochen bis Monate nach der Einführung **getreidehaltiger Beikost** (8.–24. Lebensmonat) treten **chronische Durchfälle** mit voluminösen, übel riechenden, fettglänzenden Stühlen auf. Die Kinder sind auffallend **missmutig** und weinerlich. Es kommt zu Gewichtsstillstand oder Gewichtsverlust, und es entsteht eine **Gedeihstörung** mit Kreuzen der Perzentilen nach unten, meist unter die 3. Perzentile. Die weitere Folge ist eine schwere **Dystrophie** mit vollständigem Fehlen von subkutanem Fettgewebe (Tabaksbeutelgesäß) und einem massiv vorgewölbten Abdomen bei dünnen Extremitäten (▸ Abb. 14.9). Bei fortgeschrittener Malabsorption können Eiweißmangelödeme, Vitamin-K-Mangel-Blutungen und eine Vitamin-D-Mangel-Rachitis auftreten. Die Kinder sind aufgrund einer ausgeprägten **Eisenmangelanämie** blass. Sie zeigen eine muskuläre Hypotonie und sind infektanfällig.

> **Merke**
>
> Bei Eisenmangelanämie ohne klare Ursache sollte immer an eine Zöliakie gedacht werden.

Neben der schweren Form der Zöliakie kommen sieben weitere **milde oder asymptomatische Verlaufsformen** vor (mono- und oligosymptomatische, silente, atypische, latente, potenzielle, transiente und refraktäre Zöliakie), die zwar mit einer histologisch nachweisbaren Schädigung der Darmschleimhaut einhergehen, wegen fehlender oder atypischer Klinik jedoch spät oder nicht diagnostiziert werden.
Die Zöliakie ist mit einer Reihe von Autoimmun- und anderen Erkrankungen assoziiert: Selektiver IgA-Mangel, Epilepsie mit zerebellärer Verkalkung, Diabetes mellitus Typ 1, Down-Syndrom, Autoimmunthyreoiditis Hashimoto, Ullrich-Turner-Syndrom, Autoimmunhepatitis, IgA-Nephropathie, primär sklerosierende Cholangitis und Dermatitis herpetiformis Duhring. Bei Vorliegen einer dieser Erkrankungen sollte eine Zöliakie stets gezielt ausgeschlossen werden.

> **Merke**
>
> Die oft monosymptomatischen oder atypischen Verläufe der Zöliakie bei älteren Kindern, Jugendlichen und Erwachsenen erhalten eine zunehmende Bedeutung.

Diagnostik

Im Routinelabor finden sich Zeichen der oben genannten sekundären Mangelerscheinungen.

Antikörper: Endomysium-IgA-Antikörper sind mit relativ hoher Sensitivität und Spezifität erhöht. Die Bestimmung von **Transglutaminase-IgA-Antikörpern** (ELISA) weist eine sehr hohe Sensitivität auf. Bei IgA-Mangel sollten Endomysium-IgG-Antikörper oder IgG-Antikörper gegen deamidiertes Gliadinpeptid bestimmt werden.

Merke

Die Bestimmung von Transglutaminaseantikörpern weist eine sehr hohe Sensitivität auf und ist daher eine ausgezeichnete Methode für die Durchführung von Screeninguntersuchungen auf das Vorliegen einer Zöliakie.

Merke

Ein begleitender selektiver IgA-Mangel kann bei der serologischen Zöliakiediagnostik zu falsch negativen Ergebnissen führen.

Ösophagogastroduodenoskopie und **Dünndarmbiopsie:** Nach aktuellen Leitlinien soll die Diagnose vor Diätbeginn histologisch gesichert werden. Die Beurteilung schließt die Zottenhöhenabnahme, die Kryptenverlängerung und die Quantifizierung der intraepithelialen Lymphozyten (IEL) ein. Die Leitlinien sehen jedoch auch vor, dass bei klassischer Symptomatik und hohen Antikörpertitern auf eine Biopsie verzichtet werden kann. Die Entscheidung zum Verzicht auf eine Biopsie soll durch einen Kindergastroenterologen in Absprache mit den Sorgeberechtigten getroffen werden. Es sollte bedacht werden, dass die Diagnose eine lebenslange glutenfreie Diät mit erheblichen Einschränkungen notwendig macht.

Komplikationen
Sekundäre Laktoseintoleranz, Osteoporose, Zöliakiekrise mit therapierefraktärer Diarrhö und schwere psychische Symptome sind Komplikationen der Zöliakie. Ohne Diät ist das Risiko für maligne Darmlymphome erhöht.

Therapie
Die Therapie der Zöliakie besteht in der Einhaltung einer lebenslangen streng **glutenfreien Ernährung.** Bei Mangel an Mikronährstoffen bei Diagnosestellung sollte eine gezielte Substitutionstherapie durchgeführt werden. Unter der Diät kommt es innerhalb von Wochen bis Monaten zu einer Rückbildung der Symptome, die Schleimhaut normalisiert sich innerhalb von 6–12 Monaten.

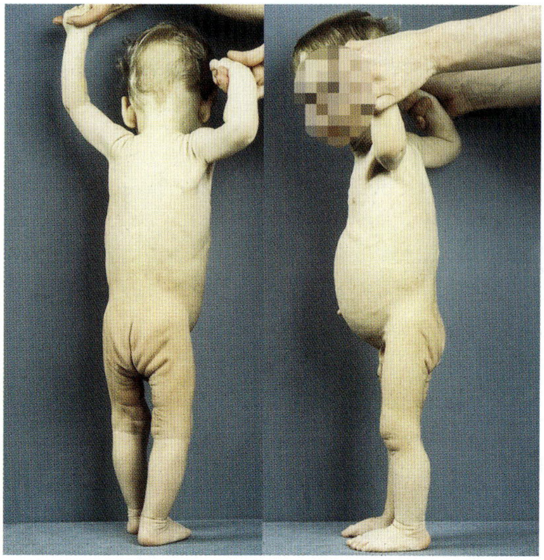

Abb. 14.9 Zöliakie. Dystrophie, prominentes Abdomen, schmale Extremitäten, Tabaksbeutelgesäß. [O530]

Merke

Die Therapie der Zöliakie besteht in einer lebenslangen streng glutenfreien Ernährung ohne Weizen, Roggen, Hafer, Gerste und Dinkel. Alternativen sind Mais, Reis und reine Weizenstärke.

14.6.5 Postenteritisches Syndrom

Definition
Malabsorption durch sekundären Mangel an Disacchariden und Peptidasen infolge Dünndarmschädigung durch eine akute infektiöse Gastroenteritis.

Ätiologie
Eine späte Realimentation ist ein wichtiger ätiologischer Faktor. Am häufigsten kommt es im Anschluss an eine Enteritis durch *Escherichia-coli*-Stämme zu einem postenteritischen Syndrom.

Klinik
Die Persistenz (> 14 Tage) oder das Wiederauftreten von Durchfällen im Anschluss an eine Gastroenteritis weist auf ein postenteritisches Syndrom hin. Fieber oder Erbrechen bestehen typischerweise nicht.

14.6.6 Kuhmilchallergie (KMA)

Definition

Transiente Nahrungsmittelallergie gegen Kuhmilchprotein, für die Reproduzierbarkeit und Nachweis eines immunologischen Reaktionsmechanismus gefordert wird. Synonym: Kuhmilchproteinintoleranz.

Ätiologie

Genetische Faktoren sind das Hauptrisiko für IgE-vermittelte Reaktionen (Verwandte ersten Grades mit Atopie bzw. allergischen Manifestationen). Risiken für nicht IgE-vermittelte Reaktionen sind fehlendes Stillen und vorausgehende gastrointestinale Infektionen.

Pathogenese

IgE-vermittelte Reaktionen (Typ I) sowie immunkomplexvermittelte Reaktionen mit Komplementaktivierung (Typ III) spielen eine Rolle. Der Schaden an der Dünndarmmukosa entsteht durch eine Typ-IV-Reaktion und die vermehrte Produktion von Interferon-γ und anderen Zytokinen.

Klinik

In der Regel sind junge Säuglinge betroffen, eine Manifestation nach dem 12. Lebensmonat ist selten. Bei der KMA treten meist mindestens zwei Symptome gemeinsam auf. Man unterscheidet **Sofortsymptome** (nach Minuten), **Intermediärsymptome** (nach Tagen) und **Spätsymptome** (nach Wochen). Bei gestillten Kindern stehen die atopische Dermatitis und blutig-schleimige Stühle bei gutem Allgemeinzustand und gutem Gedeihen im Vordergrund. Nicht gestillte Kinder entwickeln neben der atopischen Dermatitis und schwerwiegenderen blutigen Durchfällen häufig eine Gedeihstörung. Oft führt eine KMA zu einer gastroösophagealen Refluxkrankheit.

Diagnostik

Die **detaillierte Ernährungsanamnese** ist entscheidend. Bei anaphylaktischen Reaktionen genügt die Anamnese, die Provokation verbietet sich. Bei milderen Formen kann unter klinischer Überwachung ein **Provokationsversuch** nach Auslassversuch unternommen werden. Das Wiederauftreten der Symptome sichert die Diagnose. Bei nicht gestilltem Kind mit Gedeihstörung sollte eine Belastung mit Kuhmilch erst nach dem 1. Geburtstag erfolgen. Leukozytose und Eosinophilie sind häufig. IgE im Serum kann erhöht sein. RAST, Prick- und Patch-Tests sind oft nicht hilfreich. Die früher übliche Bestimmung von IgG-Antikörpern gegen Kuhmilch ist obsolet, da sie nicht notwendigerweise eine Sensibilisierung bedeuten, sondern Ausdruck einer gastrointestinalen Antigenexposition sind.

Therapie

Bei KMA wird die kuhmilchhaltige Säuglingsnahrung durch **kuhmilchfreie** Hydrolysat- oder Elementarnahrungen ersetzt. Kuhmilch wird im 1. Lebensjahr vollständig aus der Ernährung entfernt.

Merke

Teilhydrolysate („HA"-Nahrungen) und Sojamilchnahrungen sind bei Kuhmilchallergie nicht indiziert.

Prognose

Die Kuhmilcheliminierung führt innerhalb weniger Tage zum Sistieren der Symptome.

Merke

Bei Kuhmilchallergie lässt die pathologische Reaktion nach dem 12.–18. Lebensmonat nach, sodass Kuhmilch dann in der Regel gut vertragen wird. Die Wiedereinführung von Kuhmilch sollte in schweren Fällen wegen der Gefahr des Schocks und der Dehydratation unter stationären Bedingungen erfolgen.

Lerntipp

Häufige weitere Allergen einer Nahrungsmittelallergie sind Hühnereiweiß, Fisch, Nüsse, Sellerie und Soja. Häufig bestehen Kreuzallergien. Ein anaphylaktischer Schock ist möglich. Eine geeignete Proteinquelle zur Sondenernährung bei polyvalenter Nahrungsmittelallergie sind synthetische Aminosäuremischungen.

14.7 Chronisch-habituelle Obstipation

Definition

Stuhlretention infolge unvollständiger Stuhlentleerung und/oder Defäkationsbeschwerden bei hartem Stuhl, die länger als 3 Monate persistieren.

Ätiologie

Die chronische Obstipation entwickelt sich meist als Folge einer inadäquat behandelten Verstopfungsepisode, die in der Regel durch exogene Störfaktoren (Änderung von Tagesrhythmus oder Umgebung, anale Läsionen mit Defäkationsschmerz, alimentär, primär psychisch, medikamentös) ausgelöst wurde. Schwere Allgemeinerkrankungen des Kolons sind als Ursache selten.

Pathogenese
Die Obstipation beginnt meist mit einer schmerzvollen Defäkation. Diese wird durch Rückhaltemanöver vermieden, wodurch es zum weiteren Einhärten z. T. großvolumiger Stuhlballen kommt, die bei Abgang zu schmerzhaften Schleimhauteinrissen führen. Damit entsteht ein **Circulus vitiosus.** Mit zunehmender Stuhlfüllung von Rektum und Sigma verliert sich der Defäkationsdrang, und es kommt zu einer sekundären Dilatation des Enddarms. In schweren Fällen entwickelt sich eine Überlaufenkopresis.

Merke

Die chronisch-habituelle Obstipation beginnt meist mit einer schmerzvollen Defäkation, die in einen **Circulus vitiosus** mündet.

Klinik
Rezidivierende **Bauchschmerzen,** Blähungen, **Inappetenz** und **Defäkationsschmerzen** sind die Symptome der chronisch-habituellen Obstipation. Blutauflagerungen auf dem Stuhl weisen auf Schleimhauteinrisse hin. Die Abstände zwischen einzelnen Stuhlentleerungen betragen häufig bis zu 10 Tagen. Bei lang andauernder Stuhlretention besteht Stuhlschmieren. Eine Enuresis findet sich bei einem Drittel der chronisch-obstipierten Kinder nach dem 4. Lebensjahr.

14.8 Maldigestion im Rahmen der Mukoviszidose

► Kap. 13.5.1.

14.9 Erkrankungen der Leber und des biliären Systems

14.9.1 Unkonjugierte Hyperbilirubinämien

14.9.1.1 Wegweiser

In ► Tab. 14.3 sind die Differenzialdiagnosen der unkonjugierten Hyperbilirubinämie im Kindesalter aufgeführt.

Tab. 14.3 Differenzialdiagnose der unkonjugierten Hyperbilirubinämie im Kindesalter

Vermehrte Produktion	Physiologischer Neugeborenenikterus Hämolytische Erkrankungen Medikamente
Transportstörung zur Leberzelle	Hypalbuminämie Medikamente
Gestörte Aufnahme in die Leberzelle	Physiologischer Neugeborenenikterus Morbus Gilbert-Meulengracht
Transportstörung in die Leberzelle	Physiologischer Neugeborenenikterus Medikamente
Konjugationsstörung	Physiologischer Neugeborenenikterus Muttermilchikterus Morbus Gilbert-Meulengracht Crigler-Najjar-Syndrom I und II Medikamente
Vermehrte enterale Rückresorption	Physiologischer Neugeborenenikterus Verzögerte Darmpassage Untere intestinale Obstruktion

14.9.1.2 Crigler-Najjar-Syndrom Typ I

Definition
Autosomal-rezessiv vererbter kompletter Defekt der Bilirubin-Uridin-Diphosphat-Glucuronyl-(UDPG-) Transferase in Hepatozyten.

Klinik
Ein **Ikterus** mit einem raschen Anstieg des unkonjugierten Bilirubins auf 20–50 mg/dL tritt innerhalb der ersten Lebensstunden auf. Die Gallenflüssigkeit ist farblos, der Stuhl braun (Übertritt von unkonjugiertem Bilirubin über die Darmmukosa). Der Urin ist hell und es lässt sich kein Bilirubin nachweisen. Ohne Therapie kommt es frühzeitig zu einem **Kernikterus.**

Diagnostik
Leberfunktionstests und **Leberhistologie** sind unauffällig. Die **UDPG-Transferase-Aktivität** in Lebergewebe fehlt.

Therapie
Initial stehen eine intensive **Phototherapie** sowie **Austauschtransfusionen** im Mittelpunkt. Später

wird eine intermittierende Phototherapie mit einer Colestyramintherapie kombiniert. Phenobarbital ist bei Typ I unwirksam. Die einzige Heilungschance besteht in der Durchführung einer **Lebertransplantation.**

14.9.1.3 Crigler-Najjar-Syndrom Typ II

Definition

Autosomal-rezessiv vererbter partieller Defekt der UDPG-Transferase in Hepatozyten.

Klinik

Der **Ikterus** mit indirekter Hyperbilirubinämie ist weniger ausgeprägt als bei Typ I. Die Gallenflüssigkeit und der Urin sind gefärbt, konjugiertes Bilirubin ist nachweisbar.

Diagnostik

Leberfunktionstests und **Leberhistologie** sind unauffällig. Die **UDPG-Transferase-Aktivität** in Lebergewebe ist vermindert.

Therapie

Bei Typ II ist eine Enzyminduktion mit Phenobarbital erfolgreich.

14.9.1.4 Gilbert-Meulengracht-Syndrom

Definition

Gutartige, autosomal-rezessiv vererbte unkonjugierte Hyperbilirubinämie.

Ätiologie

Bei den Patienten ist die Aktivität der UDPG-Transferase auf 10–30 % der Norm reduziert. Daraus resultiert ein Defekt der Bilirubinaufnahme und des Bilirubintransports auf hepatozellulärer Ebene.

Klinik

Häufig fehlt ein sichtbarer Ikterus.

Die Auslösung ikterischer Schübe erfolgt durch Infekte, physische und psychische Belastungen und Fasten.

Begleitend kommt es zu Anorexie, Müdigkeit, Krankheitsgefühl, Bauchschmerzen und Diarrhö. Der Stuhl ist gefärbt, der Urin hell.

Diagnostik

Das unkonjugierte Bilirubin im Serum liegt bei etwa 5 mg/dL. **Leberfunktionstests** und **Leberhistologie** sind unauffällig. **Niacinsäure** verstärkt den Ikterus.

Tab. 14.4 Differenzialdiagnose der konjugierten Hyperbilirubinämien im Kindesalter

Familiäre konjugierte Hyperbilirubinämien	Dubin-Johnson-Syndrom Rotor-Syndrom
Hepatozelluläre Schädigung	Infektion, z. B. neonatale Hepatitis Toxische Faktoren Metabolische Erkrankungen
Obstruktion der Gallenwege	Erkrankungen der extrahepatischen Gallenwege Erkrankungen der intrahepatischen Gallenwege Cholestasesyndrome

Therapie

Bei ausgeprägten Schüben ist eine Enzyminduktion mit Phenobarbital hilfreich.

Merke

Beim Gilbert-Meulengracht-Syndrom liegt eine Verminderung der UDPG-Transferase-Aktivität auf 10–30 % der Norm vor, die in besonderen Belastungssituationen zu rezidivierenden ikterischen Schüben führt.

14.9.2 Konjugierte Hyperbilirubinämien

14.9.2.1 Wegweiser

In ▸ Tab. 14.4 sind die Differenzialdiagnosen der konjugierten Hyperbilirubinämie im Kindesalter aufgeführt.

14.9.2.2 Dubin-Johnson-Syndrom

Ätiologie

Es handelt sich um eine autosomal-rezessiv vererbte hepatozelluläre Störung der Sekretion konjugierten Bilirubins in die Galle.

Klinik

Der Erkrankungsbeginn ist in jedem Alter möglich. Die Diagnosestellung erfolgt in der Regel um das 10. Lebensjahr. Es besteht eine fluktuierende Hyperbilirubinämie um 2–8 mg/dL, wobei der konjugierte Anteil 30–80 % beträgt. Die subjektiven Beschwerden sind im Intervall häufig uncharakteristisch. Im akuten Schub treten Fieber, Übelkeit, Erbrechen, Bauchschmerzen, dunkler Urin, Stuhlentfärbung und eine Hepatomegalie auf.

Diagnostik
Direkte Hyperbilirubinämie. Die Ausscheidung **gallegängiger Farbstoffe** (Bromsulfalein) ist pathologisch. Die **Cholezystografie** ist negativ. In der **Leberhistologie** findet sich eine lysosomale Anhäufung braunen bis schwarzen Pigments.

Therapie
Bis auf symptomatische Maßnahmen in der akuten Krise wird keine Therapie durchgeführt. Die Prognose ist gut.

14.9.2.3 Rotor-Syndrom

Definition
Autosomal-rezessiv vererbte direkte Hyperbilirubinämie durch Störung der Exkretion konjugierten Bilirubins in die Galle. Der Defekt ist nicht mit dem bei Dubin-Johnson-Syndrom identisch.

Klinik
Die klinischen Symptome entsprechen bis auf das Fehlen von Bauchschmerzen denen bei Dubin-Johnson-Syndrom.

Diagnostik
Die Ausscheidung **gallegängiger Farbstoffe** (Bromsulfalein) ist pathologisch. Die **Cholezystografie** ist positiv. In der **Leberhistologie** findet sich keine lysosomale Pigmentablagerung in den Leberzellen.

Therapie
Bis auf symptomatische Maßnahmen in der akuten Krise wird keine Therapie durchgeführt. Die Prognose ist gut.

14.9.3 Cholestase

14.9.3.1 Wegweiser

Eine Vielzahl von Differenzialdiagnosen kann im Kindesalter mit einer Cholestase einhergehen. Im Folgenden wird auf die wichtigsten Erkrankungen exemplarisch eingegangen.

14.9.3.2 Neonatale Hepatitis (Riesenzellhepatitis)

Epidemiologie
Sie tritt charakteristisch in den ersten 3 Monaten auf.

Ätiologie
In 50 % der Fälle bleibt die Ursache ungeklärt **(idiopathische Form).** Die **infektiöse Form** kann durch Viren (z. B. *HBV, HCV, CMV,* Röteln, *HSV, EBV, Parvo B19*), durch Bakterien (z. B. *E. coli,* B-Streptokokken, *S. aureus,* Listerien, *Treponema pallidum*) oder Protozoen (Toxoplasmen) ausgelöst werden. Die Übertragung erfolgt diaplazentar, sub partu oder postnatal. Die **nichtinfektiöse Form** wird durch Stoffwechselerkrankungen oder toxische Faktoren verursacht.

Klinik
Kardinalsymptom ist die **neonatale Cholestase** mit Ikterus, Stuhlentfärbung, dunklem Urin und Hepatosplenomegalie. Bei protrahierter Cholestase kommt es zu Pruritus, Gedeihstörung, hepatischer Osteopathie und Vitaminmangelzuständen.

Diagnostik
Es bestehen eine konjugierte Hyperbilirubinämie, variable Erhöhungen der Aminotransferasen im Serum, erhöhte Cholestaseenzyme (alkalische Phosphatase, γ-GT, LAP) und Gallensäuren im Serum, ein erhöhtes Cholesterin im Serum sowie eine Blutgerinnungsstörung. Ein Erregernachweis oder Antikörpernachweis sollte angestrebt werden. In der **Histologie** sind intrahepatische Gallengangshypoplasie, gestörte Läppchenarchitektur, Leberzellnekrosen, Riesenzellen, hepatozelluläre und kanalikuläre Cholestase, portale entzündliche Infiltration und geringe portale Fibrose wegweisend.

Verlauf
Die meisten Patienten zeigen eine charakteristische intrahepatische Gallengangshypoplasie mit einem rasch progredienten Verlauf zur biliären Zirrhose.

Therapie
Eine gezielte Therapie ist nur bei bakterieller Infektion möglich. **Phenobarbital** und **Ursodesoxycholsäure** werden zur Verbesserung der Cholestase eingesetzt. **Colestyramin** verhindert die Gallensäurenrückresorption im Darm. Wegen der gestörten Fettverdauung ist die Verabreichung mittelkettiger Triglyzeride **(MCT)** indiziert. Eine Vitamin-, Elektrolyt- und Spurenelementsubstitution ist wichtig. Bei progressivem Verlauf sollte eine **Lebertransplantation** angestrebt werden.

Merke

Bei der neonatalen Hepatitis handelt es sich nicht um eine einheitliche Erkrankung. Die Beschreibung einer **Riesenzellhepatitis** muss eher auf die Reaktionsweise des Hepatozyten in dieser Altersgruppe als auf eine einheitliche Ursache bezogen werden.

14.9.3.3 α_1-Antitrypsin-Mangel

Definition

Häufigste Ursache genetisch bedingter Lebererkrankungen im Kindesalter durch Defekt des Proteaseinhibitors α_1-Antitrypsin, wodurch es zu einer cholestatischen Lebererkrankung sowie zu einem Lungenemphysem kommen kann. Synonym: Proteaseinhibitor-(PI-)Krankheit.

> **Merke**
>
> Der α_1-Antitrypsin-Mangel ist die häufigste genetisch bedingte Lebererkrankung im Kindesalter.

Einteilung

Die verschiedenen Allelprodukte (Proteaseinhibitorphänotypen) werden nach ihren elektrophoretischen Wanderungseigenschaften bezeichnet.

- **PiMM-Phänotyp:** Häufigster Typ, normale α_1-Antitrypsin-Konzentration (150–350 mg/dL)
- **PiZZ-Phänotyp:** Niedrigste α_1-Antitrypsin-Konzentration (< 80 mg/dL)
- **PiSS-, PiPP-, PiSZ-, PiMS-Phänotyp:** Mittlere α_1-Antitrypsin-Konzentration (100–200 mg/dL)

Ätiologie

Die Erkrankung entsteht durch die Vererbung zweier abnormer *Pi*-Allele des α_1-Antitrypsin-Moleküls. Die klinisch wichtigste Mutation führt zum Proteaseinhibitorphänotyp PiZZ, der mit der Lungen- (Emphysem) und Lebererkrankung (Zirrhose, Hepatom) assoziiert ist.

Pathogenese

α_1-Antitrypsin ist ein Inhibitor verschiedener Proteasen. Bei Defekt von α_1-Antitrypsin entsteht die Lungenerkrankung durch eine weitgehend ungehinderte **proteolytische Wirkung** der neutrophilen Elastase auf das epitheliale Gewebe der Lunge. Zigarettenkonsum und Luftverschmutzung verursachen bereits in der 3. Lebensdekade eine chronisch-destruktive Lungenerkrankung. Die Pathogenese der Leberzellschädigung ist weiterhin unklar.

Klinik

Bereits im Neugeborenenalter kann ein **cholestatisches Krankheitsbild** mit Ikterus, acholischen Stühlen, Hepatosplenomegalie und Juckreiz auftreten. In 10 % der Fälle kommt es sehr früh zu einer schweren Lebererkrankung mit beeinträchtigter Syntheseleistung, Aszites, Blutungen und Dystrophie. Bei der Mehrheit der Patienten verläuft die Lebererkrankung jedoch gutartig, und 80 % der Kinder zeigen im Adoleszentenalter nur noch geringe leberbezogene Auffälligkeiten.
Die **Lungenerkrankung** steht im Kindes- und Jugendalter im Hintergrund. Insbesondere, wenn nicht geraucht wird, ist eine ernste pulmonale Erkrankung bei PiZZ-Patienten in den ersten 2 Lebensdekaden unwahrscheinlich.

Diagnostik

In der **Serumeiweißelektrophorese** ist die α-Fraktion vermindert. **α_1-Antitrypsin** ist im Serum quantitativ erniedrigt. Die **Pi-Phänotypisierung** ist mittels isoelektrischer Fokussierung möglich. In der **Histologie** der Leber finden sich PAS-positive Ablagerungen im endoplasmatischen Retikulum der Leberzellen. Die Diagnose wird durch **DNA-Analyse** bestätigt.

Therapie

Eine frühzeitige Sensibilisierung der Risikopatienten bezüglich der destruktiven Wirkung von Zigarettenrauch ist von hohem präventivem Nutzen.
Bei erwachsenen Patienten mit chronischer Lungenerkrankung wird eine intravenöse oder bronchiale Substitution mit rekombinant hergestelltem **α_1-Antitrypsin** durchgeführt. Eine spezifische Behandlung der Lebererkrankung ist nicht bekannt. In fulminanten Fällen muss eine **Lebertransplantation** durchgeführt werden.

> **Merke**
>
> Der α_1-Antitrypsin-Mangel führt zu neonataler Cholestase und in der 3. Lebensdekade zu einem progressiven Lungenemphysem.

14.9.3.4 Intrahepatische Gallengangshypoplasie

Definition

Bei der syndromatischen Form handelt es sich um eine autosomal-dominant vererbte Erkrankung, die mit einer Hypoplasie der interlobulären portalen Gallengänge sowie mit Gesichtsdysmorphie, Skelettfehlbildungen, Augenfehlbildungen und Herzfehlern einhergeht **(Alagille-Syndrom),** während bei der nichtsyndromatischen Form keine assoziierten Fehlbildungen bestehen.

Klinik

Postnatal kommt es zu einer **chronischen Cholestase.** Der Ikterus bessert sich meist in den ersten Lebensmonaten. Ab dem 3.–4. Lebensmonat beginnt ein quälender **Juckreiz.** Bei ausgeprägter Gallengangshypoplasie resultiert eine schwere **Hypercholesterinämie,** die ab dem 2.–3. Lebensjahr zu Xanthomen führen kann. Die chronische **Malabsorption** erklärt u. a. den Vitamin-K-Mangel, überraschend häufig (14 %) treten **intrakranielle Blutungen** auf. Die Cholestase bessert sich bei den meisten Patienten nach der Pubertät.

Extrahepatische Manifestationen sind eine Gesichtsdysmorphie, Skelettanomalien (Schmetterlingswirbel), das Embryotoxon (Anomalie der vorderen Augenkammer), Herzvitien (am häufigsten periphere Pulmonalstenosen) sowie ein Kleinwuchs bei normaler Wachstumshormonsekretion.

Therapie

Die symptomatische Therapie der chronischen Cholestase steht im Vordergrund. Die Indikation zur Lebertransplantation ist schwierig zu stellen. Bei unstillbarem Juckreiz, schwerer Hypercholesterinämie und ausgedehnten Xanthomen kann sie auch bei noch guter Leberfunktion erwogen werden.

14.9.3.5 Extrahepatische Gallengangsatresie

Definition

Häufigste Ursache einer neonatalen Cholestase durch progrediente fibröse Obliteration der extrahepatischen Gallengänge mit partieller oder kompletter Atresie des extrahepatischen Gallengangsystems. In 10 % der Fälle bestehen zusätzliche Fehlbildungen (Polysplenie, Malrotation, bilobäre rechte Lunge).

> **Merke**
>
> Die extrahepatische Gallengangsatresie ist die häufigste Ursache einer neonatalen Cholestase.

Ätiologie

Genetische Faktoren, immunologische Prozesse und Infektionen des Gallengangsystems werden diskutiert.

Pathologie

Es handelt sich um eine partielle, segmentale oder komplette (80 %) Gallengangsatresie. Die extrahepatischen Gallengänge fehlen oder sind bindegewebig ersetzt. Der Ductus cysticus oder die Gallenblase können ebenfalls betroffen sein, eine Assoziation mit einer intrahepatischen Gallengangshypoplasie kommt vor.

Klinik

Kinder mit Gallengangsatresie werden meist zum Termin geboren und haben ein normales Geburtsgewicht.

> In der 2. bis 3. Lebenswoche entwickeln die Patienten einen zunehmenden **Ikterus** mit einer **direkten Hyperbilirubinämie,** bierbraunem Urin und wechselnd gefärbten und entfärbten Stühlen (▶ Abb. 14.10). Die Leber ist vergrößert und von derber Konsistenz, später kommt eine Splenomegalie hinzu.

Der chronische **Juckreiz** tritt nach dem 4. Lebensmonat auf. Zu diesem Zeitpunkt manifestieren sich auch die ersten Anzeichen eines chronischen **Leberversagens.** Die Patienten weisen in der Regel eine schwere **Gedeihstörung** auf.

> Unbehandelt kommt es regelmäßig zur Entstehung einer **biliären Zirrhose.**

Die Patienten versterben vor dem Ende des 2. Lebensjahrs an terminalem Leberversagen.

Diagnostik

Es besteht eine progrediente konjugierte Hyperbilirubinämie. Die Aktivitäten der alkalischen Phosphatase, γ-GT und LAP im Serum sind erhöht, die Gallensäurekonzentrationen im Serum sind stark erhöht. Es besteht eine Hypercholesterinämie, Lipoprotein X im Serum ist erhöht. Die Aktivitäten der Aminotransferasen im Serum sind zunächst nur wenig erhöht. Die Konzentrationen fettlöslicher Vitamine im Serum sind erniedrigt. Die **Sonografie** klärt die Frage, ob die Gallenblase vorhanden ist.

Leberfunktionsszintigrafie mit ^{99m}Tc: Das Radionuklid wird gut in die Leber aufgenommen, dann aber nicht über das Gallenwegsystem in das Duodenum ausgeschieden und nur langsam renal eliminiert (Hepatobidatest).

Zur direkten Visualisierung des extrahepatischen Gallengangsystems wird eine **Laparotomie** durchgeführt. Eine **intraoperative Cholangiografie** und eine **offene Leberbiopsie** erfolgen zur histologischen Beurteilung der intrahepatischen Gallengänge.

Merke

Bei konjugierter Hyperbilirubinämie, erhöhter γ-GT und Nachweis von Lipoprotein X im Säuglingsalter handelt es sich bis zum Beweis des Gegenteils um eine Gallengangsatresie.

Therapie

Operation nach Kasai (Hepatoportoenterostomie): Dabei erfolgen die Resektion des atretischen Abschnitts und die Anastomosierung einer Y-förmig ausgestalteten Jejunumschlinge mit der eröffneten Leberpforte zur Drainage der Gallenflüssigkeit. Sie ist nur indiziert, falls noch keine Zirrhose vorliegt und ist lediglich in den ersten beiden Lebensmonaten erfolgreich.

Die Alternative zur o. g. Operation ist die Durchführung einer **Lebertransplantation.** Sie ist bei Aszitesbildung, progredientem Bilirubinanstieg, therapieresistenter pathologischer Gerinnung und einer Aktivität der Cholinesterase < 200 U/L im Serum indiziert.

Prognose

Ohne operative Korrektur ist die Prognose infaust. Bei operativer Korrektur vor dem 2. Lebensmonat beträgt die Langzeitüberlebensrate 73 %, bei Korrektur nach dem 2. Lebensmonat nur 20 %. Bei rechtzeitiger Lebertransplantation liegen die Überlebensraten bei 80–90 %.

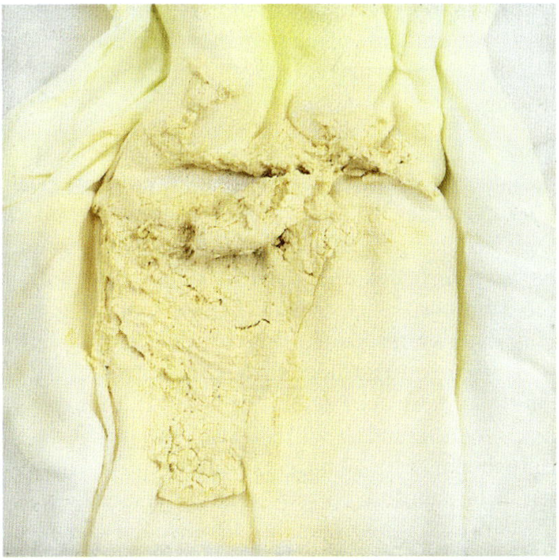

Abb. 14.10 Windel mit acholischem Stuhl bei Gallengangsatresie. [O530]

Merke

Die Therapie der extrahepatischen Gallengangsatresie beinhaltet entweder eine Hepatoportoenterostomie nach Kasai oder die Lebertransplantation. Beide Eingriffe müssen frühzeitig durchgeführt werden.

14.9.3.6 Cholelithiasis

Definition

Nachweis von Konkrementen in der Gallenblase oder in den abführenden Gallengängen.

Ätiologie

In Abhängigkeit von der zugrunde liegenden Erkrankung können unterschiedliche Gallensteine vorkommen.

Bilirubinsteine treten bei hämolytischen Erkrankungen oder bei Infektionen mit Hämolyse (schwere Sepsis, Schock) auf. **Gemischte Cholesterin-Bilirubin-Steine** kommen bei rezidivierenden Cholezystitiden, neonatalem Sludge in der Gallenblase, Hyperkalzämien, zystischer Fibrose, Choledochuszyste oder angeborenen Gallengangstenosen vor. **Cholesterinsteine** werden vorwiegend bei Mädchen, Adipositas, Einnahme oraler Kontrazeptiva, Hypercholesterinämie und Leberzirrhose beobachtet.

Klinik

Vorwiegend sind Mädchen im Schul- und Adoleszentenalter betroffen. Sie leiden unter **kolikartigen Oberbauchschmerzen** mit Ausstrahlung in den rechten Unterbauch oder in den Rücken. Hinzu kommen Übelkeit, Erbrechen und Fettintoleranz. Bei Choledochussteinen tritt ein Ikterus auf. Rezidivierende Cholangitiden, eine Cholezystitis oder eine Gallengangsobstruktion mit Cholestase sind die möglichen Komplikationen.

Diagnostik

Es besteht eine Leukozytose. Die Aktivitäten der γ-GT und LAP im Serum sind erhöht. Der Steinnachweis erfolgt durch **Sonografie.** Röntgendichte Konkremente können in der **Röntgen-Abdomenleeraufnahme** nachgewiesen werden.

Therapie

Bei Cholesterinsteinen kann ein medikamentöser Lyseversuch mit Ursodesoxycholsäure unternommen werden. Die extrakorporale Stoßwellenlithotripsie (ESWL) ist eine weitere konservative Therapiemöglichkeit. Bei der Operation wird heute zunehmend die laparoskopische Cholezystektomie durchgeführt. Im Rahmen einer therapeutischen ERCP können Choledochussteine retrograd entfernt werden.

14.9.4 Virushepatitiden

14.9.4.1 Hepatitis A

Epidemiologie

Es gibt **keine chronische Infektion, kein Trägertum.** Die Übertragung der *HA*-Viren erfolgt auf fäkal-oralem Weg, die Übertragung durch Wasser und Nahrungsmittel ist möglich. Ein infizierter Patient ist 2 Wochen vor bis 2 Wochen nach Ausbruch der Erkrankung infektiös. Es erfolgt wohl keine transplazentare Übertragung. Die Inkubationszeit beträgt 14–48, durchschnittlich 28 Tage.

Klinik

Bei Kindern überwiegen asymptomatische und leichte Verlaufsformen. Eine fulminante Hepatitis entwickelt sich in 0,1 % der Fälle.

In der präikterischen Phase kommt es zu Übelkeit, Erbrechen, Diarrhö, Fieber, abdominalen Schmerzen, Gewichtsverlust und Hepatosplenomegalie.

In der ikterischen Phase verschwinden o. g. Symptome bei Säuglingen, bei älteren Kindern und Erwachsenen werden sie verstärkt. Dazu kommen Cholestase, Pruritus, dunkelbrauner Urin und acholische Stühle.

Komplikationen

Fulminantes Leberversagen, Myokarditis, Enzephalopathie, Kryoglobulinämie, Knochenmarkshypoplasie, Milzruptur, Pankreatitis und Guillain-Barré-Syndrom sind mögliche Komplikationen.

Diagnostik

Die Aminotransferasen im Serum sind bereits in der präikterischen Phase erhöht. Es besteht eine indirekte und direkte Hyperbilirubinämie. Die alkalische Phosphatase im Serum ist leicht erhöht. Anti-*HAV*-IgM im Serum ist bereits kurz nach dem Ausbruch der Erkrankung nachweisbar, insgesamt etwa 3 Monate lang. Anti-*HAV*-IgG persistiert jahre- bis lebenslang und ist Ausdruck der Immunität.

Therapie

Eine spezifische Therapie ist nicht verfügbar. Die einzig sinnvolle supportive Maßnahme ist Bettruhe.

Prognose

Die Prognose ist gut. Vereinzelt kommt es zu einem protrahierten Verlauf mit erhöhten Aktivitäten der Aminotransferasen bis zu 1 Jahr. Die Letalität der selten vorkommenden fulminanten Hepatitis A beträgt jedoch 40 %.

Prävention

Hygienische Maßnahmen stehen im Vordergrund. Eine passive Immunprophylaxe mit Immunglobulin dient heute vor allem zur **postexpositionellen Prophylaxe.** Vor Auslandsreisen in Endemiegebiete sollte eine rechtzeitige aktive Immunisierung erfolgen. Die aktive Hepatitis-A-Impfung ist für Kinder ab 12 bzw. 24 Monaten zugelassen. Ein Kombinationsimpfstoff gegen Hepatitis A und B ist verfügbar.

Merke

Eine Hepatitis-A-Virusinfektion führt typischerweise weder zu einer chronischen Infektion noch zu einem Trägerstatus.

14.9.4.2 Hepatitis B

Epidemiologie

Die Infektion mit *HB-Virus* erfolgt über infizierte Körperflüssigkeiten: Blut und Blutprodukte, Samenflüssigkeit, Speichel sowie extrem selten Muttermilch. Außerdem ist eine transplazentare Übertragung (vertikale Infektion) möglich. Trägerstatus und chronische Formen sind häufig. Die Inkubationszeit beträgt 45–180, durchschnittlich 90 Tage.

Klinik

Im Säuglings- und Kleinkindalter kommt es in über 50 % der Fälle zu subklinischen Verläufen. Das Prodromalstadium dauert 2–3 Wochen mit Fieber, Erbrechen und Diarrhö. In der Folge treten die Symptome der akuten Lebererkrankung auf: **Hepatosplenomegalie, Ikterus,** Juckreiz, acholische Stühle und dunkler Urin. Eine fulminante Hepatitis kommt bei 1 % der Patienten mit einer klinisch manifesten Hepatitis B vor.

Extrahepatische Manifestationen sind nicht selten, z. B. papulöse Akrodermatitis (Gianotti-Crosti-Syndrom), Arthralgien, Myalgien, Vaskulitis, Kryoglobulinämie, Glomerulonephritis, Myo- und Perikarditis.

Diagnostik

Die Aminotransferasen im Serum sind erhöht, dabei kann die GOT als Marker für die Schwere der Leberzellschädigung herangezogen werden. Es besteht eine indirekte und direkte Hyperbilirubinämie. Im Urin kann Urobilinogen nachgewiesen werden. Die alkalische Phosphatase, γ-GT und 5'-Nukleotidase im Serum sind erhöht. Sekundäre Zeichen der Leberzellschädigung infolge der entstehenden Leberfunktionsstörung sind eine erniedrigte Cholinesterase, eine Hypoproteinämie und Hypalbuminämie sowie Gerinnungsstörungen. Die serologischen Marker der unterschiedlichen Virushepatitiden sind in ▸ Tab. 14.5, der Verlauf der serologischen Hepatitis-B-Marker in ▸ Abb. 14.11 zusammengefasst.

Komplikationen

Akute fulminante Hepatitis B: Sie ist mit Blutungen, Ödemen und Aszites assoziiert. Es kommt zu Kloni und Hyperreflexie, später zu einer Areflexie. Ein pathologisches EEG, Stupor und Koma sind die Symptome der gefürchteten hepatischen Enzephalopathie. In der Regel besteht eine schwere Cholestase. Die Aminotransferasen sind massiv erhöht, es kommt zur Hyperammonämie. Die Mortalität beträgt 70–90 %.

Chronisch-persistierende Hepatitis B: Erhöhte Aminotransferasen können monatelang bestehen. Die histologischen Veränderungen sind gering. Ein Übergang in eine chronisch-aggressive Hepatitis B ist möglich.

Chronisch-aggressive Hepatitis B: Sie führt zu Hepatosplenomegalie, persistierendem Fieber und anhaltend erhöhten Aminotransferasen. Histologisch finden sich Leberzellnekrosen.

Leberzirrhose: In 50 % der Fälle mit chronisch-aggressiver Hepatitis B kommt es zur Leberzirrhose. Die damit einhergehenden Symptome sind Spider-Nävi, Palmarerythem und Gedeihstörung.

Das Risiko für **Leberzellkarzinome** ist erhöht.

Therapie

Nach mehr als 6 Monaten dokumentierter Positivität von HBsAg, HBeAg und erhöhten Aminotransferasen im Serum können über 2-jährige Kinder mit α-Interferon behandelt werden. Die Substanz ist derzeit noch nicht für das Kindesalter zugelassen. Es besteht aber ein hoher Evidenzgrad für die Wirksamkeit.

Bei Kontraindikationen zur α-Interferon-Therapie oder bei Nichtansprechen auf α-Interferon kann eine Behandlung mit Lamivudin in Betracht gezogen werden.

Prognose

Die **Chronifizierungsrate** hängt vom Alter bei Erstinfektion ab. Sie beträgt bei Neugeborenen bis zu 95 %, bei 1- bis 5-jährigen Kindern 25–40 % und bei Schulkindern und Erwachsenen etwa 5 %.

Die Prognose der chronischen Hepatitis B wird vom Zeitpunkt der Serokonversion von HbeAg zu Anti-HBe bestimmt. Die spontane jährliche Serokonversion beträgt bei Kindern 8 %. Eine spontane Serokonversion zu Anti-HBs und damit eine Heilung der chronischen Hepatitis werden bei weniger als 0,5 % der Patienten beobachtet. Bei HBsAg-Trägern besteht das Risiko eines hepatozellulären Karzinoms sowie einer Superinfektion mit *HDV*. Die Letalität der fulminanten Hepatitis beträgt 80 %.

Prävention

Eine wichtige Präventionsmaßnahme besteht in der restriktiven Verwendung sorgfältig getesteter Blutprodukte.

Eine **passive Immunprophylaxe** ist mit Hepatitis-B-Hyperimmunglobulin möglich. Sie sollte postexpositionell innerhalb von 12 h durchgeführt werden.

Die **aktive Immunprophylaxe** wird wegen der hohen Chronifizierungsrate für alle Säuglinge empfohlen. Ein Kombinationsimpfstoff gegen Hepatitis A und B ist verfügbar. Bei Neugeborenen HBsAg-positiver Mütter wird eine **Simultanimpfung** (passiv und aktiv auf der kontralateralen Seite) unmittelbar nach der Geburt (möglichst noch im Kreißsaal) durchgeführt. Nach 4 Wochen und nach 6 Monaten erfolgen die Auffrischimpfungen. Darüber hinaus sollten bei jedem Neugeborenen einer HBsAg-positiven Mutter HBsAg und HBeAg bestimmt werden, um eine intrauterine Infektion auszuschließen.

> **Merke**
>
> Die Chronifizierungsrate einer Hepatitis B ist extrem hoch und altersabhängig. Sie beträgt bei Neugeborenen 95 % und bei Kleinkindern 25–40 %. Daher wird empfohlen, bei allen Säuglingen eine aktive Immunprophylaxe durchzuführen.

Tab. 14.5 Serologische Marker der Virushepatitiden		
Virus	**Diagnostische Marker**	**Diagnose**
HAV	Anti-*HAV*-IgM	Frische Hepatitis A
	Anti-*HAV*-IgG	Frische oder abgelaufene Hepatitis A, Impftiter
HBV	HBsAg	Akute oder chronische Hepatitis B
	HBeAg	Floride Infektion (hochinfektiös) oder chronische Infektion (infektiös)
	Anti-HBc-IgM	Hohe Titer → akute Infektion
		Niedrige Titer → chronische Infektion
	Anti-HBc-IgG	+ Anti-HBs positiv → überstandene Infektion
		+ Anti-HBs negativ → chronische Infektion
	Anti-HBs	Immunität → postinfektiös, nach Impfung
	Anti-HBe	Weniger infektiöses Stadium als bei HBeAg-positiven Patienten
	HBV-DNA	Infektiosität, sensitiver Indikator für Virusreplikation
HCV	Anti-*HCV*	Akute, chronische oder überstandene Hepatitis C
	HCV-RNA	Anhaltende Infektion
HDV	HDAg	Akute oder chronische Hepatitis D
	Anti-*HDV*-IgM	Akute oder chronische Hepatitis D
	Anti-*HDV*-IgG	Hohe Titer, IgM positiv → chronische Infektion
		Niedrige Titer, IgM negativ → überstandene Infektion
	HDV-RNA	Infektiosität, sensitiver Indikator für Virusreplikation
HEV	Anti-*HEV*-IgM	Frische Hepatitis E
	Anti-*HEV*-IgG	Abgelaufene Hepatitis E
	HEV-RNA	Infektiosität, sensitiver Indikator für Virusreplikation

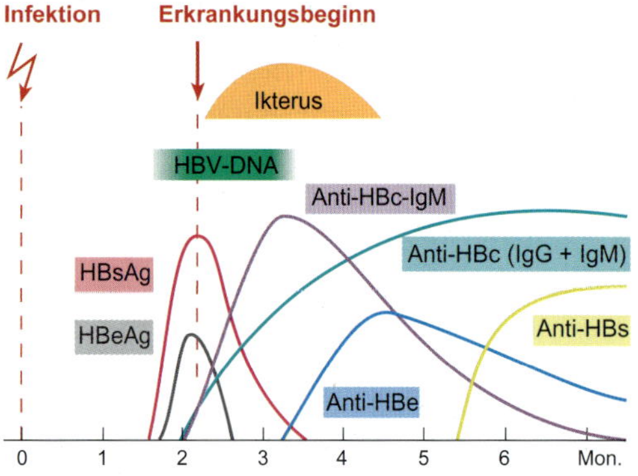

Abb. 14.11 Verlauf der serologischen Hepatitis-B-Marker. [L141]

14.9.4.3 Hepatitis C

Epidemiologie

Das *HC-Virus* ist weniger infektiös als das *HB-Virus*. Die Übertragung erfolgt vor allem durch vertikale Transmission (bei etwa 5 % der Kinder *HCV*-RNA-positiver Mütter) und bei Jugendlichen auch über intravenösen Drogenabusus und Sexualkontakte. Die Inkubationszeit beträgt 2–26, durchschnittlich 8 Wochen.

Klinik

Die Infektion bleibt meist asymptomatisch oder äußert sich mit unspezifischen Symptomen. Die akute Hepatitis C unterscheidet sich nicht wesentlich von einer akuten Hepatitis A oder B. Eine fulminante Hepatitis ist selten und dann wohl häufig mit einer *HBV*- oder *HIV*-Infektion kombiniert. Eine chronische Hepatitis mit den Komplikationen der Leberzirrhose und des Leberkarzinoms ist sehr häufig und auch nach asymptomatischem Verlauf möglich. Wie bei Hepatitis B treten extrahepatische Manifestationen (Glomerulonephritis, Kryoglobulinämie, Arthritis) auf.

Diagnostik

▸ Tab. 14.5.

Therapie

Für Kinder, die älter als 3 Jahre sind, wird eine Therapie mit α-Interferon-α2b plus Ribavirin empfohlen, sofern keine Kontraindikationen vorliegen. Ist die *HCV*-RNA nach 3- bis 4-monatiger Therapie nicht negativ, ist von einem Non-Responder auszugehen. Bis zum Alter von 3 Jahren besteht außerdem eine Chance auf spontane Viruseliminierung.

Merke

Die Chronifizierungsrate der Hepatitis C beträgt 60–80 %. Die *HCV*-Infektion ist heute die häufigste Ursache einer chronischen Hepatitis in den westlichen Ländern. Häufig entwickeln sich eine Leberzirrhose oder ein Leberzellkarzinom.

14.9.4.4 Hepatitis D

Ätiologie

Das inkomplette RNA-Virus *HDV* wird vom HBsAg umhüllt und ist zur Replikation auf das *HBV* angewiesen. Eine Hepatitis D entsteht durch Koinfektion mit *HBV* oder durch Superinfektion eines *HBV*-Trägers.

Epidemiologie

Die Hepatitis D ist endemisch in Italien, Ost- und Südosteuropa, im Nahen Osten, in Afrika und Südamerika. Etwa 2 % der HBsAg-positiven Patienten in Deutschland sind von einer *HDV*-Infektion betroffen. Die Übertragung erfolgt ähnlich wie bei *HBV*, kann aber auch (bei Kindern überwiegend) horizontal durch engen Kontakt, z. B. in der Familie, übertragen werden. Die Inkubationszeit beträgt bei Koinfektion 4–8 Wochen, bei Superinfektion 8–27, durchschnittlich 12 Wochen.

Klinik

Schwere akute und chronisch aktive Hepatitisformen sind nicht selten, auch eine fulminante Form kommt vor. Die Koinfektion verläuft gewöhnlich biphasisch. Durch eine Superinfektion können sich aus einem asymptomatischen HBsAg-Trägerstatus schnell eine chronisch-aktive Hepatitis und eine Leberzirrhose entwickeln.

Diagnostik

▸ Tab. 14.5.

Therapie

Bei Patienten mit Nachweis von Anti-*HDV*-IgM, HBeAg und *HBV*-DNA sollte wegen der schlechten Prognose eine Behandlung mit α-Interferon versucht werden. Der Therapieerfolg ist deutlich schlechter als bei *HBV*-Infektionen, und die Rezidivrate ist nach Absetzen hoch.

Prävention

Die Impfung gegen Hepatitis B schützt vor einer Koinfektion mit *HDV*.

14.9.4.5 Hepatitis E

Epidemiologie

Die Übertragung des *HE-Virus* erfolgt fäkal-oral, vor allem durch kontaminiertes Wasser. Das Virus wird bis zu 2 Wochen nach Erkrankungsbeginn mit dem Stuhl ausgeschieden. Die Hepatitis E ist möglicherweise eine Zoonose. Das würde auch erklären, warum eine *HEV*-Übertragung von Mensch zu Mensch relativ selten vorkommt. Epidemien sind in Indien, Südostasien, Mittelamerika und Zentralafrika bekannt geworden. Die Inkubationszeit beträgt 14–63, durchschnittlich 45 Tage.

Klinik

Das klinische Bild ähnelt dem der Hepatitis A. Chronische Formen sind nicht bekannt.

Diagnostik

▸ Tab. 14.5.

Therapie

Eine kausale Therapie ist nicht verfügbar.

14.9.5 Autoimmunhepatitis

Definition

Autoimmunologisch bedingte entzündliche Lebererkrankung mit fortschreitender Zerstörung des Leberparenchyms und Nachweis zirkulierender Autoantikörper, die häufig zu einer Leberzirrhose führt.

Ätiologie

Die Ätiologie ist bisher nicht geklärt. Vermutlich handelt es sich um einen genetisch determinierten Defekt der Immunregulation. In Abhängigkeit von den nachgewiesenen Autoantikörpern werden zwei Formen der Erkrankung unterschieden (► Tab. 14.6). Bei 80 % der Patienten liegt der Typ 1 vor.

Klinik

Die Erkrankung betrifft vor allem Mädchen jenseits des 10. Lebensjahrs. Sie tritt akut oder mit schleichendem Beginn auf, 15 % der Patienten sind asymptomatisch. Eine fulminante Hepatitis kann vorkommen. Die unspezifischen Symptome sind Krankheitsgefühl, Leistungsschwäche, Anorexie, Bauchschmerzen, Juckreiz, Fieber und Arthralgien. Bei der Untersuchung zeigt sich eine konsistenzvermehrte Hepatosplenomegalie. Es besteht ein Ikterus, der Urin ist dunkel. Aszites und Leberhautzeichen können vorkommen. Häufig besteht eine Amenorrhö. Das Bild eines akuten Leberversagens ist möglich. Fakultative Begleitsymptome sind Kolitis, Thyreoiditis, Diabetes mellitus, hämolytische Anämie, Vitiligo und Arthritis. Der Übergang in eine chronische Erkrankung ist möglich.

Diagnostik

Die BKS ist stark beschleunigt, es besteht eine relative Lymphozytose. Serumbilirubin, Aminotransferasen und GLDH im Serum sind erhöht, die alkalische Phosphatase und die γ-GT im Serum hingegen kaum. Eine **Hypergammaglobulinämie** mit extremer IgG-Erhöhung bis 5 g/dL ist charakteristisch. **C3 und C4** sind **erniedrigt.** Zur Klassifikation erfolgt der **Antikörpernachweis** (ANA, LKM-1, SLA, SMA). In 80–90 % der Fälle besteht eine Assoziation mit HLA-B8 und HLA-DR3 oder -DR4. Die **Leberbiopsie** sichert die Diagnose. Eine **ERCP** wird zum Ausschluss einer primär sklerosierenden Cholangitis durchgeführt.

Tab. 14.6 Klassifikation der Autoimmunhepatitis

	Typ 1 Klassische (lupoide) Autoimmunhepatitis	Typ 2 LKM-1-positive Autoimmunhepatitis
ANA	+	–
SMA	+	–
p-ANCA	+	–
LKM-1	–	+
SLA	+	–

ANA: antinukleäre Antikörper; SMA: Antikörper gegen glatte Muskulatur, p-ANCA: antineutrophile zytoplasmatische Antikörper mit perinukleärem Fluoreszenzmuster; LKM-1: Antikörper gegen mikrosomales Antigen aus Leber und Niere; SLA: Antikörper gegen lösliches Leberantigen.

Therapie

Eine **immunsuppressive Therapie** ist wirksam. Es wird entweder eine Monotherapie mit Prednison oder eine Kombinationstherapie mit Prednison und Azathioprin durchgeführt. Über 80 % der pädiatrischen Patienten reagieren zufriedenstellend.

Prognose

Unbehandelt entwickelt sich rasch eine Zirrhose. Unter immunsuppressiver Therapie ist die Prognose zunächst gut. Dennoch tritt trotz konsequenter Behandlung in 60–80 % der Fälle eine Leberzirrhose auf. In diesen Fällen ist in der Regel eine Lebertransplantation erforderlich.

Merke

Therapie der Autoimmunhepatitis: Immunsuppressive Therapie mit Prednison und/oder Azathioprin.

14.9.6 Nichtvirale Infektionen der Leber

14.9.6.1 Leberabszess

Definition

Eitrige Einschmelzung von Lebergewebe durch hämatogene oder biliäre Invasion von Bakterien.

Ätiologie

Leberabszesse könne bei septischer Granulomatose, Immundefekten, Sepsis, Infektionen in der Bauchhöhle, aszendierender Cholangitis, penetrierenden Verletzungen oder postoperativ vorkommen.

Erreger

Streptokokken, Staphylokokken, *Enterobacter, E. coli,* Klebsiellen, *Pseudomonas* und *Proteus* können einen Leberabszess verursachen.

Klinik

Die Symptome sind uncharakteristisch mit Unwohlsein, Übelkeit, Erbrechen, Gewichtsverlust,

Fieber, Schmerzen im rechten Oberbauch und druckschmerzhafter Hepatomegalie. Gelegentlich besteht begleitend ein leichter Ikterus.

Therapie

Die Behandlung beinhaltet die chirurgische Drainage und systemische antibiotische Therapie.

14.9.6.2 Echinokokkeninfektion

Definition

Infektion mit Eiern des Hunde- oder Fuchsbandwurms, die zu solitärer oder multipler Zystenbildung in der Leber und in anderen Organen führt.

Ätiologie

- *Echinococcus granulosus* (Hundebandwurm) → zystische Echinokokkose
- *Echinococcus multilocularis* (Fuchsbandwurm) → alveoläre Echinokokkose

Pathogenese

Bei Kindern tritt praktisch nur die zystische Echinokokkose auf. Die Infektion erfolgt durch Kontakt mit den Exkrementen von infizierten Schafen, Hunden, Schweinen und Kamelen. Die Eier der Erreger gelangen über die Nahrung in den Darm und penetrieren die Darmwand, wandern über den Portalkreislauf in die Leber oder in die Lunge und bilden dort zystische Strukturen, in denen eine erneute Vermehrung erfolgt.

Klinik

Die Inkubationszeit beträgt wenige Monate bis viele Jahre.

Die Infektion kann lange **asymptomatisch** bleiben. Häufig handelt es sich um Zufallsdiagnosen bei bildgebender Diagnostik. Am häufigsten sind die **Leber** und die **Lunge** betroffen, Zysten können jedoch auch in allen anderen Organen auftreten.

Es besteht kaum Krankheitsgefühl. Symptome aufgrund einer Größenzunahme und Kompression des umgebenden Gewebes entstehen oft erst relativ spät und sind uncharakteristisch (abdominale oder thorakale Schmerzen, Husten, Dyspnoe). Bei Gallengangsverschluss entsteht ein Ikterus. Koliken und rezidivierende Cholangitiden sind möglich. Eine spontane oder traumatische **Zystenruptur** kann eine **akute allergische Reaktion** mit Urtikaria bis zum anaphylaktischen Schock auslösen und durch die Aussaat von Tochterzysten zu einer Sekundärechinokokkose führen. Bei Infektion mit *Echinococcus granulosus* sind die Zysten in der Regel im rechten Leberlappen lokalisiert. Im Verlauf kommt es zu einer Verkalkung der Zysten.

Diagnostik

Im peripheren Blut findet sich eine **Eosinophilie.** Der Nachweis **spezifischer Antikörper** ist in 80 % der Fälle möglich. Der *E.-granulosus*-Immunoblot ist ein hochspezifischer **Bestätigungstest.** Der **parasitologische Echinokokkennachweis** erfolgt aus Operationsmaterial. **Sonografie des Abdomens** und **Röntgen-Thorax** ermöglichen die Darstellung von Leber- bzw. Lungenzysten. Eine **Computertomografie oder Kernspintomografie** wird zur exakten anatomischen Darstellung durchgeführt.

Therapie

Die **radikale operative Entfernung** der Zysten ist häufig die Therapie der Wahl. Intraoperativ muss eine unkontrollierte Zystenruptur unbedingt vermieden werden. Der Zysteninhalt wird abpunktiert und die Zyste vor der operativen Entfernung mit 95-prozentigem Ethanol oder mit einer 20-prozentigen NaCl-Lösung desinfiziert.

Ein neues minimalinvasives Verfahren ist die **PAIR**-Methode (Punktion-Aspiration-Injektion-Reaspiration). Dabei werden Zysten unter sonografischer Kontrolle so weit wie möglich abpunktiert und durch Instillation mit 95-prozentigem Ethanol über 20 min und anschließende Reaspiration desinfiziert.

Eine **antiparasitäre Therapie** mit Mebendazol oder Albendazol wird bei inoperablen Patienten und heute zunehmend auch prä- und perioperativ durchgeführt.

Prognose

Bei solitären Zysten ist die Prognose sehr gut. Bei multiplen Zysten in mehreren Organen führt die Chemotherapie in 30 % der Fälle zu einer vollständigen Regression der Zysten und bei 30–50 % zu einer Degeneration und Größenreduktion.

Merke

Kommt es im Rahmen einer Echinokokkeninfektion zur Entleerung einer Zyste in das Peritoneum, so kann dies zu Urtikaria und anaphylaktischem Schock führen. Diagnostische Punktionen sind daher streng kontraindiziert.

14.9.7 Fulminantes Leberversagen (FLV)

Definition

Ein fulminantes Leberversagen liegt vor, wenn eine akute Lebererkrankung bei einem vorher lebergesunden Kind innerhalb von 6 Monaten zu einer Einschränkung der Lebersyntheseleistung (Quick < 40 %, CHE < 2.500 U/L) mit oder ohne hepatische Enzephalopathie führt.

Ätiologie

Die häufigsten Ursachen des FLV sind Infektionen und Intoxikationen. In ► Tab. 14.7 sind häufige Ursachen in Abhängigkeit vom Alter zusammengefasst.

Klinik

Progredienter Ikterus, Hepatomegalie, Anorexie, Erbrechen, Blutungen, Foetor hepaticus und Aszites sind die Symptome des FLV. Eine abnehmende Lebergröße ist ein Hinweis auf ausgedehnte Lebernekrosen. Die Zeichen der **hepatischen Enzephalopathie** sind Ruhelosigkeit, irrationale Hyperaktivität, Verwirrtheitszustände, Lethargie, zunehmende Eintrübung, Apathie, Stupor und Koma.

Hepatorenales Syndrom: Niereninsuffizienz, die sich im Rahmen eines FLV entwickelt. Die Pathogenese ist unklar.

Merke

Gradeinteilung des hepatischen Komas:

I:	Leichte neuropsychiatrische Auffälligkeiten
II:	Somnolenz
III:	Stupor
IV:	Koma
V:	Schweres, tiefes Koma

Diagnostik

Es besteht eine Hyperbilirubinämie. Die Aminotransferasen und die GLDH im Serum sind zunächst erhöht, im Verlauf abfallend (prognostisch ungünstig). Als Zeichen der schlechten Syntheseleistung finden sich eine Hypalbuminämie, eine erniedrigte Cholinesterase im Serum und Gerinnungsstörungen ohne Ansprechen auf Vitamin K. Als Zeichen der verminderten Stoffwechselfunktion bestehen Hyperammonämie und Hypoglykämie.

Komplikationen

Komplikationen sind Aszites, lebensbedrohliche Blutungen, hypoglykämisches Koma, Nierenversagen, Elektrolytentgleisungen, Hypoxie, kardiale Dekompensation, Schock und Hirnödem.

Therapie

Die Therapie des fulminanten Leberversagens beruht auf drei Säulen.

Therapie der Grunderkrankung, soweit möglich.

Die supportive Therapie beinhaltet folgende Maßnahmen: Reduktion der Proteinzufuhr, Darmdekontamination mit Neomycin und Laktulose zur Reduktion der Ammoniakproduktion, Elektrolyt- und Flüssigkeitssubstitution, Zufuhr hoher Mengen Glukose zur Vermeidung von Hypoglykämien, Azidoseausgleich, maschinelle Beatmung, Verabreichung von Vitamin K, FFP-Faktorenkonzentraten und Thrombozytenkonzentraten. Sedativa sollten möglichst vermieden werden, um das Ausmaß der Enzephalopathie beurteilen zu können. Eine antibiotische Therapie erfolgt großzügig zum Schutz vor Sekundärinfektionen. Bei Nierenversagen muss frühzeitig mit einer Hämodialyse begonnen werden.

Lebersatztherapie: Bei zunehmendem Koma ist die Durchführung einer Lebertransplantation indiziert. Die Festlegung des geeigneten Transplantationszeitpunkts ist schwierig (zu früh: Patient hätte vielleicht auch ohne Transplantation überlebt, zu spät: Patient ist nicht mehr transplantierbar). Bei Hirnödem ist keine sinnvolle Therapie mehr möglich.

Prognose

Die Prognose ist sehr ernst. Ohne Transplantation beträgt die Mortalität 85 %, die 4-Jahres-Überlebenswahrscheinlichkeit nach FLV und Lebertransplantation liegt bei 60–80 %.

14.9.8 Leberzirrhose und portale Hypertonie

Im Folgenden soll auf die Besonderheiten der Leberzirrhose und portalen Hypertension im Kindesalter eingegangen werden.

Ätiologie

Eine **postnekrotische** Zirrhose tritt z. B. bei α_1-Antitrypsin-Mangel, akuter viraler Hepatitis, chronisch-aggressiver Hepatitis, Intoxikationen, konstriktiver Perikarditis, Ebstein-Anomalie, Budd-Chiari-Syndrom und ulzerativer Kolitis auf.

Eine **biliäre Zirrhose** ist z. B. die Folge einer intrahepatischen oder extrahepatischen Gallengangsatresie, der zystischen Fibrose oder der primär sklerosierenden Cholangitis.

Tab. 14.7 Ursachen des fulminanten Leberversagens in Abhängigkeit vom Alter (modifiziert nach Mowat 1994)

Neugeborene	4 Wochen bis 3 Jahre	> 3 Jahre
Infektion	Infektion	Infektion
HSV, ECHO-, Adenoviren, *CMV*, *EBV*, *HBV*	*HAV*, *HBV*, *HCV*, *HSV*, Sepsis	*HAV*, *HBV*, *HCV*, *HSV*, Sepsis
Stoffwechselerkrankungen	Stoffwechselerkrankungen	Stoffwechselerkrankungen
Galaktosämie, Tyrosinämie, neonatale Hämochromatose, Morbus Niemann-Pick Typ C, Mitochondriopathie	Hereditäre Fruktoseintoleranz, α_1-Antitrypsin-Mangel, Galaktosämie, Depletion der mitochondrialen DNA der Leber	Hereditäre Fruktoseintoleranz, α_1-Antitrypsin-Mangel, Morbus Wilson
Ischämie	Intoxikation	Intoxikation
Angeborene Herzvitien, Herzchirurgie, Myokarditis, Asphyxie	Paracetamol, Amanitatoxin, Valproat, Isoniazid, Halothan	Paracetamol, Amanitatoxin, Valproat, Isoniazid, Halothan

Genetische Erkrankungen, die typischerweise zu einer Leberzirrhose führen können, sind die klassische Galaktosämie, die hereditäre Fruktoseintoleranz, die Tyrosinämie Typ 1, die Glykogenose Typ IV, der Morbus Wilson und das Zellweger-Syndrom.
Die **portale Hypertonie** hat **prä-, intra- und posthepatische Ursachen,** die in ► Tab. 14.8 zusammengestellt sind.

Tab. 14.8 Ursachen der portalen Hypertonie

Prähepatisch	Intrahepatisch	Posthepatisch
Pfortaderthrombose	Akute und chronische Hepatitis	Thrombose der V. cava inferior
Nabelvenenkatheter	Fokale biliäre Fibrose bei CF	Budd-Chiari-Syndrom
Sepsis	Maligne Infiltration	Chronische Rechtsherzinsuffizienz
Cholangitis	Fettleber	Konstriktive Perikarditis
Pankreatitis	Hämangiome	

14.9.9 Reye-Syndrom

Definition
Akute, nichtentzündliche Enzephalopathie unklarer Ursache mit diffuser feintropfiger Leberverfettung im Verlauf eines viralen Infekts.

Ätiologie
Die Ursache ist bisher nicht endgültig geklärt. Prädisponierende Faktoren für das Auftreten eines Reye-Syndroms sind ein vorausgehender Virusinfekt (Varizellen, Influenza A oder B), die Einnahme von Azetylsalizylsäure oder Paracetamol, Toxine (Herbizide, Insektizide, Aflatoxine), genetische Prädisposition oder mitochondriale Fehlfunktion mit verminderter Aktivität mitochondrialer Enzyme.

Pathologie
Leber: Pathognomonisch ist die ausgeprägte feintropfige Leberverfettung („weiße Leber“) bei Verminderung des Glykogengehalts. Nekrosen und Entzündungszeichen fehlen. Elektronenmikroskopisch finden sich charakteristische morphologische Veränderungen der Mitochondrien.

ZNS: Ödem und neurale Läsionen ohne Hinweis auf entzündlichen oder infektiösen Prozess.

Klinik
Wenige Tage nach dem Höhepunkt eines banalen Infekts kommt es zu unstillbarem **Erbrechen** und **Bewusstseinsverlust.**
In schweren Fällen kann es innerhalb weniger Stunden zu Einklemmung und Exitus letalis kommen.

Diagnostik
Die Aktivitäten von Aminotransferasen, GLDH, CK und LDH im Serum sind erhöht. Es bestehen Hyperammonämie, Hypoglykämie und eine

Gerinnungsstörung, die nicht auf Gabe von Vitamin K anspricht. Freie Fettsäuren, Laktat und Pyruvat im Plasma sind erhöht. Die Liquoruntersuchung ist unauffällig. In der **Leberbiopsie** findet sich die klassische Histologie (oben).

Therapie

Die Behandlung sollte stets auf einer Intensivstation erfolgen. Es ist keine spezifische Therapie möglich. Im Vordergrund stehen daher supportive Maßnahmen. Wichtigstes Ziel ist die Prophylaxe oder Beseitigung des Hirnödems.

14.9.10 Morbus Wilson

Ätiologie

Es handelt sich um einen autosomal-rezessiv vererbten Defekt des hepatozellulären lysosomalen Kupfertransporters ATP7B durch Mutationen im ***ATP7B*-Gen.**

Pathogenese

Der Defekt des Kupfertransporters ATP7B führt zu einer verminderten biliären Kupfersekretion und trotz vermehrter renaler Kupferausscheidung zu einer toxischen Kupferakkumulation in den Leberzellen. Zusätzlich ist die Übertragung von Kupfer auf Coeruloplasmin gestört und die Sekretion von Coeruloplasmin in das Blut vermindert. Nach Überschreitung der hepatischen Speicherkapazität (frühestens im 6. Lebensjahr) wird Kupfer aus nekrotischen Leberzellen freigesetzt und in Gehirn, Nieren, Kornea und Knochen abgelagert.

Klinik

Die Erkrankung manifestiert sich selten vor dem 6. Lebensjahr.

Hepatische Symptome: Die Symptome sind zunächst unspezifisch mit Hepatosplenomegalie, Bauchschmerzen, Erbrechen, Müdigkeit und Leistungsabfall. Ein flüchtiger Ikterus kommt vor. Im weiteren Verlauf entwickeln sich ein Aszites und eine Blutungsneigung. Es kommt zur Leberzirrhose. Selten manifestiert sich die Erkrankung als Hämolyse mit fulminantem Leberversagen.

Neurologische Symptome: Sie treten selten vor dem 12. Lebensjahr auf. Charakteristisch sind eine verwaschene Sprache (Dysarthrie), Schriftverschlechterung (Dysgrafie), Hypersalivation, Tremor, Choreoathetose und Schluckstörung (Dysphagie).

Diagnostik

Die totale Kupferkonzentration im Serum ist erniedrigt oder erhöht, die freie Kupferkonzentration im Serum ist erhöht.

> Coeruloplasmin im Serum ist erniedrigt, die Kupferausscheidung im Urin ist erhöht. Sie steigt nach Belastung mit D-Penicillamin an.

Die Kupferkonzentration im Lebergewebe ist erhöht. Charakteristisch ist der Nachweis des Kayser-Fleischer-Kornealrings (Spaltlampenuntersuchung).

Therapie

Zur Behandlung des Morbus Wilson stehen mehrere Medikamente zur Verfügung.

D-Penicillamin: Es bindet als Chelatbildner Kupfer und fördert die renale Kupferausscheidung. In 30 % der Fälle treten Nebenwirkungen (Exanthem, Fieber, Lymphknotenschwellung, nephrotisches Syndrom, Lupus erythematodes, aplastische Anämie, Goodpasture-Syndrom) auf.

Trientine: Die Wirkungsweise entspricht der von D-Penicillamin; Nebenwirkungen treten jedoch seltener auf.

Zink: Es hemmt die Kupferabsorption und fördert die Bildung von Metallothioneinkomplexen. In der Regel ist eine alleinige Behandlung mit Zinksalzen für eine schnelle Entkupferung nicht effektiv genug.

Lebertransplantation: Sie ist nur bei progressivem und fulminantem Leberversagen indiziert.

14.10 Erkrankungen des Pankreas

14.10.1 Akute Pankreatitis

Definition

Akute, in der Regel seröse Entzündung der Bauchspeicheldrüse, die häufig zu Komplikationen führt und mit einer hohen Mortalitätsrate behaftet ist.

Klassifikation

- **Nach klinischen Aspekten:** Milde Pankreatitis und schwere Pankreatitis
- **Nach morphologischen Aspekten:** Interstitiell-ödematöse (90 %) oder hämorrhagisch-nekrotisierende (10 %) Pankreatitis

Ätiologie

Ursachen sind: in 10–20 % der Fälle idiopathisch, Trauma, Medikamente, Mumpsinfektion, entzündliche und obstruktive Gallenwegserkrankungen, zystische Fibrose oder Systemerkrankungen (Lupus erythematodes, Hyperparathyreoidismus, Hyperlipidämie, organische Azidurie).

Klinik
Klinisches Leitsymptom sind die plötzlich beginnenden, **gürtelförmigen Oberbauchschmerzen** mit Übelkeit und Erbrechen. Die Schmerzen verstärken sich bei Nahrungsaufnahme und strahlen in den Rücken aus.

Komplikationen
Komplikationen sind Schock, Infektion, Sepsis, Hypokalzämie, Hyperglykämie, Verbrauchskoagulopathie, Abszesse, Pseudozysten, Fisteln, Übergang in hämorrhagisch-nekrotisierende Pankreatitis, Übergang in chronische Pankreatitis.

Diagnostik
Erhöhte Aktivitäten der **Amylase** und **Lipase** im Serum; es besteht keine Korrelation zwischen der Höhe der Werte und der Schwere der Pankreatitis. Das C-reaktive Protein ist bei interstitiell-ödematöser Form nur wenig, bei hämorrhagisch-nekrotisierender Form exzessiv erhöht. In der **Sonografie** zeigt sich eine ödematöse Pankreasschwellung mit ggf. Pseudozysten. Eine **Computertomografie** mit Kontrastmittel kann zur weiteren Beurteilung durchgeführt werden. Eine **Kernspintomografie und MRCP** erfolgt zum Nachweis von Ganganomalien. Eine **ERCP** dient insbesondere dem Nachweis von Gallenwegserkrankungen.

Therapie
Die Behandlung ist rein symptomatisch und beinhaltet eine intensivmedizinische Überwachung, parenterale Flüssigkeitszufuhr sowie Analgesie. Morphinderivate sind wegen der Kontraktion des Sphincter Oddi kontraindiziert. Bei Verdacht auf eine nekrotisierende Pankreatitis (CRP > 12 mg/dL) ist eine antibiotische Therapie mit Meropenem indiziert.

Prognose
Die interstitiell-ödematöse Pankreatitis verläuft in der Regel mild und selbstlimitierend, die Letalität liegt unter 10 %. Die hämorrhagisch-nekrotisierende Form ist meist mit einem schweren Verlauf und einer Letalität von 25 % assoziiert.

> **Merke**
>
> Eine Indikation zur Nahrungskarenz bei akuter Pankreatitis besteht nur bis zur Schmerzfreiheit. Die orale Ernährung sollte so bald wie möglich begonnen werden und ist unabhängig von der Höhe der Pankreasenzymaktivitäten im Blut.

14.10.2 Chronische Pankreatitis

Definition
Chronisch fortdauernder, irreversibler Entzündungsprozess, der mit rezidivierenden oder persistierenden Bauchschmerzen einhergeht und durch die unaufhaltsame Progredienz der Organzerstörung bis zur Entstehung einer exokrinen und endokrinen Pankreasinsuffizienz gekennzeichnet ist.
Es wird die primär chronische hereditäre Pankreatitis und die sekundär chronische Pankreatitis (häufiger) unterschieden.

Ätiologie
Bei den **hereditären primären Pankreatitiden** handelt es sich um genetisch bedingte Erkrankungen mit Mutationen im *PRSS1*-Gen, im *SPINK1*-Gen oder im *CFTR*-Gen.
Die **sekundär chronischen Pankreatitiden** sind häufiger und können durch Hyperkalzämie, Hyperlipidämie, zystische Fibrose, Trauma, angeborene anatomische Fehlbildungen von Pankreas- und Gallenwegssystem, Dysfunktion des Sphincter Oddi, Nierenerkrankungen, sklerosierende Cholangitis und auf dem Boden eines Autoimmungeschehens entstehen.

Pathologie
Zunächst entstehen im Gangsystem Eiweißpräzipitate, die zu einer mechanischen Reizung, Atrophie und Auflösung der Epithelien führen. In der Folge entwickeln sich Strikturen und Stenosen. Die perikanalikuläre Bindegewebsvermehrung führt zu einer Parenchymschrumpfung. Es bilden sich Zysten, Narben und Verkalkungen. Die Organzerstörung schreitet bis zur totalen exokrinen und endokrinen Pankreasinsuffizienz fort.

Klinik
Die Symptomatik beginnt schleichend. Gedeihstörung, Meteorismus, Übelkeit, Erbrechen und Völlegefühl sind unspezifische Krankheitszeichen. Gelegentlich kommt es zu Oberbauchschmerzepisoden. Es besteht eine Fettintoleranz. Voluminöse, fettglänzende Stühle treten erst bei 80-prozentiger Organzerstörung auf. Ein Diabetes mellitus gilt als Spätmanifestation.

Diagnostik
Chymotrypsin und Elastase im Stuhl sind erniedrigt, der Steatokrit erhöht.

Der Sekretin-Pankreozymin-Test dient der weiteren Beurteilung der Pankreasinsuffizienz.

Therapie

Eine kurative Therapie ist nicht verfügbar. Die Behandlung umfasst die Pankreasenzymsubstitution sowie die Substitution fettlöslicher Vitamine, ggf. eine Diabetesbehandlung und Analgesie.

14.10.3 Generalisierte exokrine Pankreasinsuffizienz

Definition

Autosomal-rezessiv vererbte Multiorganerkrankung mit zyklischer Neutropenie, Kleinwuchs und Skelettdeformitäten, die neben der zystischen Fibrose die häufigste Ursache einer angeborenen exokrinen Pankreasinsuffizienz ist. Synonym: Shwachman-Bodian-Diamond-Syndrom (SBDS).

Klinik

Die Kinder fallen bereits durch ein **niedriges Geburtsgewicht** auf. Es bestehen Fütterungsschwierigkeiten sowie eine **muskuläre Hypotonie.** Bereits in der Neonatalperiode kommt es zu **Gedeihstörung und Diarrhö.** Im 2. Lebensjahr besteht ein deutlicher **Kleinwuchs.** Eine vermehrte Infektanfälligkeit ist durch eine ausgeprägte **Neutropenie** bedingt. Eine begleitende **Thrombozytopenie** besteht in 70 %, eine Anämie in 50 % der Fälle. Das Knochenmark ist hypoplastisch mit Fetteinlagerung. Es besteht eine verzögerte Knochenreifung, und die typischen **Skelettanomalien** sind kurze, verbreiterte Rippen und metaphysäre Ossifikationsdefekte vor allem am Femur. Eine **psychomotorische Entwicklungsverzögerung** besteht in 85 % der Fälle.

Diagnostik

Die bestehende exokrine Pankreasinsuffizienz lässt sich über erniedrigte Pankreasenzyme (Elastase, Chymotrypsin) im Stuhl nachweisen.

Therapie

Die Behandlung besteht in einer Pankreasenzymsubstitution. Bei gravierender Neutropenie können Wachstumsfaktoren (G-CSF) eingesetzt werden.

Prognose

Die Prognose ist hauptsächlich von der Häufigkeit und Schwere der Infektionen abhängig. Die Patienten haben zudem ein erhöhtes Risiko, eine Leukämie oder ein myelodysplastisches Syndrom zu entwickeln.

Lerntipp

Zur Beantwortung der Fragen des IMPP zu den Inhalten der Gastroenterologie in Innere Medizin und Pädiatrie ist es hilfreich, die spezifischen diagnostischen Tests zu kennen:

Elastase im Stuhl	→ Pankreasinsuffizienz
Serum-Lipase	→ Pankreatitis
Xylose-Belastungstest	→ Malabsorption
^{13}C-Atemtest	→ Helicobacter pylori
Schilling-Test	→ Vitamin-B_{12}-Malabsorption
H_2-Atemtest	→ Laktoseintoleranz

15 Nephrologie und Urologie

15.1 Nierenerkrankungen mit Leitsymptom Hämaturie 306
15.1.1 Wegweiser 306
15.1.2 IgA-Glomerulonephritis 306
15.1.3 Benigne familiäre Hämaturie 308
15.1.4 Idiopathische benigne rekurrierende Hämaturie 308
15.1.5 Alport-Syndrom (AS) 309
15.1.6 Akute postinfektiöse Glomerulonephritis (AGN) 309
15.1.7 Systemischer Lupus erythematodes (SLE) 310
15.1.8 Rapid progressive Glomerulonephritis (RPGN) 311
15.1.9 Anaphylaktoide Purpura Schoenlein-Henoch (PSH) 312
15.1.10 Hämolytisch-urämisches Syndrom (HUS) 313
15.1.11 Nierenvenenthrombose 314

15.2 Nierenerkrankungen mit Leitsymptom Proteinurie 316
15.2.1 Wegweiser 316
15.2.2 Nephrotisches Syndrom (NS) 316
15.2.3 Membranöse Glomerulonephritis 318
15.2.4 Membranoproliferative Glomerulonephritis (MPGN) 319

15.3 Tubulopathien 319
15.3.1 Wegweiser 319
15.3.2 Phosphatdiabetes 320
15.3.3 Renal-tubuläre Azidose (RTA) 320
15.3.4 De-Toni-Debré-Fanconi-Syndrom 321
15.3.5 Diabetes insipidus renalis 321
15.3.6 Bartter-Syndrom 322

15.4 Tubulointerstitielle Nephritis (TIN) 322

15.5 Arterielle Hypertonie 323

15.6 Niereninsuffizienz 324
15.6.1 Akute Niereninsuffizienz (ANI) 324
15.6.2 Chronische Niereninsuffizienz (CNI) 324

15.7 Kongenitale Nierenfehlbildungen 326
15.7.1 Wegweiser 326
15.7.2 Nierenagenesie 326
15.7.3 Nierenhypoplasie 326
15.7.4 Lage- und Fusionsanomalien der Niere 326
15.7.5 Zystische Nierenerkrankungen 327

15.8 Harnwegsinfektionen (HWI) 328

15.9 Hydronephrose 330
15.9.1 Wegweiser 330
15.9.2 Vesikoureteraler Reflux (VUR) 330

IMPP-Hits

In dem folgenden Kapitel sind die Nierenerkrankungen mit Leitsymptom Hämaturie führend für das IMPP. Die Tubulopathien, kongenitale Nierenfehlbildungen und Harnwegsinfektionen spielen eher eine untergeordnete Rolle und wurden in den vergangenen Jahren mit nur jeweils einer Frage bedient.

Lerntipp

Das IMPP fragt auch in der Pädiatrie des Öfteren typische Urin- und Stuhlbefunde ab. Um sich vom Sammelsurium der Antwortmöglichkeiten nicht in die Irre führen zu lassen, sollte man die Laborkonstellationen nicht nur auswendig lernen, sondern auch die Befunde verstehen.

15.1 Nierenerkrankungen mit Leitsymptom Hämaturie

15.1.1 Wegweiser

Definitionen

Makrohämaturie: Mit dem bloßen Auge erkennbare Rotfärbung des Urins durch Erythrozyten.
Mikrohämaturie: > 5 Erythrozyten/μL Urin ohne sichtbare Rotfärbung.

Praxistipp

Für die Untersuchung sollte stets frischer Urin verwendet werden.

Differenzialdiagnose

Bei „rotem" Urin handelt es sich nicht immer um eine Hämaturie. Wichtige Ursachen fasst ▶ Tab. 15.1 zusammen. Handelt es sich tatsächlich um eine Hämaturie, ist die Unterscheidung einer **glomerulären** Hämaturie von einer **nichtglomerulären** Hämaturie wichtig (▶ Tab. 15.2).
Das differenzialdiagnostische Vorgehen bei glomerulärer Hämaturie ist in ▶ Abb. 15.1, bei nichtglomerulärer Hämaturie in ▶ Abb. 15.2 dargestellt.

Merke

Die Symptomenkonstellation Mikrohämaturie mit Proteinurie, eingeschränkter Nierenfunktion oder arterieller Hypertonie spricht für das Vorliegen einer Glomerulopathie.

Tab. 15.1 Ursachen für „roten" Urin

Endogen	Exogen	
Erythrozyten Hämoglobin Myoglobin	Nahrungsmittel:	• Rote Bete • Rhabarber • Brombeeren
Porphyrine Amorphe Urate („Ziegelmehl") Homogentisinsäure (Alkaptonurie)	Medikamente:	• Chloroquin • Deferoxamin • Ibuprofen • Metronidazol • Nitrofurantoin • Rifampicin • Phenytoin • Phenolphthalein • Phenothiazine
	Infektion:	• *Serratia marcescens*

Modifiziert nach: M. R. Benz, K. Reiter, R. Eife: Hämaturie und Proteinurie im Kindesalter – vom Symptom zur Diagnose. Monatsschr Kinderheilkd 2004; 152: 238–247.

Tab. 15.2 Hämaturie: glomerulär versus nichtglomerulär

	Glomeruläre Hämaturie	Nichtglomeruläre Hämaturie
Urinfarbe	Rotbraun, Cola-farben	Rot oder rosa
Koagel	Keine	Möglich
Proteinurie*	≥ 100 mg/m²/d	< 100 mg/m²/d
Erythrozytenmorphologie	Dysmorph	Normal
Erythrozytenzylinder	Möglich	Keine

* Nur bei Mikrohämaturie zur Differenzierung verwertbar, da bei Makrohämaturie falsch hohe Befunde für Proteinurie.

15.1.2 IgA-Glomerulonephritis

Epidemiologie

Die IgA-Glomerulonephritis ist eine der häufigsten glomerulären Erkrankungen. Jungen sind deutlich häufiger betroffen als Mädchen. Synonym: Morbus Berger.

Pathogenese

Es liegt eine **Überproduktion von IgA** durch Steigerung der IgA1-Synthese im Knochenmark vor. Das überschüssige IgA wird aufgrund seiner veränderten physikochemischen Eigenschaften intraglomerulär abgelagert. Ursache für die Steigerung der

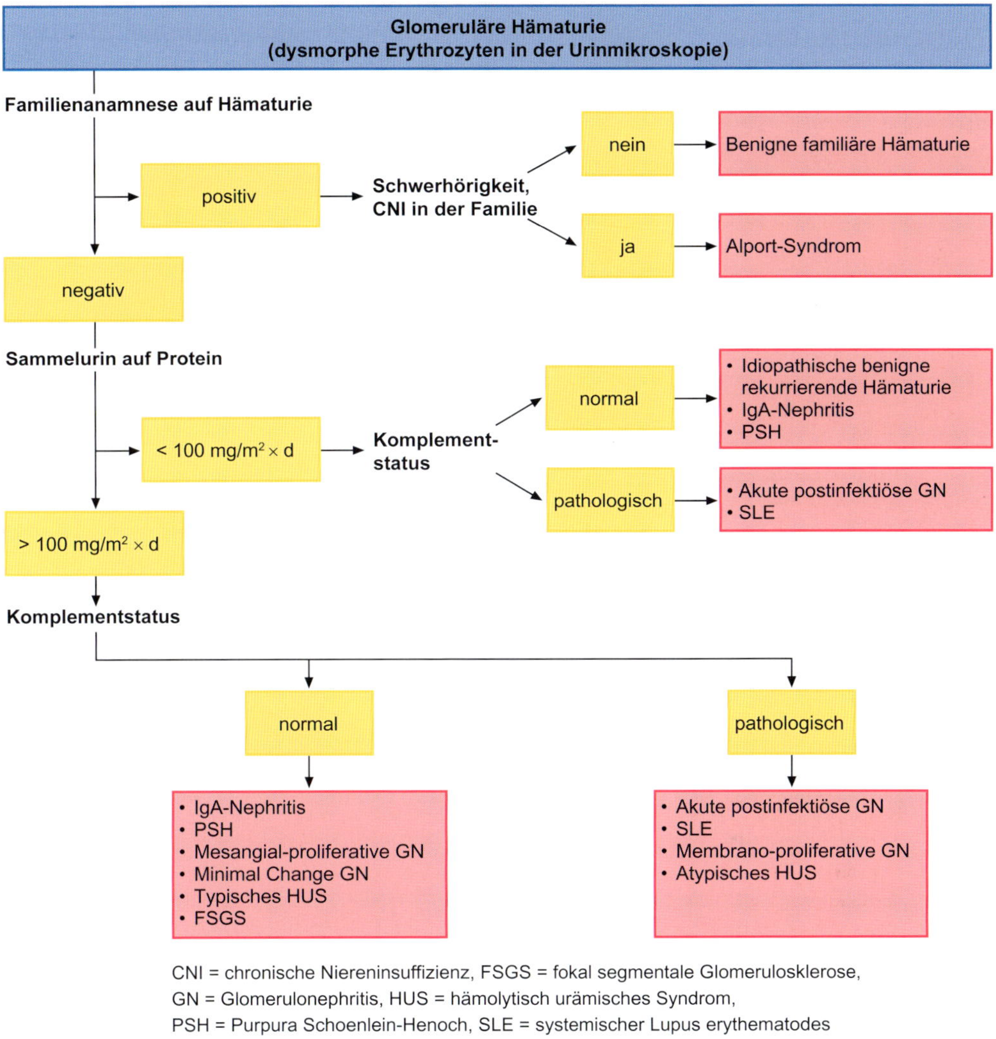

Abb. 15.1 Differenzialdiagnostisches Vorgehen bei glomerulärer Hämaturie. Nach M. R. Benz, K. Reiter, R. Eife: Hämaturie und Proteinurie im Kindesalter – vom Symptom zur Diagnose. Monatsschr Kinderheilkd 2004; 152: 238–247. [F705–003]

IgA1-Synthese könnte z. B. die Induktion einer vermehrten IgA-Produktion durch **exogene Antigene** (Nahrung, Viren, Bakterien) sein, die aufgrund einer gestörten lokalen IgA-Immunantwort die Schleimhautbarriere passieren. Alternativ könnte eine **primäre Dysregulation** des Immunsystems vorliegen, die mit einer inadäquaten Umschaltung zwischen IgA- und IgG-Produktion einhergeht.

Pathologie

Es finden sich eine mesangiale Proliferation, Kapseladhäsionen und epitheliale Halbmondbildungen.

Voraussetzung für die Diagnose ist der immunhistologische Nachweis von IgA-Ablagerungen im Mesangium der Glomeruli.

Klinik

Die Erkrankung beginnt meist im späten Schulalter. Das klinische Leitsymptom ist das Auftreten **rezidivierender Makrohämaturieschübe,** häufig in Assoziation mit Infekten, Impfungen oder körperlicher Belastung. Im Intervall besteht eine Mikrohämaturie.

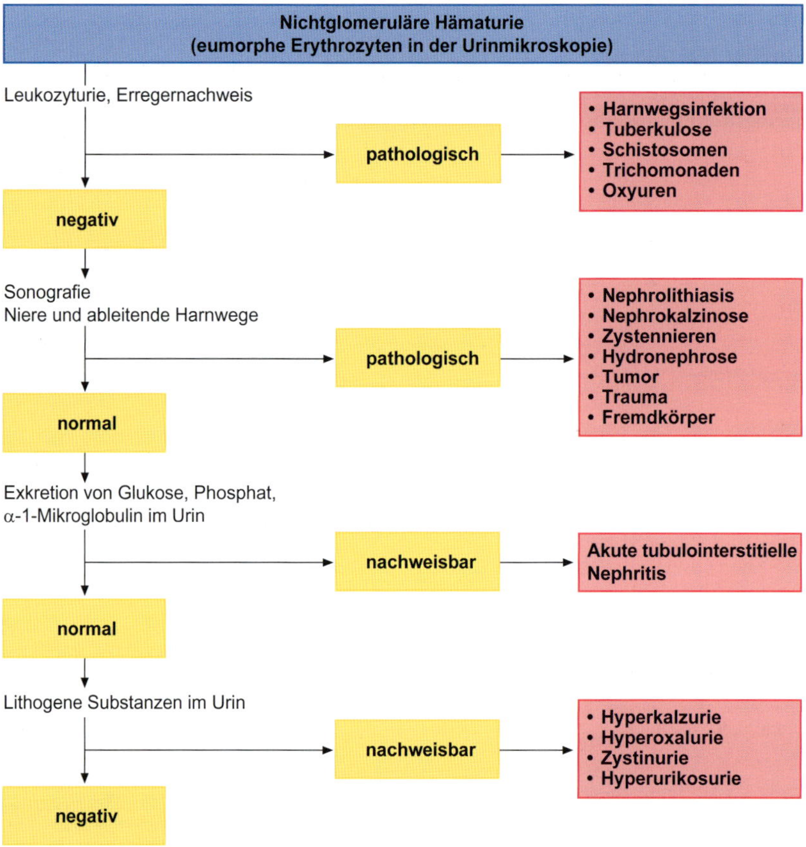

Abb. 15.2 Differenzialdiagnostisches Vorgehen bei nichtglomerulärer Hämaturie. Nach: M. R. Benz, K. Reiter, R. Eife: Hämaturie und Proteinurie im Kindesalter – vom Symptom zur Diagnose. Monatsschr Kinderheilkd 2004; 152: 238–247. [F705–003]

Diagnostik

Es besteht eine glomeruläre Mikro- und Makrohämaturie bei geringgradiger oder fehlender Proteinurie. Das IgA im Serum ist in 15 % der Fälle erhöht. Die Diagnose wird durch **Nierenbiopsie** und folgender Histologie und Immunhistologie gesichert (siehe oben).

Therapie

Therapeutisch werden ACE-Hemmer und Angiotensinrezeptor-Blocker (ARB) eingesetzt. Kommt es zur Niereninsuffizienz, muss eine Nierenersatztherapie (Hämodialyse, Nierentransplantation) durchgeführt werden.

Merke

Die IgA-Glomerulonephritis ist eine der häufigsten glomerulären Erkrankungen im Kindesalter, sie tritt häufig nach banalen Infekten des Respirationstrakts oder des Gastrointestinaltrakts auf und kann zu einer Niereninsuffizienz führen.

15.1.3 Benigne familiäre Hämaturie

Autosomal-dominant vererbte, isolierte, meist persistierende Mikrohämaturie, die außer einer elektronenmikroskopisch nachweisbaren Verdünnung der glomerulären Basalmembran keine histologischen Nierenveränderungen verursacht, keiner Therapie bedarf und mit einer guten Prognose verknüpft ist.

15.1.4 Idiopathische benigne rekurrierende Hämaturie

Nicht familiär auftretende isolierte asymptomatische Mikrohämaturie mit häufig intermittierendem Verlauf, bei der sich keine oder nur leichte Glomerulusveränderungen (mesangiale Proliferation, fokal-segmentale Glomerulonephritis) zeigen und die keiner Behandlung bedarf.

15.1.5 Alport-Syndrom (AS)

Definition
Hereditäre X-chromosomal-dominant, autosomal-rezessiv oder selten autosomal-dominant vererbte Erkrankung der glomerulären Basalmembran, die eine progrediente **Nephropathie** mit Hämaturie, mit oder ohne Proteinurie, **Schwerhörigkeit** und **Augenveränderungen** (Lentikonus, Myopie) zur Folge hat.

Pathologie
Zunächst Verdünnung, dann Aufsplittung und Verdickung der glomerulären Basalmembran, die zu progressiver Glomerulosklerose führt.

Therapie
Eine spezifische Therapie ist nicht verfügbar. ACE-Hemmer und Angiotensinrezeptor-Blocker (ARB) können die Proteinurie günstig beeinflussen. Bei terminaler Niereninsuffizienz muss die Hämodialyse oder eine Nierentransplantation erfolgen.

Prognose
Der wichtigste prognostische Faktor ist der Grad der Proteinurie. Bei den meisten männlichen Patienten kommt es in der 2. Lebensdekade zu einer terminalen Niereninsuffizienz. Der Hörverlust erfolgt parallel dazu und kann zu vollständiger Taubheit führen.

Merke

Beim Alport-Syndrom handelt es sich um die häufigste hereditäre progrediente Nierenerkrankung, die durch eine progrediente Nephropathie, Schwerhörigkeit und Augenveränderungen gekennzeichnet ist.

15.1.6 Akute postinfektiöse Glomerulonephritis (AGN)

Definition
Endokapilläre akute allergisch-hyperergische Entzündung der Nierenglomeruli im Anschluss an akute Infektionen, die typischerweise zu einem nephritischen Syndrom führt, aber auch ein nephrotisches Syndrom verursachen kann.

Epidemiologie
Es handelt sich um die häufigste Ursache eines **akuten nephritischen Syndroms.**

Pathogenese
6 bis 10 Tage vor Beginn der Nierenerkrankung tritt in der Regel eine Infektion, z. B. mit β-hämolysierenden Streptokokken der Gruppe A (Angina oder Hautinfektion), auf. Streptokokkenantigene und korrespondierende Antikörper bilden unter Komplementverbrauch Immunkomplexe, die zur Entzündung führen. Die Entzündung resultiert in einer Einschränkung der glomerulären Funktion.

Merke

Die akute postinfektiöse Glomerulonephritis wird in den meisten Fällen durch eine Infektion mit β-hämolysierenden Streptokokken der Gruppe A ausgelöst (Poststreptokokkenglomerulonephritis).

Pathologie
Es zeigt sich eine diffuse mesangial-proliferative Glomerulonephritis. Antigene, Antikörper und Komplementfaktoren lagern sich in den Kapillarschlingen der Glomeruli („humps") an.

Klinik
In 20 % der Fälle verläuft die Erkrankung asymptomatisch.

Symptome treten 1–4 Wochen nach einer Streptokokkeninfektion (Pharyngitis, Angina, Otitis, Impetigo, Scharlach) oder einer anderen Infektion auf.
Es zeigt sich ein **akutes nephritisches Syndrom** mit mindestens zwei der folgenden Symptome: Makrohämaturie, leichte Proteinurie, arterielle Hypertonie und Einschränkung der glomerulären Filtration mit Oligurie.
Zusätzlich können Ödeme der Augenlider und des Skrotums auftreten. Unspezifische Allgemeinsymptome sind Blässe, Appetitlosigkeit, Erbrechen und Kopfschmerzen.

Als **Komplikationen** können eine Anurie, kardiovaskuläre Symptome (Folge von Wasser- und Salzretention) und zerebrale Symptome (Kopfschmerzen, Erbrechen, Bewusstseinsstörungen, epileptische Anfälle durch hypertensive Krisen) auftreten. Die Dauer der klinischen Symptome beträgt in der Regel 1–2 Wochen. Die Proteinurie und die Hämaturie können bis zu 18 Monate persistieren.

Merke

Die Symptome des akuten nephritischen Syndroms sind Makrohämaturie, leichte Proteinurie, arterielle Hypertonie und Einschränkung der glomerulären Filtration mit Oligurie.

Diagnostik

Die **Mikrohämaturie** ist obligat, häufig besteht eine **Makrohämaturie** mit dem Nachweis von **Erythrozytenzylindern** im Urin (glomerulärer Ursprung). Es besteht eine mäßiggradige Proteinurie (meist < 0,5 g/d). Zur weiteren Diagnostik erfolgt eine **Sonografie der Nieren,** sowie bei rapid progressivem Verlauf eine **Nierenbiopsie.** Ein Streptokokkennachweis sollte durch **Haut- oder Rachenabstrich** angestrebt werden. Bei vorausgegangener Streptokokkeninfektion sind **Antistreptolysintiter, Antihyaluronidase** und **Antidesoxyribonuklease B** erhöht.

Die **Komplementaktivität,** vor allem C3, ist **vermindert.**

Kreatinin und Harnstoff im Serum sind häufig erhöht.

Therapie

Obwohl häufig keine Streptokokken nachweisbar sind, wird mit Penicillin V in einer Dosierung von 100.000 IE/kg KG/d über 10 Tage p. o. behandelt. Bettruhe sollte bei kardiovaskulären oder zerebralen Symptomen und bei Ödemen, Hypertonie und Makrohämaturie eingehalten werden. Eine arterielle Hypertonie wird therapiert (▶ Kap. 15.5).

Prognose

Meist bilden sich Makrohämaturie, Ödeme und Hypertonie in 1–2 Wochen zurück und die glomeruläre Filtrationsrate normalisiert sich innerhalb von Wochen bis Monaten, was auf eine günstige Prognose hinweist. In über 95 % der Fälle kommt es innerhalb von 2 Monaten zu einer **Restitutio ad integrum.**

Merke

Bei jedem Verdacht auf eine AGN ist die sofortige Einleitung einer Therapie mit Penicillin V erforderlich, obwohl der weitere Krankheitsverlauf in vielen Fällen dadurch wahrscheinlich nicht wesentlich beeinflusst wird.

Klinischer Fall

Die 10-jährige Nina klagt über Kopfschmerzen und es treten periorbitale und prätibiale Ödeme auf. 2 Wochen zuvor hatte sie eine fieberhafte Pharyngotonsillitis. Eine antibiotische Therapie erfolgte nicht. Weitere relevante Befunde: Der Antistreptolysintiter im Serum ist deutlich erhöht, der C3-Komplementspiegel erniedrigt. Bei Nina liegt mir hoher Wahrscheinlichkeit eine akute postinfektiöse Glomerulonephritis vor.

15.1.7 Systemischer Lupus erythematodes (SLE)

Definition

Chronisch-entzündliche Autoimmunerkrankung, die durch Ablagerungen von Immunkomplexen gekennzeichnet ist, einhergehend mit einer Vaskulitis vor allem der kleinen Gefäße, und die zu den Symptomen Gewichtsverlust, Fieber, Panzytopenie und Arthritis mit Beteiligung von Herz, Lunge, ZNS, Haut und Nieren führt.

Ätiologie

Familiäre Häufungen belegen eine genetische Prädisposition. Es besteht eine Assoziation zu HLA-DR2, -DR3 und -DQW1. Die derzeitige Hypothese zur Ätiologie lautet, dass eine virale Infektion aufgrund einer Störung der Immunantwort zu einer polyklonalen B-Zell-Aktivierung führt.

Klinik

Meist erkranken Mädchen im Alter zwischen 9 und 15 Jahren. Die Erkrankung beginnt schleichend oder akut mit Krankheitsgefühl, Fieber und Gewichtsverlust. Nahezu jedes Organ kann beim SLE betroffen sein. Charakteristisch ist ein schmetterlingförmiges Erythem über Wangen und Nasenrücken mit erhöhter Lichtempfindlichkeit der Haut. Die Lupusnephritis tritt in über 80 % der Fälle auf, kann mit Hämaturie, Proteinurie, nephritischem oder nephrotischem Syndrom und akutem oder chronischem Nierenversagen einhergehen und bestimmt entscheidend die Langzeitprognose. Ein weiteres sehr häufiges Symptom (> 70 %) ist die symmetrische Arthritis ohne Gelenkdestruktion. Häufig (40 %) besteht eine Perikarditis. Eine Panzytopenie ist ein weiteres wichtiges Merkmal, wobei die Leukozytopenie in der Regel im Vordergrund steht. Eine pulmonale Beteiligung kommt in 20–50 % der Fälle vor. Eine der am meisten gefürchteten Komplikationen ist der ZNS-Befall

(Kopfschmerzen, epileptische Anfälle, Wesensveränderung, Psychosen, Störung der Denk- und Merkfähigkeit), der in 30 % der Fälle vorkommt.

Diagnostik

Im **Urin** finden sich Hämaturie und Proteinurie. Im Blut besteht eine **Panzytopenie,** die BKS ist beschleunigt, α_2-Globulin und Gammaglobuline sind erhöht, **C3** und **C4** sind erniedrigt, im Serum lassen sich **ANA, SMA** und **Anti-Doppelstrang-DNA-Antikörper** nachweisen. Eine **Nierenbiopsie** muss bei allen Patienten mit Hämaturie, Proteinurie, arterieller Hypertonie oder Einschränkung der glomerulären Filtrationsrate durchgeführt werden.

Therapie

Das Haupttherapieprinzip besteht in der Durchführung einer **immunsuppressiven Therapie,** z. B. mit Prednison 0,5 mg/kg KG/d. Hydroxychloroquin zeigt einen günstigen Effekt auf kutane Symptome und bewirkt u. U. eine Reduktion der Rezidivneigung. Nichtsteroidale Antirheumatika können die muskuloskelettalen Symptome und das Fieber günstig beeinflussen.
Die Lupusnephritis (LN) wird in Abhängigkeit der Schwere mit unterschiedlichen immunsuppressiven Therapieprotokollen behandelt.
Bei Bluthochdruck sollte eine **antihypertensive Therapie** mit ACE-Hemmern und/oder Angiotensinrezeptor-Blockern (ARB) durchgeführt werden, da diese nephroprotektiv sind.

Merke

Die immunsuppressive Therapie des SLE ist zwar sehr wirksam, geht aber mit erheblichen Nebenwirkungen einher. Klassische Nebenwirkungen einer Steroidtherapie sind Cushing-Syndrom, arterielle Hypertonie, Diabetes mellitus, Glaukom und Wachstumsretardierung. Azathioprin und Methotrexat haben unerwünschte Nebenwirkungen auf den Gastrointestinaltrakt, die Leber und die Hämatopoese.

Prognose

Die Prognose des SLE hat sich durch die Durchführung einer aggressiven immunsuppressiven Therapie erheblich verbessert. Die 5-Jahres-Überlebensrate liegt derzeit deutlich über 80 %. Schwere, opportunistische Infektionen sind die häufigste Todesursache.

15.1.8 Rapid progressive Glomerulonephritis (RPGN)

Pathogenese

Die Bezeichnung „rapid progressiv" steht für den klinischen Verlauf verschiedener Glomerulonephritiden, deren gemeinsames Merkmal eine **extrakapilläre Proliferation** bei der Mehrzahl (> 80 %) der Glomeruli ist (charakteristische **Halbmondbildungen**). In Kombination mit einer hämorrhagischen Alveolitis der Lunge ist die RPGN als **Goodpasture-Syndrom** bekannt.

Ätiologie

Verschiedene Gruppen von Nierenerkrankungen können der RPGN zugrunde liegen: **Immunkomplexerkrankungen** (z. B. Purpura Schoenlein-Henoch, akute postinfektiöse Glomerulonephritis) sind im Kindesalter die häufigste Ursache einer RPGN. **Vaskulitiden** (Wegener-Granulomatose mit Nachweis von zytoplasmatischen Antikörpern gegen neutrophile Leukozyten, ANCA und Polyarteriitis, Nachweis von p-ANCA) sind die zweithäufigste Ursache. Außerdem kommt sie bei **Autoantikörpererkrankungen** (systemischer Lupus erythematodes, Nachweis von ANA; Goodpasture-Erkrankung, Nachweis von Anti-GBM-Antikörpern) und als **idiopathische** Form vor.

Klinik

Initialsymptome sind **Makrohämaturie, Ödeme, Hypertonie** und **Oligurie.** Manche Kinder weisen ein nephritisches, andere ein nephrotisches Syndrom auf. Häufig kommt es in Wochen bis Monaten zu einer raschen Progression bis hin zur terminalen Niereninsuffizienz.

Merke

Nephritisches Syndrom: Hämaturie, leichte bis mittelgradige Proteinurie, arterieller Hypertonus, Einschränkung der glomerulären Filtration, Oligurie.
Nephrotisches Syndrom: große Proteinurie, Hypalbuminämie, Ödeme, Hyperlipidämie.

Diagnostik

Makrohämaturie, Erythrozytenzylinder und Proteinurie sind charakteristische Urinbefunde. Es besteht eine normochrome, normozytäre Anämie. Harnstoff, Kreatinin und Harnsäure im Serum sind erhöht. Je nach Ursache, Nachweis von **ANA, ANCA** oder **Anti-GBM-Antikörpern** im Serum.

Die Diagnose wird durch **Nierenbiopsie** mit Histologie und Immunhistologie gestellt.

Therapie

Aufgrund des bedrohlichen Charakters der Erkrankung wird meist eine aggressive **Kombinationstherapie** mit Kortikosteroiden, Cyclophosphamid und Azetylsalizylsäure durchgeführt. In Fällen mit linearen Immunglobulinablagerungen aufgrund von Anti-GBM-Antikörpern kann eine Plasmapherese sinnvoll sein.

> **Merke**
>
> Die rapid progressive Glomerulonephritis kann durch eine Vielzahl von Erkrankungen ausgelöst werden und führt frühzeitig zu einer terminalen Niereninsuffizienz.

> **Merke**
>
> Die Goodpasture-Erkrankung führt zu dem charakteristischen Symptomkomplex aus pulmonaler Blutung und Glomerulonephritis.

15.1.9 Anaphylaktoide Purpura Schoenlein-Henoch (PSH)

> **Merke**
>
> Die anaphylaktoide Purpura Schoenlein-Henoch ist die häufigste systemische Vaskulitis im Kindesalter. Petechiale Blutungen auf der Spitze einer Papel an den Streckseiten der unteren Extremitäten und am Gesäß sind das charakteristische klinische Merkmal.

Pathogenese

Nach Kontakt mit einem Fremdantigen (wahrscheinlich Bakterien) kommt es zu einer allergischen Vaskulitis mit Ablagerung IgA-haltiger Immunkomplexe in kleinen Blutgefäßen und Kapillaren. Eine Komplementaktivierung führt zur Infiltration durch polymorphkernige Leukozyten und Monozyten, die proteolytisch das Endothel schädigen.

Pathologie

Es finden sich zwei Arten von Läsionen: Eine Proliferation von Mesangialzellen und epitheliale Adhäsionen bzw. zelluläre und fibrinöse Halbmondbildungen an der Bowman-Kapsel mit Sklerosen und Nekrosen. Immunhistologisch lassen sich regelmäßig IgA-Ablagerungen, meist kombiniert mit IgG und C3, nachweisen.

Klinik

Die Erkrankung manifestiert sich meist bei Kindern im Schulalter. Häufig beginnt die Symptomatik 1–2 Wochen nach einem Infekt der oberen Luftwege.

> Die charakteristischen Hautläsionen sind **petechiale Blutungen jeweils auf der Spitze einer Papel,** die bevorzugt an den Streckseiten der unteren Extremitäten und am Gesäß auftreten (► Abb. 15.3).

Arthralgien sowie eine **symmetrische Arthritis** sind häufig. Im Bereich des Darms kann es zu Ödemen und Blutungen kommen, die kolikartige abdominale Bauchschmerzen, **blutige Stühle** und nicht selten Invaginationen verursachen können. Bei etwa 50 % der Patienten besteht eine **Vaskulitis der Nieren,** die mit einer Hämaturie, Proteinurie und Ödemen einhergeht. Eine progrediente Niereninsuffizienz kann vorkommen.

Diagnostik

Trotz Petechien ist die Thrombozytenzahl normal. Der Gerinnungsstatus ist unauffällig. Bei Nierenbeteiligung treten Hämaturie und/oder Proteinurie auf. Das IgA im Serum ist in 50 % der Fälle erhöht. Der Haemoccult ist oft positiv. C3 im Serum ist normal, ANA sind nicht nachweisbar. Eine **Nierenbiopsie** ist bei Proteinurie, arterieller Hypertonie oder eingeschränkter glomerulärer Filtrationsrate erforderlich.

> **Klinischer Fall**
>
> Die 4-jährige Anna kommt mit ihrem Vater in die Sprechstunde, nachdem sie nach einem Infekt der oberen Atemwege über starke Schmerzen beim Laufen klagt. Ihnen fallen die geschwollenen Beine sowie stecknadelkopfgroße Einblutungen an den Streckseiten der Oberschenkel bis hin zum Gesäß auf. Sie überweisen das Mädchen sofort in die nahe gelegene Kinderklinik. Dem besorgten Vater erklären Sie, dass er sich zunächst nicht sorgen muss. In der Klinik wird man genau darauf achten, ob Anna über Bauchschmerzen klagt und wird zudem wiederholt Urinuntersuchungen durchführen.

Therapie

Bei schweren intestinalen Symptomen wie Koliken, Darmblutung, Invagination oder Perforation erhalten die Patienten Prednison in einer Dosierung von 2 mg/kg KG/d. Bei muskuloskelettalen Beschwerden ist die Gabe von Paracetamol oder nichtsteroidalen Antiphlogistika (Ibuprofen, Naproxen) indiziert. Die symptomatische Vaskulitis der Nieren kann mit ACE-Hemmern oder Angiotensinrezeptor-Blockern (ARB) behandelt werden.

Prognose

Die Prognose ist bei der überwiegenden Mehrzahl der Patienten gut. Die Hautveränderungen bilden sich in der Regel innerhalb weniger Tage spontan zurück. Das Auftreten mehrerer Schübe innerhalb von 6–8 Monaten ist jedoch nicht selten. Gelegentlich persistiert die Mikrohämaturie länger als 1 Jahr. Bei Auftreten einer rapid progressiven Glomerulonephritis ist die Prognose sehr schlecht.

Praxistipp

Frauen haben nach durchgemachter PSH in der Schwangerschaft ein höheres Risiko für Nierenschäden.

15.1.10 Hämolytisch-urämisches Syndrom (HUS)

Definition

Häufigste Ursache des akuten Nierenversagens im Kindesalter mit den Leitsymptomen akute Niereninsuffizienz, hämolytische Anämie und Thrombozytopenie.

Ätiologie

Etwa 90 % der HUS-Erkrankungen im Kindesalter sind auf eine gastrointestinale Infektion mit enterohämorrhagischen *E. coli* **(EHEC)** zurückzuführen (▸ Kap. 7.2.11). Die Übertragung erfolgt durch rohes Fleisch oder unpasteurisierte Milch. Wenn die Erkrankung mit einer Diarrhö assoziiert ist, spricht man von D^+HUS. In seltenen Fällen kann ein HUS auch durch andere Erreger (Pneumokokken, Viren), durch Systemerkrankungen (Tumoren, Glomerulonephritiden, Transplantatabstoßung), durch Medikamente (Ciclosporin A, Tacrolimus, Mitomycin), durch Bestrahlung oder hereditär bedingt sein. Ein atypisches HUS kann durch eine angeborene Erkrankung des Komplementsystems verursacht werden.

Merke

Das hämolytisch-urämische Syndrom ist die häufigste Ursache eines akuten Nierenversagens im Kindesalter und wird in 90 % der Fälle durch eine gastrointestinale Infektion mit enterohämorrhagischen *E. coli* **(EHEC)** verursacht. Die Gefahren des Verzehrs von rohem Fleisch oder unpasteurisierter Milch sollten nicht unterschätzt werden.

Pathogenese

Nach Ingestion kommt es zur Schleimhautadhäsion des Erregers im Darm. Das bakterielle Endotoxin gelangt in die Blutzirkulation und bindet an GB_3-Rezeptoren des Endothels. IL-6 und TNF-α werden sekundär aktiviert, wodurch die Endothelzellschicht in den Organen, die GB_3-Rezeptoren exprimieren, geschädigt wird. Insbesondere an der Niere, aber auch in anderen Organen und im ZNS kommt es zur thrombotischen Mikroangiopathie.

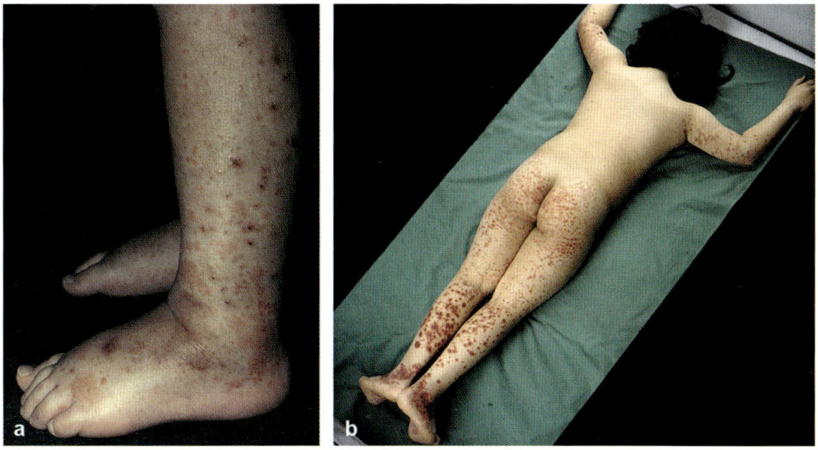

Abb. 15.3 a), b) Purpura Schoenlein-Henoch. Blutungen auf der Spitze von Papeln, bevorzugt an den Streckseiten der unteren Extremitäten und am Gesäß. [O530]

Die Thrombozytopenie entsteht durch Adhäsion und Schädigung der Thrombozyten in der Niere, die Anämie durch Schädigung der Erythrozyten in den alterierten Gefäßbezirken.

Klinik

Das infektionsassoziierte HUS tritt durchschnittlich 4 Tage nach Infektion auf. In der **Prodromalphase** (5–10 Tage vor Beginn der akuten Erkrankung) treten wässrige oder blutige Durchfälle, Erbrechen und Fieber auf. In der **akuten Phase** kommt es zu einer ausgeprägten Blässe **(hämolytische Anämie),** Petechien **(Thrombozytopenie),** Oligurie, Dehydratation und Ödemen **(Niereninsuffizienz)** sowie **arterieller Hypertonie.** Die **zerebralen Symptome** reichen von Somnolenz über epileptische Anfälle bis zum Koma.

Diagnostik

Charakteristisch sind die **Anämie** (Hämoglobin 5–9 g/dL) und die **Thrombozytopenie** bei Leukozytose (> 20.000/µL), die **Hämoglobinurie,** eine aufgrund der Hämolyse erhöhte **LDH** im Serum (> 2.000 U/L) sowie erhöhte Retentionsparameter.

Im Blutausstrich lassen sich **charakteristische Fragmentozyten** („Helmzellen") nachweisen. Die **Stuhluntersuchung** dient der Erregersuche und dem Toxinnachweis. In der **Sonografie der Nieren** sind Nephromegalie, Erhöhung der Echogenität im Bereich der Rinde und Verminderung der Echogenität im Bereich des Marks typisch (▶ Abb. 15.4).

Therapie

Eine spezifische Therapie des HUS ist nicht verfügbar. Die **symptomatische Therapie** beinhaltet eine bilanzierte Elektrolyt- und Flüssigkeitssubstitution und diuretische Therapie mit Furosemid sowie Bluttransfusionen bei behandlungsbedürftiger Anämie und Thrombozytenkonzentrate bei klinischer Blutung. Eine **Nierenersatztherapie** (Peritoneal- oder Hämodialyse) wird bei akuter Niereninsuffizienz durchgeführt. Bei Überwässerung sind extrarenale Komplikationen wie Hypertonie, zerebrale Affektion und pulmonale Symptome häufig und bedrohlich.

Ein atypisches HUS muss ggf. spezifisch therapiert werden (Plasma, Plasmapherese).

Prognose

70 % der Patienten benötigen eine vorübergehende Nierenersatztherapie. 10 % der Patienten erleiden schwerste Komplikationen (Exitus letalis oder terminale Niereninsuffizienz). Eine partielle Einschränkung der Nierenfunktion ist in etwa der Hälfte aller Fälle die Folge der Erkrankung.

Merke

Das hämolytisch-urämische Syndrom ist eine überaus ernste Erkrankung.

Klinischer Fall

Benedikt, ein bislang gesunder 2-jähriger Junge, erkrankt an einer Gastroenteritis mit wässrigen, blutig tingierten Durchfällen. 7 Tage später wird Benedikt wegen einer Rotfärbung des Urins in der Notfallambulanz vorgestellt. Die Mutter berichtet, dass Benedikt weniger Urin ausscheide. Bei der Untersuchung ist Benedikt auffallend blass. Außerdem zeigen sich Petechien an den abhängigen Körperpartien und ein erhöhter Blutdruck. Im Aufnahmelabor fallen eine Anämie (Hb 5,9 g/dL), eine Thrombozytopenie (24.000/µL), eine Leukozytose (22.000/µL), erhöhte Retentionsparameter (Kreatinin 2,7 mg/dL; Harnstoff 70 mg/dL) und erhöhte Hämolyseparameter (LDH 3.150 U/L) auf. Im Blutausstrich sind Fragmentozyten nachweisbar. Im Stuhl werden enterohämorrhagischer *Escherichia coli* sowie Verotoxin nachgewiesen. Diagnose: Hämolytisch-urämisches Syndroms (HUS) mit vorangegangener Diarrhö (D^+HUS).

15.1.11 Nierenvenenthrombose

Definition

Akute thrombotische Verlegung einer oder beider Nierenvenen, die hauptsächlich bei jungen Säuglingen und bei Vorliegen typischer Prädispositionsfaktoren vorkommt und bei Säuglingen meist zur Atrophie des betroffenen Organs führt.

Ätiologie

Bei **Neugeborenen und Säuglingen** sind die häufigsten Ursachen eine perinatale Asphyxie, eine Dehydratation (Diabetes insipidus), Schock, Sepsis oder ein mütterlicher Diabetes mellitus. Bei **älteren Kindern** sind zyanotische Herzfehler, ein nephrotisches Syndrom oder die Anwendung von Kontrastmitteln wichtige Ursachen. Ein prädisponierender Faktor, der sich in allen Altersklassen bemerkbar machen kann, ist eine **Thrombophilie** (z. B. Antithrombin-III-, Protein-C-, Protein-S-Mangel oder eine Resistenz gegenüber aktiviertem Protein C).

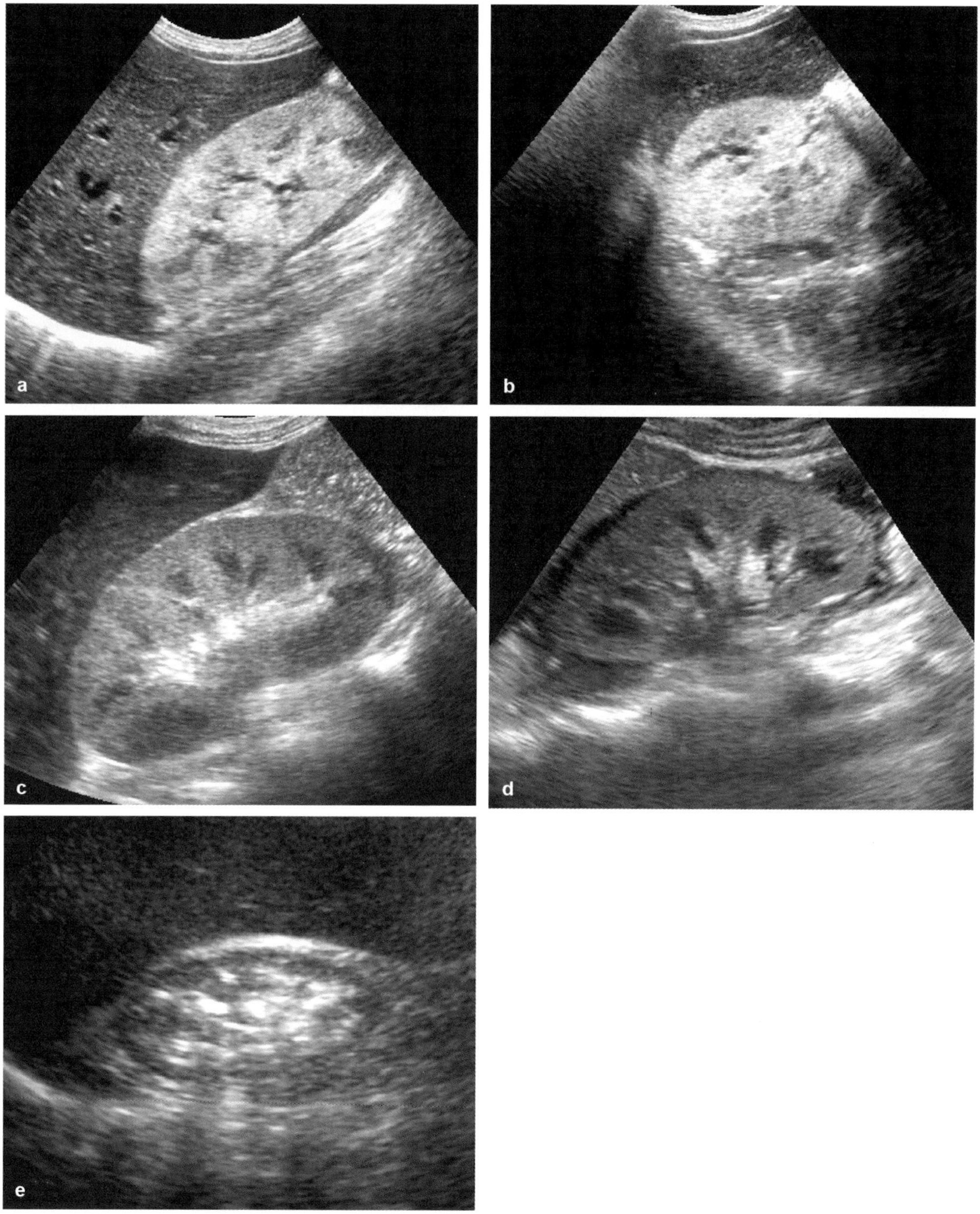

Abb. 15.4 a–e: Nieren mit den typischen Veränderungen bei HUS: Nierenvergrößerung mit deutlich erhöhter Echogenität. [E833]

Klinik
Die Leitsymptome sind **Hämaturie, Nierenvergrößerung** und **Thrombozytopenie** bei progredienter Nierenfunktionsverschlechterung und rückläufiger Diurese. Bei älteren Kindern besteht ein Flankenschmerz. Die Veränderungen treten häufiger unilateral als bilateral auf. Bei beidseitiger Nierenvenenthrombose kommt es zu einem akuten Nierenversagen.

Diagnostik

Merke

Klassische Trias bei Nierenvenenthrombose: Hämaturie, Nierenvergrößerung, Thrombozytopenie.

In der **Sonografie** präsentieren sich erheblich vergrößerte Nieren bei fehlendem dopplersonografischem Fluss in der Nierenvene. Die **Szintigrafie** zeigt eine fehlende Nierenfunktion.

Therapie
Häufig ist ein konservatives Vorgehen empfehlenswert. Eine **fibrinolytische Therapie** mit Urokinase ist oft erfolgreich. Bei größeren Kindern wird eine **Heparinisierung** durchgeführt.
Eine Nephrektomie bei atrophiertem Organ wird so spät wie möglich und nur bei arterieller Hypertonie oder bei rezidivierenden Infektionen durchgeführt.

15.2 Nierenerkrankungen mit Leitsymptom Proteinurie

15.2.1 Wegweiser

Definitionen
Proteinurie: Erhöhte Eiweißkonzentration im Urin.
Selektive Proteinurie: Ausscheidung von ausschließlich Albumin.
Unselektive Proteinurie: Ausscheidung von Albumin und IgG.
Tubuläre Proteinurie: Ausscheidung von α_1-Mikroglobulin.
Physiologische Proteinurie: Proteinausscheidung < 100 mg/m² KOF/d.
Kleine Proteinurie: Proteinausscheidung 100–1.000 mg/m² KOF/d.
Große Proteinurie: Proteinausscheidung > 1.000 mg/m² KOF/d.

Epidemiologie
Bei 10 % aller Kinder besteht eine Proteinurie > 300 mg/m² KOF/d, jedoch nur 0,1 % der Kinder zeigen eine persistierende Proteinurie in vier aufeinanderfolgenden Urinproben.

Differenzialdiagnose
Wird eine Proteinurie zufällig oder im Rahmen einer Screeninguntersuchung entdeckt, sollte zunächst überprüft werden, ob sie auf Anstrengung, Kälte oder Fieber zurückgeführt werden kann (**physiologische** Proteinurie). Der nächste diagnostische Schritt besteht darin, die Persistenz der Proteinurie zu überprüfen. Dies erfolgt durch Urinteststreifenuntersuchungen über 14 Tage morgens und abends. So lassen sich eine **persistierende, intermittierende** und **transiente** Proteinurie unterscheiden. Die häufigste Ursache der persistierenden Proteinurie ist die orthostatische Proteinurie. Hierbei besteht die Proteinurie nur bei aufrechter Körperhaltung, nicht dagegen im Liegen. Eine persistierende Proteinurie > 500 mg/m² KOF/d, die länger als 6 Monate persistiert, stellt eine Indikation zur Nierenbiopsie dar. Das differenzialdiagnostische Vorgehen bei Proteinurie fasst ► Abb. 15.5 zusammen.

Merke

Ein negativer Befund bei der Urinteststreifenuntersuchung schließt eine Proteinurie nicht aus, jeder positive Befund muss kontrolliert werden.

15.2.2 Nephrotisches Syndrom (NS)

Definition
Klinisches Syndrom mit den Leitsymptomen Proteinurie und Hypalbuminämie, meist verbunden mit Ödemen und Hyperlipidämie.

Ätiologie
Über 90 % der Fälle sind idiopathisch. 10 % der Fälle sind symptomatisch, treten also im Rahmen anderer Erkrankungen auf. Folgende Erkrankungsgruppen können mit einem nephrotischen Syndrom assoziiert sein: **immunologisch bedingte Systemerkrankungen** (z. B. systemischer Lupus erythematodes, Purpura Schoenlein-Henoch, Goodpasture-Erkrankung, rheumatisches Fieber), **metabolische und andere Erkrankungen** (z. B. Diabetes mellitus, Amyloidose, Alport-Syndrom, hämolytisch-urämisches Syndrom), **Infektionen** (z. B. kongenitale Toxoplasmose

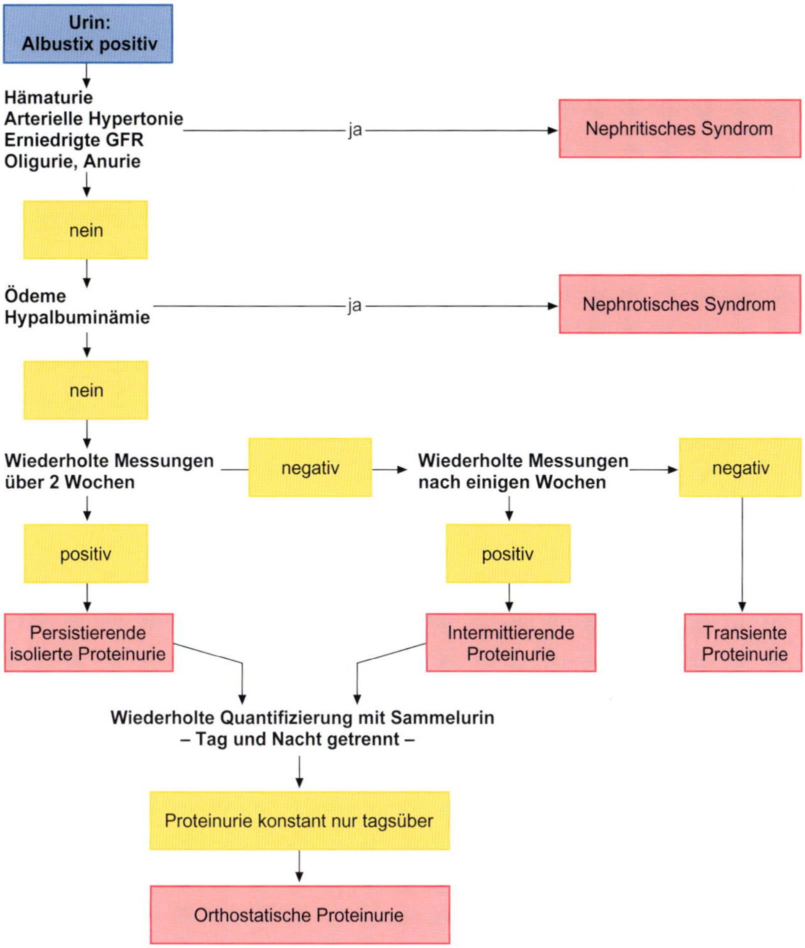

Abb. 15.5 Differenzialdiagnostisches Vorgehen bei Proteinurie. [L141]

oder Zytomegalie, *EBV,* Masern, Varizellen) und **Allergien.** Darüber hinaus können **Impfungen** und **Medikamente** (nichtsteroidale Antiphlogistika, D-Penicillamin) ein nephrotisches Syndrom auslösen.
Dieses Kapitel befasst sich ausschließlich mit dem idiopathischen nephrotischen Syndrom.

Pathophysiologie

Die **Proteinurie** entsteht durch eine erhöhte Permeabilität der glomerulären Basalmembran. Die Permeabilitätserhöhung beruht auf einer Verminderung der Anionendichte der Basalmembran, wodurch sie für negative Makromoleküle wie Albumin vermehrt permeabel wird. Der Proteinverlust beträgt meist mehr als $1 g/m^2$ KOF/d **(große Proteinurie)** und betrifft hauptsächlich Albumin **(selektive Proteinurie).**

In der Folge kommt es zu einer **Hypalbuminämie.** Durch den sinkenden onkotischen Druck wird intravasale Flüssigkeit in das Interstitium verlagert. Es entstehen **Ödeme.** Zu einer vermehrten **Infektanfälligkeit** kommt es durch den Verlust von Immunglobulinen. Eine **Thromboseneigung** entsteht durch das verminderte intravasale Flüssigkeitsvolumen, die damit einhergehende Hypozirkulation, einen AT-III-Verlust und eine begleitende Thrombozytose. Die **Hyperlipoproteinämie** ist entweder Folge einer Stimulation der Lipoproteinsynthese in der Leber durch Hypoproteinämie oder einer verminderten Aktivität der Lipoproteinlipase im Plasma, z.B. durch Verlust über den Urin. Aufgrund einer Erniedrigung des proteingebundenen Anteils besteht eine **Hypokalzämie.**

Pathologie

In der Mehrzahl der Fälle liegt eine **„Minimal Change"-Glomerulonephritis (MCGN)** vor, seltener eine **fokal-segmentale Glomerulosklerose,** eine **mesangial-proliferative,** membranöse oder membranproliferative Glomerulonephritis oder eine diffus-mesangiale Sklerose.

Klinik

Die Erkrankung manifestiert sich bevorzugt im Kleinkindalter mit einem Altersgipfel zwischen 1 und 5 Jahren. Bei **MCGN** sind Jungen doppelt so häufig betroffen wie Mädchen. Oft ist ein Infekt der oberen Luftwege vorausgegangen. Das klinische Erstsymptom sind meist morgendliche **Lidödeme** (► Abb. 15.6). Später treten auch tibiale und beim Jungen skrotale Ödeme auf (► Abb. 15.7). **Gewichtszunahme, Durst** und **verminderte Urinproduktion** sind Folge der Abnahme des intravasalen Flüssigkeitsvolumens durch Einlagerung interstitieller Flüssigkeit. **Aszites** und **Pleuraergüsse** bestehen häufig. Die Kinder sind müde und zeigen häufig einen beeinträchtigten Allgemeinzustand. Nephritische Zeichen sind eher selten, z. B. besteht nur in 30 % der Fälle eine Mikrohämaturie, und der Blutdruck ist meist normal.

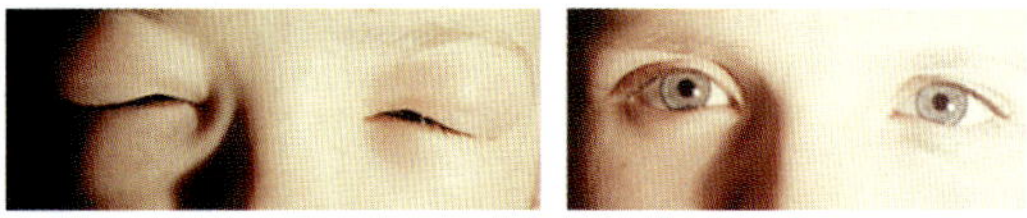

Abb. 15.6 Idiopathisches nephrotisches Syndrom. Massive Lidödeme vor Therapie (links); Normalisierung nach Therapie (rechts). [O530]

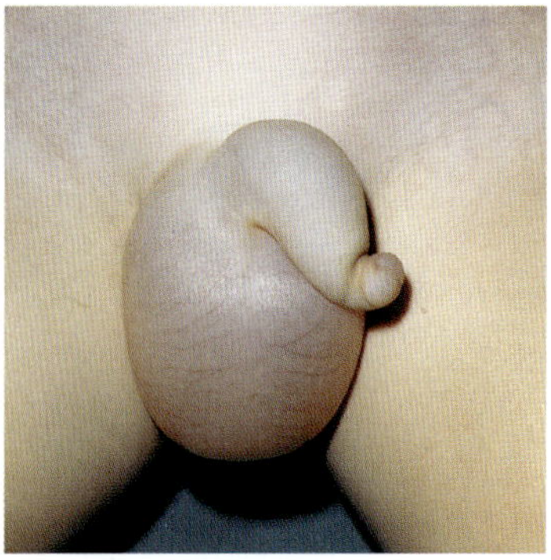

Abb. 15.7 Idiopathisches nephrotisches Syndrom. Skrotalödem. [O530]

Diagnostik

Neben den bereits genannten sind folgende Befunde von Bedeutung: C3 im Serum ist, außer bei Poststreptokokken-GN, normal. Kreatinin und Harnstoff im Serum sind in der Regel normal. Eine **Nierenbiopsie** ist zunächst nicht erforderlich, da meist MCGN.

Therapie

Die symptomatische Therapie beinhaltet eine Flüssigkeitsrestriktion und eine natriumarme Kost. Diuretika (Furosemid) sollten wegen der Gefahr von Thromboembolien oder einer akuten Niereninsuffizienz nur bei ausgeprägten peripheren Ödemen und Aszites in niedriger Dosierung verabreicht werden. Albumininfusionen können in schweren Fällen notwendig werden, ihr Effekt ist jedoch vorübergehender Natur.

Standardisierte Prednisontherapie: Sie ist die kausale Behandlung bei NS, da dadurch die pathologische Proteindurchlässigkeit der glomerulären Basalmembran beeinflusst wird. Bei über 90 % der Patienten besteht im Anschluss an diese Therapie keine Proteinurie mehr (steroidsensibles NS).

Bleibt die Proteinurie bestehen und sind weiter Ödeme vorhanden, handelt es sich um ein steroidresistentes NS. Nun muss zur Klärung der Ätiologie eine Nierenbiopsie durchgeführt werden. Kommt es kurz nach Absetzen von Prednison zu einem Rezidiv, wird eine Rezidivtherapie durchgeführt.

Zur Therapieüberwachung und Früherkennung von Rezidiven wird eine tägliche Albustix-Kontrolle des Morgenurins bis mindestens 2 Jahre nach dem letzten Rezidiv empfohlen.

Merke

Bei nephrotischem Syndrom sollten die Ödeme wegen der Gefahr von Thromboembolien oder einer akuten Niereninsuffizienz nur sehr vorsichtig ausgeschwemmt werden.

15.2.3 Membranöse Glomerulonephritis

Die membranöse Glomerulonephritis ist bei Erwachsenen die häufigste Ursache des nephrotischen Syndroms, bei Kindern ist sie hingegen eher selten. Sie tritt als sekundäre Glomerulonephritis bei Lupus erythematodes, chronischer Hepatitis, Gold- und Penicillamintherapie und bei Tumoren

auf. Pathologisch charakteristisch ist die diffus verdickte Basalmembran mit perlschnurartiger Anordnung von Einschlüsse aus Immunkomplexen (IgG und C3) und subepithelialen Immunkomplexablagerungen.
Im Kindesalter kommt es meist zur spontanen Ausheilung.

15.2.4 Membranoproliferative Glomerulonephritis (MPGN)

Es handelt sich um die häufigste Ursache der chronischen Glomerulonephritis im späten Kindes- und frühen Erwachsenenalter. Charakteristische histologische Veränderungen sind Doppelkonturen der Basalmembranen durch mesangiale Interposition, eine Zunahme der mesangialen Matrix, eine Vergrößerung der Glomeruli mit Läppchenstruktur und extrakapillärer Proliferation sowie der Nachweis von C3 in veränderten Nierenbezirken. Es besteht eine Komplementerniedrigung.
Klinisch steht die **Proteinurie** im Vordergrund. Ein **nephrotisches Syndrom** besteht initial bei 50 % der Patienten. 20 % zeigen eine **Makrohämaturie.** Der Verlauf ist chronisch progredient oder häufig rezidivierend.
Die Behandlung gilt als schwierig. Die Effektivität von Steroiden ist nicht gesichert. Verschiedene immunsuppressive Konzepte kommen zum Einsatz. Bei terminalem Nierenversagen muss eine Nierenersatztherapie (Hämodialyse, Nierentransplantation) durchgeführt werden.

Praxistipp

Bei MPGN besteht nach Nierentransplantation ein hohes Rezidivrisiko im Transplantat.

15.3 Tubulopathien

15.3.1 Wegweiser

Erbliche oder erworbene Störungen eines oder mehrerer Tubulusabschnitte der Nieren. ▸ Tab. 15.3 zeigt eine Übersicht möglicher Ursachen von Tubulopathien.

Tab. 15.3 Mögliche Ursachen von Tubulopathien

Ursache	Art der Tubulopathie
Hereditäre primäre Tubulopathien: Proximale Tubulusabschnitte	
Störungen der Phosphatrückresorption	Phosphatdiabetes
	Pseudohypoparathyreoidismus
Störungen der Glukoserückresorption	Renale Glukosurie
Störungen der Aminosäurerückresorption	Zystinurie
	Hartnup-Syndrom
Störungen der Bikarbonatrückresorption	Proximale tubuläre Azidose
Kombinierte proximale Tubulusfunktionsstörung	De-Toni-Debré-Fanconi-Syndrom
Hereditäre primäre Tubulopathien: Distale Tubulusabschnitte	
Störung der Säuresekretion	Distale tubuläre Azidose
Störung der Wasserrückresorption	Diabetes insipidus renalis
Sekundäre Tubulopathien	
Angeborene Stoffwechselerkrankungen	Klassische Galaktosämie
	Hereditäre Fruktoseintoleranz
	Tyrosinämie Typ 1

Tab. 15.3 Mögliche Ursachen von Tubulopathien (Forts.)

Ursache	Art der Tubulopathie
Sekundäre Tubulopathien	
	Morbus Wilson
	Zystinose
	Fanconi-Bickel-Syndrom
Erworbene Erkrankungen	Kupfervergiftung
	Chronische Niereninsuffizienz
	Vitamin-D-Mangel-Rachitis
	Erworbener Diabetes insipidus
Andere	Idiopathische Hyperkalziurie
	Hyperkaliämische Azidose
	Bartter-Syndrom
	Nierenfehlbildungen

15.3.2 Phosphatdiabetes

► Kap. 4.2.2.3.

15.3.3 Renal-tubuläre Azidose (RTA)

Definition

Störungen der renalen Säureproduktion, die entweder durch verminderte Bikarbonatrückresorption im proximalen Tubulus oder durch ungenügende Wasserstoffionensekretion im distalen Tubulus entstehen.

Ätiologie

RTA können primär als hereditäre Störungen oder sekundär als Folge von angeborenen Stoffwechselerkrankungen, Autoimmunerkrankungen, Nephrokalzinose, Intoxikationen oder Mangelzuständen auftreten. Man unterscheidet drei Formen der RTA:

- **Proximale RTA** (Typ II, selten)
  - Als eigenständige Erkrankung: Hereditär (autosomal-dominant), sporadisch, passager oder persistierend
  - Sekundär: Zystinose, klassische Galaktosämie, hereditäre Fruktoseintoleranz, Tyrosinämie Typ 1, Morbus Wilson oder als Teil eines generalisierten proximalen tubulären Transportdefekts (De-Toni-Debré-Fanconi-Syndrom)
- **Distale RTA** (Typ I, häufiger)
  - Als eigenständige Erkrankung: Hereditär (autosomal-dominant oder -rezessiv), sporadisch
  - Sekundäre Formen: Bei vielfachen Erkrankungen und Intoxikationen
- **Hyperkaliämische RTA** (Typ IV)
  - Als eigenständige Erkrankung: Hereditärer Hypoaldosteronismus (autosomal-rezessiv) oder hereditärer Pseudohypoaldosteronismus (autosomal-dominant oder -rezessiv)
  - Sekundäre Formen: Obstruktive Uropathie als häufigste Ursache, Nebennierenerkrankungen, Reninmangelzustände

Hier werden nur die primären, isolierten Formen der RTA besprochen.

Klinik

Die isolierte **proximale RTA** ist selten. Die Symptomatik ähnelt der bei distaler RTA sehr, doch bessert sie sich meist spontan im Kleinkindalter.

Die Symptome der viel häufigeren **distalen RTA** sind Erbrechen, mangelndes Gedeihen, Polyurie, Dehydratation, Rachitis, Osteoporose und Nephrokalzinose bzw. Nephrolithiasis. Fast immer besteht ein Kleinwuchs.

Die **hyperkaliämische RTA** ist meist geprägt von den Zeichen des Mineralokortikoidmangels, d. h. des renalen Salzverlusts und des Volumenmangels.

Diagnostik

Es besteht eine metabolische Azidose bei normaler Anionenlücke. Ein Anionenüberschuss im Urin [Cl^- > (Na^+ + K^+)] bedeutet, dass die Azidose durch HCO_3^--Verlust bedingt ist (proximale RTA). Ein Kationenüberschuss im Urin [Cl^- < (Na^+ + K^+)] spricht für eine distale RTA.

Säurebelastung: Fällt der Urin-pH nach Gabe von 0,1 mg/kg KG Ammoniumchlorid innerhalb von 8 h auf unter 5,5, handelt es sich um eine **proximale RTA,** bleibt der Urin-pH stets bei > 5,5, handelt es sich um eine **distale RTA.**

Merke

Eine vergrößerte Anionenlücke weist auf eine endogene Säureüberproduktion (z. B. organische Säuren), eine Intoxikation (z. B. Salizylate) oder eine verminderte Säureausscheidung infolge von Niereninsuffizienz hin.

Therapie

Ziele sind die Anhebung der Bikarbonatkonzentration im Blut auf > 20 mmol/L, die Normalisierung der Kaliumkonzentration im Blut und der Kalziumausscheidung im Urin sowie die Rückbildung eventueller Skelettveränderungen.

15.3.4 De-Toni-Debré-Fanconi-Syndrom

Definition

Generalisierte Funktionsstörung des proximalen und distalen Tubulus ohne primäre Veränderung der Glomerulusfunktion.

Ätiologie

Ein De-Toni-Debré-Fanconi-Syndrom kann entweder **idiopathisch** (autosomal-rezessiv oder -dominant, selten X-chromosomal-rezessiv oder sporadisch) oder sekundär im Rahmen angeborener **Stoffwechselerkrankungen** (z. B. klassische Galaktosämie, hereditäre Fruktoseintoleranz, Tyrosinämie Typ 1, Morbus Wilson, Zystinose) oder im Rahmen von **Intoxikationen** (z. B. Schwermetalle, Gentamicin, Cisplatin, Ifosfamid) auftreten.

Pathogenese

Durch eine Störung des transmembranären Transports im Nierentubulus kommt es zu einem renalen Bikarbonatverlust, der zu einer renalen tubulären Azidose führt. Durch exzessiven Bikarbonat- und Glukoseverlust kommt es zu einer Hypokaliämie. Die erheblichen Anionenverluste führen im Gegenzug zu Natriumverlusten. Die Rachitis entsteht durch die Kombination aus metabolischer Azidose, Hypophosphatämie und Vitamin-D-Resistenz. Die Vitamin-D-Resistenz entsteht infolge einer Störung der Konversion von Vitamin D_3 zum biologisch aktiven 1,25-Dihydroxy-Vitamin D_3 durch die metabolische Azidose.

Klinik

Das De-Toni-Debré-Fanconi-Syndrom manifestiert sich in der Regel in den ersten 6 Lebensmonaten. Klinisch ist es durch renale Verluste von Wasser, Elektrolyten und organischen Substanzen charakterisiert, die zu **Erbrechen, Polydipsie, Dehydratation,** Azidose, Salzhunger, Knochenschmerzen, **Rachitis,** Osteoporose, Muskelatrophie und **Kleinwuchs** führen. Bei sekundären Formen bestehen darüber hinaus die Symptome der Grunderkrankung. Im weiteren Verlauf kann sich eine Niereninsuffizienz entwickeln.

Diagnostik

Merke

Leitsymptome des De-Toni-Debré-Fanconi-Syndroms sind Glukosurie, Hyperaminoazidurie, Hyperphosphaturie und hyperchlorämische metabolische Azidose.

Weitere charakteristische Befunde sind Polyurie, Hypokaliämie, Hypophosphatämie sowie eine erhöhte alkalische Phosphatase im Serum bei Vorliegen einer Rachitis.

Therapie

Die Therapie ist **symptomatisch.**

15.3.5 Diabetes insipidus renalis

Definition

Störung der Rückresorption von Wasser im distalen Tubulus und in den Sammelrohren durch fehlendes Ansprechen der Niere auf das antidiuretische Hormon ADH.

Ätiologie

Die **primäre Form** des Diabetes insipidus renalis wird meist X-chromosomal-rezessiv vererbt und durch Mutationen im **Vasopressin-V2-Rezeptor-Gen** (*AVPR2*) verursacht. Bei der seltenen autosomal-rezessiv vererbten Form liegen Mutationen im Gen für den Wassertransportkanal **Aquaporin 2 (*AQP2*)** zugrunde.

Sekundäre Formen entstehen durch Erkrankungen, die zu einer Verminderung des Konzentrationsgradienten im Nierenmark führen (akute oder chronische Niereninsuffizienz, obstruktive Uropathie, vesikoureteraler Reflux, interstitielle Nephritis) oder durch Zustände, die die Wirkung von ADH am distalen Tubulus vermindern (Hypokaliämie, Hyperkalzämie, Lithiumtherapie).

Klinik

Polyurie und Polydipsie infolge einer renalen Konzentrationsschwäche mit **Ausscheidung hypotonen Urins** sind die wichtigsten Symptome der Erkrankung. Das Urinvolumen beträgt häufig mehrere Liter täglich. Sekundärsymptome sind Erbrechen, Exsikkose, Fieber, Gedeihstörung, Obstipation und Gewichtsschwankungen.

Diagnostik

Hypernatriämie und **hohe Serumosmolarität** (> 310 mosmol/L) bei niedriger Urinosmolarität (< 150 mosmol/L) sind charakteristisch. Die Urinosmolarität übersteigt nie die Serumosmolarität.
ADH-Test: Nach Gabe von ADH kommt es weder zu einem Anstieg der Urinosmolarität noch zu einem Abfall der Serumosmolarität. Patienten mit zentralem Diabetes insipidus sprechen hingegen auf exogene ADH-Gabe an.

Merke

Beweisend für die Diagnose eines Diabetes insipidus renalis ist der ADH-Test, bei dem die Urinmenge und die Urinkonzentration unter exogener Zufuhr von ADH gemessen werden.

Therapie

Ziel ist es, eine Dehydratation und Hypernatriämie zu verhindern. Durch **kochsalzarme** und eiweißreduzierte Kost wird die osmotische Last der Nahrung reduziert. Außerdem muss auf eine adäquate Kalorienzufuhr geachtet werden.
Thiaziddiuretika können die Urinausscheidung bis auf 30–50 % reduzieren **(paradoxe antidiuretische Wirkung),** da sie das extrazelluläre Flüssigkeitsvolumen reduzieren und es dadurch zu einer Reduktion des glomerulären Filtrats und zu einer erhöhten Natriumrückresorption kommt. **Prostaglandinsynthesehemmer** können ebenfalls den Urinfluss senken.

Merke

Bei einem Diabetes insipidus renalis kann es zu einer akuten Dehydratation mit Hypernatriämie kommen. Der Ersatz des Wasserverlustes muss mit natriumarmen Infusionslösungen erfolgen. Die Verabreichung von unverdünnter physiologischer Kochsalzlösung (0,9-prozentig) kann zu Koma und Tod durch Hirnödem führen.

15.3.6 Bartter-Syndrom

Definition

Es handelt sich um eine Gruppe angeborener, autosomal-rezessiv vererbter renaler Tubulopathien (Typen I–IV) durch Defekte unterschiedlicher Ionenkanäle mit den Leitsymptomen **Hypokaliämie** und **metabolische Alkalose.**

- **Typ I:** Defekt des Na/K/Cl-Kotransporters
- **Typ II:** Defekt des Kaliumkanals
- **Typ III:** Defekt des basolateralen Chloridkanals
- **Typ IV:** Defekt der β-Untereinheit des Chloridkanals

Klinik

Die Symptome der Erkrankung sind **Polyurie, Polydipsie, Dehydratation,** Wachstumsrückstand, Gedeihstörung, Muskelschwäche und Obstipation. Typischerweise tritt kein arterieller Hypertonus auf **(normotoner Hyperreninismus).**

Diagnostik

Die **metabolische Alkalose** mit chronischer **Hypokaliämie** ist charakteristisch. Weitere Befunde sind Hyponatriämie, erhöhte Konzentration von Kalium und Chlorid im Urin, Hyperkalziurie und eine erhöhte **Plasmarenin-** und Aldosteronaktivität. Die Diagnose wird durch **DNA-Analyse** bestätigt.

15.4 Tubulointerstitielle Nephritis (TIN)

Definition

Akute und chronische Nierenerkrankungen, die sich durch eine Entzündung oder sonstige Schädigung der tubulointerstitiellen Strukturen der Niere ohne wesentliche Beteiligung des glomerulären oder vaskulären Apparats auszeichnen.

Ätiologie

Neben der idiopathischen Form (mit und ohne Uveitis) kann man eine Vielzahl sekundärer tubulointerstitieller Nephritiden unterscheiden. Wichtige Ursachen sind einige Medikamente, Infektionen, immunologische und metabolische Erkrankungen sowie eine Reihe weiterer Erkrankungen wie z. B. Harnwegsobstruktionen.

Pathologie

Bei der **akuten TIN** beobachtet man entzündliche Infiltrate und Epithelzellschäden im tubulointerstitiellen Raum.

Bei der **chronischen TIN** kommen Tubulusatrophien und eine interstitielle Fibrose hinzu.

Klinik

Unspezifische Symptome zu Beginn der Erkrankung sind Müdigkeit, Anorexie, Bauchschmerzen, Erbrechen, Fieber, makulopapulöses Exanthem und Arthralgien. In einem Drittel der Fälle besteht gleichzeitig eine Uveitis.

Leitsymptome der renalen Erkrankung sind **Polyurie und Polydipsie** als Zeichen der Konzentrationsschwäche der Niere.

Diagnostik

Der Urinbefund zeigt eine **Mikrohämaturie,** sterile Leukozyturie und Zylindrurie, eine Glukosurie, eine **Proteinurie** (< 1 g/d) sowie eine **Hyperaminoazidurie** (Tubulusschaden). Im Blut finden sich eine Anämie, Leukozytose und häufig eine Eosinophilie. Die BKS ist erhöht. Das Kreatinin im Serum ist in Abhängigkeit vom Ausmaß der Nierenfunktionsstörung erhöht. Die **Nierensonografie** weist vergrößerte Nieren nach. Eine **Nierenbiopsie** ist nur bei diagnostischen Unklarheiten indiziert.

Therapie

Bei der **akuten TIN** sollten zunächst ätiologisch in Frage kommende Medikamente abgesetzt und Infektionen behandelt werden. Da häufig die Polyurie im Vordergrund steht, sind die Flüssigkeits- und Elektrolytbilanzierung besonders wichtig.

Eine Steroidbehandlung bei der **chronischen TIN** wird kontrovers diskutiert, kann aber zu einer Besserung der Nierenfunktion und Ausheilung führen.

15.5 Arterielle Hypertonie

Wegweiser

Erhöhung des systolischen und/oder diastolischen arteriellen Blutdrucks bei wiederholten Messungen auf Werte, die über der altersentsprechenden 95. Perzentile liegen.

Im Folgenden wird lediglich auf die Ursachen einer arteriellen Hypertonie im Kindesalter eingegangen. Spezifische Charakteristika der Therapie im Kindesalter waren bislang in den schriftlichen Examina nicht relevant.

Ätiologie

Die wichtigsten Ursachen einer sekundären (nicht primären, essenziellen) chronischen arteriellen Hypertonie im Kindesalter sind in ▸ Tab. 15.4 zusammengefasst.

Merke

Die arterielle Hypertonie im Kindesalter ist in mindestens 85 % der Fälle sekundär renal bedingt.

Praxistipp

Bei Blutdruckmessungen im Kindesalter sollte auf die Auswahl einer altersentsprechenden Manschettengröße geachtet werden.

Tab. 15.4 Wichtige Ursachen der sekundären arteriellen Hypertonie im Kindesalter

Renal	Vaskulär	Endokrin	Zentralnervös
Pyelonephritis	Nierenarterienstenose	Phäochromozytom	Hirntumor
Glomerulonephritis	Aortenisthmusstenose	Hyperthyreose	Hirnblutung
Hydronephrose	Valvuläre Aortenstenose	Hyperparathyreoidismus	Trauma
Multizystische Nierendegeneration	Persistierender Ductus arteriosus	Cushing-Syndrom	
Vesikoureteraler Reflux	Nierenvenenthrombose	Hyperaldosteronismus	
Harnleiterobstruktion	Vaskulitis	Adrenogenitales Syndrom	

Tab. 15.4 Wichtige Ursachen der sekundären arteriellen Hypertonie im Kindesalter (Forts.)

Renal	Vaskulär	Endokrin	Zentralnervös
Segmentäre Nierenhypoplasie			
Nierentrauma			
Wilms-Tumor			
Hämolytisch-urämisches Syndrom			
Purpura-Schoenlein-Henoch-Nephritis			
Lupus erythematodes			

15.6 Niereninsuffizienz

15.6.1 Akute Niereninsuffizienz (ANI)

Definitionen

Plötzlicher Ausfall der Nierenfunktion unterschiedlicher Ursache, der zu einer Erhöhung der Retentionsparameter (Kreatinin, Harnstoff) führt, die in der Regel mit einer Reduktion der Urinproduktion einhergeht.

Oligurie: Urinproduktion < 300 mL/m²/d, bei Neugeborenen < 1 mL/kg KG/h.

Anurie: Urinproduktion < 100 mL/m²/d.

Polyurie: Urinproduktion > 1.200 mL/m²/d.

Man unterscheidet eine **prärenale, renale** und **postrenale** ANI.

Merke

Die **prärenale** ANI ist definiert als eine vorübergehende Störung der Nierenfunktion als Folge einer renalen Minderdurchblutung ohne primäre Nierenerkrankung. Die **renale** ANI ist durch eine Nierenparenchymschädigung mit vorwiegend vaskulärer, glomerulärer oder tubulärer Komponente gekennzeichnet. Der **postrenalen** ANI liegt eine akute Harnabflussstörung zugrunde.

Klinik

Das klinische Leitsymptom des akuten Nierenversagens ist die Verminderung der Diurese mit **Oligurie oder Anurie.** Begleitend kommt es zu einem **Anstieg harnpflichtiger Substanzen** im Serum und zu einer metabolischen **Azidose.** Häufig bestehen Ödeme und ein Aszites. Arterielle Hypertonie, Herzinsuffizienz, Lungenödem, Hirnödem und epileptische Anfälle sind weitere klinische Symptome. Hierdurch kommt es zu Übelkeit, Erbrechen und Kopfschmerzen. Im Finalstadium kann ein **urämisches Koma** auftreten. Die Störung des Elektrolythaushalts birgt die Gefahr der Hyperkaliämie.

Therapie

Die Indikation zur **Dialyse** ist fließend. Bestimmende Parameter sind Überwässerung, Elektrolytstörungen, Harnstofferhöhung, metabolische Azidose. Der Trend geht zur frühen Dialyse. Bei einer postrenalen Ursache ist die Beseitigung der Obstruktion erforderlich. Bei prärenalen Ursachen muss die Grunderkrankung effektiv behandelt werden. Bei allen Formen sind die **Flüssigkeits- und Elektrolytbilanzierung** von essenzieller Bedeutung, um weitere Komplikationen zu vermeiden. Die Gabe eines Diuretikums (Furosemid) ist nur dann sinnvoll, wenn eine glomeruläre Restfunktion vorhanden ist. Die Hyperkaliämie kann bis zum Beginn der Dialyse mit Ionenaustauscherharzen (z. B. Resonium A®) sowie durch intravenöse Glukoseinfusion mit Altinsulin (0,1 IE/kg KG/h) behandelt werden.

Merke

Wegen der Gefahr eines Herzstillstands ist die Behandlung der Hyperkaliämie eine Notfalltherapie.

15.6.2 Chronische Niereninsuffizienz (CNI)

Definitionen

Unter chronischer Niereninsuffizienz versteht man ein Absinken der glomerulären Filtrationsrate unter definierte stadienabhängige Grenzwerte (► Tab. 15.5).

Ätiologie

Über 60 % der CNI im Kindesalter werden durch primäre Nierenfehlbildungen verursacht, gefolgt von hereditären Nephropathien. Erworbene Ursachen (Glomerulonephritiden, HUS) sind seltener und gewinnen erst mit zunehmendem Alter an Bedeutung.

Pathogenese

Die Urämie manifestiert sich spätestens ab einer GFR unter 20 % der Altersnorm mit einem Anstieg harnpflichtiger Substanzen im Serum. Die Folgen sind:

- **Azidose** durch Bikarbonatverlust und gestörte Säureausscheidung
- **Störung der Urinkonzentrierungsfähigkeit** durch Verlust funktionsfähiger Nephrone
- **Hyperkaliämie** durch abnehmende GFR, dadurch Aldosteronanstieg
- **Renale Osteodystrophie** durch verminderte intestinale Kalziumresorption, verminderte Bildung von 1,25-Dihydroxy-Vitamin D_3, Hyperphosphatämie und sekundären Hyperparathyreoidismus
- **Wachstumsretardierung** durch Azidose, Anämie, renale Osteodystrophie
- **Anämie** durch Verminderung der Erythropoetinsynthese, Hämolyse, Blutung und verkürzte Erythrozytenlebenszeit
- **Blutungsneigung** durch Thrombozytopenie und gestörte Thrombozytenfunktion
- **Infektionsneigung** durch Granulozytenfunktionsstörung und Störungen der zellulären Immunität
- **Neurologische Symptome** durch Toxizität urämischer Substanzen
- **Gastrointestinale Ulzerationen** durch Salzsäureüberproduktion
- **Arterielle Hypertonie** durch Wasser- und Natriumüberladung und exzessive Reninproduktion
- **Hypertriglyzeridämie** durch Verminderung der Lipoproteinlipaseaktivität
- **Gestörte Glukosetoleranz** durch Insulinresistenz der Gewebe.

Merke

Wenn die GFR auf etwa die Hälfte des Normwerts abgesunken ist, bedeutet das, dass nur noch ein Viertel aller Nephrone ausreichend funktioniert. Die weitere Progression der CNI ist zu diesem Zeitpunkt irreversibel, doch die Geschwindigkeit der Progression ist variabel.

Klinik

Die klinische Symptomatik ist sehr variabel und hängt vom Ausmaß der GFR-Einschränkung, vom Alter des Kindes und von der bestehenden Grunderkrankung ab. Unspezifische Symptome sind schlechtes Gedeihen, Erbrechen, Anorexie, Müdigkeit und häufige Infektionen. Klinische Symptome der fortgeschrittenen Urämie sind Foetor ex ore, Juckreiz, hämorrhagische Diathese, epileptische Anfälle und Koma. Polyurie, Anämie, Osteopathie und Kleinwuchs sprechen für das Vorliegen einer CNI.

Therapie

Ziele der Therapie sind, die Nierenfunktion so lange wie möglich zu erhalten und die Komplikationen der Niereninsuffizienz zu vermeiden oder zu minimieren. Ein wichtiger Bestandteil der Behandlung ist die Vorbereitung auf eine Nierenersatztherapie.

Diät: Die Ernährung sollte möglichst iso- bis hochkalorisch sein und eine altersentsprechende Eiweißzufuhr beinhalten, da eine Proteinreduktion im Säuglings- und Kindesalter mehr Nachteile als Vorteile mit sich bringt. Eine diätetische Phosphatreduktion ist oft erforderlich. Eine Substitution von essenziellen Aminosäuren, wasserlöslichen Vitaminen, Zink und Eisen ist häufig hilfreich.

Wasser- und Elektrolytbilanzierung: Zunächst ist meist keine Wasserrestriktion notwendig. Bei arterieller Hypertonie, Ödemen und Herzinsuffizienz kommen Diuretika zum Einsatz. Die Hyperkaliämie wird mittels Kaliumrestriktion und u. U. durch die orale oder rektale Verabreichung von Ionenaustauschern (Resonium A®) behandelt.

Azidosebehandlung: Natrium- oder Kaliumbikarbonat oder -zitrat werden bei konstanter Erniedrigung des Serumbikarbonats auf unter 22 mmol/L gegeben.

Renale Osteodystrophie: Die Hyperphosphatämie wird durch die Gabe von Kalziumkarbonat behandelt. 1,25-Dihydroxy-Vitamin D_3 wird verabreicht, bis die Serumkalziumkonzentration, die Aktivität der alkalischen Phosphatase im Serum und die röntgenologischen Knochenveränderungen sich normalisiert haben.

Anämie: Die Therapie besteht in der Verabreichung von rekombinantem Erythropoetin.

Terminale Niereninsuffizienz: In diesem Stadium muss eine Nierenersatztherapie (Hämodialyse oder Nierentransplantation) durchgeführt werden.

Tab. 15.5 „Chronic kidney disease"-(CKD-)Klassifikation der chronischen Niereninsuffizienz

Stadium 1	Nierenschädigung mit erhaltener Funktion, GFR ≥ 90 mL/min × 1,73 m^2
Stadium 2	Leichte Niereninsuffizienz, GFR 60–89 mL/min × 1,73 m^2
Stadium 3	Mäßige Niereninsuffizienz, GFR 30–59 mL/min × 1,73 m^2
Stadium 4	Fortgeschrittene Niereninsuffizienz, GFR 15–29 mL/min × 1,73 m^2
Stadium 5	Terminale Niereninsuffizienz, GFR < 15 mL/min × 1,73 m^2

Merke

Das Ziel einer erfolgreichen Nierenersatztherapie ist eine schnellstmögliche Nierentransplantation. Die Vorbereitungen sollten bereits vor Eintritt der Terminalphase eingeleitet werden.

15.7 Kongenitale Nierenfehlbildungen

15.7.1 Wegweiser

Relativ häufige angeborene Organfehlbildungen in Form von Hypoplasie, Dysplasie oder Zystenbildung der Niere, die oft asymptomatisch sind, jedoch auch mit einer erhöhten Neigung zu Pyurien und sekundärer Schrumpfnierenbildung einhergehen können.

15.7.2 Nierenagenesie

Es handelt sich um ein Fehlen der Nieren- und Ureteranlage.
Bilaterale Nierenagenesie: Intrauterin besteht eine Oligo- oder Anhydramnie. Die Folge ist eine komplette Fehlbildung, die durch weiten Augenabstand, Epikanthus, tief sitzende Ohren, breite Nase, Hypognathie, schmale Hände und hypoplastische Lungen **(Potter-Sequenz)** gekennzeichnet ist. Die Kinder sterben meist unmittelbar postnatal an einer nicht behandelbaren Lungenentfaltungsstörung und einer Ateminsuffizienz. Die Potter-Sequenz kann auch bei anderen schweren bilateralen Nierenfehlbildungen auftreten, die mit einer verminderten Urinproduktion einhergehen. Die Diagnose kann pränatal gestellt werden und stellt eine Indikation zum Schwangerschaftsabbruch dar.
Unilaterale Nierenagenesie: Jungen sind häufiger betroffen als Mädchen. Meist fehlt die linke Niere. Oft handelt es sich um eine Zufallsdiagnose. Die kontralaterale Niere ist kompensatorisch hypertrophiert. Assoziierte Fehlbildungen betreffen den Urogenitaltrakt (40 %), das Skelett (30 %), das Herz (15 %), den Gastrointestinaltrakt (15 %), das ZNS (10 %) und die Lunge (10 %). Es bestehen in der Regel keine klinischen Symptome. Die Diagnose kann pränatal gestellt werden.

Merke

Eine bilaterale Nierenagenesie ist nicht mit dem extrauterinen Leben vereinbar.

15.7.3 Nierenhypoplasie

Verminderung der Nierenmasse einer Niere unter 50 % der Norm oder der Gesamtmasse beider Nieren um 30 % der Norm.
Einfache Form: Es handelt sich um eine ein- oder doppelseitige Verminderung der Anzahl normal angelegter Nephrone, die häufig in Kombination mit anderen Fehlbildungen auftritt. Klinisch verläuft sie meist asymptomatisch. **Oligomeganephronie:** Zahlenmäßige Verminderung der Nephrone, die jedoch durch Hyperplasie bzw. Hypertrophie vergrößert sind. Die Nieren sind klein und zeigen eine unregelmäßige Oberfläche. Klinisch führt die Oligomeganephronie in der Regel zu einer zunehmenden Niereninsuffizienz.
Segmentäre Hypoplasie: Beschränkung der Hypoplasie auf einzelne Nierensegmente. Eine arterielle Hypertonie ist ein typisches Symptom bei dieser Form der Nierenhypoplasie.

15.7.4 Lage- und Fusionsanomalien der Niere

15.7.4.1 Wegweiser

Störung der physiologischen Rotation und Migration der Nierenanlage in der Fetalzeit.

Therapie

Bei asymptomatischer Lage- oder Fusionsanomalie der Niere ist keine Behandlung erforderlich. Bei rezidivierenden Harnwegsinfektionen sollte eine antibiotische Therapie und Prophylaxe durchgeführt werden. Funktionslose Nieren werden ggf. operativ entfernt. Bei Hydronephrose durch Reflux, bei Nierenbeckenabgangsstenose oder bei Gefäßkompression ist eine operative Therapie erforderlich.

15.7.4.2 Doppelniere

Hier liegt eine Duplikatur des Nieren- und Uretersystems vor. Der am oberen Hohlsystem entspringende Ureter mündet unterhalb des am unteren Hohlsystem entspringenden Ureters. Das Hohlsystem ist mit partieller Ureterdoppelbildung (Ureter fissus) doppelt angelegt. Man unterscheidet eine unkomplizierte (symptomlose) und eine komplizierte Doppelniere mit Symptomen wie rezidivierende Harnwegsinfektionen oder arterieller Hypertonie.

15.7.4.3 Hufeisenniere

Verschmelzung der beiden unteren Nierenpole vor der Aorta abdominalis.
Eine Hufeisenniere führt in der Regel nicht zu klinischen Symptomen. In seltenen Fällen können rezidivierende Harnwegsinfektionen, ein vesikoureteraler Reflux, eine Nierenbeckenabgangsstenose, Steinbildung oder unklare Mittel- und Unterbauchbeschwerden durch Gefäßkompression auftreten.

15.7.4.4 Beckenniere

Es handelt sich um ein Ausbleiben der Nierenwanderung aus der Becken- in die Lumbalregion. Die Niere liegt im kleinen Becken, meist neben der A. iliaca communis. Eine Beckenniere führt in der Regel nicht zu klinischen Symptomen. Gelegentlich kann es zu rezidivierenden Harnwegsinfektionen oder einem vesikoureteralen Reflux kommen. Bei Frauen im gebärfähigen Alter kann eine Beckenniere ein Geburtshindernis darstellen.

15.7.5 Zystische Nierenerkrankungen

15.7.5.1 Zystennieren

Ätiologie

Man unterscheidet unter Berücksichtigung genetischer Gesichtspunkte zwei Formen von Zystennieren, die autosomal-rezessiv vererbte polyzystische Nierenerkrankung (ARPKD, früher Potter I) und die autosomal-dominant vererbte polyzystische Nierenerkrankung (ADPKD, früher Potter III).

Lerntipp

Bedenken Sie zur Unterscheidung der polyzystische Nierendegenerationen: die autosomal-rezessive Form wird schon im Neugeborenenalter manifest, die autosomal-dominante meist erst im Erwachsenenalter.

Pathologie

Beide Formen der Zystennieren treten bevorzugt bilateral auf, und die Nieren sind stark vergrößert. Bei der **ARPKD** sind praktisch nur die **Sammelrohre** erweitert. Darüber hinaus bestehen eine Proliferation und Dilatation der intrahepatischen und später auch der extrahepatischen Gallengänge.
Bei der **ADPKD** sind **alle Nephronabschnitte** von Zysten durchsetzt. In zwei Drittel der Fälle bestehen begleitend Leberzysten.

Klinik

In schweren Fällen einer **ARPKD** kommt es intrauterin zu einem **Oligohydramnion** mit Lungenhypoplasie und einer Potter-Sequenz (Nierenagenesie). Die Diagnose wird in den meisten Fällen bereits bei Geburt (> 80 %) oder im 1. Lebensjahr gestellt.
Bei 50 % der Fälle findet sich ein palpabler, schmerzhafter **Bauchtumor.** Häufig besteht ein arterieller **Hypertonus,** rezidivierende Harnwegsinfektionen kommen ebenfalls vor. Frühzeitig beobachtet man Polyurie und Polydipsie, Azidose oder renalen Salzverlust. Die Hypertonie ist meist das klinische Hauptproblem. Im Spätstadium kommt es zur **Niereninsuffizienz** mit Anämie und Kleinwuchs. Bei 50 % der Fälle entwickeln sich bereits im 1. Lebensjahr die klinischen Zeichen einer **Leberfibrose** (Hepatomegalie, Ösophagusvarizen, Splenomegalie).
Nur 2 % der Patienten mit **ADPKD** werden bereits im Kindesalter klinisch manifest (früher „adulter" Typ polyzystischer Nieren). Es zeigen sich die Symptome der ARPKD in abgeschwächter Form.

Diagnostik

Sonografie der Nieren: ARPKD: Diffus verstärkte Echogenität der Nieren mit verwaschener Markrindengrenze, maximaler Zystendurchmesser 2 mm, Abnahme der Nierengröße mit zunehmendem Alter. **ADPKD:** Zysten größer und im Kindesalter weitere Zunahme der Nierengröße.
Die Diagnose wird durch **DNA-Analyse** bestätigt.

Therapie

Eine kausale Therapie ist nicht verfügbar. Die Behandlung ist **symptomatisch** und konzentriert sich neben der Therapie des arteriellen Hypertonus auf die extrarenalen Komplikationen, z. B. auf die respiratorische Insuffizienz beim Neugeborenen und auf die Leberfibrose beim älteren Kind.

Merke

Die häufigste Form der Zystennieren ist die autosomal-dominant vererbte polyzystische Nierenerkrankung (ADPKD).

Klinischer Fall

Bei der neugeborenen Lisa fällt ein stark ausladendes Abdomen auf. In der Untersuchung werden beidseits vergrößerte Nieren getastet. In der Sonografie zeigen sich beide Nieren groß und mit diffus verstärkter Echogenität. Darüber hinaus fällt eine vermehrte Echogenität der Leber auf. Die Diagnose einer ARPKD wird molekulargenetisch bestätigt.

15.7.5.2 Multizystische Nierendysplasie

Definition

Frühembryonale, meist nicht hereditäre Entwicklungsstörung, die gewöhnlich bereits pränatal von polyzystischen Formen zu unterscheiden ist.

> Im Gegensatz zu den Zystennieren ist in der Regel nur eine Niere betroffen. Diese ist funktionslos und kann vergrößert sein.

Häufig besteht eine Assoziation zu Fehlbildungen anderer Organe (z. B. kongenitale Herzvitien).

Pathologie

Im Bereich der betroffenen Niere ist die normale Nierenstruktur weitgehend durch undifferenziertes, zystisch verändertes Gewebe ersetzt. Durch Involution entsteht in den ersten Lebensjahren aus der unilateralen multizystischen Nierendysplasie die „angeborene" Solitärniere des Erwachsenen.

Klinik

In 70 % der Fälle wird die multizystische Nierendysplasie pränatal sonografisch erkannt. Es kommt zu einer kompensatorischen Hypertrophie der kontralateralen Niere. Postnatal können ein Bauchtumor, Flankenschmerzen, Erbrechen, eine Hämaturie oder bereits ein arterieller Hypertonus bestehen. Rezidivierende Harnwegsinfektionen können auftreten.

Therapie

Eine arterielle Hypertonie wird medikamentös behandelt. Eine Obstruktion, die zu rezidivierenden Harnwegsinfektionen führt, wird operativ beseitigt. Eine Nephrektomie der funktionslosen dysplastischen Niere ist heute nicht mehr zu vertreten, da eine maligne Entartung äußerst selten ist. Sie wird nur im Rahmen operativer Eingriffe an der zweiten Niere, bei Schmerzen oder bei fehlender Involution durchgeführt.

Prognose

Durch die kompensatorische Hypertrophie der kontralateralen Niere bleibt die globale Nierenfunktion in den meisten Fällen erhalten. Regelmäßige sonografische Kontrolluntersuchungen sind erforderlich, um die Involution der dysplastischen Niere zu verfolgen und evtl. auftretende Komplikationen an der kontralateralen Niere rechtzeitig erkennen und behandeln zu können.

15.8 Harnwegsinfektionen (HWI)

Definitionen

Besiedelung des Harntrakts mit Mikroorganismen mit den Leitsymptomen Bakteriurie und Leukozyturie, die aufgrund der hohen Rezidivhäufigkeit zu narbigen Veränderungen mit renalen Funktionsstörungen führen können. Bei einer **Zystitis** sind Infektion und Entzündungsreaktion auf die Blase begrenzt, bei einer **Pyelonephritis** ist das Nierenparenchym betroffen. Außerdem unterscheidet man eine **asymptomatische** Bakteriurie und eine **symptomatische** Harnwegsinfektion sowie **unkomplizierte** und **komplizierte** Harnwegsinfektionen.

Ätiologie

Gramnegative Erreger aus dem Darmtrakt sind die häufigsten Erreger von Harnwegsinfektionen. In mehr als 80 % der Fälle wird die erste symptomatische Harnwegsinfektion durch ***Escherichia coli,*** seltener durch Klebsiellen, *Proteus,* Enterokokken oder Staphylokokken verursacht. Bei anatomischen oder funktionellen Harntransportstörungen ist *Pseudomonas aeruginosa* häufig der auslösende Erreger.

Lerntipp

Typisch für chronisch-rezidivierende Harnwegsinfektionen mit *Proteus mirabilis* sind eine Alkalisierung des Urins und die Entwicklung von Harnsteinen.

Prädisponierende Faktoren für eine Harnwegsinfektion sind Restharn, eine infravesikale Obstruktion, ein vesikoureteraler Reflux, hohe intravesikale Druckanstiege, Phimosen, Obstipation, eine Störung der vaginalen Flora (antibiotische Therapie) und ein Mangel an sekretorischem IgA im Urin.

Pathogenese

In den meisten Fällen handelt es sich um eine **aszendierende Infektion,** der eine erhöhte periurethrale Besiedelung mit dem uropathogenen Keim vorangeht. Hämatogene Pyelonephritiden oder hämatogen verursachte Nierenabszesse werden in erster Linie von *Staphylococcus aureus* verursacht, z. B. ausgehend von einer lokalen Infektion der Haut. Eine **Pyelonephritis** entsteht dann, wenn uropathogene Keime das Nierenparenchym erreichen und eine Entzündungsreaktion auslösen.

Klinik

Beim **Neugeborenen** können Trinkschwäche, grau-blasses Hautkolorit und Berührungsempfindlichkeit Symptome einer beginnenden Urosepsis sein. Fieberschübe sind ungewöhnlich.

Säuglinge mit Harnwegsinfekt fallen oft lediglich durch hohes Fieber auf. Bei Säuglingen mit „unklarem Fieber" werden in 4–7 % der Fälle Harnwegsinfektionen als Ursache gefunden. Durchfälle, Erbrechen oder meningitische Zeichen sind nicht selten. Bei Säuglingen verläuft eine Harnwegsinfektion wesentlich häufiger als Urosepsis, in etwa 20 % der Fälle sind die Blutkulturen positiv. Es kann zu Elektrolytentgleisungen und Schock kommen.

Bei **Kleinkindern** mit Zystitis treten zunehmend Lokalsymptome in den Vordergrund. Die Kinder klagen über Schmerzen beim Wasserlassen (Dysurie). Fieber und Bauchschmerzen sind häufig. Nach bereits erreichter Harnkontinenz kann wieder ein Einnässen tagsüber einsetzen (sekundäre Enuresis).

Ältere Kinder mit Zystitis leiden insbesondere unter Pollakisurie und imperativem Harndrang. Bei einer Pyelonephritis bestehen Fieber und ein- oder beidseitige Flankenschmerzen.

> **Merke**
>
> Je jünger der Patient, desto unspezifischer sind die Symptome der Harnwegsinfektion. Bei jedem Säugling mit Fieber muss eine Urinuntersuchung zum Ausschluss einer Harnwegsinfektion erfolgen.

Diagnostik

Typische Befunde sind **Leukozyturie,** evtl. mit Hämaturie und geringgradiger Proteinurie sowie **Nitritnachweis** im Urin.

Eine signifikante **Bakteriurie** (> 100.000/mL) in der Urinkultur sichert die Diagnose. Im Blut besteht eine Leukozytose und CRP-Erhöhung. Bei wiederholten Harnwegsinfektionen (bei Säuglingen bereits nach dem ersten fieberhaften Harnwegsinfekt) sollte eine **Sonografie** der Nieren und ableitenden Harnwege, eine **sonografische Refluxprüfung,** ein **Röntgen-Miktionszystourethrogramm,** ggf. eine **Ausscheidungsurografie** und ggf. ein **^{99m}Technetium-DMSA-Scan** zum Ausschluss struktureller Fehlbildungen durchgeführt werden.

> **Merke**
>
> Bei V. a. HWI sollte auf eine adäquate Uringewinnung geachtet werden. Bei Säuglingen mit positivem Beutelurin wird zur Bestätigung eine suprapubische Blasenpunktion, bei Mädchen alternativ eine Katheterisierung empfohlen.

> **Merke**
>
> Bei etwa 30 % der Kinder mit Harnwegsinfektionen findet sich ein vesikoureteraler Reflux, bei 2 % der Mädchen und bei 5–10 % der Jungen eine Harnwegsobstruktion.

Therapie

Eine symptomatische Harnwegsinfektion erfordert eine **antibiotische Therapie.** Für die Behandlung des unkomplizierten Harnwegsinfekts jenseits des frühen Säuglingsalters gelten Cephalosporine als Mittel der ersten Wahl. Die Medikamente können oral verabreicht werden. Nach Erhalt der Bakterienkultur kann die antibiotische Therapie u. U. nach Antibiogramm umgestellt werden. Säuglinge mit fieberhaften Harnwegsinfektionen, die jünger als 6 Monate alt sind, bedürfen einer sofortigen parenteralen antibiotischen Kombinationstherapie, z. B. Cephalosporin (Ceftazidim) plus Ampicillin oder Piperacillin/Tazobactam.

Prophylaxe

Bei rezidivierenden Harnwegsinfektionen und/oder Reflux sollte eine **antibiotische Dauerprophylaxe** erfolgen, um weitere Harnwegsinfektionen und das damit verbundene Risiko pyelone-

phritischer Schäden zu verhindern. Orale Cephalosporine gelten als Mittel der ersten Wahl. Die Dauerprophylaxe wird über einen Zeitraum von mindestens 6 Monaten oder bis zum Nachweis, dass kein vesikoureteraler Reflux mehr besteht, durchgeführt.
Regelmäßige Urinuntersuchungen, vor allem bei Fieber, sind besonders wichtig, um erneute Harnwegsinfektionen frühzeitig zu erkennen und zu behandeln.

Merke

Die empfohlenen prophylaktischen Maßnahmen sind unbedingt erforderlich, da rezidivierende Harnwegsinfektionen zu pyelonephritischer Schrumpfniere führen können.

15.9 Hydronephrose

15.9.1 Wegweiser

Definition
Dilatation des Nierenbeckenkelchsystems mit Verschmälerung und Zerstörung des Nierenparenchyms.

Ätiologie
Eine Hydronephrose kann Folge einer Ureterabgangsstenose, einer Uretermündungsstenose, eines vesikoureteralen Refluxes, eines „hohen" Ureterabgangs am Pyelon, eines aberranten Gefäßes oder eines Steins sein.

Klinik
Rezidivierende Harnwegsinfektionen mit Fieber, Bauchschmerzen, Hämaturie und Pyurie sind die häufigste Folge einer Hydronephrose. In einigen Fällen kann ein Bauchtumor tastbar sein. Polydipsie, Hypertonie, Infektsteine des harnableitenden Systems und eine Niereninsuffizienz sind weitere mögliche Komplikationen.

Diagnostik
In der **Sonografie** der Nieren und ableitenden Harnwege und der **Ausscheidungsurografie** stellt sich die Erweiterung des Nierenbeckenkelchsystems mit schmalem Parenchymsaum dar. Die **Funktionsszintigrafie** ermöglicht eine Aussage über die Funktionsleistung einer Niere im Verhältnis zur anderen.

Therapie
Bei Vorliegen einer Hydronephrose muss die zugrunde liegende anatomische Ursache behoben werden. Eine antibiotische Dauerprophylaxe ist bei Auftreten rezidivierender Harnwegsinfektionen unbedingt erforderlich.

15.9.2 Vesikoureteraler Reflux (VUR)

Definition
Rückfluss des Urins von der Blase in den Ureter und evtl. in das Pyelon.

Ätiologie
Ein VUR kann durch ein **klaffendes Ureterostium** (fehlender bzw. fehlentwickelter Ureterklappenmechanismus, hypoplastische Trigonummuskulatur), eine **Blasendruckerhöhung** (bei Urethralklappen, Meatusstenose, Urethrastriktur, neurogener Blase) oder **Infektionen** (sekundäre Sklerosierung des Klappenostiums) verursacht werden.

Klinik
Rezidivierende Harnwegsinfekte, Bauch- oder Rückenschmerzen und eine Enuresis treten bei Vorliegen eines vesikoureteralen Refluxes häufig auf.

Diagnostik
Die **Sonografie** stellt die Dilatation des Ureters bei voller Blase mit evtl. Dilatation des gleichseitigen Pyelons dar. Ein **Ausscheidungsurogramm** wird nur noch selten durchgeführt, da der Befund falsch unauffällig sein kann. Bei massivem Reflux bestehen Zeichen der Hydronephrose. Im **Miktionszystourethrogramm (MCU)** kommt es nach Füllen der Blase mit wasserlöslichem Kontrastmittel bei Miktion oder schon vorher zu einem Rückfluss des Kontrastmittels von der Blase in den refluxiven Ureter, der u. U. bis in das Nierenbecken reichen kann (► Abb. 15.8). Eine **Zystoskopie** bietet eine direkte Beurteilungsmöglichkeit der Ureterostien (klaffend?), wird jedoch nur in Einzelfällen durchgeführt. Die **Zystomanometrie** zeigt bei sekundärem Reflux infolge neurogener Blasenfunktionsstörung einen atypischen Druckkurvenverlauf in Blase und Harnröhre bei Blasenfüllung und Miktion.

Gradeinteilung des vesikoureteralen Refluxes nach dem MCU
► Tab. 15.6.

Therapie
Sie ist abhängig von Refluxgrad, Alter des Patienten und der Anzahl der vorausgegangenen Harn-

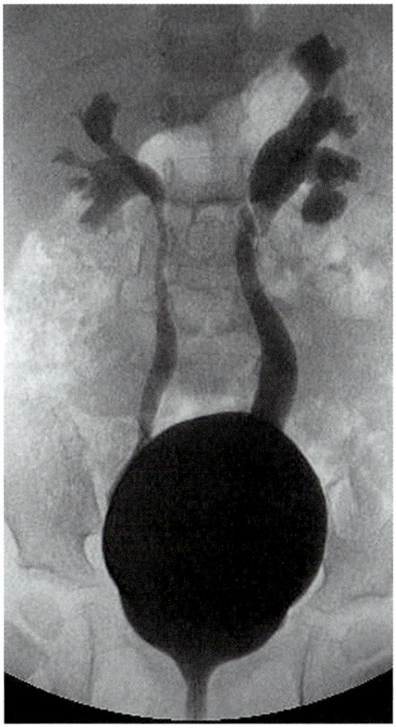

Abb. 15.8 3 Jahre altes Mädchen mit hochfieberhafter Harnwegsinfektion. Miktionszystourethrografie: Beidseitige vesikoureterorenale Refluxe. [O609]

wegsinfektionen. Bei rezidivierenden Harnwegsinfektionen können eine antibiotische Therapie und Dauerprophylaxe erforderlich werden. Als therapeutische Option steht außerdem die zystoskopische Unterspritzung zur Verfügung.

Tab. 15.6 Gradeinteilung des vesikoureteralen Refluxes nach dem MCU.

Grad	Radiologischer Befund
Grad I	VUR nur in den Ureter
Grad II	VUR in den Ureter und in das Pyelon
Grad III	VUR in den Ureter und in das Pyelon mit Pyelondilatation
Grad IV	VUR in den Ureter und in das Pyelon mit Pyelondilatation und Druckatrophie des Parenchyms
Grad V	Massiver VUR mit weitgehender Zerstörung des Parenchyms

Operation: Wenn möglich, sollte sie nicht vor dem ersten Geburtstag durchgeführt werden. Das Prinzip einer Ureterneueinpflanzung (Uretermündungsplastik) besteht darin, einen künstlichen Ventilmechanismus zur Refluxverhinderung zu schaffen. Dies wird durch Unterspritzen der Blasenwand im Bereich der Ureterostien mit Teflon oder Fibrin erreicht.

Prognose

Ohne Behandlung kommt es durch rezidivierende Infektionen und Druckentstehung im Rahmen der Hydronephrose zur Zerstörung der betroffenen Niere. Postoperativ besteht bei funktionierender Uretermündungsplastik und konsequenter Langzeitantibiotikatherapie eine gute Prognose.

16 Wasser und Elektrolyte

16.1	**Wasser und Natrium**	333
16.1.1	Dehydratation	333
16.1.2	Hyperhydratation	335
16.2	**Elektrolyte**	336
16.2.1	Hypokaliämie	336
16.2.2	Hyperkaliämie	336
16.2.3	Hypokalzämie	337
16.2.4	Hyperkalzämie	337

IMPP-Hits

Bisher wurden zu diesem Kapitel drei Fragen vom IMPP gestellt, es lohnt sich also, einen kurzen Blick hineinzuwerfen.

16.1 Wasser und Natrium

16.1.1 Dehydratation

16.1.1.1 Wegweiser

Definition

Zustand des Wassermangels, der durch einen übermäßigen Wasserverlust und/oder eine ungenügende Wasserzufuhr entsteht. Je nach Serumnatrium unterscheidet man eine isotone, hypotone oder hypertone Dehydratation.

Klinik

Charakteristische **klinische Exsikkosezeichen** sind ein verminderter Hautturgor mit stehenden Hautfalten, halonierte Augen, trockene Schleimhäute sowie bei Säuglingen eine eingesunkene Fontanelle. Die Atmung ist, insbesondere bei einer gleichzeitig bestehenden metabolischen Azidose, häufig beschleunigt. Im Verlauf kann es zu gravierenden zentralnervösen Symptomen (Unruhe, Apathie, epileptische Anfälle und Koma) kommen. Die klinischen Symptome bei Dehydratation unterschiedlicher Schwere sind in ► Tab. 14.1 (► Kap. 14.4) zusammengefasst.

Diagnostik

Hämoglobin, Hämatokrit und Plasmaproteine sind erhöht (Eindickung). Die Serumelektrolyte sind in Abhängigkeit von der vorliegenden Dehydratationsform verändert. Das Plasmavolumen und der zentraler Venendruck sind erniedrigt.

Therapie

Je nach Schwere der Dehydratation erfolgt eine **orale oder parenterale Rehydratation.**

16.1.1.2 Isotone Dehydratation

Ätiologie

Verlust von Wasser und Salzen zu gleichen Teilen durch Diarrhö, Erbrechen oder akuten Volumenmangelschock.

Diagnostik

Serumnatrium 135–145 mmol/L und Serumosmolarität 275–295 mosmol/L. MCV und MCHC sind normal. Bei Verminderung der glomerulären Filtrationsrate kommt es zu einem Anstieg von Harnstoff und Kreatinin im Serum.

Therapie

Orale Rehydratation: Sie ist bei milder Dehydratation ausreichend.

Parenterale Rehydratation: Zunächst müssen das Wasserdefizit und die laufenden Verluste ermittelt und die stattgefundenen und laufenden Natriumverluste abgeschätzt werden. Anschließend wird der Erhaltungsbedarf zuzüglich des Defizits in 24 h verabreicht. Hierzu kann z. B. eine drittelisotone Kochsalzlösung (Na^+ 50 mmol/L) mit Glukose 5 % verwendet werden. Darüber hinaus sollte eine vorsichtige Kaliumsubstitution (z. B. 1–2 mmol/kg KG/d) erfolgen, um eine Hypokaliämie durch die hohe Flüssigkeitszufuhr zu vermeiden. Ein medikamentöser Azidoseausgleich ist wegen der raschen Selbstkorrektur meist nicht erforderlich. Eine Gewichtszunahme zeigt, dass die Rehydratation erfolgreich war, sie ist meist nach 24 h abgeschlossen. Ab diesem Zeitpunkt kann die parenterale Flüssigkeitszufuhr auf den Erhaltungsbedarf reduziert und langsam mit der Umstellung auf eine orale Zufuhr begonnen werden.

Merke

Ursachen der isotonen Dehydratation sind Diarrhö, Erbrechen und akuter Volumenmangelschock.

16.1.1.3 Hypotone Dehydratation

Ätiologie

Verlust von relativ mehr Elektrolyten als Wasser durch Diffusion von Wasser in den Intrazellulärraum, Diarrhö, adrenogenitales Syndrom oder renales Salzverlustsyndrom.

Klinik

Durch die begleitende Hyponatriämie treten besonders häufig epileptische Anfälle, Somnolenz und Koma auf.

Diagnostik

Definitionsgemäß **Serumnatrium < 135 mmol/L** und Serumosmolarität < 275 mosmol/L. MCV ist erhöht, MCHC ist erniedrigt (Wassereinstrom in die Zelle). Gesamteiweiß, Kreatinin und Harnstoff im Serum sind erhöht.

Therapie

Im Prinzip erfolgt die Rehydratation wie bei der isotonen Dehydratation. Es müssen jedoch die zusätzlichen Natriumverluste berücksichtigt werden, da mehr Natrium als Wasser verloren wurde.

Merke

Berechnung des Natriumbedarfs: (135-gemessenes Serum-Na^+) × 0,6 × kg KG = mmol zu verabreichendes Natrium.

Die Natriumkonzentration im Serum soll langsam angehoben werden und darf unter keinen Umständen schneller als um 1 mmol/h steigen. Bei zu raschem Anstieg besteht die Gefahr der **zentralen pontinen Myelinolyse.** Es handelt sich um einen Demyelinisierungsprozess im Bereich der Pons, der aus raschen intrazellulär-extrazellulären Wasserverschiebungen resultiert.

Merke

Bei der hypotonen Dehydratation muss auf einen **langsamen Ausgleich** der Elektrolytentgleisung geachtet werden, da ein rascher Ausgleich eine zentrale pontine Myelinolyse zur Folge haben kann.

16.1.1.4 Hypertone Dehydratation

Ätiologie

Verlust von relativ mehr Wasser als Salz durch hyperpyretische Toxikose, Diabetes insipidus, Anorexie oder Hyperthermiesyndrom.

Diagnostik

Definitionsgemäß **Serumnatrium > 145 mmol/L** und Serumosmolarität > 295 mosmol/L. MCHC ist erhöht und MCV ist erniedrigt (Wasserausstrom aus der Zelle). Bei hyperpyretischer Toxikose metabolische Azidose, Hyperglykämie, Hyperphosphatämie, häufig Hypokalzämie.

Therapie

Die Kreislaufexpansion muss sehr vorsichtig erfolgen.

Zunächst Beginn mit isotonen Lösungen, dann vorsichtige Reduktion des Natriumgehalts der Infusionslösungen. Bei rascher Infusion kommt es zu einem raschen Wassereinstrom in die Zellen und damit zur Gefahr des **Hirnödems** mit epileptischen Anfällen. Die Natriumkonzentration im Serum darf nicht schneller als um 0,5 mmol/h abfallen. Für die Rehydratation sind mindestens 48 statt 24 h anzusetzen. Auf eine adäquate Kalium- und Kalziumzufuhr ist zu achten.

Merke

Bei hypertoner Dehydratation erfolgt die langsame Infusion von zunächst isotonen, dann hypotonen Lösungen, da die Gefahr eines Hirnödems mit epileptischen Anfällen besteht.

16.1.2 Hyperhydratation

16.1.2.1 Wegweiser

Definition

Zustand des Wasserüberschusses, der seltener als die Dehydratation ist und den man in Abhängigkeit vom Serumnatrium in eine isotone, hypotone oder hypertone Hyperhydratation einteilt.

Klinik

Die klassischen Zeichen einer Hyperhydratation sind Gewichtszunahme und Ödeme.

Diagnostik

Hämoglobin, Hämatokrit und Plasmaproteine sind erniedrigt (Verdünnung). Die Serumelektrolyte sind in Abhängigkeit von der vorliegenden Dehydratationsform verändert. Plasmavolumen und zentraler Venendruck sind erhöht.

16.1.2.2 Isotone Hyperhydratation

Ätiologie

Volumenexpansion des Extrazellulärraums durch gleichmäßige Vermehrung von Wasser und Salz bei übermäßiger Infusion isotoner Lösungen, nephrotischem Syndrom, akuter Glomerulonephritis, terminaler Niereninsuffizienz und Herzinsuffizienz.

Diagnostik

Serumnatrium 135–145 mmol/L und Serumosmolarität 275–295 mosmol/L.

Therapie

Eine Entwässerung erfolgt durch Flüssigkeitsrestriktion und Diuretika. Bei niedrigem onkotischen Druck intravasal ist die Gabe von Humanalbumin bei anschließender Verabreichung von Furosemid wirksam.

Merke

Die häufigste Ursache der isotonen Hyperhydratation ist die übermäßige Infusion isotoner Lösungen.

16.1.2.3 Hypotone Hyperhydratation

Ätiologie

Volumenexpansion des Extrazellulärraums durch Vermehrung von mehr Wasser als Salz bei Wasserintoxikation, Oligurie oder Anurie, inadäquater Infusion hypotoner Lösungen, Syndrom der inadäquaten ADH-Sekretion.

Klinik

Es kommt zu einer Zunahme des extra- und intrazellulären Volumens mit der Gefahr des Hirnödems. Erbrechen, Kopfschmerzen, epileptische Anfälle und Bewusstseinsstörungen sind die begleitenden klinischen Symptome.

Diagnostik

Serumnatrium < 135 mmol/L und Serumosmolarität < 275 mosmol/L.

Therapie

Grunderkrankungen müssen behandelt werden. Die Flüssigkeitszufuhr muss eingeschränkt, Natrium substituiert werden. Cave: Bei zu raschem Anstieg des Serumnatriums besteht die Gefahr der zentralen pontinen Myelinolyse.

16.1.2.4 Hypertone Hyperhydratation

Ätiologie

Volumenexpansion des Extrazellulärraums durch Vermehrung von mehr Salz als Wasser. Kompensatorisch kommt es zu einem Wasserfluss vom Intra- in den Extrazellulärraum, um die Isotonie wiederherzustellen. Diese Form der Hyperhydratation kommt vor bei kochsalzreicher Ernährung von Säuglingen und Infusion hypertoner Lösungen.

Klinik

Durch den Wasserfluss aus dem Intra- in den Extrazellulärraum kann es zu zerebralen Symptomen wie bei der hypertonen Dehydratation kommen.

Diagnostik

Natrium im Serum > 145 mmol/L und Serumosmolalität > 295 mosmol/L.

Therapie

Flüssigkeitsrestriktion und Natriumrestriktion sind die bei hypertoner Hyperhydratation erforderlichen Maßnahmen.

16.2 Elektrolyte

16.2.1 Hypokaliämie

Definition

Kaliumkonzentration im Serum < 3,5 mmol/L.

Ätiologie

Ursachen sind **unzureichende Zufuhr** (z. B. bei parenteraler Ernährung), **vermehrte renale Ausscheidung** (z. B. bei chronischer Nephritis, Tubulopathie, Hyperaldosteronismus, Cushing-Syndrom), **vermehrte enterale Verluste** (z. B. bei hypertropher Pylorusstenose, rezidivierendem Erbrechen, profuser Diarrhö), **medikamentöse Therapie** (z. B. mit Diuretika, Steroiden, Insulin).

Klinik

Je schneller und ausgeprägter eine Hypokaliämie auftritt, desto auffälliger sind die klinischen Symptome. Die **Muskelschwäche** steht im Vordergrund: muskuläre Hypotonie bis hin zu schlaffen Lähmungen, Hyporeflexie, Adynamie, paralytischer Ileus. Bei Abnahme der renalen Konzentrationsleistung kommt es zu einer Polyurie. Außerdem bestehen eine Tachykardie, Rhythmusstörungen und charakteristische EKG-Veränderungen.

Diagnostik

Kalium im Serum < 3,5 mmol/L. Im **EKG** sind ST-Senkung, T-Abflachung, T-Inversion, QT-Verlängerung charakteristisch.

Therapie

Ein Ausgleich der Hypokaliämie kann häufig oral erfolgen, da die orale Gabe weniger risikoreich ist als die intravenöse. Je ausgeprägter die Kaliumdepletion ist, desto gefährlicher ist der schnelle Ausgleich.

> **Merke**
>
> Eine intravenöse Verabreichung von Kalium setzt eine intakte Nierenfunktion voraus, da sonst die Gefahr der Hyperkaliämie besteht.

16.2.2 Hyperkaliämie

Definition

Kaliumkonzentration im Serum > 5,5 mmol/L.

Ätiologie

Ursachen sind unkontrollierte intravenöse Zufuhr, Transfusion größerer Mengen von Erythrozytenkonzentraten, Ausstrom in den Extrazellulärraum (Azidose), Störung der renalen Ausscheidung (Niereninsuffizienz, Hypoaldosteronismus, adrenogenitales Syndrom mit Salzverlust, Morbus Addison), akute Hämolyse, periodische hyperkaliämische Lähmungen, Freisetzung bei Zelluntergang (Verbrennungen, Zytostatikatherapie bei Leukämien).

Klinik

Je schneller der Anstieg der Kaliumkonzentration im Serum erfolgt, desto eher treten kardiale **Rhythmusstörungen** auf, die lebensbedrohlich sein können (Bradykardie, Kammerflimmern). Klinisch finden sich Störungen der neuromuskulären Erregbarkeit, die sich nicht nur am Herzen, sondern auch an der Skelettmuskulatur manifestieren können (Muskelschwäche, Parästhesien, Paresen).

Diagnostik

Kalium im Serum > 5,5 mmol/L. Im **EKG** sind verkürzte QT-Zeit, QRS-Verbreiterung, hohe T-Zacken, verlängertes P-R-Intervall mit Verlust der P-Welle, Herzrhythmusstörungen sowie Kammerflimmern und Herzstillstand bei Kalium > 9 mmol/L charakteristisch.

Therapie

Die Hyperkaliämie erfordert eine **Notfalltherapie.** Eine Verdünnung des Extrazellulärraums, z. B. durch Infusion von **NaCl 0,9 %,** ist insbesondere bei gleichzeitigem Vorliegen einer Hyponatriämie effektiv. Eine Azidose wird mit Natriumbikarbonat ausgeglichen. Eine Verabreichung von **Kalziumglukonat 10 %** i. v. hemmt die kardiotoxische Wirkung von Kalium. Sie wirkt sofort, die EKG-Verbesserung ist jedoch nur vorübergehender Natur. Durch die Infusion von **20-prozentiger Glukose** bei gleichzeitiger Verabreichung von **Insulin i. v.** (auf 3 g Glukose 1 IE Insulin) wird ein Einstrom von Kalium in die Zelle bewirkt. Die orale oder rektale Gabe eines **Kationenaustauschers** (Resonium A®) entzieht dem Organismus Kalium. Bei Niereninsuffizienz kann nur eine Hämofiltration oder **Hämodialyse** die Hyperkaliämie beseitigen.

> **Merke**
>
> Die Hyperkaliämie erfordert eine Notfalltherapie.

16.2.3 Hypokalzämie

Definition

Gesamtkalziumkonzentration im Serum < 2,0 mmol/ L.

Ätiologie

Ursachen sind Hypoparathyreoidismus, Pseudohypoparathyreoidismus, Vitamin-D-Mangel-Rachitis und Frühphase der Therapie einer Vitamin-D-Mangel-Rachitis, Hyperphosphatämie, Neugeborenenhypokalzämie, DiGeorge-Syndrom.

Klinik

Die Symptome einer Hypokalzämie sind Apnoen des Neugeborenen, Tetanie, epileptische Anfälle, Muskelkrämpfe, Pfötchenstellung und Laryngospasmus. Haar- und Nagelwuchsstörungen treten bei protrahierter Hypokalzämie auf. Weitere Symptome sind Katarakte, Stammganglienverkalkungen und eine depressive Verstimmung.

Trousseau-Zeichen: Aufblasen einer Blutdruckmanschette mit arteriellem Mitteldruck über drei Minuten führt zu Pfötchenstellung.

Chvostek-Zeichen: Beim Beklopfen des N. facialis im Bereich der Wange kommt es zu einem Zucken der Mundwinkel.

Diagnostik

Gesamtkalzium im Serum < 2,0 mmol/L. Charakteristische Veränderung im **EKG:** QT-Verlängerung.

Therapie

Eine asymptomatische Hypokalzämie wird langsam unter Zufuhr einer erhöhten Kalziumtagesmenge ausgeglichen. Bei neurologischer oder kardialer Symptomatik ist eine rasche Behandlung erforderlich. Hierzu wird **Kalziumglukonat 10 %** langsam i. v. verabreicht.

Cave

bei i. v.-Injektion von Kalziumglukonat: Bei zu rascher Injektion können eine Bradykardie oder Asystolie auftreten.

16.2.4 Hyperkalzämie

Definition

Gesamtkalziumkonzentration im Serum > 2,6 mmol/ L.

Ätiologie

Ursachen sind Hyperparathyreoidismus, Thyreotoxikose, Addison-Krise, Immobilisation, Hypophosphatämie, Vitamin-D-Intoxikation, Vitamin-A-Intoxikation, Tumoren, Thiazidtherapie, Sarkoidose, benigne familiäre Hyperkalzämie, idiopathische Hyperkalzämie.

Klinik

Häufig bestehen Symptome in Assoziation mit der Grunderkrankung. Die Symptome einer Hyperkalzämie können vielfältig sein. Charakteristisch sind **Polyurie** und **Polydipsie.** Außerdem bestehen **gastrointestinale** (Appetitlosigkeit, Übelkeit, Erbrechen, Obstipation), **kardiovaskuläre** (arterielle Hypertonie, Tachykardie, EKG-Veränderungen) und **neurologische** Symptome (Muskelschwäche, Somnolenz, Verwirrtheit, Halluzinationen, Koma). Weichteilverkalkungen und eine Nephrokalzinose treten bei langfristig bestehender Hyperkalzämie auf.

Diagnostik

Gesamtkalzium im Serum > 2,6 mmol/L. Im **EKG** kann sich eine QT-Verkürzung finden.

Therapie

Wichtig ist, die Zufuhr von **Kalzium** und **Vitamin D** sofort zu **beenden.** Anschließend erfolgen eine Rehydratation und forcierte Diurese mit **NaCl 0,9 %** und **Furosemid,** sofern eine intakte Nierenfunktion besteht. Die osteoklastische Aktivität kann mit Kalzitonin oder Glukokortikoiden gehemmt werden. Bei Niereninsuffizienz muss eine Hämodialyse erfolgen.

17 Dermatologie

17.1 **Harmlose Hautveränderungen des Neugeborenen** . . . 339
17.1.1 Erythema neonatorum . . . 339
17.1.2 Milien . . . 340
17.1.3 Seborrhoische Säuglingsdermatitis . . . 340
17.1.4 Mongolenfleck . . . 340

17.2 **Bakterielle Hauterkrankungen** . . . 340
17.2.1 Impetigo contagiosa . . . 340
17.2.2 Staphylococcal Scalded Skin Syndrome (SSSS) . . . 341

17.3 **Virusbedingte Hauterkrankungen** . . . 341
17.3.1 Molluscum contagiosum . . . 341
17.3.2 Viruspapillome . . . 342

17.4 **Blasenbildende Erkrankungen** . . . 342
17.4.1 Hereditäre Epidermolysen . . . 342
17.4.2 Erythema exsudativum multiforme . . . 343
17.4.3 Acrodermatitis enteropathica . . . 344

17.5 **Kongenitale Ichthyosen** . . . 345

17.6 **Dermatitiden (Ekzeme)** . . . 346
17.6.1 Windeldermatitis . . . 346
17.6.2 Atopische Dermatitis . . . 346

17.7 **Urtikarielle Erkrankungen** . . . 348
17.7.1 Urtikaria . . . 348
17.7.2 Hereditäres Angioödem . . . 348
17.7.3 Strophulus infantum . . . 349

17.8 **Arzneimittel- und infektallergische Exantheme** . . . 349
17.8.1 Arzneimittelexantheme . . . 349
17.8.2 Erythema nodosum . . . 350

17.9 **Epizoonosen** . . . 350
17.9.1 Wegweiser . . . 350
17.9.2 Skabies . . . 350
17.9.3 Pediculosis capitis . . . 351

17.10 **Störungen der Pigmentierung** . . . 351
17.10.1 Hyperpigmentierungen . . . 351
17.10.2 Hypopigmentierungen . . . 351

17.11 **Mastozytosen** . . . 352
17.11.1 Wegweiser . . . 352
17.11.2 Mastozytom . . . 352
17.11.3 Urticaria pigmentosa und diffuse Mastozytose . . . 352

IMPP-Hits

In den vergangenen Examen wurden insgesamt fünf Fragen zur Dermatologie gestellt. Entscheidende Punkte konnte man bei den arzneimittel- und infektallergischen Exanthemen holen.

17.1 Harmlose Hautveränderungen des Neugeborenen

17.1.1 Erythema neonatorum

50 % aller Termingeborenen sind in den ersten Lebenstagen betroffen. Die Ursache ist unbekannt. Man nimmt an, dass das Erythem Ausdruck der Umstellung der Haut auf die Bedingungen des extrauterinen Lebens ist. Es finden sich meist flächenhafte, konfluierende Erytheme mit zentraler gelblich-weißer Papel oder Pustel an Brust, Rücken und Extremitäten. Das Gesicht ist

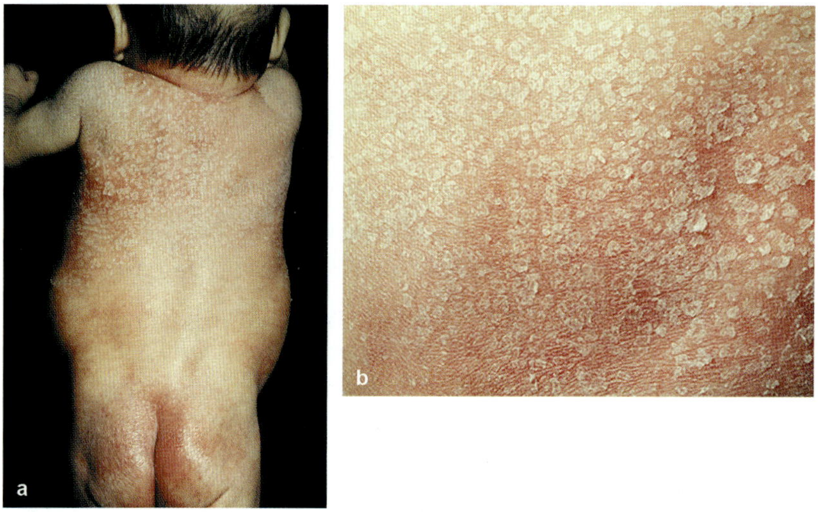

Abb. 17.1 Seborrhoische Säuglingsdermatitis. [O530]

selten, Handflächen und Fußsohlen sind nicht betroffen.
Eine Behandlung ist nicht notwendig, die Hautveränderungen heilen innerhalb weniger Tage spontan ab.

17.1.2 Milien

Es handelt sich um stecknadelkopfgroße, mit Hornmaterial gefüllte epidermale weißgelbe Zysten, die bei fast allen Neugeborenen insbesondere im Gesicht vorkommen.
Eine Behandlung ist nicht erforderlich, die Hautveränderungen heilen innerhalb weniger Tage spontan ab.

17.1.3 Seborrhoische Säuglingsdermatitis

Ätiologie
Es handelt sich um eine Sonderform des seborrhoischen Ekzems. Die Ursache ist unklar, ein allergisches Streuphänomen auf *Candida* wird diskutiert.

Klinik
Betroffen sind hauptsächlich Säuglinge in den ersten 3 Lebensmonaten. Bevorzugt befallen sind der behaarte Kopf, das Gesicht, der Hals und der Stamm. In behaarten Arealen findet sich eine fettig-gelbliche Schuppung, an nicht behaarter Haut treten flächig konfluierende Erytheme mit gelblicher Schuppung auf (► Abb. 17.1).

Therapie
Die Anwendung von Salizylöl beschleunigt die Lösung der Schuppen.

Prognose
In der Regel bilden sich die Hautveränderungen spontan und ohne Rezidiv innerhalb weniger Wochen zurück.

17.1.4 Mongolenfleck

Ein Mongolenfleck tritt insbesondere bei dunkelhäutigen Säuglingen auf. Es handelt sich um eine dermale Ablagerung melaninhaltiger Melanozyten, die bei der Wanderung vom Neuralrohr zur Epidermis liegen geblieben sind. Meist präsakral finden sich blaugraue, in der Regel scharf begrenzte Maculae im Hautniveau.
Eine Therapie ist nicht indiziert, Mongolenflecke blassen in der Regel innerhalb der ersten Lebensjahre ab.

17.2 Bakterielle Hauterkrankungen

17.2.1 Impetigo contagiosa

Definition
Hochkontagiöse, durch *Staphylococcus aureus* oder β-hämolysierende Streptokokken der Gruppe A verursachte superfizielle Pyodermie, die als **Schmierinfektion** durch direkten Kontakt oder über Gegenstände übertragen wird und vorwiegend im Kleinkind- und Schulalter auftritt.

Klinik

Man unterscheidet einen **kleinblasigen Typ,** bestehend aus kleinen, rasch platzenden Bläschen, die in der Regel durch Streptokokken verursacht werden, und einen durch Staphylokokken hervorgerufenen Typ mit Ausbildung **größerer, schlaffer Blasen** und typischer honiggelber Krustenbildung (► Kap. 7.2.3, ► Abb. 7.3). **Prädilektionsstellen** sind Gesicht und Hände.

Komplikation

Die gefürchtete, meist durch Streptokokken verursachte Impetigonephritis wird heute nur noch selten gesehen.

Therapie

Fett-feuchte Umschläge mit antiseptischen Lösungen haben sich zur Ablösung der Krusten bewährt. Darüber hinaus kommen antibiotische Salben zum Einsatz. Bei ausgedehntem Befall ist eine systemische Antibiotikatherapie notwendig.

Merke

Nach einer Impetigo contagiosa sollten bis zu 3 Wochen lang Urinuntersuchungen durchgeführt werden, um eine Impetigonephritis rechtzeitig zu erkennen.

Klinischer Fall

Der 4-jährige Anton kommt mit seiner Mutter in die Sprechstunde, da er seit dem Vortag zunehmend um den Mund herum leicht platzende Blasen hat. Sie schauen sich den kleinen Patienten an und sehen an den Stellen, an denen die kleinen Bläschen geplatzt sind, honiggelbe Krusten. Die Verdachtsdiagnose einer Impetigo contagiosa lässt sich nun nicht mehr von der Hand weisen.

17.2.2 Staphylococcal Scalded Skin Syndrome (SSSS)

Definition

Durch exfoliative Staphylokokkentoxine verursachtes Krankheitsbild, das eine ausgedehnte Blasenbildung der Haut mit anschließender Epidermolyse verursacht.

Klinik

Kinder in den ersten Lebensmonaten sind am häufigsten betroffen. Zuvor besteht häufig eine Staphylokokkeninfektion im Nasen-Rachen-Raum. Ein

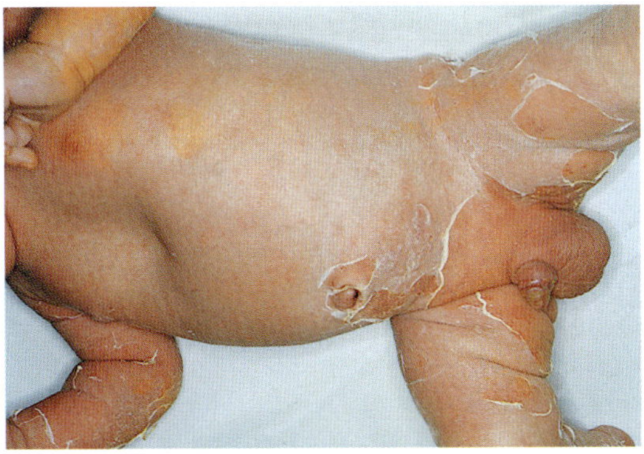

Abb. 17.2 Staphylococcal Scalded Skin Syndrome (SSSS). [E900]

generalisiertes makulöses Exanthem geht innerhalb von 1–3 Tagen in eine **Epidermolyse** mit großflächiger Ablösung der oberflächlichen Epidermisschichten über (► Abb. 17.2). Das Nikolski-Zeichen ist positiv. Das klinische Bild kann einer Verbrennung zweiten Grades ähneln. **Prädilektionsstellen** sind die Rumpfvorderseite, das Gesicht und die Extremitäten. Charakteristischerweise bleiben die Schleimhäute ausgespart und der Allgemeinzustand der Kinder ist bei Ausbleiben sekundärer Komplikationen nicht stark beeinträchtigt. Innerhalb von 2 Wochen kommt es zur Abheilung.

Therapie

Die Behandlung erfordert die systemische Verabreichung eines staphylokokkenwirksamen Antibiotikums (z. B. Cefuroxim). Zusätzlich erfolgt eine Lokaltherapie mit antibiotischen Salben. Große Blasen werden eröffnet, Krusten mit feuchten Umschlägen abgelöst.

Merke

SSSS ist eine hochkontagiöse Staphylokokkeninfektion, die vor allem bei Neugeborenen und jungen Säuglingen auftritt und mit ausgeprägter Blasenbildung einhergeht.

17.3 Virusbedingte Hauterkrankungen

17.3.1 Molluscum contagiosum

Definition und Pathogenese

Benigne warzenähnliche infektiöse Epitheliose, die durch das streng epidermotrope *Molluscum-conta-*

giosum-Virus hervorgerufen wird. Synonyma: Dellwarzen, Epithelioma contagiosum.

Klinik

Mollusca contagiosa treten häufig bei Kindern mit atopischer Diathese oder primärer oder sekundärer Immundefizienz auf. Es handelt sich um stecknadelkopf- bis erbsengroße, auf normaler Haut breitbasig aufsitzende Papeln von weißlicher, gelber bis blassrosa Farbe, die eine zentrale Eindellung aufweisen. Meist treten sie in hoher Anzahl auf. **Prädilektionsstellen** sind Gesicht, Hals, Stamm und die Extremitäten. Aus dem zentralen Porus lässt sich eine krümelige Masse ausdrücken. Bei Patienten mit atopischem Ekzem können Mollusken durch Autoinokulation in großer Zahl auftreten („Eczema molluscatum“).

Therapie

Nicht selten kommt es zur spontanen Abheilung der Läsionen. Die Dellwarzen werden unter Lokalanästhesie (z. B. EMLA-Salbe) durch Ausdrücken mit einer gebogenen Pinzette oder, nach Anritzen mit einem Skalpell oder einer Injektionsnadel, durch **Exkochleation** mit einem scharfen Löffel entfernt und mit 70-prozentigem Alkohol lokal desinfiziert. Die **Kryotherapie** ist eine effektive alternative Therapieform.

17.3.2 Viruspapillome

Definition

Durch humane Papillomaviren (*HPV*) hervorgerufene gutartige infektiöse Epitheliome bzw. infektiöse Akanthome der Haut, die sich klinisch im Bereich der **Haut** als **Warzen,** an der **Mundschleimhaut,** im Bereich des **Larynx** sowie im **Konjunktivalsack** als **Papillome** und auf den Halbschleimhäuten des **Genitals** als **Kondylome** manifestieren.

Klinik

Verrucae vulgares et plantares, einzelne Papeln mit irregulärer schuppiger Oberfläche, sind an allen Hautstellen, besonders aber in bradytrophen Arealen zu finden. Eine Sonderform sind die schmerzhaften plantaren Warzen oder Dornwarzen, z. B. der Fußsohle.

Filiforme Warzen stellen dünne Anhängsel mit einem Stiel und einer Basis dar. Bei Kindern sind sie häufig an Lippen, Augenlidern und Nase zu finden.

Verrucae planae juveniles sind meist multiple, flache, breite und hautfarbene Papeln. Prädilektionsstellen sind Extremitäten und Gesicht.

Die **Epidermodysplasia verruciformis** ist eine seltene, oft familiäre Erkrankung mit ausgedehntem kutanem Befall durch plane Warzen bei T-Zell-Defekt. Aus den Läsionen können ein Morbus Bowen, ein Plattenepithel- oder Basalzellkarzinom entstehen.

Orale Papillome sind oft multiple, die Mundschleimhaut betreffende erhabene, papulöse Areale, die meist asymptomatisch sind.

Larynxpapillome betreffen vorwiegend Kinder zwischen dem 1. und 5. Lebensjahr. Sie sind gutartig, wachsen schnell und sind wegen einer ausgeprägten Rezidivneigung schwer zu behandeln. Die klinischen Symptome sind eine raue, belegte Stimme, Heiserkeit, rezidivierender kruppöser Husten und Stridor. Eine lebensbedrohliche Atemwegsobstruktion kann sich entwickeln. Nicht selten bestehen bei den Müttern Condylomata plana im Bereich der Geburtswege, sodass die Infektion wahrscheinlich sub partu übertragen wird.

Genitale Infektionen durch *HPV* manifestieren sich als Condylomata acuminata, Condylomata plana und als pigmentierte papulöse Effloreszenzen der genital-analen Hautregion. Eine besondere Bedeutung haben Infektionen mit „onkogenen“ Papillomaviren (*HPV-16, -18, -31, -33*) als möglicher Kofaktor bei der Entstehung von Zervix-, Vulva-, Penis- und Analkarzinomen.

Prävention

Ein Impfstoff gegen *HPV-16* und *HPV-18* (verursachen 70–80 % der Zervixkarzinome) ist in Europa für junge Mädchen und Frauen zugelassen.

Praxistipp

Bei Auftreten von Kondylomen bei Kindern sollte an die Möglichkeit eines sexuellen Missbrauchs gedacht werden.

17.4 Blasenbildende Erkrankungen

17.4.1 Hereditäre Epidermolysen

Definition

Heterogene Gruppe erblicher Erkrankungen, die mit lokalisierter oder generalisierter Blasenbildung der Haut bei mechanischer Beanspruchung einhergehen.

Klassifikation

Mindestens 15 verschiedene Epidermolysen sind bekannt. Auf der Grundlage der klinischen, genetischen, ultrastrukturellen und immunhistologischen Befunde werden die hereditären Epidermolysen in drei Gruppen eingeteilt.

Intraepidermale Epidermolysen weisen eine Spaltbildung oberhalb der Basalmembran auf. Am häufigsten und mildesten ist die Epidermolysis bullosa simplex.

Junktionale Epidermolysen weisen eine Spaltbildung in der Basalmembran auf Ebene der Lamina lucida auf. Die Epidermolysis bullosa junctionalis ist die schwerste Form der hereditären Epidermolysen.

Dermolytische dystrophische Epidermolysen weisen eine Spaltbildung unterhalb der Basalmembran in der papillären Dermis auf.

Klinik

Die **Epidermolysis bullosa simplex** ist die **mildeste** Verlaufsform. Die Blasen sind bereits bei der Geburt vorhanden oder entstehen in der Säuglingszeit. Im Anschluss an mechanische Traumen entstehen an exponierten Stellen nach einigen Stunden runde bis ovale prall gefüllte Blasen. Einblutungen sind möglich, die Blasen reißen leicht ein. Die Schleimhäute sind in der Regel nicht betroffen. Die Blasen heilen innerhalb einiger Tage narbenlos ab. Wärme führt zu stärkerer Blasenbildung. Der Verlauf wird mit zunehmendem Alter leichter.

Die **Epidermolysis bullosa dystrophica** ist eine **schwere** Verlaufsform. Es kommt zur Blasenbildung an allen Hautpartien, die mechanischer Belastung ausgesetzt sind, z. B. an Fingern, Zehen, Handtellern, Fußsohlen, Knien, Ellbogen, Wangen, Nase und Gesäß (► Abb. 17.3). Die Schleimhäute sind beteiligt. Nach Einreißen der Blasendecken kommt es zu schlecht heilenden Ulzerationen, Verhärtungen, Narben, Atrophien, Pigmentverschiebungen, Keloiden, Kontrakturen und Milien sowie zu Synechien und Nageldystrophien. Ein bleibender Ausfall von Finger- und Zehennägeln, eine Rarefizierung der Endphalangen, eine Alopezie und Hyperhidrose sowie Zahndeformierungen, -verfärbungen und -ausfall können auftreten.

Die **Epidermolysis bullosa polydysplastica** ist eine **sehr schwere** Verlaufsform. Großflächige Epidermolysen, Erosionen, Mutilationen und Sekundärinfektionen sind charakteristisch. Die Mundschleimhaut und der Gastrointestinaltrakt sind befallen. Zahnanomalien und eine Skeletthypoplasie bestehen ebenfalls. Die Erkrankung verläuft in der Regel nach wenigen Monaten oder Jahren tödlich.

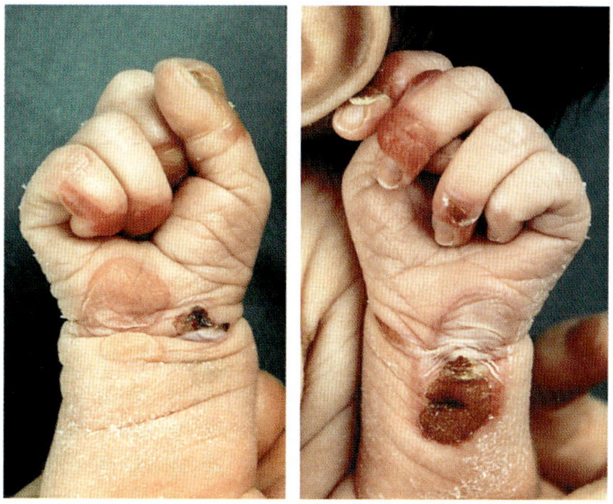

Abb. 17.3 Epidermolysis bullosa dystrophica. Blasen, Ulzerationen und Narben an Fingern und Handgelenken. [O530]

Die **Epidermolysis bullosa letalis** ist die **schwerste** Verlaufsform mit ausgedehntem Haut- und Schleimhautbefall. Ösophagus, Dünndarm und Gallenblase sind betroffen. Der Tod tritt meist innerhalb weniger Wochen nach der Geburt ein.

Therapie

Eine kausale Therapie ist nicht möglich. **Symptomatische Maßnahmen** stehen im Vordergrund. Gentherapeutische Methoden wie z. B. die Transplantation autologer transfizierter Keratinozyten befinden sich in der Entwicklung.

17.4.2 Erythema exsudativum multiforme

Ätiologie

Neben der **idiopathischen** Form kommen **symptomatische** Formen durch Einnahme von Medikamenten (Antibiotika, Barbiturate, Antikonvulsiva, Analgetika), Infektionen (Streptokokken, Mykoplasmen, *Herpes-simplex-Virus*) und bei malignen Tumoren vor.

Pathogenese

Es handelt sich um eine allergisch-hyperergische Reaktion auf o. g. Antigene.

Klinik

Das **Erythema exsudativum multiforme minus** ist die leichtere klinische Verlaufsform. Die Erkrankung beginnt plötzlich. Gesicht und Streckseiten der Extremitäten sind besonders befallen, während die Schleimhäute nicht betroffen sind.

Es entwickeln sich kokardenförmige Effloreszenzen aus münzgroßen hellroten Scheiben mit dunklem Zentrum. Ein Übergang in Blasen ist möglich. Begleitende Arthralgien kommen vor. Eine Abheilung erfolgt innerhalb von 2–3 Wochen mit Pigmentverschiebungen und starker Rezidivneigung.

Das **Erythema exsudativum multiforme majus** ist die schwere Verlaufsform. Synonyma sind **Stevens-Johnson-Syndrom** oder **toxische epidermale Nekrolyse (Lyell-Syndrom).** Es kommt zu einer ausgedehnten Schleimhautbeteiligung mit hämorrhagischen, bullösen, erosiven, entzündlichen Veränderungen in Mund, Rachen, Nasenschleimhäuten, Konjunktiven, Korneae und Genitalschleimhaut (► Abb. 17.4). Der Allgemeinzustand ist erheblich beeinträchtigt, und es besteht häufig hohes Fieber. Mögliche Organmanifestationen sind Bronchitis, Pneumonie, Endokarditis, Nephritis, Gastroenteritis und Arthritis.

Therapie

Die Beseitigung des auslösenden Agens ist entscheidend. Bei leichten Formen erfolgt eine austrocknende Lokalbehandlung mit Vioformlotio 1 %. Bei schweren Formen sind eine stationäre Überwachung, Salizylate und Kortikosteroide erforderlich.

Klinischer Fall

Am 3. postoperativen Tag nach Appendektomie und intraoperativ begonnener Antibiotikatherapie trat bei einem 11-jährigen Mädchen generalisiert ein in der Form täglich wechselndes Exanthem mit kokardenförmigen Effloreszenzen aus münzgroßen hellroten Scheiben mit dunklem Zentrum auf. Gesicht und Streckseiten der Extremitäten waren hierbei besonders betroffen. Es verschwand ohne weitere Gegenmaßnahmen am 15. postoperativen Tag. Bei dem Exanthem handelt es sich um ein Erythema exsudativum multiforme.

17.4.3 Acrodermatitis enteropathica

Definition

Seltene autosomal-rezessiv vererbte Erkrankung mit enteraler Zinkmalabsorption.

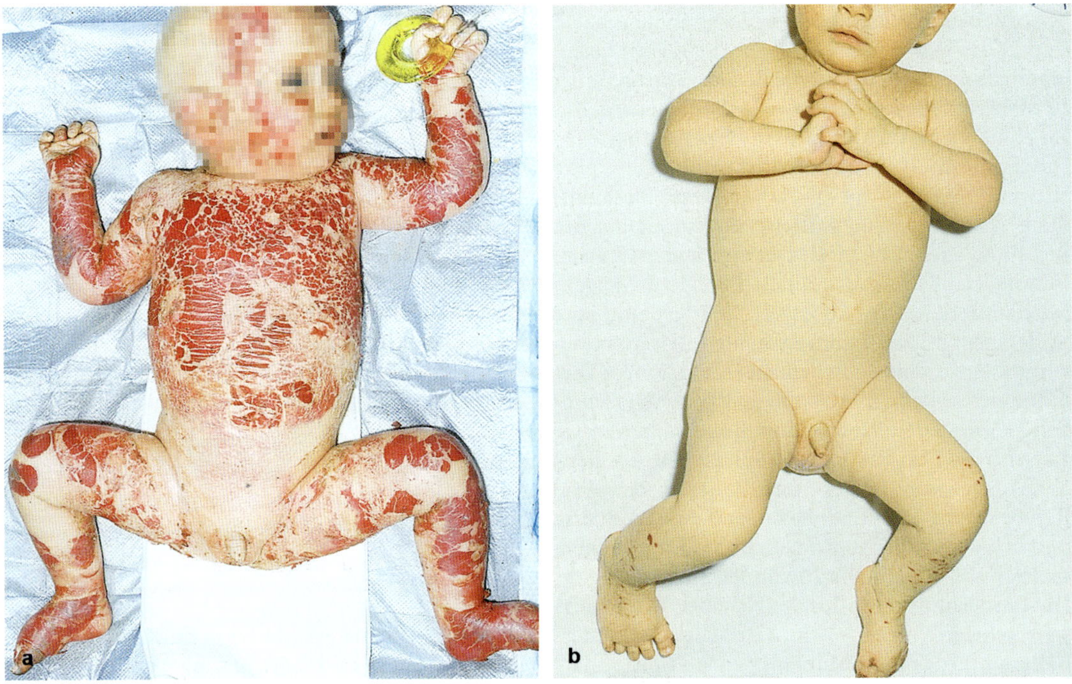

Abb. 17.4 Erythema exsudativum multiforme majus (Stevens-Johnson-Syndrom): **a)** im akuten Stadium; **b)** nach überstandener Erkrankung: Restitutio ad integrum. [O530]

Klinik

Die ersten klinischen Symptome erscheinen meist im Rahmen der Umstellung von Muttermilch auf Kuhmilch. Es bilden sich **bullöse Hautablösungen** mit nachfolgender Erythrodermie, die gewöhnlich um den Mund, an Händen und Füßen sowie im Genital- und Analbereich beginnen und sich dann auf andere Hautareale ausweiten (▸ Abb. 17.5). Es besteht eine Neigung zu Superinfektionen, insbesondere mit *Candida albicans.* Die Hautveränderungen gehen mit einer charakteristischen **Alopezie,** Paronychien, schweren **Diarrhöen** und einer **Schleimhautbeteiligung** (Stomatitis, Glossitis) einher. **Okuläre Symptome** (Photophobie, Konjunktivitis, Blepharitis, Kornealdystrophie) sind häufig. Die Kinder sind lethargisch und anorektisch.

Diagnostik

Die Zinkkonzentration im Plasma und Urin ist stark erniedrigt, die alkalische Phosphatase im Serum ist erniedrigt (zinkabhängig).

Therapie

Die Behandlung besteht in einer hoch dosierten oralen Gabe von Zinkaspartat. Während der Zinktherapie sollte die Kupferkonzentration im Plasma überwacht werden, da die Resorption von Zink diejenige von Kupfer beeinträchtigt. Unter Zinksubstitution kommt es zu einer raschen Besserung der klinischen Symptome.

Merke

Die Acrodermatitis enteropathica ist eine autosomal-rezessiv vererbte Erkrankung, die zu einem schweren Zinkmangel führt, der sich klinisch mit Haut-, Schleimhaut-, Haar- und Nagelveränderungen sowie gravierenden Allgemeinsymptomen manifestiert.

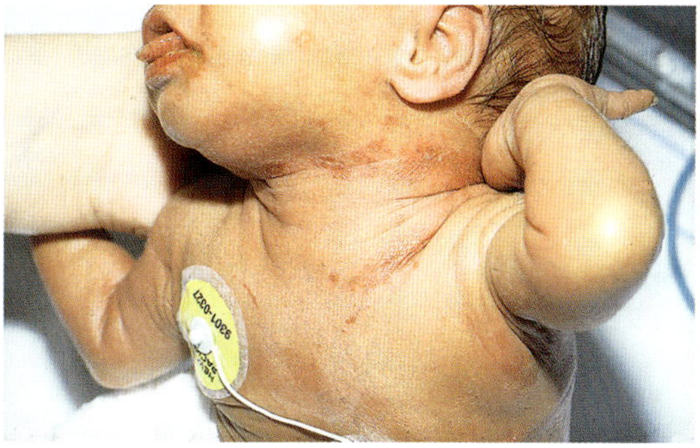

Abb. 17.5 Acrodermatitis enteropathica. [O530]

17.5 Kongenitale Ichthyosen

Definition

Heterogene Gruppe generalisierter diffuser Keratosen, die durch eine Störung der epidermalen Differenzierung mit übermäßiger Hornproduktion charakterisiert sind. Nur bei einigen Formen ist der zugrunde liegende Gendefekt bekannt. Von Bedeutung sind vor allem die Gruppe der Ichthyosis vulgaris und die Gruppe der Ichthyosis congenita.

Klinik

Nur die wesentlichen klinischen Symptome der drei wichtigsten Ichthyosen werden besprochen.

Autosomal-dominant vererbte Ichthyosis vulgaris: In der Neonatalperiode bestehen keine Auffälligkeiten, erste Hautveränderungen zeigen sich in der frühen Kindheit. Die Haut wird sehr trocken und bildet weiße bis schmutzig-graue, haftende Schuppen (▸ Abb. 17.6). Prädilektionsstellen sind die Streckseiten der Extremitäten, wobei die Beugen häufig ausgespart sind. Die Handinnenflächen weisen typische verstärkte Furchungen auf, die in der Regel diagnostisch wegweisend sind.

X-chromosomal-rezessiv vererbte Ichthyosis vulgaris: Erste Auffälligkeiten treten bei betroffenen Jungen im Säuglingsalter auf. Das klinische Bild ähnelt dem der Ichthyosis vulgaris, die Schuppung ist jedoch ausgeprägter und dicker. Handinnenflächen und Fußsohlen bleiben stets frei (wichtiges Unterscheidungsmerkmal zur autosomal-dominant vererbten Form).

Autosomal-rezessiv vererbte lamelläre Ichthyose: Die Hautveränderungen bestehen bereits bei Geburt, nicht selten unter dem Bild eines sog. Kollodiumbabys. Auf erythrodermatischem Hintergrund bildet sich eine braune, groblamelläre Schuppung. Insbesondere im Gesicht kommt es zu Narbenzügen mit Ausbildung eines Ektropiums. Es besteht eine Neigung zur Hyperpyrexie und zu Nageldystrophien. Die schwerste Verlaufsform ist die Ichthyosis congenita gravis, die intrauterin zum Fruchttod („Harlekinfetus") führt.

Therapie

Bei allen Formen stehen pflegende Maßnahmen im Vordergrund.

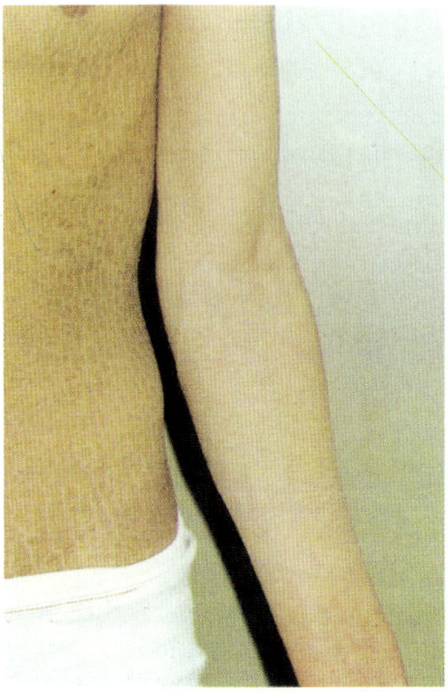

Abb. 17.6 Ichthyosis vulgaris mit trockener, schuppiger Haut am gesamten Integument und Aussparung der Armbeuge. [O530]

17.6 Dermatitiden (Ekzeme)

17.6.1 Windeldermatitis

Epidemiologie

Die Windeldermatitis ist eine typische Hauterkrankung des frühen Säuglingsalters.

Pathogenese und Ätiologie

Die Hautveränderungen entstehen primär durch die Einwirkung von Urin und Stuhl unter Okklusion. Seltener Windelwechsel ist daher ein wichtiger prädisponierender Faktor. Die warme, feuchte Haut und der luftdichte Verschluss durch die Windel bilden ein ideales Milieu für das Wachstum von *Candida albicans,* wodurch es zur Superinfektion kommt. Eine sekundär mit *Candida* besiedelte seborrhoische oder atopische Dermatitis kann ebenfalls Ursache einer Windeldermatitis sein.

Klinik

Die Dermatose beginnt mit **vesikulös-pustulösen Effloreszenzen,** die rasch konfluieren und sich über die gesamte Windelregion ausdehnen. Im Vollbild ist die Haut intensiv **gerötet,** an den Rändern zeigt sich ein feiner **Schuppensaum** und zur gesunden Haut hin bestehen münzgroße Satellitenherde, die eine colleretteartige Schuppung aufweisen (► Abb. 17.7). Es besteht eine hohe Rezidivneigung.

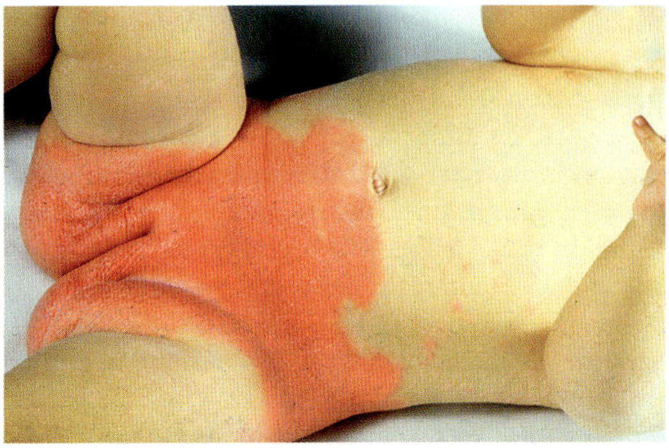

Abb. 17.7 Windeldermatitis. [O530]

Therapie

Im Vordergrund stehen pflegerische Maßnahmen: häufiges Trockenlegen, Föhnen der Haut und zeitweiliger Verzicht auf Windeln fördern den Heilungsprozess. Nystatin ist das Mittel der Wahl, wenn eine Superinfektion mit *Candida* besteht.

Praxistipp

Die Therapie der Windeldermatitis beinhaltet neben der Lokalbehandlung mit Nystatinpaste die Verabreichung von Nystatin als Suspension, um die begleitende Darmbesiedelung mit *Candida albicans* zu behandeln.

17.6.2 Atopische Dermatitis

Definition

T-Zell-vermittelte entzündliche Hauterkrankung, die als die Haut betreffende Manifestation von Atopie angesehen wird und später in ein Ekzem übergeht. Synonym: Neurodermitis.

Merke

Unter Atopie versteht man eine genetisch determinierte Diathese mit unspezifisch auslösbarer Reizbarkeit der Haut und/oder der Oberflächenschleimhäute, die sich einzeln oder kombiniert als Rhinitis allergica, Asthma bronchiale oder Dermatitis atopica manifestiert (siehe auch ► Kap. 13.4.8).

Merke

Die atopische Dermatitis ist eine der häufigsten chronischen Erkrankungen des Kindesalters.

Ätiologie

Es besteht eine **genetische Prädisposition.** Nicht die atopische Erkrankung, sondern die Atopiedisposition wird polygen vererbt. Ein weiterer ätiologischer Faktor ist die **vermehrte Exposition gegenüber Innenraumallergenen** (z. B. Hausstaubmilben). Außerdem spielt die **abnehmende Exposition des Immunsystems gegenüber bestimmten Infektionserregern** (z. B. Masern, Tuberkulose, Hepatitis A) eine Rolle.

Pathogenese

Vier Hauptfaktoren spielen eine Rolle:

- Die Störung der Barrierefunktion, die zu Hauttrockenheit (**Sebostase**) führt,
- Die Störung der Immunregulation, die zur **chronischen Entzündung** (Ekzem) führt,
- Die vermehrte Freisetzung von Mediatoren, die zu **Juckreiz** führt,
- Die Reizbarkeit der Haut, d. h. die **Reaktion auf äußere Triggerfaktoren** (Allergene, Infektionen, psychische Belastung, Wolle, Waschmittel).

Den atopischen Erkrankungen liegt ein gemeinsamer immunologischer Pathomechanismus mit überschießender TH2-Immunantwort zugrunde (► Kap. 13.4.8).

Klinik

Das atopische Ekzem neigt dazu, sich in den verschiedenen Lebensabschnitten unterschiedlich zu manifestieren. Daneben können verschiedene **Atopiezeichen** vorhanden sein. Dazu gehören die Dennie-Morgan-Falte (doppelte Unterlidfalte), das Hertoghe-Zeichen (seitlich ausgedünnte Augenbrauen), der weiße Dermographismus, trockene Haut, Gesichtsblässe und periorbitale Verschattungen.

Das **atopische Säuglingsekzem** tritt ab dem 3. Lebensmonat auf und stellt in der Regel die erste atopische Krankheit dar. Es handelt sich um eine sehr akute, exsudative Form des Ekzems, das neben Stamm und Beugen besonders das Gesicht und den behaarten Kopf befällt (► Abb. 17.8). Es bilden sich umschrieben oder disseminiert schuppende, nässende oder verkrustete Erytheme. Es besteht ein erheblicher Juckreiz und die Krusten neigen zu Superinfektion mit *Staphylococcus aureus.* Zwischen dem 2. und 3. Lebensjahr bessert sich das atopische Ekzem in der Regel deutlich, bei der Mehrheit der Kinder heilt es aus.

Das **atopische Ekzem des Schulalters und der Pubertät** manifestiert sich unter dem Bild eines lichenifizierten Ekzems, das besonders die großen Beugen befällt. Es zeigen sich zerkratzte, verkrustete, erythemosquamöse Herde, Rötung und Verdickung der Haut, Schuppung, flache Papeln, die zu großen Plaques konfluieren. Als Lichenifikation wird eine vergröberte Felderung der Haut mit vertieften Furchen bezeichnet. Auch hier besteht ein starker Juckreiz. Die Haut ist sehr trocken und besonders empfindlich, auf leichte toxische Reize ein Ekzem zu entwickeln. Bei Remission entwickeln sich oft Melanoderme oder Leukoderme. Auch diese Form des Ekzems heilt in der Regel aus, nur selten bestehen persistierende, generalisierte Ekzeme über Jahrzehnte.

Merke

Im 1. Lebensjahr manifestiert sich die atopische Dermatitis überwiegend im Gesicht und am behaarten Kopf. **Nach dem 1. Lebensjahr** sind Gesicht und behaarter Kopf meist frei, die Gelenkbeugen hingegen stets befallen.

Komplikationen

Als Komplikationen kann es zu einem Übergang in eine Erythrodermia atopica Hill kommen. Weitere Komplikationen sind bakterielle Superinfektion, Superinfektion durch *Candida albicans,* Ausbreitung von Virusinfektionen in befallenen Hautarealen (Eczema herpeticatum bei Infektionen mit *Herpes simplex*), neurodermitische Katarakt und Haarausfall bei Kopfherden.

Diagnostik

Die IgE-Gesamtkonzentration im Serum ist häufig erhöht. Zur Identifizierung von Allergenen dienen RAST-, Prick-, Patch- und orale Provokationstests.

Therapie

Die drei Hauptsäulen der Therapie sind:

- Eine **Linderung des Juckreizes** durch Mediatorfreisetzung über geeignete externe oder systemische Therapie, Suche nach Auslösern
- Die **antibiotische** bzw. antiseptische **Behandlung** der Superinfektion
- Die Modulation und **Suppression** der gesteigerten **Entzündungsaktivität**

Merke

Häufige Fehler bei der Behandlung des atopischen Ekzems sind die Wahl einer falschen Externagrundlage

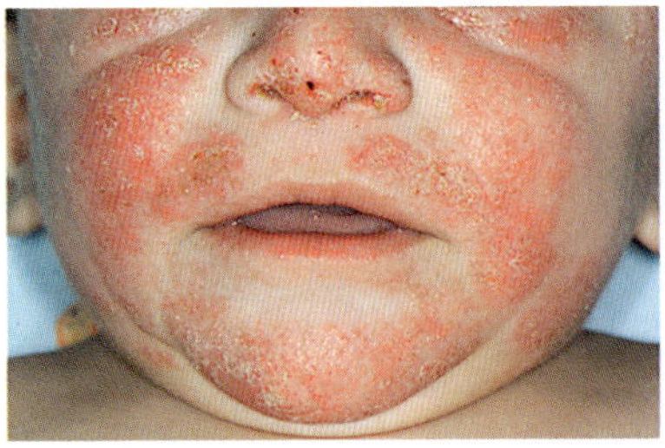

Abb. 17.8 Atopische Dermatitis. [O530]

(„eine Salbe für alle Fälle"), eine mangelnde antiinfektiöse Therapie, eine „Kortikophobie" (bei Eltern und Arzt) oder der falsche Umgang mit externen Steroiden.

Auf die einzelnen Therapiemaßnahmen wird im Folgenden aufgrund fehlender Prüfungsrelevanz in den schriftlichen Examina des IMPP nicht weiter eingegangen.

Merke

Ab einer Anwendungsfläche von 20 % ist beim Einsatz topischer Steroide mit dem Auftreten systemischer Nebenwirkungen zu rechnen. Die Anwendungsdauer topischer Steroide sollte 1–2 Wochen täglicher Anwendung nicht überschreiten. Der häufigste Fehler besteht in einem abrupten Absetzen des topischen Steroids, sobald sich eine leichte Besserung abzeichnet. Es kommt zu einem „Rebound-Effekt".

17.7 Urtikarielle Erkrankungen

17.7.1 Urtikaria

Definition

Flüchtiges Exanthem mit Quaddelbildung infolge Mastzelldegranulation durch allergische, physikalische oder toxische Noxen (**Sofortreaktion vom Typ I**).

Ätiologie

Man unterscheidet eine **allergische (akute) Urtikaria,** die durch Medikamente, Impfstoffe, Nahrungsmittel, Konservierungs- und Farbstoffe, Insektengifte, Inhalationsallergene oder Mikroorganismen (*Candida,* Bakterien, Parasiten) ausgelöst wird, und eine **nichtallergische (chronische) Urtikaria,** die auf einer Mastzelldegranulation durch direkte Einwirkung von chemischen Kontaktnoxen oder physikalischen Reizen (Brennnessel, Quallengifte, Kälte, Wärme, Druck, Licht) beruht.

Klinik

Bei beiden Formen der Urtikaria zeigen sich flächenhafte, scharf begrenzte **Erytheme** mit mäßiger **Schwellung,** die oft einen hellen Randsaum aufweisen und innerhalb von Minuten auftreten. Die Herde halten selten länger als 2–6 h an. Es besteht ein starker **Juckreiz.** Nach Abheilung kann am gleichen Ort erst nach Tagen wieder eine Quaddel entstehen (Refraktärphase durch Erschöpfung der Mastzelldepots). Ein Hautstrich auf unveränderter Haut mit einem Holzspatel bewirkt zunächst einen erythematösen Streifen und dann eine urtikarielle Quaddelbildung mit Juckreiz **(urtikarieller Dermographismus).** Bei Larynxbeteiligung mit Glottisödem und Ausweitung zum anaphylaktischen Schock besteht Lebensgefahr.
Der **anaphylaktische Schock** ist die schwerste und bedrohlichste Reaktion vom Soforttyp. Im Kindesalter tritt er bei hochgradiger Sensibilisierung gegen Tiere, Nahrungsmittel, Medikamente, Latex oder Insektengift auf.

Merke

Die Suche nach der Ursache einer Urtikaria bleibt in 80 % der Fälle erfolglos.

Therapie

Allergische Urtikaria: Die Meidung identifizierter Allergene wäre eine kausale Therapieform, sie gelingt jedoch selten. Im Rahmen der symptomatischen Therapie kommen Antihistaminika, Sedativa und Kortikosteroide zum Einsatz. In schweren Fällen kann eine Hyposensibilisierungstherapie erwogen werden.
Nichtallergische Urtikaria: Steroide sollten außer bei Druckurtikaria nicht verwendet werden, da die Patienten in der Regel auf Antihistaminika besser ansprechen. Bei Lichturtikaria sind Lichtschutzmittel und Antimalariamittel hilfreich.

17.7.2 Hereditäres Angioödem

Pathogenese

Ein Mangel an C1-Esterase-Inhibitor führt zu einer Aktivierung der Komplementkaskade, wodurch Kinine freigesetzt werden, die die Gefäßpermeabilität erhöhen und Ödeme entstehen lassen. Synonym: **hereditäres Quincke-Ödem.**

Klinik

Rezidivierend kommt es zum Auftreten massiver **Ödeme** der Haut und der Schleimhäute. Typischerweise besteht **kein Juckreiz.** Nach einigen Tagen klingen die Ödeme spontan ab. Ödeme im Larynx- und Tracheobronchialbereich sind lebensbedrohlich. Mögliche Auslöser sind Traumen, Infektionen, körperliche Anstrengung und „Stress".

Diagnostik

Bestimmung der C1-Esterase-Inhibitor-Aktivität im Serum.

Therapie

Bei lebensbedrohlichen Schüben erfolgt eine Substitutionstherapie durch Gabe von Fresh Frozen Plasma oder die Verabreichung von C1-Inaktivator-Konzentraten.

Vor Operationen sollte betroffenen Kindern C1-Inaktivator verabreicht werden.

Prognose

Unbehandelt sterben 30 % der Kinder an einer akuten Atemwegsobstruktion. In der Pubertät kommt es meist zu einer spontanen Besserung der Symptomatik.

17.7.3 Strophulus infantum

Definition

Hauterkrankung mit derben, stark juckenden Quaddeln, Papeln oder Seropapeln durch Bisse von Arthropoden (z. B. Hunde- und Katzenflöhe, Vogelmilben, Kriebelmücken).

Klinik

Die Hautveränderungen treten fast ausschließlich in den Sommer- und Herbstmonaten und bevorzugt in ländlichen Gegenden auf. Es bilden sich akut zahlreiche, disseminiert oder gruppiert stehende intensiv **juckende** linsengroße **urtikarielle Papeln.** Im Zentrum der Papel können sich winzige Bläschen entwickeln (Seropapel). Das Aufkratzen der Effloreszenzen führt zu hämorrhagischen Krusten, es kommt häufig zu einer Impetiginisation. Prädilektionsstellen sind die Extremitätenstreckseiten und der Stamm.

Therapie

Ein Versuch der Beseitigung von Erregerkontakten sollte unternommen werden (Raumdesinfektion, Behandlung erkrankter Haustiere). Im Rahmen der symptomatischen Therapie werden Antihistaminika und juckreizstillende Lotionen angewandt.

Merke

Die wichtigste Differenzialdiagnose von Strophulus infantum sind Varizellen.

17.8 Arzneimittel- und infektallergische Exantheme

17.8.1 Arzneimittelexantheme

Praxistipp

Jedes Medikament kann Exantheme verursachen.

Pathogenese

Allergische Sofortreaktion vom anaphylaktischen Typ I, allergische Reaktion vom zytotoxischen Typ II, vom Typ III, allergische Spätreaktion sowie toxische Reaktion spielen bei der Entstehung eine Rolle.

Häufige Auslöser eines Arzneimittelexanthems im Kindesalter sind Amoxicillin oder Ampicillin.

Klinik

Das Exanthem ist aufgrund der hämatogenen Ausbreitung meist symmetrisch und generalisiert. Oft bestehen eine Schleimhautbeteiligung sowie Juckreiz, Fieber und Krankheitsgefühl. Eine Organbeteiligung (Leber, Niere, Herz) ist möglich. Die Effloreszenzen können erythematös, makulös, vesikulös-bullös, hämorrhagisch, urtikariell oder papulös-nodös sein. Kombinationen verschiedener Effloreszenzen sind auch möglich. Ein Übergang in eine Erythrodermie kann stets erfolgen. **Prädilektionsstellen** sind abhängige Körperpartien wie Unterschenkel und die Streckseiten der Extremitäten sowie Hautareale mit funktioneller Durchblutungsstörung.

Merke

Arzneimittelexantheme können sich morphologisch äußerst vielgestaltig präsentieren.

Therapie

Die Meidung identifizierter Allergene steht im Vordergrund. Im akuten Schub werden Antihistaminika und Kortikosteroide systemisch eingesetzt. Lokal kann Lotio alba appliziert werden.

17.8.2 Erythema nodosum

Ätiologie

Ein Erythema nodosum kann auftreten als infektallergische Reaktion (insbesondere nach Streptokokkeninfektionen, anderen bakteriellen Infektionen, Tuberkulose oder Virusinfektionen), im Rahmen eines Morbus Crohn oder einer Sarkoidose (Löfgren-Syndrom) sowie als arzneiallergische Reaktion.

Klinik

Es entstehen kutan-subkutane, **druckschmerzhafte,** teigig-derbe kaum erhabene rötliche **Knoten,** die walnussgroß werden können (► Abb. 17.9). Die Haut ist in diesem Bereich überwärmt. Im Verlauf kommt es durch abgebautes Hämoglobin zu einer grünlich-gelblich-bräunlichen Verfärbung. Schubweise können weitere Knoten auftreten.

Prädilektionsstellen sind die Unterschenkelstreckseiten, die Oberschenkel und seltener die Arme.

Begleitend finden sich oft Fieber, Gelenkschmerzen und ein reduzierter Allgemeinzustand. Innerhalb von 3–5 Wochen kommt es zur narbenlosen Abheilung.

Diagnostik

Die Diagnose wird klinisch gestellt, mögliche Grunderkrankungen müssen ausgeschlossen werden.

Therapie

Bettruhe ist empfehlenswert, wenn der Allgemeinzustand beeinträchtigt ist. Die Lokaltherapie beinhaltet feuchte Umschläge und ggf. die Applikation topischer Steroide. Auslösende Allergene sollten, sofern sie identifiziert werden können, gemieden werden.

Lerntipp

Die verschiedenen Exantheme und Erytheme der Pädiatrie werden vom IMPP häufig als Distraktoren für Antwortmöglichkeiten verwendet. Das IMPP nutzt teilweise nur Beschreibungen, manchmal auch Bilder in seinen Fragestellungen. Daher empfiehlt es sich, beim Lernen die klinischen Charakteristika einzuprägen und immer auch mit Bildmaterial zu arbeiten.

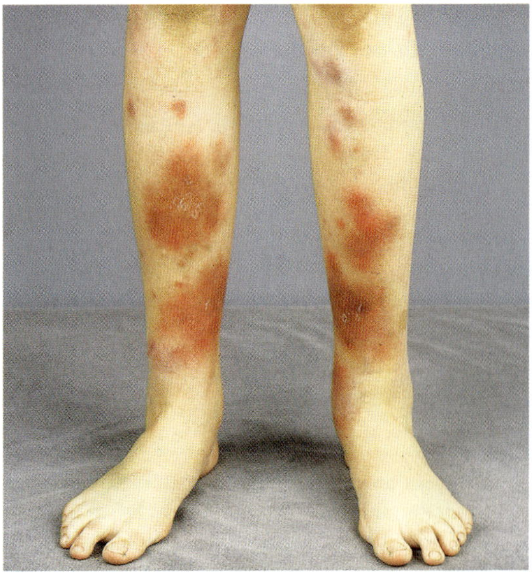

Abb. 17.9 Erythema nodosum. [O530]

17.9 Epizoonosen

17.9.1 Wegweiser

Es handelt sich um Hauterkrankungen, die durch Ektoparasiten hervorgerufen werden.

Merke

Die häufigsten Epizoonosen im Kindesalter sind Skabies (Krätze), Pediculosis capitis (Kopfläuse) und Pediculosis pubis (Filzläuse).

17.9.2 Skabies

Ätiologie und Pathogenese

Das Weibchen der Krätzemilbe *Acarus siro* var. *hominis* gräbt tunnelartige Gänge in die Hornschicht und legt hier Eier ab. Aus den Larven entwickeln sich nach 3 Wochen geschlechtsreife Milben.

Klinik

Es finden sich bis 2 cm lange, fein gekörnte, leicht aufgeworfene **Gänge** in der Hornschicht, an deren Ende die Milbe als graues Pünktchen mit bloßem Auge gerade noch zu erkennen ist. Die Folge sind **entzündliche Papeln** und eitrige **Krusten.** Kratzeffekte entstehen bei starkem Juckreiz, der in der Bettwärme zunimmt. **Prädilektionsstellen** sind die Hände, vor allem palmar und interdigital, die Füße, das Genitale, der Nabel und die Brustwarzen. In der Regel bleibt der Kopf frei, nicht jedoch bei Säuglingen.

Therapie

Zum Einsatz kommen **Benzylbenzoat** (topisch) und **Permethrin**-Salbe. Weitere wichtige Maßnahmen während der Behandlung sind der tägliche Wechsel von Bett- und Körperwäsche (auskochen), vor Therapie ein Vollbad mit Detergenzien (geringere Resorption der fettlöslichen Medikamente) und eine Nachbehandlung der meist gereizten Haut mit Pflegesalben oder Ölbädern.

Merke

Die Behandlung einer Skabies im Säuglings- oder Kleinkindalter sollte möglichst stationär erfolgen.

17.9.3 Pediculosis capitis

Ätiologie und Pathogenese

Befall mit der Kopflaus *Pediculus capitis*. Die Eier („Nissen") werden basisnah an die Haare gekittet, die Larven schlüpfen nach 8 Tagen und sind nach 2–3 Wochen geschlechtsreif. Läuse saugen in Abständen von einigen Stunden Blut.

Klinik

Das klinische Leitsymptom ist ein erheblicher **Juckreiz.** Es bestehen **Pusteln** und hochrote urtikarielle **Papeln,** die zerkratzt werden. Eitrige Krustenauflagerungen entstehen durch eine bakterielle Superinfektion. Es kommt zur Verfilzung der Haare. Eine schmerzhafte Lymphknotenschwellung, insbesondere okzipital und im Halsbereich, kann auftreten.

Therapie

Die Läuse und ihre Nissen müssen abgetötet werden. **Permethrin** ist hochwirksam, darf aber im Säuglingsalter nicht verwendet werden.

Merke

Permethrin muss zur Behandlung bei Pediculosis capitis nur einmal angewendet werden.

17.10 Störungen der Pigmentierung

17.10.1 Hyperpigmentierungen

17.10.1.1 Café-au-Lait-Flecken

Histologie

Vermehrung von Melanozyten und Melanin in der Epidermis.

Klinik

Gleichmäßig gefärbter, scharf begrenzter, unregelmäßig geformter milchkaffeefarbener Fleck von Linsen- bis Handtellergröße (► Abb. 17.10). Meist runde Ränder, zackige Ränder kommen aber vor, insbesondere beim McCune-Albright-Syndrom. Meist sind sie bereits bei Geburt vorhanden oder entstehen im Kindesalter. Bis zu drei Café-au-Lait-Flecken sind normal.

Merke

Bei mehr als fünf Café-au-Lait-Flecken sollte nach einer Recklinghausen-Neurofibromatose gesucht werden.

17.10.1.2 Incontinentia pigmenti (Bloch-Sulzberger)

Klinik

Seltene X-chromosomal-dominant vererbte Multisystemerkrankung, die bei Jungen letal verläuft. Bei Geburt oder kurz danach bilden sich **erythematöse Streifen und Bläschen** bevorzugt an den Extremitäten. Dann folgen ein **warzenartiges Intermediärstadium** und die Entwicklung von fleck- oder streifenförmigen **Hyperpigmentierungen** im Bereich der früheren Läsionen. Häufige Begleitsymptome sind eine Alopezie, Zahnanomalien, eine Entwicklungsretardierung, epileptische Anfälle und okuläre Auffälligkeiten.

17.10.1.3 Postinflammatorische Hyperpigmentierungen

Umschriebene Dunkelfärbungen der Haut im Bereich früherer entzündlicher Veränderungen (z. B. nach Impetigo, Ekzeme, Neurodermitis), die häufig nur temporär bestehen.

17.10.2 Hypopigmentierungen

17.10.2.1 Albinismus

Autosomal-rezessiv (**generalisierter Albinismus**) oder autosomal-dominant (**partieller Albinismus**)

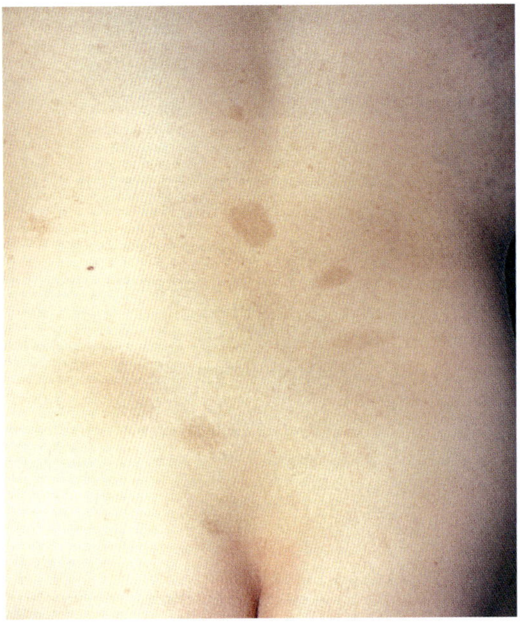

Abb. 17.10 Café-au-Lait-Flecken. [O530]

vererbte Störungen der Melaninbildung der Haut, der Haare und der Augen trotz normaler Melanozytenzahl und -struktur, die durch eine verstärkte Lichtempfindlichkeit, ein erhöhtes Risiko für Sonnenbrände und Hauttumoren sowie okuläre Symptome gekennzeichnet sind. Unterschieden wird der okulokutane, der okuläre (normale Pigmentierung von Haut und Haaren) sowie der partielle Albinismus (keine albinismustypischen okulären Symptome).

17.10.2.2 Vitiligo

Relativ häufige erworbene Depigmentierung der Haut. Die Ursache ist unbekannt, Traumen können auslösend sein. Es bestehen eine familiäre Häufung sowie ein gehäuftes Auftreten bei Patienten mit Hyperthyreose, Nebenniereninsuffizienz, perniziöser Anämie und Diabetes mellitus. Die Vitiligo tritt meist zwischen dem 10. und 30. Lebensjahr auf. Es kommt zu scharf begrenzten, meist bizarr geformten pigmentfreien Flecken, wobei die angrenzende Haut oft hyperpigmentiert ist. **Prädilektionsstellen** sind stärker pigmentierte Körperpartien wie Gesicht, Hals, Hände, Axillen, Mamillen und die Genitoanalregion.

17.11 Mastozytosen

17.11.1 Wegweiser

Umschriebene oder disseminierte Vermehrung von Mastzellen in der Haut.

17.11.2 Mastozytom

Klinik

Es finden sich solitäre oder wenige einzeln stehende Knoten bis Pflaumengröße mit bräunlich-violetter Färbung, die derb und nicht ganz scharf begrenzt sind. Nach Reiben sind sie hochrot, juckend, urtikariell, evtl. blasig (Darier-Zeichen).

Therapie

Isolierte Mastozytome bedürfen oft keiner Therapie, da sie sich in der Regel nach einigen Monaten spontan zurückbilden.

17.11.3 Urticaria pigmentosa und diffuse Mastozytose

Klinik

Urticaria pigmentosa: Disseminierte, meist etwa linsengroße Maculae oder leicht infiltrierte gelbbräunliche Knötchen, die am ganzen Körper vorkommen, vor allem an Rumpf und Extremitäten (▶ Abb. 17.11). Durch Reiben kommt es zu Rotfärbung und Schwellung, evtl. Juckreiz. Eine Organbeteiligung ist selten. Intensive Kälte- oder Wärmeexposition kann zu massiver Histaminausschüttung führen. In der Regel erfolgt eine spontane Rückbildung bis zur Pubertät.

Diffuse Mastozytose: Sie manifestiert sich großflächig, eine Erythrodermie ist möglich. Bei Organbeteiligung können Lymphknotenschwellungen, Tachykardie, Hypertonie, eine Hepatosplenomegalie, gastrointestinale Symptome oder eine Gerinnungsstörung auftreten.

Therapie

Bei Juckreiz werden **Antihistaminika** verabreicht. Bei generalisierten Formen mit erheblichen subjektiven Beschwerden kann eine UV-Therapie (UV-A1) zur Besserung führen.

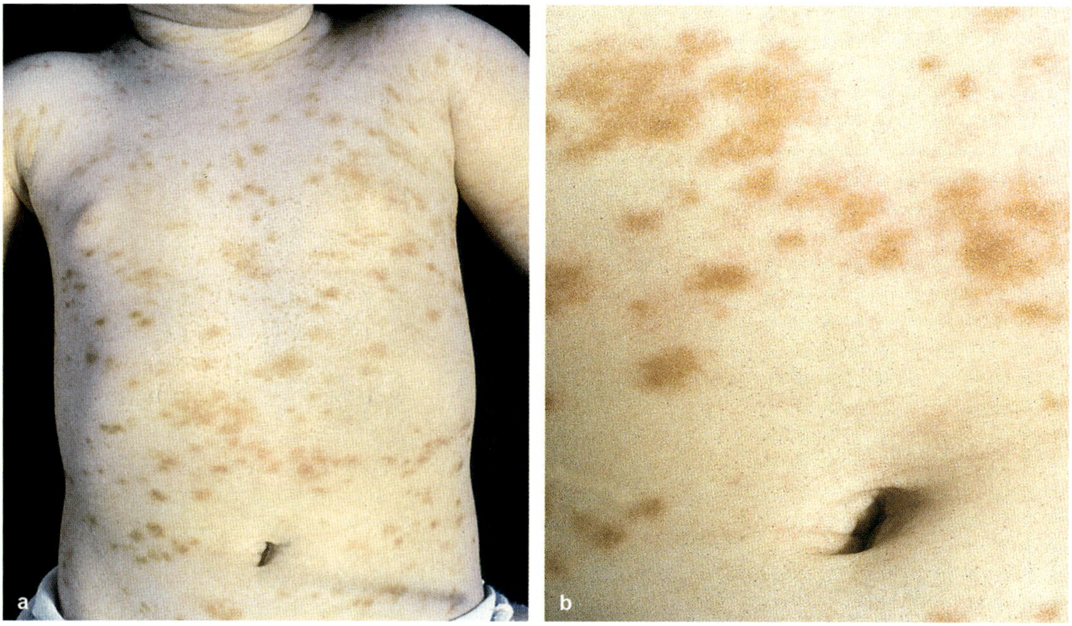

Abb. 17.11 Urticaria pigmentosa. Linsengroße Maculae oder leicht infiltrierte gelbbräunliche Knötchen, vor allem an Rumpf und Extremitäten. [O530]

18 Neuromuskuläre Erkrankungen

18.1 **Erkrankungen des Motoneurons** . . . 355
18.1.1 Spinale Muskelatrophie (SMA) . . . 355

18.2 **Erkrankungen peripherer Nerven** . . . 357
18.2.1 Guillain-Barré-Syndrom (GBS, akute Polyradikuloneuritis) . . . 357
18.2.2 Fazialisparese . . . 358
18.2.3 Hereditäre sensomotorische Neuropathien (HMSN) . . . 359
18.2.4 Hereditäre sensorisch-autonome Neuropathien (HSAN) . . . 359

18.3 **Erkrankungen der neuromuskulären Übertragung** . . . 359
18.3.1 Myasthenia gravis . . . 359

18.4 **Myopathien** . . . 360
18.4.1 Muskeldystrophien . . . 360
18.4.2 Entzündliche Myopathien . . . 363
18.4.3 Myotone Dystrophie Curschmann-Steinert . . . 364
18.4.4 Nichtdystrophe Myotonien . . . 365
18.4.5 Maligne Hyperthermie (MH) . . . 366

IMPP-Hits

In den vergangenen Jahren konnte man mit den Myopathien punkten. Sie sollten sich intensiv mit dem typischen Krankheitsbild der Muskeldystrophie Typ Duchenne beschäftigen. Das Ergebnis in den vergangenen Jahren waren zwölf Punkte.

18.1 Erkrankungen des Motoneurons

18.1.1 Spinale Muskelatrophie (SMA)

18.1.1.1 Wegweiser

Definition

Gruppe genetisch bedingter Erkrankungen, die durch den progredienten Verlust von α-Motoneuronen im Vorderhorn des Rückenmarks gekennzeichnet sind und mit einer Muskelatrophie einhergehen.

Pathologie

Der ausgeprägte Verlust von Vorderhornzellen mit Atrophie von Vorderwurzeln führt zu einer felderförmigen Atrophie von Gruppen nicht innervierter Fasern oder Faszikel.

Merke

Bei den spinalen Muskelatrophien kommt es zu einem progredienten Untergang motorischer Vorderhornzellen und zu konsekutiver Muskelatrophie.

Ätiologie

Die überwiegende Zahl der Patienten mit SMA Typ I, Typ II und Typ III weisen eine Deletion im ***Survival-Motor-Neuron-(SMN-)*Gen** auf. Darüber hinaus können sich zusätzlich Deletionen im ***neuronalen-Apoptose-Inhibitor-(NAIP-)*Gen** finden. Deletionen im *NAIP*-Gen sind mit der Schwere der Erkrankung korreliert.

Heute werden sechs verschiedene Formen der SMA unterschieden (► Tab. 18.1). Dieses Kapitel beschäftigt sich nur mit den häufigeren proximalen SMA.

Tab. 18.1 Klassifikation der spinalen Muskelatrophie im Kindesalter

	Art der SMA	Manifestationsalter, Verlauf	Vererbung
Typ I	Proximale SMA		
	Typ I (Werdnig-Hoffmann)	1. Lebensjahr, rasch progredient, kein freies Sitzen	AR
	Typ II (intermediäre SMA)	1. Lebensjahr, chronischer Verlauf, freies Sitzen, kein freies Laufen	AR
	Typ III (Kugelberg-Welander)	Kindesalter, chronischer Verlauf, freies Sitzen und freies Laufen	AR
Typ II	Distale SMA der oberen Extremität	2. Dekade, langsam progredient	AD
Typ III	SMA mit diaphragmaler Schwäche	Neugeborene, rasch progredient	AR
Typ IV	SMA mit Arthrogrypose und Knochenfrakturen	In utero, Frakturen bei Geburt	AR
Typ V	SMA mit olivopontozerebellärer Atrophie	1. Lebensjahr, rasch progredient	AR
Typ VI	Infantile SMA mit Kontrakturen	Neugeborene, rasch progredient	XR

AR: autosomal-rezessiv; AD: autosomal-dominant; XR: X-chromosomal-rezessiv.

Diagnostik

Die CK im Serum ist meist normal, selten leicht erhöht (< 200 U/L). In der **Sonografie der Muskulatur** zeigt sich bei Typ I ein Verhältnis von Fettgewebsschicht am M. quadriceps femoris zur Muskelschicht ≥ 1. Im **EMG** finden sich verbreiterte, in der Anzahl verminderte und vermehrt polyphasische Potenziale, Einzeloszillationen und Fibrillationen (typisches Bild der neurogenen Atrophie) sowie in den ersten Lebensmonaten eine charakteristische, regelmäßige Spontanaktivität von 5–15 Hz im entspannten Muskel. Die **Nervenleitgeschwindigkeit** ist unauffällig. Das **EKG** ist unauffällig, es kann aber ein Oberflächenzittern der Muskulatur registriert werden. Eine **Muskelbiopsie** ist wegen der Fortschritte auf molekulargenetischem Gebiet zunehmend entbehrlich. Die felderförmige Atrophie von Gruppen nicht innervierter Fasern ist charakteristisch. Sie kann in den ersten Lebensmonaten oder bei Typ III aber auch sehr unspezifisch ausfallen. Zur Diagnosebestätigung erfolgt die **DNA-Analyse.**

Therapie

Die Behandlung ist symptomatisch. Die sich bei Typ I regelmäßig und bei Typ II häufig einstellende Hypoventilation kann durch eine **nächtliche Maskenbeatmung** mit einem BIPAP-Beatmungsgerät ab dem 1. Lebensjahr wirksam behandelt werden. **Orthopädische Maßnahmen** sowie eine intensive **physiotherapeutische Behandlung** sind von besonderer Bedeutung.

18.1.1.2 Spinale Muskelatrophie Werdnig-Hoffmann (SMA Typ I)

Klinik

Die Erkrankung beginnt bereits in utero oder in den ersten 3 Lebensmonaten. Anamnestisch finden sich häufig pränatal **schwache Kindsbewegungen.** Ein zuvor gesund erscheinender Säugling verliert oft innerhalb weniger Tage die Fähigkeit, die Beine zu bewegen oder zu strampeln. Sehr rasch bildet sich ein charakteristisches Lähmungsmuster aus, wobei die **Schwäche der Beine** ausgeprägter als die des Rumpfes, der Arme und des Gesichts ist (► Abb. 18.1).

Das Vollbild der Erkrankung geht mit einer ausgeprägten Muskelhypotonie (**„floppy infant“**) und einer **Froschhaltung** einher. Per definitionem erlernen Kinder mit SMA Typ I das freie Sitzen nicht. Es besteht kaum Spontanmotorik, die **Muskeleigenreflexe** sind **erloschen.** Der N. phrenicus bleibt relativ ausgespart, sodass sich eine

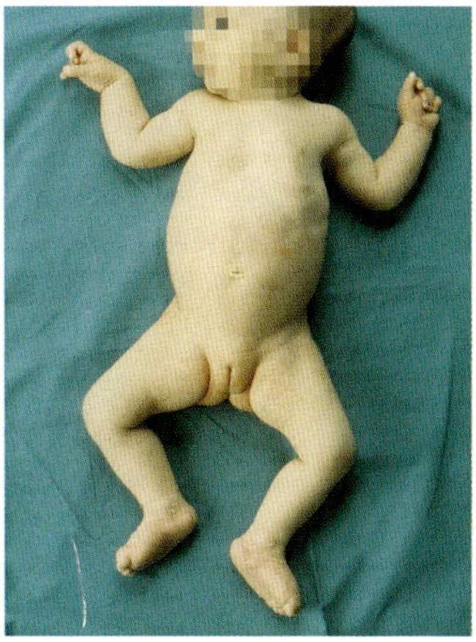

Abb. 18.1 4 Wochen alter Säugling mit akuter spinaler Muskelatrophie Werdnig-Hoffmann (SMA Typ I). Ausgeprägte Muskelhypotonie und Froschhaltung. [O530]

paradoxe Atmung mit Einziehung des Thorax bei Inspiration ausbildet. **Polymyoklonien** der Finger und Zehen sowie ein feines **Fibrillieren der Zunge,** vor allem beim Schreien, sind charakteristisch. Das Schreien ist schwach, eine **bulbäre Beteiligung** macht sich als Trinkschwäche und Aspirationsneigung bemerkbar. Die **Intelligenz** ist **normal** und die Kinder wirken häufig besonders aufmerksam und klug, da die Anstrengungen, die sie nicht auf ihre motorische Entwicklung richten können, ihrer geistigen Entwicklung zugutekommen. Es kommt zu frühzeitiger **Skoliose** und **Gelenkkontrakturen.** Der Tod tritt meist in den ersten 2 Lebensjahren durch Infektion oder Ateminsuffizienz ein.

Differenzialdiagnose

Andere Ursachen eines **„floppy infant"** sind ZNS-Erkrankungen, Glykogenspeichererkrankungen, Chromosomenanomalien, myotone Dystrophie, Defekte der mitochondrialen Atmungskette, Rückenmarksverletzungen, Myositis, kongenitale Muskeldystrophie, myasthenische Syndrome, kongenitale Myopathie.

Merke

Polymyoklonien der Finger und Zehen sowie ein feines **Fibrillieren der Zunge,** vor allem beim Schreien, sind charakteristisch für die spinale Muskelatrophie Typ I Werdnig-Hoffmann und helfen bei der Blickdiagnose.

18.1.1.3 Intermediäre spinale Muskelatrophie (SMA Typ II)

Klinik

Die Kinder entwickeln sich zunächst normal und lernen zu sitzen. Im weiteren Verlauf kommt es zu einer stark **verzögerten statomotorischen Entwicklung** mit **proximal betonter Muskelschwäche,** fehlenden Muskeleigenreflexen und normaler Intelligenz. Sie erlernen das freie Laufen nicht. **Faszikulationen** der Zunge und ein **Tremor** der Hände sind charakteristisch. Häufig kommt es in der 1. Dekade zu einer **Skoliose** und zu einer **Hypoventilation.** Die pulmonale Kapazität ist für die Langzeitprognose entscheidend. 75 % der Patienten erreichen das Erwachsenenalter.

18.1.1.4 Spinale Muskelatrophie Kugelberg-Welander (SMA Typ III)

Klinik

Sie ist die mildeste Form der spinalen Muskelatrophie mit normaler statomotorischer Entwicklung in den ersten Lebensjahren. Die klinische Symptomatik beginnt im 2.–3. Lebensjahr mit einer **langsam progredienten, proximal betonten Muskelschwäche.** Ein **Tremor** der Hände ist charakteristisch. Die **Schultergürtelmuskulatur** ist besonders betroffen, die Gehfähigkeit bleibt meist erhalten.

18.2 Erkrankungen peripherer Nerven

18.2.1 Guillain-Barré-Syndrom (GBS, akute Polyradikuloneuritis)

Definition

Postinfektiöse aufsteigende symmetrische Polyradikuloneuritis mit Demyelinisierung hauptsächlich motorischer, aber auch sensibler Nerven.

Ätiologie

In 80 % der Fälle geht eine akute Infektion des Respirations- oder Gastrointestinaltrakts um 1–4 Wochen voraus. Die häufigsten Erreger sind *CMV, EBV,* Mykoplasmen und *Campylobacter jejuni.* Die Assoziation des GBS mit bestimmten Grippe- und Tollwutimpfstoffen ist bewiesen.

Pathogenese

Wahrscheinlich handelt es sich um eine Autoimmunreaktion gegen peripheres Nervengewebe.

Klinik

Die akute neurologische Erkrankung beginnt häufig mit **Rücken-** und **Beinschmerzen,** denen eine **symmetrische Muskelschwäche der unteren Extremitäten** folgt. Die **Muskeleigenreflexe** sind **erloschen.** Die Paresen steigen zunehmend zur Muskulatur der oberen Extremitäten und des Rumpfes auf.

Hirnnervenlähmungen (z. B. Fazialisparese) sind in 50 % der Fälle nachweisbar. Nach 4 Wochen ist der Höhepunkt der Erkrankung erreicht. Zu diesem Zeitpunkt sind 75 % der Patienten nicht mehr gehfähig. 15–20 % der Kinder müssen wegen einer neurogenen **Ateminsuffizienz** beatmet werden. Bei **Dysphagie** besteht Aspirationsgefahr. Eine **Beteiligung des autonomen Nervensystems** äußert sich in Blutdruckschwankungen, Herzfrequenzschwankungen und schweren Bradykardien bis hin zu Asystolien. Eine temporäre Schrittmacherimplantation ist in Einzelfällen nötig. Nach einem Plateau von 1–4 Wochen setzt die Remissionsphase ein, die 3 Wochen bis 24 Monate dauern kann.

Eine Sonderform ist das **Miller-Fisher-Syndrom,** das sich mit einer akuten äußeren Augenmuskellähmung, einer Ataxie und Areflexie manifestiert.

Eine wichtige klinische Differenzialdiagnose ist die intraspinale Raumforderung (ISR).

Diagnostik

Im **Liquor** zeigt sich das Bild einer „dissociation cytoalbuminique" (normale Zellzahl, ausgeprägte Erhöhung der Albuminkonzentration, normale Glukosekonzentration).

Die Aktivität der CK im Serum ist gering oder nicht erhöht. Die **Nervenleitgeschwindigkeit** ist verringert. Im **EMG** finden sich Zeichen der Denervation. Bei einer Mehrzahl der Patienten finden sich Antikörper gegen Ganglioside (vermutlich Kreuzreaktion). Im MRT zeigt sich eine pathologische Kontrastmittelaufnahme in den Nervenwurzeln.

Merke

Die „dissociation cytoalbuminique" (normale Zellzahl, ausgeprägte Erhöhung der Albuminkonzentration) im Liquor ist das klassische biochemische Merkmal des GBS.

Therapie

Medikamentöse Therapie: Die intravenöse Verabreichung von **7S-Immunglobulinen** wird mit Erfolg angewandt und ist der bei Erwachsenen sehr wirksamen Plasmapherese gleichzusetzen.

Symptomatische Therapie: Wegen drohender Ateminsuffizienz muss eine stationäre Überwachung, ggf. die frühzeitige Intubation und Beatmung, erfolgen. Wesentlich ist die früh beginnende Physiotherapie.

Prognose

Meist ist der Verlauf im Kindesalter gutartig. 96 % der Kinder erlangen nach 30–180 Tagen wieder ihre Gehfähigkeit. Bei den meisten Patienten kommt es zur Rückkehr der vollen Muskelkraft. In manchen Fällen bleibt eine Restschwäche bestehen. Tödliche Verläufe durch bulbäre und respiratorische Beteiligung bei ausbleibender Diagnosestellung und Therapie kommen vor. Rezidive treten in 5 % der Fälle auf.

Lerntipp

Typisch für das Guillain-Barré-Syndrom ist der Liquorbefund mit erhöhtem Eiweiß, aber nicht erhöhter Zellzahl.

18.2.2 Fazialisparese

Differenzialdiagnose der Fazialisparese im Kindesalter

Eine Fazialisparese kann idiopathisch (Bell-Parese: Fokale Neuritis im Verlauf des Fazialiskanals post- oder parainfektiös, z. B. bei IDOL) bedingt sein oder im Rahmen folgender Erkrankungen auftreten: Lyme-Borreliose, Otitis media, Zoster oticus, Guillain-Barré-Syndrom, Geburtsverletzungen, Felsenbeinfrakturen, Tumoren des Hirnstamms und des Kleinhirnbrückenwinkels sowie Neuroblastommetastasen.

Die Lyme-Borreliose ist hierbei die häufigste verifizierbare Ursache der akuten Fazialisparese im Kindesalter. Der Borrelientiter sollte daher unbedingt bestimmt werden.

Klinik

Periphere Fazialisparese: Alle drei Äste sind gleichermaßen betroffen. Es kommt zu einer Lähmung der Gesichtsmuskulatur im Stirn-, Augen- und Mundbereich. Stirnrunzeln und Augenschluss sind nicht möglich. Es besteht die Gefahr der Keratitis durch Austrocknen der Kornea. Auf der betroffenen Seite hängt der Mundwinkel herab (▸ Abb. 18.2). Geschmacksstörungen auf den vorderen zwei Dritteln der Zunge sind häufig.

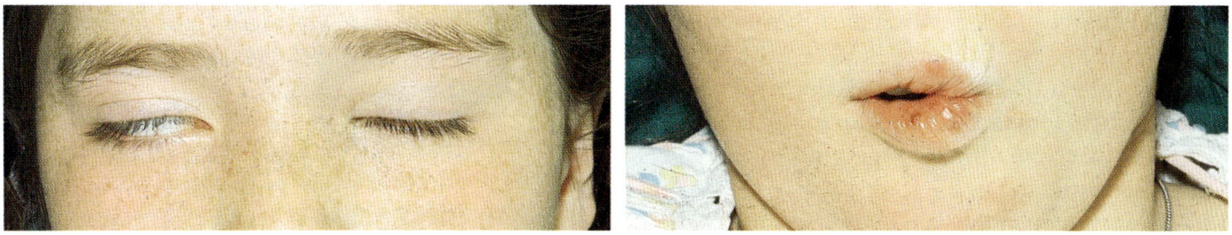

Abb. 18.2 Periphere Fazialisparese rechts. [O530]

Zentrale Fazialisparese: Der Stirnast ist ausgespart, d.h., die Stirn kann gerunzelt werden, das Auge kann geschlossen werden, es besteht keine Geschmacksstörung.

Klinischer Fall

Isabelle, einem 8 Jahre alten Mädchen, läuft morgens beim Frühstück der Kakao aus dem Mundwinkel. Bei genauer Betrachtung bemerkt die Mutter, dass Isabelles Gesicht asymmetrisch wirkt, ein Auge größer als das andere ist und der rechte Mundwinkel leicht herabhängt. Bei der Untersuchung fällt auf, dass Isabelle die Stirn nicht runzeln und das rechte Lid nur unvollständig schließen kann. Der Versuch zu pfeifen scheitert, und beim Aufblasen der Wangen bleibt die rechte Seite flach. Der hinzugezogene HNO-Arzt stellt Auffälligkeiten des Geschmackssinns fest. Die Anamnese bezüglich eines Zeckenstichs bzw. eines Erythema migrans ist negativ. Die Lumbalpunktion ergibt eine Pleozytose mit 90 % Lymphozyten. IgM-Antikörper gegen *Borrelia burgdorferi* sind im Serum und im Liquor positiv. Die Diagnose lautet periphere Fazialisparese als Manifestation einer Neuroborreliose.

18.2.3 Hereditäre sensomotorische Neuropathien (HMSN)

Definition

Gruppe autosomal-dominant oder -rezessiv vererbter Polyneuropathien mit motorischer, sensorischer und autonomer Beteiligung. Es werden drei Formen unterschieden: HMSN Typ I Charcot-Marie-Tooth (Prototyp der HMSN), HMSN Typ II und HMSN Typ III Déjerine-Sottas.

Klinik

Die Symptomatik beginnt meist im Schulalter mit symmetrischer **Schwäche** und **Atrophie der distalen Muskulatur der unteren Extremitäten.** Später kann es zu einer Beteiligung des sensorischen und autonomen Nervensystems kommen.

Bei Typ I sind verdickte periphere Nervenstränge tastbar. Sekundäre **Skelettveränderungen** sind häufig (Hohlfuß). Die Intelligenz ist normal. Die Erkrankungen verlaufen meist langsam progredient.

18.2.4 Hereditäre sensorisch-autonome Neuropathien (HSAN)

Definition

Gruppe sehr seltener, autosomal-dominant oder -rezessiv vererbter Polyneuropathien, die klinisch in erster Linie durch **distal betonte sensible Funktionsstörungen** und gelegentlich auch autonome Symptome und nur durch geringe motorische Störungen gekennzeichnet sind.

Lerntipp

Die verschiedenen neuromuskulären Erkrankungen werden vom IMPP gerne als Distraktoren verwendet. Es lohnt sich daher, sich die entscheidenden klinischen Merkmale einzuprägen.

18.3 Erkrankungen der neuromuskulären Übertragung

18.3.1 Myasthenia gravis

Pathogenese

Es handelt sich um eine Störung der muskulären Erregungsübertragung mit Blockade der postsynaptischen Acetylcholinrezeptoren durch Autoantikörper gegen Bestandteile dieser Rezeptoren. Eine lymphofollikuläre Hyperplasie des Thymus wird häufig beobachtet. Bei Erwachsenen liegt oft ein Thymom vor.

Klinik

Die Erkrankung kann in jedem Lebensalter plötzlich auftreten oder sich schleichend entwickeln. Okuläre Symptome mit **Ptosis** durch eine extraokuläre Muskelschwäche und eine **Ophthalmoplegie** sind häufig. Eine Konvergenzschwäche führt zu **Doppelbildern,** die Pupillenreaktionen auf Licht sind erhalten. Eine **vertikale Blicklähmung,** eine Schwäche der Kau- und Zungenmuskulatur **(verwaschene Sprache)** sowie Schluckstörungen sind weitere wichtige Symptome. Die proximale Skelett- und Atemmuskulatur kann betroffen sein. Die **Muskelschwäche** ist häufig **asymmetrisch.** Die Muskeleigenreflexe sind abgeschwächt, aber nie erloschen. Charakteristisch ist eine **Symptomverschlechterung im Tagesverlauf** und nach Belastung. Bei Beteiligung der Atemmuskulatur besteht Lebensgefahr.

Merke

Die Ermüdbarkeit und Zunahme der Symptomatik im Tagesverlauf ist ein wichtiges Differenzierungsmerkmal der Myasthenia gravis gegenüber anderen neuromuskulären Erkrankungen.

Diagnostik

Die CK im Serum ist normal. Im **EMG** zeigt sich eine rasche Amplitudenabnahme der Muskelpotenziale bei repetitiver Stimulation. Im Serum können **Acetylcholinrezeptor-Antikörper** nachgewiesen werden. Im **Röntgen-Thorax** findet sich häufig eine Thymusvergrößerung.
Die Gabe von **Tensilon** (Cholinesteraseinhibitor) führt innerhalb weniger Sekunden zu einem Rückgang der Muskelschwäche.

Therapie

Cholinesteraseinhibitoren, Immunsuppression und Thymektomie sind wirksame Behandlungsverfahren. Häufig werden sie kombiniert eingesetzt. In Akutphasen kann auch eine **Plasmapherese** erforderlich sein. In einigen Fällen ist 3,4-Diaminopyridin, ein Kaliumkanalblocker, wirksam.

Prognose

Die Langzeitprognose der Myasthenia gravis im Kindes- und Jugendalter ist gut, wenn auch eine medikamentöse Therapie häufig über viele Jahre erforderlich ist.

Merke

Eine Überdosierung von Cholinesteraseinhibitoren sollte unbedingt vermieden werden. Die Symptome sind Übelkeit, Diarrhö, profuses Schwitzen und Muskelschwäche. Bei einer cholinergen Krise ist Atropin das Antidot.

18.4 Myopathien

18.4.1 Muskeldystrophien

18.4.1.1 Wegweiser

Definition

Muskeldystrophien sind genetisch determinierte Krankheiten, die primär, aber nicht ausschließlich die Skelettmuskulatur betreffen und zu einer fortschreitenden Schwäche und Lähmung der betroffenen Muskeln führen. Heute sind mehr als 20 verschiedene Formen bekannt. Dieses Kapitel beschränkt sich auf die Besprechung der klassischen, für die Pädiatrie wichtigen Formen der Muskeldystrophien.

Epidemiologie

Die Inzidenz der X-chromosomal-rezessiven Duchenne-Muskeldystrophie (DMD) beträgt 1 : 3.500 männliche Geburten. Damit ist sie die häufigste vererbte Muskelerkrankung.

Ätiologie

Die DMD und die Becker-Muskeldystrophie (BMD) werden durch Mutationen im ***Dystrophin*-Gen** auf dem kurzen Arm des X-Chromosoms (X_{p21}) verursacht.
Das Genprodukt, Dystrophin, ist an der zytoplasmatischen Seite der Plasmamembran des Skelettmuskels lokalisiert. Ein vollständiger Funktionsausfall des Proteins verursacht den schweren Phänotyp DMD. Mutationen, die die Synthese eines partiell funktionstüchtigen Proteins gestatten, führen zum milderen Phänotyp BMD. Diese Erkrankungen werden als **Dystrophinopathien** bezeichnet.

Lerntipp

Mutationsmechanismen im *Dystrophin*-Gen sind Deletionen, Duplikationen oder Punktmutationen.

Die Ätiologie der Gliedergürtelmuskeldystrophie (LGMD) ist uneinheitlich. Sie wird entweder autosomal-dominant oder autosomal-rezessiv vererbt. Für beide Vererbungsweisen ist eine Reihe verschiedener Gene identifiziert worden. Unter anderem können genetische Defekte im Caveolin-,

Dysferlin-, Sarkoglykankomplex oder in der Protease Calpain-3 diese Erkrankung verursachen.

Pathogenese

Die meisten Dystrophieformen lassen sich als primäre Defekte des muskulären Sarkolemms erklären, das aus Plasmamembran und Basalmembran besteht. Für die Dystrophinopathien konnte gezeigt werden, dass fokale Einrisse der Plasmamembran zu unkontrolliertem Einstrom von Kalzium in die Faser und damit zu einer Kalziumüberladung führen. Hierdurch werden endogene Proteasen aktiviert, und die Funktion der Mitochondrien wird beeinträchtigt.

Pathologie

In Frühstadien zeigt der Muskel Fasernekrosen in Nachbarschaft zu regenerierenden Muskelfasern, also ein Nebeneinander von atrophischen und hypertrophischen Fasern. Im Verlauf kommt es zu einem zunehmenden binde- und fettgewebigen Umbau der Muskulatur. Immunhistologisch können die einzelnen Dystrophinopathien und die LGMD klassifiziert werden.

Diagnostik von DMD, BMD, LGMD

Enzyme: Die Aktivität der **CK** im Serum ist bei allen Formen stark erhöht.

Mit abnehmender Muskelmasse sinken die CK-Werte ab. GOT, GPT, LDH und Aldolase sind ebenfalls erhöht bei normaler γ-GT (DD Hepatopathie).

Apparative Diagnostik: In der Sonografie der Muskulatur zeigen sich eine Echoverdichtung und später eine fehlende Abgrenzung der Muskelsepten sowie ein Verlust des Knochenechos unter der Muskulatur.

Im **EMG** zeigt sich ein „myopathisches" Bild mit niedrigamplitudigen, verkürzten und vermehrt polyphasischen Einzelpotenzialen. **EKG und Echokardiografie** sollten zur Beurteilung der Herzfunktion veranlasst werden.

Die **molekulare Diagnostik** zur Diagnosesicherung beinhaltet die Immunhistologie (**Muskelbiopsie:** histopathologisch vermehrt Bindegewebe und Fett, Kaliberschwankungen, Nekrosen, Zentralisierung der Kerne; immunhistologisch Fehlen von Dystrophin) und die **DNA-Analyse.**

Als Hinweis zur Beantwortung der IMPP-Fragen: Je nach zugrunde liegendem Gendefekt ist z. B. bei der Gliedergürtelmuskeldystrophie die Protease Calpain-3 im Muskelbiopsat vermindert.

Lerntipp

Zur Beantwortung der Fragen des IMPP zu den Muskeldystrophien lohnt es sich, sich die entscheidenden klinischen Merkmale der verschiedenen Formen einzuprägen. So lassen sich die Fragen ohne Kenntnis des spezifischen molekulargenetischen Wissens bestens beantworten.

Therapie von DMD, BMD, LGMD

Eine kausale Therapie ist nicht verfügbar. Die Behandlung ist symptomatisch und bemüht sich um eine Verbesserung der Lebensqualität.

Bei DMD kann durch eine Langzeitbehandlung mit **Prednison** eine Verlängerung der Gehfähigkeit um durchschnittlich 2 Jahre erzielt werden. Die Nebenwirkungen sind jedoch erheblich. **Kreatinmonohydrat** wird kontrovers diskutiert. Die Gentherapie befindet sich im tierexperimentellen Stadium.

Praxistipp

Bei Patienten mit Muskeldystrophie besteht bei Narkosen mit volatilen Anästhetika und Muskelrelaxanzien die Gefahr der **malignen Hyperthermie** mit Herzstillstand.

18.4.1.2 Muskeldystrophie Duchenne (DMD)

Klinik

Bei Geburt sind die Kinder klinisch unauffällig und können häufig noch altersgemäß laufen lernen. 50 % der Patienten lernen nach dem 18. Lebensmonat laufen.

Die Symptomatik beginnt im 2.–3. Lebensjahr mit **proximal betonter Muskelschwäche** und **watschelndem Gang** als Zeichen der Schwäche des M. gluteus medius. Treppensteigen ist mühsam. Durch Einlagerung von Binde- und Fettgewebe kommt es zu einer Pseudohypertrophie der Wadenmuskulatur (**Gnomenwaden).** Zur Kompensation der Beckenmuskelschwäche entsteht eine **Hyperlordose der Lendenwirbelsäule.** Beim Aufstehen aus der Hocke sieht man das **Gower-Manöver,** d. h. ein Abstützen der Hände auf den Knien und „Hochklettern an sich selbst" (► Abb. 18.3a).

Charakteristisch ist auch das **Meryon-Zeichen,** das „Durchrutschen" des Kindes bei Anheben an den Axillen.

Es kommt zu einer zunehmenden Abschwächung der Patellar-(PSR-) und Bizepssehnen-(BSR-)Reflexe bei länger erhaltenen Achillessehnenreflexen (ASR). Typisches Merkmal sind zudem Muskelfaszikulationen.

Scapulae alatae entstehen durch den Befall der Schultergürtelmuskulatur (► Abb. 18.3b).

Zwischen dem 9. und 13. Lebensjahr geht die **Gehfähigkeit verloren.** Im Rollstuhl nehmen die **Kontrakturen** in den Hüft-, Knie- und Sprunggelenken rasch zu, es entwickelt sich eine **Skoliose.** Nächtliche **Hypoventilationen** mit unruhigem Schlaf, morgendlicher Abgeschlagenheit und Schwindel treten häufig zwischen dem 15. und 20. Lebensjahr auf. Eine **Kardiomyopathie** wird regelmäßig beobachtet. In 30 % der Fälle bestehen **Teilleistungsstörungen,** wie z. B. eine Intelligenzminderung oder eine Sprachstörung.

Die Lebenserwartung beträgt 16–25 Jahre. Die häufigste Todesursache ist Ateminsuffizienz, meist im Rahmen einer Pneumonie, seltener Herzinsuffizienz.

Merke

Leitsymptome der Muskeldystrophie Duchenne sind: proximal betonte Muskelschwäche, watschelnder Gang, Gnomenwaden, Hyperlordose der LWS, Meryon-Zeichen, Gower-Zeichen, Scapulae alatae.

18.4.1.3 Muskeldystrophie Becker (BMD)

Klinik

Die BMD zeigt, verzögert und langsamer progredient, die gleichen Symptome wie die DMD. Definitionsgemäß erfolgt der Gehverlust erst nach dem 16. Lebensjahr. **Muskelhypertrophie, Achillessehnenkontrakturen** und **Herzbeteiligung** sind die Regel. Intrafamiliär ist der Verlauf heterogener als bei der DMD.

18.4.1.4 Gliedergürtelmuskeldystrophie (LGMD)

Klinik

Klinisch ist die LGMD nicht sicher von den Dystrophinopathien zu unterscheiden. Patienten mit LGMD sind in der Regel normal intelligent.

Die Symptomatik beginnt selten vor dem mittleren oder späten Kindesalter, gelegentlich erst im jungen Erwachsenenalter mit **Rückenschmer-**

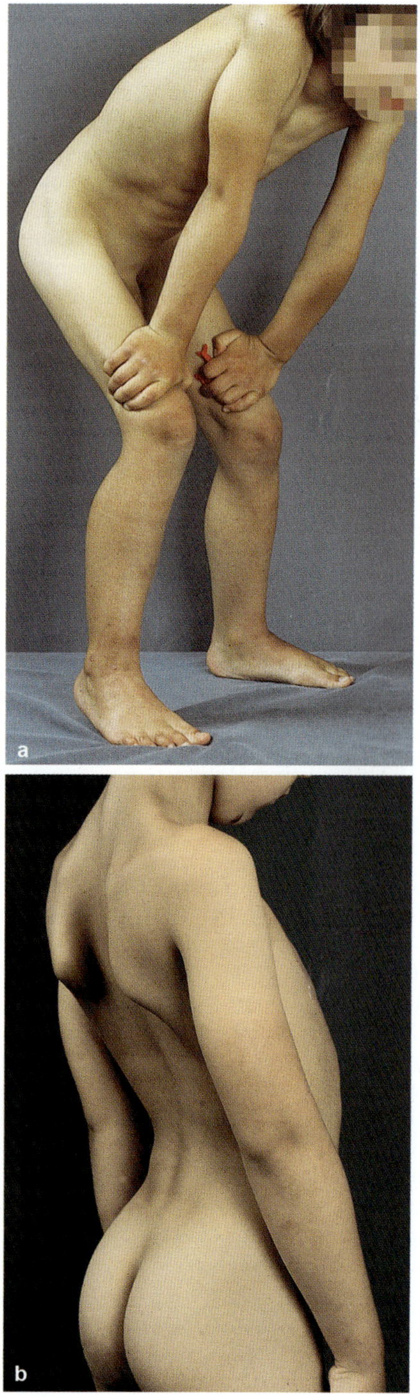

Abb. 18.3 Muskeldystrophie Duchenne. **a)** 8-jähriger Junge mit Muskeldystrophie Duchenne beim Gower-Manöver. Deutlich erkennbar sind die Gnomenwaden. **b)** Scapulae alatae und Hyperlordose der Lendenwirbelsäule. [O530]

zen. Es kommt immer zu einer **Schwäche der Nackenmuskulatur,** eine **Lendenhyperlordose** durch Schwäche der Glutealmuskulatur ist häufig nachweisbar.

Gesichts- und Zungenmuskulatur sind selten betroffen. Eine Herzbeteiligung fehlt. Die Patienten sind meist nicht vor dem 30. Lebensjahr rollstuhlpflichtig.

Klinischer Fall

Die 16-jährige Sophia hat seit dem 11. Lebensjahr zunehmende Schwierigkeiten beim Treppensteigen. Bei der körperlichen Untersuchung finden sich eine Muskelschwäche der Beine trotz Vorhandenseins einer deutlichen Kontur der Wadenmuskulatur, eine Schwäche der Nackenmuskulatur und der Glutealmuskulatur und eine Hyperlordose der LWS. Die Aktivität der Kreatinkinase im Serum ist deutlich erhöht. Die Untersuchung eines Muskelbiopsats zeigt eine Verminderung der Protease Calpain 3. Diagnose: Gliedergürtelmuskeldystrophie.

18.4.1.5 Kongenitale Muskeldystrophie (CMD)

Heterogene Krankheitsgruppe autosomal-rezessiv vererbter Muskeldystrophien. Fünf Formen (Merosinopathie, CMD 2 mit sekundärer Merosindefizienz, Fukuyama-CMD, CMD mit „rigid spine" und die Muscle-Eye-Brain-Erkrankung) sind molekular definiert. Mehrere Formen der Erkrankung gehen mit schweren ZNS- und Augenveränderungen einher.

18.4.1.6 Fazioskapulohumerale Muskeldystrophie

Autosomal-dominant vererbte Muskeldystrophie mit Beteiligung der Gesichts- und Schultergürtelmuskulatur. Die Erkrankung kann sehr milde verlaufen. Diskrete Symptome sind ein **unvollständiger Lidschluss** im Schlaf und eine Schwäche beim Spitzen der Lippen oder beim Heben der Arme. Schwere Verläufe, die bereits im Kindesalter zu einer Hyperlordosierung der Wirbelsäule und zu einer Gehunfähigkeit im 2. Lebensjahrzehnt führen, kommen ebenso vor. Typischerweise fehlt die kardiale Beteiligung. Nicht selten besteht eine kochleäre **Hörstörung** mit Hochtonverlust.

18.4.2 Entzündliche Myopathien

18.4.2.1 Wegweiser

Einige Krankheiten der Muskulatur werden wegen des im Vordergrund stehenden entzündlichen Charakters als entzündliche Myopathien zusammengefasst. In Einzelfällen werden infektiöse Erreger (Viren, Bakterien, Parasiten, Protozoen) als Ursache oder Auslöser nachgewiesen. Bei der ganz überwiegenden Mehrzahl der Patienten stehen jedoch Autoimmunmechanismen bei der Auslösung und der Unterhaltung der Erkrankung im Vordergrund.

18.4.2.2 Juvenile Dermatomyositis (DM) und Polymyositis (PM)

Definition

Autoimmun vermittelte Schädigung von Kapillaren in Muskulatur und Dermis (DM) oder T-Zell-vermittelte direkt zytotoxische Muskelfaserschädigung (PM).

Ätiologie

Der Autoimmunprozess ist durch eine Interaktion von Triggerfaktoren (Infektionen, z. B. Toxoplasmen oder *Coxsackie*-Viren, Impfungen oder Medikamente, z. B. D-Penicillamin oder Zidovudin) mit der genetischen Prädisposition (HLA-Antigene B8 und DR3) und durch seine spezifische humorale und zelluläre Immunreaktion gekennzeichnet. Spezifische Autoantikörper lassen sich bei 20 bis 80 % der Patienten mit DM/PM nachweisen. Bei DM finden sich in den Läsionen Komplementablagerungen, B-Zell-Infiltrate sowie aktivierte T-Helferzellen. Bei PM überwiegen zytotoxische T-Zell-Infiltrate.

Klinik

Eine DM oder PM kann in jedem Lebensalter auftreten. Die Trias **Muskelschwäche, Hautsymptome** (nicht bei PM) und **schweres Krankheitsgefühl** ist charakteristisch. **Muskelschmerzen,** Schwellungen und Ödeme kommen ebenfalls vor. **Erytheme** im Gesicht, oft mit Violettfärbung der Lider, sowie Erytheme über den Streckseiten von Ellbogen, Knien, Finger- und Zehengelenken sind die typischen Hautveränderungen bei DM (▸ Abb. 18.4). Organmanifestationen können am Gastrointestinaltrakt (Blutungen), am Herzen (Arrhythmien, Myokarditis, Perikarditis) und als Kalzinose mit subkutanen Verkalkungen gelenknaher Sehnen auftreten.

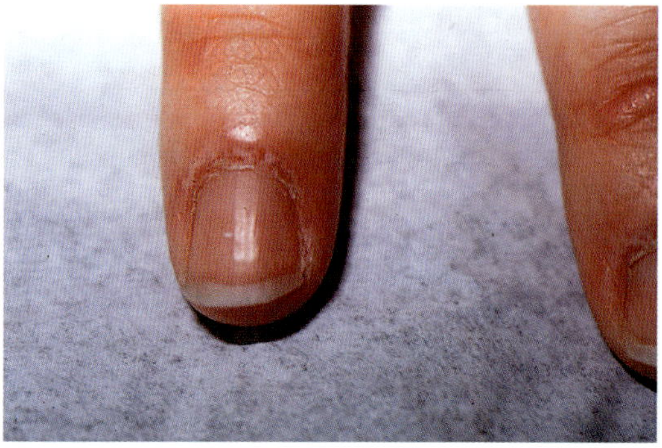

Abb. 18.4 Dermatomyositis. Hautveränderung mit Rötung und Schuppung über der Streckseite der Fingergelenke. [G013]

Komplikationen
Komplikationen sind der Befall von Schluck- und Atemmuskulatur, Ulzerationen der Haut und des Gastrointestinaltrakts, sowie dermale und subdermale Kalkeinlagerungen.

Diagnostik
Die Aktivität der **CK** im Serum ist in 75 % der Fälle erhöht, BKS und Rheumafaktor sind in der Regel normal. **Nachweis von Autoantikörpern:** ANA, Anti-Mi-2, Antisynthetase-AK. In der **Muskelbiopsie** finden sich zelluläre Infiltration, Fasernekrosen und perifaszikuläre Atrophie. In der **Elektronenmikroskopie** lassen sich tubuloretikuläre Aggregate nachweisen. Auf Muskelfasern **Nachweis von HLA1.** Im **EMG** zeigt sich ein myopathisches Muster.

Therapie
Die DM/PM ist gut behandelbar. 30–70 % der Fälle sprechen auf eine **Steroidtherapie** an. Ciclosporin A, Azathioprin, Methotrexat und Cyclophosphamid sind ebenfalls wirksam. Bei Therapieresistenz können hoch dosiert Immunglobuline verabreicht werden. Eine adjuvante **Physiotherapie** ist zur Vermeidung von Inaktivitätsatrophien und Kontrakturen unbedingt erforderlich.

18.4.3 Myotone Dystrophie Curschmann-Steinert

Definition
Es handelt sich um eine autosomal-dominant vererbte Kombination einer Muskeldystrophie mit Myotonie und systemischen Veränderungen (z. B. Katarakt, Innenohrschwerhörigkeit, Gonadenatrophie).

Die **Myotonie** bezeichnet die temporär verzögerte Erschlaffung der Muskulatur, die durch eine gestörte Muskelrelaxation nach einer Willkürbewegung oder nach mechanischer oder elektrischer Innervation bedingt ist.

Klassifikation
Man unterscheidet eine adulte, kongenitale und infantile Form.

Ätiologie
Die Erkrankung wird durch eine abnorme Vermehrung einer Trinukleotidsequenz (CTG) im ***Myotonin-Proteinkinase*-Gen** verursacht. Von Generation zu Generation nimmt die Frequenz des CTG-Trinukleotids zu, wodurch die immer früher auftretende Manifestation (Antizipation) erklärt wird. Die Frequenz der Trinukleotidsequenz nimmt nur bei mütterlicher Vererbung zu, die Weitergabe größerer CTG-Komplexe durch kranke Väter an ihre Kinder wird gehemmt. Die Myotonie ist auf eine Überexpression eines Kaliumkanals und/oder eine erhöhte Natriumleitfähigkeit zurückzuführen.

Klinik
Die Kinder weisen eine **charakteristische Fazies** mit umgekehrter V-Form der Oberlippe, dünnen Wangen und einer eingefallenen Temporalismuskulatur auf. Es kommt zu einer fortschreitenden, **distal betonten Muskelschwäche,** wobei die distale Betonung ein wichtiges Unterscheidungsmerkmal zu anderen proximal betonten Muskeldystrophien ist. Die **Handmuskulatur** ist **stark betroffen** und zeigt eine Abflachung von Thenar und Hypothenar sowie eine Atrophie der Mm. interossei. Die Unterarm- und Wadenmuskulatur sind ebenfalls betroffen. Häufig besteht eine **Zungenatrophie.** Die Atrophie des M. sternocleidomastoideus führt zu einem langen, schmalen Hals. Das Treppensteigen bereitet Schwierigkeiten, das **Gower-Zeichen** ist positiv. Der Verlauf ist langsam progredient, selten kommt es zu einem Verlust der Gehfähigkeit. Sprech- und Schluckstörungen bestehen häufig. Die **Myotonie** wird selten vor dem 5. Lebensjahr evident.
Weitere Symptome sind eine Schwäche der glatten Muskulatur des Gastrointestinaltrakts, Katarakt, Herzrhythmusstörungen, seltener Kardiomyopathien und häufig endokrinologische Veränderungen. Intellektuelle Einbußen werden in 50 % der Fälle nachgewiesen.
Neonatale Form: Es handelt sich um Kinder von Müttern mit einer myotonen Dystrophie Curschmann-Steinert. Häufig besteht ein Polyhydramnion (fetale Schluckstörung). Bei Geburt sind die

Kinder „small for gestational age" (SGA). Leitsymptom ist die muskuläre Hypotonie („floppy infant") und eine Schwäche der Gesichtsmuskulatur. Es kommt zu einer Ateminsuffizienz, die lebensbedrohlich sein kann. Die Überlebenden entwickeln eine mentale Retardierung. Die typische Myotonie tritt niemals vor dem 3. oder 4. Lebensjahr auf; daher ist das EMG bei der neonatalen Form diagnostisch nicht wegweisend.

Diagnostik

Die Aktivität der **CK** im Serum ist nur leicht erhöht. **IgG im Serum** ist oft niedrig. Im **EMG** findet sich bei Kindern > 4 Jahre ein myotones Muster. Die Diagnose wird durch eine **molekulargenetische Untersuchung** mit Bestimmung der CTG-Repeat-Länge im *Myotonin-Proteinkinase*-Gen bestätigt.

Therapie

Eine spezifische Therapie ist nicht verfügbar. **Physiotherapeutische Maßnahmen** stehen im Vordergrund. Medikamente, die durch eine Interaktion mit den Natriumkanälen zu einer Verminderung der Exzitabilität der Membran führen (z. B. **Mexiletin**), sind wirksam.

> **Merke**
>
> Bei Patienten mit myotoner Dystrophie kann die Gabe von Succinylcholin eine potenzierte Myotoniereaktion mit der Gefahr einer persistierenden Ateminsuffizienz auslösen. Die Substanz muss daher im Rahmen von Narkosen gemieden werden.

18.4.4 Nichtdystrophe Myotonien

18.4.4.1 Wegweiser

Ionenkanalkrankheiten, bei denen nur die Muskulatur betroffen ist. Sie können zu einer Muskelhypertrophie, nicht aber zu einer Dystrophie führen.

18.4.4.2 Myotonia congenita

Definition

Autosomal-dominant (Typ Thomsen) oder autosomal-rezessiv (Typ Becker) vererbte Myotonien durch eine Störung der Chloridleitfähigkeit des Sarkolemms.

Ätiologie und Pathogenese

Die Chloridleitfähigkeit des Sarkolemms wird in erster Linie durch den Skelettmuskel-Chloridkanal (CLC-1) gesteuert, der entscheidend zur elektrischen Stabilität der Muskelfaser beiträgt. Mutationen des ***CLCN1*-Gens** verursachen sowohl den autosomal-dominant vererbten Typ Thomsen als auch den autosomal-rezessiv vererbten Typ Becker.

Klinik

Der dominant vererbte **Typ Thomsen** stellt in 90 % der Fälle eine milde Verlaufsform dar. Weitere 10 % der Patienten sind asymptomatisch.

> Typische Symptome sind eine Verspannung der Kiefer-, Nacken-, Schulter-, Arm-, Hand- oder Beinmuskulatur, eine Verzögerung der initialen Willkürmotorik beim Aufstehen oder bei Handöffnung nach Faustschluss, eine Perkussionsmyotonie, eine Muskelhypertrophie und eine milde Muskelschwäche.

Neugeborene können nach dem Schreien die Augen nicht öffnen. Später bleibt bei Blickwendung nach unten die Sklera sichtbar, da das Oberlid nur verzögert mitgeht („Lid-lag", Graefe-Zeichen). Wiederholte Kontraktionsbewegungen beim Hand- oder Lidschluss führen zu einer Lösung der Muskelsteifheit („Warm-up"-Phänomen).

Der rezessiv vererbte **Typ Becker** („generalisierte Myotonie") ist mit 80 % der Fälle die häufigste Form der Myotonia congenita. Die klinische Manifestation erfolgt zwischen dem 3. und 30. Lebensjahr. In der Regel beginnt die myotone Muskelversteifung in den Beinen und breitet sich in den folgenden Lebensjahren auf die Arme, den Nacken und die Gesichtsmuskulatur aus. Viele Patienten entwickeln eine Hypertrophie der Gluteal-, Oberschenkel- und Wadenmuskulatur.

Diagnostik

Im **EMG** finden sich Zeichen der Myotonie. In der **Muskelbiopsie** sind kaum Veränderungen zu erkennen. Die Diagnose wird durch **DNA-Analyse** bestätigt.

Therapie

Eine Behandlung ist in der Regel nicht erforderlich. Bei schwerem Verlauf sind Medikamente wirksam, die durch eine Interaktion mit den Natriumkanälen zu einer Verminderung der Exzitabilität der Membran führen (z. B. Mexiletin).

> **Lerntipp**
>
> Kann das Kind im Fallbeispiel nach dem Händedruck die Faust nur verzögert wieder öffnen, möchte das IMPP vermutlich auf die Myotonia congenita hinaus.

18.4.4.3 Hypokaliämische und hyperkaliämische periodische Paralyse

Ätiologie und Pathogenese

Die hypokaliämische Paralyse beruht auf Mutationen des ***CACNL1A3*-Gens** für die α_1-Untereinheit des dihydropyridinsensitiven L-Typ-Kalziumkanals. Die hyperkaliämische Paralyse wird durch Mutationen des ***SCN4A*-Gens** für die α-Untereinheit des Skelettmuskel-Natriumkanals verursacht.

Klinik

Das anfallsartige Auftreten von Myotonie oder Muskelschwäche, abgelöst von Phasen der normalen Muskelfunktion, ist beiden Formen gemeinsam. Aufgrund fehlender Relevanz in den vergangenen schriftlichen Examina wird auf diese Erkrankungen im Folgenden nicht weiter eingegangen.

18.4.5 Maligne Hyperthermie (MH)

Es handelt sich um eine lebensbedrohliche Narkosekomplikation mit Temperaturanstieg, Tachykardie, Tachypnoe, metabolischer Azidose und Muskelnekrose.

Ätiologie

Autosomal-dominant vererbte Mutationen in Genen, die verschiedene Ionenkanäle (z. B. Natriumkanal, Kalziumkanal) oder Rezeptoren der Muskulatur (z. B. Ryanodinrezeptor, Dihydropyridinrezeptor) kodieren, liegen der MH zugrunde. **Triggersubstanzen** sind depolarisierende Relaxanzien (Succinylcholin) oder volatile Anästhetika (z. B. Halothan). Die Klinik, Diagnostik und Therapie der MH im Kindesalter entspricht im Wesentlichen der im Erwachsenenalter, sodass im Folgenden nicht weiter darauf eingegangen wird (siehe auch Lehrbücher der Anästhesie).

Merke

Bei betroffenen Individuen kann es auch ohne Provokation durch Anästhetika zu Phasen der spontanen Rhabdomyolyse kommen. Ein MH-Patient muss nicht auf jede Narkose mit einer MH-Episode reagieren.

19 Neurologie

19.1 Kongenitale Fehlbildungen des Nervensystems ... 368
19.1.1 Dysrhaphien (Neuralrohrdefekte) ... 368
19.1.2 Kraniosynostosen ... 370
19.1.3 Mikrozephalie ... 371
19.1.4 Agenesien des ZNS ... 372

19.2 Hydrozephalus ... 372

19.3 Epileptische Anfälle und Epilepsien ... 374
19.3.1 Wegweiser ... 374
19.3.2 Generalisierte Epilepsien ... 375
19.3.3 Fokale Epilepsien ... 379
19.3.4 Epileptische Enzephalopathien ... 382
19.3.5 Besondere Formen der Epilepsie ... 384
19.3.6 Status epilepticus ... 384
19.3.7 Gelegenheitsanfälle ... 384
19.3.8 Erkrankungen mit anfallsähnlichen Erscheinungen ... 385

19.4 Erkrankungen mit dem Leitsymptom Kopfschmerzen ... 386
19.4.1 Wegweiser ... 386
19.4.2 Migräne ... 386

19.5 Pseudotumor cerebri ... 388

19.6 Vaskuläre ZNS-Erkrankungen ... 389
19.6.1 Vaskuläre Malformationen ... 389
19.6.2 Ischämische und zerebrale Insulte ... 390
19.6.3 Sinus- und Hirnvenenthrombose ... 391
19.6.4 Hirnblutungen ... 392

19.7 Infantile Zerebralparesen (ZP) ... 392

19.8 Erkrankungen des extrapyramidalen Systems ... 394
19.8.1 Wegweiser ... 394
19.8.2 Chorea Huntington ... 394
19.8.3 Tics ... 394

19.9 Erkrankungen des Kleinhirns ... 395
19.9.1 Wegweiser ... 395
19.9.2 Angeborene Fehlbildungen des Kleinhirns ... 395
19.9.3 Hereditäre Ataxien ... 396

19.10 Rett-Syndrom ... 396

19.11 Neurokutane Syndrome ... 397
19.11.1 Wegweiser ... 397
19.11.2 Neurofibromatose Typ 1 (NF1, Morbus Recklinghausen) ... 397
19.11.3 Neurofibromatose Typ 2 (NF2) ... 398
19.11.4 Tuberöse Hirnsklerose (Morbus Bourneville-Pringle) ... 399
19.11.5 Sturge-Weber-Syndrom ... 400
19.11.6 Klippel-Trénaunay-Syndrom (Angioosteohypertrophie) ... 401
19.11.7 Hippel-Lindau-Syndrom ... 401

19.12 Erkrankungen des Rückenmarks ... 402
19.12.1 Syringomyelie ... 402

19.13 Koma ... 402

19.14 Schädel-Hirn-Trauma (SHT) ... 404

19.15 Multiple Sklerose (MS) ... 406

IMPP-Hits

Dieses Kapitel spielte in den letzten Jahren eine zentrale Rolle beim IMPP. Mit 21 Fragen gehört es zu den Themengebieten, die Sie sich intensiv ansehen sollten, im Besonderen die Kapitel neurokutane Syndrome, Epilepsien, kongenitale Fehlbildungen des Nervensystems, Hydrozephalus und die Erkrankungen des extrapyramidalen Systems.

19.1 Kongenitale Fehlbildungen des Nervensystems

19.1.1 Dysrhaphien (Neuralrohrdefekte)

19.1.1.1 Wegweiser

Verschlussstörungen des Neuralrohrs sind die häufigsten Fehlbildungen des Nervensystems. Sie treten bevorzugt am rostralen oder kaudalen Ende auf.

Ätiologie

In der 3.–4. Schwangerschaftswoche bleibt der spontane Verschluss des Neuralrohrs aus.
Genetische Faktoren führen zu einem 20-fach erhöhten Wiederholungsrisiko. Darüber hinaus können ein Folsäuremangel der Mutter, Medikamente (z. B. Valproinsäure), ionisierende Strahlen und Chemikalien zur Entstehung von Neuralrohrdefekten beitragen.

Klassifikation

In Abhängigkeit der beteiligten Strukturen werden Neuralrohrdefekte unterteilt in **Spina bifida occulta, Spina bifida aperta cystica** (Meningozele und Meningomyelozele, ► Abb. 19.1), **Enzephalozele** und **Anenzephalie.**

Lokalisation

50 % lumbosakral, jeweils 20 % lumbal und thorakolumbal, 9 % sakrokokzygeal, 1 % zervikothorakal.
Sehr selten besteht eine vordere Meningomyelozele: Ausbleiben des ventralen Wirbelkörperschlusses und Ausstülpung von Rückenmarksanteilen und -häuten in das kleine Becken.

Pränatale Diagnostik

Ein Neuralrohrdefekt kann bereits pränatal diagnostiziert werden durch **Sonografie,** erhöhtes α-**Fetoprotein** und eine erhöhte **Acetylcholinesterase** im Fruchtwasser.

19.1.1.2 Spina bifida occulta

Häufigste Minimalvariante durch fehlenden Wirbelbogenschluss ohne Verlagerung von Rückenmarkshäuten, Rückenmark und Nervenwurzeln.
Die Spina bifida occulta bleibt meist asymptomatisch. Gelegentlich sind Haarbüschel, ein Lipom, eine Hautdepigmentierung oder ein Neuroporus in der Mittellinie des unteren Rückens sichtbar. Eine Behandlung ist nicht erforderlich.

19.1.1.3 Spina bidifa aperta cystica

Meningozele

Pathologie

Die Wirbelbögen sind offen, es besteht eine sackartige, liquorgefüllte Ausstülpung der Rückenmarkshäute **ohne** Verlagerung von Rückenmark und Nervenwurzeln.

Klinik

Eine fluktuierende Mittellinienvorwölbung, meist mit guter Hautdeckung, ist im Bereich des unteren Rückens sichtbar. Neurologische Symptome sind selten.

Diagnostik

Zur Diagnose führen eine sorgfältige neurologische Untersuchung, die Sonografie des Spinalkanals, die Röntgenuntersuchung der Wirbelsäule sowie eine Kernspintomografie des Spinalkanals zum Nachweis des Ausmaßes der Nervengewebsbeteiligung. Die Sonografie des Schädels erfolgt zum Ausschluss eines begleitenden Hydrozephalus.

Therapie

Bei Liquorfistel oder Deckung nur durch eine dünne Hautschicht ist eine sofortige Operation zur Verhinderung einer Meningitis notwendig.
Bei fehlender Symptomatik und solider Hautdeckung ist zunächst keine Operation erforderlich.

Meningomyelozele

Pathologie

Die Wirbelbögen sind offen, hinzu kommt eine sackartige Ausstülpung der Rückenmarkshäute

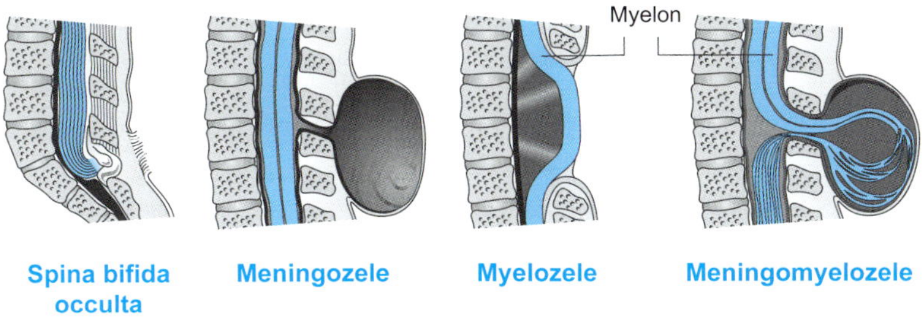

Abb. 19.1 Einteilung der spinalen Dysrhaphien. [L106]

(▸ Abb. 19.2) sowie pathologischer Rückenmarksanteile und Nervenwurzeln mit unvollständiger Überhäutung.

Klinik

In Abhängigkeit von der Höhe der Meningomyelozele kommt es zu Tetra- oder Paraparesen mit Sensibilitätsstörungen im entsprechenden Bereich sowie zu Blasen-, Mastdarm- und Beckenbodenlähmungen. Sekundär kommt es zu Kontrakturen und Gelenkfehlstellungen.

In 90 % der Fälle bestehen begleitend eine **Arnold-Chiari-Malformation** (Verschiebung der Kleinhirntonsillen durch das Foramen magnum in den Spinalkanal) oder eine Aquäduktstenose, die zu einem Hydrocephalus occlusus führt.

Therapie

Die **offene Meningomyelozele** erfordert wegen des hohen Infektionsrisikos eine unmittelbare postnatale antibiotische Therapie und dann eine sofortige operative Therapie.

Bei **geschlossener Meningomyelozele** erfolgt die Operation innerhalb der ersten 24–48 h.

Bei begleitendem Hydrozephalus wird in den ersten 3–8 Lebenswochen ein ventrikuloperitonealer Shunt angelegt. Die Blasen-Mastdarm-Störung wird in Abhängigkeit von der klinischen Ausprägung behandelt. Die unterstützende intensive Physiotherapie hat einen besonderen Stellenwert.

Merke

Bei **offener Meningomyelozele** ist wegen des hohen Infektionsrisikos eine sofortige antibiotische und operative Therapie lebensrettend.

Prognose

Die Mortalität beträgt etwa 10 %, wobei die Kinder meist in den ersten 4 Lebensjahren versterben. Häufigste Todesursachen sind eine Meningitis, dekompensierter Hirndruck und Begleitinfektionen wie Pyelonephritis und Pneumonie. In mindestens 70 % der Fälle besteht eine normale Intelligenz, Lernbehinderungen und Epilepsien sind jedoch wegen des oft vorliegenden Hydrozephalus häufig.

Bei operativer Versorgung mittels Hautlappendeckung besteht die Komplikation eine Perfusionsstörung mit „Akuter-Phase-Reaktion".

Die Überlebenschancen werden durch die operative Versorgung erheblich gebessert.

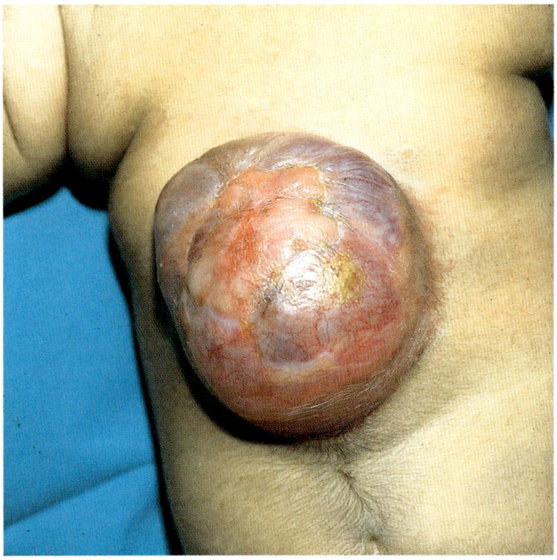

Abb. 19.2 Meningomyelozele mit sackartiger Ausstülpung von Rückenmarksanteilen. [O530]

19.1.1.4 Enzephalozele

Pathologie

Cranium bifidum: Dysrhaphie des Schädels mit Protrusion von Hirngewebe durch einen knöchernen Mittelliniendefekt.

Kraniale Meningozele: Liquorgefüllte Ausstülpung von Hirnhäuten.

Kraniale Enzephalozele: Ausstülpung von Hirnhäuten und Anteilen des zerebralen Kortex, des Kleinhirns oder des Hirnstamms.

Lokalisation
Meist okzipital, gelegentlich frontal oder nasofrontal.

Klinik
Die **kraniale Meningozele** verursacht in der Regel wenige Symptome. Die **kraniale Enzephalozele** führt in Abhängigkeit von der Ausprägung zu Sehproblemen, Mikrozephalie, mentaler Retardierung und/oder epileptischen Anfällen.

19.1.1.5 Anenzephalie

Pathologie
Durch Ausbleiben des Schlusses des zerebralen Neuralrohranteils fehlen die Schädeldecke und die Großhirnhemisphären, wobei der Gesichtsschädel weitgehend normal ausgebildet ist. Begleitend besteht fast immer ein offenes Rückenmark im Zervikalbereich.

Klinik
Die Kinder zeigen ein charakteristisches Aussehen mit stark hervortretenden Augen. Anstelle des Gehirns findet man eine degenerierende Gewebsmasse, die an der Oberfläche bloßliegt. Der nicht ausgebildete Halsbereich, Gesicht und Brust bilden eine einheitliche Fläche.

Prognose
Die Kinder versterben fast immer in den ersten Lebenstagen.

> **Merke**
>
> Der mütterliche Folsäuremangel ist eine wichtige Ursache von Neuralrohrdefekten. Durch eine prä- und perikonzeptionelle **Folsäureprophylaxe** kann die Inzidenz dieser Fehlbildungen signifikant gesenkt werden. Alle Frauen im gebärfähigen Alter mit Kinderwunsch sollten daher täglich 400 µg Folsäure erhalten.

19.1.2 Kraniosynostosen

Definition
Schädeldeformierung durch vorzeitigen Verschluss einer oder mehrerer Schädelnähte.

Ätiologie
Prämature Synostosen einzelner Schädelnähte können durch Mutationen in Genen für Fibroblastenwachstumsfaktor-Rezeptoren (FGFR) entstehen.
Sekundäre Nahtsynostosen entstehen durch ausbleibendes Gehirnwachstum mit konsekutiver Mikrozephalie. In 10–20 % der Fälle liegen genetische Syndrome (z. B. Akrozephalosyndaktylie Typ Apert) zugrunde.

Klinik
Kraniosynostosen sind meist bei Geburt vorhanden. In Abhängigkeit von der betroffenen Naht entwickelt sich eine charakteristische Schädeldeformierung durch übermäßiges Wachstum des Schädels in Richtung der vorzeitig verschlossenen Naht (► Abb. 19.3 und ► Abb. 19.4). Eine Knochenleiste ist hier tastbar.
Skaphozephalus: Der verfrühte Schluss der Sagittalnaht ist die häufigste Form. Er führt zu einem langen, schmalen Schädel, zu einem prominenten Hinterkopf und einer breiten Stirn. Die vordere Fontanelle ist klein oder fehlt.
Anteriorer Plagiozephalus: Der verfrühte Schluss einer Koronar- und Sphenofrontalnaht ist die zweithäufigste Form. Er führt zu einseitiger Abflachung der Stirn, Erhöhung der ipsilateralen Orbita und der Augenbraue. Durch eine Operation können zufriedenstellende Ergebnisse erzielt werden.
Posteriorer Plagiozephalus: Die einseitige Abflachung des Hinterkopfes entsteht meist durch eine Kopfvorzugshaltung oder eine intrauterine Kompression. Ein frühzeitiger einseitiger Verschluss der Lambdanaht ist selten, sollte aber in die Differenzialdiagnose mit einbezogen werden.
Trigonozephalus: Der frühzeitige Verschluss der Sutura metopica führt zu einer kielartigen Erhöhung der Stirn sowie zu einem Hypotelorismus. Das Risiko für Entwicklungsstörungen des Frontalhirns ist erhöht.
Brachyzephalus: Der vorzeitige Verschluss der Koronarnaht führt zu einem breiten, kurzen Schädel. Begleitende klinische Symptome fehlen in der Regel. Bei Verschluss mehrerer Nähte **(Kraniostenose)** kommt es zu erhöhtem Hirndruck. Die dann auftretenden charakteristischen Hirndrucksymptome sind Erbrechen, epileptische Anfälle und Somnolenz.

Diagnostik
Die Röntgenuntersuchung oder ein CT des Schädels mit 3-D-Rekonstruktion erlaubt die Darstellung des Nahtverschlusses.

Therapie
Bei **prämaturen Nahtsynostosen** ist ein interdisziplinäres Vorgehen (neurochirurgisch, kieferchirur-

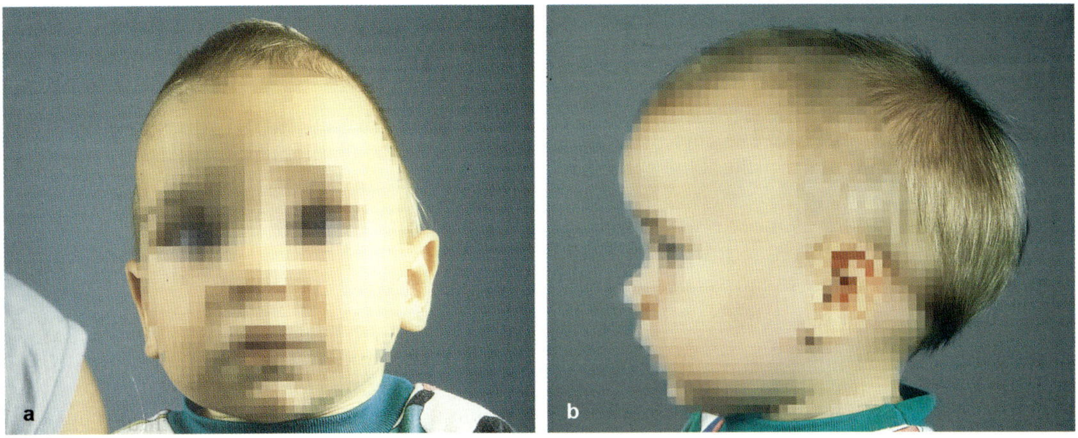

Abb. 19.3 Skaphozephalus: Knapp 1-jähriger Junge mit vorzeitigem Schluss der Sagittalnaht: **a)** hoher, schmaler Schädel; **b)** prominenter Hinterkopf. [O530]

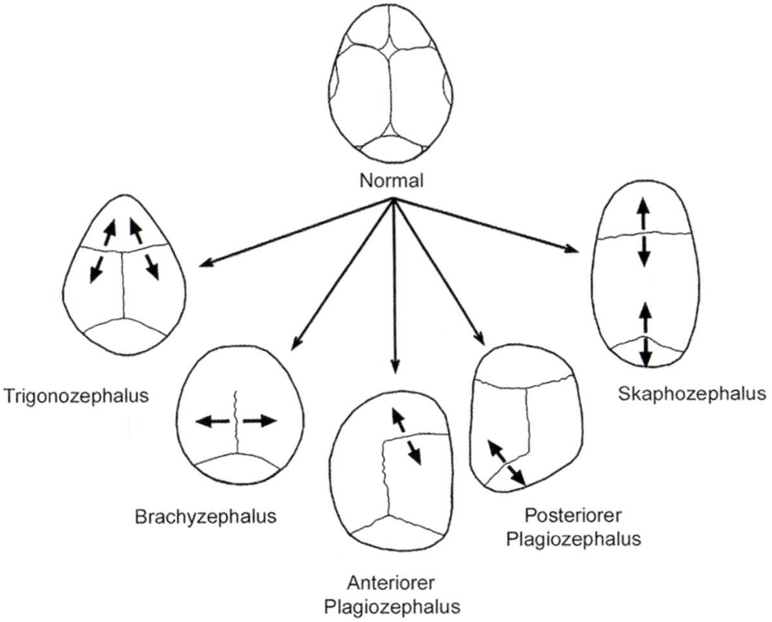

Abb. 19.4 Schematische Übersicht zur Entstehung der charakteristischen Schädeldeformierungen durch vorzeitigen Verschluss einzelner Schädelnähte. [L141]

gisch, neuropädiatrisch) zur operativen Korrektur zeitnah erforderlich. Sollten Hirndrucksymptome bestehen, ist eine umgehende neurochirurgische Nahtsprengung indiziert.
Bei **sekundären Nahtsynostosen** aufgrund einer Mikrozephalie ist ein operatives Vorgehen kontraindiziert.

19.1.3 Mikrozephalie

Ätiologie

Eine primäre genetische Mikrozephalie kann familiär (autosomal-rezessiv oder -dominant vererbt) oder im Rahmen genetischer Syndrome (z. B. Trisomie 21, Trisomie 18, Cri-du-Chat-Syndrom, Cornelia-de-Lange-Syndrom) auftreten. **Eine sekundäre Mikrozephalie** ist die Folge der Einwirkung von Noxen auf das Gehirn in den Phasen des schnellen Wachstums intrauterin oder in den ersten 2 Lebensjahren. Hierbei spielen eine perinatale Hypoxie, kongenitale Infektionen (Röteln, *CMV*, Toxoplasmose), Alkohol (fetales Alkoholsyndrom), Medikamente (fetale Hydantoinembryopathie), mütterliche Stoffwechselerkrankungen (maternale Phenylketonurie) oder ionisierende Strahlen eine Rolle. Eine schwere Meningitis oder Enzephalitis, insbesondere im frühen Säuglingsalter, kann ebenfalls zu einer Mikrozephalie führen.

Klinik

Der Kopfumfang liegt unter der dritten Perzentile, es besteht ein Missverhältnis zwischen Gehirn- und Gesichtsschädel. Die geistige und motorische Entwicklung ist häufig verzögert, Bewegungsstörungen und epileptische Anfälle kommen vor.

Diagnostik

Wiederholte Messungen des Kopfumfangs im Verlauf sowie **Kopfumfangsmessungen** aller Familienmitglieder sollten erfolgen. Zur Ursachenklärung wird eine **TORCH-Serologie** durchgeführt (Toxoplasmose, Röteln, *CMV, HSV*). Die Schädelsonografie und ggf. eine **Kernspintomografie** des Schädels zeigen morphologische Auffälligkeiten. Bei klinischem Verdacht wird eine **Chromosomenanalyse** durchgeführt. Die Bestimmung der Phenylalaninkonzentration im Serum der Mutter erfolgt zum Ausschluss einer maternalen Phenylketonurie.

19.1.4 Agenesien des ZNS

Definition

Heterogene Gruppe von Erkrankungen mit Hypoplasie oder Aplasie von Anteilen des ZNS.

Pathologische Anatomie

Hydranenzephalie: Endhirn und Teile des Zwischenhirns sind durch Liquor ersetzt.
Porenzephalie: Umschriebene Zystenbildung.
Holoprosenzephalie: Störung der Entwicklung der Großhirnhemisphären.
Arrhinenzephalie: Fehlen des Riechhirns.
Agenesie des Corpus callosum: Störungen der Entwicklung der Kommissurenplatte.
Moebius-Syndrom: Kernaplasien der Hirnnerven.
Partielle Aplasie der motorischen Vorderhornkerne: Arthrogryposis multiplex spinalis.

Klinik

Asymptomatische Verläufe sind möglich. Eine mentale Retardierung, Mikrozephalie, Hemiparesen, Diparesen und epileptische Anfälle können je nach Schwere der Fehlbildung vorkommen.

Therapie

Eine kausale Therapie ist bei diesen Erkrankungen nicht möglich. Physiotherapeutische Maßnahmen und die Frühförderung betroffener Kinder stehen im Vordergrund.

19.2 Hydrozephalus

Definition und Pathogenese

Gruppe von Erkrankungen mit Erweiterung der intrazerebralen Liquorräume als Folge einer gestörten Liquorzirkulation und -resorption oder selten einer erhöhten Liquorproduktion.

Epidemiologie

In etwa 25 % der Fälle ist ein Hydrozephalus angeboren oder mit einem Neuralrohrdefekt kombiniert.

> **Merke**
>
> Hydrozephalusformen:
> - **Hydrocephalus internus:** Erweiterung der Ventrikel
> - **Hydrocephalus externus:** Erweiterung der äußeren Liquorräume
> - **Hydrocephalus communicans:** Erweiterung der inneren und äußeren Liquorräume bei erhaltener Verbindung zwischen inneren und äußeren Liquorräumen
> - **Hydrocephalus e vacuo:** Kompensatorische Erweiterung der Ventrikel durch Verminderung der Hirnsubstanz

Ätiologie

Ein Hydrozephalus kann **angeboren** bei Aquäduktstenose, Atresie der Foramina Luschkae oder Magendii, kongenitalen intrazerebralen Raumforderungen, Arnold-Chiari-Malformation, Dandy-Walker-Malformation (Zyste des IV. Ventrikels), Cranium bifidum oder nach pränatalen Infektionen (z. B. Toxoplasmose, Zytomegalie) auftreten. Ein **erworbener** Hydrozephalus entsteht z. B. nach Ventrikelblutungen, intrazerebralen Entzündungen mit Ependymitis granularis, bei Verwachsungen nach Meningitis oder bei Tumoren der hinteren Schädelgrube und Plexuspapillomen (Liquorüberproduktion).

Klinik

Bei **Säuglingen** kommt es bei noch offenen Schädelnähten zu einer auffälligen Größenzunahme des Kopfes, die Fontanellen sind groß und gespannt.

Symptome der Hirndrucksteigerung sind Trinkschwäche, Erbrechen, Berührungsempfindlichkeit, Reizbarkeit und schrilles Schreien. Charakteristisch ist das **Sonnenuntergangsphänomen** mit Sichtbarwerden der Sklera über der Iris durch Bulbusverdrängung nach unten (▶ Abb. 19.5 a). Es ist Folge einer vertikalen Blickparese durch Kompression des Orbitadachs. Hinzu kommen eine Vorwölbung der Stirn, eine verstärkte Venenzeichnung sowie eine Verdünnung der Schädelknochen (▶ Abb. 19.5 b). Eine Stauungspapille tritt im frühen Kindesalter selten auf, häufiger sind eine **Optikusatrophie** und ein **Strabismus** zu beobachten. Die statomotorische Entwicklung ist häufig verzögert.

Bei **älteren Kindern** und geschlossenen Schädelnähten stehen Zeichen der **Hirndrucksteigerung** schon zu Beginn im Vordergrund: Verhaltensänderung, Kopfschmerzen, **Nüchternerbrechen** und **Stauungspapille.** Es kommt zu einer Dehiszenz der Schädelnähte. Erfolgt nicht rechtzeitig eine Druckentlastung, besteht die Gefahr der Einklemmung im Bereich des Foramen magnum mit Auftreten von Streckkrämpfen und vegetativer Dysregulation.

Merke

Bei Kreuzen der Perzentilen der Kopfwachstumskurve nach oben muss stets ein Hydrozephalus ausgeschlossen werden.

Diagnostik

Regelmäßige Kopfumfangsmessungen und Eintragung in die Perzentilenkurve. Die Ventrikelerweiterung ist bei offener Fontanelle sonografisch zu erkennen. In der **Fundusspiegelung** zeigen sich ggf. Stauungspapille, Fundusblutungen sowie Chorioretinitis bei intrauteriner Infektion. Die **Kernspintomografie** des Schädels sollte zur detaillierten Beurteilung der intrazerebralen morphologischen Situation erfolgen.

Differenzialdiagnose

Unter anderem muss an familiäre Makrozephalie, chronisches Subduralhämatom, Hydranenzephalie oder Megalenzephalie bei Speichererkrankungen gedacht werden.

Therapie

Meist besteht die Notwendigkeit einer extrakraniellen Liquorableitung durch die Anlage eines ventrikuloperitonealen oder ventrikuloatrialen Shunts (▶ Abb. 19.6).

Häufige Komplikationen nach Shuntanlage

- Shuntobstruktion durch Fibrin oder Chorionzotten.
- Diskonnektion des Systems.
  - **Infektionen,** meist bakteriell durch *Staphylococcus epidermidis* bedingt (bilden auf Fremdkörpern einen Biofilm). Bei unklarem Fieber, Kopfschmerzen und Erbrechen sollte man an eine Shuntinfektion denken. Die Liquoruntersuchung ist beweisend, Rickham-Kapsel oder Ventil sollten nur in Rücksprache mit Neurochirurgen punktiert werden. Eine Shuntexplantation ist meist notwendig mit vorübergehender externer Liquordrainage. Erst nach antibiotischer Sanierung wird ein neuer Shunt implantiert.
- **Ventildysfunktion:** Nach der Shuntanlage kann es kurzfristig, aber auch erst nach Monaten oder Jahren, zu Ventildysfunktionen kommen. Diese manifestieren sich entweder als insuffiziente Drainage (Hirndruckzeichen) oder als Überdrainage (Kopfschmerzen, Unwohlsein).

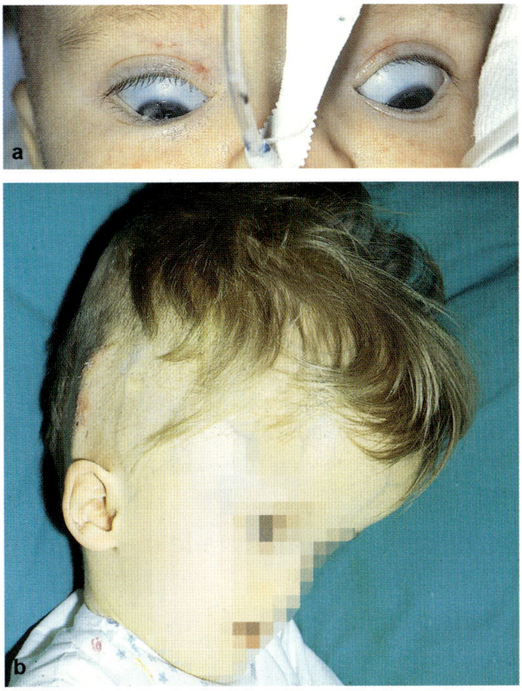

Abb. 19.5 Hydrozephalus: **a)** Sonnenuntergangsphänomen bei 3,5-wöchigem Mädchen. **b)** 3-jähriger Junge mit Hydrocephalus internus. [O530]

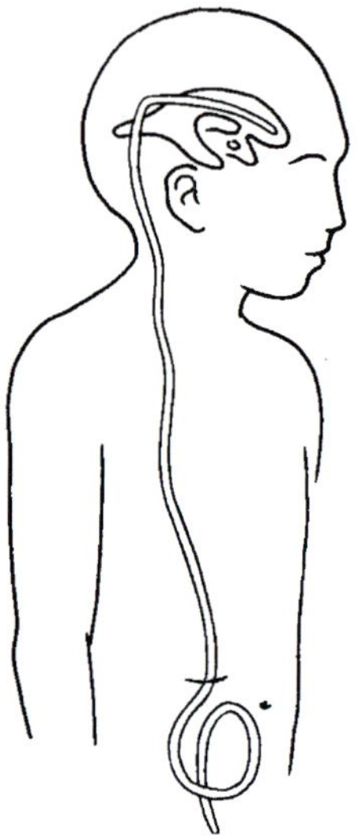

Abb. 19.6 Hydrozephalus: Darstellung einer ventrikuloperitonealen externen Ableitung. [L157]

Prognose

Ein Hydrozephalus ist häufig mit einer Behinderung verbunden. Bei frühzeitiger chirurgischer Intervention ist die Prognose bei etwa 70 % der Patienten als günstig einzustufen. Es kann zu einer ungestörten geistigen Entwicklung kommen. Später treten jedoch nicht selten Teilleistungsstörungen und Verhaltensauffälligkeiten auf.

Merke

Beim Säugling treten wegen der Nachgiebigkeit des knöchernen Schädels nur sehr selten Hirndruckkomplikationen auf. Beim älteren Kind kann es jedoch innerhalb weniger Stunden dazu kommen.

19.3 Epileptische Anfälle und Epilepsien

19.3.1 Wegweiser

Definitionen

Epileptischer Anfall: Plötzlich einsetzende, zeitlich begrenzte, totale oder partielle Störung der Hirnfunktion mit Bewusstseinstrübung, abnormer motorischer Aktivität, Verhaltensauffälligkeiten und/oder Störungen des sensorischen oder autonomen Nervensystems.

Epilepsie: Chronisch-rezidivierendes Auftreten epileptischer Anfälle ohne erkennbare äußere Ursache als Ausdruck einer abnormen elektrischen Entladung zerebraler Neuronenverbände.

Merke

Der epileptische Anfall ist der häufigste neurologische Notfall und einer der häufigsten Gründe für die akute Einweisung eines Kindes in die Klinik.

Pathogenese

Ein Ungleichgewicht zwischen inhibitorischen und exzitatorischen Vorgängen an den Synapsen im ZNS spielt bei der Epileptogenese eine entscheidende Rolle. Ein epileptisches Neuron unterscheidet sich von einer gesunden Nervenzelle pathophysiologisch dadurch, dass die Depolarisation der Zellmembran nicht nur ein Aktionspotenzial, sondern eine hochfrequente Serie von Aktionspotenzialen auslöst. Nach einer Phase der Unerregbarkeit (Hyperpolarisation) kommt es dann wieder zur Herstellung des ursprünglichen Ruhepotenzials (Repolarisation). Diese Folge von unterschiedlichen Polarisationsvorgängen mit lang anhaltender Depolarisation und Aussendung zahlreicher Aktionspotenziale bei der epileptischen Nervenzelle nennt man **paroxysmale Depolarisation.** Sie ist der wesentliche Mechanismus bei der Entladung eines epileptischen Neurons und mit einem massiven Kalziumeinstrom in die Zelle assoziiert. Wenn eine größere Zahl von Neuronen synchron zur paroxysmalen Depolarisation veranlasst wird, resultiert ein sichtbares epileptisches Geschehen. Erfolgt die Ausbreitung ungehemmt über das gesamte Großhirn, entsteht ein **generalisierter Anfall.** Erfolgt im Umkreis der initial erregten Neurone eine Aktivierung inhibitorischer Mechanismen, bleibt die epileptische Erregung örtlich begrenzt, und es kommt zum **fokalen Anfall.**

Ätiologie

Bei der häufigen **idiopathischen Epilepsie** ist keine Ursache zu eruieren. Sie zeigt jedoch eine typische Altersverteilung und charakteristische EEG-Merkmale.

Eine **symptomatische Epilepsie** tritt in der Folge einer akuten oder chronischen ZNS-Erkrankung oder einer organischen Hirnschädigung auf, z. B.

Tab. 19.1 Einteilung der wichtigsten Epilepsiesyndrome nach klinischen Gesichtspunkten, jeweils sortiert nach Alter des Auftretens

Generalisierte Epilepsien	• Benigne familiäre Neugeborenenanfälle • Benigne nichtfamiliäre Neugeborenenanfälle • Epilepsie mit myoklonisch-astatischen Anfällen • Absenceepilepsie • Juvenile Myoklonusepilepsie • Grand-Mal-Epilepsie
Fokale Epilepsien	• Epilepsie mit fokal-sensorischen Anfällen • Epilepsie mit fokal-motorischen Anfällen • Benigne Epilepsie mit zentrotemporalen Spikes (Rolando-Epilepsie)
Epileptische Enzephalopathien	• West-Syndrom (BNS-Anfälle) • Lennox-Gastaut-Syndrom
Besondere Epilepsieformen	• Posttraumatische Epilepsie • Reflexepilepsien
Gelegenheitsanfälle	• Idiopathisch: Fieberkrämpfe • Entzündlich: Meningitis, Enzephalitis • Metabolisch: Hypoglykämie, Hyponatriämie • Toxisch: Azetylsalizylsäure, Alkohol • Traumatisch: Kontusion, Blutung, Hirndruck

nach perinatalen Hirnschädigungen, bei Hirntumoren, Hypoglykämien, zerebralen Gefäßfehlbildungen, traumatischen Hirnschädigungen, Hirndrucksteigerung, Meningitiden und Enzephalitiden, Stoffwechselerkrankungen und neurokutanen Syndromen (z. B. tuberöse Hirnsklerose, kortikale Dysplasien). Bei den meisten Epilepsien (sowohl idiopathisch als auch symptomatisch) wird ein genetischer Einfluss vermutet.

Einteilung der wichtigsten Epilepsien nach klinischen Gesichtspunkten

▸ Tab. 19.1.

19.3.2 Generalisierte Epilepsien

19.3.2.1 Wegweiser

Es handelt sich um Anfälle, bei denen schon initial epileptische Aktivität in beiden Hemisphären generiert wird. Generalisierte Anfälle äußern sich entweder mit motorischen Phänomenen (tonisch, atonisch, myoklonisch, klonisch, tonisch-klonisch) oder als Absencen. In der Mehrzahl der Fälle kommt es zu einer Bewusstseinsstörung.

19.3.2.2 Benigne familiäre Neugeborenenanfälle

Ätiologie

Seltene, dominant vererbte Epilepsieform.

Klinik

Meist treten am 2. oder 3. Lebenstag klonische, apnoische oder tonische Anfälle auf. In der Mehrzahl der Fälle sistieren die Anfälle spontan innerhalb der ersten Lebenswochen.

Diagnostik

Das **EEG** zeigt in der Regel unspezifische Veränderungen. Ein **Vitamin-B_6-Mangel** muss ausgeschlossen werden.

Therapie und Prognose

Eine Dauerbehandlung ist meist nicht erforderlich. Das Risiko für eine spätere Epilepsie beträgt aber etwa 15 %.

19.3.2.3 Benigne nichtfamiliäre Neugeborenenanfälle

Klinik

Meist treten um den 5. Lebenstag vorwiegend klonische oder apnoische Anfälle auf. Tonische Anfälle kommen praktisch nicht vor. In der überwiegenden Mehrzahl der Fälle zeigen die Anfälle eine spontane Rückbildungstendenz.

Diagnostik

Häufig Nachweis bilateraler Sharp Waves im **EEG.** Ein **Vitamin-B_6-Mangel** muss ausgeschlossen werden.

Therapie und Prognose

Eine Dauerbehandlung ist meist nicht erforderlich. Die Prognose ist gut, die psychomotorische Entwicklung verläuft ungestört.

19.3.2.4 Epilepsie mit myoklonisch-astatischen Anfällen

Epidemiologie

Der Häufigkeitsgipfel liegt zwischen dem 1. und 5. Lebensjahr, Jungen sind doppelt so häufig betroffen wie Mädchen.

Ätiologie
Für diese Epilepsieform spielt eine genetische Disposition die entscheidende Rolle.

Klinik
Die Epilepsie beginnt in der Mehrzahl der Fälle im Kleinkindalter mit febrilen oder afebrilen tonisch-klonischen Anfällen, häufig in Kombination mit Absencen und Anfallsstatus („Beginn mit Paukenschlag"). Später kommt es zu den für diese Form der Epilepsie charakteristischen Anfällen mit einem plötzlichen **Verlust des Haltetonus** und blitzartigem **Sturz zu Boden,** wonach die Kinder sofort wieder aufstehen. Meist treten die Anfälle in Kombination mit **Myoklonien** auf. Kaum wahrnehmbare, nur tastbare Zuckungen bis schleudernde Bewegungen der Arme sind möglich. Bei abortiven Anfällen ist nur eine leichte Nickbewegung des Kopfes oder ein kurzes Einknicken der Knie zu beobachten. Die Dauer der Anfälle beträgt nur wenige Sekunden, Bewusstseinspausen sind in der Regel nicht erkennbar.

Diagnostik
Nachweis irregulärer 2–3/s-Spike-Wave-Komplexe im **EEG** mit einer charakteristischen, ausgeprägten Theta-Rhythmisierung. Bei den meisten Kindern findet sich eine Photosensibilität.

Differenzialdiagnose
Differenzialdiagnostisch muss an das Lennox-Gastaut-Syndrom gedacht werden. Die Anfallssymptomatik ist sehr ähnlich, die Abgrenzung aus therapeutischen und prognostischen Gründen aber sehr wichtig.

Therapie
Valproat ist das Medikament der ersten Wahl. Ethosuximid und Methosuximid sind Medikamente der weiteren Wahl. Lamotrigin kann ebenfalls wirksam sein.

Prognose
Die Prognose ist insgesamt unsicher. In etwa 50 % der Fälle kommt es zu einer altersgerechten Entwicklung. Gelingt es nicht, die Epilepsie therapeutisch zu kontrollieren, so ist der Übergang in ein Lennox-Gastaut-Syndrom möglich. Die mentale Entwicklung nimmt dann häufig einen ungünstigen Verlauf.

19.3.2.5 Absenceepilepsie

Epidemiologie
Die Absenceepilepsie ist die häufigste generalisierte Epilepsie im Kindesalter. Der Erkrankungsgipfel liegt zwischen dem 5. und 7. Lebensjahr; Mädchen sind häufiger betroffen als Jungen.
In Abhängigkeit von der betroffenen Altersgruppe werden drei Formen unterschieden:
- Frühkindliche Absenceepilepsie
- Absenceepilepsie des Schulalters, Pyknolepsie
- Absenceepilepsie des Jugendalters

> **Merke**
> Die Absenceepilepsie ist die häufigste generalisierte Epilepsie im Kindesalter.

Ätiologie
Diese Epilepsieform ist im Wesentlichen genetisch determiniert. Absencen können jedoch auch bei vielen anderen Epilepsiesyndromen auftreten und sind dann deutlich weniger gut zu therapieren. Bei atypischen Absencen handelt es sich in der überwiegenden Zahl der Fälle um sekundär generalisierte Anfälle.

Klinik
Meist handelt es sich um lebhafte und aufgeweckte Kinder, die vorausgehende Entwicklung und Intelligenz sind normal. Die Anfälle treten häufig auf, z. T. > 100-mal/Tag. Die **Bewusstseinsstörung** mit starrem Blick und Erschlaffung der Gesichtsmuskulatur beginnt und endet plötzlich. Es besteht kein Verlust der Haltungskontrolle, Gegenstände werden in der Hand behalten. Der **Handlungsablauf wird** jedoch **unterbrochen.** Auf Zuruf erfolgt keine Reaktion. Häufig sind spontanes **Augenöffnen** und **Blickdeviation** nach oben.
In ⅔ der Fälle treten **Automatismen** auf („komplexe Absencen"). Nach Wiederkehr des Bewusstseins wird die unterbrochene Tätigkeit wieder aufgenommen. Die durchschnittliche Anfallsdauer beträgt wenige Sekunden. In der Regel besteht eine Amnesie für den Anfall. Als Komplikation können generalisierte tonisch-klonische Anfälle vorkommen.

> **Merke**
> Eine wichtige Differenzialdiagnose zu Absencen sind komplex-fokale Anfälle. Letztere treten jedoch seltener auf, dauern länger an (> 30 s), gehen häufiger mit komplexen Automatismen und postiktalen Auffälligkeiten einher und sind weniger durch Hyperventilation provozierbar.

Diagnostik

Eine **Provokation** ist typischerweise durch Hyperventilation möglich. Im **EEG** sind im Anfall immer und im Intervall häufig typische 3/s-Spike-Wave-Komplexe bilateral synchron über allen Hirnregionen nachweisbar, die paroxysmal generalisiert beginnen und paroxysmal enden (► Abb. 19.7).

Therapie

Valproat ist das Medikament der ersten Wahl. Alternativ kommen Ethosuximid oder Lamotrigin zum Einsatz. 90 % der Patienten sind unter Monotherapie anfallsfrei. Unter Ethosuximid besteht kein Schutz vor generalisierten tonisch-klonischen Anfällen, die allerdings bei der Absenceepilepsie auch nur selten auftreten.

Prognose

In über 90 % der Fälle kommt es bis zum 12. Lebensjahr zur Remission. In weniger als 10 % der Fälle tritt im Jugendalter eine Epilepsie mit generalisierten tonisch-klonischen Anfällen auf.

Klinischer Fall

Seit einigen Wochen bemerkt der Lehrer bei der 9-jährigen Clara kurze Momente der Zerstreutheit, die so gar nicht zu ihr passen. Für wenige Sekunden erscheint sie nachdenklich oder abwesend. Im Verlauf kommt es zu einer Häufung von Situationen, in denen Clara plötzlich einen starren Blick und einen völlig leeren Gesichtsausdruck zeigt. Sie sitzt dabei bewegungslos auf ihrem Stuhl und behält ihren Stift oder ihr Buch in der Hand. Sie reagiert nicht auf Ansprache. Nach einigen Sekunden setzt sie die unterbrochene Tätigkeit fort. Der Lehrer fragt sie, ob es ihr gutgehe oder ob sie etwas bemerkt habe, aber Clara lacht und sieht ihn verständnislos an. Das in der Kinderklinik durchgeführte EEG zeigt 3/s-Spike-Wave-Komplexe generalisiert über allen Hirnregionen. Diagnose: Absenceepilepsie.

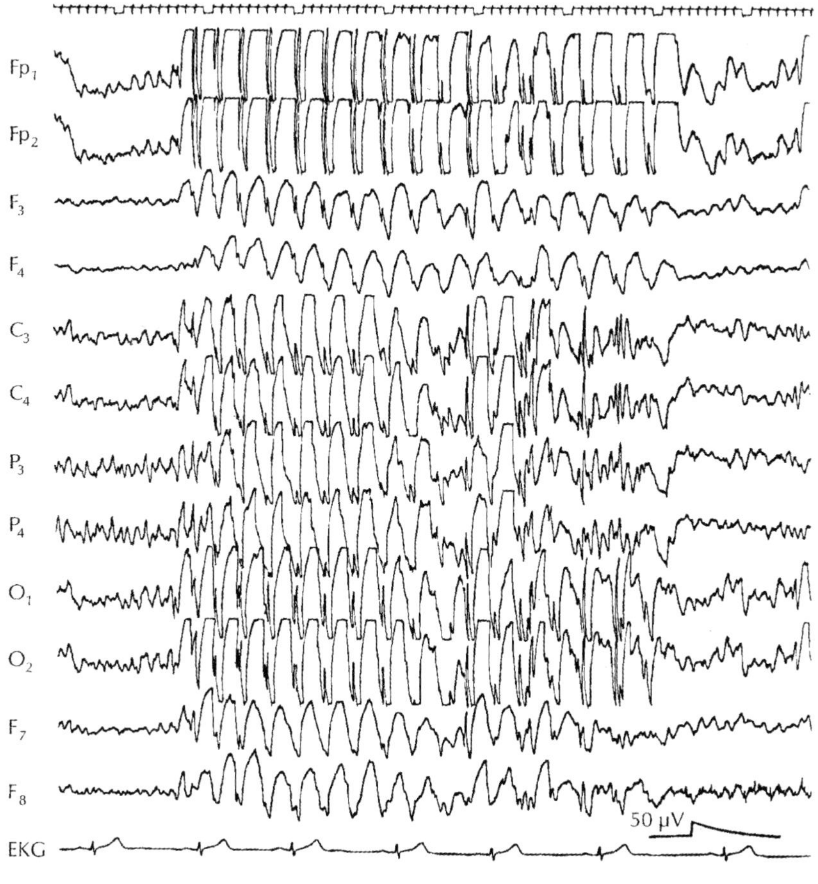

Abb. 19.7 Absenceepilepsie. Das EEG zeigt 3/s-Spike-Wave-Komplexe, die bilateral synchron über allen Hirnregionen auftreten. [A400]

Lerntipp

Der Lieblings-EEG-Befund des IMPP sind die 3/s-Spike-Wave-Komplexe der Absenceepilepsie. Der Begriff und das Aussehen des EEG-Befunds sollten bekannt sein.

19.3.2.6 Juvenile Myoklonusepilepsie

Epidemiologie

Die Manifestation erfolgt typischerweise zwischen dem 12. und 19. Lebensjahr. Diese Epilepsieform tritt selten nach dem 25. Lebensjahr auf. Mädchen und Jungen sind gleich häufig betroffen.

Ätiologie

Die genetische Prädisposition ist der wichtigste ätiologische Faktor.

Klinik

Es kommt zu plötzlichen, kurzen, **symmetrischen Zuckungen (Myoklonien),** wobei hauptsächlich Arme und Schultergürtel betroffen sind. Die Myoklonien werden von den Patienten wie ein elektrischer Schlag empfunden. Sie treten isoliert oder in Salven auf. Häufig werden Gegenstände fallen gelassen oder weggeschleudert. Die Dauer beträgt in der Regel etwa 2–3 s. Das Bewusstsein ist erhalten oder nur leicht getrübt. Die Anfälle manifestieren sich vor allem morgens in den ersten 2 h nach dem Aufwachen (z. B. beim Frühstück). Bei 90 % der Patienten treten im Verlauf **generalisierte tonisch-klonische Anfälle** morgens oder in den frühen Abendstunden auf („Feierabend-Grand-Mal"). In der Regel werden die Myoklonien nicht als Anfall erkannt, sondern werden erst auf intensives, spezifisches Nachfragen erinnert. Meistens erfolgt die korrekte Diagnosestellung erst nach dem ersten generalisierten Anfall.

Diagnostik

EEG: Irreguläre Polyspike-Wave-Komplexe. Eine **Provokation** erfolgt durch Schlafentzug, Hyperventilation, Photostimulation oder Alkohol.

Therapie

Valproat ist das Mittel der ersten Wahl. 70–90 % der Patienten sind unter Monotherapie anfallsfrei.

Prognose

Die psychosoziale Prognose ist gut, wenn eine regelmäßige Medikamenteneinnahme erfolgt. Die Rezidivrate liegt nach Absetzen der Medikamente bei über 99 %. Erneute Anfälle können auch noch viele Jahre danach auftreten.

19.3.2.7 Grand-Mal-Epilepsie

Epidemiologie

Bei 70 % der Kinder mit isolierten oder rezidivierenden epileptischen Anfällen treten generalisierte tonisch-klonische Anfälle auf. Sie sind die häufigste Erscheinungsform epileptischer Anfälle.

Ätiologie

Die Ätiologie ist häufig idiopathisch. Eine genetische Prädisposition und die Ursachen von Gelegenheitsanfällen spielen eine Rolle.

Klinik

Die **Anfälle** beginnen häufig mit einem **initialen Schrei** und einer massiven **symmetrischen Tonuserhöhung** an allen vier Extremitäten, gefolgt von rhythmischen, symmetrischen **Kloni** an allen vier Extremitäten. Die Patienten verlieren bereits initial das Bewusstsein. Die Atmung sisitiert, häufig tritt eine **Zyanose** auf. Es kommt obligat zu einem **postiktalen Nachschlaf.** Die Reorientierung erfolgt allmählich, es besteht eine Amnesie für das Anfallsgeschehen.

Mögliche begleitende **vegetative Symptome** sind eine zentrale Apnoe, lichtstarre Pupillen, Tachykardie, Blutdruckanstieg, Sphinkterspasmen mit Einnässen und Einkoten. Eine Hypersalivation manifestiert sich mit Schaum vor dem Mund, der bei Zungenbiss blutig tingiert ist.

Nach zeitlichem Auftreten werden unterschiedliche Formen unterschieden:

- **Aufwach-Grand-Mal** (Auftreten unmittelbar nach dem Erwachen)
- **Schlaf-Grand-Mal** (Auftreten aus dem Nacht- oder Mittagsschlaf heraus)
- **Diffuses Grand Mal** (keine tageszeitliche Häufung)

Diagnostik

EEG: Im Intervall treten kurze Gruppen von irregulären Spikes und Waves auf. Eine **Provokation** erfolgt durch Schlafentzug, Alkohol, Medikamente oder Fieber.

Komplikationen

Während des Anfalls kann es zu Verletzungen kommen. Herz- oder Atemstillstand und Aspiration sind dagegen extrem selten.

Therapie

Bei primär generalisierten Anfällen ist **Valproat** das Mittel der ersten Wahl. Bei Therapieresistenz kann Lamotrigin hilfreich sein.

Prognose

Die Prognose ist überwiegend günstig. Bei Beginn im Kleinkindalter mit prolongierten Anfällen und der Gefahr sekundärer hypoxämischer Hirnschädigungen, bei Auftreten aus dem Schlaf heraus und bei zusätzlichem Auftreten anderer Anfälle (myoklonische oder myoklonisch-atonische Anfälle) ist sie ungünstiger. In diesen Fällen kann die anfänglich normale Entwicklung zunehmend verzögert oder sogar regredient ablaufen.

19.3.3 Fokale Epilepsien

19.3.3.1 Wegweiser

Fokale Epilepsien gehen mit Anfällen einher, die auf eine Funktionsstörung in einem umschriebenen Hirnareal zurückzuführen sind. In den meisten Fällen ist eine morphologisch fassbare Hirnveränderung nachweisbar. Das Bewusstsein ist meist erhalten oder nur wenig getrübt, bei sekundärer Generalisation tritt Bewusstlosigkeit auf. Das Auftreten einer Aura (sensibel, epigastrisch, visuell, gustatorisch, olfaktorisch, akustisch) ist ein typisches Merkmal eines epileptischen Anfalls fokaler Genese. Man unterscheidet fokal-sensorische Anfälle und fokal-motorische Anfälle.

Diagnostik

Im **EEG** finden sich typischerweise fokale, also auf bestimmte Hirnregionen beschränkte, epilepsietypische Potenziale und regionale Verlangsamungen. Eine **Kernspintomografie des Schädels** sollte zur Suche nach umschriebenen anatomischen Veränderungen durchgeführt werden.

Therapie

Die ätiologische Abklärung hat im Rahmen therapeutischer Überlegungen oberste Priorität. Erst wenn geklärt ist, dass eine kausale Therapie (neurochirurgische Intervention, Therapie entzündlicher Veränderungen usw.) nicht möglich ist, wird mit einer medikamentösen Therapie begonnen. **Oxcarbazepin** ist das Mittel der ersten Wahl bei symptomatischer, **Sultiam** bei idiopathischer fokaler Epilepsie.

> **Merke**
>
> Das Auftreten einer Aura ist für fokale Anfälle charakteristisch. Die wichtige Differenzialdiagnose zu Auren im Rahmen einer Migräne erfolgt über die Dauer. **Epileptische Auren** dauern i. d. R. nur Sekunden (< 1 Minute), **Migräneauren** bis zu mehreren Stunden.

19.3.3.2 Fokal-sensorische Anfälle

Definition

Auftreten fokaler Anfälle mit vorwiegend sensorischen Symptomen.

Klinik

Die Anfallssymptomatik äußert sich mit **Kribbeln, Klopfen, Parästhesien, Brennen, Schmerzen** oder **Temperaturmissempfindungen.**

> **Merke**
>
> Somatosensible Anfälle können äußerst schmerzhaft sein. Diese Möglichkeit sollte insbesondere bei zerebral geschädigten Kindern mit unerklärlichen Schreiattacken in Betracht gezogen werden.

Der Ausgang spezifischer sensorischer Anfälle ist von allen sensorischen Bereichen möglich: **visuelle, auditive, olfaktorische, gustatorische Anfälle.**

> **Merke**
>
> Angaben von Kindern, dass es in beiden Händen oder Füßen kribbelt oder klopft, sich eine Seite ganz „komisch" anfühlt etc., sollte man ernst nehmen und an die Möglichkeit fokal-sensorischer Anfälle denken.

19.3.3.3 Fokal-motorische Anfälle

Definition

Auftreten fokaler Anfälle mit vorwiegend motorischen Symptomen.

Klinik

Fokal-motorische Anfälle können sich mit verschiedenen Formen der motorischen Entladung (Tonuserhöhung, Kloni, Myoklonien) manifestieren.

Distale Kloni, z. B. Kloni einer Hand, eines Mundwinkels, einer Gesichtshälfte oder eines Fußes, sind sichere Zeichen für einen Anfallsablauf im kontralateralen primär-motorischen Kortex (Gyrus praecentralis).

Erratische Myoklonien äußern sich durch unzählige rhythmische Zuckungen im Gesicht und an den Extremitäten beidseits und sind ein verlässlicher Hinweis darauf, dass beide Motorkortizes (und damit wahrscheinlich die Großhirnrinde insgesamt) epileptogen sind.

Bei einem **epileptischen Nystagmus** handelt es sich um einen Okuloklonus, dessen Ursprung in der parietookzipitalen oder frontalen Hirnhälfte kontralateral zur Richtung der schnellen Komponente des Nystagmus liegt.

Inhibitorische bzw. akinetische Anfälle sind durch eine plötzlich eintretende Unfähigkeit zur Ausführung bestimmter willkürlicher Bewegungen bei erhaltenem Bewusstsein charakterisiert.

Automatismen sind unwillkürliche, koordinierte fokale motorische Anfälle. Einseitige Automatismen können sich durch Treten, Stoßen, Schlagen usw. manifestieren und zeigen an, dass der Motorkortex kontralateral nicht von epileptischer Aktivität ergriffen ist, der Anfall läuft also eher in der Hemisphäre kontralateral zur ruhenden Körperseite ab. Distale Automatismen wie Nesteln, Zupfen und Schmatzen usw. weisen auf einen temporalen Ursprung hin.

Jackson-Anfall: Klassische Form des motorischen Herdanfalls mit Beginn der Zuckungen in einer eng begrenzten Körperregion und Ausbreitung des Krampfes auf benachbarte Körperbezirke („march of convulsion"). Bei Ausbreitung der epileptischen Erregung über die gesamte Zentralregion einer Seite kommt es zu einem Halbseitenanfall. Das Bewusstsein bleibt erhalten, wenn kein Übergang in einen generalisierten Anfall erfolgt.

19.3.3.4 Benigne Epilepsie mit zentrotemporalen Spikes (Rolando-Epilepsie)

Epidemiologie

Es ist die häufigste fokale Epilepsie im Kindesalter. Der Häufigkeitsgipfel liegt zwischen dem 2. und 12. Lebensjahr. Jungen sind etwa doppelt so häufig betroffen wie Mädchen.

Ätiologie

Es handelt sich um eine genetisch bedingte Epilepsieform mit ungeklärtem Erbgang. Bei über 90% der Mutationsträger kommt es nie zu Anfällen, sie zeigen nur die charakteristischen EEG-Auffälligkeiten. In den Familien von Kindern mit Rolando-Epilepsie finden sich vermehrt zerebrale Anfälle und Epilepsien.

> **Merke**
>
> Die Rolando-Epilepsie ist die häufigste fokale Epilepsie im Kindesalter. Sie ist mit einer sehr guten Prognose assoziiert.

Klinik

Es treten selten vor allem **einfach-fokale Anfälle** auf. Sie sind in 75 % der Fälle an den **Schlaf** gebunden und treten meist aus dem leichten abendlichen oder Morgenschlaf auf. Es handelt sich um **hemifaziale Kloni oder Myoklonien,** denen nicht selten **somatosensorische Erscheinungen** (vorwiegend im Gesicht oder im Bereich der Mundschleimhaut) vorausgehen. Bei Einbeziehung des Pharyngealbereichs kommt es zu kehlig-gurgeligen Lauten. Eine **Hypersalivation** ist die Regel. Das Bewusstsein ist meist erhalten, die oft vorhandene Unfähigkeit zu sprechen kann eine Bewusstseinsstörung vortäuschen. Die Sprachstörung überdauert meist das übrige Anfallsgeschehen. Eine sekundäre Generalisierung zu Halbseitenkrämpfen oder Grand-Mal-Anfällen tritt in 30–60 % der Fälle, vor allem bei jüngeren Kindern, auf. Die Entwicklung ist altersentsprechend, neurologische Symptome bestehen nicht. Bei den betroffenen Kindern finden sich vermehrt **Teilleistungsschwächen.**

Diagnostik

EEG: Nachweis von Spikes oder Sharp Waves vorwiegend über der Zentrotemporalregion (► Abb. 19.8).

Therapie

Sultiam ist das Mittel der ersten Wahl. Oxcarbazepin wird ebenfalls verwendet.

Prognose

Die Prognose der Rolando-Epilepsie ist sehr gut. 60–80 % der Patienten erleiden maximal 2 bis 10 Anfälle. Die Anfälle sistieren vor oder während der Pubertät.

> **Klinischer Fall**
>
> Bei Tobias, einem bisher gesunden 5-jährigen Jungen, fallen frühmorgens im Schlaf schmatzende Mundbewegungen, anschließende Bewusstlosigkeit und tonisch-klonische Zuckungen von mehr als 10 min Dauer auf. Hinweise auf eine Aura oder weitere Symptome, die auf Anfälle hinweisen könnten, zeigen sich nicht. Innerhalb von wenigen Monaten kommt es zu insgesamt drei Anfallsrezidiven mit demselben Ablauf und derselben tageszeitlichen Bindung. Bei der ausführlichen klinischen Untersuchung finden sich keine internistischen oder neurologischen Auffälligkeiten. Im Wach-EEG zeigt sich ein mäßig aktiver Spike-Wave-Fokus links parietal nach dem ersten Anfall. Im weiteren Krankheitsverlauf wird der Fokus links temporal lokalisiert. Ein nach dem dritten Anfall abgeleitetes Schlaf-EEG zeigt eine deutliche Aktivierung der epileptischen Aktivität ausgehend von links. Das MRT und alle weiteren Untersuchungen im

Serum, Liquor und Urin ergeben unauffällige Befunde. Die Anfallsrezidive, immer frühmorgens, immer im Mund-Gesichts-Bereich beginnend, sekundär generalisierend zusammen mit dem typischen EEG-Befund eines Rolando-Fokus temporal, dessen Aktivität im Schlaf zunimmt, sind beweisend für eine Rolando-Epilepsie.

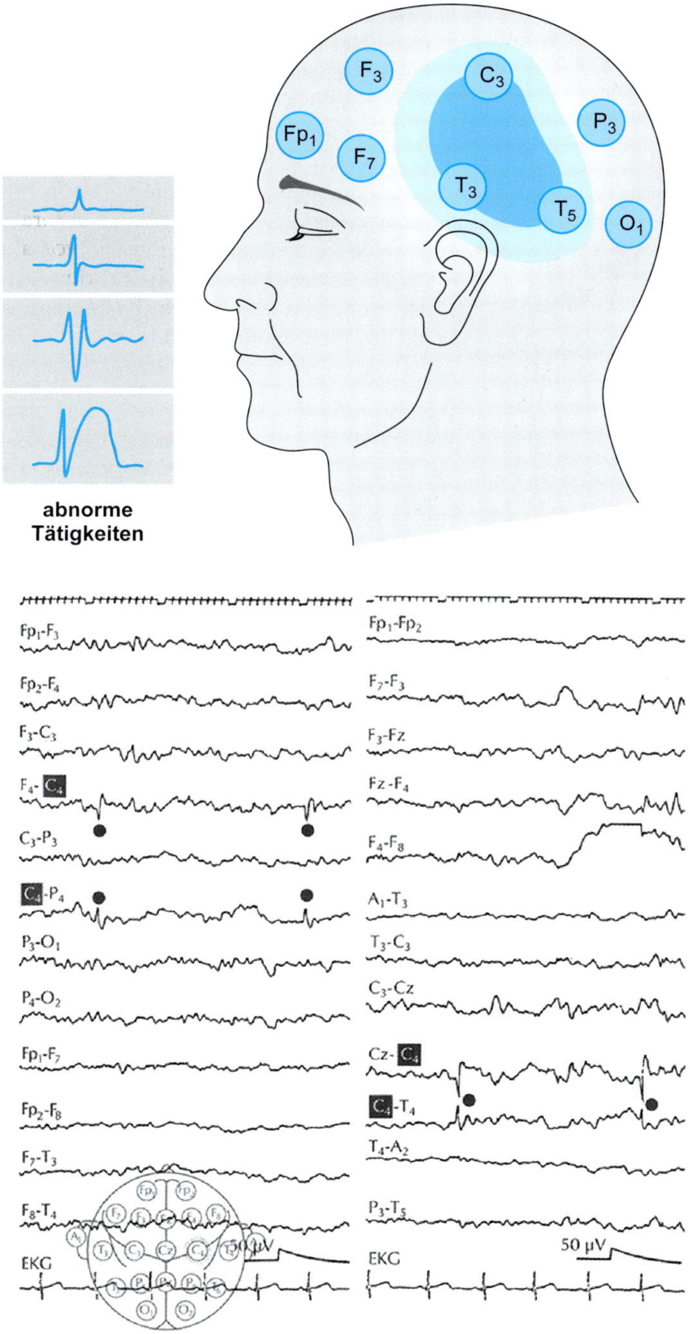

Abb. 19.8 EEG-Ableitung bei Rolando-Epilepsie. [L106/A400]

19.3.4 Epileptische Enzephalopathien

19.3.4.1 Wegweiser

Epileptische Enzephalopathien weisen wie die anderen Epilepsiesyndrome eine typische Symptomatik und einen charakteristischen Verlauf auf, deren Grundzüge bei jedem betroffenen Patienten erkennbar sind. Variationsbreite und Vielfalt sind jedoch größer als bei den Epilepsien. Typischerweise kann die Ätiologie sehr unterschiedlich sein. Klassische Beispiele sind das West-Syndrom und das Lennox-Gastaut-Syndrom.

19.3.4.2 Blitz-Nick-Salaam-(BNS-)Epilepsie und West-Syndrom

Definition

Als BNS-Epilepsie werden serielle epileptische Spasmen mit symmetrischen oder asymmetrischen Beuge-, Streck- oder Beuge-Streckspasmen bezeichnet, die bei Kindern unter 2 Jahren auftreten. Ein West-Syndrom liegt vor, wenn die BNS-Anfälle mit Hypsarrhythmie im EEG assoziiert sind.

Epidemiologie

Der Häufigkeitsgipfel liegt zwischen dem 3. und 8. Lebensmonat, Jungen sind häufiger betroffen als Mädchen.

Ätiologie

Beim West-Syndrom handelt es sich in den meisten Fällen um eine symptomatische Epilepsieform, die vorwiegend bei Säuglingen mit vorbestehender organischer Hirnschädigung auftritt. Eine familiäre Epilepsiebelastung besteht in 10 % der Fälle.

Klinik

Man unterscheidet drei verschiedene Anfallsbilder, die bei einem Patienten gleichzeitig vorkommen können.

Blitzanfall: Singuläre, generalisierte myoklonische Zuckung. Er äußert sich in einer Kopf- und Rumpfbeugung mit Abduktion und Flexion der Arme sowie Flexion der Beine in Hüft- und Kniegelenk. Die Anfallsdauer beträgt Bruchteile von Sekunden. Beim liegenden Säugling können die Anfälle als Aufrichtversuch oder Erschrecken fehlgedeutet werden.

Nickanfall: Abgemilderte Form des Blitzanfalls mit plötzlicher Beugung des Kopfs nach vorn ohne Beteiligung der Extremitäten. Diese Anfallsform kann sehr leicht übersehen werden.

Salaam-Anfall: Kurze tonische Beugung von Kopf, Rumpf und Armen aus dem Sitzen mit Zusammenführen der Hände vor der Brust. Die Namensgebung erfolgte wegen der Ähnlichkeit mit einem orientalischen Gruß.

Charakteristisch für BNS-Anfälle ist ihr **Auftreten in Serien.** Nach einer Myoklonie oder einem kurzen tonischen Anfall tritt eine jeweils 3–10 s dauernde Pause ein, während der der Patient teilnahmslos verharrt oder weint. Die Anfallsserien setzen sich durchschnittlich aus fünf bis 20 Einzelanfällen zusammen, deren Intensität gegen Ende der Serie nachlässt. Nach einer Serie sind die Kinder häufig sehr erschöpft. Bei fast allen Patienten tritt eine **Entwicklungsregression** auf, wobei diese nicht mehr Definitionsbestandteil des West-Syndroms ist.

Diagnostik

Anamnese: Eine Abklärung prä-, peri- und postnataler Störungen, die zu einer Hirnschädigung geführt haben könnten, ist notwendig. Im **EEG** findet sich interiktal eine **Hypsarrhythmie** als klassischer Befund. Es handelt sich um eine kontinuierliche Folge hoher, irregulärer, langsamer Wellen, in die multifokal oder generalisiert polymorphe hypersynchrone Potenziale eingeschoben sind. Eine **Kernspintomografie des Schädels** sollte zur Suche nach anatomisch-morphologischen intrazerebralen Veränderungen als Ursache der BNS-Anfälle (z. B. Dysplasien, narbige Strikturen, Zysten, vaskuläre Fehlbildungen) veranlasst werden.

Neurometabolische und neurodegenerative Erkrankungen müssen ausgeschlossen werden.

Therapie

Die Therapie von BNS-Anfällen bereitet erfahrungsgemäß große Schwierigkeiten und erfordert bei allen Beteiligten viel Geduld. Mittel der ersten Wahl sind **Valproat, Vigabatrin** und **ACTH,** wobei das Hormon am wirksamsten ist. In 50–80 % der Fälle können Anfallsfreiheit und EEG-Sanierung erreicht werden. In 30–50 % der Fälle muss jedoch mit Rezidiven gerechnet werden. Bei umschriebenen, kernspintomografisch nachgewiesenen Läsionen wird bei fehlendem Ansprechen auf eine medikamentöse Therapie die Indikation zur **chirurgischen Intervention** geprüft.

Praxistipp

Bei Einsatz von Vigabatrin muss an die mögliche Nebenwirkung einer (evtl. bleibenden) Gesichtsfeldeinschränkung gedacht werden.

Prognose

Die Prognose ist meist ungünstig. Die Entwicklung ist häufig schon bei Beginn der Epilepsie retardiert. Die BNS-Anfälle sistieren stets im Kleinkindalter. Häufig erfolgt ein Übergang in ein Lennox-Gastaut-Syndrom oder in eine Epilepsie mit Grand-Mal- oder fokalen Anfällen. Etwa ein Drittel der zunächst unauffälligen Kinder mit idiopathischen BNS-Anfällen entwickelt sich bei Durchführung einer ACTH-Therapie altersentsprechend. Bei symptomatischen BNS-Anfällen besteht meist ein schwerer Entwicklungsrückstand.

Klinischer Fall

Mario fällt im Alter von 4 Monaten erstmals durch Zuckungen der Extremitäten nach dem Aufwachen auf. Im Alter von 6 Monaten werden Serien von Nickbewegungen des Kopfes und Ventralbewegungen der ausgestreckten Arme und Beine beobachtet, deren Häufigkeit ständig zunimmt. Das EEG zeigt ein typisches Hypsarrhythmiemuster während mehr als 50 % der Ableitungszeit im Wachen und im Schlaf. Zu Beginn der Symptomatik war ein 1. MRT unauffällig befundet worden, ebenso unauffällige Stoffwechseluntersuchungen. Aufgrund der typischen klinischen Symptomatik mit Blitz-Nick-Salaam-Anfällen und des Hypsarrhythmiemusters im EEG wird die Diagnose eines West-Syndroms gestellt.

Lerntipp

Meist lassen sich kindliche Krampfanfälle anhand einer genauen Anamnese und des Kindsalters gut zuordnen. Die BNS-Anfälle z. B. betreffen v. a. Kinder von 3–12 Monaten und gehen mit Kopfnicken und Extremitätenzucken einher. Prägt man sich so die wichtigsten Epilepsieformen ein, kann man die meisten IMPP-Fragen zum Thema gut bewältigen.

19.3.4.3 Lennox-Gastaut-Syndrom (LGS)

Epidemiologie

Der Häufigkeitsgipfel liegt zwischen dem 2. und 6. Lebensjahr, Jungen sind häufiger betroffen als Mädchen.

Ätiologie

Ein LGS kann sich aus einer BNS-Epilepsie entwickeln. Häufig liegt eine primäre Hirnschädigung zugrunde. Bei Kindern, deren psychomotorische Entwicklung bis zum Krankheitsbeginn unauffällig verlief, bleibt die Ursache des LGS ungeklärt.

Klinik

Meist besteht eine schwere **Hirnschädigung** mit Entwicklungsverzögerung. In vielen Fällen geht ein West-Syndrom (BNS-Anfälle) voraus. Die **„bunte Palette" unterschiedlicher Anfallsformen** ist für das LGS charakteristisch. Astatische Anfälle (myoklonische, atonische und tonische) stehen im Vordergrund. Die Dauer der astatischen Anfälle ist in der Regel kurz, die Kinder erheben sich unmittelbar nach dem Sturz, auch wenn es dabei zu Verletzungen gekommen ist. Die **tonisch-astatischen Anfälle** kommen am häufigsten vor, bei myoklonisch-astatischer Epilepsie sind tonische Anfälle dagegen selten und finden sich nur bei ungünstigen Verläufen im Spätstadium. Außerdem kommen atypische Absencen, myoklonische Anfälle der Nacken-, Arm- oder Rumpfmuskulatur, Nickanfälle, Rufanfälle oder Blinzelanfälle vor. Alle Anfallsausprägungen können bei dem gleichen Patienten vorkommen und in Salven oder Serien auftreten. Etwa die Hälfte der Patienten mit LGS entwickelt im Verlauf einen oder mehrere Stunden, Tage, Wochen anhaltenden Status, dessen Hauptsymptom ein **Dämmerzustand** ist.

Diagnostik

EEG: Es finden sich multifokale Sharp Waves mit **sekundärer Generalisation** sowie Slow-Spike-Wave-Komplexe im Gegensatz zu den irregulären Spikes und Waves bei myoklonisch-astatischen Anfällen.

Therapie

Die medikamentöse Therapie des LGS ist schwierig. Auch bei optimaler Behandlung wird nur in einem Drittel der Fälle Anfallsfreiheit erreicht. Medikamente der ersten Wahl sind **Valproat** und **Ethosuximid.** Mittel der ferneren Wahl sind Methosuximid, Lamotrigin, Felbamat, ACTH und Kortikosteroide.

Prognose

Die Prognose steht in enger Beziehung zur Ätiologie und ist als eher ungünstig einzustufen. Nur etwa 20 % der Kinder zeigen eine altersgerechte Entwicklung.

Merke

Die charakteristische Trias bei Lennox-Gastaut-Syndrom besteht aus tonischen Sturzanfällen, generalisierten Slow-Spike-Wave-Komplexen und Entwicklungsretardierung.

19.3.5 Besondere Formen der Epilepsie

Besondere Formen der Epilepsie sind u. a. die **posttraumatische Epilepsie** und die **Reflexepilepsie.** Diese Epilepsieformen wurden bislang in den schriftlichen Examina vom IMPP nicht berücksichtigt, sodass im Folgenden nicht weiter darauf eingegangen wird.

19.3.6 Status epilepticus

Definitionen

Epileptische Serie: Anfallshäufung, bei der der Patient zwischen den einzelnen Anfällen das Bewusstsein wiedererlangt.

Epileptischer Status: Anfallshäufung, bei der der Patient zwischen den einzelnen Anfällen das Bewusstsein nicht wiedererlangt.

Ätiologie

In zwei Drittel der Fälle liegt eine symptomatische Epilepsie zugrunde, z. B. bei Hirntumoren, offenen Hirnverletzungen oder einer akuten Enzephalitis.

Merke

Der Status epilepticus ist ein medizinischer Notfall.

Therapie

Allgemeinmaßnahmen: Glukose 20 % 2–4 mL/kg KG; Sauerstoffzufuhr.

Antikonvulsiva: Midazolam 0,2 mg/kg KG i. v.; Diazepam 0,2–0,5 mg/kg KG i. v.; Clonazepam 0,05–0,1 mg/kg KG i. v.; Phenytoin 15–20 mg/kg KG i. v. (langsam); Phenobarbital 15–20 mg/kg KG.

19.3.7 Gelegenheitsanfälle

19.3.7.1 Wegweiser

Tonisch-klonische Anfälle, die mit einer geringen Rezidivneigung assoziiert sind. Sie kommen am häufigsten **idiopathisch** vor bei Fieber. Weitere Ursachen sind **entzündliche** (Meningitis, Enzephalitis), **metabolische** (Hypoglykämie, Hyponatriämie), **toxische** (Azetylsalizylsäure, Alkohol) oder **traumatische** (Kontusion, Blutung, Hirndruck) Prozesse.

19.3.7.2 Fieberkrämpfe

Definition

Epileptische Gelegenheitsanfälle ohne Hinweis auf eine intrakranielle Infektion oder eine andere definierte zerebrale Ursache, die im Säuglings- oder Kleinkindalter auftreten und mit Fieber einhergehen.

Epidemiologie

2–4 % aller Kinder bis zum Alter von 5 Jahren erleiden mindestens einen Fieberkrampf. Der Häufigkeitsgipfel liegt im Alter von 18 Monaten. Fieberkrämpfe treten selten vor dem 6. Lebensmonat und nach dem 5. Lebensjahr auf.

Merke

Der Fieberkrampf ist die häufigste neurologische Störung im Kindesalter.

Ätiologie

Fieber meist im Rahmen viraler Infekte, Alter und genetische Prädisposition sind die wichtigsten Faktoren.

Pathogenese

Die Pathogenese ist ungeklärt. Betroffene Kinder weisen eine erhöhte Anfallsbereitschaft auf. Eine Temperaturerhöhung führt zu einer Senkung der individuellen Krampfschwelle im ZNS, die genetisch determiniert und altersabhängig unterschiedlich ist. Darüber hinaus werden Imbalancen zwischen pro- und antiinflammatorischen Zytokinen diskutiert.

Merke

Ein Fieberkrampf tritt meist beim ersten Temperaturanstieg auf, er kann sich aber auch ereignen, wenn die Temperatur wieder sinkt.

Klinik

Bei einem „einfachen“ Fieberkrampf handelt es sich um einen kurzen (meist < 3 min), selbstlimitierenden, generalisierten, tonisch-klonischen Anfall. Etwa 30 % der Fieberkrämpfe erfüllen die **Kriterien des „komplizierten“ Fieberkrampfes:** Anfallsdauer > 15 min, iktale oder postiktale fokale neurologische Symptome oder mehr als zwei Anfälle innerhalb von 24 h.

Differenzialdiagnose

Abgegrenzt werden müssen andere Ursachen von Gelegenheitskrämpfen (oben), insbesondere eine Meningitis oder Enzephalitis.

Diagnostik

Eine **Laboruntersuchung** (Blutglukose, Elektrolyte, Blutbild, Infektionsparameter, Blutkulturen) ist beim einfachen Fieberkrampf nicht zwingend erforderlich.

Eine **Lumbalpunktion** zum Ausschluss einer Meningitis sollte bei Vorliegen anamnestischer oder klinischer Hinweise auf eine Meningitis sowie stets bei Kindern < 12 Monate durchgeführt werden.

Eine **EEG**-Ableitung ist nur bei kompliziertem Fieberkrampf oder bei postkonvulsiven Auffälligkeiten, die länger als 12 h anhalten, indiziert.

Therapie

Bei Vorstellung des Patienten in der Klinik ist der epileptische Anfall meist beendet. Bei prolongiertem Anfall (> 3 min) oder Status epilepticus ist eine Notfalltherapie indiziert. Hierzu dienen Diazepam rektal 5–10 mg oder Midazolam bukkal (aktuell zur Therapie des Fieberkrampfes noch off-label) 2,5–5 mg. Fiebersenkende Maßnahmen reduzieren nicht das Risiko für einen Fieberkrampf.

Merke

Fieberkrämpfe stellen keine Indikation für eine Dauerbehandlung dar.

Wiederholungsrisiko nach erstem Fieberkrampf

Durchschnittlich ein Drittel der Kinder erleidet ein Rezidiv. Das gilt vor allem, wenn mindestens zwei der folgenden **Risikofaktoren** vorliegen:

Alter bei erstem Fieberkrampf < 12 Monate, positive Familienanamnese für Fieberkrämpfe oder Epilepsie, häufige fieberhafte Infekte.

Prophylaxe

Eine umfassende Aufklärung der Eltern ist erforderlich. Die Rezeptierung von einem der o.g. Medikamente für den Fall des Auftretens eines erneuten Fieberkrampfes ist ein wichtiger Pfeiler der Prophylaxe.

Merke

Die Einweisung der Eltern bezüglich der Verabreichung von Diazepam-Rectiolen oder von Midazolam bukkal ist besonders wichtig, damit sie im Fall eines erneuten Fieberkrampfes vorbereitet sind.

Prognose

Das Risiko, durch einen Fieberkrampf zu versterben oder dauernde neurologische oder mentale Schäden zu erleiden, ist sehr gering.

Merke

Das Risiko von Kindern mit Fieberkrämpfen, an einer Epilepsie zu erkranken, beträgt etwa **1–5 %** und ist damit gegenüber der Normalbevölkerung (1 %) nur geringfügig erhöht.

19.3.8 Erkrankungen mit anfallsähnlichen Erscheinungen

19.3.8.1 Affektkrämpfe

Definition

Bewusstlosigkeit, Tonusverlust und selten tonische Anfälle durch Hypoxie infolge affektbedingter Auslöser. Man unterscheidet zyanotische und blasse Affektkrämpfe.

Epidemiologie

Bei 5 % der Kinder zwischen 6 Monaten und 5 Jahren treten respiratorische Affektkrämpfe auf.

Pathogenese

Zyanotischer Affektkrampf: Einleitung der Hypoxie durch den Atemstillstand. Durch den reflektorischen Stimmritzenverschluss kommt es zu einem erschwerten venösen Rückstrom und zu einer Reduktion des Herzminutenvolumens, wodurch sich der intrathorakale Druck erhöht.

Blasser Affektkrampf: zerebrale Hypoxie infolge Minderdurchblutung bei extremer Bradykardie.

Klinik

Immer kann ein auslösendes Moment (Schreck, Wut, Trotz, Schmerz) nachgewiesen werden.

Zyanotischer Affektkrampf (60 %): Zunächst erfolgt ein nicht zu überhörendes pressendes **Schreien.** Daraufhin hält das Kind den Atem an, wird **zyanotisch,** anschließend **bewusstlos** und stürzt zu Boden. Das Kind liegt schlaff auf dem Boden, bei längerem Anhalten des Atems kann es zu Opisthotonus und Myoklonien kommen. Sehr selten erfolgt ein Übergang in einen tonisch-klonischen Anfall. In der Phase der Bewusstlosigkeit besteht

eine **Sinusbradykardie.** Die Dauer beträgt selten länger als 0,5 min. Das Kind kommt wieder zu sich, ist müde und möchte schlafen.
Blasser Affektkrampf (25 %): Die Schreiphase ist nur sehr kurz oder fehlt. Der Krampf setzt mit einer plötzlichen, **ausgeprägten Bradykardie** oder Asystolie ein, die 10–20 s bestehen kann. Das Kind wird **blass, verliert das Bewusstsein, stürzt,** ist schlaff, versteift sich nach einigen Sekunden und kann am Ende der in der Regel weniger als 1 min dauernden **tonischen Phase** einige Kloni zeigen. Anschließend kommt das Kind wieder zu sich, ist müde und möchte schlafen. Bei Auftreten dieser Symptomatik sollte ein EKG zum Ausschluss eines Long-QT-Syndroms (► Kap. 12.4.2.3) erfolgen.

Merke

Blasse Affektkrämpfe sind aufgrund der wenig ausgeprägten Schreiphase sehr viel schwerer zu diagnostizieren als zyanotische Affektkrämpfe.

Therapie
Die Behandlung beinhaltet vor allem eine umfassende Aufklärung der Eltern über die prinzipielle Gutartigkeit dieser Anfälle. Erzieherische und psychologische Maßnahmen sind sinnvoller als Medikamente. Bei häufigen schweren blassen Affektkrämpfen wird Atropin empfohlen.

Prognose
In der Regel ist die Prognose gut. Folgeschäden nach Affektkrämpfen treten nur selten auf. Meist sistieren die Anfälle im Schulalter spontan.

19.3.8.2 Pavor nocturnus

Klinik
Die Kinder schrecken aus ruhigem Schlaf auf. Die Anfälle treten meist vor Mitternacht auf. Das Kind sitzt im Bett, schreit, starrt ein imaginäres Objekt an, hat sichtlich Angst und ist motorisch unruhig. Dabei besteht eine noch schläfrige Bewusstseinslage, sodass man das Kind zunächst wecken muss, um den Angstzustand zu unterbrechen. Am nächsten Tag besteht für das Geschehene eine Amnesie. Die Episoden dauern mehrere Minuten, was sie u. a. von den sehr viel kürzeren (< 1 min) Frontallappenanfällen unterscheidet.

19.4 Erkrankungen mit dem Leitsymptom Kopfschmerzen

19.4.1 Wegweiser

Klassifikation
Primäre Kopfschmerzerkrankungen: Darunter werden Kopfschmerzen zusammengefasst, die keine pathologischen Befunde in den üblichen klinischen und apparativen Untersuchungsverfahren aufweisen, bei denen die Kopfschmerzen also eigenständige Erkrankungen sind (z. B. Migräne, Spannungs- oder Clusterkopfschmerz).
Sekundäre Kopfschmerzerkrankungen: Sie sind Symptom einer fassbaren Störung (z. B. Kopfschmerz nach Schädeltrauma, bei Tumoren, Gefäßstörungen, Infektionen, Stoffwechselerkrankungen).

Merke

Kopfschmerzen gehören zu den häufigsten Gesundheitsproblemen bei Kindern und Jugendlichen und stellen – nicht nur wegen ihrer Häufigkeit und der stets vorhandenen Furcht vor Hirntumoren – ein gesundheitsökonomisch relevantes Problem dar.

19.4.2 Migräne

Definition
Rezidivierende Kopfschmerzen mit oder ohne Aura und einer Dauer zwischen 2 und 48 h.

Ätiologie
Derzeit wird die Migräne als konstitutionelle Störung der Neurotransmission angesehen. Es kommt auf dem Boden einer **genetischen Disposition** durch Änderung interner Zeitgeber, des Hormonspiegels oder des adrenergen Systems zu einer Modulation der inneren Reaktionsbereitschaft, sodass idiosynkratische Triggerreize eine Migräneattacke auslösen können.

Pathogenese
Sie ist nicht vollständig geklärt. Eine initiale Hemmung der kortikalen neuronalen Aktivität führt zur Aura. Es kommt zu einer Abnahme der Durchblutung, die okzipital beginnt und sich sehr langsam nach parietal und temporal ausbreitet. Eine Freisetzung von vasoaktiven Substanzen (Serotonin und Substanz P) sowie eine Aktivierung von Prostaglandinen führen zu einer Änderung des zerebralen Gefäßtonus und zu einer Induktion einer

aseptischen Entzündungsreaktion im perivaskulären Gebiet von Duragefäßen. Diese führt über eine exzessive Aktivität trigeminaler Schmerzfasern zum typischen Kopfschmerz. Die Mitbeteiligung weiterer Hirnstammzentren (z. B. Area postrema) erklärt die vegetative Begleitsymptomatik.

Klinik

Die Migräne des Kindes ist in der Regel atypischer und kürzer als die des Erwachsenen. Die häufigsten Begleitsymptome im Kindesalter sind Übelkeit, Erbrechen, Photo- und Phonophobie.

Migräne ohne Aura (75 %): Wiederkehrende Kopfschmerzattacken, die 2–48 h anhalten und mindestens zwei der folgenden Charakteristika aufweisen: einseitige Lokalisation (bei Kindern dennoch häufig bilateral), pulsierender Schmerzcharakter, Einschränkung der Leistungsfähigkeit (Kinder legen sich hin), Verstärkung durch körperliche Belastung. Die Kopfschmerzen müssen von Übelkeit und/oder Erbrechen bzw. Licht- oder Lärmempfindlichkeit begleitet sein. Mögliche vegetative Begleitsymptome sind Tachykardie, Blässe, Schweißausbrüche, Kältegefühl und Zittern, Gesichtsrötung, Tränenfluss, Miktionsdrang oder Diarrhö. Häufig beenden Ruhe und Schlaf die Kopfschmerzen. Im freien Intervall sind die Patienten beschwerdefrei.

Migräne mit Aura (25 %): Kennzeichen dieser Migräneform ist ein biphasischer Verlauf. Initial entwickeln sich innerhalb von 5–20 min allmählich fokale neurologische Zeichen (Aura), die nach spätestens 60 min vollständig abklingen und denen unmittelbar darauf eine akute Kopfschmerzattacke folgt. Die Kopfschmerzen und vegetativen Begleitsymptome entsprechen denen der Migräne ohne Aura. Als Aurasymptome treten am häufigsten visuelle Phänomene (z. B. Flimmerskotome, Gesichtsfeldausfälle) auf. Weniger häufig sind periorale Parästhesien und Hemihypästhesien. Selten sind Sprachstörungen oder motorische Paresen. Diese Form wurde früher **„migraine accompagnée"** genannt.

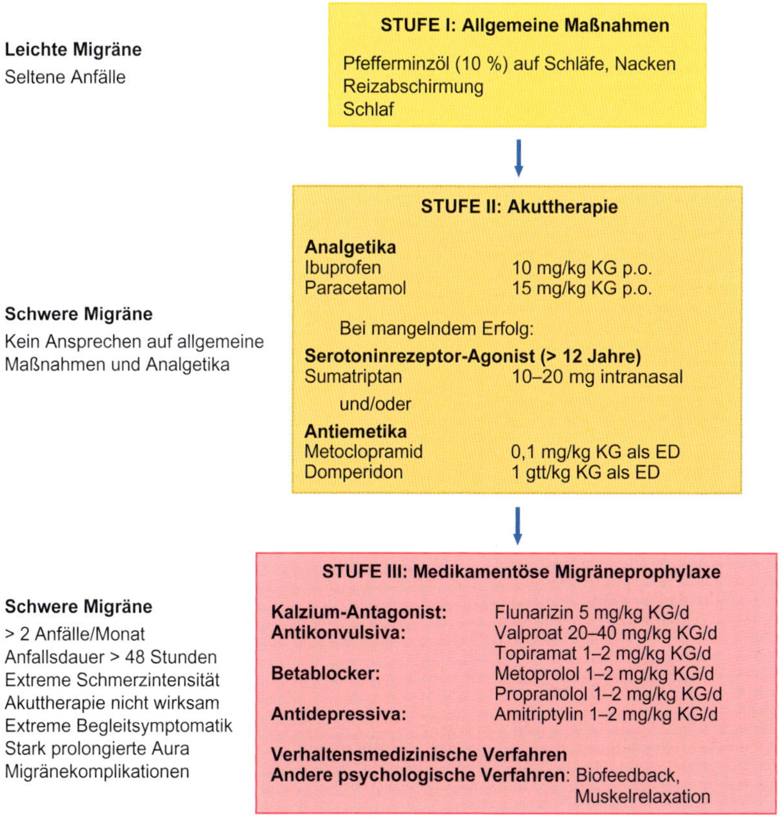

Abb. 19.9 Stufentherapie der Migräne. [L141]

Komplikationen
Bei der **„komplizierten Migräne“** halten die neurologischen Ausfälle nach einer Migräneattacke länger als 7 Tage an. Ischämische Insulte können vorkommen.

Diagnostik
Neben Familienanamnese, vegetativer Anamnese und Medikamentenanamnese ist eine genaue **Schmerzcharakterisierung** (Warnsymptome? Zeitlicher Ablauf? Frequenz? Intensität? Qualität? Lokalisation? Einfluss körperlicher Belastung? Begleitsymptome? Auslöser?) notwendig. Ein **Kopfschmerzkalender** sowie das Malen eines **Bildes des Schmerzes** sind hilfreich. Neben der allgemeinpädiatrischen und neurologischen Untersuchung sollten eine **Blutdruckmessung**, sowie ein **augenärztliches, HNO-ärztliches und zahnärztliches Konsil** veranlasst werden. Im **EEG** zeigt sich ggf. eine unspezifische fokale Verlangsamung. Gegebenenfalls sollte eine **transkranielle Doppler-Sonografie** der hirnversorgenden Gefäße sowie eine **Kernspintomografie** des Schädels bei V. a. sekundären Kopfschmerz erfolgen.

Merke

Erst nach der ausführlichen Kopfschmerzanamnese und Untersuchung sollte eine gezielte weiterführende Diagnostik zum Ausschluss von sekundären Kopfschmerzursachen erfolgen.

Therapie
Bei der Migräne ist entscheidend, frühzeitig und ausreichend hoch dosiert zu behandeln. Die Therapie folgt einem Stufenplan (► Abb. 19.9).

19.5 Pseudotumor cerebri

Definition
Klinisches Syndrom, das mit intrakranieller Druckerhöhung, jedoch normaler Zellzahl und Eiweißkonzentration im Liquor sowie normaler Konfiguration, Größe und Lage der Ventrikel einhergeht. Ein Pseudotumor cerebri tritt bevorzugt bei jungen, übergewichtigen Frauen auf, kommt jedoch auch im Kindesalter vor. Synonym: idiopathische intrazerebrale Hypertonie (IIH).

Pathogenese
Die Pathogenese des Pseudotumor cerebri ist nicht vollständig geklärt.

Tab. 19.2 Ursachen eines Pseudotumor cerebri

Metabolische Erkrankungen	Adipositas, Galaktosämie, Hypoparathyreoidismus, Hypophosphatasie, Morbus Addison
Infektionen	Röteln, chronische Otitis media und Mastoiditis, Guillain-Barré-Syndrom
Medikamente	Kortikosteroide, orale Kontrazeptiva, Vitamin-A-Intoxikation, Tetrazykline, Nitrofurantoin
Hämatologische Erkrankungen	Eisenmangelanämie, hämolytische Anämie, Polyzythämie, Wiskott-Aldrich-Syndrom
Obstruktion intrakranieller venöser Sinus	Sinusvenenthrombose, Schädel-Hirn-Trauma, Obstruktion der V. cava superior
Idiopathischer Pseudotumor cerebri	

Ätiologie
Eine Vielzahl von Erkrankungen sowie verschiedene Medikamente können einen Pseudotumor cerebri auslösen (► Tab. 19.2).

Klinik
Das klinische Leitsymptom sind **Kopfschmerzen,** die mit Erbrechen einhergehen können. **Doppelbilder** als Folge einer Abduzensparese treten häufig auf. Typischerweise fehlen Bewusstseinsstörungen oder eine Einschränkung kognitiver Funktionen. Bei der Untersuchung des Säuglings kann sich eine pulsierende Fontanelle oder ein schepperndes Geräusch bei Schädelperkussion durch Auseinanderweichen der Schädelnähte finden. Beim älteren Kind ist ein **Papillenödem** die wichtigste und häufigste Auffälligkeit bei der Untersuchung.

Komplikationen
Es kann zu Optikusatrophie bis hin zu Erblindung kommen.

Merke

Neurologische Herdsymptome sprechen gegen die Diagnose Pseudotumor cerebri.

Diagnostik

Merke

Diagnostische Kriterien des Pseudotumor cerebri:
- Erhöhter intrakranieller Druck (LP, Druckmessung)
- Normale intrazerebrale Anatomie (Kernspintomografie)
- Normale Liquorzellzahl und -proteinkonzentration
- Klinische Zeichen der chronischen Hirndrucksteigerung (augenärztliche Untersuchung: Papillenödem)

Therapie

In den meisten Fällen ist der Pseudotumor cerebri selbstlimitierend und die initiale Liquorpunktion führt bereits zu einer ausreichenden Druckentlastung. Bei Persistenz der Symptomatik ist ein stufenweises Vorgehen indiziert.

Kein Visusverlust: Gewichtsabnahme und Acetazolamid zur Hirndrucksenkung.

Mittelgradiger Visusverlust ohne rasche Progredienz: Zusätzlich wiederholte Lumbalpunktionen.

Schwerer Visusverlust und/oder rasche Progredienz: Anlage eines ventrikuloperitonealen Shunts wegen drohender Optikusatrophie (selten erforderlich).

19.6 Vaskuläre ZNS-Erkrankungen

19.6.1 Vaskuläre Malformationen

19.6.1.1 Wegweiser

Nach neuropathologischen Gesichtspunkten werden vaskuläre Malformationen folgendermaßen klassifiziert:
- Arteriovenöse Malformationen (Sonderform Vena-Galeni-Malformation)
- Kavernome
- Venöse Angiome
- Kapilläre Teleangiektasien

19.6.1.2 Arteriovenöse Malformationen

Definition

Arteriovenöse Malformationen (AVM) oder AV-Angiome des Gehirns sind kongenitale Fehlbildungen des arteriokapillären Gefäßbetts, die in der 4.–8. Schwangerschaftswoche aus direkten Verbindungen zwischen arteriellen und venösen Schenkeln (arteriovenöse Shunts) eines primitiven vaskulären Plexus entstehen.

Epidemiologie

AV-Angiome stellen bei Kindern unter 15 Jahren die häufigste Ursache einer spontanen intrakraniellen Blutung oder eines vaskulären Insults dar.

Pathogenese

In Abhängigkeit von der Lokalisation der AVM kann es bei Gefäßruptur zu Subarachnoidalblutungen, intraparenchymatösen Blutungen oder Ventrikelblutungen kommen. Ein erhebliches Shuntvolumen kann zu einer verminderten Durchblutung des umliegenden Hirngewebes führen („Steal-Effekt"). Die chronische Ischämie kann zu fluktuierenden oder langsam progredienten neurologischen Störungen führen. Epileptische Anfälle können Ausdruck einer hämorrhagischen oder ischämischen kortikalen Schädigung sein.

Klinik

Die häufigsten Initialsymptome sind **akute Hirnblutungen** (75 %), **epileptische Anfälle** (15 %), rezidivierende **Kopfschmerzen** und **neurologische Ausfälle** (5 %). Kleine AVM führen häufiger zu einer Blutung als große. Die Wiederholungswahrscheinlichkeit einer Blutung beträgt 25 % innerhalb von 5 Jahren.

Therapie

Wegen des hohen Blutungsrisikos sollte stets eine Behandlung angestrebt werden. Behandlungsziel ist die vollständige Entfernung der AVM. Mögliche Therapieoptionen sind die **operative Ausschaltung** der AVM oder die **Embolisation** zuführender Gefäße. Eine präoperative Embolisation verbessert die Operabilität.

Praxistipp

Die Therapie von arteriovenösen Malformationen sollte stets im Rahmen einer engen Zusammenarbeit zwischen interventionellen Neuroradiologen und Neurochirurgen erfolgen.

Merke

Die erste Blutung bei arteriovenöser Malformation geht mit einer Mortalität von 10 % einher und hinterlässt bei 50 % der überlebenden Patienten bleibende neurologische Ausfallserscheinungen. Mortalitäts- und Morbiditätsrate steigen bei jeder weiteren Blutung an.

Sonderform der AVM: Vena-Galeni-Malformation
Es handelt sich um eine arteriovenöse Gefäßfehlbildung mit Persistenz des Vorläufers der V. magna Galeni, der V. prosencephalica. Bei hohem Shuntvolumen stehen postnatal die Zeichen der **kardialen Volumenbelastung** im Vordergrund. Über der Kalotte ist ein lautes **Strömungsgeräusch** zu auskultieren. Bei geringem Shuntvolumen kann durch die venöse Abflussstörung des Shuntvolumens ein zunehmender **Hydrocephalus internus** entstehen.

19.6.1.3 Zerebrale kavernöse Malformationen (CCM)

Definition
Zerebrale kavernöse Malformationen (CCM) sind multiple, sinusoidal erweiterte vaskuläre Räume, die von einer einfachen Epithelzellschicht begrenzt werden. Das Fehlen von Hirngewebe zwischen den einzelnen vaskulären Räumen ist pathognomonisch. Synonyme: kavernöse Angiome, Kavernome.

Pathogenese
CCM besitzen weder zuführende, dilatierte Arterien noch drainierende Venen und sind daher angiografisch okkult. Rezidivierende Einblutungen durch intraluminale Druckschwankungen sind charakteristisch. CCM können an Größe zunehmen und einen raumfordernden Effekt ausüben. Sie treten sporadisch oder familiär mit autosomal-dominantem Erbgang auf.

Klinik
Initialsymptom im Kindesalter sind am häufigsten **fokale Anfälle.** Die progressive Raumforderung kann zu zunehmenden neurologischen Ausfallserscheinungen führen. Unspezifische Kopfschmerzen und Schwindel kommen vor. Im Gegensatz zu den AVM sind bedrohliche Blutungen bei CCM sehr selten.

Therapie
Die mikrochirurgische Kavernomentfernung ist die Therapie der Wahl. Bei asymptomatischen CCM ist ein abwartendes Verhalten mit regelmäßigen Verlaufskontrollen wahrscheinlich vertretbar.

19.6.1.4 Aneurysmen

Definition
Umschriebene Gefäßerweiterungen, die in 90 % der Fälle durch eine kongenitale, anlagebedingte Schwäche der Tunica media bedingt sind.

Ätiologie
Im Kindesalter treten Aneurysmen gehäuft bei Kollagenerkrankungen (Ehlers-Danlos-Syndrom, Marfan-Syndrom) auf. Oft sind sie mit einer Aortenisthmusstenose, arteriovenösen Malformationen, polyzystischen Nieren, einer Neurofibromatose oder fibromuskulären Dysplasie assoziiert.

Klinik
Das häufigste Initialsymptom ist die akute Aneurysmaruptur mit **Subarachnoidalblutung** (80 %). Konsekutive Liquorzirkulationsstörungen können zu einem Hydrocephalus internus führen. Zwischen dem 3. und 10. Tag nach Blutung können Vasospasmen auftreten, die zu einem sekundären ischämischen Defizit führen können.

Therapie
Die Behandlung des rupturierten Aneurysmas besteht, wenn möglich, in einer frühzeitigen mikrochirurgischen Clippung zur Vermeidung von Nachblutungen.
Nichtrupturierte Riesenaneurysmen werden endovaskulär embolisiert oder operativ versorgt.

19.6.2 Ischämische und zerebrale Insulte

Definition
Regionale oder globale Minderdurchblutung des Gehirns durch einen embolischen oder thrombotischen Verschluss einer Hirnarterie oder durch einen hämodynamisch bedingten Abfall des zerebralen Perfusionsdrucks, wodurch es zu vorübergehenden oder dauerhaften neurologischen Ausfällen kommt. Die Klassifikation erfolgt Analog der Kriterien eines Insults im Erwachsenenalter.

> **Merke**
> Auch bei Kindern sollte der Insult vollständig klassifiziert werden, da dies von prognostischer Bedeutung ist.

Ätiologie
Eine Vielzahl von Erkrankungen kann auch bei Kindern zu ischämischen zerebralen Insulten führen. Die häufigste Ursache (25 %) ist die **kardiogene Embolie** bei primären Herzerkrankungen (u. a. angeborener Herzfehler, Myokarditis, Endokarditis, Arrhythmien, künstliche Herzklappen). Außerdem können **Gefäßerkrankungen** (vaskuläre Dysplasien, Bindegewebserkrankungen, Vaskulitiden, Gefäßtraumen), **hämatologische Erkrankungen und Ge-**

rinnungsstörungen (Sichelzellanämie, Thrombozytose, Antithrombin-III-Mangel, Protein-C- und -S-Mangel, APC-Resistenz, Verbrauchskoagulopathie, Antiphospholipidantikörpersyndrom), **angeborene Stoffwechselerkrankungen** (Dyslipoproteinämien, mitochondriale Enzephalomyopathie mit Laktatazidose und Schlaganfall [MELAS], Homozystinurie, kongenitale Defekte der Glykosylierung [CDG-Syndrom]) und **Infektionen** (bakterielle Meningitis, tuberkulöse Meningitis, Varizellen, Herpes zoster, *HIV*) ischämische zerebrale Insulte verursachen. In einem Drittel der Fälle bleibt die Ursache unklar.

Diagnostik

- **Computertomografie des Schädels** zum Ausschluss einer Hirnblutung
- **Kernspintomografie des Schädels** zur Darstellung des Infarktgebiets
- **MR-Angiografie** zur Beurteilung der basalen Hirngefäße
- **Kardiologische Diagnostik**
- **Gerinnungsdiagnostik**

Therapie

Allgemeine Maßnahmen sind die Hypoxievermeidung, eine Blutdruckstabilisierung sowie die Behandlung von Herzrhythmusstörungen und zerebralen Anfällen. Eine **primäre Antikoagulation** mit Heparin und anschließender oraler Antikoagulation mit Cumarinderivaten wird bei kardiogener Embolie oder bei Hyperkoagulabilität durchgeführt. In den übrigen Fällen ist nach Ausschluss einer Blutung eine Therapie mit **Azetylsalizylsäure** sowohl in der Akutphase als auch als Dauerprophylaxe indiziert. Eine systemische Fibrinolysebehandlung mit rtPA wird in spezialisierten Zentren inzwischen auch bei Kindern unter Beachtung von Ausschlusskriterien (Blutungsgefahr) und unter strenger Überwachung durchgeführt.

19.6.3 Sinus- und Hirnvenenthrombose

Definition

Verschlüsse intrazerebraler venöser Gefäße, die seltener als arterielle Verschlüsse vorkommen, als blande oder septische Sinus- oder Hirnvenenthrombose auftreten können und meist mit einer schleichend auftretenden fokalen neurologischen Symptomatik einhergehen.

Ätiologie

Disponierende Faktoren für die häufigere **blande Sinus- oder Hirnvenenthrombose** sind eine akute Dehydratation, zyanotische Herzvitien, Herzinsuffizienz, nephrotisches Syndrom, Schädel-Hirn-Trauma, Leukämien, angeborene Gerinnungsstörungen (Antithrombin-III-Mangel, Protein-C-Mangel, Protein-S-Mangel) und zentrale Venenkatheter.
Disponierende Faktoren für die seltenere **septische Sinus- oder Hirnvenenthrombose** sind eine Otitis media, eine Mastoiditis, eine Sinusitis oder eine eitrige Hautinfektion im Mittelgesichtsbereich.

Pathogenese

Die partielle oder komplette Sinusvenenthrombose führt im vorgeschalteten Gefäßgebiet zu einer venösen Stase, zur Erhöhung des Kapillardrucks und zu fortschreitender Thrombosierung kortikaler Venen. In der Folge können eine hämorrhagische Infarzierung oder eine Blutung auftreten. Die venöse Abflussstauung führt schließlich zu einer Erhöhung des intrakraniellen Drucks.

Klinik

Die Symptome entwickeln sich häufig subakut. Eine hämorrhagische Infarzierung äußert sich mit **fokalen neurologischen Ausfällen** wie zentralen Paresen, Hemianopsie, Aphasie und fokalen Anfällen. **Hirndruckzeichen** manifestieren sich mit heftigen Kopfschmerzen, Bewusstseinsstörungen, Stauungspapille, Sehstörungen und Abduzensparese.
Schleichende Verläufe nur mit Kopfschmerzen und leichtem Meningismus kommen ebenfalls vor.
Die gefürchtete **septische Sinus-cavernosus-Thrombose** führt zu Chemosis, Exophthalmus, hohem Fieber und Hirnnervenläsionen II–VI. Sie tritt meist im Rahmen einer Infektion der Orbita, der Nasennebenhöhlen oder der Haut im Mittelgesichtsbereich auf.

Diagnostik

In der **Computertomografie des Schädels** zeigt sich eine erhöhte Dichte des betroffenen Sinus. Nach Kontrastmittelgabe ist das „Empty-Delta"-Zeichen mit Enhancement um den thrombosierten Sinus nachweisbar.
In der **Kernspintomografie des Schädels** können hämorrhagische Infarzierungen und ein Hirnödem nachgewiesen werden. Die Durchführung einer **MR-Angiografie** dient der Sinusdarstellung.

Therapie

Im Akutstadium erfolgt eine systemische Heparinisierung. Die endovaskuläre Fibrinolyse wird nur in schweren Fällen durchgeführt und ist mit erheblichen Risiken assoziiert.

19.6.4 Hirnblutungen

Hirnblutungen bei Frühgeborenen sind in ▸ Kap. 1.6.6 aufgeführt. An dieser Stelle nur als Lerntipp für die schriftlichen Examina: Eine intraventrikuläre Blutung bei Frühgeborenen sollte sonografisch erkannt werden können.

19.7 Infantile Zerebralparesen (ZP)

Definitionen

Die Zerebralparesen stellen kein einheitliches Krankheitsbild dar, sondern bilden einen Symptomkomplex von Enzephalopathien, die durch eine neurologisch klar definierbare Störung der motorischen Funktionen (Spastik, Dyskinesie, Ataxie) und durch häufig assoziierte zusätzliche Störungen (Lernbehinderung, geistige Retardierung, Sehstörungen, Epilepsie) gekennzeichnet sind (▸ Tab. 19.3). Sie entstehen durch eine **nicht progrediente Erkrankung** des unreifen, sich entwickelnden Gehirns.

Merke

Bei der Beschreibung der Zerebralparesen sollte nur der Ausdruck „Parese" verwendet werden, da eine vollständige Lähmung, also eine „Plegie", bei den Zerebralparesen nicht vorkommt, auch nicht bei Kindern mit schwersten Formen der Zerebralparese.

Neurologische Kriterien für die Klassifikationszuordnung

Spastik: Abnorm erhöhter Muskeltonus, gesteigerte Muskeleigenreflexe, positive Pyramidenzeichen, abnorme Haltungs- und Bewegungsmuster (Spitzfußstellung, Innenrotation und Adduktion in der Hüfte, Pronation und Flexion des Unterarms), Ausbildung von Kontrakturen.

Dystonie: Abnorme, anhaltende Muskelkontraktionen, die zu ausfahrenden Bewegungsabläufen und abnormen dystonen Stellungen führen (Flexion, Pronation im Handgelenk bei Strecken der Finger oder Torsion des Rumpfes).

Athetose: Generalisierte, unkoordinierte, überschießende, unwillkürliche, hyperkinetische Bewegungsstörung bei normalem oder niedrigem Muskeltonus.

Ataxie: Dysmetrie oder Intentionstremor der oberen Extremität. Gang- und Standataxie im Bereich der unteren Extremitäten und des Rumpfes (breitbasig, schwankend).

Ätiologie

Bei spastischen und dyskinetischen ZP-Formen liegt meist eine Läsion des Gehirns zugrunde, die bei **bilateraler ZP** häufig hypoxisch-ischämisch entsteht.

Eine **beinbetonte spastische ZP** (Diparese) entwickelt sich charakteristischerweise nach periventrikulärer Leukomalazie beim Frühgeborenen. **Spastische Hemiparesen bei Reifgeborenen** entstehen oft durch Infarkte im Bereich der A. cerebri media oder durch periventrikuläre Gliosen. **Spastische Hemiparesen bei Frühgeborenen** sind häufig auf porenzephale periventrikuläre Marklagerreduktionen nach intraventrikulären Blutungen zurückzuführen. Die **dyskinetische ZP** entsteht in der Mehrzahl der Fälle durch hypoxisch-ischämisch bedingte Läsionen im Thalamus und in den Basalganglien (Asphyxie, Schock). Dies betrifft vorwiegend Kinder mit einem Gestationsalter > 32. SSW. Die **athetotische ZP,** verursacht durch eine neonatale Hyperbilirubinämie mit Kernikterus, wird durch die konsequente Behandlung des Neugeborenenikterus (▸ Kap. 1.8.1) nur noch sehr selten beobachtet. Bei der **ataktischen ZP** sind hypoxisch-ischämische Gehirnläsionen eine Seltenheit. Die Ursache bleibt meist unklar; in etwa 35 % der Fälle besteht eine Störung der Kleinhirnanlage.

Klinik

Bilaterale spastische ZP: Hierzu gehören die beinbetonten Formen oder Diparesen (60 %) und die kompletten spastischen Tetraparesen (30 %). Ein gewisser dystoner Anteil ist bei allen schweren spastischen ZP-Formen zu sehen. Motorische Sekundärprobleme (Kontrakturen im Bereich der Hüfte mit Abduktions- und Streckdefizit und Hüftluxationen, Kniebeugekontrakturen, Spitzfußstellung) entwickeln sich besonders bei schwer betroffenen, nicht gehfähigen Kindern. Skoliosen können vorkommen. Eine **geistige Behinderung** tritt in 20–50 % der Fälle auf. Eine schwerwiegende **zentrale Sehstörung** kommt in etwa 20 % der Fälle vor. Ein Strabismus convergens ist häufig assoziiert. Eine Epilepsie manifestiert sich bei etwa 50 % der Kinder, in 10 % der Fälle handelt es sich um ein West-Syndrom.

Spastische konnatale Hemiparesen: Jeweils die Hälfte sind arm- oder beinbetont, etwa 10 % sind gleichförmig betroffen. Die motorische Behinderung ist selten schwer, ein Nichterlernen des freien Gehens ist sehr selten. Über 50 % erreichen ein fast normales Gehen, 30 % hinken mäßig, 10 % schwer. Die Handfunktion ist in 50 % der Fälle gut, in 20 % schwer beeinträchtigt. **Motorische Sekundärprobleme** entwickeln sich im Verlauf als Hypotrophie der betroffenen Extremitäten und als Kontrakturen besonders des betroffenen Beins. Eine **geistige Behinderung** tritt deutlich seltener als bei anderen ZP-Formen auf. Sehstörungen entwickeln sich in Form einer homonymen Hemianopsie. Eine **Epilepsie** manifestiert sich bei 30 % der Kinder mit konnataler Hemiparese.

Dyskinetische ZP: Eine spastische Komponente ist häufig. Die **dyskinetische Bewegungsstörung** ist immer **generalisiert** ausgeprägt, betrifft also nicht nur Beine und Rumpf, sondern auch Arme, Schultergürtel und insbesondere das Gesicht. Aktivierung und Erregung äußern sich in massiven unwillkürlichen Bewegungen. Die Kinder sind meist motorisch sehr **schwer behindert.** Die kognitive Funktion, die häufig vergleichsweise gut ist, lässt sich oft schwer beurteilen. Häufig ist aufgrund der begleitenden Dyskinesie der Speiseröhre eine gastroösophageale Refluxsymptomatik assoziiert.

Ataktische ZP: Das klinische Bild ist sehr variabel. Die **motorische Entwicklung** ist bei allen Kindern deutlich **retardiert.** Mehr als 10 % erlernen das freie Gehen nicht. Eine **geistige Behinderung** besteht in zwei Drittel der Fälle. **Sehstörungen** sind in 50 % der Fälle nachweisbar. Eine **Epilepsie** entwickelt sich in 25 % der Fälle.

Differenzialdiagnose

Fortschreitende neurologische Erkrankungen, ein langsam wachsender Hirntumor, neurometabolische Erkrankungen und heredodegenerative Systemerkrankungen müssen ausgeschlossen werden.

Diagnostik

Die Diagnose einer ZP wird überwiegend klinisch gestellt. Zusätzliche diagnostische Maßnahmen werden zur Klärung der Ätiologie durchgeführt.

Merke

Die Diagnose einer infantilen Zerebralparese wird frühestens im Alter von 3 Jahren definitiv gestellt, da die Läsion oder Störung bei unreifem Gehirn klinisch noch ein unspezifisches Erscheinungsbild hervorruft und sich erst bei Fortschreiten der Gehirnentwicklung das typische klinische Bild ausprägt.

Therapie

Die Behandlung der ZP erfordert ein umfassendes Betreuungskonzept mit interdisziplinärer Ausrichtung. Die wichtigsten Säulen sind regelmäßige **Physiotherapie, Logopädie** und **Ergotherapie.** Darüber hinaus spielen **Frühförderung, Heilpädagogik** und Elternarbeit eine zentrale Rolle bei der Versorgung der Patienten. Wichtige **Hilfsmittel** sind Orthesen, Gehhilfen, Sitzschalen und individuell angepasste Rollstühle. Bei Sekundärproblemen ist u. U. ein **operatives Eingreifen** erforderlich (z. B. Kontrakturlösung).

Eine **medikamentöse Therapie** kann zur Beeinflussung der Spastik (Botulinustoxin als Injektion in betroffene Muskelgruppen) oder der Dystonie (Baclofen) eingesetzt werden. Eine assoziierte Epilepsie wird nach den allgemeinen Richtlinien der antikonvulsiven Behandlung therapiert.

Klinischer Fall

Der 2 ½ Jahre alte Manuel wird dem niedergelassenen Pädiater vorgestellt, da er nur auf den Zehenspitzen geht. Manuel ist ein ehemaliges Frühgeborenes der 34. Gestationswoche. Im 8. Lebensmonat war er wegen Keuchhustens einige Tage zur Überwachung in stationärer Behandlung. Weitere Vorerkrankungen sind bei Manuel nicht bekannt. Bei der körperlichen Untersuchung werden gesteigerte Eigenreflexe und ein positives Babinski-Phänomen gefunden. Die Konstellation der klinischen Befunde ist vereinbar mit einer spastischen Zerebralparese.

Tab. 19.3 Klassifikation der Zerebralparesen

Spastische ZP	• Bilaterale spastische ZP: – Komplette Tetraparese, Arme ≥ Beine – Beinbetonte Tetraparese (= Diparese), Beine > Arme – Dyskinetisch-spastische ZP • Spastische Hemiparese
Dyskinetische ZP	• Dystone Athetose • Choreoathetose
Ataktische ZP	• Zerebelläre Ataxie

19.8 Erkrankungen des extrapyramidalen Systems

19.8.1 Wegweiser

Erkrankungen des extrapyramidalen Systems liegen genetisch, toxisch oder anatomisch bedingte Veränderungen in den Basalganglien oder den mit ihnen verbundenen subkortikalen und kortikalen Netzwerken zugrunde. Beispielhaft werden im Folgenden die Chorea Huntington sowie Tic-Störungen beschrieben.

Klinische Merkmale extrapyramidaler Erkrankungen

Dyskinesien oder Hyperkinesien: Unwillkürliche Bewegungen.

Bradykinesie: Verlangsamung willkürmotorischer Abläufe.

Akinesie: Störung der Bewegungsinitiierung.

Tremor: Rhythmische, unwillkürliche Bewegung. Er kann in Ruhe (Ruhetremor), während einer Bewegung (kinetischer Tremor), beim Vorhalten einer Extremität (Haltetremor) oder beim Ansteuern eines Bewegungsziels (Intentionstremor) auftreten.

Dystonie: Abnorme, anhaltende Muskelkontraktionen, die zu ausfahrenden Bewegungsabläufen und abnormen dystonen Stellungen führen (Flexion, Pronation im Handgelenk bei Strecken der Finger oder Torsion des Rumpfes). Bei häufig drehenden und repetitiven Bewegungen spricht man von **Athetose.**

Chorea: Rasche, unregelmäßige, aber kontinuierlich auftretende ruckartige Bewegungen, die in zufälliger Sequenz verschiedene Körperteile involvieren.

Hemiballismus: Hochamplitudige, unregelmäßige Extremitätenbewegungen vorwiegend proximaler Abschnitte einer Körperhälfte.

Myoklonus: Rasche, „schockartige" Muskelkontraktionen, die intermittierend irregulär oder rhythmisch auftreten.

Tics: Komplexe klinische Palette, die neben einfachen Hyperkinesien zusätzlich rein sensible, mentale oder kognitive unwillkürliche Vorgänge bis zu komplexen Verhaltensauffälligkeiten (Zwangshandlungen) umfasst.

Lerntipp

Die wichtigste Nebenwirkung von Metoclopramid sind extrapyramidal-motorische Störungen. Sie tritt besonders bei Kindern auf, daher ist MCP im Kindesalter relativ kontraindiziert.

Klinischer Fall

Die 12-jährige Nina wird beim Kinderarzt vorgestellt, weil sie durch eine einseitige Kopf-Zwangshaltung auffällt. Sie ist bewusstseinsklar, aber grimassiert und stöhnt mehrfach laut auf. Anamnestisch ist außer einem derzeit bestehenden leichten Magen-Darm-Infekt mit Übelkeit, die mit Metoclopramid-Gabe kupiert wurde, nichts zu eruieren. Am ehesten handelt es sich bei der bei Nina bestehenden Symptomatik um eine Metoclopramid-induzierte extrapyramidale Störung.

19.8.2 Chorea Huntington

Definition

Autosomal-dominant vererbte Erkrankung, die durch choreatische Dyskinesien, zunehmende Rigidität, Bradykinesie und progredienten intellektuellen Abbau gekennzeichnet ist.

Epidemiologie

Etwa 10 % der Fälle manifestieren sich im Kindesalter.

Pathogenese

Ein CAG-Repeat unterschiedlicher Länge im ***Huntington*-Gen** führt zu einer neuronalen Degeneration, beginnend im Kopf des Nucleus caudatus, die im weiteren Verlauf in einer ausgeprägten kortikalen Degeneration mündet.

Klinik

Die Symptomatik im Kindesalter beginnt häufig mit einem intellektuellen Abbauprozess mit **Bradykinesie.** Erst im späteren Verlauf kommen dann **choreatiforme Hyperkinesien, Myokloni** und **zerebrale Anfälle** hinzu. Der Verlauf ist progredient.

Diagnostik

In der **Kernspintomografie des Schädels** zeigt sich eine Verkleinerung der Basalganglien, im weiteren Verlauf eine zunehmende Hirnatrophie. Die Diagnose wird durch **DNA-Analyse** bestätigt.

Therapie

Eine effektive Therapie ist nicht verfügbar.

19.8.3 Tics

Definition

Tics sind in unregelmäßigen Abständen **wiederkehrende, unwillkürlich** auftretende, umschriebene „Zuckungen" in einer oder mehreren Körperregionen, die sich in emotionalen Belastungssituationen verstärken. Sie werden als unvermeidbar empfunden, können aber eine Weile unterdrückt werden.

Pathogenese

Eine genetisch bedingte funktionelle Unreife des extrapyramidalen Systems wird als Ursache von Tics vermutet. Psychogenetische Ansätze sehen Tics als erlernte Reaktionen.

Klinik

Die umschriebenen Muskelzuckungen treten vorwiegend im Gesicht auf, am häufigsten als **Zwinkertics** (80 %). Ruckartige Kopfbewegungen, Schultertics, Extremitätentics oder Räuspertics kommen ebenso vor. Häufig ist die Symptomatik nicht auf eine Körperregion beschränkt, sondern tritt in zwei oder drei Regionen auf. Begleitend finden sich häufig Schulschwierigkeiten und Sprachstörungen.

Lerntipp

Wichtige Schlüsselbegriffe im Zusammenhang mit einer Tic-Störung sind: unwillkürlich, als unvermeidbar empfunden, kurzzeitig unterdrückbar.

Sonderform Gilles-de-la-Tourette-Syndrom

Generalisierte Tic-Krankheit mit multiplen motorischen Tics und Phonationstics (unartikulierte Laute und Schimpfwörter).

Diagnostik

Die Diagnose wird durch die Anamnese und die Beobachtung des Patienten gestellt.

Differenzialdiagnose

Abgegrenzt werden müssen verschiedene Formen des Tremors, choreatische Erkrankungen, Myoklonien, Torsionsdystonie, zerebrale Anfälle und motorische Zwangsphänomene.

Therapie

Die **medikamentöse Therapie** beinhaltet den Einsatz von Dopaminrezeptoren-Blockern wie Tiaprid, Pimozid oder Butyrophenonderivaten (Haldol®). Darüber hinaus kann ein Therapieversuch mit Levetiracetam (Keppra®) unternommen werden. In 80 % der Fälle führen diese Medikamente zum Erfolg, Rezidive nach Absetzen der Therapie sind jedoch häufig.

Bei ausgeprägten Formen kann die **Tiefenhirnstimulation** die Symptome vermindern.

Im Rahmen einer **Psychotherapie** werden verhaltenstherapeutische Maßnahmen mit einer medikamentösen Therapie kombiniert.

Die **Beratung der Eltern** hat zum Ziel, die meist ausgeprägte motorische und emotionale Einengung zu lockern und den oft sehr strengen und leistungsbetonten Erziehungsstil zu beeinflussen.

19.9 Erkrankungen des Kleinhirns

19.9.1 Wegweiser

Erkrankungen des Kleinhirns führen typischerweise zum klinischen Symptom der **Ataxie.** Die Ataxie ist definiert als Störung der Gleichgewichtsregulation und der Bewegungskoordination, die zu einer Dysmetrie oder zu einem Intentionstremor der oberen Extremität oder, bei Beteiligung der unteren Extremitäten und des Rumpfes, zu einer Gang- und Standataxie mit breitbasig schwankendem Gangbild führt.

19.9.2 Angeborene Fehlbildungen des Kleinhirns

19.9.2.1 Kleinhirnagenesie und -hypoplasie

Definition

Vollständiges Fehlen des Kleinhirns oder Entwicklungsstörung einzelner Teile, der Hemisphären oder des Kleinhirnwurms.

Klinik

Die klinischen Symptome sind sehr variabel. Bei einer vollständigen Kleinhirnagenesie beginnt die Symptomatik häufig im Säuglingsalter mit Muskelhypotonie, abgeschwächten Muskeleigenreflexen, alternierender Hyperpnoe und Apnoe. Später entwickeln sich eine **Ataxie** und häufig eine mentale Retardierung. Meist besteht gleichzeitig eine Läsion oder Fehlbildung der kontralateralen Hirnhälfte.

Therapie

Die Behandlung ist symptomatisch und beinhaltet insbesondere physiotherapeutische Maßnahmen und Frühförderung.

19.9.2.2 Arnold-Chiari-Anomalie

Definition und Klassifikation

Fehlbildung des Kleinhirns und des Hirnstamms mit Dislokation und Verformung durch eine dysrhaphische Störung. Dies reicht von einer Verlagerung der Kleinhirntonsillen in das Foramen occipitale magnum (Typ I) über eine Verlagerung von Teilen des Kleinhirnunterwurms in den Spinalkanal (Typ II, eigentliches Arnold-Chiari-Syndrom) bis hin zu einer extrakraniellen

Verlagerung des Kleinhirns in eine subokzipitale Zele (Typ III).

Klinik

Die klinischen Symptome sind sehr variabel. Durch die Abwinkelung des Hirnstamms kann es zu Hirnnervenfunktionsstörungen und vegetativer Dysregulation kommen.

Die Verlegung der Foramina Luschkae und Magendii, über die der Liquor aus dem IV. Ventrikel in den Subarachnoidalraum abfließt, kann zu einem **Hydrocephalus occlusus** führen.

Therapie

Die Behandlung ist symptomatisch und beinhaltet insbesondere physiotherapeutische Maßnahmen und Frühförderung.

19.9.2.3 Dandy-Walker-Syndrom

Definition

Partielle oder komplette Vermisagenesie, wodurch es zu einer zystischen Veränderung des Dachs der Rautengrube (Ventrikulozele) und zu einer starken Ausweitung der hinteren Schädelgrube kommt.

Klinik

Die klinischen Symptome sind prominentes Okziput, Hirnnervenfunktionsstörungen, Nystagmus sowie Rumpfataxie. Sehr häufig bestehen ein chronisch-progredienter Hydrozephalus sowie eine Intelligenzminderung.

Therapie

Neben symptomatischen Maßnahmen ist meist eine Drainage des Ventrikelsystems und des zystischen Hohlraums erforderlich.

19.9.3 Hereditäre Ataxien

19.9.3.1 Wegweiser

Bei den hereditären Ataxien handelt es sich um eine heterogene Gruppe genetisch bedingter Erkrankungen, bei denen es zu einer zunehmenden zerebellären Dysfunktion kommt. Sie können autosomal-dominant (autosomal-dominante Heredoataxien) oder autosomal-rezessiv vererbt werden. Als klassischer Vertreter der Heredoataxien soll hier nur die Friedreich-Ataxie besprochen werden. Die **Ataxia teleangiectatica** (Louis-Bar-Syndrom) ist in ► Kap. 8.1.4.4 aufgeführt.

19.9.3.2 Autosomal-rezessive Ataxie (Friedreich-Ataxie)

Definition

Genetisch bedingte Erkrankung, die zu einer Degeneration der Hinterstränge, der spinozerebellären Bahnen und des Tractus corticospinalis der Pyramidenbahn führt.

Pathogenese

Eine Verlängerung der GAA-Nukleotidsequenz im ***FRDA*-Gen** ist in der überwiegenden Zahl der Fälle die Ursache der Friedreich-Ataxie.

Klinik

Die Erkrankung beginnt meist vor dem 10. Lebensjahr mit einer progredienten **Gangataxie,** einer **Dysarthrie,** einem **Hohlfuß** sowie einer vorwiegend **sensorischen Neuropathie.** Die Muskeleigenreflexe erlöschen. Es finden sich positive Pyramidenbahnzeichen, im Verlauf der Krankheit treten ein **Nystagmus** und eine **Optikusatrophie** auf. Häufig entwickelt sich eine **Skoliose.** Die Intelligenz ist erhalten. Die häufigste Todesursache im frühen Erwachsenenalter ist Herzversagen durch eine **hypertrophe Kardiomyopathie,** die bei zwei Drittel der Patienten besteht.

Diagnostik

Es zeigen sich eine charakteristische Amplitudenreduktion in der Ableitung der **peripher sensiblen Nervenaktionspotenziale** sowie eine diskrete Verlangsamung der **sensiblen Nervenleitgeschwindigkeit.** In der **Kernspintomografie des Spinalkanals und des Schädels** findet sich eine Atrophie des Rückenmarks, im späteren Krankheitsverlauf auch eine Kleinhirn- und Hirnstammatrophie. Die Diagnosebestätigung erfolgt durch **DNA-Analyse.**

19.10 Rett-Syndrom

Epidemiologie

Das Rett-Syndrom ist nach der Trisomie 21 die häufigste Form der mentalen Retardierung bei Mädchen (10 %).

Ätiologie

Die Erkrankung wird durch Mutationen im ***MeCP2*-Gen** auf dem X-Chromosom verursacht.

Da die Mutation bei Jungen häufig letal ist, sind überwiegend Mädchen betroffen. **Neumutationen** sind deutlich häufiger als familiäre Formen. Das genetische Wiederholungsrisiko ist daher gering.

Klinik

Nach zunächst unauffälliger Entwicklung kommt es zu einer **muskulären Hypotonie,** einem **Verlust erworbener Funktionen,** besonders beim sinnvollen Gebrauch der Hände und der Sprache, einer **Dezeleration des Kopfwachstums** und **autistischen Verhaltensmustern. Waschende, knetende Handbewegungen** sind charakteristisch, aber nicht spezifisch für das Rett-Syndrom. Etwa 60 % der Mädchen entwickeln eine **Epilepsie.**

Nach der initialen Regression kann ein über viele Jahre anhaltendes stationäres Stadium folgen, bevor im Adoleszentenalter eine weitere motorische Verschlechterung, häufig mit **Verlust der Gehfähigkeit,** folgt. Die Lebenserwartung ist nicht regelhaft verkürzt.

Die acht diagnostischen Kriterien des Rett-Syndroms sind:

- Mädchen aus gesunder Familie
- Normale Prä-/Perinatalperiode und frühkindliche Entwicklung
- Dezeleration des Schädelwachstums
- Regression des Verhaltens, sozialer und psychomotorischer Funktionen
- Verlust sinnvoller Handfunktionen
- Handstereotypien
- Gangdyspraxie
- Endgültige Diagnosestellung erst im Alter von 3–5 Jahren

Lerntipp

Bei IMPP-Fallgeschichten, in denen Kinder **knetende oder waschende Handbewegungen** machen, sollte immer an das **Rett-Syndrom** gedacht werden.

Merke

Bei jedem Mädchen mit mentaler Retardierung sollte ein Rett-Syndrom ausgeschlossen werden.

Diagnostik

Anamnestische und **klinische Kriterien** (oben). In der **Kernspintomografie des Schädels** findet sich häufig eine frontale und zerebelläre Atrophie. Im **EEG** sind Spikes oder Sharp-Wave-Entladungen in der Einschlafphase zu erkennen. Die Diagnose wird durch **DNA-Analyse** bestätigt.

Therapie

Eine kausale Behandlung ist nicht verfügbar. Die epileptischen Anfälle sprechen gut auf Sultiam (Ospolot®) an. Bei Kontrakturen ist eine Therapie mit Botulinustoxin indiziert.

19.11 Neurokutane Syndrome

19.11.1 Wegweiser

Unter neurokutanen Syndromen oder **Phakomatosen** versteht man eine heterogene Gruppe genetisch bedingter Erkrankungen, die durch Dysplasien neuroektodermaler Gewebe charakterisiert sind.

Lerntipp

Die einzelnen Phakomatosen sollten klinisch abgegrenzt werden können.

19.11.2 Neurofibromatose Typ 1 (NF1, Morbus Recklinghausen)

Pathogenese

Die Erkrankung wird durch Mutationen im ***NF1*-Gen** verursacht (autosomal-dominant). Das *NF1*-Gen kodiert ein zytoplasmatisches, mikrotubuliassoziiertes Protein (Neurofibromin), das als Tumorsuppressorprotein die Zellproliferation und -differenzierung beeinflusst. Mutationen im *NF1*-Gen führen daher zur Entstehung maligner Tumoren.

Klinik

Das charakteristische Merkmal der NF1 sind umschriebene, milchkaffeefarbene Hyperpigmentierungen der Haut **(Café-au-Lait-Flecken)** mit einem Durchmesser von 0,5–20 cm (in fast 100 % der Fälle nachweisbar). In 40 % der Fälle treten **sommersprossenartige Pigmentierungen** der Achseln und der Inguinalregion auf. Bei fast allen Patienten entwickeln sich im Verlauf **Neurofibrome,** gutartige Tumoren des peripheren Nervensystems. Plexiforme Neurofibrome gehen von größeren viszeralen Nervensträngen aus und können durch ihre Größenausdehnung zur Verdrängung benachbarter Organe und zu erheblicher kosmetischer Entstellung führen. Sie sind für die NF1 spezifisch und treten im Säuglings- oder Kleinkindalter auf.

Zu einer malignen Entartung kommt es in 5 % der Fälle. Dermale Neurofibrome sind kleine, häufig in großer Zahl auftretende Tumoren, die von terminalen Aufzweigungen kutaner Nerven ausgehen (► Abb. 19.10). Sie treten selten vor dem 5. Lebensjahr auf, das Risiko einer malignen Entartung ist sehr gering. Insgesamt ist das Risiko, an einem **malignen Tumor** zu erkranken, bei NF1-Patienten gegenüber der Gesamtbevölkerung nur leicht erhöht. Neurofibrosarkome, myeloische Leukämien, Rhabdomyosarkome, Phäochromozytome und Hirntumoren kommen gehäuft vor. Der häufigste intrazerebrale Tumor ist das **Optikusgliom,** das bei 15 % der NF1-Patienten vorkommt.

Lisch-Knötchen sind für die NF1 pathognomonische Irishamartome.

Bei 10 % der Patienten tritt eine **Skoliose** auf. 60 % der Kinder mit NF1 zeigen **Lernschwierigkeiten,** wobei eine ausgeprägte intellektuelle Beeinträchtigung bei NF1-Patienten nur geringfügig häufiger als in der Normalbevölkerung vorkommt.

Diagnostik

Die Diagnose einer NF1 kann gestellt werden, wenn mindestens **zwei** der folgenden Kriterien erfüllt sind (NF1-Diagnosekriterien, NIH Consensus Conference, 1988):

- Sechs oder mehr Café-au-Lait-Flecken < 5 mm (präpubertär) oder > 15 mm (postpubertär)
- Zwei oder mehr Neurofibrome jeglichen Typs oder ein plexiformes Neurofibrom
- Sommersprossenartige Pigmentierung der Achseln oder der Inguinalregion
- Optikusgliom
- Lisch-Knötchen
- Keilbeinflügeldysplasie oder Verkrümmung der langen Röhrenknochen
- Verwandter ersten Grades mit gesicherter NF1

Weitere diagnostische Maßnahmen umfassen EEG, psychologische Testung, Röntgen-Skelett, regelmäßige ophthalmologische Untersuchungen, regelmäßige Kernspintomografie des Schädels (kontrovers diskutiert) und die DNA-Analyse (aufwändig, da sehr großes Gen; keine Genotyp-Phänotyp-Korrelation).

Merke

Mehr als sechs Café-au-Lait-Flecken weisen mit hoher Wahrscheinlichkeit auf das Vorliegen einer Neurofibromatose Typ 1 hin.

Therapie

Eine kausale Therapie steht bisher nicht zur Verfügung. Die symptomatische Therapie beinhaltet die chirurgische Exzision großer Neurofibrome. Hierdurch kann jedoch ein erneutes Tumorwachstum induziert werden.

Merke

Die genetische Beratung ist bei Familien mit NF1 von besonderer Bedeutung. Kinder von Betroffenen erkranken etwa in 50 % der Fälle. Die Suche nach Einzelsymptomen bei Eltern von Erkrankten ist sinnvoll.

Prognose

Die Prognose ist in erheblichem Maß von der Schwere der Erkrankung abhängig. Die Kenntnis der Mutation erlaubt keine Vorhersage des Krankheitsverlaufs.

Klinischer Fall

Der 15 Jahre alte Max wird beim Kinderarzt wegen **Pigmentveränderungen** der Haut vorgestellt. Bei der körperlichen Untersuchung werden insgesamt 15 **Café-au-Lait-Flecken** mit einem Durchmesser von mehr als 5 mm gezählt. Im Bereich der Iris sind leicht erhabene Knötchen (sog. **Lisch-Knötchen**) zu erkennen. Auch beim Vater sind Lisch-Knötchen und Café-au-Lait-Flecken nachweisbar. Am ehesten handelt es sich hierbei um eine Neurofibromatose Typ 1.

19.11.3 Neurofibromatose Typ 2 (NF2)

Pathogenese

Die Erkrankung wird durch Mutationen im ***NF2*-Gen** (autosomal-dominant) verursacht. Das *NF2*-Gen kodiert ein Protein (Schwannomin oder Merlin), das an der Kontrolle von Zellform, Zellbewe-

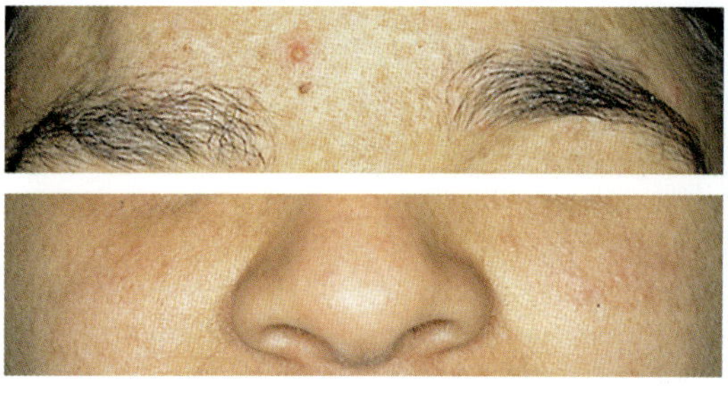

Abb. 19.10 Neurofibromatose Recklinghausen: dermale Neurofibrome. [T744]

gung und Zell-Zell-Kommunikation sowie an der Tumorsuppression beteiligt ist.

Klinik

Die NF2 ist eine Erkrankung des Jugendlichen und jungen Erwachsenen. **Bilaterale Tumoren des VIII. Hirnnervs** sind das charakteristische klinische Merkmal der NF2 (80 %). Diese Tumoren bestehen fast ausschließlich aus Schwann-Zellen und gehen vom Vestibularisanteil des Nervs aus („Vestibularis-Schwannom“). Der Terminus Akustikusneurinom sollte nicht mehr verwendet werden. Diese Tumoren führen zu progredienter **Hörminderung** bis zur Ertaubung sowie zu **Tinnitus** und **Schwindel.** Bei 40 % der Patienten entstehen im Verlauf Meningeome. Andere intrakranielle Tumoren kommen ebenfalls gehäuft vor, nicht jedoch Optikusgliome. Subkapsuläre posteriore **Katarakte** werden bei der Hälfte der Patienten beobachtet. Sie treten meist schon im Kindesalter auf und können daher diagnoseweisend sein.

Diagnostik

Die Diagnose einer NF2 kann gestellt werden, wenn die Kriterien für Punkt 1 **oder** Punkt 2 erfüllt sind (NF2-Diagnosekriterien, NIH Consensus Conference, 1988):

1. Bilateraler Tumor des VIII. Hirnnervs (CT, NMR).
2. Verwandter ersten Grades mit gesicherter NF2 **und** entweder einem unilateralen Tumor des VIII. Hirnnervs **oder** zwei der folgenden Befunde: Neurofibrom, Meningeom, Gliom, Schwannom, juvenile posteriore subkapsuläre Linsentrübung.

Weitere diagnostische Maßnahmen umfassen eine ophthalmologische Untersuchung, eine HNO-ärztliche Untersuchung mit Audiometrie, eine Kernspintomografie des Schädels sowie die DNA-Analyse (aufwändig, da sehr großes Gen; keine Genotyp-Phänotyp-Korrelation).

Therapie

Eine kausale Therapie steht bisher nicht zur Verfügung. Die symptomatische Therapie beinhaltet die operative Entfernung von Schwannomen. Die Wahl des richtigen Zeitpunkts ist schwierig, da es durch die Operation in einem hohen Prozentsatz zum Verlust der Hörfähigkeit kommt, der Tumor jedoch ebenfalls zu Ertaubung und Hirnstammkompression führen kann.

19.11.4 Tuberöse Hirnsklerose (Morbus Bourneville-Pringle)

Pathogenese

In 50 % der Fälle wird die Erkrankung autosomal-dominant vererbt, in 50 % der Fälle handelt es sich um Neumutationen. Mutationen im ***TSC1***- und ***TSC2*-Gen** liegen zugrunde. Hamartin (TSC1) und Tuberin (TSC2) spielen eine Rolle bei der Tumorsuppression.

Pathologische Anatomie

Namensgebend sind pathognomonische fokale Dysplasien des zerebralen Kortex (Tuber). Bei Obstruktion der Liquorabflusswege durch kortikale Tubera kann ein Hydrozephalus entstehen. Die intrazerebralen Veränderungen weisen eine Verkalkungstendenz auf.

Klinik

Epileptische Anfälle sind das häufigste Initialsymptom und treten oft schon im Säuglingsalter auf. In der Folge kommt es häufig zu einer **psychomotorischen Retardierung.** Hinweisend auf die Diagnose sind blattförmige Hautdepigmentierungen mit gezacktem Rand **(„white spots“),** die manchmal erst im Wood-Licht (UV-Licht mit 360 nm Wellenlänge) sichtbar werden (▸ Abb. 19.11). Sie sind in 90 % der Fälle bereits im Säuglingsalter nachweisbar. Die pathognomonischen **fazialen Angiofibrome** bilden sich meist erst im Alter von 3–4 Jahren aus (▸ Abb. 19.12). Es handelt sich um kleine, symmetrisch über Wangen, Nasolabialfalten und Kinn ausgebreitete teleangiektatische Papeln (früher „Adenoma sebaceum“), die hamartöse Fehlbildungen der Gesichtshaut darstellen. **Sub- und periunguale Fibrome** sind ebenfalls charakteristisch. Im Verlauf der Erkrankung können sich verschiedene **Tumoren** ausbilden: gliomatöse Tumoren der Retina und Rhabdomyome des Herzens (50 % der Patienten). Angiomyolipome oder Zysten der Nieren sind eine häufige Todesursache bei älteren Patienten.

Merke

Die Kombination eines zerebralen Anfallsleidens mit fleckförmigen Hypopigmentierungen der Haut sollte an eine tuberöse Hirnsklerose denken lassen.

Diagnostik

Dermatologische Untersuchung, ophthalmologische Untersuchung und **Kernspintomografie des Schädels** zum Nachweis kortikaler Tubera sind wegweisend.

Therapie

Eine kausale Therapie ist nicht verfügbar. Viele der Patienten benötigen eine langfristige antikonvulsive Therapie. Faziale Angiofibrome können laserchirurgisch abgetragen werden, wachsen jedoch häufig langsam nach.

Lerntipp

Verwechseln Sie beim Lernen der Phakomatosen nicht die Leukoderme (white spots) der tuberösen Hirnsklerose (Morbus Bourneville-Pringle) mit den Café-au-Lait-Flecken der Neurofibromatose Typ 1 (NF1, Morbus Recklinghausen).

Bei den Fragen zu den Phakomatosen verwendet das IMPP in den Antwortmöglichkeiten als Distraktoren gerne die einzelnen Phakomatosen, sowie die Ataxia teleangiectatica (Louis-Bar-Syndrom) oder die Arnold-Chiari-Fehlbildung. Es lohnt sich daher, sich zu jedem Krankheitsbild die entscheidenden klinischen Merkmale einzuprägen.

Abb. 19.11 Tuberöse Hirnsklerose. White Spots. [O530]

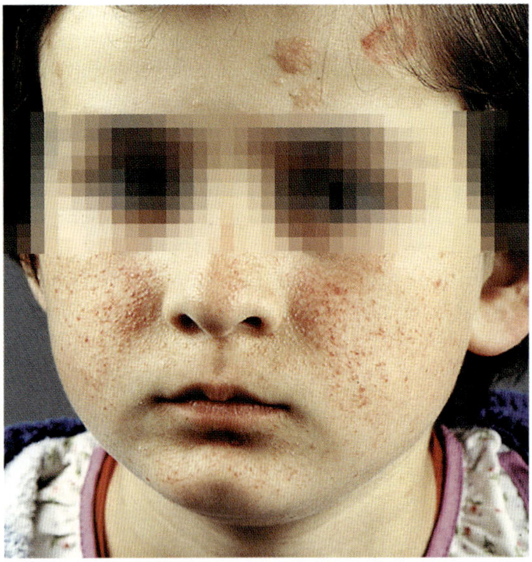

Abb. 19.12 Tuberöse Hirnsklerose. Faziale Angiofibrome. [O530]

19.11.5 Sturge-Weber-Syndrom

Pathogenese

Im Gegensatz zu den übrigen neurokutanen Syndromen hat sich für das Sturge-Weber-Syndrom bisher kein Hinweis auf eine genetische Ursache ergeben. Einzelne familiäre Fälle sind jedoch beschrieben. Dem typischen Naevus flammeus liegt eine Ektasie oberflächlicher Gefäße zugrunde, deren Ursache in einem lokalen Verlust der autonomen Gefäßinnervation vermutet wird. Die zentralen Veränderungen werden als embryonale venöse Gefäßfehlbildungen des Kortex gewertet. Durch die anatomische Nachbarschaft von Sehrinde, Großhirn und Augenanlagen in der Embryonalperiode lässt sich das häufige gemeinsame Auftreten von okulärer und zerebraler Beteiligung erklären.

Klinik

Der charakteristische Befund ist der meist **einseitige Naevus flammeus** im Innervationsgebiet eines oder mehrerer Äste des N. trigeminus (► Abb. 19.13). Das Gebiet des Stirnasts ist immer betroffen. Eine okuläre Beteiligung mit angiomatöser Veränderung der Choroidea ist häufig und kann zu einem **Glaukom** des gleichseitigen Auges führen. Eine zerebrale Beteiligung besteht in einer Erweiterung insbesondere der Meningealgefäße, einer progredienten Verkalkung des Kortex sowie im Verlauf einer progredienten Hirnatrophie. Bei 80 % der Patienten treten, meist im 1. Lebensjahr, **epileptische Anfälle** auf. Eine **mentale Retardierung** wird bei zwei Drittel der Patienten nachgewiesen.

Merke

Ein Naevus flammeus des Gesichts mit Beteiligung von Stirn und Oberlid sollte, insbesondere bei gleichzeitigem Auftreten epileptischer Anfälle, an ein Sturge-Weber-Syndrom denken lassen.

Diagnostik

EEG, **ophthalmologische Untersuchung** (im Verlauf regelmäßige Augeninnendruckmessungen) und **Kernspintomografie des Schädels** (Nachweis einer parietookzipital betonten kortikalen Atrophie mit gyriformen Verkalkungen sowie einer darüber liegenden Zone vermehrter Kontrastmittelanreicherung als Ausdruck der leptomeningealen Angiomatose) sind wegweisend.

Therapie

Neurologische Ausfallserscheinungen und mentale Retardierung sind in hohem Maß von der Schwere des zerebralen Anfallsleidens abhängig. Die **antikonvulsive Behandlung** hat daher eine entscheidende Bedeutung. Bei medikamentös nicht beherrschbarer Epilepsie kann in Abhängigkeit von der anatomischen Lokalisation zerebraler Veränderungen eine **Lobektomie oder Hemisphärektomie** den weiteren Verlauf günstig beeinflussen, insbesondere, wenn der Eingriff im 1. Lebensjahr durchgeführt wird.

Klinischer Fall

Anna entwickelt bereits in den ersten Lebenswochen epileptische Anfälle. Über der rechten Augenbraue hat sie einen großen Naevus flammeus. Bei dieser Befundkonstellation wird der Verdacht auf ein Sturge-Weber-Syndrom geäußert.

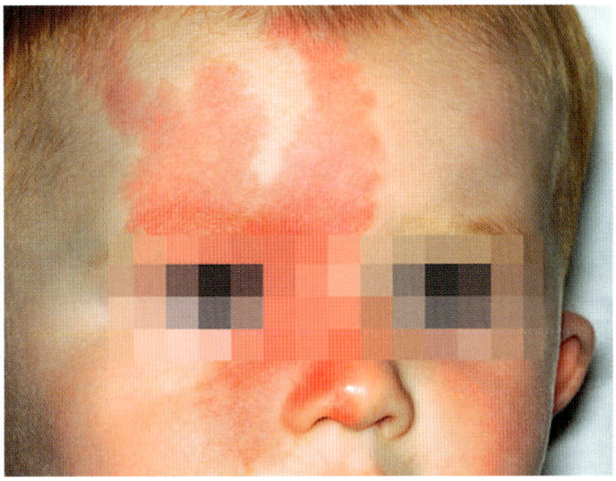

Abb. 19.13 Naevus flammeus bei einem Kind mit Sturge-Weber-Syndrom. [O530]

19.11.6 Klippel-Trénaunay-Syndrom (Angioosteohypertrophie)

Pathogenese

Die Erkrankung wird auf eine frühembryonale Störung der Gefäßentwicklung zurückgeführt. Möglicherweise liegt dem Klippel-Trénaunay-Syndrom und dem Sturge-Weber-Syndrom der gleiche pathogenetische Mechanismus zugrunde, da ein gleichzeitiges Auftreten der beiden Erkrankungen in vielen Fällen beschrieben wurde.

Klinik

Die Gefäßdysplasie führt zur Ausbildung eines Hämangioms, das klinisch als **Naevus flammeus** imponiert und meist einseitig die **unteren Extremitäten** betrifft (► Abb. 19.14). Im Bereich der betroffenen Extremität findet sich bei zwei Drittel der Patienten eine oft erhebliche **Hypertrophie von Weichteilgewebe oder Knochen.** Bei der Mehrzahl der Patienten sind weitere Gefäßfehlbildungen (arteriovenöse Anastomosen, Venektasien, Lymphangiome) der betroffenen Körperregion nachweisbar.

Ein vaskulärer Nävus, eine Hypertrophie der befallenen Extremität, Varizen und arteriovenöse Fisteln können vorkommen. Die Gefäßfehlbildungen führen häufig zu sekundären trophischen Störungen der Haut, die sich infizieren können. Die weitere körperliche und intellektuelle Entwicklung ist nicht beeinträchtigt.

Therapie

Eine spezifische Therapie ist nicht möglich. Bei Beinlängendifferenz erfolgt eine orthopädische Behandlung. Bei ausgedehnten Hämangiomen mit extremer Hemihypertrophie können chirurgische Intervention und ggf. Amputation notwendig sein. Heute werden Hämangiome zunehmend einer Sklerosierungsbehandlung zugeführt.

19.11.7 Hippel-Lindau-Syndrom

Definition und Ätiologie

Autosomal-dominant vererbte Erkrankung (Mutationen im ***VHL*-Gen**), bei der es sich streng genommen nicht um ein neurokutanes Syndrom handelt, die jedoch verschiedene klinisch-pathologische Gemeinsamkeiten mit den Phakomatosen aufweist.

Klinik

Die Symptomatik beginnt meist erst im 2. oder 3. Lebensjahrzehnt. **Akute Sehstörungen** oder

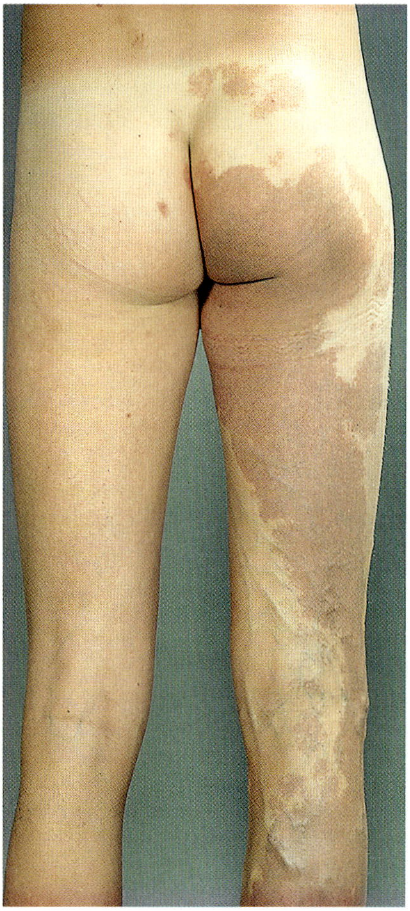

Abb. 19.14 Klippel-Trénaunay-Syndrom. Naevus flammeus (rechte Gesäßhälfte und rechtes Bein), Varikose (V. saphena magna und Seitenäste), Beinlängendifferenz (3 cm) mit sichtbarem Beckenschiefstand. [O530]

zerebelläre Symptome sind der häufigste Vorstellungsgrund. Bei über der Hälfte der Patienten werden **Hämangioblastome** der Retina und/oder des Zerebellums gefunden. Bei 10–30 % kommen spinale Hämangioblastome, **Phäochromozytome** oder **Nierenzellkarzinome** vor. Letztere stellen die häufigste Todesursache dar.

Diagnostik

Regelmäßig sind ophthalmologische Untersuchung, Sonografie des Abdomens, Kernspintomografie des Schädels und Bestimmung der Katecholamine im Urin notwendig. Die Diagnose wird durch **DNA-Analyse** bestätigt.

19.12 Erkrankungen des Rückenmarks

19.12.1 Syringomyelie

Pathogenese

Die Syringomyelie entsteht primär durch einen fehlerhaften Schluss des Neuralrohrs und eine Störung in der Bildung der dorsalen Raphe. Sie kann aber auch sekundär nach Traumen, Tumor oder Entzündungen aufgrund von lokalen Liquorzirkulationsstörungen entstehen. Es kommt zu einer blastomatösen Gliawucherung und zu regressiven Gewebsveränderungen mit Bildung eines flüssigkeitsgefüllten Hohlraums bevorzugt im Hals- und Brustmark. Bei Hinaufreichen des Prozesses bis in die Medulla oblongata spricht man von Syringobulbie.

Klinik

Das klinische Leitsymptom der Syringomyelie ist die **dissoziierte Sensibilitätsstörung.** Es kommt zu einem **einseitigen** Ausfall der Schmerz- und Temperaturempfindung bei erhaltener Oberflächensensibilität. Weitere Folgen sind trophische Störungen im Bereich der Hände sowie eine rapid fortschreitende Skoliose.

Das Gesicht, welches von den Hirnnerven versorgt wird, ist vom Ausfall der Schmerz- und Temperaturempfindung nicht betroffen, außer die Syrinx reicht bis in den Hirnstamm, dann spricht man von Syringobulbie.

Diagnostik

Die Diagnose wird durch die Durchführung einer **Kernspintomografie** des Spinalkanals gestellt.

Therapie

Die Therapie erfordert häufig komplizierte chirurgische Maßnahmen und ist von der Lokalisation und der Ausprägung der Syringomyelie abhängig.

19.13 Koma

Definition

Zustand tiefster Bewusstlosigkeit unterschiedlicher Ätiologie, der durch verbale, sensorische und physikalische Reize nicht zu unterbrechen ist.

Ätiologie und Klinik

Die wichtigsten Ursachen des Komas im Kindesalter und die entsprechenden klinischen Symptome sind in ► Tab. 19.4 zusammengefasst.

Das immer vorliegende klinische Leitsymptom ist die **schwere Bewusstseinsstörung.**

Merke

Seitendifferente Pupillen oder eine einseitig lichtstarre Pupille sprechen für das Vorliegen von Hirndruck mit der Gefahr der Hirnstammeinklemmung. In diesem Fall sollte neben der Veranlassung einer bildgebenden Diagnostik sofort versucht werden, den Hirndruck zu senken. Darüber hinaus sollte umgehend eine Kontaktaufnahme mit einem neurochirurgischen Team erfolgen. Bei Hirnstammkompression muss eine Entlastung innerhalb von 4 h erfolgen.

Diagnostik

Die Diagnostik umfasst Anamnese, körperliche Untersuchung, Labor, Bildgebung (Sonografie, Computertomografie, Kernspintomografie des Schädels) sowie Ableitung eines EEG mit dem Ziel der Aufklärung der Ätiologie (► Tab. 19.4).

Merke

Es gibt kein neurologisches Problem, das vor den Maßnahmen zur Überprüfung und Erhaltung der Vitalfunktionen Vorrang hätte.

Im weiteren Verlauf sollte eine repetitive Quantifizierung des Bewusstseinszustands mittels Glasgow Coma Scale (maximale Punktzahl 15) erfolgen.

► Tab. 19.5 zeigt die Glasgow Coma Scale für Kinder unter 3 Jahren, ► Tab. 19.6 für Kinder ab 3 Jahren. Wichtig ist hierbei die Modifikation der verbalen Antwort für Säuglinge.

Merke

Bei Glasgow Coma Scale ≤ 8 besteht eine zwingende Intubationsindikation. Bei Glasgow Coma Scale ≤ 5 ist die Prognose sehr ernst.

Tab. 19.4 Übersicht der wichtigsten Ursachen des kindlichen Komas

Ursache	Leitsymptome
Schädel-Hirn-Trauma	• Äußere Verletzungen • Neurologische Herdzeichen
Intrazerebrale Blutung oder Ischämie	• Neurologische Herdzeichen
Intrazerebrale Raumforderung	• Stauungspapille • Neurologische Herdzeichen

Tab. 19.4 Übersicht der wichtigsten Ursachen des kindlichen Komas (Forts.)

Ursache	Leitsymptome
Meningitis/ Enzephalitis	• Fieber • Nackensteifigkeit • Epileptische Anfälle
Akutes oder chronisches Leberversagen	• Ikterus • Blutungen
Diabetische Ketoazidose	• Hyperventilation • Azetongeruch • Hyperglykämie
Salizylatintoxikation	• Hyperventilation • Dehydratation • Epileptische Anfälle
Barbituratintoxikation	• Hypoventilation • Blutdruckerniedrigung • Stecknadelpupillen
Alkoholintoxikation	• Ateminsuffizienz • Epileptische Anfälle • Hypoglykämie
Stoffwechselerkrankungen	• Erbrechen • Muskeltonusveränderungen • Epileptische Anfälle • Hepatomegalie • Hyperammonämie • Azidose • Hypoglykämie
Hyperinsulinismus	• Blässe • Epileptische Anfälle • Hypoglykämie
Elektrolytentgleisungen	• Hypernatriämie • Hyponatriämie • Hypokalzämie • Hypokaliämie
Hämolytisch-urämisches Syndrom	• Blässe • Thrombozytopenie • Oligurie
Postiktal	• Anamnese • Mydriasis • Schnelle Bewusstseinsrückkehr
Nichtkonvulsiver Status epilepticus	• EEG: Status
Reye-Syndrom	• Hyperventilation • Apnoe • Mydriasis • Epileptische Anfälle • Dezerebrationsstarre

Tab. 19.5 Glasgow Coma Scale für Kinder < 3 Jahre

Reaktionen		Punkte
Augen öffnen	Spontan	4
	Auf Anruf	3
	Auf Schmerzreiz	2
	Nicht	1
Verbale Antwort	Lautiert	5
	Reizbar	4
	Weint bei Schmerzreizen	3
	Stöhnt bei Schmerzreizen	2
	Keine	1
Motorische Antwort	Normale Spontanmotorik	6
	Entzieht sich der Berührung	5
	Entzieht sich bei Schmerz	4
	Pathologische Beugung	3
	Strecksynergismen	2
	Keine	1

Tab. 19.6 Glasgow Coma Scale für Kinder ≥ 3 Jahre

Reaktionen		Punkte
Augen öffnen	Spontan	4
	Auf Anruf	3
	Auf Schmerzreiz	2
	Nicht	1
Verbale Antwort	Orientiert	5
	Verwirrt	4
	Inadäquate Wörter	3
	Unspezifische Laute	2
	Keine	1
Motorische Antwort	Befolgt Aufforderungen	6
	Gezielte Abwehr	5
	Normale Beugung	4
	Pathologische Beugung	3
	Strecksynergismen	2
	Keine	1

19.14 Schädel-Hirn-Trauma (SHT)

Definition

Das Schädel-Hirn-Trauma ist die Folge äußerer Gewalteinwirkung auf den Schädel. Morphologische Komponenten des SHT sind Schädelfrakturen, epidurale, subdurale sowie intrazerebrale Blutungen und eine diffuse Hirnschädigung.

Klassifikation

- Leichtes SHT: Glasgow Coma Scale > 12
- Moderates SHT: Glasgow Coma Scale 9–12
- Schweres SHT: Glasgow Coma Scale ≤ 8
- Geschlossenes SHT
- Offenes SHT

Ätiologie

Die Ursachen von Schädel-Hirn-Verletzungen sind altersabhängig. Im 1. Lebensjahr werden Verletzungen vor allem durch Stürze von Wickelkommoden oder aus Babytragen sowie nicht akzidentell durch Schütteltraumen des Kindes verursacht. Danach treten häusliche und Spielunfälle und ab dem 5. Lebensjahr zunehmend Verkehrsunfälle in den Vordergrund. Hinzu kommen im Teenageralter Schädelverletzungen durch Sportunfälle.

Merke

Bei Stürzen aus angeblich geringer Höhe, die zu schweren intrakraniellen Läsionen oder zum Tod führen, sollte Kindesmisshandlung in Betracht gezogen werden.

Merke

Durch das geringere Gesamtblutvolumen sind Kinder durch Kopfschwartenverletzungen wesentlich schneller akut bedroht, beim Säugling können auch epi- und subdurale Hämatome zum hypovolämischen Schock führen.

Klinik

Bei dem häufigen **leichteren SHT** kommt es u. U. zu einer kurzzeitigen Bewusstlosigkeit, einer Amnesie und vegetativen Symptomen wie Übelkeit, Erbrechen, Kopfschmerzen und Schwindel. Bei Kleinkindern treten häufig lang dauernde Schreiattacken nach einer Phase verminderter Vigilanz auf. Bei älteren Kindern kann eine transitorische kortikale Amaurose, ein kurzzeitiger Verlust des Sehens ohne Störung der Pupillenreaktionen, auftreten.

Ein **schweres SHT** führt zu primärer Bewusstlosigkeit. Bei einer Blutung können neurologische Herdzeichen auftreten. Mögliche Symptome bei einer Schädelbasisfraktur sind Blut- und/oder Liquoraustritt aus der Nase und/oder den Ohren sowie ein Monokel- oder Brillenhämatom. Bei einer Kalottenfraktur kann ein Frakturspalt tastbar sein. Bei Berstungstrauma kommt es zu einem instabilen Schädel.

Komplizierte Schädelfrakturen sind hochverdächtig auf Kindesmisshandlung, insbesondere, wenn sie mit subduralen Hämatomen einhergehen.

> **Merke**
>
> Das Auftreten eines subduralen Hämatoms, insbesondere in Gemeinschaft mit retinalen Einblutungen, sollte zunächst auch immer an ein nichtakzidentelles Trauma, also an eine Misshandlung des Kindes, denken lassen.

Komplikationen

Mögliche Komplikationen eines SHT sind persistierende Lähmungen oder eine Spastik durch fokale zerebrale Schädigung sowie persistierende psychomotorische Störungen durch eine diffuse axonale Schädigung. Bei schwerem SHT kann eine maligne, therapierefraktäre Erhöhung des intrakraniellen Drucks mit Minderperfusion des Gehirns und Einklemmung des Hirnstamms auftreten.

Diagnostik

Festlegung der Schwere des SHT: **Glasgow Coma Scale.** Durchführung einer **Abdomen- und Thoraxsonografie** zum Ausschluss weiterer Verletzungen (Polytrauma?). Zudem **Hirnnervenprüfung,** insbesondere Prüfung der Pupillenreaktion, **augenärztliche Untersuchung** (Stauungspapille?), **Röntgen-Schädel** bei klinisch manifester Fraktur und bei Frakturverdacht sowie bei jedem Säugling mit SHT, **Sonografie des Schädels.** Die Durchführung einer **Computertomografie des Schädels** ist obligat bei GCS ≤ 8, möglichst bei GCS < 12, und notwendig bei Verdacht auf intrakranielle Blutung, bei Verdacht auf Hirnödem, bei klinischem Hinweis auf eine Schädelbasisfraktur. Bei möglicher begleitender HWS-Läsion Veranlassung eines **Röntgen-HWS.** Implantation einer **Hirndrucksonde** zur Messung des intrakraniellen Drucks bei GCS ≤ 8. Gegebenenfalls Messung der **evozierten Potenziale:** VEP, AEP, SEP, **transkranielle Doppler-Sonografie** und Ableitung eines **EEG.**

Therapie

Leichtes und moderates SHT: Die Kinder werden 48 h überwacht. Bei Erbrechen ist Nahrungskarenz indiziert. Kreislaufparameter, Pupillenreaktionen und Vigilanz (Glasgow Coma Scale) sollten regelmäßig überprüft werden.

Schweres SHT: Präklinisch sind bei GCS ≤ 8 die Sicherung des Kreislaufs sowie die frühzeitige Intubation und Beatmung obligat. Bei ausgeprägter neurologischer Symptomatik sind die **Hebung von Kalottenimpressionen** von mehr als Kalottendicke sowie die Ausräumung epi- und subduraler Hämatome erforderlich.

Zur **Hirndruckprophylaxe und -therapie** erfolgen eine Oberkörperhochlagerung (30°), eine Analgosedierung und ggf. eine Relaxierung. Bei Normovolämie wird die Flüssigkeitszufuhr auf zwei Drittel des Bedarfs reduziert. Zur Behandlung von Hirndruckspitzen können Barbiturate eingesetzt werden. Eine Normothermie ist anzustreben, eine Hyperthermie sollte durch medikamentöse oder physikalische Maßnahmen behandelt werden.

Bei Kreislaufdepression kommen **Katecholamine** zum Einsatz. Bei der Beatmung ist auf eine **optimale Oxygenierung** zu achten. Eine moderate Hyperventilation (pCO_2 um 30 mmHg) wird nur bei nachgewiesener Hirndruckerhöhung durchgeführt.

Bei Therapieresistenz und malignem Hirndruck kann als Ultima Ratio das Schädeldach im Sinn einer großen osteoklastischen Trepanation eröffnet werden. Nach Abschluss der Hirndrucktherapie sollte baldmöglichst eine Verlegung in eine auf die Behandlung von Kindern spezialisierte Rehabilitationseinrichtung erfolgen.

19.15 Multiple Sklerose (MS)

Epidemiologie

Es handelt sich um die häufigste autoimmun-entzündliche Erkrankung des ZNS im jungen Erwachsenenalter. Die Gesamtprävalenz in Deutschland beträgt 1 : 1.000. 10 % manifestieren sich vor dem 18., 5 % vor dem 16., 2 % vor dem 10. und < 0,2 % vor dem 6. Lebensjahr. Die Geschlechtsverteilung ist bei der präpubertären MS-Erkrankung ausgewogen, erst nach der Pubertät sind Mädchen häufiger betroffen als Jungen (2 : 1).

Ätiologie

Die Ätiologie ist weiterhin unerklärt. Wahrscheinlich handelt es sich um eine Kombination aus genetischer Disposition und Umwelteinflüssen (u. a. Infektionen, Ernährung, Vitamin-D-Mangel).

Pathogenese

Die MS ist eine entzündliche Autoimmunerkrankung des ZNS. Die genaue Pathogenese ist weiterhin ungeklärt. Entzündliche Infiltrate von T-Lymphozyten und Makrophagen zerstören das Myelin der Nervenscheidewand, sodass multifokale Entmarkungsherde (**Plaques**) unterschiedlicher Größe mit reaktiver glialer Narbenbildung entstehen. Demyelinisierte Axone leiten Erregungen langsamer (Latenzverzögerung evozierter Potenziale). Später kann es durch den zusätzlichen Untergang von Axonen zu einer Hirnatrophie kommen.

Klinik

Die Lokalisation der klinischen Symptomatik ist sehr variabel. Die MS beginnt bei Kindern und Jugendlichen meist **polysymptomatisch** (70 %). Hierbei kann es zu einer ataktischen Gangstörung, einer einseitigen Visusminderung oder einer Störung der Augenbewegung mit Doppelbildern, anderen Hirnnervenausfällen, Paresen und Dysästhesien kommen. Beim **monosymptomatischen** Beginn (30 %) kommt es am häufigsten akut oder subakut zu einer Visusminderung aufgrund einer Retrobulbärneuritis.

Der **Krankheitsverlauf** ist bei Kindern fast immer (95 %) primär schubförmig, kann aber in eine sekundär chronisch-progrediente Erkrankung übergehen.

Diagnostik

Beweisende Befunde für MS gibt es nicht. Nach den 2010 aktualisierten **McDonald**-Kriterien kann die Diagnose MS auf der Basis der Anamnese, der klinisch-neurologischen Untersuchung und des **MRT**-Befunds (Nachweis räumlich oder zeitlich disseminierter Entmarkungsherde) gestellt werden. In der Ableitung der VEP und SEP zeigt sich bereits früh eine Latenzverzögerung. Eine Liquorpunktion sollte zum Ausschluss anderer Ursachen erfolgen.

Differenzialdiagnose

Differenzialdiagnostisch bedacht werden müssen die **akute disseminierte Enzephalomyelitis** (ADEM), **inflammatorische ZNS-Erkrankungen** (systemischer Lupus erythematodes, Neurosarkoidose, Sjögren-Syndrom), **infektiöse Erkrankungen, neurometabolische Erkrankungen** (X-Adrenoleukodystrophie, mitochondriale Zytopathien, lysosomale Leukodystrophien, Morbus Wilson) und **Leukenzephalopathien** bei malignen Erkrankungen.

Therapie

Im Krankheitsschub kommen hoch dosiert Steroide zum Einsatz, bei Therapieversagen ggf. Plasmapherese. Zur Dauertherapie erfolgt eine immunmodulatorische (Interferon, Glatirameracetat) oder immunsuppressive (Teriflunomid, Dimethylfumarat) Basistherapie. Bei ausbleibendem Erfolg können weitere Immunsuppressiva (Mitoxantron und Azathioprin, Natalizumab, Fingolimod, Alemtuzumab) eingesetzt werden. Viele dieser Medikamente stehen erst seit Kurzem zur Verfügung, Erfahrungen zum Einsatz bei Kindern sind daher noch sehr limitiert, die Zulassung für Kinder besteht erst ab dem 12. Lebensjahr. **Physiotherapie** und **psychosoziale Betreuung** der Familien sind wichtige Säulen der Therapie.

Prognose

Aufgrund bislang fehlender Langzeitbeobachtungen lässt sich für die pädiatrische MS keine genaue Aussage treffen. Es wird derzeit angenommen, dass Kinder und Jugendliche eine langsamere Krankheitsprogression aufweisen, später in die Phase der sekundären Progredienz eintreten und im Vergleich zu Erwachsenen durchschnittlich 10 Erkrankungsjahre später das Stadium der irreversiblen Behinderung erreichen. Durch das um etwa 20 Jahre frühere Erkrankungsalter ereignet sich dies jedoch in einem um 10 Jahre jüngeren Lebensalter als bei der Erwachsenenmanifestation.

20 Pädiatrische Notfälle

20.1 Wegweiser 407
20.2 Verbrennungen und Verbrühungen 408
20.3 Erfrierung 409
20.4 Ertrinkungsunfälle 409
20.5 Vergiftungen 410
20.6 Schädel-Hirn-Trauma 411
20.7 Pädiatrische Reanimation 411

IMPP-Hits

In diesem Kapitel ist dem IMPP besonders wichtig, den Kälteschaden zu kennen und zu erkennen.

20.1 Wegweiser

Unfallfolgen stellen heute die häufigste Todesursache im Kindesalter dar. Die Unfallmortalität ist höher als die Mortalität durch Infektionskrankheiten und maligne Tumoren zusammen. Verletzungen im Kindesalter sind der häufigste Grund, einen Arzt aufzusuchen.

Merke

Unfallfolgen stellen heute in den Industrieländern nach der Neugeborenenperiode die häufigste Todesursache im Kindesalter dar.

Unfallursachen

Tödliche Kinderunfälle: Etwa die Hälfte der tödlichen Kinderunfälle ereignet sich im Straßenverkehr, die zweite Hälfte im häuslichen Milieu oder in der Freizeit. Häufige Ursachen sind Fensterstürze, Vergiftungen, Verbrühungen oder Verbrennungen und Ertrinken.

Nicht tödliche Kinderunfälle: Im Säuglingsalter sind Stürze vom Wickeltisch, von Hochstühlen, aus Kinderwippen und Tragetaschen oder aus Laufwagen, Verbrühungen mit heißem Wasser und Aspirationen am häufigsten. Im Kleinkindalter stehen Stürze aus Fenstern, von Balkonen, Bäumen und Stockbetten im Vordergrund. Verbrühungen, Brände, Schnittverletzungen, Verätzungen sowie Vergiftungen oder Ersticken in Plastiksäcken sind ebenfalls häufige Unfallursachen. 40 % der Kinder verletzen sich als Mitfahrer im Auto.

Leider ist davon auszugehen, dass mindestens 15 % aller Verbrühungen und Verbrennungen bei Kindern als nicht akzidentell anzusehen sind. Besonders im Säuglingsalter muss daher in diesen Fällen auch die Möglichkeit einer Kindesmisshandlung in Betracht gezogen werden.

Merke

Bestimmte Verletzungsmuster (z. B. Verbrühungen, subdurale Hämatome in Kombination mit Retinablutungen) sollten stets Anlass sein, die Möglichkeit einer Kindesmisshandlung in Betracht zu ziehen (► Kap. 22.3).

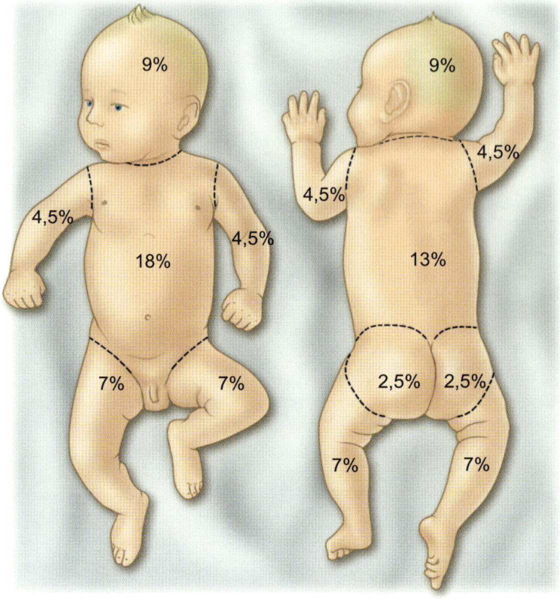

Abb. 20.1 Neunerregel beim Säugling zur Abschätzung der Verbrennungsoberfläche. [L238]

20.2 Verbrennungen und Verbrühungen

Pathophysiologie

Die thermische Schädigung führt zu Gewebsnekrosen, Kapillarkoagulation und Endothelschäden. Es kommt zu Flüssigkeits- und Wärmeverlust. Die Freisetzung von Mediatoren (z. B. Bradykinin, Histamin, Leukotriene) führt zu lokalem Ödem und bei Verbrennungen von mehr als 10–15 % der Körperoberfläche (bei Säuglingen bereits bei 5–8 %) zur generalisierten Verbrennungskrankheit. Eine erhöhte Kapillarpermeabilität verursacht einen Wasser-, Salz- und Eiweißverlust in das Interstitium und einen Volumenmangelschock. Die Infektionsgefahr ist extrem hoch.

Klinik

Man unterscheidet drei Verbrennungsgrade:

- **Grad I:** Betrifft nur die Epidermis; Rötung und schmerzhafte Schwellung.
- **Grad II:** Betrifft Epidermis und Dermis; Blasenbildung und heftige Schmerzen; je tiefer die Verbrennung, desto geringer die Schmerzen (weniger intakte Nervenendigungen).
- **Grad III:** Betrifft die gesamte Haut inkl. Anhangsgebilden; weißgraue Nekrosen. Die Schmerzempfindung kann völlig fehlen. Eine spontane Reepithelialisierung ist nicht möglich.

Das Ausmaß der geschädigten Körperoberfläche kann mithilfe der sog. Neunerregel für Säuglinge (► Abb. 20.1) und Kinder (► Abb. 20.2) abgeschätzt werden.

Komplikationen

Wichtige und häufige Komplikationen sind Wundinfektion, Sepsis, Herzinsuffizienz mit Lungenödem, respiratorische Insuffizienz (Schocklunge, Sepsis), Hirnödem (bei Hypoosmolarität), gastrointestinale Blutungen (Stress), paralytischer Ileus, Niereninsuffizienz (Schockniere bei Hypovolämie), Keloidbildung und Kontrakturbildung.

> **Merke**
>
> Bei jedem Verbrennungsopfer sollte stets ein Inhalationstrauma in Betracht gezogen und ausgeschlossen werden.

Therapie

Die Therapie beinhaltet die **Erstmaßnahmen** am Unfallort (ABCD-Notfallschema, lokale Kühlung über 10–20 min mit lauwarmem Wasser), eine effektive **Schmerzbehandlung,** die intravenöse **Flüssigkeitszufuhr** zur Schockprophylaxe, eine adäquate **Wundversorgung,** die großzügige **antibiotische Therapie** (immer an Sepsis denken), Prüfung des

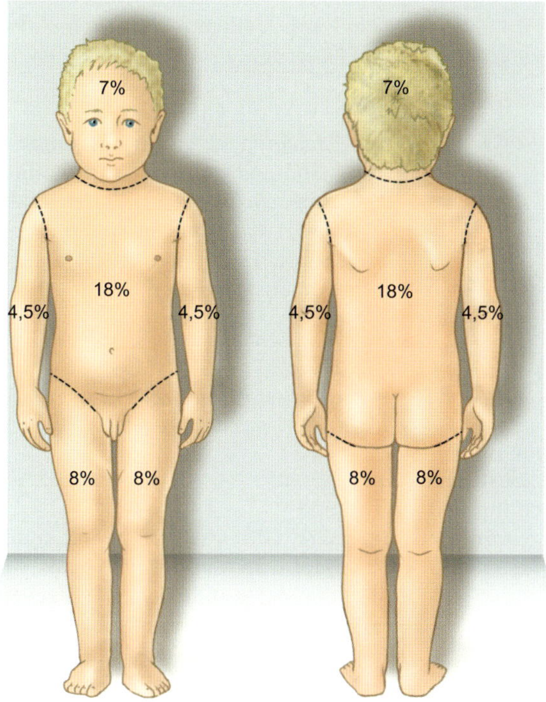

Abb. 20.2 Neunerregel beim Kind zur Abschätzung der Verbrennungsoberfläche. [L238]

Tetanusschutzes und im Verlauf intensive **physiotherapeutische** Behandlung und **Rehabilitations**maßnahmen.

Prognose

Bei Verbrennungen und Verbrühungen von mehr als 10 % der Körperoberfläche ist die Prognose ernst. Ab einer Beteiligung von 30–40 % der Körperoberfläche besteht Lebensgefahr durch Schock, Hirnödem und Sepsis. Je jünger das Kind, desto höher ist die Mortalität.

20.3 Erfrierung

Definition

Als Erfrierung bezeichnet man einen lokal begrenzten Kälteschaden.

Klinik

Erfrierungen kommen besonders häufig an den Akren vor, da deren Durchblutung bei Kälte vermindert ist. Ungeschützte Haut ist bei Kälte jedoch auch gefährdet. Erfrierungen werden analog den Verbrennungen in Schweregrade eingeteilt (► Kap. 20.2).

20.4 Ertrinkungsunfälle

Pathophysiologie

Es kommt zu einem Laryngospasmus mit Hypoxämie. Nach Untertauchen des Gesichts kommt es trotz Isovolämie zu einer Kreislaufzentralisation mit Minderperfusion der Haut und des Gastrointestinaltrakts (Tauchreflex). Das Schlucken von Wasser führt zu Hypervolämie und Elektrolytveränderungen. Durch Aspiration von Wasser werden Surfactant und Pneumozyten zerstört. Ertrinkungsunfälle gehen nahezu regelhaft mit einer Hypothermie einher. Letztlich kommt es zu einem hypoxiebedingten Kreislaufstillstand.

Therapie

Rettung des Unfallopfers, ABCD-Notfallschema. Besonderheiten: die kardiale **Reanimation** sollte bei Hypothermie mindestens 1 h lang fortsetzt werden. Wichtig sind Temperaturmessung und **Wärmekonservierung** (Kleider entfernen, Isolationsfolien, Decken). In der Klinik **Überdruckbeatmung** mit positivem endexspiratorischem Druck (PEEP) und **Hirnödemtherapie** (Oberkörperhochlagerung, Hyperventilation).

Merke

Die langfristige Prognose nach einem Ertrinkungsunfall ist entscheidend von der schnellen und guten Erstbehandlung abhängig.

Prognose

Sie hängt von der Dauer der Hypoxie und vom Ausmaß der Hypothermie ab. Bei starker Unterkühlung ist die Chance auf ein folgenfreies Überleben höher.

20.5 Vergiftungen

Definition

Als Ingestionsunfall wird die akzidentelle Einnahme von möglicherweise schädigenden Substanzen oder Dingen bezeichnet. Kommt es nach Ingestionen zu Krankheitssymptomen, spricht man von Vergiftung.

Klinik

Vergiftungszeichen treten im Allgemeinen in einem engen zeitlichen Zusammenhang mit der Aufnahme des Gifts auf. Ausnahmen sind chlorierte Kohlenwasserstoffe, Eisen, Schwermetalle, Ethylenglykol, Methanol, Paracetamol, Paraquat, Knollenblätterpilze und Pfaffenhütchen. Hier kommt es typischerweise zu einem symptomfreien Intervall. Meist sind die klinischen Symptome unspezifisch. Bei leichteren Vergiftungen kommt es zu Verwirrung, Somnolenz, Ataxie, Hypotonie, Übelkeit und Erbrechen. Schwere Vergiftungen führen zu Koma, Krämpfen, Kreislauf- und Organversagen. Nur einige Substanzen führen zu charakteristischen Symptomenkonstellationen (► Tab. 20.1).

Merke

Bei allen Vergiftungen sollte man sich von einer der Giftnotzentralen beraten lassen.

Therapie

Primäre Giftentfernung: Entfernung einer Substanz aus dem Magen-Darm-Trakt vor erfolgter Resorption durch **induziertes Erbrechen** mit Ipecacuanhasirup (die Entleerung des Gastrointestinaltrakts ist vollständiger als bei Magenspülung), **Magenspülung** (cave: Bei Kleinkindern besteht die Gefahr einer Wasserintoxikation), Applikation von **Aktiv-**

Tab. 20.1 Charakteristische Vergiftungssyndrome

Syndrom	Symptome	Substanzen
Anticholinerges Syndrom	Mydriasis, Tachykardie, trockene Schleimhäute, Harnverhalt, Wangenrötung, leichtes Fieber, Halluzinationen	Atropin Tollkirsche Stechapfel
Cholinerges Syndrom	Miosis, Bradykardie, Hypotonie, Hypersalivation, Erbrechen, Schwitzen, Hypothermie, Muskelfaszikulationen, Koma und Krämpfe	Organophosphate Cholinergika
Sympathikomimetisches Syndrom	Tachykardie, Hypertonie, Mydriasis, Schwitzen, Blässe, Tremor, Unruhe	Amphetamine Adrenalin Kokain
Opiatsyndrom	Miosis, Halluzinationen, Sedierung, Atemdepression, Koma	Opiate Kodein
Extrapyramidales Syndrom	Tortikollis, Zungenkrämpfe, Schlundkrämpfe, erhaltenes Bewusstsein	Neuroleptika Metoclopramid
Glykosidvergiftung	Herzrhythmusstörung, Übelkeit, Erbrechen, Halluzinationen, Sehstörungen	Fingerhut Digitalis
Thalliumvergiftung	Haarausfall, Obstipation, periphere Neuropathie, Enzephalopathie	Rattengift
Bleivergiftung	Darmkoliken, Anämie, Enzephalopathie, aschgraue Hautfarbe, Bleisaum am Zahnfleisch	Blei

kohle (absorbiert rasch verschiedenste Gifte; Verabreichung im Anschluss an induziertes Erbrechen oder Magenspülung). Zusätzlich ist die Verabreichung eines **Laxans** möglich, um die Darmpassage zu beschleunigen und damit die Wiederfreisetzung des Gifts zu verhindern. **Indikationen** sind Vergiftungen mit Tensiden, organischen Lösungsmitteln, Pilzgiften, Endotoxinen und zahlreichen Medikamenten. **Kontraindikation** sind Schwermetallvergiftungen (behindert diagnostische und u. U. operative Maßnahmen).

Merke

Kontraindikationen für induziertes Erbrechen sind Somnolenz und Bewusstlosigkeit, Ingestionsunfälle bei jungen Säuglingen, Verätzungen mit Säuren und Laugen, Ingestion schäumender Substanzen, Ingestion von Kohlenwasserstoffen, epileptische Anfälle.

Sekundäre Giftentfernung: Entfernung resorbierter toxischer Substanzen aus dem Körper durch **forcierte Diurese, Dialyse, Hämofiltration, Austauschtransfusion** (wenn die Giftelimination auf anderem Weg nicht gelingt und die aufgenommene Substanz wasserlöslich ist).

20.6 Schädel-Hirn-Trauma

▸ Kap. 19.14.

20.7 Pädiatrische Reanimation

Während bei Erwachsenen der kardial bedingte Atem-Kreislauf-Stillstand vorherrscht, ist bei Kindern die häufigste Ursache die Hypoxie. Die wichtigsten reversiblen Ursachen sind:
4 H: Hypoxie, Hypovolämie, Hyper-/Hypokaliämie, Hypothermie.
4 HITS: Herzbeuteltamponade, Intoxikation, Thromboembolie, Spannungspneumothorax.
Die wichtigsten Besonderheiten der lebensrettenden Basismaßnahmen bei Kindern im Vergleich zu Erwachsenen sind das fünfmalige Beatmen vor Beginn der Herzmassage und der veränderte Rhythmus von 15 : 2 (anstatt 30 : 2 bei Erwachsenen) (▸ Abb. 20.3 und ▸ Abb. 20.4).

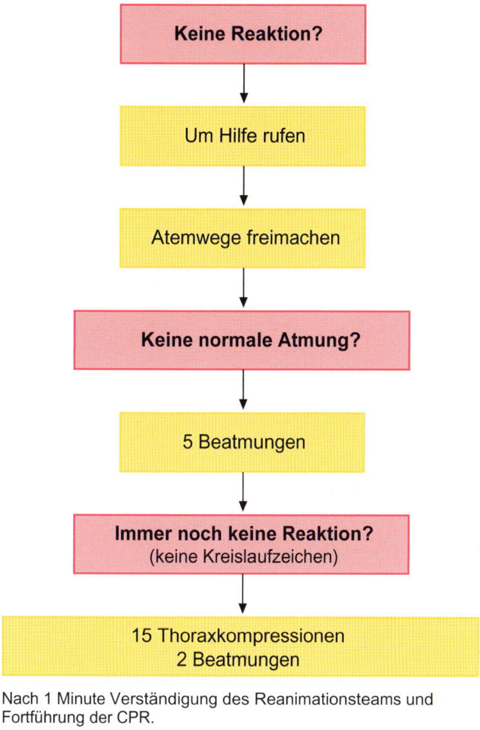

Abb. 20.3 Algorithmus der lebensrettenden Basismaßnahmen bei Kindern. Nach Abschnitt 6 der Leitlinien zur Reanimation 2010 des European Resuscitation Council. [L141]

Beendigung der Reanimationsmaßnahmen

Nach 20 min sollte der Teamleiter sorgfältig prüfen, ob die Reanimationsmaßnahmen eingestellt oder fortgeführt werden. Wichtige Aspekte hierbei sind die Ursache des Atem-Kreislauf-Stillstands, das Zeitintervall ohne Behandlung („no flow"), die Effektivität und die Dauer der kardiopulmonalen Reanimation („low flow"), das Zeitintervall bis zur Verfügbarkeit geeigneter Maßnahmen zur Behebung eines reversiblen Krankheitsprozesses sowie besondere Begleitumstände, z. B. Ertrinken in kalten Gewässern oder die Einwirkung toxischer Substanzen.

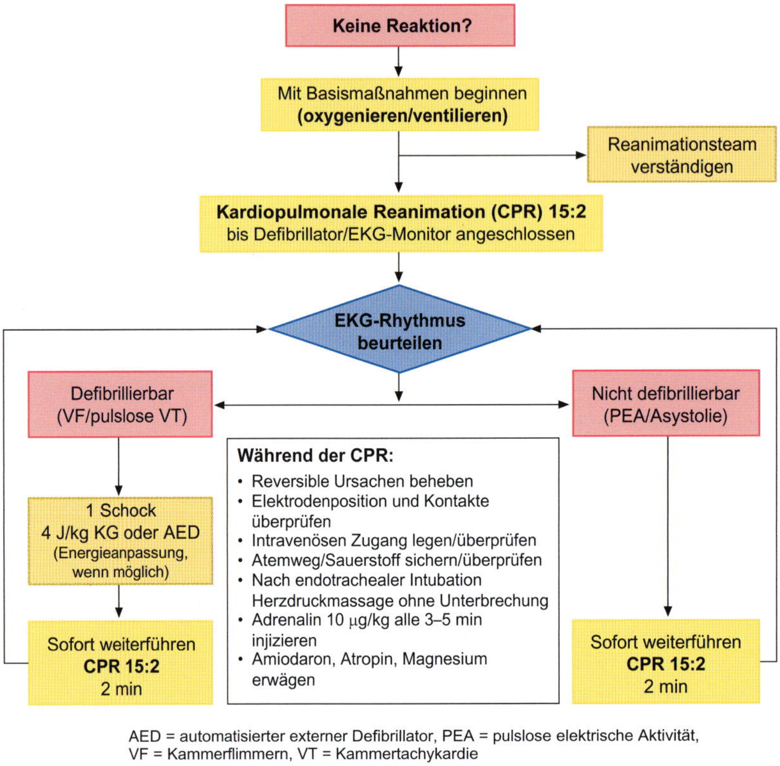

Abb. 20.4 Algorithmus der erweiterten lebensrettenden Maßnahmen bei Kindern. Nach Abschnitt 6 der Leitlinien zur Reanimation 2010 des European Resuscitation Council. [L141]

21 Vorsorgeuntersuchungen im Kindesalter

21.1 Wegweiser 413
21.2 Altersgemäße psychomotorische Entwicklung 414
21.3 Neugeborenenscreening auf angeborene Stoffwechselerkrankungen und Endokrinopathien 415
21.4 Neugeborenenscreening auf angeborene Hörstörungen 415
21.5 Sonografische Screeninguntersuchung zum Ausschluss einer Hüftgelenkdysplasie 416

IMPP-Hits

In diesem Kapitel betreffen die Schwerpunkte des IMPP hauptsächlich die altersgemäße psychomotorische Entwicklung und das Neugeborenenscreening.

21.1 Wegweiser

Das von den gesetzlichen Krankenkassen bezahlte Vorsorgeprogramm zur Früherkennung von Krankheiten und Entwicklungsstörungen im Kindes- und Jugendalter umfasst zehn Untersuchungen (► Tab. 21.1). Seit 2006 werden vom Berufsverband der Kinder- und Jugendärzte (BVKJ) vier weitere Vorsorgeuntersuchungen im Alter von 3 Jahren (U7a), 7–8 Jahren (U10), 9–10 Jahren (U11) und 16–17 Jahren (J2) empfohlen. Die neuen Untersuchungen sind noch nicht Bestandteil des Leistungskatalogs aller gesetzlichen Krankenversicherungen und müssen daher gegebenenfalls zunächst von den Eltern selbst bezahlt werden. Die Erstattung der Kosten kann bei den Krankenkassen im Sinne einer primären Präventionsmaßnahme beantragt werden.

Übersicht der Untersuchungsschwerpunkte bei den Vorsorgeuntersuchungen

Das Ziel ist die Früherkennung von Erkrankungen, die die normale körperliche und geistige Entwicklung des Kindes gefährden. Das gelbe Vorsorgeheft dient als Dokumentationsgrundlage des gesamten Vorsorgeprogramms, es wird jeweils der Mutter ausgehändigt. Bei jeder Vorsorgeuntersuchung werden Gewicht, Körperlänge und Kopfumfang erhoben und in das Somatogramm des gelben Vorsorgehefts eingetragen. Zu jeder Vorsorgeuntersuchung gehört eine vollständige körperliche Untersuchung des entkleideten Kindes. Auf die einzelnen Bestandteile der verschiedenen Untersuchungen wird hier aufgrund der bislang fehlenden Prüfungsrelevanz in den schriftlichen Examina nicht eingegangen.

Impfungen (► Kap. 7.6) sind in den Vorsorgeuntersuchungen nicht enthalten. Bei jeder Vorsorgeuntersuchung sollte jedoch der Impfstatus überprüft und fehlende Impfungen nachgeholt werden.

Lerntipp

Für die mündliche Prüfung sollte das Eintragen von Gewicht, Körperlänge und Kopfumfang in die entsprechenden Perzentilenkurven bestens vertraut sein.

Im Folgenden wird auf die altersgemäße psychomotorische Entwicklung eingegangen. Relevante Informationen zur körperlichen und sexuellen Reifung finden Sie in ► Kap. 5.7.1.

Tab. 21.1 Übersicht der empfohlenen Vorsorgeuntersuchungen im Kindes- und Jugendalter

U1	10–15 min nach der Geburt
U2	3.–10. Lebenstag
U3	4.–6. Lebenswoche
U4	3.–4. Lebensmonat
U5	6.–7. Lebensmonat
U6	10.–12. Lebensmonat
U7	21.–24. Lebensmonat
U7a*	3 Jahre
U8	3,5–4 Jahre
U9	5–5,5 Jahre
U10*	7–8 Jahre
U11*	9–10 Jahre
J1	12–13 Jahre
J2*	16–17 Jahre

* Zusätzliche vom BVKJ empfohlene Untersuchungen.

21.2 Altersgemäße psychomotorische Entwicklung

Im Neugeborenenalter sind die Primitivreflexe bei der Beurteilung der neurologischen Entwicklung hilfreich. Sie sollten bei den entsprechenden Vorsorgeuntersuchungen geprüft werden. Es handelt sich um eine Vielzahl von Reflexen und Bewegungsautomatismen, die in den ersten Lebenswochen und -monaten physiologisch nachweisbar sind und mit zunehmender Ausreifung des ZNS verschwinden. Das Fehlen, eine Asymmetrie oder ein zu langes Persistieren dieser Reflexe (besser: Reaktionen) sprechen für das Vorliegen einer Hirnschädigung. ▶ Tab. 21.2 fasst die wichtigsten Primitivreaktionen und deren Ablauf zusammen.

Lerntipp

Für die mündliche Prüfung sollte die Untersuchung von Säuglingen und Kindern erlernt und geübt werden.

Die Beurteilung der altersgemäßen psychomotorischen Entwicklung ist ein zentraler Bestandteil der Vorsorgeuntersuchungen. Darüber hinaus ist

Tab. 21.2 Primitivreaktionen und deren Ablauf

Primitivreflex	Ablauf	Zeitlicher Rahmen
Saugreaktion	Saugen bei Berühren der Lippen	Bis zum 3. Monat
Suchreaktion	Mundöffnen und Hinwenden des Kopfes bei Berühren der Wange	Bis zum 3. Monat
Handgreifreaktion	Fingerbeugung bei Bestreichen der Handinnenfläche	Bis zum 6. Monat
Fußgreifreaktion	Zehenbeugung bei Bestreichen der Fußsohle	Bis zum 11. Monat
Schreitphänomen	Schreitbewegungen bei Berühren der Unterfläche	Bis zum 2. Monat
Galant-Rückgratreaktion	Bestreichen des Rückens seitlich der Wirbelsäule führt zu Wirbelsäulenflexion mit der Konkavität zur gereizten Seite	Bis zum 3.–6. Monat
Asymmetrische tonische Halsreaktion	Seitwärtsdrehung des Kopfes führt zu Streckung von Arm und Bein auf der Gesichtsseite und zur Beugung von Arm und Bein auf der Hinterkopfseite: Fechterstellung	Bis zum 6. Monat
Symmetrische tonische Halsreaktion	Kopfbeugung führt zu Beugung der Arme und Streckung der Beine, Kopfstreckung führt zu Streckung der Arme und Beugung der Beine	Bis zum 6. Monat
Moro-Reaktion	Erschütterung der Unterlage oder rasches Senken des in Rückenlage gehaltenen Kindes führt zuerst zur Streckung und Abduktion, dann zur Beugung und Adduktion der Arme mit Spreizen der Finger	Bis zum 3.–6. Monat

der Denver-Developmental-Screening-Test zur Beurteilung des sozialen Kontakts, der Grob- und Feinmotorik und der Sprache sehr gut geeignet.

Lerntipp

Für Fragen rund um die psychomotorische Entwicklung sollten typische kindliche Entwicklungsmeilensteine vertraut sein. Die wichtigsten lassen sich in Drei- bis Sechsmonatsschritten gut einprägen:
- 3 Monate: Kopfheben in Bauchlage
- 6 Monate: Drehen von Rücken- in Bauchlage
- 9 Monate: freies Sitzen
- 12 Monate: sicheres Stehen mit Festhalten
- 18 Monate: freies Gehen
- 24 Monate: sicheres Rennen

Lerntipp

Die Pubertätsentwicklung (siehe ► Kap. 5.7) sollte bekannt sein.

21.3 Neugeborenenscreening auf angeborene Stoffwechselerkrankungen und Endokrinopathien

Hintergrund

Angeborene Stoffwechselerkrankungen und Endokrinopathien sind, wenn sie nicht behandelt werden, mit einer hohen Morbidität und Mortalität assoziiert. Viele von ihnen lassen sich frühzeitig diagnostizieren und effektiv behandeln. Das erweiterte Neugeborenenscreening wurde 2005 in den Leistungskatalog der gesetzlichen Krankenkassen aufgenommen und ist damit in Deutschland flächendeckend verfügbar.

Zielerkrankungen

- Hypothyreose (► Kap. 5.3.1)
- Adrenogenitales Syndrom (AGS, ► Kap. 5.5.1.1)
- Biotinidasemangel (► Kap. 4.1.7.2)
- Galaktosämie (► Kap. 6.7.4.2)
- Hyperphenylalaninämie (PKU, ► Kap. 6.1.1.2, ► Kap. 6.1.1.4)
- Ahornsirupkrankheit (MSUD, ► Kap. 6.3.2)
- Medium-Chain-Acyl-CoA-Dehydrogenase-(MCAD-)Mangel (► Kap. 6.8.3)
- Long-Chain-Hydroxy-Acyl-CoA-Dehydrogenase-(LCHAD-)Mangel (► Kap. 6.8.1)
- Very-Long-Chain-Acyl-CoA-Dehydrogenase-(VLCAD-)Mangel (► Kap. 6.8.1)
- Carnitinzyklusdefekte (► Kap. 6.8.1, ► Kap. 6.8.2)
- Glutarazidurie Typ 1 (GA1, ► Kap. 6.4.1)
- Isovalerianazidämie (IVA)

Durchführung

Die Blutentnahme erfolgt im Alter von 36–72 h (idealerweise im Alter von 36 h). Die Blutproben (meist Fersenblut) werden auf Filterpapierkarten aufgetropft. Das Screeningergebnis ist unabhängig von der Ernährung oder antibiotischer Therapie. Vor Verlegung in eine andere Institution, vor Transfusion oder Austauschtransfusion und vor Gabe von Kortikosteroiden oder Dopamin sollte unbedingt unabhängig vom Alter des Kindes eine Blutentnahme für das Neugeborenenscreening erfolgen. Bei Erstscreening vor der 36. Lebensstunde bzw. bei Frühgeborenen < 32. SSW ist ein Zweitscreening erforderlich. Der Versand der Filterpapierkarte muss am Tag der Blutentnahme erfolgen.

Methoden

Zur Analyse von Aminosäuren und Acylcarnitinen wird die **Tandemmassenspektrometrie** angewandt. Für die Analytik zur Detektion von Neugeborenen mit Hypothyreose, adrenogenitalem Syndrom, Biotinidasemangel und Galaktosämie kommen andere, z. T. enzymatische Verfahren zum Einsatz.

Merke

Aus den Ergebnissen des Neugeborenenscreenings kann lediglich der Verdacht auf das Vorliegen einer Erkrankung abgeleitet werden. Stets muss die Diagnose durch unabhängige Methoden bestätigt werden. Ein positives Screeningergebnis ist also niemals mit einer Diagnose gleichzusetzen.

21.4 Neugeborenenscreening auf angeborene Hörstörungen

Ziele

Testung aller Neugeborenen bezüglich des beidseitigen Hörvermögens, um eine vollständige und frühzeitige Erkennung therapeutisch relevanter Hörstörungen (ab einem Hörverlust von 35 dB) und einen adäquaten Therapiebeginn sicherzustellen. Hierdurch sollen Folgebehinderungen möglichst gering gehalten werden.

Durchführung

Alle Neugeborenen sollten untersucht werden (Kassenleistung seit 2009). Die Untersuchung sollte bis zum 3. Lebenstag und vor Entlassung aus der Geburtsklinik, spätestens bis zum 10. Lebenstag, durchgeführt werden. Bei auffälligem Befund soll möglichst am selben Tag, spätestens bis zur U2, eine Kontrolluntersuchung mittels akustisch evozierter Hirnstammpotentiale (AABR) durchgeführt werden. Vor Ende des 3. Lebensmonats sollte eine Hörstörung sicher nachgewiesen oder ausgeschlossen sein. Bei erneut auffälligem Befund erfolgt eine pädaudiologische Konfirmationsdiagnostik bis zur 12. Lebenswoche mit exakter Hörschwellenbestimmung (Fachärzte für Phoniatrie und Pädaudiologie). Bei bestätigtem permanenten Hörverlust sollte eine Therapie vor Ende des 6. Lebensmonats eingeleitet werden.

Methoden

Es werden otoakustische Emissionen (OAE) oder die Ableitung akustisch evozierter Hirnstammpotenziale (AABR) allein oder in Kombination angewandt.

Merke

Ein unauffälliger Befund beim Neugeborenenhörscreening lässt keine Aussage über die Entwicklung des zukünftigen Hörvermögens zu. Insbesondere können damit zu diesem Zeitpunkt keine genetisch bedingten Hörstörungen erfasst werden, die sich erst im frühen Kindesalter oder später entwickeln.

21.5 Sonografische Screeninguntersuchung zum Ausschluss einer Hüftgelenkdysplasie

Durchführung

Die Screeninguntersuchung zum Ausschluss einer Hüftgelenkdysplasie wird bei der U3, bei Vorliegen von Risikofaktoren bei der U2, durchgeführt. Die standardisierte Sonografie der Hüfte beim Neugeborenen nach Graf erfordert eine morphologische Beschreibung des knöchernen Pfannenerkers, der Hüftgelenkpfanne, des knorpeligen Erkers und der Position des Hüftgelenkkopfs.

Merke

Das Risiko einer Hüftgelenkdysplasie ist erhöht bei Geburt aus Beckenendlage, positiver Familienanamnese bezüglich Hüftgelenkdysplasie, Stellungsanomalien der Füße, Abspreizhemmung der Hüfte.

Therapie

Die Therapie sollte so früh wie möglich, spätestens zu Beginn der 6. Lebenswoche, erfolgen.
Bei therapiebedürftigem Befund wird eine Spreizhosenbehandlung durchgeführt. Dies gilt auch für dezentrierte und luxierte Hüften, da eine sofortige Reposition mit einem hohen Risiko der Hüftkopfnekrose assoziiert ist. Bei der „malignen“ Dysplasie, die unter 3-wöchiger Spreizhosenbehandlung keine Reposition aufweist, wird eine Overhead-Extensionsbehandlung mit anschließender Ruhigstellung im Gips durchgeführt. Führt auch dies nicht zum Erfolg, muss eine manuelle oder operative Reposition mit anschließender Gipsbehandlung erfolgen. Eine Hüftkopfnekrose tritt in 5–10 % der Fälle als Therapiefolge auf.

Merke

Wird eine angeborene Hüftgelenkdysplasie rechtzeitig erkannt und konsequent behandelt, entwickeln sich die Hüften bei über 90 % der betroffenen Kinder später funktionell und radiologisch normal.

22 Kinderpsychologie und Sozialpädiatrie

22.1 Anorexia nervosa 417
22.2 Adipositas 418
22.3 Kindesmisshandlung und Kindesmissbrauch 420
22.4 Enuresis 421
22.5 Enkopresis 422
22.6 Legasthenie 422
22.7 Frühkindlicher Autismus 423
22.8 Stottern 423
22.9 Aufmerksamkeits-Defizit-Hyperaktivitäts-Störung (ADHS) 423

IMPP-Hits

Zu diesem Kapitel wurden in den vergangenen Jahren sieben Fragen gestellt. Die Themengebiete Enuresis, ADHS, Anorexia nervosa, Legasthenie und Kindesmisshandlung waren beim IMPP beliebt.

22.1 Anorexia nervosa

Definition

Unter Anorexia nervosa versteht man eine selbst verursachte extreme Gewichtsabnahme oder eine unzureichende altersentsprechende Gewichtszunahme, die mit einer tief verwurzelten Überzeugung einhergeht, trotz Untergewicht zu dick zu sein.

Epidemiologie

Das weibliche Geschlecht ist 10- bis 15-mal häufiger betroffen als das männliche. Die Erkrankung tritt selten vor dem 10. oder nach dem 25. Lebensjahr auf. Anorexia nervosa kommt gehäuft in der sozialen Mittel- und Oberschicht vor.

Ätiologie und Pathogenese

Bei Essstörungen handelt es sich um **multifaktoriell bedingte Erkrankungen.** Zwillings- und Familienuntersuchungen sprechen für eine Beteiligung genetischer Faktoren. Eine Rolle des ***Serotonin-5HT2A-Rezeptor*-Gens** sowie eine pathogenetische Bedeutung von **Östrogen** werden diskutiert. Die **Leptinkonzentration** im Serum ist bei Patientinnen mit Anorexia nervosa im Akutstadium der Erkrankung stark erniedrigt. Als weitere pathogenetische Faktoren bei entsprechender Prädisposition werden das vorherrschende Schlankheitsideal und Diäten angenommen. **Zwangs-, Angststörungen** und **Depressionen** können im Einzelfall der Essstörung vorausgehen. Ein niedriges Selbstwertgefühl begünstigt die Manifestation einer Essstörung. Sexueller Missbrauch lässt sich bei Patientinnen mit Essstörungen nicht häufiger nachweisen als bei Frauen mit anderen psychiatrischen Störungen, jedoch deutlich häufiger als bei gesunden Frauen. Psychodynamisch sind **Autonomiekonflikte** und die **Ablehnung der weiblichen Geschlechterrolle** von Bedeutung.

Klinik

Untergewicht mit einem Body-Mass-Index (BMI) unter der 10. Perzentile ist das klinische Leitsymptom der Anorexia nervosa. Patientinnen mit Anorexia nervosa schränken die Kalorienzufuhr stark ein. Sie beschäftigen sich zwanghaft mit ihrem Körpergewicht, das sie trotz bestehenden Untergewichts für zu hoch halten. Häufig wird versucht, den Energieverbrauch durch stundenlange **sportliche Aktivitäten** zu erhöhen. Psychisch sind die betroffenen Mädchen durch eine Neigung zu **depressiven Verstimmungen,** ausgeprägten **Ehrgeiz** bei meist **hoher Intelligenz,** oft auch durch hysterische oder schizoide Persönlichkeitszüge gekennzeichnet. Mögliche **somatische Begleitsymptome** sind eine Amenorrhö, Haarausfall, Osteoporose und eine reversible Pseudoatrophie des Gehirns. Zusätzlich leiden die Patientinnen auch unter Kälteempfindlichkeit und arterieller Hypotonie. Die häufig beklagte Obstipation ist meist auf die geringere Stuhlfrequenz durch die stark eingeschränkte Nahrungsaufnahme zurückzuführen. Eine Krankheitseinsicht besteht selten.

Die Anorexia nervosa wird in zwei Subtypen unterteilt. Bei der **restriktiven Form** fehlen Fressattacken, selbst induziertes Erbrechen, Laxanzien- und Diuretikaabusus. Bei der **„Binge-eating/purging"-Form** treten regelmäßig „Fressanfälle" auf, die von selbst induziertem Erbrechen, Laxanzien- und Diuretikaabusus begleitet werden.

Merke

BMI-Werte < 13 kg/m² bei stationärer Aufnahme gehen mit einer deutlich erhöhten Mortalitätsrate einher.

Diagnostik

Diagnostische Kriterien für Anorexia nervosa sind ein Körpergewicht mindestens 15 % unterhalb der Norm bzw. BMI ≤ 17,5 kg/m², ein selbst verursachter Gewichtsverlust, eine **Körperschemastörung** sowie begleitende endokrine Störungen (Hypothalamus-Hypophysen-Gonaden-Achse), z. B. Amenorrhö, Störung der pubertären Entwicklung und des Wachstums.

Therapie

Die Behandlung der Anorexia nervosa erfordert ein umfassendes Betreuungskonzept mit dem Ziel der **Gewichtszunahme** und **Normalisierung des Essverhaltens.** Der erste Schritt der Therapie besteht im Aufbau einer **Behandlungsmotivation.** Grundsätzlich ist eine ambulante Behandlung einer stationären vorzuziehen. Die **Psychotherapie** kann verhaltenstherapeutisch, gesprächstherapeutisch, familientherapeutisch oder tiefenpsychologisch ausgerichtet sein. Auf eine ausreichende Kalziumzufuhr ist zu achten (Osteoporoseprophylaxe).

Merke

Zunächst sollte bei Anorexia nervosa stets versucht werden, eine orale Nahrungsaufnahme durchzusetzen. Eine Sondenernährung kann in Einzelfällen bei schwerer Abmagerung zu einer deutlichen Entlastung der Patientin führen. Eine parenterale Ernährung ist nur in absoluten Ausnahmefällen bei vitaler Bedrohung indiziert und kann zu schweren Komplikationen führen (z. B. Elektrolytentgleisungen).

Prognose

Die Letalität der Anorexia nervosa beträgt 5–15 % nach 10 Jahren. Chronische Verläufe sind durch soziale Isolation und eine hohe psychiatrische und somatische (z. B. Niereninsuffizienz) Komorbidität gekennzeichnet.

Merke

Die Anorexia nervosa weist die höchste Mortalitätsrate aller psychiatrischen Erkrankungen auf.

22.2 Adipositas

Übergewicht ist als ein Body-Mass-Index über der 90., Adipositas als ein Body-Mass-Index über der 97. alters- und geschlechtsspezifischen Perzentile definiert. Die Häufigkeit der Adipositas steigt in allen Industrienationen.

Ätiologie

Der Anteil genetischer Faktoren beträgt etwa 70 %. Wesentliche physiologische Regulationssysteme, in denen Kandidatengene für die Gewichtsregulation vermutet werden, sind die Steuerung des Grundumsatzes, der Thermogenese, der Fettoxidation, des Hunger-Sättigungs-Empfindens (z. B. Leptinsensitivität) sowie der Adipozytendifferenzierung. Faktoren der psychosozialen Umgebung tragen ebenso zur Entstehung einer Adipositas bei. Die Prävalenz und das Ausmaß der Adipositas korrelieren direkt mit der konsumierten Fettmenge.

Klinik

Kinder und Jugendliche mit Adipositas sind in der Regel **schwer und groß,** da es im Rahmen des Energieüberschusses zu einem akzelerierten Längenwachstum kommt. **Striae distensae** sowie eine **Pseudogynäkomastie** und ein **Pseudohypogenitalismus** bei Jungen sind häufig. Bei Mädchen kommt es häufig zu einer **frühzeitigen Pubertätsentwicklung.** Durch das nachteilige äußere Erscheinungsbild können schwerwiegende **psychosoziale Konsequenzen** auftreten. Das Risiko für das Auftreten von Dyslipoproteinämien, Diabetes mellitus Typ 2 und einer arteriellen Hypertonie, und damit das **Atheroskleroserisiko,** sind stark erhöht. Typische **orthopädische Folgekrankheiten** sind Genua valga, die aseptische Nekrose der Tibiaepiphyse sowie die Epiphyseolysis capitis femoris. Das Syndrom der **obstruktiven Schlafapnoen** mit nächtlicher Hypoventilation und Hypoxämie kommt ebenfalls gehäuft vor (▸ Kap. 13.3.5). Eine **Fettleber** sowie ein gastroösophagealer Reflux sind typische Komplikationen. Bei Jugendlichen mit Adipositas kann ein **Pseudotumor cerebri** mit Kopfschmerzen und Sehstörungen auftreten (▸ Kap. 19.5).

Merke

Kinder mit alimentärer Adipositas sind schwer und groß, Kinder mit syndromatischer Adipositas sind eher schwer und klein.

Diagnostik

Gewicht, Länge und BMI werden bestimmt und in Perzentilenkurven dokumentiert (▸ Abb. 22.1). Blutdruckmessung, Bestimmung von Cholesterin und Triglyzeriden im Serum sowie von Harnsäure im Serum bei positiver Familienanamnese, ggf. die

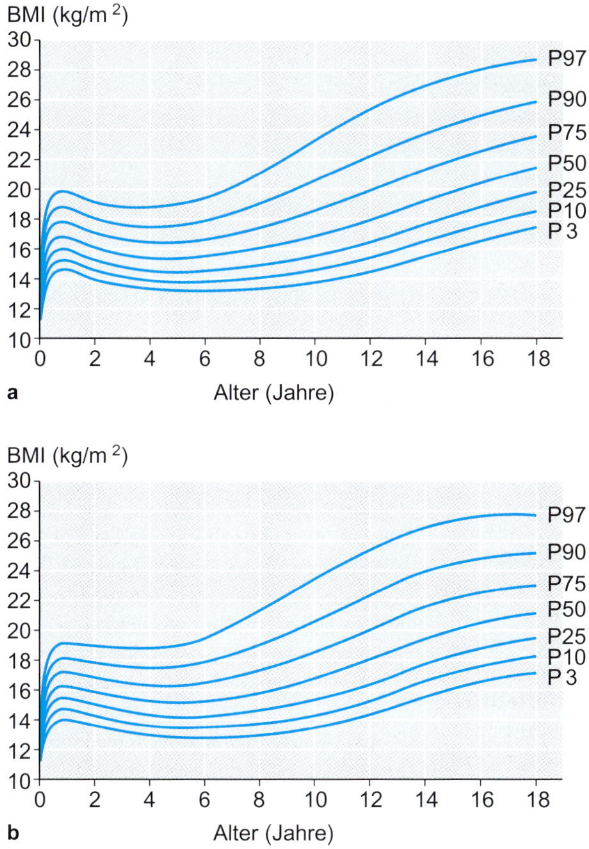

Abb. 22.1 BMI-Perzentilenkurven für **a)** Jungen und **b)** Mädchen. [L127]

Durchführung eines oralen Glukosetoleranztests und die Veranlassung eines orthopädischen Konsils bei Hüft- oder Kniegelenkschmerzen dienen der Identifikation von Komplikationen.

22.3 Kindesmisshandlung und Kindesmissbrauch

Definitionen

Körperliche Misshandlung ist die Gewaltanwendung durch Erwachsene gegenüber Kindern, die zu Wunden und körperlichem Trauma sowie vor allem bei Säuglingen und Kleinkindern zu schweren Schädigungen und diagnostischen Problemen führen kann.

Sexueller Missbrauch ist die Beteiligung von Kindern und Jugendlichen an sexuellen Aktivitäten, die sie nicht oder nicht in allen Konsequenzen verstehen, denen sie nicht verantwortlich zustimmen können oder die soziale Tabus im Rahmen familiärer Strukturen verletzen.

Klinik

Bei der aktiven Misshandlung weisen **Hautveränderungen** häufig auf die Diagnose hin. Hierzu gehören Narben, Striemen mit Abdruck von Gegenständen, unterschiedlich „alte" Hämatome (▶ Abb. 22.2), Bissverletzungen und Würgemale am Hals. Auch Einblutungen in die Konjunktiven kommen vor (▶ Abb. 22.3). Brandverletzungen mit kreisrundem Aussehen (Zigaretten), am Gesäß (Herdplatte), strumpfförmig an beiden Füßen (heißes Bad) oder an den Händen sind fast pathognomonisch für eine nicht akzidentelle Verbrennung. **Frakturen** sind diagnostisch wichtig und treten vor allem am Schädel, an den Extremitäten und an den Rippen auf. Junge Kinder sind besonders durch **Schädel-Hirn-Traumen** gefährdet, die zu Frakturen und intrazerebralen Blutungen führen können. **Subdurale Hämatome** und **Retinaeinblutungen** sind besonders häufig und charakteristisch. Die Kombination dieser beiden Verletzungen bei Säuglingen ist pathognomonisch für eine besondere, niemals akzidentelle Verletzungsform, das **Schütteltrauma.** Stumpfe Bauchtraumen können zu Leber- oder Milzrupturen führen.

Verletzungen im Genital- und Analbereich, Schwellungen an der Oberschenkelinnenseite, sexuell übertragbare Krankheiten sowie Schwangerschaft in der Pubertät sollten an sexuellen Missbrauch denken lassen.

Kopf- und Bauchschmerzen, Übelkeit, Gangstörungen und Zyklusstörungen sind Symptome, die als Ausdruck der Stressbelastung gewertet werden können.

Auffällige Verhaltensmuster wie Weglaufen, Suizidversuche sowie sexualisiertes Verhalten können Ausdruck einer Misshandlung oder eines Missbrauchs sein. **Auffälligkeiten im sozialen Beziehungsmuster** sind Furchtsamkeit und Übervorsichtigkeit, eingeschränkte soziale Interaktionen mit Gleichaltrigen, Autoaggression oder Aggression gegenüber anderen und Teilnahmslosigkeit. Eine Ablehnungshaltung kann sowohl von Eltern gegenüber ihrem Kind als auch von Jugendlichen gegenüber ihren Eltern oder wechselseitig vorliegen. Die Eltern haben hohe Ansprüche an die Kinder und Jugendlichen bezüglich Lob und Anerkennung. Jugendliche werden als gleichwertige Partner oder Partnerersatz behandelt. Sie zeigen ein erwachsen wirkendes Verhalten mit einem hohen Maß an Kompetenz und Verantwortung. Nur in geschütztem Rahmen kommt das Bild der Depression und Verunsicherung zum Ausdruck.

Merke

Die Kombination eines subduralen Hämatoms mit typischen Knochenveränderungen und/oder typischen Hautveränderungen ist pathognomonisch für eine Kindesmisshandlung. Die Kombination mit Retinaeinblutungen ist charakteristisch für das Schütteltrauma („Shaken Baby"-Syndrom).

Diagnostik

Diagnostisch besonders wichtig ist, bei verdächtigen Symptomen an die Möglichkeit einer Kindesmisshandlung zu **denken.** Die wichtigsten diagnostischen Schritte sind das **Gespräch** mit der Familie und dem Patienten zur Klärung von Unfallmechanismen und Hintergründen, eine sorgfältige **klinische Untersuchung,** ggf. eine **kindergynäkologische Untersuchung.**

Eine **Untersuchung des Skelettsystems** ist bei Verdacht auf Misshandlung stets erforderlich. Verdächtige Röntgenbefunde sind subperiostale Verkalkungen, Absprengungen am Rand der Metaphysen und spiralförmige Frakturen von Röhrenknochen.

Eine **Röntgenaufnahme des Schädels** ist in allen Altersgruppen indiziert. Zudem sollten eine **Sonografie des Abdomens** (intraabdominelle Blutungen), eine **augenärztliche Untersuchung** (retinale Blutungen) und eine laborchemische Untersuchung zur Abklärung von Differenzialdiagnosen (Blutbild, Gerinnungsstatus, Eisenstatus, Vitamin D, Parathormon) erfolgen.

Praxistipp

Bei Verdacht auf Kindesmisshandlung sollten alle körperlichen Auffälligkeiten sorgfältig fotografisch dokumentiert werden.

Differenzialdiagnose

Ausgeschlossen werden müssen eine Leukämie (Knochenschmerzen, Hämatome), primäre Gerinnungsstörungen (Hämatome), eine Rachitis (erhöhte Knochenbrüchigkeit), die Osteogenesis imperfecta (rezidivierende Frakturen) und eine Glutarazidurie Typ 1 (subdurale Hygrome, Hämatome und Retinablutungen).

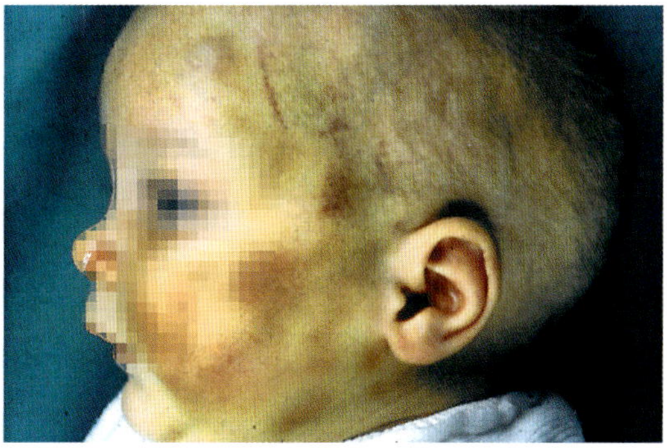

Abb. 22.2 Unterschiedlich alte Hämatome bei Kindesmisshandlung. [O530]

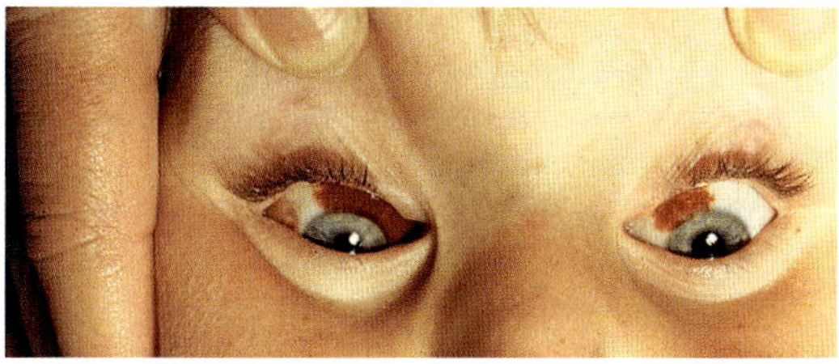

Abb. 22.3 Konjunktivale Einblutungen nach Trauma. [O530]

Klinischer Fall

Die 7 Monate alte Lea wird in der pädiatrischen Notfallambulanz von ihren Eltern vorgestellt, da sie zu Hause gekrampft habe. Lea wirkt in der klinischen Untersuchung apathisch. Aufgrund des schlechten Allgemeinzustands und der lückenhaften Angaben der Eltern werden weitere Untersuchungen veranlasst. Am Augenhintergrund finden sich frische Blutungen. Die Computertomografie des Schädels zeigt ein subdurales Hämatom. Organische Ursachen für die Befunde konnten im Verlauf ausgeschlossen werden, sodass am ehesten von einer Misshandlung auszugehen ist.

Merke

Bei Schädelfrakturen ist darauf zu achten, ob das angegebene Trauma für das Ausmaß der Fraktur adäquat ist.

22.4 Enuresis

Definitionen

Bei einer unkontrollierten Harnentleerung ab einem Alter von 4–5 Jahren mindestens 2-mal pro Monat spricht man von Enuresis.

Nach bisheriger Klassifikation unterscheidet man die Tagesinkontinenz **(Enuresis diurna)** und die Nachtinkontinenz **(Enuresis nocturna).** Eine neue Klassifikation wird aktuell von der Fachgesellschaft diskutiert. Bei der **primären Enuresis** war das Kind noch zu keiner Zeit kontinent. Bei der **sekundären Enuresis** tritt die Inkontinenz nach einer Kontinenzphase von mindestens 6 Monaten erneut auf.

Ätiologie

Mögliche Ursachen sind psychische Probleme (traumatische Erlebnisse, unbewusste Konflikte, emotionale Belastung) und eine mangelhafte Funktionsreifung. Es besteht eine familiäre Häufung.

Organische Ursachen wie neurogene Blasenfunktionsstörungen, urogenitale Fehlbildungen, Diabetes mellitus, Diabetes insipidus und Harnwegsinfektionen müssen ausgeschlossen werden.

Klinik

Das klinische Leitsymptom ist das **Einnässen,** wobei die Frequenz und der Zeitpunkt des Einnässens sehr unterschiedlich sein können.

Diagnostik

Eine ausführliche **Anamnese** (bestehende Erkrankungen, psychomotorische Entwicklung, familiäre Belastungen, Umfeld usw.) sowie das Führen eines **Enuresiskalenders** über mindestens 4 Wochen sind wegweisend. Organische Ursachen (siehe oben) müssen ausgeschlossen werden.

Therapie

Die **Behandlung der nicht organisch bedingten Enuresis** erfordert eine interdisziplinäre Zusammenarbeit von Psychologen, Pädagogen und Pädiatern. Das Führen eines **Enuresiskalenders** mit Belohnungsstrategien (operantes Konditionieren) ist die erste Maßnahme. Darüber hinaus werden die Patienten zur **willkürlichen Blasenentleerung** aufgefordert, die abendliche Trinkmenge wird eingeschränkt. Eine weitere Möglichkeit besteht im Einsatz **verhaltenstherapeutischer Maßnahmen,** z.B. in der Anwendung einer Klingelmatratze (apparative Konditionierung).

Umstritten ist eine **medikamentöse Therapie** mit DDAVP (Minirin®) intranasal oder oral abends über maximal 4 Wochen.

22.5 Enkopresis

Definitionen

Bei willkürlichem oder unwillkürlichem Stuhlabgang nach dem 4. Lebensjahr, der nicht selten mit Kotschmieren assoziiert ist, spricht man von Enkopresis. Wie bei der Enuresis unterscheidet man eine **primäre** und eine **sekundäre Enkopresis.**

Ätiologie

Eine primäre Enkopresis ist häufig durch eine allgemeine Entwicklungsverzögerung, eine Einschränkung der intellektuellen Funktionen oder eine Behinderung bedingt. Bei der sekundären Enkopresis ist sehr oft eine chronisch-habituelle Obstipation mit Überlaufenkopresis die Ursache (► Kap. 14.7). Darüber hinaus spielen belastende Erlebnisse oder chronische Konfliktsituationen eine wichtige Rolle.

Klinik

Das klinische Leitsymptom ist das **Einkoten.** Es geschieht meist tagsüber, manchmal auch nachts. Häufig verstecken die Kinder ihre verschmutzte Wäsche. Sie zeigen oft eine merkwürdige Indolenz.

Diagnostik

Eine ausführliche Anamnese (Stuhlfrequenz und -konsistenz, bestehende Erkrankungen, psychomotorische Entwicklung, familiäre Belastungen, Umfeld) sowie eine sorgfältige neurologische und rektale Untersuchung (chronische Obstipation) sollten durchgeführt werden.

Therapie

Liegt eine chronisch-habituelle Obstipation vor, führen eine konsequente Darmentleerung und Normalisierung der Stuhlfrequenz und -konsistenz zu einem Sistieren der Enkopresis. Bei unzureichend erlernter Beherrschung der Darmfunktion sollte dieser Vorgang im Rahmen einer Übungsbehandlung unter Anwendung von Belohnungsstrategien nachgeholt werden. In anderen Fällen stehen psychologische Maßnahmen im Vordergrund.

22.6 Legasthenie

Definition

Es handelt sich um eine umschriebene Beeinträchtigung der Entwicklung der Lesefähigkeit, die nicht auf eine Intelligenzminderung, Hör- oder Sehstörung oder auf eine andere Erkrankung zurückgeführt werden kann.

> **Merke**
>
> Bei der Legasthenie besteht keine allgemeine geistige Behinderung.

Ätiologie

Sie ist nicht geklärt. Familienuntersuchungen legen eine Beteiligung genetischer Faktoren nahe. Darüber hinaus werden eine Störung der Informationsverarbeitung sowie Veränderungen der Hirnstruktur und Hirnfunktion vermutet.

Klinik

Die **Lesefähigkeit** und **Rechtschreibleistung** liegen deutlich **unter der Altersnorm,** während der **Intelligenzquotient normal** ist. Häufig bestand eine **Sprachentwicklungsverzögerung.**

Begleitend bestehen häufig **Aufmerksamkeitsstörungen** und eine **Hyperaktivität.**

Sekundär können emotionale Störungen, Konzentrationsstörungen, psychosomatische Symptome (Kopfschmerzen, Bauchschmerzen, Übelkeit), depressive Verstimmungen sowie Störungen des Sozialverhaltens auftreten.

Diagnostik

Zur Diagnosestellung sind eine neurologische Untersuchung, Intelligenztestung und psychologische Testung (Prüfung der Lese-, Rechtschreib- und Rechenfähigkeit) notwendig. Zudem sollte eine Hör- und Sehprüfung erfolgen.

> **Merke**
>
> Bisher ist keine organische Ursache für die Legasthenie bekannt.

Therapie

Die schulische Förderung sowie die Unterstützung bei der Bewältigung der psychischen Belastung und der Sekundärsymptome stehen im Vordergrund.

22.7 Frühkindlicher Autismus

Autistische Syndrome sind durch eine hochgradige interpersonelle Kontaktstörung mit einer generellen Entwicklungsverzögerung, einer Unfähigkeit, Emotionen auszudrücken, Stereotypien sowie Sprachauffälligkeiten gekennzeichnet. Der frühkindliche Autismus manifestiert sich bereits im Säuglingsalter. Da der frühkindliche Autismus vom IMPP bislang in den schriftlichen Examina nicht berücksichtigt wurde, wird im Folgenden nicht weiter darauf eingegangen.

> **Merke**
>
> Die diagnostischen Kriterien des Autismus sind eine extreme Abkapselung gegenüber der Umwelt, Veränderungsangst sowie eine Verzögerung der Gesamtentwicklung mit Sprachauffälligkeiten.

22.8 Stottern

Definition

Es handelt sich um eine situationsbedingte Redeflussstörung.

Klinik

Klonisches Stottern äußert sich in Wiederholungen beim Sprechbeginn. **Tonisches Stottern** manifestiert sich als Blockierung beim Sprechablauf. Kombinierte Formen kommen vor. Bei ausgeprägten Formen treten Mitbewegungen von Körperteilen auf.

Therapie

Eine verhaltenstherapeutisch ausgerichtete Übungsbehandlung ist häufig erfolgreich. Wichtig ist die psychologische Entlastung des Patienten.

22.9 Aufmerksamkeits-Defizit-Hyperaktivitäts-Störung (ADHS)

Definition

Eine ADHS liegt vor, wenn unaufmerksames und impulsives Verhalten mit oder ohne deutliche Hyperaktivität ausgeprägt ist, nicht dem Alter und Entwicklungsstand entspricht und zu Störungen in den sozialen Bezugssystemen, der Wahrnehmung und im Leistungsbereich (Schule) führt.

> Die einfache Aktivitäts- und Aufmerksamkeitsstörung ohne Störung des Sozialverhaltens wird hierbei von der hyperkinetischen Störung mit Störung des Sozialverhaltens unterschieden.

Pathogenese

Es wird eine fehlerhafte Informationsverarbeitung zwischen Frontalhirn und Basalganglien infolge von Störungen im Neurotransmitterstoffwechsel (vor allem Dopamin) angenommen. Dies führt über mangelnde Hemmung von Impulsen zu ungenügender Selbstregulation.

Klinik

> **Aufmerksamkeitsstörung, Impulsivität** und **Hyperaktivität** sind die Leitsymptome der ADHS. Die Verhaltensauffälligkeiten treten in altersvariabler Ausprägung auf.

Komorbide Störungen sind relativ häufig: aggressive Verhaltensstörungen, Depressionen, Angststörungen, Zwangsstörungen, Lernstörungen und Teilleistungsschwächen, Sprach- und Sprechstörungen, Tic-Störungen, Tourette-Syndrom, Schmerzerkrankungen, erhöhtes Risiko für Suchtmittel.

Diagnostik

Die Diagnose sollte sorgfältig gestellt und stets kritisch hinterfragt werden. Sie umfasst die **Anamnese,** insbesondere eine **neurologische** körperliche **Untersuchung** sowie die Beurteilung des Hör- und Sehvermögens. Zudem kommen **Verhaltensbeobachtung, ADHS-spezifische Fragebögen** für Eltern und Erzieher und **testpsychologische Untersuchungen** zum Einsatz. Eine EEG-Diagnostik erfolgt zum Ausschluss einer Epilepsie.

Differenzialdiagnose

Praxistipp

Die Leitsymptome des ADHS können u. a. auch auf eine unerkannte Stoffwechselstörung (z. B. Phenylketonurie, X-Adrenoleukodystrophie), ein Fragiles-X-Syndrom, eine Epilepsie oder eine Hyperthyreose hinweisen. Andere psychiatrische Erkrankungen müssen abgegrenzt werden.

Therapie

Die Behandlung umfasst mehrere Säulen.

Es werden **Aufklärungsgespräche mit Eltern, Kind, Erziehern und Lehrern** geführt.

Psychotherapeutisch kommen Verhaltenstherapien wie Selbstinstruktionstraining und Kontingenzprogramme zum Einsatz. **Teilleistungsschwächen, Komorbiditäten und intrafamiliäre Probleme** werden berücksichtigt durch Elterntraining, Familien- und Erziehungsberatung, Förderkindergarten und -schule und Selbsthilfegruppen.

Bei Erfolglosigkeit der nichtmedikamentösen Therapie ist die medikamentöse Therapie unter sorgfältiger Abwägung des Nutzens und der Risiken indiziert. Oft sind unterstützende Übungsbehandlungen erst bei medikamentöser Therapie erfolgreich. Zur Anwendung kommen **Psychostimulanzien** wie Methylphenidat oder DL-Amphetamin.

Merke

Insbesondere in ungünstigem sozialen Umfeld haben Kinder mit ADHS ein hohes Risiko für emotionale und körperliche Misshandlung.

Lerntipp

Beim Thema ADHS versucht das IMPP bei der Kernsymptomatik auf die falsche Fährte zu führen: Merken Sie sich, dass zwar mangelnde Ausdauer und Konzentration, Impulsivität, Unruhe und Ablenkbarkeit zu den Krankheitskriterien gehören, nicht jedoch Störungen des Sozialverhaltens oder Affektstörungen.

Register

Symbole
α-Fetoprotein, Keimzelltumoren 214
α-Interferon, Hepatitis B 295
β-HCG, Keimzelltumoren 214
γ-GT, Hepatitis B 295
1, 25-$(OH)_2$-Vitamin-D_3 48
- Pseudohypoparathyreoidismus 61
11-βHydroxylase-Mangel
- adrenogenitales Syndrom 62
- Hypoaldosteronismus, isolierter 66
13C-Harnstoff-Atemtest, Helicobacter pylori 272
18-Hydroxylase-Mangel, Hypoaldosteronismus, isolierter 66
18-Oxidase-Mangel, Hypoaldosteronismus, isolierter 66
1-Nahrungen 41
21-Hydroxylase-Mangel, adrenogenitales Syndrom 62
3-Hydroxysteroiddehydrogenase-Mangel, adrenogenitales Syndrom 62
3-Methylcrotonyl-CoA-Carboxylase, Biotin 47
46, XX/46, XY-Chimärismus, Hermaphroditismus verus 71
47, XXY, *Siehe* Klinefelter-Syndrom
5-Aminolävulinsäure, Tyrosinämie 77
5-Aminolävulinsäure-Dehydratase, Tyrosinämie 76
5'-Nukleotidase, Hepatitis B 295
6-Pyruvoyl-Tetrahydropterin-Synthase-Defekt, Hyperphenylalaninämie 76
7S-Immunglobuline, Guillain-Barré-Syndrom 358
99 m-Technetium-Szintigrafie, Osteomyelitis 115

A
AABR (akustisch evozierte Hirnstammpotentiale) 416
AB0-Inkompatibilität 19
- Anämie, isoimmunhämolytische 178
ABC-7-Gen, sideroblastische Anämie 182
ABC-Transporter, Defekt 105
Abdomen, vorgewölbtes 206
Abdomen, akutes, Enterokolitis, nekrotisierende 22
abdominale Tumoren, Non-Hodgkin-Lymphome 203
Abdominalsonografie
- Invagination 278
- Kindesmisshandlung 421
Abdominaltuberkulose, Therapie 130
Abduzensparese, Hirntumoren 215
Aberrationen, strukturelle 33
Abetalipoproteinämie 108
Abgeschlagenheit
- Brucellose 124
- Diphtherie 119
ABL-Gen
- Leukämie, chronisch-myeloische 201
Abnabeln 5
Absaugung, Neugeborene 5
Absencen-Epilepsie 376
Abspreizhemmung der Hüfte, Hüftgelenksdysplasie 416
Abszess
- Leber 298
- retropharyngealer 244
Acanthosis nigricans, Insulinresistenzsyndrom 87
Acarus siro var. hominis 350
ACE-Hemmer
- Alport-Syndrom 309
- IgA-Glomerulonephritis 308
Acetylcholin, Botulismus 121
Acetylcholinrezeptoren, Myasthenia gravis 359
Acetyl-CoA-Carboxylase, Biotin 47
Acetyl-CoA-Mangel, Medium-Chain-Acyl-CoA-Dehydrogenase-Defekt 99
Achalasie, Erbrechen 270
Achillessehnenentzündung
- Oligoarthritis, juvenile 167
Achillessehnenkontraktur, Becker-Muskeldystrophie 362
Aciclovir 137
- HSV-Meningoenzephalitis 114
Acrodermatitis, chronica atrophicans 131
Acrodermatitis enteropathica 344
ACTH
- Addison-Syndrom 64
- Cushing-Syndrom 66
- Hypoglykämie 84
ACTH-Kurztest, adrenogenitales Syndrom 63
Acylcarnitin-Carnitin-Translocase, Defekt 98
Acylcarnitine
- Hypoglykämie 84
- Medium-Chain-Acyl-CoA-Dehydrogenase-Defekt 99, 100
Acyl-CoA-Oxidase, Defekt 104
ADA-Defekt 160
Addison-Krise 64
- Hyperkalzämie 337
Addison-only-Form 105
Addison-Syndrom 64, 65
- Diabetes mellitus Typ 1 90
- Hyperkaliämie 336
- Pseudotumor cerebri 388
ADEM, *Siehe* Enzephalomyelitis, akute disseminierte
Adenotomie
- Adenoide 245
- Schlafapnoe, obstruktive 246
Adenoviren
- Bronchitis, akute 251
- Gastroenteritis, akute, infektiöse 278
- Meningitis 114
- Pneumonie, neonatale 15
- Pseudokrupp 248
Adenovirusinfektion, Keratoconjunctivitis epidemica 144
Aderlass, Rh-Inkompatibilität 19
ADHS (Aufmerksamkeits-Defizit-Hyperaktivitäts-Störung) 423
ADH-Sekretion
- Vermehrt, *Siehe* Schwartz-Bartter-Syndrom
ADHS-spezifische Fragebögen 423
ADH-Test
- Diabetes insipidus neurohormonalis 56
- Diabetes insipidus renalis 322
Adipositas 419
- Pseudotumor cerebri 388, 419
ADPKD (autosomal-dominant vererbte polyzystische Nierenerkrankung) 327
Adrenalin, Phäochromozytom 67
Adrenalinmangel, Hyperphenylalaninämie 74
adrenogenitales Syndrom 62ff.
- Dehydratation, hypotone 334
- Hyperkaliämie 336
- Hypertonie 323
- Neugeborenenscreening 415
adrenokortikale Hyperplasie, mikronoduläre 66

Adrenoleukodystrophie 105
- X-chromosomal-rezessive 64
- neonatal 103
Adynamie, Hypokaliämie 336
Affektkrämpfe 385, 386
Aflatoxine, Reye-Syndrom 301
Agammaglobulinämie, infantile (Bruton) 158
AGN, *Siehe* Glomerulonephritis, akute postinfektiöse
Agranulozytose 185
AGS, *Siehe* adrenogenitales Syndrom
Ahornsirupkrankheit 80
- Neugeborenenscreening 80, 415
AIDS, Tuberkulose 127
Akanthozytose, Abetalipoproteinämie 108
Akatalasämie 104
Akinesie 394
akinetische Anfälle 380
Akkommodationslähmungen, Botulismus 121
Akroparästhesien, Fabry-Syndrom 103
Akrozephalosyndaktylie, Typ Apert 370
Aktivkohle, Vergiftungen 411
akustisch evozierte Hirnstammpotentiale (AABR) 416
Akutes Thorax-Syndrom, Sichelzellanämie 179
Alagille-Syndrom 291
ALAS 2-Gen, sideroblastische Anämie 182
Albinismus 351
Albright'sche hereditäre Osteodystrophie 61
Albuminausscheidung, Diabetes mellitus Typ 1 90
Aldosteron sezernierende Adenome, Hyperaldosteronismus 66
Aldosteronsynthese, isoliert verminderte 66
Alkalose, Hyperaldosteronismus 66
Alkaptonurie 78
- Urin, roter 306
Alkoholabusus
- Asphyxie, perinatale 6
- Stillen 41
Alkoholembryopathie 36
- Kasuistik 37
- Mikrozephalie 372
Alkoholintoxikation, Koma 403
Alkyl-DHAP-Synthase, Defekt 104
ALL, *Siehe* Leukämie, akute lymphatische
Allergenapplikation, Hyposensiblisierung 256
Allergenkarenz
- Alveolitis, exogen-allergische 265
- Asthma bronchiale 255
Allergien, nephrotisches Syndrom 317
allergische (akute) Urtikaria 348
allergische Agranulozytose 185
allergische Reaktion 349
- Asthma bronchiale 253
- Echinokokkose 299
- Typ III 265, 349
- Urtikaria 348
Alloimmunthrombozytopenie 21, 192
Alopezie 60
- Biotinidasemangel 47
Alpha-1-Antitrypsin-Mangel 291
- Leberversagen, fulminantes 301
Alpha-Fetoprotein
- Neuralrohrdefekt 368
- Tyrosinämie 77
Alpha-Galaktosidase, Defekt 103
Alpha-Ketosäuren, Ahornsirupkrankheit 80
Alpha-L-Iduronidase, Pfaundler-Hurler-Syndrom 101
Alport-Syndrom 309
- nephrotisches Syndrom 316
ALTE (Apparent-Life-Threatening-Episode) 29
Alveolen, überblähte, bronchopulmonale Dysplasie 11
Alveolitis
- exogen-allergische 265
- exsudative 127
- hämorrhagische 311
Amanitatoxin, Leberversagen, fulminantes 301
amaurotisches Katzenauge, Retinoblastom 210
Amenorrhö
- Anorexia nervosa 418
- zystische Fibrose 259
Aminosalizylsäure, Crohn-Krankheit 282
Aminosäuren
- schwefelhaltige 78
- schwefelhaltige, Stoffwechsel 79
- verzweigtkettige 80
Aminosäurensubstitution 83
Aminotransferasen
- Autoimmunhepatitis 298
- Leberversagen, fulminantes 300
- Tyrosinämie 77
AML, *Siehe* Leukämie, akute myeloische
Amnioninfektionssyndrom, Neugeborenensepsis 25
Ampicillin, Listeriose 125
Amyloidose
- nephrotisches Syndrom 316
- Still-Syndrom 166
ANA
- Autoimmunhepatitis 298
- Lupus erythematodes, systemischer 311
- Oligoarthritis, frühkindliche 167
- Polyarthritis, seronegative 166
Anaerobier, Thyreoiditis, eitrige 59
Anal- und Rektumatresie, Begleitfehlbildungen 276
Analgetika
- Anämie, sideroblastische 182
Analverletzungen, sexueller Missbrauch 420
Anämie
- AB0-Inkompatibilität 19
- aplastische 183
- aplastische, erworben 183
- aplastische, idiopathisch 184
- Apnoe 13
- autoimmunhämolytisch 177
- Brucellose 124
- Eisenmangel 174
- Endokarditis 234
- Erythema infectiosum 136
- Erythrozytenabbau, vermehrter 174
- Erythrozytenproduktion, inadäquate 174
- Ewing-Sarkom 213
- Frühgeborene 173
- Glukose-6-Phosphat-Dehydrogenase-Mangel 182
- hämolytische 176, 182, 187, 298, 314, 388
- Herzinsuffizienz 236
- hypochrome, mikrozytäre 175, 182
- hypoplastische, erworbene 176
- immunhämolytische 177
- isoimmunhämolytische 178
- kongenitale, hypoplastische 175
- Leukämie, akute lymphatische 197
- Leukämie, akute myeloische 199
- Leukämie, chronisch-myeloische 201
- makrozytäre 175, 176
- megaloblastäre 175
- mikrozytäre 46
- neonatale 20, 20
- Nephritis, tubulointerstitielle 323
- Neuroblastom 208
- Niereninsuffizienz, chronische 325
- normochrome 46

– perniziöse 90
– Rhabdomyosarkom 210
– Rh-Inkompatibilität 19
– sideroblastische 182
– Skorbut 47
– Sphärozytose, hereditäre 177
– Substratmangel 174
– Thalassaemia major 180
– Thalassaemia minor 180
Anämie, hämolytische, Wiskott-Aldrich-Syndrom 160
anaphylaktischer Schock, Urtikaria 348
Anastomosenoperation, Fallot-Tetralogie 229
ANCA, Glomerulonephritis, rapid progressive 311
Androgenresistenz 72
Anenzephalie 368
Anenzphalie, Neugeborenenreanimation 6
Aneurysma, mykotisches 235
Aneurysmaruptur, Subarachnoidalblutung 390
Anfälle 379, 380
– epileptische 6, 8, 20, 24, 25, 46, 61, 74, 78, 80, 83, 113, 118, 132, 159, 206, 215, 234, 311, 333, 337, 351, 389, 394, 399, 400
– fokale 374, 379, 390
– fokal-motorische 375, 379
– fokal-sensorische 375, 379
– generalisierte 374
– myoklonisch-astatische 375
– tonisch-astatische 383
– tonisch-klonische 378
Angelman-Syndrom 35, 36
Angina
– follikuläre 246
– retronasalis 245
– tonsillaris 115, 116, 169, 246
– ulceromembranosa (Plaut-Vincent) 246
Angiofibrome, faziale 399
Angiografie, Pulmonalstenose 223
Angiokardiografie, Aortenisthmusstenose 222
Angiokeratoma corporis diffusum, Fabry-Syndrom 103
Angiome, venöse 389
Angiomyolipome, Hirnsklerose, tuberöse 399
Angioödem, hereditäres 348
– C1-Esterase-Inhibitor-Mangel 348
Angioosteohypertrophie 401
Angiotensinrezeptor-Blocker, IgA-Glomerulonephritis 308
Angstattacken, Phäochromozytom 67
ANI (akute Niereninsuffizienz) 324
Anionenaustauscherharze, Hyperlipoproteinämie 106
Ankyrin
– Sphärozytose, hereditäre 177
Anlegen des Kindes 5
Anorexia nervosa 417, 418
– Dehydratation, hypertone 334
– Hyperkalzämie 61
– Letalität 418
– Pellagra 46
– Pubertas tarda 70
– rheumatisches Fieber 169
– Vitamin-A-Überdosierung 48
Anosmie, Kallmann-Syndrom 71
Anstrengungsasthma 254
Antiacetylcholinrezeptorantikörper, Myasthenia gravis 360
Antiadhärenzfaktoren, Muttermilch 41
Antibiotika
– Endokarditisprophylaxe 235
– Gastritis 272
– Gastroenteritis, akute, infektiöse 279
– Meningitis 114
– Pneumonie 264
anticholinerges Syndrom 410
Anti-D-Antikörper, Rh-Inkompatibilität 19
Anti-Doppelstrang-DNA-Antikörper
– Lupus erythematodes, systemischer 311
Anti-EA
– Mononukleose, infektiöse 141
Anti-EBNA
– Mononukleose, infektiöse 141
Anti-Endomysium-IgA-Antikörper, Zöliakie 286
Anti-GBM-Antikörper
– Glomerulonephritis, rapid progressive 311
Antigenbestimmung
– Gastroenteritis, akute, infektiöse 279
Antigene, IgA-Glomerulonephritis 307
Antigen-Shift, Influenza 142
Antigewebstransglutaminase-Antikörper, Zöliakie 286
Anti-HAV-IgG 294, 296
Anti-HBc-IgG 296
Anti-HBe 296
Anti-HBs 296
Anti-HBs-Antikörperkonzentration, Hepatitis-B-Impfung 151
Anti-HCV 296
Anti-HDV-IgG 296
Anti-HEV-IgG 296
Antihistaminika 352
Anti-IgE-Antikörper, Asthma bronchiale 256
Antikoagulation, ischämischer/zerebraler Insult 391
Antikonvulsiva, Status epilepticus 384
Antikörper
– Anämie, isoimmunhämolytische 178
Antikörpertiter, Scharlach 116
antimongoloide Lidachsenstellung, Alkoholembryopathie 37
Antineutrophilenzytoplasma-Antikörper (ANCA), Colitis ulcerosa 283
antioxidative Substanzen, Ascorbinsäure 46
Antiphospholipidantikörpersyndrom, ischämischer/zerebraler 391
antiretrovirale Therapie, HIV-Infektion 149
Anti-Saccharomyces-cerevisiae-Antikörper (ASCA), Crohn-Krankheit 281
Antistaphylokokkenfaktor, Muttermilch 41
Antithrombin-III-Mangel
– ischämischer/zerebraler Insult 391
– Nierenvenenthrombose 314
Anti-Thyreoglobulin-Antikörper, Hyperthyreose 58
Anti-VCA-IgG
– Mononukleose, infektiöse 141
Anurie, Niereninsuffizienz, akute 324
Anus praeter, Hirschsprung-Krankheit 276
AOM, *Siehe* Otitis media acuta
Aortenatresie
– Linksherz, hypoplastisches (HLH) 230
Aortenbogenanomalien, Di-George-Syndrom 159
Aortenfehlbildungen, Ullrich-Turner-Syndrom 34
Aortenhypoplasie
– Linksherz, hypoplastisches (HLH) 230
Aorteninsuffizienz, Kawasaki-Syndrom 171
Aortenisthmusstenose 221, 222
– Auskultations- und Untersuchungsbefunde 220
– Hypertonie 323

- Ullrich-Turner-Syndrom 34
- Ventrikelseptumdefekt 223
Aortenklappeninsuffizienz
- Endokarditis 234
- Ventrikelseptumdefekt 223
Aortenstenose 220, 221, 221
- valvuläre 220, 323
Apathie
- Dehydratation 333
- Enterokolitis, nekrotisierende 23
- Meningitis 113
- Neugeborenensepsis 26
- Salzverlustkrise 62
APC-Resistenz, ischämischer/zerebraler Insult 391
APECED-Syndrom, Hypoparathyreoidismus 60
Apgar-Score, Neugeborene 5
aplastische Anämie 183
Apnoe 13
- Anfälle, epileptische neonatale 25
- Enterokolitis, nekrotisierende 23
- Frühgeborene 9
- Hyperglycinämie 84
- Hypokalzämie 337
- Hypokalzämie, neonatale 25
- Neugeborenensepsis 26
- Pertussis 120
- Reflux, gastroösophagealer 269
ApoA-I-Synthese-Defekt 108
ApoB, Synthesedefekt 108
Apolipoprotein C II, Defekt 108
Apolipoprotein-B-Defekt, familiärer 107
Apparent-Life-Threatening-Episode (ALTE) 29
Appendizitis, Yersiniose 124
Aquäduktstenose, Hydrozephalus 372
Arachidonsäure, Muttermilch 40
Arachnodaktylie, Homozystinurie 78
ARCM, *Siehe* Kardiomyopathie, arrhythmogene rechtsventrikuläre
Arcus lipoides corneae
- Hypercholesterinämie, familiäre 107
Areflexie, Miller-Fisher-Syndrom 358
Arginase, Defekt 82
Arginin, Zystinurie 79
Argininämie 82
Argininobernsteinsäurekrankheit 82
Argininosukzinatlyase (AL), Defekt 82
Arnold-Chiari-Anomalie 395
- Hydrozephalus 372
Arnold-Chiari-Malformation 369
ARPKD (autosomal-rezessiv vererbte polyzystische Nierenerkrankung) 327
Arrhinenzephalie 372
Arrhythmien
- Dermatomyositis 363
- Kawasaki-Syndrom 171
arterielle Hypertonie 323
Arteriosklerose
- Chlamydia pneumoniae 126
- Diabetes mellitus Typ 1 90
- Homozystinurie 78
arteriovenöse Malformationen 389
arteriovenöses Mischblut, Fallot-Tetralogie 228
Arthralgien
- Brucellose 124
- Lyme-Borreliose 131
Arthritis 78, 167
- Alkaptonurie 78
- Colitis ulcerosa 282
- Crohn-Krankheit 280
- eitrige 115
- Haemophilus influenzae 117
- juvenile, idiopathische 165
- Lupus erythematodes, systemischer 310
- Meningokokkensepsis 118
- Mumps 139
- Oligoarthritis, juvenile 167
- postinfektiöse 123, 124
- Purpura Schönlein Henoch 312
- reaktive 168
- rheumatisches Fieber 116, 169
- septische 249
- Staphylococcus aureus 117
- symmetrische, kleiner und großer Gelenke 166
- systemische 164
- Varizellen 136
- Wiskott-Aldrich-Syndrom 160
Arthritis, juvenile idiopathische 165
Arthrogrypose
- Muskelatrophie, spinale 356
Arthrogryposis multiplex spinalis 372
Arthrose, Osteomyelitis 115
Ascorbinsäure 46
- Überdosierung 47
ASD I, II 226
Aspergillose 154
- zystische Fibrose 259
- Granulomatose 186
Asphyxie 6
- Enterokolitis, nekrotisierende 23
- Hirnblutungen 12
- Leberversagen, fulminantes 301
- Neugeborenensepsis 25
- perinatale 6, 191
- PFC-Syndrom 16
- Thrombozytopenie, neonatale 21
Asphyxietoleranz, Neugeborenes 2
Aspiration
- Apnoe 13
- Ertrinkungsunfälle 409
- Fremdkörper 250
- Pneumonie 15
Aspirationsgefahr, Guillain-Barré-Syndrom 358
Aspirationspneumonie
- Reflux, gastroösophagealer 269
- Säuglingsbotulismus 121
Asplenie 187
- Lebendimpfungen 162
- Sichelzellanämie 179
Assist Device 235
Asthma bronchiale 252, 346
- Allergenkarenz 255
- allergische Reaktion 253
- Anfall, akuter 254
- Anti-IgE-Antikörper 256
- Bronchodilatatoren 255, 256
- Bronchokonstriktion 253
- bronchopulmonale Dysplasie 11
- Entzündungshemmer 256
- frühe Phase 253
- genetische Faktoren 252
- Hyposensibilisierung 256
- Immuntherapie 256
- Inhalationshilfen 256
- Inhalationstherapie 256
- Langzeittherapie 256
- Lippenbremse 254
- Lungenfunktionsprüfung 255
- Prick-Test 254
- RAST 254
- Reflux, gastroösophagealer 269
- späte Phase 253
- Status asthmaticus 254
- Umweltfaktoren 253
Astrozytenschwellung, Harnstoffzyklusdefekt 82
Astrozytome 214, 216
asymptomatische Träger, Meningokokken 118
Aszites
- Alpha-1-Antitrypsin-Mangel 291
- Leberversagen, fulminantes 300
- nephrotisches Syndrom 318
- Perikarditis 236
- Still-Syndrom 165
- Tyrosinämie 77
Aszitespunktion, Rh-Inkompatibilität 19

Ataxia teleangiectatica 160
- Non-Hodgkin-Lymphome 202
Ataxie
- Anämie, megaloblastäre 175
- autosomal-rezessive 396
- Brown-Séquard-Syndrom 218
- Glukose-Transporterprotein-Syndrom 97
- hereditäre 396
- Hirntumoren 215
- Kleinhirnerkrankungen 395
- Miller-Fisher-Syndrom 358
- teleangiectatica 396
- Vitamin-B_6-Überdosierung 46
- zerebelläre 108, 160
Atelektasen 264
- bronchopulmonale Dysplasie 11
- Surfactantmangel 9
- zystische Fibrose 258
Atembewegungen, fetale, Störungen
- Lungenhypoplasie 15
Atemfrequenz 3
- normale 242
Atemgeräusche
- Bronchiolitis, akute 251
- Fremdkörperaspiration 250
- seitendifferente 15
- Zwerchfellhernie 15
Ateminsuffizienz
- Atemnotsyndrom 9
- Botulismus 121
- Diphtherie 119
- Epiglottitis, akute 249
- Guillain-Barré-Syndrom 358
Atemlähmung, Säuglingsbotulismus 121
Atemnot, Hodgkin-Lymphom 204
Atemnotsyndrom 8, 9
- Apnoe 13
- Hypoglykämie, neonatale bei diabetischen Müttern 24
- Lungenhypoplasie 15
- Mekoniumaspirationssyndrom 14
- Pneumothorax 15
- radiologische Zeichen 9
- Zwerchfellhernie 15
Atemstörungen
- Asphyxie, perinatale 6
Atemwegserkrankungen
- Parainfluenza 142
- RS-Virus-Infektionen 141
Atemwegsobstruktionen, Apnoe 13
Atemwegswiderstand, bronchopulmonale Dysplasie 11
Atherosklerose, Adipositas 419
Atheroskleroserisiko
- Hypercholesterinämie, familiäre 106
Athetose 394
Äthylenglykol, Vergiftungen 410
ATM-Gen-Mutationen, Ataxia teleangiectatica 161
Atmung 242
- Neugeborenes 2
- postnatale Adaptation 2
Atopie 253, 253, 346
atopische Diathese, Molluscum contagiosum 342
atopisches Ekzem, Schulalter/Pubertät 347
atopisches Säuglingsekzem 347
ATP7B-Gen, Mutation Wilson-Syndrom 302
Atrialisation des rechten Ventrikels, Ebstein-Syndrom 232
Atrioventrikulärer Septumdefekt 227
auditive Anfälle 379
Auer-Stäbchen
- Leukämie, akute myeloische 200
Aufmerksamkeits-Defizit-Hyperaktivitäts-Störung (ADHS) 423
- Psychostimulanzien 424
Aufmerksamkeitsstörungen, Legasthenie 422
Aufwach-Grand-Mal 378
Augen, halonierte 278
- Dehydratation 333
Augenbewegungsstörung, Multiple Sklerose 406
Aura, Migräne 387
Ausscheidungsurografie
- Reflux, vesikoureteraler 330
Austauschtransfusionen, Crigler-Najjar-Syndrom Typ I 288
Auswurf
- eitriger 252
- Lungentuberkulose 128
Autismus, frühkindlicher 423
autistische Verhaltensmuster, Rett-Syndrom 397
Autoantikörpererkrankungen
- Glomerulonephritis, rapid progressive 311
Autoimmunadrenalitis, Addison-Syndrom 64
Autoimmunerkrankung, entzündliche 406
autoimmunhämolytische Anämie 177
Autoimmunhepatitis 297
- immunsuppressive Therapie 298
- Zöliakie 285
Autoimmunpolyendokrinopathie, APECED-Syndrom 60
Autoimmunprozess, Diabetes mellitus Typ 1 87
Autoimmunthrombozytopenie 21
Autoimmunthyreoiditis Hashimoto, Zöliakie 285
Automatismen 380
- Absencen-Epilepsie 376
Autonomiekonflikte, Anorexia nervosa 417
autosomale Chromosomenaberrationen 31
AV-Angiome, Gehirn 389
AVSD, *Siehe* Atrioventrikulärer Septumdefekt
axonale Degeneration, Vitamin-B_6-Überdosierung 46
Azetazolamid, Pseudotumor cerebri 389
Azetylsalizylsäure
- Gelegenheitsanfälle 375, 384
- ischämischer/zerebraler Insult 391
- Kawasaki-Syndrom 171
- Reye-Syndrom 301
- rheumatisches Fieber 170
Azidose
- De-Toni-Debré-Fanconi-Syndrom 321
- Hyperkaliämie 273, 336
- Koma 403
- metabolische 62, 65, 80, 96, 321, 324
- Niereninsuffizienz 325
- PFC-Syndrom 16
- proximal tubuläre 319
- renal tubuläre 320
- Surfactantmangel 9
- Unterkühlung, Neugeborenes 4
Azidurie, Pankreatitis 303
Azidurie, organische
- Hypoglykämie 85
Azoospermie, Klinefelter-Syndrom 34

B

Babygramm
- Ösophagusatresie 268
- Zwerchfellhernie 16
Bakteriämie
- Salmonellose 122
- Sepsis 112
bakterielle Hauterkrankungen 340
bakterielle Infektionen 115
Bakteriurie, asymptomatische 328
Balanitis, candidomycetica 153
B-ALL 203
Ballonatrioseptostomie nach Rashkind, Transposition der großen Arterien (TGA) 230

Ballondilatation
- Fallot-Tetralogie 229
- Ösophagusachalasie 270
- Pulmonalstenose 223
Ballondilatation, perkutane, transluminäre
- Aortenstenose 221
Bandwurminfektion 155
Bannwarth-Syndrom, Lyme-Borreliose 131
Barbiturate, Schwartz-Bartter-Syndrom 57
Barbituratintoxikation, Koma 403
Barotrauma, bronchopulmonale 11
Barrett-Ösophagus
- Reflux, gastroösophagealer 269
Bartter-Syndrom
- Tubulopathien 319
Basalzellnävussyndrom 214
Basedow-Syndrom 58
Basis-Bolus-Therapie, Diabetes mellitus Typ 1 89
Bauchkrämpfe, EHEC 123
Bauchpalpation, Wilms-Tumor 207
Bauchschmerzen
- Crohn-Krankheit 280
- Norovirusinfektionen 145
- Obstipation, chronisch-habituelle 288
Bauchtuberkulose 129
Bauchtumor
- Nierendysplasie, multizystische 328
- Zystennieren 327
BCR-ABL-Fusionsgen
- Leukämie, chronisch-myeloische 201
Beatmung
- Asphyxie, perinatale 7
- bronchopulmonale Dysplasie 11
Beckenniere 327
Becker-Muskeldystrophie 362
Becker-Myotonie 365
Beckwith-Wiedemann-Syndrom 56, 86
- Wilms-Tumor 206
Befeuchterlunge 265
Beikost, Säuglingsernährung 42
Beinschmerzen, Guillain-Barré-Syndrom 358
Belastungsdyspnoe 265
Belastungsstridor 248
Belastungszyanose, Polyglobulie/Hyperviskositätssyndrom 20
Bell-Parese 358
Benzylbenzoat, Skabies 351
Beriberi 45
Bernard-Soulier-Syndrom 192, 193
Berührungsempfindlichkeit, Meningitis 113
Betablocker, Hypoglykämie 85
Betain, Homozystinurie 78
Beta-Oxidation, Fettsäuren 98
Beta-Zell-Antigene, Diabetes mellitus Typ 1 88
Beta-Zell-Hyperplasie, Hyperinsulinismus 86
Beta-Zystathioninsynthetase-Defekt, Homozystinurie 78
Bewegungseinschränkung
- Ewing-Sarkom 213
- Osteosarkom 211
Bewegungsstörung
- Zerebralparese, infantile 393
Bewegungsstörungen, extrapyramidale 81
Bewusstseinsstörung
- Absencen-Epilepsie 376
- Diabetes mellitus Typ 1 88
- Koma 402
- Meningitis 113
- Schwartz-Bartter-Syndrom 57
- Typhus abdominalis 122
Bewusstseinsverlust
- blasser Affektkrampf 386
- Reye-Syndrom 301
BH_4 (Tetrahydrobiopterin) 74
BH_4-Mangel, Hyperphenylalaninämie 76
BH_4-Sensitivität, Therapie 75
BH_4-Synthesedefekte 76
Bifidusbakterien, Muttermilchernährung 40
biliäre Zirrhose 300
- zystische Fibrose 262
Biliary-Sludge-Phänomen, zystische Fibrose 259
Bilirubin, direktes 95
Bilirubin, indirektes
- Rh-Inkompatibilität 19
Bilirubinenzephalopathie 17
Bilirubinkonzentration
- Fruktoseintoleranz, hereditäre 96
Bilirubinsteine 293
binge-eating/purging-Form, Anorexia nervosa 418
Biot-Atmung 242
Biotinidasemangel 47
- Neugeborenenscreening 415
BIPAP (Bilevel Intermittent Positive Airway Pressure)-Beatmungsgerät
- Muskelatrophie, spinale 356
Birbeck-Granula, Langerhans-Zell-Histiozytosen 205
Bissverletzungen, Kindesmisshandlung 420
Blackfan-Diamond-Anämie 20, 175
- Bluttransfusion 176
- Knochenmarktransplantation 176
- Leukämie, akute myeloische 199
- Prednison 176
Blähungen, Fruktosemalabsorption 284
Blalock-Taussig-Shunt, Trikuspidalatresie 231
blasenbildende Erkrankungen 342
Blasendruckerhöhung
- Reflux, vesikoureteraler 330
Blasenfunktionsstörungen, Enuresis 421
Blasensprung, vorzeitiger
- Neugeborenensepsis 25
Blässe
- Anämie, neonatale 20
- Asphyxie, perinatale 6
- Ductus arteriosus persistens (Botalli) 226
- Leukämie, akute lymphatische 197
- Phäochromozytom 67
Blastenkrise
- Leukämie, chronisch-myeloische 201
Blastopathie 36
Bleistiftstühle, Hirschsprung-Krankheit 276
Bleivergiftung 410
- Anämie, sideroblastische 182
Blepharophimose, Alkoholembryopathie 37
Blepharoptose, Smith-Lemli-Opitz-Syndrom 109
Blickdiagnose, Werdnig-Hoffmann-Muskelatrophie 357
Blicklähmung, vertikale 360
Blindheit, Pfaundler-Hurler-Syndrom 101
Blitz-Nick-Salaam(BNS)-Anfälle 382
Bloch-Sulzberger 351
Blutaustauschtransfusion
- Enterokolitis, nekrotisierende 23
- fetale 19
- Hyperbilirubinämie 18
- Rh-Inkompatibilität 19
- Thrombozytopenie, neonatale 21
Blutbild, weißes 185
Blutdruckunterstützung
- Asphyxie, perinatale 7
Blutentnahme, Meningitis 113
Blutgasanalyse
- Atemnotsyndrom 9
- Diabetes mellitus Typ 1 88

- Harnstoffzyklusdefekt 82
- Hypoglykämie 84
Blutglukosemessung, Diabetes mellitus Typ 1 90
Blutgruppeninkompatibilität
- Hyperbilirubinämie 17
- Morbus haemolyticus neonatorum 19
Blutkultur, Sepsis 112
Blut-Liquor-Schranke, Poliomyelitis 145
Bluttransfusion, Blackfan-Diamond-Anämie 176
Blutungen
- Anämie, aplastische 184
- Anämie, neonatale 20
- intrakranielle 7, 8, 292
- Neugeborenes 8
- Purpura Schönlein Henoch 312
- subperiostale 47
- thrombozytopenische 160
Blutungsneigung
- Niereninsuffizienz, chronische 325
- Tyrosinämie 77
Bochdalek-Hernie 15
Body-Mass-Index (BMI)
- Adipositas 418
- Anorexia nervosa 417
Bordetella pertussis 119, 150
Bornholmer-Krankheit 143
Borrelia-Vincenti, Angina ulceromembranosa 246
Borrelien-Lymphozytom 131
Borrelien-Meningitis 131
Botulinustoxin
- Zerebralparese, infantile 393
Botulismus, Antitoxin 122
BPD, *Siehe* bronchopulmonale Dysplasie
Brachyzephalus 370
Bradykardie
- Apnoe 13
- Asphyxie, perinatale 6
- blasser Affektkrampf 386
- Enterokolitis, nekrotisierende 23
- Hyperkaliämie 336
- Hypothyreose 57
- perinatale 6
- Pneumothorax 15
- Typhus abdominalis 122
Bradykinesie, Chorea Huntington 394
Bradykinin, Verbrennungen 408
Brechdurchfall, Norovirusinfektionen 145
Brennen, Anfälle 379
Brillenhämatom, Neuroblastom 208
Bronchiallymphknotenperforation, Tuberkulose 128
Bronchialsystem, hyperreagibles
- bronchopulmonale Dysplasie 11
Bronchiektasen 252
- Sekretmobilisation 252
- zystische Fibrose 259
Bronchiolitis 251
- Influenza 142
- Masern 132
- obliterierende 11
- Parainfluenza 143
- RS-Virus-Infektionen 141
Bronchitis
- Chlamydia pneumoniae 126
- chronisch-rezidivierende 252
- Haemophilus influenzae Typ b 117
- obstruktive 141, 251
- Parainfluenza 143
- Rachenmandelhyperplasie 245
Bronchodilatatoren
- Asthma bronchiale 256
- Bronchiolitis, akute 251
- Bronchitis, obstruktive 251
- zystische Fibrose 261
Bronchokonstriktion, Asthma bronchiale 253
Bronchopneumonie, Masern 132
bronchopulmonale Dysplasie (BPD) 11
- Atemnotsyndrom 9
- RS-Virus-Infektionen 141
Bronchusobstruktion
- Atelektasen 264
- Mekoniumaspirationssyndrom 14
- zystische Fibrose 258
Bronchusstenose
- angeborene 243
- Tuberkulose 128
Brown-Séquard-Syndrom 218
Brucella, canis 124
Brucellose, Kontinua 124
Brudzinski-Zeichen, Meningitis 113
Brummen 242
- Asthma bronchiale 254
- Bronchitis, obstruktive 251
- zystische Fibrose 259
Brushfield-Spots, Trisomie 21 32
Brustentwicklung, Tanner-Stadien 68
Bruton-Syndrom 158
B-Symptome, Hodgkin-Lymphom 204
Budd-Chiari-Syndrom, portale Hypertonie 301
bulbäre Poliomyelitis 146
Burkholderia cepacia
- Granulomatose 186
- zystische Fibrose 258
Burkitt-Lymphom 203
- EBV 140
Bürstenschädel, Thalassaemia major 180
B-Vorläuferzellen
- Leukämie, akute lymphatische 196
B-Zell-Defekte 158
- Ursachen 161

C
C1-Esterase-Inhibitor-Mangel
- Angioödem, hereditäres 348
CACNL1A3-Gen-Mutation 366
CACT-Defekt 98
Café-au-lait-Flecken 351, 397
CAG-Repeat, Chorea Huntington 394
Calcitriol 48
Calpain-3, Muskeldystrophie 361
Campylobacter
- Arthritis, reaktive 168
Campylobacter jejuni
- Gastroenteritis, akute, infektiöse 278
- Guillain-Barré-Syndrom 357
Campylobacter-Enteritis 123
Candida albicans
- Nosokomialsepsis 26
- Osteomyelitis 114
Candidiasis 153
- Hyper-IgE-Syndrom 161
Candidose, oropharyngeale 149
Caput natiforme, Syphilis connata tarda 29
Caput quadratum, Vitamin-D-Mangel-Rachitis 49
Caput succedaneum 8
Carbamazepin, Schwartz-Bartter-Syndrom 57
Carbamoylphosphatsynthetase (CPS), Defekt 82
Carbimazol, Hyperthyreose 58
Carnitin
- freies 82
- Hypoglykämie 84
Carnitinzyklus, Störungen 98
Carnitinzyklusdefekte, Neugeborenenscreening 415
Cäsarenhals, Diphtherie 119
CATCH 22, Di-George-Syndrom 159
Caveolindefekt, Muskeldystrophie 360
CBS-Gen, Homozystinurie 78
CCM (Zerebrale Kavernöse Malformationen) 390

CD1a-Antigen, Langerhans-Zell-Histiozytosen 205
CD4-positive T-Zell-Konzentration, HIV-Infektion 148
CD4-Zellen 158
CD8-Zellen 158
CD30, Non-Hodgkin-Lymphome 203
CDC-Klassifikation, HIV-Infektion 148
CDG (chronische Granulomatose) 186
CDG-Syndrom, ischämischer/zerebraler Insult 391
Ceroidlipofuscinosen, neuronal 100
Cervix-Karzinom, HPV-Impfung 152
CFTR-Gen, zystische Fibrose 258, 261
Charcot-Marie-Tooth-Syndrom 359
CHARGE-Syndrom 242
Cheilosis, Riboflavinmangel 46
Chemoprophylaxe, Pertussis 120
Chemorezeptoren, Apnoe 13
Chemotherapie
- Herzinsuffizienz 236
- Hodgkin-Lymphom 205
- Keimzelltumoren 214
- Retinoblastom 210
- Sepsis 112
- Wilms-Tumor 206
Cheyne-Stokes-Atmung 242
Chinin, Long-QT-Syndrom, Kontraindikation 239
Chlamydia 126
Chlamydien, Neugeborenenkonjunktivitis 29
Chlamydienkonjunktivitis, Credé-Prophylaxe 127
Chloridkanal, cAMP-abhängiger 258
Chloroquin
- Urin, roter 306
Choanalatresie 242
Cholangitis
- Leberabszess 298
- portale Hypertonie 301
- primär sklerosierende 285
- sklerosierende 282
Cholecalciferol 48
Cholelithiasis 293
- Thalassaemia major 180
Cholestase 290
- Alpha-1-Antitrypsin-Mangel 291
- Differenzialdiagnose 289
- Gallengangsatresie, extrahepatische 292
- Gallengangshypoplasie, intrahepatische 292
- Zellweger-Syndrom 104
- zystische Fibrose 260
Cholesteatom, Otitis media acuta 247
Cholesterin
- Abetalipoproteinämie 108
- Hypoalphalipoproteinämie 108
Cholesterin-Bilirubin-Steine 293
Cholesterinsynthesehemmer 106
Cholezystitis
- Cholelithiasis 293
- zystische Fibrose 259
Cholezystografie
- Dubin-Johnson-Syndrom 290
- Rotor-Syndrom 290
cholinerges Syndrom 410
Cholinesteraseinhibitoren, Überdosierung 360
chondroblastisches Osteosarkom 211
Chondrodysplasia punctata, rhizomele 104
Chorea Huntington, Bradykinesie 394
Chorea minor Sydenham, rheumatisches Fieber 116, 169
choreatiforme Hyperkinesien 394
Choreoathetose
- Bilirubinenzephalopathie 17
- Wilson-Syndrom 302
Choriomeningitisvirus, virales 114
Chorionzottenbiopsie, adrenogenitales Syndrom 64
Chorioretinitis 27
chromosomale Mikrodeletionssyndrome 35
Chromosomenaberrationen 31
- Kleinwuchs 54
Chromosomenanalyse
- adrenogenitales Syndrom 63
- Hermaphroditismus verus 71
- Leukämie, akute myeloische 199
- Leukämie, chronisch-myeloische 201
- Pseudohermaphroditismus femininus 71
Chromosomenanomalien, Herzfehler, angeborene 220
Chvostek-Zeichen, Hypokalzämie 337
Chymotrypsin im Stuhl 304
Claudicatio intermittens 222
CLCN1-Gen-Mutation, Myotonia congenita 365
Clonidintest, Phäochromozytom 67
Clostridien
- Anämie, autoimmunhämolytische 178
Clostridium, botulinum 121
Clostridium tetani, *Siehe* Tetanus
CMD, *Siehe* Muskeldystrophie, kongenitale
CML, *Siehe* Leukämie, chronisch-myeloische
CMV-Early-Antigen 147
CMV-Infektion, *Siehe* Zytomegalievirusinfektion 146, 147, 147
- Guillain-Barré-Syndrom 357
- Mikrozephalie 372
- Pneumonie, neonatale 15
- Verbrauchskoagulopathie 191
CMV-Retinitis, HIV-Infektion 149
c-myc-Onkogen, Medulloblastom 216
CNI (chronische Niereninsuffizienz) 324
Coeruloplasmin, Wilson-Syndrom 302
Colitis ulcerosa 282, 283
Columbia-Röntgentechnik, Rektum-/Analatresie 275
Coma, diabeticum 88
Condylomata 342
Condylomata lata, Lues connata 28
Conn-Syndrom 66
contiguous gene syndromes 35
Coombs-Test
- direkt 178
- indirekt 178
- Rh-Inkompatibilität 19
Cor pulmonale, bronchopulmonale Dysplasie 11
Cornea verticillata, Fabry-Syndrom 103
Cornelia-de-Lange-Syndrom, Mikrozephalie 371
Corpus callosum, Agenesie 372
Corynebacterium diphtheriae 119
Cotrimoxazol, Escherichia coli 123
Coxitis fugax
- Arthritis, reaktive 168
Coxsackie-Viren
- Arthritis, reaktive 168
- Diabetes mellitus Typ 1 87
- Myokarditis 235
Coxsackie-Virus-Erkrankungen, Neugeborene 143
C-Peptid
- Diabetes mellitus Typ 1 88
- Hypoglykämie 84
Cranium bifidum 369
- Hydrozephalus 372
C-reaktives Protein
- Adenovirusinfektionen 144
- Arthritis, reaktive 168

- Endokarditis 234
- Kawasaki-Syndrom 170
- Listeriose 125
- Meningitis 113
- Neugeborenenmeningitis 26
- Pneumonie 263
- Retropharyngealabszess 244
- Rhinopharyngitis 244
- Sepsis 112
- Still-Syndrom 166

Credé-Prophylaxe
- Chlamydienkonjunktivitis 127
- Neugeborenenkonjunktivitis 29

Crescendo-Systolikum
- Kardiomyopathie, hypertrophe 237

Cri-du-chat-Syndrom, Mikrozephalie 33, 371
Crigler-Najjar-Syndrom Typ I, II 288, 289
Crohn-Krankheit 280, 281, 282
- Erythema nodosum 350
- Pubertas tarda 70

Crohn-like bowel disease 93
CTD-Defekt 98
Curschmann-Steinert-Muskeldystrophie 364
Cushing-Syndrom 65, 66
- Hypertonie 323
- Hypokaliämie 336

Cyclophosphamid, Schwartz-Bartter-Syndrom 57
C-Zell-Karzinom 60, 67

D

Dakryoadenitis, Mumps 139
Dämmerzustand, Lennox-Gastaut-Syndrom 383
Dandy-Walker-Syndrom 372, 396
Darier-Zeichen, *Siehe* Mastozytom
Darmblutungen, Typhus abdominalis 122
Darmflora, Neugeborenes 3
Darmtuberkulose 127, 128
Dauerausscheider, Salmonellosen 123
Daumen, triphalangeale, Blackfan-Diamond-Anämie 176
Dawn-Phänomen, Diabetes mellitus Typ 1 90
DCARD (Disease Controlling Anti Rheumatic Drugs) 165
DCM, *Siehe* Kardiomyopathie, dilatative
DDAVP
- Enuresis 422
- Hämophilie A 188

Debilität, Kretinismus 57
Defäkationsschmerz
- Obstipation, chronisch-habituelle 288

Deferoxamin
- Urin, roter 306

DEGUM-Klassifikation
- Hirnblutungen, Frühgeborene 12

DEHA-S
- Entwicklungsverzögerung, konstitutionelle 70

Dehydratation 333
- Bartter-Syndrom 322
- De-Toni-Debré-Fanconi-Syndrom 321
- Diabetes insipidus neurohormonalis 56
- Exsikkose 333
- Gastroenteritis, akute, infektiöse 278
- Hyperbilirubinämie 17
- hypertone 334
- hypotone 334
- isotone 333
- Rotavirusinfektion 145
- Salzverlustkrise 62

Dehydroretinol 48
Déjerine-Sottas-Syndrom 359
Dellwarzen 342
Demenz, Pellagra 46
Demyelinisierung, Guillain-Barré-Syndrom 357
Dennie-Morgan-Falte
- Dermatitis, atopische 347

Denver-Developmental-Screening-Test 415
Denys-Drash-Syndrom, Wilms-Tumor 206
Depolarisation, paroxysmale 374
Depression, Hypokalzämie 60
Depressionen 417
Deprivation, Kleinwuchs 54
Dermatitis 46
- atopische 287, 346, 347
- HIV-Infektion 149
- Hyper-IgE-Syndrom 161

Dermatomyositis 363
Dermographismus, urtikarieller 348
Desamino-8-D-Arginin-Vasopressin (DDAVP), Diabetes insipidus neurohormonalis 56
Desoxyribonuklease, Scharlach 116
De-Toni-Debré-Fanconi-Syndrom 321
- Tubulopathien 319
- Tyrosinämie 77

Detoxifizierung, Ahornsirupkrankheit 80
Dexamethason, adrenogenitales Syndrom 64
Dexamethasonhemmtest, Cushing-Syndrom 66
Dextromethorphan, Hyperglycinämie 84
DHAP-Alkyl-Transferase, Defekt 104
Diabetes insipidus
- Dehydratation, hypertone 334
- Hirntumoren 215
- Langerhans-Zell-Histiozytosen 205
- renalis 321, 322
- Tubulopathien 319

Diabetes insipidus neurohormonalis
- primär 56
- sekundär 56

Diabetes mellitus 87
- Albuminausscheidung 90
- Autoimmunhepatitis 298
- Dawn-Phänomen 90
- Hypoglykämie 90
- Insulin 89
- Insulinsensitivität 89
- Intensivierte Therapie (ICT) 89
- Kaliumsubstitution 89
- Ketoazidose 88
- Korrekturfaktor, Insulindosisanpassung 89
- Makroangiopathie 91
- Mikroangiopathien 90
- nephrotisches Syndrom 316
- Pankreatitis, chronische 303
- Somogyi-Phänomen 90
- Thalassaemia major 180
- Tuberkulose 127
- Typ 1 87, 88, 89, 285
- Typ 2 87, 90, 419
- Verzögerungsinsulin 89
- zystische Fibrose 259

diabetische Mütter
- Hypoglykämie, neonatale 24

Dialyse
- Niereninsuffizienz, akute 324
- Vergiftungen 411

diaplazentare Infektion, Röteln 133
Diarrhö
- Abetalipoproteinämie 108
- Acrodermatitis enteropathica 345
- Adenovirusinfektion 144
- bakteriell bedingte 123
- CMV-Infektion 147
- Crohn-Krankheit 280
- Dehydratation, hypotone 334
- Dehydratation, isotone 333
- EIEC 123
- EPEC 123

- Fruktosemalabsorption 284
- Gastroenteritis, akute, infektiöse 278
- hämolytisch-urämisches Syndrom 313
- HIV-Infektion 149
- Hypokaliämie 336
- Kawasaki-Syndrom 170
- Masern 132
- Nikotinsäureamidüberdosierung 46
- Pankreasinsuffizienz, exokrine 304
- Pellagra 46
- Poliomyelitis 145
- Rotavirusinfektion 144
- wässrige 123
- Waterhouse-Friderichsen-Syndrom 64
- Zöliakie 285

Diät
- eiweißarme 83
- fruktosefreie bis -arme 96
- Homozystinurie 78
- Hypercholesterinämie 106
- Hyperlipoproteinämie 106
- Hypertriglyzeridämie 106
- ketogene 98
- lysinarm 82
- methioninarme 78
- phenylalaninarme 78
- phenylalaninfreie 75
- tyrosinarme 78

Diazepam
- Anfälle, epileptische 7

DIC
- Thrombozytopenie, neonatale 21

DIC (disseminierte intravasale Gerinnung)
- Meningokokkensepsis 118
- Differenzialdiagnose 192

DIG (disseminierte intravasale Gerinnung) 191

Di-George-Syndrom 36, 60, 159, 220, 228
- CATCH 22 159
- Hypokalzämie 337
- Hypoparathyreoidismus 60
- Truncus arteriosus communis 232

Dihydropteridinreduktase-Defekt, Hyperphenylalaninämie 76

Dihydropyridinrezeptor
- Hyperthermie, maligne 366

DIOS (distales intestinales Obstruktionssyndrom) 261
- zystische Fibrose 259

Diphtherie 119
- Myokarditis 235

Diphtherieimpfung 149

Diphtherie-Tetanus-azelluläre Pertussis-Vakzine 150

Diplegie, spastische 13

Disease Controlling Anti Rheumatic Drugs (DCARD)
- Arthritis, juvenile idiopathische 165

Disease Modifying Anti Rheumatic Drugs (DMARD)
- Arthritis, juvenile idiopathische 165

dissociation cytoalbuminique 358

Diurese
- forcierte 411
- osmotische 88

Diuretika, bronchopulmonale Dysplasie 11

DL-Amphetamin, ADHS 424

DMD, *Siehe* Duchenne-Muskeldystrophie

DNA-Analyse, adrenogenitales Syndrom 63

Docosahexaensäure, Muttermilch 40

Dopaminmangel, Hyperphenylalaninämie 74

Doppelbilder
- Botulismus 121
- Pseudotumor cerebri 388

Doppelniere 327

DORV (Double Outlet Right Ventricle) 223

Double-Bubble-Phänomen, Duodenalatresie 274

Down-Syndrom 32
- Duodenalatresie 274
- Zöliakie 285

Doxycyclin, Brucellose 124

D-Penicillamin
- Wilson-Syndrom 302
- Zystinurie 79

$DQA_{1\ 0501}/DQB_{1\ 0210}$, Zöliakie 285

DQW1
- Lupus erythematodes, systemischer 310

DR4, Autoimmunhepatitis 298

Dreitagefieber, Exanthem 135

Drogenabusus, Stillen 41

Drogenabusus, mütterlicher
- Apnoe 13
- Asphyxie, perinatale 6

Druckhypertrophie 219

Drucksteigerung, intrathorakale 120

Drucksteigerung, intrakranielle
- Vitamin-A-Überdosierung 48

Drüsen, submuköse, Obstruktion
- zystische Fibrose 258

Duarte-Variante, Galaktosämie 96

Dubin-Johnson-Syndrom 289

Dubowitz-Syndrom, Kleinwuchs 54

Duchenne-Muskeldystrophie 360, 361

Ductus arteriosus Botalli 10
- Apnoe 13
- Atemnotsyndrom 9
- Auskultations- und Untersuchungsbefunde 220
- bronchopulmonale Dysplasie 11
- Di-George-Syndrom 159
- Echokardiografie 10
- EKG 226
- Enterokolitis, nekrotisierende 23
- Frühgeborene 9
- Hypertonie 323
- Indometacin 10
- Links-rechts-Shunt 225
- Persistierend 225
- PFC-Syndrom 16
- Prostaglandinsynthesehemmer 10
- Röntgen-Thorax 10
- Transposition der großen Arterien (TGA) 229
- Verschluss 2

Duodenalatresie 274

Durstgefühl, Botulismus 121

Durstversuch, Diabetes insipidus neurohormonalis 56

Dysarthrie
- Friedreich-Ataxie 396
- Wilson-Syndrom 302

Dysferlindefekt, Muskeldystrophie 361

Dysgrafie, Wilson-Syndrom 302

Dyskinesien, Chorea 394

Dyslipoproteinämie, Adipositas 419

Dysmenorrhö, zystische Fibrose 259

Dysmorphie, Alkoholembryopathie 37

Dysostosis multiplex, Mukopolysaccharidosen 101

Dysphagie
- Guillain-Barré-Syndrom 358
- Ösophagusachalasie 270
- Ösophagusverätzungen 271
- Wilson-Syndrom 302

Dyspnoe
- Asthma bronchiale 252, 254
- Atemnotsyndrom 9
- bronchopulmonale Dysplasie 11
- Diphtheriekrupp 119
- Emphysem, kongenitales 243
- Langerhans-Zell-Histiozytosen 205
- Lungenemphysem 265
- schwere 248

- Ventrikelseptumdefekt 224
- Zwerchfellhernie 15
Dysraphien 368
Dystonie 394
Dystrophie
- Alpha-1-Antitrypsin-Mangel 291
- CMV-Infektion 27
- Röteln 27
- Zöliakie 285
Dystrophin-Gen, Muskeldystrophie 360
Dysurie
- Rhabdomyosarkom 209
- Urogenitaltuberkulose 129

E
E. coli
- Meningitis 113
- Osteomyelitis 114
EAA (Exogen allergische Alveolitis) 265
EAEC (enteroaggregative E. coli) 123
Early Onset, *Siehe* Holocarboxylase-Synthetase-Mangel
Early-Onset-Sepsis 25
- Kasuistik 26
Ebstein-Syndrom, Atrialisation des rechten Ventrikels 232
EBV-Infektion
- Guillain-Barré-Syndrom 357
- Non-Hodgkin-Lymphome 202
Echinokokkose 299
- PAIR-Methode (Punktion-Aspiration-Injektion-Reaspiration) 299
Echokardiografie
- Aortenisthmusstenose 222
- Ductus arteriosus, persistierender 10
- Endokarditis 234
- Herzgeräusch, akzidentelle 239
- Kardiomyopathie 237
- Myokarditis 235
- Perikarditis 236
- PFC-Syndrom 16
Echoviren
- Meningitis 114
- Myokarditis 235
ECMO (extrakorporale Membranoxygenierung), Mekoniumaspirationssyndrom 14
Eczema herpeticatum 138, 347
Eczema molluscatum 342
Edwards-Syndrom, *Siehe* Trisomie 18
EEG
- ADHS 423
- Hyperglycinämie 84
Effloreszenzen
- hämorrhagische 118
- Herpes zoster 137
- Windeldermatitis 346
EHEC (enterohämorrhagische E. coli) 123
- hämolytisch-urämisches Syndrom 123, 313
Ehlers-Danlos-Syndrom, Aneurysmen 390
EIEC (enteroinvasive E. coli) 123
Einflussstauung, obere 235
- Pertussis 120
Einklemmungsgefahr, Hirntumoren 215
Einkoten 422
Einnässen 421
Einschlusskörperchen, Chlamydienkonjunktivitis 126
Einziehungen
- Bronchiolitis, akute 251
- bronchopulmonale Dysplasie 11
- Ductus arteriosus persistens (Botalli) 226
- epigastrale 248
- Herzinsuffizienz 236
- inter-/subkostale 9, 251
- Linksherz, hypoplastisches (HLH) 230
- PFC-Syndrom 16
- sternale 9
Eisenabsorption
- verminderte, Anämie 174
Eisenmangelanämie 174
- Eisentherapie, orale 175
- Pseudotumor cerebri 388
- Zöliakie 285
Eisenmenger-Reaktion, Ventrikelseptumdefekt 224
Eiweiß
- Zufuhr, tägliche 40
Eiweißhydrolysatnahrungen, hochgradige 42
EKG
- Aortenisthmusstenose 222
- Aortenstenose 221
- Ductus arteriosus persistens (Botalli) 226
- Hyperkaliämie 336
- Hyperkalzämie 337
- Hypokaliämie 336
- Hypokalzämie 337
- Kardiomyopathie 237
- Myokarditis 235
- Perikarditis 236
- Pulmonalstenose 223
- Ventrikelseptumdefekt 224
- Vorhofseptumdefekt 227
Ekzem
- atopisches 347
- Biotinidasemangel 47
- Dermatitis, atopische 347
- Hyper-IgE-Syndrom 161
- Phenylketonurie 74
- seborrhoisches 340
- Wiskott-Aldrich-Syndrom 160
Elektrolytentgleisungen
- Koma 403
- Leberversagen, fulminantes 300
Elektrolytstörungen 336
- Anorexia nervosa 418
Elektrolytverlust, Diabetes mellitus Typ 1 88
Embolie
- kardiogene 390
- zerebrale, Endokarditis 235
Embolien, Fallot-Tetralogie 228
Embryofetopathie
- Hyperphenylalaninämie 76
- Röteln 37, 133
- Noxen, exogene 36
- Varizellen 137
Embryopathien, alkoholinduzierte 36
EMG
- Guillain-Barré-Syndrom 358
- Muskelatrophie, spinale 356
- Myasthenia gravis 360
Emphysem 265
- Asthma bronchiale 254
- interstitielles 9
Emphysemblasen, bronchopulmonale Dysplasie 11
Enanthem, Scharlach 116
Endokarditis 234, 235
- Brucellose 124
- Haemophilus influenzae 117
- Herzinsuffizienz 236
- Splenomegalie 187
Endokarditisprophylaxe 225
- Antibiotika 235
Endokrinopathien
- Kleinwuchs 54
- Neugeborenenscreening 415
Energiegewinnung, Neugeborenes 3
Enkopresis 422
Enolase, neuronenspezifische
- Neuroblastom 208
enterale Verluste, Hypokaliämie 336
Enteritis, infectiosa 123
Enterobacter, Leberabszess 298
Enterobiasis 154
Enterokokken
- Pneumonie, neonatale 15

Enterokolitis, Salmonellose 122
Enterokolitis, nekrotisierende 22
- Apnoe 13
- Atemnotsyndrom 9
- Frühgeborene 9
- Magenablaufsonde 23
- Polyglobulie/Hyperviskositätssyndrom 20
- Röntgen-Abdomen 23
- Thrombozytopenie, neonatale 21
Enteroviren
- Gastroenteritis, akute, infektiöse 278
Entmarkungsherde, Multiple Sklerose 406
Entwässerung
- Hyperhydratation, isotone 335
Entwicklungsverzögerung
- Di-George-Syndrom 159
- Enkopresis 422
Entwicklungsverzögerung, konstitutionelle
- GnRH-Pulsgenerator 70
- Kleinwuchs 54
- Pubertas tarda 70
Entzündungshemmer, Asthma bronchiale 256
Enuresis 421, 422
Enzephalitis
- Beriberi 45
- Coxsackie-Virus-Erkrankungen 143
- Gelegenheitsanfälle 375
- Herpes simplex 27
- Infektion 138
- Influenza 142
- Koma 403
- Masern 132
- Poliomyelitis 146
- Röteln 134
- Schwartz-Bartter-Syndrom 57
- Varizellen 136
Enzephalomyelitis, akute disseminierte 406
Enzephalopathie
- epileptische 382
- hepatische 300
- Hepatitis A 294
- Pertussis 120
- Trisomie 18 33
enzephalopathische Krise, Glutarazidurie Typ 1 81
Enzephalozele 368
- kraniale 370
Enzymdefekte, Erythrozyten 182
Enzyme, Muskeldystrophien 361
Eosinophilie
- Aspergillose 154
- Asthma bronchiale 254
- Bandwürmer 155
- Chlamydienpneumonie 126
EPEC (enteropathogene E. coli) 123
Ependymitis granularis, Hydrozephalus 372
Ependymom 214
- Kleinhirnbrückenwinkel 217
epidermale Nekrolyse, toxische 344
Epidermodysplasia verruciformis 342
Epidermolyse 342, 343
Epididymitis
- Brucellose 124
- Mumps 139
epigastrische Schmerzen
- Reflux, gastroösophagealer 269
Epiglottitis, Haemophilus influenzae Typ b 117, 118
Epiglottitis, akute 249
- Liquorpunktion 249
Epikanthus
- Alkoholembryopathie 37
- Di-George-Syndrom 159
- Smith-Lemli-Opitz-Syndrom 109
- Trisomie 21 32
Epilepsie 374, 375
- Asphyxie, perinatale 6, 7
- fokale 379
- generalisierte 375
- Hemiparese, konnatale 393
- Meningitis 113
- mit fokal-motorischen Anfällen 379
- mit fokal-sensorischen Anfällen 379
- Rett-Syndrom 397
- zentrotemporale Spikes 380
- Zerebralparese, infantile 393
- Zöliakie 285
epileptische Enzephalopathien 382
epileptische Serie 384
epileptischer Status 384
Epiphyseolyse, Skorbut 47
Epithelioma contagiosum 342
Epizoonosen 350
Epstein-Barr-Virus (EBV) 140
Eradikationstherapie, Gastritis 272
Erb-Duchenne-Lähmung 8
Erbrechen
- Ahornsirupkrankheit 80
- Botulismus 121
- Dehydratation, isotone 333
- De-Toni-Debré-Fanconi-Syndrom 321
- EIEC 123
- galliges 23, 278
- Gastroenteritis, akute, infektiöse 278
- Hyperkalzämie 61, 337
- Hypokaliämie 336
- induziertes 410, 411
- Kawasaki-Syndrom 170
- Leukämie, akute lymphatische 197
- Meningitis 113
- Meningitis tuberculosa 128
- Neugeborenensepsis 26, 112
- Nierendysplasie, multizystische 328
- Nikotinsäureamidüberdosierung 46
- Ösophagusachalasie 270
- Ösophagusverätzungen 271
- Pertussis 120
- Phäochromozytom 67
- Poliomyelitis 145
- Pylorusstenose, hypertrophe 272
- Reflux, gastroösophagealer 269
- Reye-Syndrom 301
- rezidivierendes 25
- Rotavirusinfektion 144
- Salmonellose 122
- Salzverlustkrise 62
- Scharlach 116
- schwallartiges 272
- Tyrosinämie 77
- Virusmeningitis 114
- Waterhouse-Friderichsen-Syndrom 64
- Wilson-Syndrom 302
Erbsbreistühle, Typhus abdominalis 122
ERCP
- Autoimmunhepatitis 298
- Pankreatitis 303
Erfrierung 409
Ergocalciferol 48
Ernährung
- Colitis ulcerosa 283
- Crohn-Krankheit 281
- parenterale 45
Ernährungsanamnese
- Fruktoseintoleranz, hereditäre 96
- Kuhmilchallergie 287
erratische Myoklonien 379
Erregung, schmerzhafte
- Invagination 277
Erregungsüberleitungsstörungen, Fabry-Syndrom 103
Erstickung, Diphtheriekrupp 119
Erstuntersuchung, Neugeborene 5
Ertrinkungsunfälle 409
Erysipel 116

Erythem
- schmetterlinförmiges 310
- Urtikaria 348
Erythema
- anulare 116, 169
- exsudativum multiforme majus/minus 343, 344
- infectiosum 135
- migrans 131
- nodosum 124
- neonatorum 339
Erythema nodosum, Crohn-Krankheit 280
Erytheme, Dermatomyositis 363
Erythroblastopenie, transitorische 176
Erythroblastose
- Anämie, neonatale 20
Erythroblastosis fetalis 86
Erythrodermia atopica Hill 347
Erythroleukämie 199
Erythromycin
- Long-QT-Syndrom, Kontraindikation 239
Erythropoese, Schwangerschaft 4
Erythrozyten
- Urin, roter 306
Erythrozytenenzymdefekte 182
Erythrozytenkonzentrate, Hyperkaliämie 336
Erythrozytenmembrandefekte
- Anämie, neonatale 20
Erythrozytenmembrandefekte, angeborene
- Anämie, hämolytische 176
Erythrozytentransfusion, Frühgeborenenanämie 14
Erythrozytopoese
- Leukämie, akute myeloische 199
Escherichia coli 123
- Anämie, autoimmunhämolytische 178
- Early-Onset-Sepsis 26
- Gastroenteritis, akute, infektiöse 278
- Granulomatose 186
- Harnwegsinfektionen 328
- Late-Onset-Sepsis 26
- Leberabszess 298
- Neugeborenenkonjunktivitis 29
- Pneumonie, neonatale 15
- Sepsis 112
Essstörungen s. a. Anorexia nervosa 417
ESWL, Cholelithiasis 293
ETEC (enterotoxin bildende E. coli) 123
Eulenaugenzellen, CMV-Infektion 146
Eupnoe
- Stridor, inspiratorischer 248
Euthyreose 59
Evozierte Potenziale, Schädel-Hirn-Trauma 405
Ewing-Sarkom 212
Exanthem
- Ampicillininduziertes 140
- blassrotes 122
- Dreitagefieber 134, 135
- flächenhaftes, Erkrankungen 132
- hämorrhagisches 131
- Infektion 138
- Masern 132
- Mononukleose, infektiöse 140
- morbilliformes 125
- Ornithose 126
- Ringelröteln 132
- Röteln 132, 134
- scharlachähnliches 170
- Scharlach 116
- Still-Syndrom 165
Exanthema subitum 132, 134
Exkochleation, Molluscum contagiosum 342
Expositionsversuch, Kuhmilchallergie 287
Exsikkose
- Dehydratation 333
- Diabetes mellitus Typ 1 88
- Waterhouse-Friderichsen-Syndrom 64
- Zeichen, klinische 333
Exspiration, stöhnende 16
Exspirium, verlängertes 242
- Asthma bronchiale 254
- Bronchitis, obstruktive 251
- Fremdkörperaspiration 250
- zystische Fibrose 259
extrapyramidale Störungen 394
extrapyramidales Syndrom, Vergiftungen 410
Extrasystolie 238

F

FAB-Klassifikation
- Leukämie, akute lymphatische 196
- Leukämie, akute myeloische 199
Fabry-Syndrom 102, 103
- Enzymersatztherapie 103
Facies adenoidea 245
FACS 177
Fadenwürmer, *Siehe* Nematoden
FAH-Gen, Tyrosinämie 76
Faktor VIII, C-Defekt 187
Faktor X, rheumatisches Fieber 169
Fallot-Tetralogie 228, 229
Fanconi-Anämie 183, 196
- Leukämie, akute myeloische 199
Fanconi-Bickel-Syndrom, Tubulopathien 319
Fanconi-Syndrom 192
Farmerlunge 265
Fasciitis
- Oligoarthritis, juvenile 167
Fassthorax, zystische Fibrose 260
Fasziitis, nekrotisierende 136
Faszikulationen, SMA Typ II 357
Favismus, Glukose-6-Phosphat-Dehydrogenase-Mangel 182
Fazialisparese
- Guillain-Barré-Syndrom 358
- Lyme-Borreliose 131
- Neugeborene 8
- Otitis media acuta 247
- periphere 358
- zentrale 359
Fazies, Curschmann-Steinert-Muskeldystrophie 364
fazioskapulohumerale Muskeldystrophie 363
Fehlbildungen
- Blackfan-Diamond-Anämie 176
- Nervensystem 368
- Neugeborene diabetischer Mütter 24
- Respirationstrakt 242
Feierabend-Grand-Mal 378
Feinmotorik, Vorsorgeuntersuchungen 415
Ferritin
- Morbus Gaucher 102
- Neuroblastom 208
Ferrocytochromreduktionstest, Granulomatose 186
Fersenschmerzen
- Oligoarthritis, juvenile 167
fetale Zirkulation
- fehlende, Frühgeborene 9
fetale Zirkulation, persistierende, *Siehe* PFC-Syndrom
- Atemnotsyndrom 9
fetofetale Transfusion
- Anämie, neonatale 20
fetomaternale Transfusion
- Anämie, neonatale 20
Fetopathie 36
Fette
- Kuhmilch 41
- Muttermilch 40
Fettintoleranz
- Pankreatitis, chronische 303

Fettleber
- Adipositas 419
- portale Hypertonie 301
Fettmalabsorption, Abetalipoproteinämie 108
Fettsäurenoxidation, Hypoglykämie 85
Fetus, Tachykardie 238
FHLH, *Siehe* Lymphohistiozytose, familiäre hämophagozytische
FHT, *Siehe* Hypertriglyzeridämie, familiäre
Fibrate, Hyperlipoproteinämie 106
Fibrinolyse, Nierenvenenthrombose 316
Fibroblastenwachstumsfaktorrezeptoren (FGFR), Mutationen
- Kraniosynostosen 370
fibroblastisches Osteosarkom 211
Fieber 128
- Angina tonsillaris 116
- Atemwegsinfekt 244
- Diabetes insipidus neurohormonalis 56
- Diphtherie 119
- EAEC 123
- EIEC 123
- Ewing-Sarkom 213
- Exanthem subitum 135
- Gastroenteritis, akute, infektiöse 278
- Hodgkin-Lymphom 204
- Leukämie, chronisch-myeloische 201
- Lymphohistiozytosen, hämophagozytische, familiär 206
- Meningitis 113
- Meningokokkensepsis 118
- Mononukleose, infektiöse 140
- Mykoplasmose 125
- Ornithose 126
- Otitis media acuta 247
- Perikarditis 236
- Retropharyngealabszess 244
- rheumatisches 169
- Salmonellose 122
- Scharlach 116
- Sepsis 112
- Toxoplasmose 27
- Virusmeningitis 114
fieberhafte Infektion
- Arthritis, reaktive 168
Fieberkrämpfe 375, 384, 385
- genetische Prädisposition 384
Fieberschübe, Still-Syndrom 165
Finnen, Bandwürmer 155
Fischmund, Di-George-Syndrom 159
Fistel, ösophagotracheale 268
FKHL, *Siehe* Hyperlipidämie, familiäre kombinierte
Flankenrötung
- Enterokolitis, nekrotisierende 23
Flankenschmerzen
- Nierendysplasie, multizystische 328
- Urogenitaltuberkulose 129
Flimmerskotome, Migräne 387
floppy infant 104
- Curschmann-Steinert-Muskeldystrophie 365
- Werdnig-Hoffmann-Muskelatrophie 356
Fluorid, Säuglingsernährung 43
Fluor-Vigantolette 500® 43
Flush, Phäochromozytom 67
Flüssigkeitsrestriktion, bronchopulmonale Dysplasie 11
Flüssigkeitssubstitutionm Diabetes mellitus Typ 1 89
FMR_1-Gen, CCG-Amplifikation, Syndrom des fragilen X-Chromosoms 35
fokale Epilepsie 379
Follikelbildung, Trachom 126
Folsäure 46
Folsäuremangel
- Anämie, megaloblastäre 175
- Neuralrohrdefekte 370
Fontanelle, eingesunkene
- Dehydratation 333
Fontanelle, vorgewölbte
- Meningitis 113
Fontan-Operation 232
Fontan-Zirkulation
- Linksherz, hypoplastisches (HLH) 230
Foramen ovale, offenes 226
- PFC-Syndrom 16
- Trikuspidalatresie 231
- Verschluss 2
Forcepsentbindung, Fazialisparese 8
Fragiles-X-Syndrom 35
Fragmentozyten, hämolytisch-urämisches Syndrom 314
Frakturen
- Kindesmisshandlung 420
- Muskelatrophie, spinale 356
- pathologische 180
Frauenmilch, reife 39
FRDA-Gen, GAA-Nukleotidverlängerung 396
Fremdkörperaspiration 250
Friedreich-Ataxie 396
Froschbauch, Vitamin-D-Mangel-Rachitis 49
Froschhaltung, Werdnig-Hoffmann-Muskelatrophie 356
Fruchtwasseranomalien
- Asphyxie, perinatale 6
Fruchtwasseraspiration, Pneumonie 15
Frühgeborene 8
- Asphyxie, perinatale 6
- Atemfrequenz 242
- Atemnotsyndrom 8
- bronchopulmonale Dysplasie 11
- CMV-Infektion 147
- Hemiparese, spastische 392
- Komplikationen 9
- Leukomalazie periventrikuläre 13
- Mekoniumpfropfsyndrom 23
- Neugeborenensepsis 25
- Pneumonie 15
- Rotavirusinfektion 144
Frühgeborenenanämie 173
- Erythrozytentransfusion 14
Frühinfiltrat, Lungentuberkulose 128
Fruktosebelastungstest 96
Fruktoseintoleranz
- De-Toni-Debré-Fanconi-Syndrom 321
- Leberversagen, fulminantes 301
- Tubulopathien 319
Fruktoseintoleranz, hereditäre 96
- Hypoglykämie 85
Fruktosemalabsorption, H2-Atemtest 284
FSME (Frühsommermeningoenzephalitis), Meningitis 114
Fuchsbandwurm 299
Fukuyama-CMD 363
Fumarylazetoazetat, Tyrosinämie 76
Fundoplicatio
- Reflux, gastroösophagealer 270
Funktionsszintigrafie, Hydronephrose 330
FUO (Fieber unklarer Ursache), Differenzialdiagnose 124
Furosemid, Hyperkalzämie 337
Fusobacterium-Plaut-Vincenti, Angina ulceromembranosa 246
Fußdeformitäten, Trisomie 21 32
Füße, Stellungsanomalien 416

G

Galaktosämie
- Bilirubin, direktes 95
- De-Toni-Debré-Fanconi-Syndrom 321
- Duarte-Variante 96
- galaktosefreie Säuglingsnahrung 95
- Hypoglykämie 85

- klassische 94
- Leberversagen, fulminantes 301
- Neugeborenenscreening 95, 415
- Pseudotumor cerebri 388
- Tubulopathien 319
Galaktosestoffwechselstörungen 94
Galant-Rückgratreflex 414
gallegängige Farbstoffe, Dubin-Johnson-Syndrom 290
Gallenblasenhydrops, Kawasaki-Syndrom 170
Gallengangsatresie, Neugeborene diabetischer Mütter 24
Gallengangsatresie, extrahepatische 292, 293
Gallengangsatresie, extrazelluläre
- Vitamin-D-Mangel-Rachitis 48
Gallengangshypoplasie
- Hepatitis, neonatale 290
- intrahepatische 291, 292
Gallengangsverschluss, Echinokokkose 299
Gallensteine
- Sphärozytose, hereditäre 177
Galopprhythmen, Myokarditis 235
Gametopathie 36
Gang, watschelnder
- Duchenne-Muskeldystrophie 361
Gangataxie 395
- Friedreich-Ataxie 396
Ganglioneuroblastom 208
Gangstörungen, Rückenmarktumoren 218
Gastrinom, MEN 1 67
Gastritis 272
Gastroenteritis 122, 123, 278
Gastrointestinalblutungen, Skorbut 47
Gastrointestinale Malformationen, Trisomie 21 32
Gastrointestinalerkrankungen, Neugeborenes 22
Gastrointestinalinfektionen, Adenovirusinfektion 144
Gastrointestinaltrakt, Neugeborenes 3
Gastrointestinalulzera, Niereninsuffizienz 325
Gaucher-Krankheit, Enzymersatztherapie 103
- neuronopathische Verlaufsform 102
- nichtneuronopathische Verlaufsform 102
Gaumenmandelhyperplasie 245
Gaumenspalte
- Hypoglykämie 85
- Pierre-Robin-Sequenz 243
- Smith-Lemli-Opitz-Syndrom 109
GB3-Rezeptoren, hämolytisch-urämisches Syndrom 313
GBS, *Siehe* Guillain-Barré-Syndrom
G-CSF, Glykogenose Typ Ib 93
- Kostmann-Syndrom 185
- Pankreasinsuffizienz, exokrine 304
Geburt, operative 6
Geburtsgewicht
- Hyperphenylalaninämie 76
- Pankreasinsuffizienz, exokrine 304
Geburtskomplikationen, Verbrauchskoagulopathie 191
Geburtstrauma, Klavikulafraktur 8
Gedeihstörung
- Anämie, megaloblastäre 175
- Diabetes insipidus neurohormonalis 56
- Fruktosemalabsorption 284
- Gallengangsatresie, extrahepatische 292
- Hirschsprung-Krankheit 276
- Pankreasinsuffizienz, exokrine 304
- Pylorusstenose, hypertrophe 272
Gedeihstörungen
- adrenogenitales Syndrom 62
- Choanalatresie 242
- Schlafapnoe, obstruktive 246
- Smith-Lemli-Opitz-Syndrom 109
- Tyrosinämie 77
- Vitamin-A-Mangel 48
- zystische Fibrose 259
Gefäßerkrankungen, ischämischer/zerebraler Insult 390
Gefäßfehlbildungen, Ventrikelseptumdefekt 223
Gefäßmalformationen, Di-George-Syndrom 60
Gefäßverschlüsse, Sichelzellanämie 178
Gefäßwiderstand, pulmonaler 10
Gehirn, AV-Angiome 389
Gehirnpseudoatrophie, Anorexia nervosa 418
Gelegenheitsanfälle 384
Gelenkkontrakturen, Pfaundler-Hurler-Syndrom 101
Gelenkpunktion
- Arthritis juvenile, idiopathische 165
Gelenkschmerzen, Meningokokkensepsis 118
Genitale, atypische
- adrenogenitales Syndrom 62
Genitalverletzungen, sexueller Missbrauch 420
Gentamicin, Listeriose 125
Genua valga
- Adipositas 419
- Vitamin-D-Mangel-Rachitis 49
Genua vara, Vitamin-D-Mangel-Rachitis 49
Gerinnungsstörungen
- Fruktoseintoleranz, hereditäre 96
- ischämischer/zerebraler Insult 391
- Leberversagen, fulminantes 300
- Reye-Syndrom 302
- Tyrosinämie 77
Gesamtcholesterinbestimmung
- Hypercholesterinämie, familiäre 107
Gesamt-IgE, Asthma bronchiale 254
Geschlechtschromosomenmosaike, Hermaphroditismus verus 71
getreidehaltige Beikost, Zöliakie 285
Gewichtsabnahme
- Hyperkalzämie 61
- Salzverlustkrise 62
Gewichtsentwicklung, normale 40
Gewichtsreduktion, Diabetes mellitus Typ 2 91
Gewichtsverlust
- Brucellose 124
- Crohn-Krankheit 280
- Diabetes mellitus Typ 1 88
- Hodgkin-Lymphom 204
- Phäochromozytom 67
- postnataler 3
Gewichtszunahme
- Hyperhydratation 335
- nephrotisches Syndrom 318
GFAP (saueres Gliafaserprotein), Hirntumoren 215
Gianotti-Crosti-Syndrom, Hepatitis B 294
Giardia lamblia
- Gastroenteritis, akute, infektiöse 278
Gichtarthritis, Lesch-Nyhan-Syndrom 109
Giemen 242
- Asthma bronchiale 254
- Bronchitis, obstruktive 251
- exspiratorisches 126
- Fremdkörperaspiration 250
- zystische Fibrose 259
Giftentfernung 410
Gilbert-Meulengracht-Syndrom 289
Gilles-de-la-Tourette-Syndrom 395
Gingivahyperplasie, Pfaundler-Hurler-Syndrom 101

Gingivitis, Neutropenie 185
Gingivostomatitis, Herpes-simplex-Infektion 138
Glanzmann-Thrombasthenie 193
Glasgow Coma Scale 404
Glaukom
- Homozystinurie 78
- Retinopathia praematurorum 11
- Sturge-Weber-Syndrom 400
Gleithernie 270
Glenn-Anastomose
- Linksherz, hypoplastisches (HLH) 230
- Trikuspidalatresie 232
Gliadin, Zöliakie 285
Gliedergürtelmuskeldystrophie, Lendenhyperlordose 363
Gliederschmerzen
- Influenza 142
- Sepsis 112
Glioblastome 216
Glockenform des Thorax, bronchopulmonale Dysplasie 11
Glomerulonephritis 309, 311
- Endokarditis 235
- Hyperhydratation, isotone 335
- Hypertonie 323
- membranöse 318
Glossitis 46
- Anämie, megaloblastäre 175
Glossoptose, Pierre-Robin-Sequenz 243
Glukagon, Hypoglykämie 84
Glukagonom, MEN 1 67
Glukokortikoide
- Arthritis, juvenile idiopathische 165
Glukoneogenese, Hypoglykämie 85
Glukose
- Hyperkaliämie 336
- Hypoglykämie 84
Glukose-6-Phosphatase-Defekt 92
Glukose-6-Phosphat-Dehydrogenase-Mangel
- Anämie 182
- Anämie, hämolytische 182
- Favismus 182
- Heinz-Innenkörper 182
Glukosebedarf, Hyperinsulinismus 86
Glukosetoleranz, Ataxia teleangiectatica 160
Glukosetoleranz, gestörte
- Niereninsuffizienz, chronische 325
- Nikotinsäureamidüberdosierung 46
Glukosetransportstörungen 97
Glukosezufuhr
- Hyperinsulinismus 86
- Hypoglykämie 85
Glukosurie
- De-Toni-Debré-Fanconi-Syndrom 321
- Diabetes mellitus Typ 1 88
- Nephritis, tubulointerstitielle 323
- Tubulopathien 319
- Tyrosinämie 77
Glukozerebrosidase(GBA)-Gen, Morbus Gaucher 102
GLUT1-Defekt, *Siehe* Glukose-Transporterprotein-Syndrom
Glutamat-Decarboxylase-Antikörper (GADA), Diabetes mellitus Typ 1 88
Glutaminkonzentration, Harnstoffzyklusdefekt 82
Glutarazidurie Typ 1 81, 82
Glutarazidurie, organische
- Typ III 104
Glutaryl-CoA-Dehydrogenase (GCDH), Defekt 81
glutenhaltige Beikost, Zöliakie 285
Glykogenabbau, Neugeborenes 3
Glykogenolyse, Hypoglykämie 85
Glykogenose
- Typ I 85
- Typ Ib 93, 185
- Typ Ia 92
- Typ II 94
Glykosidvergiftung 410
Gnomenwaden, Duchenne-Muskeldystrophie 361
GnRH-Pulsgenerator
- Entwicklungsverzögerung, konstitutionelle 70
Goodpasture-Syndrom
- Glomerulonephritis, rapid progressive 311
GÖR, *Siehe* Reflux, gastroösophagealer
Gorlin-Syndrom, *Siehe* MEN
Gower-Manöver, Duchenne-Muskeldystrophie 361
Gower-Zeichen, Curschmann-Steinert-Muskeldystrophie 364
Graefe-Zeichen
- Hyperthyreose 58
- Myotonia congenita 365
Grand-Mal-Epilepsie, Valproat 378
Granulomatose 186
- Leberabszess 298
Granulome, epitheloidzellige 280
Granulopoese
- ineffektive 185
- Leukämie, akute myeloische 199
Granulozytenfunktionsstörung, Glykogenose Typ Ib 93
Granulozytenfunktionsstörungen 186
Granulozytenfunktionstests 158
Gregg-Syndrom 134
Greifreflex, plantarer 414
Grey-Platelet-Syndrom 192
grippeähnliche Symptome, Mycoplasma pneumoniae 125
Grobmotorik, Vorsorgeuntersuchungen 415
Großwuchs 56
- Homozystinurie 78
GTP-Cyclohydrolase-Defekt, Hyperphenylalaninämie 76
Guanin-Hypoxanthin-Phosphoribosyl-Transferase, Defekt 109
Guillain-Barré-Syndrom 357
- 7S-Immunglobuline 358
- Hepatitis A 294
- Mononukleose, infektiöse 140
- Pseudotumor cerebri 388
Gummata, Lues connata 28
GVH-Prophylaxe, SCID 160
Gynäkomastie
- Klinefelter-Syndrom 34
- Pubertät 71

H

H_2-Atemtest
- Fruktosemalabsorption 284
- Laktoseintoleranz 284
Haarausfall, Anorexia nervosa 418
Haematemesis, Vitamin-K-Mangel 21
Haemophilus influenzae 117
- Asplenie 187
- Laryngitis 249
- Late-Onset-Sepsis 26
- Neugeborenenkonjunktivitis 29
- Osteomyelitis 114
- Otitis media acuta 247
- Perikarditis 236
- Sichelzellanämie 179
- Typ b 249
- zystische Fibrose 258
- Immunisierung 117, 150
- Sepsis 112, 117
hairless women, Androgenresistenz 72
Halluzinationen, Hyperkalzämie 337
Haloperidol
- Long-QT-Syndrom, Kontraindikation 239
Halothan
- Leberversagen, fulminantes 301

Halslymphknotentuberkulose 129
Halsreflex 414
Halsschmerzen
- Angina tonsillaris 116
- Epiglottitis, akute 249
- Influenza 142
- Mycoplasma pneumoniae 125
- Retropharyngealabszess 244
- Scharlach 116
Haltetonusverlust, Epilepsie mit myoklonisch-astatischen Anfälle 376
Hämangioblastom, Hippel-Lindau-Syndrom 402
Hämangiome
- Alkoholembryopathie 37
- portale Hypertonie 301
Hamartin
- Hirnsklerose, tuberöse 399
Hämatokrit, Polyglobulie/Hyperviskositätssyndrom 20
Hämatome
- Glutarazidurie Typ 1 81
- Kindesmisshandlung 420
- subperiostale 47
Hämaturie 306
- EHEC 123
- Lupus erythematodes, systemischer 310
- nephritisches Syndrom 311
- Nierendysplasie, multizystische 328
- Nierenvenenthrombose 316
- Rhabdomyosarkom 209
- Skorbut 47
Hämochromatose
- Leberversagen, fulminantes 301
Hämodialyse, Hyperkaliämie 336
Hämofiltration
- Hyperammonämie 83
- Vergiftungen 411
Hämoglobin
- adultes (HbA) 4
- Anämie, neonatale 20
- fetales (HbF) 4
- Polyglobulie/Hyperviskositätssyndrom 20
- Urin, roter 306
Hämoglobinelektrophorese, Sichelzellanämie 179
Hämoglobin-M-Varianten 179
Hämoglobinopathien
- Anämie, neonatale 20
- qualitative 178
- quantitative 180
- Splenomegalie 187
Hämoglobinurie 177
Hämolyse
- AB0-Inkompatibilität 19
- Hyperkaliämie 336
- Vitamin-E-Mangel 51
hämolytisch-urämisches Syndrom 313, 314
- EHEC 123, 313
- Koma 403
- nephrotisches Syndrom 316
- Verbrauchskoagulopathie 191
hämophagozytische Lymphohistiozytosen 206
Hämophilie, HIV-Infektion 148
Hämophilie A 187
Hämophilie B, FIX-Aktivität 189
hämorrhagische Diathese, Lebererkrankungen 190
hämorrhagische Infarzierung, Hirnblutungen 13
Hämosiderose, Thalassaemia major 180
Hämostaseologie 187
Hampelmann-Phänomen, Skorbut 47
HA-Nahrungen, Kuhmilchallergie 287
Handdeformitäten, Trisomie 21 32
Hand-Fuß-Mund-Krankheit 143
Hand-Fuß-Syndrom, Sichelzellanämie 178
Harnleiterobstruktion, Hypertonie 324
Harnsäurestoffwechselstörungen 109
Harnstoff, nephrotisches Syndrom 318
Harnstoffzyklusdefekt 82, 83
Harntraktanomalien, Neugeborene diabetischer Mütter 24
Harnverhalt, Rhabdomyosarkom 209
Harnwegsinfektionen 328ff
Harrison-Furche, Vitamin-D-Mangel-Rachitis 49
Hartnup-Syndrom, Tubulopathien 319
Hashimoto-Thyreoiditis 59
- APECED-Syndrom 60
- Diabetes mellitus Typ 1 90
- Zöliakie 285
Hautablösungen, Acrodermatitis enteropathica 345
Hautabszess, Granulomatose 186
Hautatrophie, Hypokalzämie 60
Hautblutungen
- Leukämie, akute lymphatische 197
- Skorbut 47
Hauterkrankungen
- bakterielle 340
- virusbedingte 341
Hautikterus
- Hyperbilirubinämie 17
- Sphärozytose, hereditäre 177
Hautinfektion, Herpes simplex 28
Hautkandidose 153
Hauttests, Immundefekte 158
Hautturgor, Dehydratation 333
Hautveränderungen
- Kindesmisshandlung 420
- Neugeborene 339
- Vitamin-A-Überdosierung 48
HbA_1 173, 178
HbA_{1c}, Diabetes mellitus Typ 1 90
HbA_2 178
Hb-Bart's-Hydrops-fetalis-Syndrom 181
HBeAg 296
HbF 173, 178
- Blackfan-Diamond-Anämie 176
HbS, Sichelzellanämie 178
HBsAg 296
HBsAg-Positive 297
HbsAg-Trägerstatus, Hepatitis D 297
Hb-Synthesestörung, β-Thalassämie 180
HBV-DNA 296
hCG, Hermaphroditismus verus 71
hCG-/hMG-Test, Pseudohermaphroditismus femininus 71
HCM, *Siehe* Kardiomyopathie, hypertrophe
HCV-RNA 296, 297
HDAg 296
HDV-RNA 296
Heinz-Innenkörper, Glukose-6-Phosphat-Dehydrogenase-Mangel 182
Heiserkeit
- Atemwegsinfekt 244
- Diphtheriekrupp 119
Helicobacter pylori 272
Helicobacter-pylori-Infektionen, Non-Hodgkin-Lymphome (NHL) 202
Helmzellen 314
Hemiballismus 394
Hemifundoplication
- Reflux, gastroösophagealer 270
Hemihypästhesien, Migräne 387
Hemihypertrophie, Wilms-Tumor 206
Hemiparese
- Hirntumoren 215
- konnatale, spastische 392
- Meningitis tuberculosa 128
- spastische 392

Hemiplegie
- Masernenzephalitis 132
- Meningitis tuberculosa 128
- Meningokokkenmeningitis 118
Hemisphärektomie, Sturge-Weber-Syndrom 401
Hemmkörperhämophilie 188
Heparinisierung, Nierenvenenthrombose
316
hepatisches Koma 300
Hepatitis 290
- autoimmune 297
- chronisch-aggressive 282
- portale Hypertonie 301
- Varizellen 136
Hepatitis A 294
Hepatitis B 295
- Hepatosplenomegalie 294
- Immunprophylaxe 295
- Simultanimpfung 295
Hepatitis C 296
- Non-Hodgkin-Lymphome (NHL) 202
Hepatitis D 297
- HbsAg-Trägerstatus 297
Hepatitis E 297
Hepatitis-B-Hyperimmunglobulin 295
Hepatitis-B-Impfung 151
Hepatomegalie
- Anämie, megaloblastäre 175
- Glykogenose Typ Ia 92
- HIV-Infektion 149
- Hypoglykämie 85
- Langerhans-Zell-Histiozytosen 205
- Lipoproteinlipase-Defekt 108
- Myokarditis 235
- Perikarditis 236
- Tyrosinämie 77
- Ventrikelseptumdefekt 224
- Vitamin-A-Überdosierung 48
- zystische Fibrose 260
Hepatoportoenterostomie
- Gallengangsatresie, extrahepatische 293
hepatorenale Tyrosinämie 76
hepatorenales Syndrom
- Leberversagen, fulminantes 300
Hepatosplenomegalie
- AB0-Inkompatibilität 19
- Anämie, neonatale 20
- arthritis, seropositive 166
- Brucellose 124
- CMV-Infektion 27
- Hepatitis B 294
- Hypoalphalipoproteinämie 108
- Leukämie, akute lymphatische 197
- Linksherz, hypoplastisches (HLH) 230
- Listeriose 124
- Lymphohistiozytosen, hämophagozytische, familiäre 206
- Pfaundler-Hurler-Syndrom 101
- Rh-Inkompatibilität 19
- Röteln 28, 134
- Sepsis 112
- Still-Syndrom 165
- Thalassaemia major 180
- Toxoplasmose 27
- Truncus arteriosus communis 232
- Wilson-Syndrom 302
hepatozelluläres Karzinom, Tyrosinämie 77
hereditäre Epidermolysen 342
Hereditäre Fruktoseintoleranz 96
Hereditäre Sphärozytose 176
Hermaphroditismus verus, *Siehe* Ovotestikuläre DSD
Hernie, parasöphageale 270
Hernien
- inkarzerierte 277
- Pfaundler-Hurler-Syndrom 101
Herpangina 144
- Angina tonsillaris 246
- Coxsackie-Virus-Erkrankungen 143
Herpes genitalis 138
Herpes simplex 28
Herpes zoster 137
- HIV-Infektion 149
- ischämischer/zerebraler Insult 391
Herpes-simplex-Infektionen 138
Herpesvirus, humanes 6 (HHV 6) 134
Herthoge-Zeichen
- Dermatitis, atopische 347
Herzfehlbildungen, Fanconi-Anämie 183
- Ullrich-Turner-Syndrom 34
Herzfehler
- Alkoholembryopathie 37
- angeborene 27, 76, 159, 220
- Di-George-Syndrom 60
- Endokarditis 234
- Gendefekte 220
- Herzinsuffizienz 236
- Rechts-links-Shunt 228
- Rötelnembryopathie 134
- Trisomie 13 33
- Trisomie 18 33
- Trisomie 21 32
- zyanotische 191, 230
Herzfrequenz
- Neugeborene 2
- Neugeborenes 3
Herzgeräusch
- akzidentelle 239
- diastolische 239
- Eisenmangelanämie 174
- systolisches, PDA 10
Herzinsuffizienz
- Anämie, neonatale 20
- Beriberi 45
- Herzfehler, angeborene 236
- Influenza 142
- Meningokokkensepsis 118
- Neugeborene 236
- Perikarditis 236
- Polyglobulie/Hyperviskositätssyndrom 20
- Säuglinge 236
- Splenomegalie 187
- Thalassaemia major 180
- Trikuspidalatresie 231
- Ventrikelseptumdefekt 224
- Verbrennungen 408
Herzkatheter, Kardiomyopathie 237
Herz-Lungen-Transplantation, Ventrikelseptumdefekt 225
Herzrhythmusstörung, Extrasystolie 238
Herzrhythmusstörungen, Hyperkaliämie 336
Herztod, Diphtherie 119
Herztod, plötzlicher
- Aortenstenose 221
- Kardiomyopathie 237
Herztöne
- Myokarditis 235
- Pneumothorax 15
Herztransplantation
- Linksherz, hypoplastisches (HLH) 231
Herzverlagerung, Zwerchfellhernie 15
Herzvitien 220
- Nierendysplasie, multizystische 328
HEV-RNA 296
hGH, Wachstumshormonmangel 55
HHV 6 (humanes Herpesvirus 6) 134
Hiatushernie 270
- Reflux, gastroösophagealer 269
Hib (Haemophilus-influenzae-Vakzine) 150, 150
- Epiglottitis, akute 249
- Sphärozytose, hereditäre 177
Hill-Erythrodermie 347
Himbeerzunge, Scharlach 116

Hippel-Lindau-Syndrom 401
Hirnabszess
- Listeriose 125
- Otitis media acuta 247
- Sinusitis 245
Hirnatrophie
- Anämie, megaloblastäre 175
- Asphyxie, perinatale 7
- Glutarazidurie Typ 1 81
- Multiple Sklerose 406
- Vitamin-B_{12}-Mangel 41
Hirnblutungen 12, 13
- Atemnotsyndrom 9
- AV-Malformationen 389
- Frühgeborene 9, 12
- Germinalmatrix 12
- Hypertonie 323
- Risikofaktoren 12
Hirndruckprophylaxe, Schädel-Hirn-Trauma 405
Hirndrucksteigerung
- Hydrozephalus 373
- Schädel-Hirn-Trauma 405
Hirndruckzeichen, Sinus-/Hirnvenenthrombose 391
Hirnnervenlähmung, Masernenzephalitis 132
Hirnnervenlähmungen
- Beriberi 45
- Botulismus 121
- Guillain-Barré-Syndrom 358
- Hirntumoren 215
- Lymphohistiozytosen, hämophagozytische, familiäre 206
- Meningitis 113
- Meningokokkenmeningitis 118
Hirnödem
- Asphyxie, perinatale 6
- Kreislaufexpansion, zu rasche 334
- Niereninsuffizienz 324
- Reye-Syndrom 301
- Verbrennungen 408
Hirnschädigung
- Lennox-Gastaut-Syndrom 383
- Pubertas praecox vera 68
Hirnsklerose, tuberöse 214
Hirnstammkompression, Koma 403
Hirnstammpotentiale, akustisch evozierte (AABR) 416
Hirntrauma, Schwartz-Bartter-Syndrom 57
Hirntumoren 214, 215
- Hypertonie 323
Hirnvenenthrombose 391
- septische 391
Hirschsprung-Krankheit 276
Hirsutismus, Insulinresistenzsyndrom 87
Histamin, Verbrennungen 408
Histiozytosen 205
HIV-Infektion 147, 148, 149
- Non-Hodgkin-Lymphome 202
HLA B27
- Arthritis, reaktive 168
- Oligoarthritis, juvenile 167
HLA-B8, Autoimmunhepatitis 298
HLA-DR2
- Lupus erythematodes, systemischer 310
HLA-DR3
- Autoimmunhepatitis 298
- Lupus erythematodes, systemischer 310
HLA-Typisierung 158
HLH (hypoplastisches Linksherz) 230
HMSN (hereditäre sensomotorische Neuropathien) 359
Hochfrequenzoszillationsbeatmung, Mekoniumaspirationssyndrom 14
Hochsinger-Infiltrate, Lues connata 28
Hochwuchs
- eunuchoider 34
- XYY-Syndrom 35
Hodgkin-Lymphom 204, 205
- EBV 140
- Splenomegalie 187
- Tuberkulose 127
Hohlfuß, Friedreich-Ataxie 396
Holocarboxylase-Synthetase-Mangel 47
Holoprosenzephalie 372
Homogentisinsäure
- Alkaptonurie 78
- Urin, roter 306
Homozystinurie 78
- ischämischer/zerebraler Insult 391
Hordeolum, Staphylococcus aureus 117
Horner-Syndrom, Neuroblastom 208
Hörprüfung, Legasthenie 423
Hörschwellenbestimmung 416
Hörstörungen
- Biotinidasemangel 47
- Meningitis 113
- Meningokokkenmeningitis 118
- Mumps 139
- Muskeldystrophie, fazioskapulohumerale 363
Hörstörungen, angeborene 415
Hörverlust, Otitis media acuta 247
hot potato voice, Epiglottitis, akute 249
Howell-Jolly-Körperchen 179
- Asplenie 187
HPV-Impfung 152
HPV-Infektion 342
HSAN (hereditäre sensorisch-autonome Neuropathien) 359
HSV-1 138
HSV-Infektion
- Pneumonie, neonatale 15
HSV-Meningoenzephalitis 114
Hufeisenniere 327
Hüftgelenksdysplasie 416
Hüftluxation, Alkoholembryopathie 37
Hüftschnupfen, Coxitis fugax 168
humanes Herpesvirus 6 (HHV 6) 134
Human-Immunodeficiency-Virus-(HIV-)Infektion 147
Humaninsulin, Diabetes mellitus Typ 1 89
Humerusfraktur, Neugeborenes 7
Hundebandwurm 299
Huntington-Gen 394
HUS, *Siehe* hämolytisch-urämisches Syndrom
Husten
- Asthma bronchiale 252, 254
- Atemwegsinfekt 244
- bellender 119
- Bronchiektasen 252
- Bronchitis, akute 251
- chronischer 11
- Fremdkörperaspiration 250
- Hodgkin-Lymphom 204
- Langerhans-Zell-Histiozytosen 205
- Lungentuberkulose 128
- Ösophagusatresie 268
- Ösophagusverätzungen 271
- Pneumothorax 266
- stakkatoartiger 126
- zystische Fibrose 259
Hutchinson-Trias 29
Hydantoinembryopathie, Mikrozephalie 372
Hydrocephalus 372
- internus 372, 390
- occlusus 396
Hydronephrose 330
- Hypertonie 323
Hydrops congenitus universalis 19
Hydrops fetalis
- Anämie, neonatale 20
- Erythema infectiosum 136

Hydroxyharnstoff, Sichelzellanämie 179
Hydrozephalus 372, 373
- Kleinhirnastrozytom 216
- Meningitis 113
- Meningokokkenmeningitis 118
- Pfaundler-Hurler-Syndrom 101
- Pubertas praecox vera 68
- Toxoplasmose 27
Hygrome
- Glutarazidurie Typ 1 81
- subdurale 113
Hypalbuminämie
- Differenzialdiagnose 288
- Leberversagen, fulminantes 300
- nephrotisches Syndrom 311, 316, 317
Hyperaktivität
- ADHS 423
- Alkoholembryopathie 37
Hyperaldosteronismus 66, 67
- Hypertonie 323
- Hypokaliämie 336
Hyperaminoazidurie
- De-Toni-Debré-Fanconi-Syndrom 321
- Nephritis, tubulointerstitielle 323
Hyperaminoazidurie, organische
- Fruktoseintoleranz, hereditäre 96
- Tyrosinämie 77
Hyperammonämie 82
- Harnstoffzyklusdefekt 82
- Koma 403
- Leberversagen, fulminantes 300
- Medium-Chain-Acyl-CoA-Dehydrogenase-Defekt 100
- Reye-Syndrom 301
Hyperbilirubinämie
- AB0-Inkompatibilität 19
- Blutaustauschtransfusion 18
- Crigler-Najjar-Syndrom 288
- Dubin-Johnson-Syndrom 289
- Galaktosämie 95
- Gallengangsatresie, extrahepatische 292
- Gilbert-Meulengracht-Syndrom 289
- Hepatitis B 295
- Kephalhämatom 8
- konjugierte 289
- Phototherapie 18
- Polyglobulie/Hyperviskositätssyndrom 20
- Sichelzellanämie 179
- Sphärozytose, hereditäre 177
- Tyrosinämie 77
- unkonjugierte 288, 289
- zystische Fibrose 260
Hypercholesterinämie
- Cholelithiasis 293
- Diät 106
- Gallengangsatresie, extrahepatische 292
- Gallengangshypoplasie, intrahepatische 292
Hypercholesterinämie, familiäre 106
Hyperchylomikronämie, familiäre 108
Hyperexzitabilität
- Asphyxie, perinatale 6
- Hypoglykämie 24
- Hypokalzämie, neonatale 25
- Meningitis 113
- Neugeborenensepsis 26
- Polyglobulie/Hyperviskositätssyndrom 20
Hypergammaglobulinämie
- Autoimmunhepatitis 298
- Sichelzellanämie 179
Hyperglycinämie 84
Hyperglykämie
- Diabetes mellitus Typ 1 88
- Pankreatitis 303
hypergonadotroper Hypogonadismus, Pubertas tarda 70
Hyperhydratation 335
Hyper-IgE-Syndrom (HIES) 161
Hyperinsulinismus 85, 86
- Hypoglykämie 24, 85
- Koma 403
Hyperkaliämie 336
- Addison-Syndrom 65
- Niereninsuffizienz, chronische 325
- Salzverlustkrise 62
hyperkaliämische Paralyse 366
Hyperkalzämie 337
- Hyperparathyreoidismus 61
- Pankreatitis, chronische 303
Hyperkalzämiesyndrom, Vitamin-D-Intoxikation 51
Hyperkalziurie
- Hyperparathyreoidismus 61
- Hypoparathyreoidismus 60
- Tubulopathien 319
Hyperkeratose, Riboflavinmangel 46
Hyperketonämie, Diabetes mellitus Typ 1 88
Hyperkinesien 394
- choreatiforme 394
hyperkinetisches Syndrom, Phenylketonurie 74
Hyperleukozytose
- Leukämie, akute myeloische 200
- Leukämie, chronisch-myeloische 201
Hyperlipidämie
- Glykogenose Typ Ia 92
- nephrotisches Syndrom 311
- Pankreatitis 302
Hyperlipidämie, familiäre kombinierte 107
Hyperlipoproteinämie
- Anionenaustauscherharze 106
- Diät 106
- nephrotisches Syndrom 317
- sekundäre 108
Hypernatriämie
- Anfälle, epileptische neonatale 25
- Diabetes insipidus neurohormonalis 56
- Diabetes insipidus renalis 322
- Hyperaldosteronismus 66
- Koma 403
Hyperosmolarität
- Diabetes insipidus neurohormonalis 56
- Diabetes mellitus Typ 1 88
Hyperostosen, kortikale 48
Hyperoxalurie, Typ I 104
Hyperparathyreoidismus
- Hyperkalzämie 61, 337
- Hyperkalziurie 61
- Hypertonie 323
- Hypokalzämie, neonatale 24
- Hypophosphatämie 61
- MEN 1 67
- MEN 2a 67
- Pankreatitis 302
- primärer 61
- sekundärer 48, 61
Hyperphenylalaninämie 74, 76
- Neugeborenenscreening 415
Hyperphosphatämie
- Anfälle, epileptische neonatale 25
- Hypokalzämie 337
- Hypoparathyreoidismus 60
Hyperphosphaturie
- De-Toni-Debré-Fanconi-Syndrom 321
- Tyrosinämie 77
Hyperpigmentierung, Fanconi-Anämie 183
Hyperpigmentierungen, postinflammatorisch 351
hyperpyretische Toxikose, Dehydratation, hypertone 334
Hyperreagibilität, Asthma bronchiale 256
Hyperreninismus, Bartter-Syndrom 322

Hypersalivation
- Anfälle, epileptische neonatale 25
- Rolando-Epilepsie 380
Hypersiderämie
- Anämie, sideroblastische 182
Hypersplenismus 185
hypertensive Krise, Phäochromozytom 67
Hyperthermie
- Dehydratation, hypertone 334
- Neugeborenes 4
- Schädel-Hirn-Trauma 405
Hyperthermie, maligne 366
Hyperthyreose 58, 59
- Hypertonie 323
hypertone Dehydratation 334
hypertone Hyperhydratation 335
Hypertonie 323
- Differenzialdiagnose 67
- Glomerulonephritis, rapid progressive 311
- hämolytisch-urämisches Syndrom 314
- Hyperkalzämie 61
- nephritisches Syndrom 310, 311
- Nierendysplasie, multizystische 328
- Niereninsuffizienz, chronische 325
- Phäochromozytom 67
- pulmonale 11, 14, 16, 225, 227, 258
- Zystennieren 327
Hypertriglyzeridämie 108
- Diät 106
- Lipoproteinlipase-Defekt 108
- Niereninsuffizienz, chronische 325
Hyperurikämie
- Glykogenose Typ Ia 92
- Leukämie, akute myeloische 199
- Non-Hodgkin-Lymphome 203
Hyperventilation
- Asphyxie, perinatale 6
Hyperviskositätssyndrom 20
Hypoaldosteronismus
- Hyperkaliämie 336
- isolierter 66
hypoallergene (HA) Nahrungen, Säuglingsernährung 42
Hypoalphalipoproteinämie 108
Hypochlorämie, Addison-Syndrom 65
Hypogammaglobulinämie, transitorische 158
Hypoglykämie
- Addison-Syndrom 65
- akute 84
- Anamnese 84
- Anfälle, epileptische neonatale 25
- Apnoe 13
- Diabetes mellitus Typ 1 90
- Fruktoseintoleranz, hereditäre 96
- Galaktosämie 95
- Gelegenheitsanfälle 375, 384
- Glukose 84
- Glukosezufuhr 86
- Glykogenose Typ Ia 92
- Hyperbilirubinämie 16
- Hyperinsulinismus 86
- hypoketotische 85, 99
- ketotische 85
- Koma 403
- Leberversagen, fulminantes 300
- Maltodextrin 24
- Medium-Chain-Acyl-CoA-Dehydrogenase-Defekt 100
- Neugeborene 24, 84
- Neugeborenes 3
- Notfalltherapie 85
- PFC-Syndrom 16
- postprandiale 85, 96
- Reye-Syndrom 301
- Symptome 84, 85
- transitorische 23
- Tyrosinämie 77
- Waterhouse-Friderichsen-Syndrom 64
Hypogonadismus 70
- hypergonadotroper 71, 95, 160
Hypokaliämie 336
- De-Toni-Debré-Fanconi-Syndrom 321
- Diabetes insipidus renalis 322
- Hyperaldosteronismus 66
- Koma 403
- Long-QT-Syndrom 239
hypokaliämische Paralyse 366
Hypokalzämie 337
- Anfälle, epileptische neonatale 25
- Apnoe 13
- Hypoglykämie 24
- Hypoparathyreoidismus 60
- Kalziumglukonat 337
- Koma 403
- Pankreatitis 303
- Polyglobulie/Hyperviskositätssyndrom 20
- Pseudohypoparathyreoidismus 61
- Vitamin-D-Mangel-Rachitis 49
hypoketotische Hypoglykämie 85
Hypolipoproteinämien 108
Hypomagnesiämie
- Anfälle, epileptische neonatale 25
- Long-QT-Syndrom 239
Hyponatriämie
- Addison-Syndrom 65
- Anfälle, epileptische neonatale 25
- Gelegenheitsanfälle 375
- Koma 403
- Salzverlustkrise 62
Hypoparathyreoidismus 61
- Hypokalzämie 60, 337
- Hypokalzämie, neonatale 24
- Pseudotumor cerebri 388
Hypophosphatämie
- De-Toni-Debré-Fanconi-Syndrom 321
- Hyperkalzämie 337
- Hyperparathyreoidismus 61
Hypophosphatasie, Pseudotumor cerebri 388
Hypophyseninsuffizienz, Schwartz-Bartter-Syndrom 57
Hypopigmentierungen 351
Hypopituitarismus, Hypoglykämie 85
hypoplastisches Linksherz (HLH) 230
Hypoproteinämie
- Langerhans-Zell-Histiozytosen 205
- Tyrosinämie 77
Hyporeflexie
- Hypokaliämie 336
- Vitamin-B_6-Überdosierung 46
Hyposensiblisierung 256
Hypothalamustumoren
- Addison-Syndrom 64
- Diabetes insipidus neurohormonalis 56
Hypothermie
- Apnoe 13
- Ertrinkungsunfälle 409
- PFC-Syndrom 16
Hypothyreose 58
- Hashimoto-Thyreoiditis 59
- Neugeborenenscreening 57, 415
hypotone Dehydratation 334
hypotone Hyperhydratation 335
Hypotonie
- Addison-Syndrom 64
- Apnoe 13
- Leukomalazie, periventrikuläre 13
- muskuläre 37, 47, 98
- Rett-Syndrom 397
Hypourikämie, Xanthinurie 110
Hypoventilation
- Duchenne-Muskeldystrophie 362
- Schlafapnoe, obstruktive 245
- SMA Typ II 357
Hypovolämie
- Apnoe 13
- Verbrennungen 408

Hypoxämie
- Atemnotsyndrom 9
- Ertrinkungsunfälle 409
- Schlafapnoe, obstruktive 246
- Surfactantmangel 9
hypoxämischer Anfall, Fallot-Tetralogie 228
Hypoxie
- Apnoe 13
- Epiglottitis, akute 249
- Ertrinkungsunfälle 409
- intrauterine 14
- PFC-Syndrom 16
- Sichelzellanämie 179
- Surfactantmangel 9
- Transposition der großen Arterien (TGA) 229
Hypsarrhythmie, West-Syndrom 382

I
Ibuprofen, Urin, roter 306
Ichthyosis vulgaris 345
- autosomal-rezessiv vererbte, lamelläre 345
Icterus 19
Icterus prolongatus 57
idiopathische Epilepsie 374
IgA 158
- Muttermilch 41
IgA-Glomerulonephritis 306
IgA-Mangel, Zöliakie 285, 286
IgA-Mangel, selektiver 158
- Lebendimpfungen 162
IgA-Nephropathie, Zöliakie 285
IgE 158
- Aspergillose 154
IgG 158
- Lyme-Borreliose 131
- Muttermilch 41
IgG-Subklassen 158
IgG-Subklassen-Defekte
- Lebendimpfungen 162
IgM 158
- Lyme-Borreliose 131
- Masern 133
- Mumps 139
- Muttermilch 41
- Röteln 134
- Varizellen 137
IgM-Isoantikörper, AB0-Inkompatibilität 19
Ikterus
- Anämie, neonatale 20
- Crigler-Najjar-Syndrom 288
- Echinokokkose 299
- Gilbert-Meulengracht-Syndrom 289
- Hepatitis B 294
- Hyperbilirubinämie 17
- Langerhans-Zell-Histiozytosen 205
- Mononukleose, infektiöse 140
- Neugeborenensepsis 26
- Nikotinsäureamidüberdosierung 46
- Polyglobulie/Hyperviskositätssyndrom 20
- prolongatus 112
- Röteln 28
- Thalassaemia major 180
- Tyrosinämie 77
- Vitamin-A-Überdosierung 48
- Wilson-Syndrom 302
IL-6, Sepsis 112
ILAR (International League Against Rheumatism) 163
Ileus 274
- Invagination 278
- paralytischer 336, 408
- Polyglobulie/Hyperviskositätssyndrom 20
Iloprost-Inhalation, Ventrikelseptumdefekt 225
Imatinib
- Leukämie, chronisch-myeloische 202
Immobilisation, Hyperkalzämie 337
Immundefekte 157
- Diagnostik 158
- Impfungen 161
- schwere, kombinierte 159
- sekundäre 161
- Tuberkulose 127
Immundefizienz
- CMV-Infektion 147
- Parainfluenza 143
Immunglobuline 158
- Kawasaki-Syndrom 171
- Muttermilch 41
immunhämolytische Anämie 177
Immunisierung
- aktive 121, 133, 134, 137, 139, 146
- Haemophilus influenzae Typ b 117
- Pertussis 120
- Varizellen 137
Immunkompetenz, CMV-Infektion 147
Immunneutropenie 185
Immunprophylaxe, Hepatitis B 295
Immunsuppression
- Aspergillose 154
- Autoimmunhepatitis 298
- CMV-Infektion 147
- Lupus erythematodes, systemischer 311
Immunsupprimierte, Listeriose 125
Immunsystem 158
Immuntherapie, Asthma bronchiale 256
immunthrombozytopenische Purpura (ITP) 191
Impetigo, Varizellen 136
Impetigo contagiosa 116, 117, 340
- Staphylococcus aureus 117
Impfantikörper 158
Impfmasern 133, 152
Impfpoliomyelitis, Schluckimpfung 146
Impfungen
- HIV-Infektion 149
- Immundefekte 161
- Kontraindikationen 151
- nephrotisches Syndrom 317
Impressionsfrakturen 7
Imprintingmutation 36
Impulsivität, ADHS 423
Inappetenz
- Obstipation, chronisch-habituelle 288
Incontinentia pigmenti 351
Indometacin
- Ductus arteriosus, persistierender 10
Infektanfälligkeit
- Anämie, megaloblastäre 175
- Vitamin-D-Mangel-Rachitis 49
Infektionen
- Anämie, aplastische 184
- Anämie, neonatale 20
- bakterielle 115
- bronchopulmonale Dysplasie 11
- nephrotisches Syndrom 316
- Neugeborene 27
- pyogene 185
- rezidivierende 158, 186, 258
- Thrombozytopenie, neonatale 21
- Verbrauchskoagulopathie 191
Infektionsneigung
- Niereninsuffizienz, chronische 325
Infektionsübertragung, Stillen 41
Infektiöse Mononukleose, *Siehe* Pfeiffer-Drüsenfieber
Infertilität
- Klinefelter-Syndrom 34
- zystische Fibrose 259, 260
Infiltrat, flächiges
- Pneumonie 263
Influenza 142
- Schnelltest 142
Influenzaviren
- Anämie, autoimmunhämolytische 178
- Bronchitis, akute 251
- Myokarditis 235

infratentorielle Tumoren 215
Infusionen
- Hyperhydratation, hypotone 335
Ingestionsunfall 410
Inhalationstherapie
- Asthma bronchiale 256
- zystische Fibrose 261
inhibitorische Anfälle 380
Innenohrschwerhörigkeit
- Hutchinson-Trias 29
- Röteln 28
- Rötelnembryopathie 134
Insulin
- Diabetes mellitus Typ 1 89
- Hyperkaliämie 336
- Hypoglykämie 84, 85
Insulin detemir 89
Insulin glargin 89
Insulinmangel 87
Insulinom, MEN 1 67
Insulinresistenz, Diabetes mellitus Typ 2 91
Insulinresistenzsyndrome 87
Insult 390
International League Against Rheumatism (ILAR) 163
Intoxikationen
- De-Toni-Debré-Fanconi-Syndrom 321
- Leberzirrhose 300
Invagination 278
In-vitro-Stimulation, T-Zellen 158
IQ
- Trisomie 21 32
- XYY-Syndrom 35
Iridozyklitis
- chronische 167
- Colitis ulcerosa 283
- Psoriasisarthritis 167
- Therapie 165
Iron-refractory iron deficiency anemia [IRIDA] 175
isoimmunhämolytische Anämie 178
Isoleucin
- Ahornsirupkrankheit 80
- Stoffwechselstörungen 80
Isoniazid
- Leberversagen, fulminantes 301
- Tuberkulose 130
isotone Hyperhydratation 335
Isovalerianazidämie (IVA) 80
- Neugeborenenscreening 415
ITP (immunthrombozytopenische Purpura) 191

J
Jackson-Anfall 380
Jervell-Lange-Nielsen-Syndrom (JLNS) 238
JIA (juvenile idiopathische Arthritis) 163
JMML, *Siehe* Leukämie, juvenile myelomonozytäre
Jodmangel 57, 58, 59
Jolly-Körperchen 158
Jones-Kriterien, rheumatisches Fieber 169
J-Pouch, Colitis ulcerosa 283
Juckreiz
- Gallengangshypoplasie, intrahepatische 292
- Varizellen 136

K
Kaliumsubstitution, Diabetes mellitus Typ 1 89
Kallmann-Syndrom 71
Kalziumglukonat
- Hyperkaliämie 336
- Hypokalzämie 337
- Hypoparathyreoidismus 60
Kammerflimmern
- Aortenstenose 221
- Hyperkaliämie 336
Kardiomegalie
- Aortenstenose 221
- Ductus arteriosus, persistierender 10
- Kardiomyopathie, dilatative 237
- Neugeborene diabetischer Mütter 24
Kardiomyopathie 237
- dilatative 45, 237
- Duchenne-Muskeldystrophie 362
- hypertophische, obstruktive 220
- hypertrophe 98, 237, 396
Kardioverter-Defibrillator, Long-QT-Syndrom 239
Karditis
- Kawasaki-Syndrom 170
- rheumatisches Fieber 169
Kariesprophylaxe, Fluorid 43
Kartagener-Syndrom 252
Kartenherzbecken, Vitamin-D-Mangel-Rachitis 49
Kasabach-Merritt-Syndrom 192
Kasai-Operation
- Gallengangsatresie, extrahepatische 293
Katabolismus, Hypoglykämie 85
Katarakt
- Fabry-Syndrom 103
- Galaktosämie 94
- Hypokalzämie 337
- Pfaundler-Hurler-Syndrom 101
- Röteln 28
- Rötelnembryopathie 134
- Smith-Lemli-Opitz-Syndrom 109
Katecholamine
- Neuroblastom 208
- Phäochromozytom 67
Katheterassoziierte Infektionen, Staphylococcus aureus 117
Katzenauge, amaurotisches
- Retinoblastom 210
Katzenschreisyndrom 33
Kavernome 389
Kawasaki-Syndrom 170
Kayser-Fleischer-Kornealring, Wilson-Syndrom 302
Kehlkopfdiphtherie 119
Keimzelltumoren 213, 214
Keloidbildung, Verbrennungen 408
Kephalhämatom 8
- Hyperbilirubinämie 8, 17
- Impressionsfrakturen 7
Keratitis
- Fazialisparese 358
- parenchymatosa 29
- Riboflavinmangel 46
Keratoconjunctivitis, herpetica 138
Keratokonjunktivitis
- Biotinidasemangel 47
- epidemica 144
- Herpes simplex 28
- Trachom 126
Keratomalazie, Vitamin-A-Mangel 48
Keratose, follikuläre 48
Kernig-Zeichen, Meningitis 113
Kernikterus 17
- AB0-Inkompatibilität 19
- Crigler-Najjar-Syndrom Typ I 288
- Rh-Inkompatibilität 19
Kernspintomografie
- Addison-Syndrom 65
- Arthritis, juvenile idiopathische 165
- Glutarazidurie Typ 1 82
- Hirntumoren 215
- Osteomyelitis 115
- Osteosarkom 212
Ketoazidose
- Diabetes mellitus Typ 1 88
- Diabetes mellitus Typ 2 91
- diabetische 403
Ketonkörper, Hypoglykämie 84
Ketonurie, Diabetes mellitus Typ 1 88
ketotische Hyperglycinämie 83
ketotische Hypoglykämie 85

Ki-1-Lymphom 203
Kilokalorien
- Kuhmilch 41
- Zufuhr, tägliche 40
Kinderunfälle 407
Kindesmisshandlung 420, 421
kissing disease, Pfeiffer-Drüsenfieber 140
Klappenersatz, Aortenstenose 221
Klappenzerstörung, Endokarditis 235
Klarzelltyp, Wilms-Tumor 206
Klavikulafraktur, Neugeborenes 7
Klebsiellen
- Granulomatose 186
- Leberabszess 298
- Meningitis 113
- nosokomiale Sepsis 26
Kleinhirnagenesie/-hypoplasie 395
Kleinhirnastrozytom 216
Kleinhirnbrückenwinkel, Ependymom 217
Kleinkinder, Harnwegsinfektionen 329
Kleinwuchs 54
- Fanconi-Anämie 183
- Hypokalzämie 60
- Smith-Lemli-Opitz-Syndrom 109
- Thalassaemia major 180
- Trisomie 21 32
- Wachstumsverlauf 55
Klinefelter-Syndrom 34, 71
Klingelmatratze, Enuresis 422
Klinodaktylie, Alkoholembryopathie 37
Klippel-Trénaunay-Syndrom 401
Klitorishypertrophie, Pseudohermaphroditismus femininus 71
Kloni
- distale 379
- Grand-Mal-Epilepsie 378
- hemifaziale 380
klonisches Stottern 423
Klopfen, Anfälle 379
Klumpke-Lähmung 8
Knochenalterbestimmung, Hypothyreose 57
Knochenmarkpunktion
- Ewing-Sarkom 213
- Hirntumoren 215
- Hodgkin-Lymphom 204
- Leukämie, akute lymphatische 197
- Leukämie, akute myeloische 200
- Neuroblastom 208
Knochenmarktransplantation
- Blackfan-Diamond-Anämie 176
- Pfaundler-Hurler-Syndrom 101
Knochenschmerzen
- De-Toni-Debré-Fanconi-Syndrom 321
- Hyperparathyreoidismus 61
- Leukämie, akute, lymphatische 197
- Leukämie, chronisch-myeloische 201
Knollenblätterpilze, Vergiftungen 410
koagulasenegative Staphylokokken 117
koagulasepositive Staphylokokken 117
Koagulationsnekrose, Säureverätzung 271
Koagulopathien 190
kochsalzreiche Ernährung
- Hyperhydratation, hypertone 335
Kohlenhydrate
- Kuhmilch 41
- Muttermilch 40
Kohlenhydratstoffwechsel, Thiamin 45
Kohlenwasserstoffe, chlorierte
- Vergiftungen 410
Kolitis
- Autoimmunhepatitis 298
- Granulomatose 186
Kolonkontrasteinlauf
- Colitis ulcerosa 283
- Hirschsprung-Krankheit 276
- Invagination 278
Kolostrum 39
Koma 402
- apparative Untersuchungen 403
- Dehydratation 333
- Glasgow Coma Scale 404
- hepatisches 300
- Hyperkalzämie 337
- Hypoglykämie 85
- Masernenzephalitis 132
- urämisches 324
- Waterhouse-Friderichsen-Syndrom 64
Komplementdefekte, Lebendimpfungen 162
Komplementsystem 158
kongenitale Ichthyosen 345
Konjunktivablutungen, Kindesmisshandlung 421
Konjunktivalblutungen, Pertussis 120
Konjunktivitis
- Chlamydia trachomatis 126
- Kawasaki-Syndrom 170
- Neugeborene 29
- Ornithose 126
- Riboflavinmangel 46
- Staphylococcus aureus 117
Kontinua
- Brucellose 124
- Typhus abdominalis 122
Kontrakturbildung, Verbrennungen 408
Kontrakturen
- Duchenne-Muskeldystrophie 362
- Muskelatrophie, spinale 356
- Werdnig-Hoffmann-Muskelatrophie 357
Konzentrationsschwäche, Hypokalzämie 60
Konzentrationsstörungen
- Brucellose 124
- Legasthenie 422
Kopflaus 351
Kopfschmerzen
- Adipositas 419
- AV-Malformationen 389
- Hirntumoren 215
- Leukämie, akute lymphatische 197
- Lupus erythematodes, systemischer 311
- Meningitis 113
- Meningitis tuberculosa 128
- Mycoplasma pneumoniae 125
- Ornithose 126
- Phäochromozytom 67
- primäre 386
- Pseudotumor cerebri 388
- Salmonellose 122
- sekundäre 386
- Virusmeningitis 114
- Vitamin-A-Überdosierung 48
Kopfumfangsmessung
- Hydrozephalus 373
- Mikrozephalie 372
Kopfwachstumsdezeleration, Rett-Syndrom 397
Koplik-Flecken, Masern 131
Koronaraneurysmen, Kawasaki-Syndrom 171
Koronarsklerose, Hypoalphalipoproteinämie 108
körperliche Misshandlung 420
- ADHS 424
Kortikosteroide, Pseudotumor cerebri 388
Kortisol
- Addison-Syndrom 65
- Cushing-Syndrom 66
Kortisolbiosynthese, adrenogenitales Syndrom 62
Kortisolsynthese
- vermehrte 65
- verminderte 62
Koryza, Lues connata 28

Kostmann-Syndrom 185
- Leukämie, akute myeloische 199
Kotschmieren, Enkopresis 422
Krämpfe
- Schwartz-Bartter-Syndrom 57
- Vitamin-D-Mangel-Rachitis 49
kraniofaziale Dysmorphie
- Blackfan-Diamond-Anämie 176
- Di-George-Syndrom 159
- Pfaundler-Hurler-Syndrom 101
- Smith-Lemli-Opitz-Syndrom 109
- Trisomie 21 32
- Zellweger-Syndrom 104
Kraniopharyngeom 214, 217
Kraniosynostosen
- Fibroblastenwachstumsfaktorrezeptoren (FGFR), Mutationen 370
Kraniotabes, Vitamin-D-Mangel-Rachitis 49
Krätzemilbe 350
Kreatinin, nephrotisches Syndrom 318
Krebsscherenphänomen, Invagination 278
Kreislauf, Neugeborenes 2
Kreislaufstillstand, Ertrinkungsunfälle 409
Kretinismus, Hypothyreose 57
Kribbeln, Anfälle 379
Krupp
- Diphtherie 119
- Masern 132
Krupp-Husten, Influenza 142
Krupp-Syndrom, Differenzialdiagnose 250
Krusten, Skabies 350
Kryoglobulinämie, Hepatitis A 294
Kryotherapie, Molluscum contagiosum 342
Kryptenabszesse, Colitis ulcerosa 282
Kugelberg-Welander-Muskelatrophie 356, 357
Kugelzellanämie, *Siehe* Sphärozytose, hereditäre
Kuhmilch, Zusammensetzung 41
Kuhmilchallergie 287
- HA-Nahrungen 287
Kuhmilchexposition, Diabetes mellitus Typ 1 87
kuhmilchfreie Hydrolysat- oder Elementarnahrungen 287
Kupferausscheidung, Wilson-Syndrom 302
Kupfervergiftung, Tubulopathien 319
Kussmaul-Atmung 242
- Diabetes mellitus Typ 1 88
Kyphose, Pfaundler-Hurler-Syndrom 101
Kyphoskoliose, Rückenmarktumoren 218

L

Labiensynechie 71
Labor, Vitamin-D-Mangel-Rachitis 49
Lactobacillus bifidus, Muttermilch 40
Lageanomalien, Asphyxie, perinatale 6
Lähmungen
- Beriberi 45
- hyperkaliämische 336
- Hypokaliämie 336
- Leukämie, akute lymphatische 197
- schlaffe 119, 146
Laktasemangel 284
Laktat, Hypoglykämie 84
Laktatazidose
- Glykogenose Typ Ia 92
- Thiaminmangel 45
Landry-Paralyse, Diphtherie 119
Längenentwicklung, normale 40
Längenwachstum, beschleunigtes 69
Langerhans-Zell-Histiozytosen (LCH) 205
Langzeit-pH-Metrie
- Reflux, gastroösophagealer 269
Lantas, *Siehe* Diabetes mellitus
Laparoschisis 22
Laryngitis
- subglottische, stenosierende 142
Laryngitis, subglottische, *Siehe* Pseudokrupp
Laryngitis, supraglottische, *Siehe* Epiglottitis, akute
Laryngomalazie
- Stridor, postnataler 243
Laryngospasmus
- Ertrinkungsunfälle 409
- Hypokalzämie 337
- Vitamin-D-Mangel-Rachitis 49
Laryngotracheitis, Parainfluenza 143
Larynxödem, Ösophagusverätzungen 271
Larynxpapillome 342
Late Onset, *Siehe* Biotinidasemangel
Late-Onset-AGS 62
Late-Onset-Hyperglycinämie 84
Late-Onset-Sepsis, Erregerspektrum 26
L-Carnitin, Carnitintransporterdefekt 99
LCH, *Siehe* Langerhans-Zell-Histiozytosen
LCHAD-Defekt 98
LCHAD-Mangel, Neugeborenenscreening 415
LDH
- Neuroblastom 208
- Non-Hodgkin-Lymphome 203
LDL-Rezeptoren, Typ II nach Fredrickson 106
Leberabszess 298
- Granulomatose 186
Lebererkrankungen
- Hypoglykämie 85
- Koagulopathien 190
Leberfibrose, Zystennieren 327
Leberfunktionsdiagnostik, Phenylketonurie 75
Leberfunktionsstörungen
- Fruktoseintoleranz, hereditäre 96
- Hypoglykämie 85
- Nikotinsäureamidüberdosierung 46
Leberinfektionen, nichtvirale 298
Lebertransplantation
- Alpha-1-Antitrypsin-Mangel 291
- Autoimmunhepatitis 298
- Crigler-Najjar-Syndrom Typ I 289
- Gallengangsatresie, extrahepatische 293
- Leberversagen, fulminantes 300
- Tyrosinämie 78
Leberversagen
- Koma 403
- Tyrosinämie 77
Leberversagen, fulminantes 300, 301
- Autoimmunhepatitis 298
- Gallengangsatresie, extrahepatische 292
- Hepatitis A 294
Leber, weiße
- Reye-Syndrom 301
Leberzellkarzinom
- Hepatitis B 295
- Hepatitis C 297
Leberzellschädigung, Alpha-1-Antitrypsin-Mangel 291
Leberzirrhose
- Autoimmunhepatitis 298
- biliäre 259, 260, 300
- Cholelithiasis 293
- genetische Erkrankungen 301
- Hepatitis B 295
- Hepatitis C 297
- Hyperaldosteronismus, sekundärer 67
- postnekrotische 300

- Splenomegalie 187
- Thalassaemia major 180
- Tyrosinämie 77
- Wilson-Syndrom 302
Legasthenie, Intelligenzquotient 422
Lendenhyperlordose
- Duchenne-Muskeldystrophie 361
- Gliedergürtelmuskeldystrophie 363
Lennox-Gastaut-Syndrom 375
- Anfälle 383
- Dämmerzustand 383
- Differenzialdiagnose 376
- Hirnschädigung 383
Leptin, Anorexia nervosa 417
Lesch-Nyhan-Syndrom 109
Lesefähigkeit, Legasthenie 422
Lethargie
- Ahornsirupkrankheit 80
- Hyperglycinämie 83
- Invagination 277
- Leukomalazie, periventrikuläre 13
- Meningitis 113
- Polyglobulie/Hyperviskositätssyndrom 20
Leucin
- Ahornsirupkrankheit 80
- Stoffwechselstörungen 80
Leukämie
- akute lymphatische (ALL) 196, 197, 198
- akute myeloische (AML) 196, 199
- Ataxia teleangiectatica 160
- chronisch-myeloische (CML) 196, 201
- Differenzialdiagnose 192
- konnatale 20
- Splenomegalie 187
- Therapierisiken 199
- Verbrauchskoagulopathie 191
Leukomalazie periventrikuläre 13
- Frühgeborene 9
Leukotriene, Verbrennungen 408
Leukozytenstase
- Leukämie, chronisch-myeloische 201
Leukozytopenie 185
- Fanconi-Anämie 183
- Listeriose 125
- Neugeborenenmeningitis 26
- neutrophile 185
Leukozytose
- Adenovirusinfektionen 144
- Arthritis, reaktive 168
- Ewing-Sarkom 213
- Kawasaki-Syndrom 170
- Listeriose 125
- Meningitis 113
- Neugeborenenmeningitis 26
- Pneumonie 263
- Rhabdomyosarkom 210
- rheumatisches Fieber 169
- Sepsis 112
- Sichelzellanämie 179
Leukozyturie
- Kawasaki-Syndrom 170
- Nephritis, tubulointerstitielle 323
- sterile 129
Leuzinose, *Siehe* Ahornsirupkrankheit
Levemir®, *Siehe* Diabetes mellitus
Leydig-Zell-Hyperplasie, Klinefelter-Syndrom 34
LGMD, *Siehe* Gliedergürtelmuskeldystrophie
LH-RH-Analoga, Pubertas praecox vera 69
Lidachsenstellung
- antimongoloide 37
- mongoloide 32
Lid-lag, Myotonia congenita 365
Lidödeme, nephrotisches Syndrom 318
Lidschluss
- Muskeldystrophie, fazioskapulohumerale 363
Linksherz, hypoplastisches (HLH) 230
Links-rechts-Shunt
- Ductus arteriosus, persistierender 10
Linksverschiebung, Sepsis 112
Linsenluxation, Homozystinurie 78
Lipidbestimmung
- Hypercholesterinämie, familiäre 107
Lipidspeichererkrankungen, lysosomale
- Sphingolipidosen 102
Lipidspeicherkrankheiten 100
Lipoproteinstoffwechselstörungen, Hyperlipoproteinämien 106
Lippenbremse, Asthma bronchiale 254
Liquor, dissociation cytoalbuminique 358
Liquorbefunde
- Meningitis, bakterielle 113
Liquorglukosekonzentration, Glukose-Transporterprotein-Syndrom 98
Liquorpunktion
- Epiglottitis, akute 249
- Hirntumoren 215
- Neugeborenenmeningitis 26
Liquoruntersuchung
- Lyme-Borreliose 131
- Meningitis tuberculosa 128
Liquorzirkulationsstörung, Hydrozephalus 372
Lisch-Knötchen, Neurofibromatose Typ 1 398
Listeria monocytogenes 124
- Pneumonie, neonatale 15
Listerien
- Late-Onset-Sepsis 26
- Meningitis 113
Listeriose 124, 125
Lithotripsie 79
LKM-1 (Antikörper gegen mikrosomales Antigen aus Leber und Niere), Autoimmunhepatitis 298
Lobektomie, Sturge-Weber-Syndrom 401
Löfgren-Syndrom, Erythema nodosum 350
Long-Chain-Hydroxy-Acyl-CoA-Dehydrogenase-(LCHAD-)Mangel, Neugeborenenscreening 415
Long-QT-Syndrom 238, 239
Looser-Umbauzonen, Vitamin-D-Mangel-Rachitis 49
Louis-Bar-Syndrom 160, 396
L-Thyroxin, Hypothyreose 57
Lues connata 27, 28
Lumbalpunktion 197
- Fieberkrämpfe 385
- Hirntumoren 215
- Hodgkin-Lymphom 204
- Leukämie, akute myeloische 200
- Meningitis 113
- Sepsis 113
- Sepsisverdacht 113
- Virusmeningitis 114
Lungenarterien, Vasokonstriktion 10
Lungenatelektase, *Siehe* Atelektasen
Lungenblutung, Goodpasture-Syndrom 312
Lungencandidose 154
Lungencompliance, Surfactantmangel 9
Lungendurchblutung, Transposition der großen Arterien (TGA) 229
Lungenembolie, Endokarditis 235
Lungenemphysem, *Siehe* Emphysem
Lungenentfaltung, Neugeborenes 2
Lungenerkrankungen, restriktive 186
Lungenfibrose 265
- bronchopulmonale Dysplasie 11
Lungenfunktion, zystische Fibrose 261
Lungenfunktionsprüfung, Asthma bronchiale 255
Lungenhypoplasie 15, 16

Lungenödem
- Aortenstenose 221
- Ductus arteriosus, persistierender 10
- Linksherz, hypoplastisches (HLH) 230
- Niereninsuffizienz 324
- Truncus arteriosus communis 232
- Verbrennungen 408
Lungenreifungsbehandlung, Atemnotsyndrom 10
Lungentuberkulose 127
Lungenüberblähung, Fremdkörperaspiration 250
Lungenüberdurchblutung
- Ductus arteriosus, persistierender 10
Lungenunreife, bronchopulmonale Dysplasie 11
Lungenvenenfehlmündung, totale 233
Lupus erythematodes 310
- Glomerulonephritis, membranöse 318
- Hypertonie 323
- nephrotisches Syndrom 316
- Pankreatitis 302
- Splenomegalie 187
Lyell-Syndrom 344
Lyme-Borreliose 130, 131, 358
Lymphadenitis
- Brucellose 124
- Epiglottitis, akute 249
Lymphadenopathie 197
- HIV-Infektion 149
- Kawasaki-Syndrom 170
- Leukämie, akute myeloische 199
- Mononukleose, infektiöse 140
- Polyarthritis, seropositive 166
Lymphknotenabszess, Granulomatose 186
Lymphknotenbiopsie, Hodgkin-Lymphom 204
Lymphknotenschwellung
- Diphtherie 119
- schmerzlose 204
- zervikale, schmerzlose 203
Lymphknotenvergrößerungen, Still-Syndrom 165
Lymphohistiozytosen, hämophagozytische 206
Lymphome 203
- Ataxia teleangiectatica 160
- Splenomegalie 187
lymphoretikuläre Malignome, Wiskott-Aldrich-Syndrom 160
Lymphozytenfragilitätstest
- Anämie, aplastische 183
Lymphozytom, Lyme-Borreliose 131
Lysin, Zystinurie 79
lytischer Abfall, Typhus abdominalis 122

M

Macula, Varizellen 136
Magenablaufsonde
- Enterokolitis, nekrotisierende 23
Magen-Darm-Entleerung, Nahrungsmittelbotulismus 121
Magen-Darm-Passage
- Reflux, gastroösophagealer 269
Magenschleimhaut, ektope
- Meckel-Divertikel 277
Magenspülung, Vergiftungen 410
Major Illness, Poliomyelitis 145
Makroangiopathie, Diabetes mellitus Typ 2 91
Makroglossie
- Hypothyreose 57
- Pfaundler-Hurler-Syndrom 101
- Trisomie 21 32
Makrohämaturie 306
- Glomerulonephritis, membranoproliferative 319
- Glomerulonephritis, rapid progressive 311
- IgA-Glomerulonephritis 307
- nephritisches Syndrom 309, 310
- Urogenitaltuberkulose 129
Makrolide, Pertussis 120
Makrosomie
- Hypoglykämie 24, 85
- Nervenläsionen 8
Malabsorption
- Gallengangshypoplasie, intrahepatische 292
- Hypoglykämie 85
- Zöliakie 285
Malaria falciparum, Sichelzellanämie 178
Maldigestion, zystische Fibrose 259
Maleylazetoazetat, Tyrosinämie 76
Malformationen 389
maligne Hyperthermie 366
Maltodextrin, Hypoglykämie 24
Manometrie
- anorektale 276
- Ösophagusachalasie 270
march of convulsion, Anfälle 380
marfanoider Habitus
- Homozystinurie 78
- MEN 2b 67
Marfan-Syndrom 56
- Aneurysmen 390
Marfan-Zeichen, Vitamin-D-Mangel-Rachitis 49
Marmorierung, Neugeborenensepsis 26
Martin-Bell-Syndrom 35
Masern 131, 132, 133
- Diabetes mellitus Typ 1 87
- impfbedingte 152
- Tuberkulosehauttest, falsch-positiver 129
Masernimpfung 152
Masern-Mumps-Röteln-Vakzine 150
Maskenbeatmung
- Apnoe 13
- Mekoniumaspirationssyndrom, Kontraindikation 14
- Zwerchfellhernie, Kontraindikation 15
Masseterkrampf, Tetanus 120
Mastoiditis
- Haemophilus influenzae Typ b 117
- Otitis media acuta 247
- Pseudotumor cerebri 388
- Rhinopharyngitis 244
Mastozytom 352
Mastozytose 352
Mastzelldegranulation, Urtikaria 348
MCAD-Mangel, Neugeborenenscreening 415
McCune-Albright-Syndroms 70
- Café-au-lait-Flecken 351
McDonald-Kriterien, Multiple Sklerose 406
Meckel-Divertikel, Invagination 277
MeCP2-Gen-Mutationen, Rett-Syndrom 396
Mediastinaltumoren, Non-Hodgkin-Lymphome 203
Mediastinalverbreiterung, Ösophagusachalasie 270
Mediastinalverlagerung, Fremdkörperaspiration 250
Medikamentenabusus
- Asphyxie, perinatale 6
- Stillen 41
Medium-Chain-Acyl-CoA-Dehydrogenase-(MCAD-)Mangel, Neugeborenenscreening 415
Medium-Chain-Acyl-CoA-Dehydrogenase-Defekt 98, 99

Medulloblastom 214, 216
Megacolon congenitum, *Siehe* Hirschsprung-Krankheit
Megakaryozytenleukämie, akute 199
Megakolon, toxisches 276
Megaösophagus, Ösophagusachalasie 270
Mekoniumabgang, fehlender 274
Mekonium 3
Mekoniumaspirationssyndrom 14
- Neugeborenensepsis 25
- PFC-Syndrom 16
Mekoniumileus 23, 258
- zystische Fibrose 23, 259, 261
Melaena, Vitamin-K-Mangel 21
Melaninmangel, Hyperphenylalaninämie 74
MELAS, ischämischer/zerebraler Insult 391
Meldepflicht
- Enteritis infectiosa 123
- Meningitis, bakterielle 114
MEN 61, 67
Menarche 68
Mendel-Mantoux-Test, Tuberkulose 129
meningeale Tumoren 215
Menin-Gen (11q13), Mutation 67
Meningismus, Meningokokkensepsis 118
Meningitis 113, 114
- Apnoe 13
- aseptische 143
- Brucellose 124
- Epiglottitis, akute 249
- Gelegenheitsanfälle 375, 384
- Haemophilus influenzae 117
- Hydrozephalus 372
- ischämischer/zerebraler Insult 391
- Koma 403
- Listeriose 124, 125
- Lyme-Borreliose 131
- Meningokokken 118
- neonatale 25
- Otitis media acuta 247
- Pneumokokken 113, 114, 117
- Schwartz-Bartter-Syndrom 57
- tuberculosa 128, 129, 130
Meningitis, neonatale
- Liquorpunktion 26
Meningoenzephalitis
- Brucellose 124
- Herpes-simplex-Infektion 138
- HSV 114
- Lisateriose 125
- Mumps 139
- Röteln 28
Meningokokken 118
- Perikarditis 236
- Verbrauchskoagulopathie 191
Meningokokken-C-Impfstoff 151
Meningokokkensepsis 118
- Addison-Syndrom 64
- Petechien 112
- Verbrauchskoagulopathie 112
- Waterhouse-Friderichsen-Syndrom 64, 113, 118
Meningoradikulitis, radikuläre 131
Meningozele 368
- kraniale 369, 370
mentale Retardierung
- Hyperglycinämie 84
- Hyperphenylalaninämie 74
Merosinopathie 363
Meryon-Zeichen 361
Mesalazin, Colitis ulcerosa 283
Mesokardie, Neugeborene diabetischer Mütter 24
metabolische Störungen, Neugeborene 23
Meta-Iod-Benzyl-Guanidin-Szintigrafie, Neuroblastom 208
Metalues, quartäre 29
Metanephrine, Phäochromozytom 67
Metastasen, Hyperkalzämie 337
Meteorismus
- Pankreatitis, chronische 303
Methämoglobinämie 179, 180
Methanol, Vergiftungen 410
Methimazol, Hyperthyreose 58
Methionin, Tyrosinämie 77
Methylmalonazidurie (MMA) 80
Methylphenidat, ADHS 424
Metronidazol
- Urin, roter 306
Migräne 386, 387, 388
Mikroangiopathie
- Diabetes mellitus Typ 1 90
- Diabetes mellitus Typ 2 91
Mikrodeletion 22q11, Truncus arteriosus communis 232
Mikrodeletion 22q11.2
- Di-George-Syndrom 159
- kraniofaziale Dysmorphie 159
Mikrodeletionssyndrome 36
- chromosomale 35
Mikrohämaturie 306
- Nephritis, tubulointerstitielle 323
- Urogenitaltuberkulose 129
Mikrokolon, Mekoniumileus 23
Mikropannus, Trachom 126
Mikropenis, Hypoglykämie 85
Mikroretrognathie, Smith-Lemli-Opitz-Syndrom 109
Mikrothromben, Polyglobulie/Hyperviskositätssyndrom 20
Mikrozephalie 370, 371, 372
- Alkoholembryopathie 37
- CMV-Infektion 27
- Fanconi-Anämie 183
- Glukose-Transporterprotein-Syndrom 97
- Herpes simplex 28
- Hyperglycinämie 84
- Hyperphenylalaninämie 76
- Röteln 28
- Smith-Lemli-Opitz-Syndrom 109
- Trisomie 13 33
Mikrozephalus, Toxoplasmose 27
Mikrozirkulationsstörung, Atemnotsyndrom 9
Miktionszystourethrogramm
- Reflux, vesikoureteraler 330
Miliartuberkulose 128
- Therapie 130
Milien 340
Miller-Dieker-Syndrom 36
Miller-Fisher-Syndrom 358
Milzerkrankungen 187
Milzruptur
- Hepatitis A 294
- Mononukleose, infektiöse 140
Milzvenenstauung, Splenomegalie 187
Minderwuchs
- Alkoholembryopathie 37
- De-Toni-Debré-Fanconi-Syndrom 321
- Di-George-Syndrom 159
- Hirntumoren 215
- Hypoglykämie 85
- Hypothyreose 57
- Kraniopharyngeom 217
- Pankreasinsuffizienz, exokrine 304
Mineralien
- Kuhmilch 41
- Muttermilch 40
Minor Illness, Poliomyelitis 145
Mitochondriopathien
- Leberversagen, fulminantes 301
Mitralatresie
- Linksherz, hypoplastisches (HLH) 230
Mitralinsuffizienz
- Endokarditis 234
- Kawasaki-Syndrom 171
Mittellappensyndrom, Atelektasen 264
Mittelohrerguss, chronischer 247
Mittelphalangendefekte
- subperiostale 61

Möbius-Zeichen, Hyperthyreose 58
MODY (Maturity-Onset Diabetes in the Young) 87
Moebius-Syndrom 372
Moeller-Barlow-Krankheit 47
molecular mimicry, Arthritis, reaktive 168
Molluscum contagiosum 341, 342
Monarthritis
- Brucellose 124
- reaktive 168
Mongolenfleck 340
mongoloide Lidachsenstellung
- Trisomie 21 32
Mononukleose, infektiöse 140
Monosomie 5p, partielle 33
Monozytenangina 140
Monozytenleukämie, akute 199
Monozytopoese
- Leukämie, akute myeloische 199
Morbus
- Basedow 58
- Bechterew 167
- Berger, *Siehe* IgA-Glomerulonephritis
- Bourneville-Pringle 399
- Bruton 158
- Crohn, *Siehe* Crohn-Krankheit
- Cushing 65
- Ebstein 232
- Fabry, *Siehe* Fabry-Syndrom
- Gaucher 102
- haemolyticus neonatorum 19
- haemorrhagicus neonatorum 21
- Hirschsprung 276
- Hodgkin, *Siehe* Hodgkin-Lymphom
- Recklinghausen 397
- Werlhof 192
Moro-Reflex 414
Morphin, Schwartz-Bartter-Syndrom 57
Motoneuron, Erkrankungen 355
motorische Vorderhornkerne
- Aplasie, partielle 372
MR-Angiografie, ischämischer/zerebraler Insult 391
MRCP, Pankreatitis 303
Mukopolysaccharidosen 100ff
Mukoviszidose, *Siehe* Zystische Fibrose
mukoziliäre Clearance, zystische Fibrose 258
Multiorganversagen 112
- Meningokokkensepsis 118
Multiple endokrine Neoplasien, *Siehe* MEN
Multiple Sklerose 406
Mumps 139
- Diabetes mellitus Typ 1 87
- Impfung 152
- Pankreatitis 302
- Tuberkulosehauttest, falsch-positiver 129
Mundatmung
- Schlafapnoe, obstruktive 245
Mundsoor 153, 154
Muscle-Eye-Brain-Erkrankung 363
Muskelatrophie, spinale 356, 357
Muskelbiopsie
- Dermatomyositis 364
- Muskelatrophie, spinale 356
- Myotonia congenita 365
- Polymyositis 364
Muskelblutungen, Neugeborenes 8
Muskeldystrophie 360
Muskeleigenreflexe
- Anämie, megaloblastäre 175
Muskelkrämpfe, Hypokalzämie 337
Muskelschmerzen
- Brucellose 124
- Dermatomyositis 363
- Meningokokkensepsis 118
- Ornithose 126
Muskelschwäche
- Botulismus 121
- Brown-Séquard-Syndrom 218
- Dermatomyositis/Polymyositis 363
- distalbetonte 364
- Guillain-Barré-Syndrom 358
- Hypokaliämie 336
- Kugelberg-Welander-Muskelatrophie 357
- Myasthenia gravis 360
- proximal betonte 361
- Vitamin-B_6-Überdosierung 46
Muskeltonus, Hypothyreose 57
muskuläre Hypertonie, Asphyxie, perinatale 6
Mutter-Kind-Bindung, Muttermilchernährung 39
Muttermilch 40, 41
- Vitamin-K-Mangel 21
- Zusammensetzung 41
Myalgia, epidemica 143
Myasthenia gravis 359, 360
Mycobacterium
- bovis 127
- tuberculosis 127
Mycoplasma
- hominis 125
- pneumoniae 125
Mycoplasma pneumoniae
- Bronchitis, akute 251
Mydriasis, Botulismus 121
Myelin, Multiple Sklerose 406
Myelinolyse
- zentrale, pontine 334
Myelitis, Influenza 142
Myeloblastenleukämie, akute 199
myelodysplastische Syndrome 196
- WHO-Klassifikation 184
Myelomeningozele 368, 369
Myelopathie, HIV-Infektion 149
Mykobakterien 127
- Perikarditis 236
Mykobakterien-DNA, Tuberkulose 130
Mykoplasmen, Guillain-Barré-Syndrom 357
Myoglobin
- Urin, roter 306
Myokardinfarkt, Aortenstenose 221
Myokardiopathie, Meningokokkensepsis 118
Myokarditis
- CMV-Infektion 27
- Dermatomyositis 363
- Diphtherie 119, 235
- Echokardiografie 235
- EKG 235
- Erythema infectiosum 136
- Hepatitis A 294
- Herzinsuffizienz 236
- Influenza 142
- Kardiomyopathie, dilatative 237
- Kawasaki-Syndrom 170, 171
- Leberversagen, fulminantes 301
- Mononukleose, infektiöse 140
- Mumps 139
- Röntgen-Thorax 235
- Röteln 28
- Rötelnembryopathie 134
- Typhus abdominalis 122
- Virusserologie 235
Myoklonien
- Anfälle, epileptische neonatale 25
- Chorea Huntington 394
- Epilepsie mit myoklonisch-astatischen Anfälle 376
- erratische 379
- Hyperglycinämie 84
- Hypokalzämie, neonatale 25
- Polyglobulie/Hyperviskositätssyndrom 20
- Rolando-Epilepsie 380
Myoklonusepilepsie, juvenile 378
Myopathie
- Reflux, gastroösophagealer 269

Myopathien 360
- entzündliche 363
Myopie, Homozystinurie 78
Myotonia congenita 365
Myotonie, Curschmann-Steinert-Muskeldystrophie 364
Myxödem, Hypothyreose 57

N
Nabel, blutender 21
Nabelhernie, Hypothyreose 57
Nabelinfektion, Tetanus neonatorum 121
Nabelschnureinriss
- Anämie, neonatale 20
Nabelschnurgefäßkatheterisierung
- Enterokolitis, nekrotisierende 23
Nabelschnurhernie 22
Nabelschnurumschlingung, Abnabeln 5
Nabelvenenkatheter, portale Hypertonie 301
Nachdunkelung des Urins, Alkaptonurie 78
Nachschlaf, postiktaler
- Grand-Mal-Epilepsie 378
Nachtblindheit, Vitamin-A-Mangel 48
Nachtschweiß
- Brucellose 124
- Hodgkin-Lymphom 204
- Leukämie, akute lymphatische 199
- Lungentuberkulose 128
- Miliartuberkulose 128
Nackenmuskulatur, Gliedergürtelmuskeldystrophie 363
Nackensteifigkeit, Meningitis 113
NADPH-Oxidase-Defekt, Granulomatose 186
Naevus flammeus
- Klippel-Trénaunay-Syndrom 401
- Sturge-Weber-Syndrom 400
Nagelbrüchigkeit, Hypokalzämie 60
Nagelwuchsstörungen, Hypokalzämie 337
Nährstoffzufuhr 39, 40
Nahrungskarenz
- Medium-Chain-Acyl-CoA-Dehydrogenase-Defekt 100
- Pankreatitis 303
Nahrungsmittelallergie, Ösophagitis 270
Nahrungsmittelintoxikationen
- Botulismus 121
- Staphylococcus aureus 117
Narkosekomplikation
- Hyperthermie, maligne 366
Nasenatmung, Otitis media acuta 247
Nasenbluten, Vitamin-K-Mangel 21
Nasendiphtherie 119
Nasenendoskopie, Choanalatresie 242
Nasenflügeln, Atemnotsyndrom 9
Nasen-Rachen-CPAP, Apnoe 13
Nasenrücken, kurzer
- Alkoholembryopathie 37
Nasensondierung, Choanalatresie 242
Nasopharynxkarzinom, EBV 140
Natriumbedarf, Berechnung 334
Natriumresorption, zystische Fibrose 258
NBT-Test, Granulomatose 186
Nebennierenaplasie, Addison-Syndrom 64
Nebennierenhyperplasie, Hyperaldosteronismus 66
Nebenniereninsuffizienz, Adrenoleukodystrophie 105
Nebennierenmarkerkrankungen 67
Nebennierenrindenantikörper, Addison-Syndrom 65
Nebennierenrindenblutung, Meningokokkensepsis 118
Nebennierenrindenerkrankungen 62
Nebennierenrindeninsuffizienz
- APECED-Syndrom 60
- Hypoglykämie 85
Nebennierenrindennekrose, Waterhouse-Friderichsen-Syndrom 64
Neisseria meningitidis 118
- Meningitis 113
Nekrolyse
- epidermale, toxische 344
Nekrotisierende Enterokolitis (NEC), *Siehe* unter Enterkolitis
Nematoden 154
Neonatale Hepatitis, *Siehe* Riesenzellhepatitis
Neonatalperiode, Listeriose 124
Neovaskularisation, Retinopathia praematurorum 11
Nephritis
- Hypokaliämie 336
- interstitielle 124
- Lupus erythematodes, systemischer 310
- Mononukleose, infektiöse 140
- Mumps 139
- tubulointerstitielle 322
nephritisches Syndrom 309, 310
Nephroblastom, *Siehe* Wilms-Tumor
Nephrokalzinose
- Hyperkalzämie 337
- Hyperkalziurie 61
- Hypoparathyreoidismus 60
Nephrolithiasis
- Hyperkalziurie 61
- Hypoparathyreoidismus 60
- Zystinurie 79
Nephropathie, Lesch-Nyhan-Syndrom 109
nephropathische Zystinose 79
nephrotisches Syndrom 316ff
- Checkliste 311
- Hyperaldosteronismus, sekundärer 67
- Hyperhydratation, isotone 335
Nervenläsionen, Neugeborenes 8
Nervenleitgeschwindigkeit
- Guillain-Barré-Syndrom 358
- Muskelatrophie, spinale 356
Nervensystem, Fehlbildungen 368
Nervosität, Hyperthyreose 58
Nestschutz
- Masern 131
- Mumps 139
- Röteln 133
Netzhautablösung, Retinopathia praematurorum 11
Neugeborene 2, 5
- Anämie 20
- Anfälle 25
- anlegen an die Brust 5
- Asphyxie 6
- Blutungen 7, 8
- Chlamydienkonjunktivitis 126
- Cholestase 290
- Coxsackie-Virus-Erkrankungen 143
- diabetischer Mütter 24
- dystrophe 14, 20
- Fazialisparese 8
- Frakturen 7
- Gastrointestinalerkrankungen 22
- Harnwegsinfektionen 329
- Hautveränderungen 339
- HBsAg-positiver Mütter 151
- Herzinsuffizienz 236
- Humerusfraktur 7
- Hyperviskositätssyndrom 20
- Hypoglykämie 3, 23
- Hypokalzämie 24
- Infektionen 27
- Infektionskrankheiten 25
- Klavikulafraktur 7
- Konjunktivitis 29
- Listeriose 124
- Lues 27

- Lungenhypoplasie 15
- Mekoniumileus 23
- Meningitis 25, 113
- metabolische Störungen 23
- Morbus haemolyticus neonatorum 19
- Nervenläsionen 8
- Nierenvenenthrombose 314
- Oberschenkelfraktur 7
- Perinatalschäden 6
- Pneumonie 15
- Pneumothorax 15
- Polyglobulie 20
- Pulmonalstenose 223
- Schädelfrakturen 7
- Sphärozytose, hereditäre 177
- Vitamin-K-Mangel 21
- Zwerchfellhernie 15

Neugeborenenanfälle 375
Neugeborenenikterus, Differenzialdiagnose 288
Neugeborenenkonjunktivitis, Chlamydia trachomatis 126
Neugeborenenreanimation 6, 7
Neugeborenenscreening
- Ahornsirupkrankheit 80
- Carnitintransporterdefekt 98
- Endokrinopathien 415
- Galaktosämie 95
- Glutarazidurie Typ 1 81
- Hypothyreose 57
- Medium-Chain-Acyl-CoA-Dehydrogenase-Defekt 99, 100
- Phenylalanin 75
- Stoffwechselerkrankungen 415
- zystische Fibrose 261

Neugeborenensepsis 25, 112
- Kasuistik 26
- Thrombozytopenie, neonatale 21

Neugeborenes, Hypokalzämie 337
Neuralrohrdefekte 368
- alpha-Fetoprotein 368
- Folsäuremangel 370
- Neugeborene diabetischer Mütter 24

Neuraminidase
- Anämie, autoimmunhämolytische 178

Neuroblastom 207
- Risikogruppen 209

Neuroborreliose 131
Neurodermitis 346
neuroektodermale Tumoren, primitive (PNET) 216
neuroendokrinologische Ausfälle, Kraniopharyngeom 217
neuroepitheliales Gewebe, Tumoren 215
Neurofibromatose
- Typ 1 196, 397, 398
- Typ 2 399

neurologische Ausfälle
- AV-Malformation 389
- Leukämie, chronisch-myeloische 201
- Sinus-/Hirnvenenthrombose 391

neurologische Schäden, Frühgeburt 8
neurologische Symptome, Hyperkalzämie 337
Neuropathie
- Diabetes mellitus Typ 1 90
- Hypoalphalipoproteinämie 108
- periphere 46
- sensorische 396

Neuropathien, hereditäre 359
Neurotransmittermangel, BH_4-Mangel 76
neurovegetative Symptome, Tetanus 120
Neutropenie 185
- Glykogenose Typ Ib 93
- Pankreasinsuffizienz, exokrine 304

Neutrophilie, Linksverschiebung 173
Neutrozytopenie
- Leukämie, akute lymphatische 197
- pyogene Infektionen 185

NF1-Gen-Mutationen 398
NF2-Gen-Mutationen 398
NHL, *Siehe* Non-Hodgkin-Lymphome
Niacin 46
Niacinsäure, Gilbert-Meulengracht-Syndrom 289
nichtallergische Urtikaria 348
nichtnukleosidische Reverse-Transkriptase-Inhibitoren (NNRTI), HIV-Infektion 148
Nichtsteroidale Antirheumatika (NSAR)
- Arthritis, juvenile idiopathische 165

Niemann-Pick-Syndrom
- Leberversagen, fulminantes 301

Nierenagenesie 326
Nierenarterienstenose, Hypertonie 323
Nierenbiopsie
- Glomerulonephritis, rapid progressive 312
- IgA-Glomerulonephritis 308
- Lupus erythematodes, systemischer 311
- Nephritis 323

Nierendegeneration, multizystische 323
Nierendegeneration, polyzystische
- Trisomie 13 33

Nierendysplasie, multizystische 328
Nierenerkrankungen 306
- polyzystische 327
- Proteinurie 316
- zystische 327

Nierenersatztherapie
- hämolytisch-urämisches Syndrom 314
- IgA-Glomerulonephritis 308

Nierenfehlbildungen, kongenitale 326
Nierenhypoplasie 326
- Hypertonie 323

Niereninsuffizienz 324
- ARPKD 327
- Chronic kidney disease 326
- Fabry-Syndrom 103
- hämolytisch-urämisches Syndrom 314
- Hyperkaliämie 336
- Lesch-Nyhan-Syndrom 109
- terminale 335
- Tubulopathien 319
- Verbrennungen 408

Nierenmissbildungen, Tubulopathien 319
Nierensonografie
- hämolytisch-urämisches Syndrom 314
- Nephritis 323

Nierenszintigrafie, Beckenniere 326
Nierentrauma, Hypertonie 323
Nierenvenenthrombose 314
- Hypertonie 323

Nierenversagen
- Leberversagen, fulminantes 300
- Meningokokkensepsis 118
- Polyglobulie/Hyperviskositätssyndrom 20

Nierenzellkarzinom, Hippel-Lindau-Syndrom 402
Nierenzysten, Zellweger-Syndrom 104
Nikotin, Schwartz-Bartter-Syndrom 57
Nikotinabusus, Stillen 41
Nikotinabusus, mütterlicher
- Asphyxie, perinatale 6

Nikotinsäureamid, Überdosierung 46
Nissen 351
Nitrofurantoin
- Pseudotumor cerebri 388
- Urin, roter 306

Nitroprussidprobe 79, 80
NK-Zell-Funktionstests 158
N-Methyl-D-Aspartat-(NMDA-)Rezeptoren 83
n-myc-Onkogen, Neuroblastom 208
NNRTI (nichtnukleosidische Reverse-Transkriptase-Inhibitoren), HIV-Infektion 148
NO-Beatmung, Ventrikelseptumdefekt 225
Noduläre Sklerose, Hodgkin-Lymphom 205
Non-Disjunction
- Chromosomenaberrationen 31
- Klinefelter-Syndrom 34
Non-Hodgkin-Lymphome (NHL) 202, 203
nonketotische Hyperglycinämie 83
Noonan-Syndrom 34
- Kleinwuchs 54
Noradrenalin, Phäochromozytom 67
Noradrenalinmangel, Hyperphenylalaninämie 74
Noroviren
- Gastroenteritis, akute, infektiöse 278
Norwood-Operation
- Linksherz, hypoplastisches (HLH) 230
nosokomiale Sepsis 25
- Erregerspektrum 26
Nosokomialinfektionen
- Rotaviren 144
- RS-Virus-Infektionen 141
Noxen, exogene 36
NRTI (nukleotidische Reverse-Transkriptase-Inhibitoren), HIV-Infektion 148
NSE (neuronenspezifische Enolase), Neuroblastom 208
NTBC-Therapie, Tyrosinämie 78
Nüchternerbrechen, Hirntumoren 215
Nystagmus 396
- Anfälle, epileptische neonatale 25
Nystatinpaste, Windeldermatitis 346

O

OAE (otoakustische Emissionen) 416
Obduktion, SIDS 30
Oberbauchschmerzen
- gürtelförmige 303
- kolikartige 293
- Leukämie, chronisch-myeloische 201
Oberschenkelfrakturen, Neugeborenes 7
Obstipation
- Brucellose 124
- chronisch-habituelle 287, 422
- Enkopresis 422
- Hirschsprung-Krankheit 276
- Hypothyreose 57
- Vitamin-D-Mangel-Rachitis 49
Obstruktionssyndrom, distales intestinales (DIOS), zystische Fibrose 259
Ochronose, Alkaptonurie 78
Ödem, supraglottisches 249
Ödeme
- Glomerulonephritis, rapid progressive 311
- Herzinsuffizienz 236
- Hyperhydratation 335
- Langerhans-Zell-Histiozytosen 205
- nephrotisches Syndrom 311, 317
- Perikarditis 236
- Tyrosinämie 77
Ohrenschmerzen
- Mastoiditis 247
- Otitis media acuta 247
okuläre Anomalien, Zellweger-Syndrom 104
okuläre Symptome, Acrodermatitis enteropathica 345
olfaktorische Anfälle 379
Oligoarthritis 163
- extended 164
- frühkindliche 167
- Iridozyklitis 167
- persistierende 164
- reaktive 168
Oligohydramnion, ARPKD 327
Oligomeganephronie 326
Oligosaccharide
- Muttermilch 40
- Pfaundler-Hurler-Syndrom 101
Oligurie 324
- Glomerulonephritis, rapid progressive 311
- Hyperhydratation, hypotone 335
- nephritisches Syndrom 309, 310, 311
- Waterhouse-Friderichsen-Syndrom 64
olivopontozerebelläre Atrophie
- Muskelatrophie, spinale 356
Omphalozele 22
Ophthalmoplegie, Myasthenia gravis 360
Opiatsyndrom 410
Opisthotonus
- Ahornsirupkrankheit 80
- Tetanus 120
Opsomyoklonus-Ataxie-Syndrom, Neuroblastom 208
Optikusatrophie
- Biotinidasemangel 47
- Friedreich-Ataxie 396
- Hydrozephalus 373
- Pseudotumor cerebri 388
Optikusgliom, Neurofibromatose Typ 1 398
Optikusneuritis, Mumps 139
Orchitis
- Brucellose 124
- Mumps 139
Organfehlbildungen
- Alkoholembryopathie 37
- Trisomie 21 32
- Ullrich-Turner-Syndrom 34
Organtransplantation
- CMV-Infektion 146
- Non-Hodgkin-Lymphome 202
Ornithin, Zystinurie 79
Ornithincarbamoyltransferase (OCT), Defekt 82
Ornithose, Chlamydia psittaci 126
Orotsäure, Harnstoffzyklusdefekt 83
OSA, *Siehe* Schlafapnoe, obstruktive
Osler-Knötchen, Endokarditis 234
Ösophagitis 270
- CMV-Infektion 147
- Reflux, gastroösophagealer 269
Ösophagogastroduodenoskopie, Ösophagusverätzungen 271
ösophagotracheale Fistel 268
Ösophagusachalasie 270
Ösophagusatresie 268
Ösophaguserkrankungen 268
Ösophagusfremdkörper, Lokalisation 271
Ösophagusverätzungen, Erbrechen 271
Ossifikationsstörungen, Vitamin-D-Mangel 48
Osteitis, fibrosa generalisata 61
osteoblastisches Osteosarkom 211
Osteochondritis syphilitica 28
Osteodystrophie 325
Osteolyse, Osteosarkom 212
Osteomyelitis 114
- Haemophilus influenzae 117
- Sinusitis 245
Osteoporose
- Hyper-IgE-Syndrom 161
- Skorbut 47
- Thalassaemia major 180
- Vitamin-A-Überdosierung 48
Osteosarkom 211, 212
Ostium-secundum-Defekt 226

Östrogene
- Anorexia nervosa 417
- Neugeborenes 4
- Ullrich-Turner-Syndrom 34
Östrogentherapie
- Entwicklungsverzögerung, konstitutionelle 70
Otitis media
- acuta 247
- Chlamydia pneumoniae 126
- exsudativa 248
- Haemophilus influenzae Typ b 117
- Masern 132
- Parainfluenza 143
- Pertussis 120
- Pneumokokken 117
- Pseudotumor cerebri 388
- rezidivierende 244, 245, 252, 260
- Sepsis 112
otoakustische Emissionen (OAE) 416
Otorrhö, Otitis media acuta 247
Ovarialfibrose, Galaktosämie 96
ovarian streaks, Ullrich-Turner-Syndrom 34
Overhead-Extensionsbehandlung, Hüftgelenksdysplasie 416
Ovotestikuläre DSD 71
Oxalatsteine
- Ascorbinsäure, Übrerdosierung 47
Oxcarbazepin
- Epilesie, fokale 379
Oxygenierung, bronchopulmonale Dysplasie 11
Oxyuris vermicularis 154

P

p-53-Gen, Rhabdomyosarkom 209
PAH-Gen, Mutation 75
PAIR-Methode (Punktion-Aspiration-Injektion-Reaspiration), Echinokokkose
299
Palmarerythem, Kawasaki-Syndrom 170
p-ANCA (antineutrophile zytoplasmatische Antikörper mit perinukleärem Fluoreszenzmuster), Autoimmunhepatitis 298
Panenzephalitis
- subakute, sklerosierende (SSPE) 132
Pankarditis, rheumatisches Fieber 116
Pankreashyperplasie, adenomatöse, fokale
- Hyperinsulinismus 86
Pankreasinsuffizienz, zystische Fibrose 258, 259
Pankreasinuffizienz, exokrine
- G-CSF 304
Pankreatitis 302, 303
- Diabetes mellitus 87
- Hepatitis A 294
- Lipoproteinlipase-Defekt 108
- portale Hypertonie 301
- zystische Fibrose 258
Panmyelopathien 183
Panzerherz, Perikarditis 236
Panzytopenie 197
- Anämie, aplastische 183, 184
- CMV-Infektion 27
- Fanconi-Anämie 183
- Lupus erythematodes, systemischer 310
- Lymphohistiozytosen, hämophagozytische, familiäre 206
- Thrombozytopenie, neonatale 21
Papeln
- Pediculus capitis 351
- schuppende 205
- Skabies 350
- Strophulus infantum 349
- xanthomatöse 205
Papillenhypertrophie, Trachom 126
Papillenödem, Pseudotumor cerebri 388
Papillomaviren, humane 342
Papula, Varizellen 136
Paracetamol
- Leberversagen, fulminantes 301
- Vergiftungen 410
Parainfluenza
- Bronchitis, akute 251
- Meningitis 114
- Pneumonie, neonatale 15
- Pseudokrupp 248
Paralyse 366
- Syphilis connata tarda 29
paralytische Poliomyelitis 145, 146
paraösophageale Hernie, Hiatushernie 270
Paraquat, Vergiftungen 410
Parästhesien
- Anämie, megaloblastäre 175
- Anfälle 379
- Hyperkaliämie 336
- Landry-Paralyse 119
- Migräne 387
- Pellagra 46
Parathormonresistenz, Pseudohypoparathyreoidismus 61
Parazentese, Seromukotympanon 248
Paresen
- Endokarditis 234
- Hyperkaliämie 336
Parkinsonismus, infantiler
- Hyperphenylalaninämie 76
Parotisschwellung
- HIV-Infektion 149
- Mumps 139
Parotitis epidemica, *Siehe* Mumps
Parrot-Furchen 28, 29
Parvovirus B19 135
- Arthritis, reaktive 168
Pätau-Syndrom, *Siehe* Trisomie 13
Paul-Bunnell-Hämagglutinationstest, Mononukleose, infektiöse 140
Pavor nocturnus 386
PCOS (polyzystisches Ovarsyndrom), Insulinresistenzsyndrom 87
PCP-Prophylaxe 160, 161
PCR
- Adenovirusinfektionen 144
- Mononukleose, infektiöse 140
- Mykoplasmenpneumonie 125
- Norovirusinfektionen 145
- Ornithose 126
- Tuberkulose 130
PDA, *Siehe* Ductus arteriosus Botalli, persistierend
Pectus carinatum, Vitamin-D-Mangel-Rachitis 49
Pediculosis capitis 350, 351
Pellagra, klassische Trias 46
Pemphigoid, Masern 132
Penicillinallergie, Scharlach 116
Penicillin G
- Lues connata 29
- Tetanus 121
Penicillin V
- Angina tonsillaris 246
- Diphtherie 119
- Scharlach 116
Pentosephosphatzyklus, Glukose-6-Phosphat-Dehydrogenase-Mangel 182
Peridontitis, Neutropenie 185
Perikarditis 236
- Dermatomyositis 363
- EKG 236
- Kawasaki-Syndrom 170, 171
- konstriktive 301
- Lupus erythematodes, systemischer 310
- Meningokokkensepsis 118
- Still-Syndrom 165
- Tuberkulose 236
Perimyokarditis, Coxsackie-Virus-Erkrankungen 143

Perinatalschäden, Neugeborenes 6
Periorbitalabszess, Sinusitis 245
Periorbitalphlegmone, Rhinopharyngitis 244
Peritonitis
- Enterokolitis, nekrotisierende 23
Peritonsillarabszess
- Angina tonsillaris 246
- Rhinopharyngitis 244
Perlèche, Riboflavinmangel 46
Permethrin, Pediculus capitis 351
peroxisomale Erkrankungen 103
Pertussis 120
- Tuberkulosehauttests, falsch-positive 129
Pertussisvakzine, azelluläre 150
Petechien
- hämolytisch-urämisches Syndrom 314
- Meningokokkensepsis 112
- Neugeborenensepsis 26
- Pertussis 120
- Purpura Schönlein Henoch 312
- Skorbut 47
- Wiskott-Aldrich-Syndrom 160
Petrussa-Index 5
Pfaffenhütchen, Vergiftungen 410
Pfaundler-Hurler-Syndrom 101
PFC-Syndrom 16
- Atemnotsyndrom 9
- Polyglobulie/Hyperviskositätssyndrom 20
Pfeiffer-Drüsenfieber, kissing disease 140
Pfortaderthrombose
- portale Hypertonie 301
- Splenomegalie 187
Pfötchenstellung
- Hypokalzämie 337
- Vitamin-D-Mangel-Rachitis 49
Phakomatosen 397
Phäochromozytom 67
- Hippel-Lindau-Syndrom 402
- hypertensive Krise 67
- Hypertonie 323
- MEN 2a 67
Pharyngitis
- Angina tonsillaris 116
- Chlamydia pneumoniae 126
- Parainfluenza 143
Phenothiazine
- Urin, roter 306
Phenprocoumon 51
Phenylalanin, Stoffwechsel 75
Phenytoin
- Urin, roter 306
Philadelphia-Chromosom
- Leukämie, chronisch-myeloische 201
Philtrum, verstrichenes
- Alkoholembryopathie 37
Phlegmone, Varizellen 136
Phosphatase, alkalische
- Hepatitis B 295
Phosphatdiabetes 50
- Tubulopathien 319
Phosphatkonzentration
- Fruktoseintoleranz, hereditäre 96
Photophobie, Riboflavinmangel 46
Photosensibilität, Epilepsie mit myoklonisch-astatischen Anfälle 376
Phototherapie
- Crigler-Najjar-Syndrom Typ I 288
- Hyperbilirubinämie 18
- Rh-Inkompatibilität 19
Physiotherapie, bronchopulmonale Dysplasie 11
Phytansäureabbau, Störungen 106
Pierre-Robin-Sequenz 243
PIG-A-Gen, Hämoglobinurie 177
Pigmentierungsstörungen 351
Pilokarpiniontophorese 260
Pilzinfektionen 153
PiMM-Phänotyp, Alpha-1-Antitrypsin-Mangel 291
PiMS-Phänotyp, Alpha-1-Antitrypsin-Mangel 291
pink Fallot 228
Pi-Phänotypisierung, Alpha-1-Antitrypsin-Mangel 291
PiPP-Phänotyp, Alpha-1-Antitrypsin-Mangel 291
PiSS-Phänotyp, Alpha-1-Antitrypsin-Mangel 291
PiSZ-Phänotyp, Alpha-1-Antitrypsin-Mangel 291
PiZZ-Phänotyp, Alpha-1-Antitrypsin-Mangel 291
PKU, *Siehe* Phenylketonurie
Placenta praevia
- Anämie, neonatale 20
Plagiozephalus 370
Plantarerythem, Kawasaki-Syndrom 170
Plaques muqueuses, Lues connata 28
Plasmaglukosekonzentration
- Hypoglykämie, neonatale 23
Plasmapherese, Myasthenia gravis 360
Plasma-Renin-Aktivität, adrenogenitales Syndrom 63
Plaut-Vincent-Angina 246
Plazentainsuffizienz
- Asphyxie, perinatale 6
Plazentalösung, vorzeitige
- Anämie, neonatale 20
Plazenta-Nabelschnur-Anomalien
- Asphyxie, perinatale 6
plazentoneonatale Übertransfusion 5
Pleozytose, Neugeborenenmeningitis 26
Plethora, Polyglobulie/Hyperviskositätssyndrom 20
Pleuraadhäsionen, zystische Fibrose 258
Pleuraerguss, nephrotisches Syndrom 318
Pleuraschmerzen, Ornithose 126
Pleuritis
- serofibrinosa exsudativa 128
- Still-Syndrom 165
- tuberkulöse 130
Plexus myentericus, Innervation 270
Plexuslähmung 8
Plexuspapillome, Hydrozephalus 372
PNET (primitive neuroektodermale Tumoren) 216
Pneumatosis intestinalis
- Enterokolitis, nekrotisierende 23
Pneumatozele, Hyper-IgE-Syndrom 161
Pneumocystis-jirovecii-Prophylaxe, SCID 160
Pneumokokken
- Anämie, autoimmunhämolytische 178
- Asplenie 187
- Impfung 151
- Meningitis 113, 114, 117
- Otitis media acuta 247
- Perikarditis 236
- Sepsis 112
- Sichelzellanämie 179
Pneumomediastinum 266
- Asthma bronchiale 254
- Atemnotsyndrom 9
- Mekoniumaspirationssyndrom 14
- zystische Fibrose 258
Pneumonie 263
- Alveolitis, exogen 265
- Antibiotika 264
- Apnoe 13
- Chlamydia pneumoniae 126
- CMV-Infektion 147
- Erreger, häufigste 263
- Frühgeborene 15
- Haemophilus influenzae 117

- Herzinsuffizienz 236
- HIV-Infektion 149
- Influenza 142
- interstitielle 27, 126, 140
- Meningokokkensepsis 118
- Mycoplasma pneumoniae 125
- Neugeborene 15
- Ornithose 126
- Parainfluenza 143
- Pertussis 120
- PFC-Syndrom 16
- Pneumocystis jiroveci 149
- Pneumothorax 266
- RS-Virus-Infektionen 141
- Sepsis 112
- Varizellen 136

Pneumoperitoneum
- Atemnotsyndrom 9
- Pneumothorax 15

Pneumothorax 15, 266
- Apnoe 13
- Asthma bronchiale 254
- Mekoniumaspirationssyndrom 14
- zystische Fibrose 258

Poldipsie, Differenzialdiagnose 56
Polioenzephalitis 146
Poliomyelitis 145, 146
Poliomyelitisvakzine, inaktivierte 150
Pollakisurie, Harnwegsinfektionen 329
Polyarthritis 163, 164, 166
- seropositive 166

Polydipsie
- Bartter-Syndrom 322
- De-Toni-Debré-Fanconi-Syndrom 321
- Diabetes insipidus renalis 322
- Diabetes mellitus Typ 1 88
- Hyperkalzämie 337
- Hyperkalziurie 61
- Nephritis, tubulointerstitielle 323

Polyendokrinopathien, autoimmune 64
Polyglobulie 20, 173
- Abnabeln 5
- Enterokolitis, nekrotisierende 23
- Fallot-Tetralogie 228

Polyhydramnion
- Duodenalatresie 274
- Ileumatresie/-stenose 274
- Ösophagusatresie 268

Polymyoklonien, Werdnig-Hoffmann-Muskelatrophie 357
Polymyositis 363
Polyneuritis, Diphtherie 119
Polyneuropathie, Vitamin-B_6-Mangel 46
Polyphagie, Hyperthyreose 58
Polyradikuloneuritis, Guillain-Barré-Syndrom 357
Polyserositis, Still-Syndrom 165
Polysomnografie
- Schlafapnoe, obstruktive 246

Polyspike-Wave-Abläufe, Impulsiv-Petit-mal 378
Polysplenie-Syndrom, Neugeborene diabetischer Mütter 24
Polyurie 324
- Bartter-Syndrom 322
- Diabetes insipidus renalis 322
- Diabetes mellitus Typ 1 88
- Differenzialdiagnose 56
- Hyperkalzämie 337
- Hyperkalziurie 61
- Hypokaliämie 336
- Nephritis, tubulointerstitielle 323

polyzystische Nierenerkrankung 327
Polyzythämie, Pseudotumor cerebri 388
Pompe-Krankheit 94
porenzephale Zyste, Hirnblutungen 13
Porenzephalie 372
Porphyrine
- Urin, roter 306

portale Hypertension, zystische Fibrose 260
portale Hypertonie 301
postenteritisches Syndrom 286
postexpositionelle Prophylaxe, Hepatitis A 294
Postiktal, Koma 403
Postkardiotomiesyndrom, Perikarditis 236
Poststreptokokkenglomerulonephritis 309
- akute 116

Potter-Sequenz, Nierenagenesie 326
pp65, CMV-Infektion 147
PPSB 190, 191
Prader-Willi-Syndrom 35, 36
- Kleinwuchs 54

präkordiales Schwirren 220
Prednison, Blackfan-Diamond-Anämie 176
Pregnantriol, adrenogenitales Syndrom 63
Pre-Nahrungen 41
Prick-Test, Asthma bronchiale 254
Primärinfiltrat, Tuberkulose 127
Prodromalstadium, Masern 131
Proglottiden, Bandwürmer 155
Prolaktin, Neugeborenes 4
Promyelozytenleukämie, akute 199
Propionazidämie (PA) 80
Propionyl-CoA-Carboxylase, Biotin 47
Prostaglandine
- Ductus arteriosus, persistierender 10
- Migräne 386

Prostaglandininfusion
- Aortenisthmusstenose, präduktale 222
- Aortenstenose 221
- Fallot-Tetralogie 228
- Pulmonalatresie 231
- Pulmonalstenose 223
- Transposition der großen Arterien (TGA) 229

Protein-C-/Protein-S-Mangel
- ischämischer/zerebraler Insult 391
- Nierenvenenthrombose 314

Proteindefekte
- Sphärozytose, hereditäre 177

Proteine 40, 41
Proteinurie 316
- EHEC 123
- Glomerulonephritis, membranoproliferative 319
- Kawasaki-Syndrom 170
- Nephritis, tubulointerstitielle 323
- nephritisches Syndrom 310, 311
- nephrotisches Syndrom 311, 316, 317

Proteus
- Granulomatose 186
- Leberabszess 298

Provokationsversuch, Kuhmilchallergie 287
Pruritus, perianaler 155
Pseudogynäkomastie, Adipositas 419
Pseudohermaphroditismus, femininus 62, 71
Pseudohermaphroditismus masculinus, *Siehe* XY, DSD
Pseudohyperaldosteronismus 66
Pseudohypogenitalismus, Adipositas 419
Pseudohypoparathyreoidismus 61
- Hypokalzämie 61, 337
- Tubulopathien 319

Pseudokrupp 143, 248
Pseudomembranen, Diphtherie 119
Pseudomonas
- Harnwegsinfektionen 328
- Leberabszess 298
- Osteomyelitis 114
- Pneumonie, neonatale 15
- zystische Fibrose 258, 259

Pseudoparalyse, Skorbut 47
Pseudoperitonitis 88
- Waterhouse-Friderichsen-Syndrom 64
Pseudoperitonitis diabetica 84
Pseudopolypen, Colitis ulcerosa 283
Pseudopubertas praecox 62, 68
Pseudorosetten, Neuroblastom 208
Pseudotumor cerebri 388
- Adipositas 419
- Azetazolamid 389
- Doppelbilder 388
- Kopfschmerzen 388
- Papillenödem 388
Pseudozysten
- Pankreatitis 303
- Splenomegalie 187
Psoriasis 167
Psoriasisarthritis 164
psychische Veränderungen, Hyperkalzämie 61
psychomotorische Entwicklung, Vorsorgeuntersuchungen 414
psychomotorische Entwicklungsverzögerung
- Meningitis 113
- Meningokokkenmeningitis 118
psychomotorische Retardierung
- Alkoholembryopathie 37
- Asphyxie, perinatale 7
- Hirnsklerose, tuberöse 399
Psychostimulanzien, ADHS 424
Pterin-Carbinolamin-Dehydratase-Defekt, Hyperphenylalaninämie 76
Pterygium colli, Ullrich-Turner-Syndrom 33
Ptosis
- Botulismus 121
- Myasthenia gravis 359
- Säuglingsbotulismus 121
Pubarche 68
Pubertas praecox 68, 69
Pubertas tarda 70
Pubertät 68
Pubertätsentwicklung 415
Pubertätsentwicklung, frühzeitige
- Adipositas 419
Pubertätsgynäkomastie 71
Pubesbehaarung
- Entwicklung, Tanner-Stadien 69
Pulmonalatresie, mit intaktem Ventrikelseptum 231
pulmonale Insuffizienz, Lungenhypoplasie 15
Pulmonalisschlinge 243
Pulmonalstenose 223
- Auskultations- und Untersuchungsbefunde 220
- Fallot-Tetralogie 228
- Transposition der großen Arterien (TGA) 229
- Ullrich-Turner-Syndrom 34
Pulse
- an unteren Extremitäten nicht tastbare 220
- Anämie, neonatale 20
Pulsus, celer et altus 10, 220
Pupille, lichtstarre
- Koma 403
Puppengesicht, Glykogenose Typ Ia 92
Purpura
- CMV-Infektion 27
- immunthrombozytopenische (ITP) 191, 193
- Röteln 27
- Rötelnembryopathie 134
- Schönlein-Henoch 311
- thrombotisch-thrombozytopenische 192
Purpura Schoenlein-Henoch 277, 312
Pusteln, Pediculus capitis 351
PVL, *Siehe* Leukomalazie periventrikuläre
Pyelonephritis 328
- Brucellose 124
- Harnwegsinfektionen 329
- Hypertonie 323
Pyknolepsie 376
Pylorusstenose, hypertrophe 272, 336
- Pyloromyotomie nach Weber-Ramstedt 274
Pyoderma gangraenosum, Crohn-Krankheit 280
Pyodermie, Impetigo contagiosa 340
Pyrazinamid, Tuberkulose 130
Pyridoxal 46
Pyridoxamin 46
Pyridoxin 46
Pyruvatcarboxylase, Biotin 47

Q
QT-Verlängerung, Hypokalzämie 337
Quadratschädel, Syphilis connata tarda 29
Quincke-Ödem, *Siehe* Angioödem, hereditäres

R
Rachenabstrich, Scharlach 116
Rachendiphtherie 119
Racheninspektion
- Epiglottitis, akute, Kontraindikation 249
Rachenmandel, Erkrankungen 245
Rachenmandelhyperplasie
- Schlafapnoe, obstruktive 245
Rachitis
- De-Toni-Debré-Fanconi-Syndrom 321
- hypophosphatämische, familiäre 50
- Tubulopathien 319
- Tyrosinämie 77
rachitischer Rosenkranz, Vitamin-D-Mangel-Rachitis 49
Rachitistherapie 49
rachitogene Tetanie, Vitamin-D-Mangel-Rachitis 49
Radiochemotherapie, Hodgkin-Lymphom 205
Rashkind-Operation, Transposition der großen Arterien (TGA) 230
Rasselgeräusche
- Alveolitis, exogen-allergische 265
- Bronchitis, obstruktive 251
- bronchopulmonale Dysplasie 11
- Fremdkörperaspiration 250
- zystische Fibrose 259
RAST, Asthma bronchiale 254
Rathke-Tasche, Kraniopharyngeom 217
Räusperhusten
- Alveolitis, exogen-allergische 265
RB_1
- Osteosarkom 211
- Retinoblastom 210
RCM, *Siehe* Kardiomyopathie, restriktive
RDS (Respiratory Distress Syndrome), *Siehe* Atemnotsyndrom
Reanimation 411
Rechtschreibleistung, Legasthenie 422
Rechtsherzhypertrophie, zystische Fibrose 258
Rechtsherzinsuffizienz
- Hyperaldosteronismus, sekundärer 67
- portale Hypertonie 301
- Schlafapnoe, obstruktive 246
- Ventrikelseptumdefekt 225
- zystische Fibrose 258
Rechtsherzversagen, bronchopulmonale Dysplasie 11

Rechts-links-Shunt
- auf Vorhofebene 9
- Ductus arteriosus, persistierender 10
- PFC-Syndrom 16
Recklinghausen-Neurofibromatose, Café-au-lait-Flecken 351
Reed-Sternberg-Zellen 204
Reentrytachykardie, paroxysmale 238
Reflexepilepsie 375
Reflux, gastroösophagealer 269
- gastroösophageale Szintigrafie 269
- pathologisch 269
- physiologisch 269
- Prokinetika 270
Reflux, vesikoureteraler 330
- Hydronephrose 330
- Hypertonie 323
Refluxkrankheit, gastroösophageal 269
Refluxösophagitis, Hiatushernie 270
Refsum-Syndrom 104
- klassisches 106
Regurgitation, Ösophagusachalasie 270
Rehydratation 333, 334
- Gastroenteritis, akute, infektiöse 279
Reifgeborene, Atemfrequenz 242
Reiter-Syndrom
- Arthritis, reaktive 168
Reizbarkeit, Vitamin-A-Überdosierung 48
Reizhusten
- Alveolitis, exogen-allergische 265
- Mycoplasma pneumoniae 125
- Ornithose 126
Rektumatresie 275
Rektumbiopsie, Hirschsprung-Krankheit 276
Rektumprolaps, zystische Fibrose 262
renale Ausscheidung 336
renal-tubuläre Azidose 320
Renin-Angiotensin-Aktivität, Hyperaldosteronismus 66
Resorptionsatelektase, Bronchiallymphknotentuberkulose 128
Respiration
- Epiglottitis, akute 249
Respirationstrakt
- Erkrankungen 242
- Fehlbildungen 242
respiratorische Infektionen, Haemophilus influenzae Typ b 117
respiratorische Insuffizienz
- Asphyxie, perinatale 6
- Mekoniumaspirationssyndrom 14
- perinatale 6
- PFC-Syndrom 16
Retikuloendotheliosen, Splenomegalie 187
Retinaeinblutungen, Schütteltrauma 420
Retinitis, CMV-Infektion 147
Retinitis pigmentosa, Abetalipoproteinämie 108
Retinoblastom 210, 211
Retinol 48
Retinopathia praematurorum 11
- Frühgeborene 9
Retinsäure 48
Ret-Protoonkogen, MEN 67
Retrobulbärneuritis, Multiple Sklerose 406
Retropharyngealabszess 244
Retrovirus 147
Rett-Syndrom 396
- Gehfähigkeit 397
Reye-Syndrom 301
- Influenza B 142
- Koma 403
Rhabdomyosarkom 209, 210
Rheumafaktor
- Polyarthritis, seronegative 166
- Polyarthritis, seropositive 166
rheumatische Erkrankungen 163
rheumatisches Fieber 169
- Perikarditis 236
- Scharlach 116, 169
Rhinitis
- allergica 346
- Parainfluenza 143
Rh-Inkompatibilität 19
- Anämie, isoimmunhämolytische 178
- Anämie, neonatale 20
- Bluttransfusion, fetale 19
Rhinokonjunktivitis, Röteln 133
Rhinopharyngitis, Retropharyngealabszess 244
Riboflavin 45
Riesenaneurysmen 390
Riesenhämangiom
- Thrombozytopenie, neonatale 21
Riesenzellastrozytom, subependymales 214
Riesenzellhepatitis 290
- Cholestase 290
Rifampicin
- Tuberkulose 130
- Urin, roter 306
rigid spine
- Muskeldystrophie, kongenitale 363
Rigor, Tetanus 120
Rinderbandwurm, *Siehe* Taenia saginata
Ringelröteln 135
- Exanthem 132
Ringleistenstenose 220
Ringsideroblasten
- Anämie, sideroblastische 182
Ristocetin-Cofaktor 190
Risus sardonicus, Tetanus 120
Rolando-Epilepsie 375, 380
- EEG 381
Romano-Ward-Syndrom (RWS) 238
Röntgen, Vitamin-D-Mangel-Rachitis 49
Röntgen-Abdomen 23
Röntgen-Abdomenleeraufnahme im Hängen, Ileumatresie/-stenose 274
Röntgenaufnahme des Schädels, Kindesmisshandlung 421
Röntgenbild, Osteomyelitis 115
Röntgen-Thorax
- Aortenisthmusstenose 222
- Aortenstenose 221
- Atemnotsyndrom 9
- bronchopulmonale Dysplasie 11
- Ductus arteriosus, persistierender 10, 226
- Fremdkörperaspiration 250
- Mykoplasmenpneumonie 126
- Myokarditis 235
- Perikarditis 236
- Pulmonalstenose 223
- Tuberkulose 130
- Ventrikelseptumdefekt 224
- Vorhofseptumdefekt 227
- Zwerchfellhernie 15
ROP, *Siehe* Retinopathia praematurorum
Rosenkranz
- rachitischer 49
- skorbutischer 47
Rotaviren
- Gastroenteritis, akute, infektiöse 278
- Impfung 153
- Infektionen 144
Röteln
- Arthritis, reaktive 168
- Diabetes mellitus Typ 1 87
- Exanthem 132, 134
- Immunisierung, aktive 134
- Mikrozephalie 372

- Neugeborene 27
- Pseudotumor cerebri 388
- Tuberkulosehauttest, falsch-positiver 129

Rötelnembryopathie 37, 134
Rötelnimpfung 152
roter Urin 306
Rotor-Syndrom 290
- Differenzialdiagnose 289

RPGN, *Siehe* Glomerulonephritis, rapid progressive
RSV 251
- Pseudokrupp 248

RSV-Infektion
- Pneumonie, neonatale 15

RT-PCR
- Coxsackie-Virus-Erkrankungen 144
- Influenza 142
- Masern 133
- Poliomyelitis 146
- Röteln 134

Rückenmarktumoren 218
Rückenschmerzen
- Gliedergürtelmuskeldystrophie 362
- Oligoarthritis, juvenile 167
- Rückenmarktumoren 218

Rumpfataxie, Dandy-Walker-Syndrom 396
Rundherd, Lungentuberkulose 128
Ryanodinrezeptor
- Hyperthermie, maligne 366

S

Sakroiliitis
- Brucellose 124
- Oligoarthritis, juvenile 167

Salivation, Säuglingsbotulismus 121
Salizylate, Hypoglykämie 85
SALK-Impfstoff 151
Salmonella 122
- Arthritis, reaktive 168
- Gastroenteritis, akute, infektiöse 278
- Granulomatose 186
- Osteomyelitis 114
- Sepsis 112

Salmonellenosteomyelitis, Sichelzellanämie 179
Salyzilatintoxikation, Koma 403
Salzhunger
- Addison-Syndrom 64
- De-Toni-Debré-Fanconi-Syndrom 321

Salzverlust, Hyperkaliämie 336
Salzverlustsyndrom
- Addison-Syndrom 64
- adrenogenitales Syndrom 62, 63
- renales 334

Sandalenlücke, Trisomie 21 32
Sarkoglykankomplex, Defekt 361
Sarkoidose
- Erythema nodosum 350
- Hyperkalzämie 337

Sattelnase, Syphilis connata tarda 29
Sauerstofftoxizität
- bronchopulmonale 11
- Retinopathia praematurorum 11

Sauerstoffzufuhr
- Asphyxie, perinatale 7

Säuglinge
- Harnwegsinfektionen 329
- Herzinsuffizienz 236
- Nierenvenenthrombose 314
- Siebbeinentzündung 245
- Tachykardie 238

Säuglingsanfangsnahrungen 41
Säuglingsbotulismus 121
Säuglingsdermatitis, seborrhoisches 340
Säuglingsekzem, atopisches 347
Säuglingsernährung 39, 41, 42
- galaktosefreie 95

Säure-Basen-Status, Neugeborene 5
Säurebelastung
- Azidose, renal tubuläre 321

Säure- oder Laugenverätzung, Ösophagitis 270
Säureverätzung, Koagulationsnekrose 271
SCAD-Defekt 98
Scapula alata, Duchenne-Muskeldystrophie 362
Schädelfrakturen, Neugeborenes 7
Schädel-Hirn-Trauma 404, 405
- Kindesmisshandlung 420
- Meningitis 113
- Pseudotumor cerebri 388

Schädelsonografie, Glutarazidurie Typ 1 82
Schadstoffe, Stillen 41
Schallleitungsschwerhörigkeit, Seromukotympanon 248
Scharlach 116
- Exanthem 116, 132
- rheumatisches Fieber 116, 169

Schielen, Hirntumoren 215
Schilddrüsenadenom 60
Schilddrüsenantikörper, Hypothyreose 57
Schilddrüsenkarzinom 60
- medulläres 60, 67

Schilddrüsensonografie
- Hashimoto-Thyreoiditis 59
- Hypothyreose 57

Schlafapnoe, obstruktive 245
- Adipositas 419

Schlaf-Grand-Mal 378
Schleimhautbiopsie
- Reflux, gastroösophagealer 269

Schleimhautblutung, profuse 190
Schleimhautblutungen, Skorbut 47
Schleimhautschwellungen, Ösophagusverätzungen 271
Schluckbeschwerden, Diphtherie 119
Schluckimpfung, Impfpoliomyelitis 146
Schlucklähmung, Landry-Paralyse 119
Schluckstörungen
- Botulismus 121
- Epiglottitis, akute 249
- Retropharyngealabszess 244

Schmerzcharakterisierung, Migräne 388
Schmerzen
- abdominale 46
- Anfälle 379
- Ewing-Sarkom 213
- Osteosarkom 211
- retrosternale 271
- rheumatisches Fieber 169

Schmetterlingserythem
- Lupus erythematodes, systemischer 310

Schmetterlingswirbel
- Gallengangshypoplasie, intrahepatische 292

Schnappatmung 242
- Botulismus 121
- Mekoniumaspirationssyndrom 14

Schnarchen, habituelles 245
Schnelltest, Influenza 142
Schnupfen, Atemwegsinfekt 244
Schock
- Anämie, neonatale 20
- anaphylaktischer 299, 348
- Asphyxie, perinatale 6
- Diabetes insipidus neurohormonalis 56
- Enterokolitis, nekrotisierende 23
- kardiogener 221
- Mekoniumaspirationssyndrom 14
- Meningokokkensepsis 118
- Pneumothorax 15
- septischer 26, 112, 249
- Thrombozytopenie, neonatale 21
- Verbrauchskoagulopathie 191
- Waterhouse-Friderichsen-Syndrom 64

Schockprophylaxe, Verbrennungen 408
Schrei, initialer
- Grand-Mal-Epilepsie 378
Schreien
- Blutungen, intrakranielle 8
- Meningitis 113
- schrilles 128
- zyanotischer Affektkrampf 385
Schreitphänomen 414
Schulleistungsknick, Seromukotympanon 248
Schulterdystokie, Nervenläsionen 8
Schüttelfrost
- Meningokokkensepsis 118
- Ornithose 126
- Salmonellose 122
- Sepsis 112
Schwäche, Pellagra 46
Schwangerschaft, Erythropoese 4
Schwartz-Bartter-Syndrom 57
Schweißausbrüche, Phäochromozytom 67
Schweißtest, zystische Fibrose 251, 260
Schwellungen
- Osteosarkom 211
- schmerzhafte 48
Schwerhörigkeit
- Alport-Syndrom 309
- Kretinismus 57
Schwermetalle, Vergiftungen 410
Schwindel
- Botulismus 121
- Neurofibromatose Typ 2 399
- Schwartz-Bartter-Syndrom 57
Schwirren 220
Schwitzen
- Leukämie, chronisch-myeloische 201
- Ventrikelseptumdefekt 224
SCID (Severe Combined Immunodeficiency) 159
- GVH-Prophylaxe 160
SCN4A-Gen-Mutation 366
Sebostase
- Dermatitis, atopische 347
Secretin-Pancreozymin-Test
- Pankreatitis, chronische 303
Sectio, Abnabeln 5
Sehbahn, Astrozytome 214
Sehnenansatzschmerzen
- Oligoarthritis, juvenile 167
Sehprüfung, Legasthenie 423
Sehstörungen
- Adipositas 419
- Hippel-Lindau-Syndrom 401
- Hirntumoren 215
- Kraniopharyngeom 217
- Phäochromozytom 67
Seitenstrangangina 246
Sekundärglaukom, *Siehe* Glaukom
Sellaregion, Tumoren 215
Sensibilitätsstörung, dissoziierte 402
Sensibilitätsstörungen 46
Sepiapterinreduktase-Defekt, Hyperphenylalaninämie 76
Sepsis 112
- Apnoe 13
- CMV-Infektion 147
- Galaktosämie 94
- Haemophilus influenzae Typ b 117, 118
- Herzinsuffizienz 236
- HIV-Infektion 149
- Hyperbilirubinämie 16
- Kasuistik 26
- Leberabszess 298
- Meningitis 113
- Mycoplasma hominis 125
- neonatale 25
- nosokomiale 25, 26
- portale Hypertonie 301
- Splenomegalie 187
- tonsillogene 246
- Verbrauchskoagulopathie 191
- Verbrennungen 408
Septikämie, Salmonellose 122
Septumdefekt, atrioventrikulär 227
Septumhypertrophie, Neugeborene diabetischer Mütter 24
Septum-primum-Defekt 226, 227
Sequestrationskrisen, Sichelzellanämie 179
Serokonversion, Lyme-Borreliose 130
Seromukotympanon 248
Serotonin, Migräne 386
Serotonin-5HT2A-Rezeptor-Gen, Anorexia nervosa 417
Serotoninmangel, Hyperphenylalaninämie 74
Serratia, Nosokomialsepsis 26
Serratia marcescens
- Urin, roter 306
Serumbilirubinkonzentration, Normogramm 17
Serumeisen
- Anämie, sideroblastische 182
- Blackfan-Diamond-Anämie 176
Serumeiweißelektrophorese, Alpha-1-Antitrypsin-Mangel 291
Serumkalium 336
Serumkalzium 337
Serumnatrium 333, 334, 335
Serumosmolalität 333, 334, 335
Severe Combined Immunodeficiency (SCID) 159
sexueller Missbrauch 420
shaken baby-Syndrom, Schütteltrauma 420
Shigella
- Arthritis, reaktive 168
- Gastroenteritis, akute, infektiöse 278
- Sepsis 112
shigellenruhrähnliches Krankheitsbild, EIEC 123
Short-Chain-Acyl-CoA-Dehydrogenase-Defekt 98
SHT (Schädel-Hirn-Trauma) 404
Shwachman-Bodian-Diamond-Syndrom (SBDS), *Siehe* Pankreasinsuffizienz, generalisierte exokrine
SIADH
- Meningitis 113
- Meningitis tuberculosa 128
Sichelzellanämie 178, 179
- ischämischer/zerebraler Insult 391
- Osteomyelitis 114
sideroblastische Anämie 182
SIDS (Sudden Infant Death Syndrome) 29, 30
Siebbeinentzündung
- akute, eitrige 245
Silbernitratprophylaxe
- Chlamydienkonjunktivitis 127
- Neugeborenenkonjunktivitis 29
Silver-Russell-Syndrom, Kleinwuchs 54
Simultanimpfung, Hepatitis B 295
Sinus 244
Sinus urogenitalis, Pseudohermaphroditismus femininus 71
Sinusbradykardie, zyanotischer Affektkrampf 386
Sinus-cavernosus-Thrombose, septische 391
Sinusitis 244
- Chlamydia pneumoniae 126
- echte, chronische 245
- Haemophilus influenzae Typ b 117
- Pneumokokken 117
- Rhinopharyngitis 244
- Sepsis 112
- Syndrom der immotilen Zilien 252
- zystische Fibrose 260

Sinusvenenthrombose 391
- Otitis media acuta 247
- Pseudotumor cerebri 388
- septische 391
- Sinusitis 245
Sinus-venosus-Defekt 226
Sipple-Syndrom, *Siehe* MEN
SIRS (Systemic Inflammatory Response Syndrome) 112
Sitzbuckel, Pfaundler-Hurler-Syndrom 101
Sitzkyphose, Vitamin-D-Mangel-Rachitis 49
Skabies 350
- Benzylbenzoat 351
Skaphozephalus 370, 371
Skelettanomalien
- Alkoholembryopathie 37
- Kleinwuchs 54
Skelettdeformitäten, Atelektasen 264
Skelettmuskelchloridkanal, Myotonia congenita 365
Skelettreifung 54
Skelettsystem, Untersuchung
- Kindesmisshandlung 420
Skelettszintigrafie, Ewing-Sarkom 213
Skeletttuberkulose 129
- Therapie 130
Skelettveränderungen
- Thalassaemia major 180
- Trisomie 21 32
skip lesions, Crohn-Krankheit 280
Sklerenikterus
- Hyperbilirubinämie 17
- Sphärozytose, hereditäre 177
Sklerodermie
- Reflux, gastroösophagealer 269
Skoliose
- Duchenne-Muskeldystrophie 362
- Friedreich-Ataxie 396
- Neurofibromatose Typ 1 398
- SMA Typ II 357
- Werdnig-Hoffmann-Muskelatrophie 357
- zystische Fibrose 260
skorbutischer Rosenkranz 47
SLA (Antikörper gegen lösliches Leberantigen), Autoimmunhepatitis 298
SLE, *Siehe* Lupus erythematodes, systemischer
SLO-Gen
- Mutation, Smith-Lemli-Opitz-Syndrom 109
SMA
- Lupus erythematodes, systemischer 311
SMA (Antikörper gegen glatte Muskulatur), Autoimmunhepatitis 298
SMA (spinale Muskelatrophie) 355, 357
Smith-Lemli-Opitz-Syndrom 109
Smith-Magenis-Syndrom 36
Sodbrennen
- Reflux, gastroösophagealer 269
Sofortreaktion vom Typ I, Urtikaria 348
Sojabasis, Säuglingsernährung 42
Sojamilchnahrungen, Kuhmilchallergie 287
Somatogramm 413
somatosensorische Erscheinungen, Rolando-Epilepsie 380
Somnolenz
- Hyperkalzämie 337
- Hypoglykämie 85
- Masernenzephalitis 132
- Medium-Chain-Acyl-CoA-Dehydrogenase-Defekt 100
- Pellagra 46
- Säuglingsbotulismus 121
Somogyi-Phänomen, Diabetes mellitus Typ 1 90
Sonnuntergangsphänomen, Hydrozephalus 373
Sonografie
- Arthritis, juvenile idiopathische 165
- Hüftgelenksdysplasie 416
- Pubertas praecox vera 69
Soor, APECED-Syndrom 60
Sopor
- Laryngitis, subglottische 248
soziale Beziehungsmuster, sexueller Missbrauch 420
Spacer, Asthma bronchiale 256
Spasmen, Tetanus 120
Spasmophilie, Vitamin-D-Mangel-Rachitis 49
Spastik, Brown-Séquard-Syndrom 218
Spätrachitis, Phosphatdiabetes 50
Speichelfluss
- Epiglottitis, akute 249
- Ösophagusverätzungen 271
- Retropharyngealabszess 244
Speichererkrankungen, Splenomegalie 187
Speichererkrankungen, lysosomale 100
- Ceroidlipofuscinosen, neuronale 100, 102
Spektrin
- Sphärozytose, hereditäre 177
Sphincter-Oddi-Dysfunktion
- Pankreatitis, chronische 303
Sphingolipidosen 100, 102
- neurodegenerative Symptome 102
Sphinktertonus, Hirschsprung-Krankheit 276
Sphrintzen-Syndrom 36
Spielunlust, Meningitis tuberculosa 128
Spina bifida 368
Splenektomie
- Asplenie 187
- Spärozytose, hereditäre 177
Splenomegalie
- Anämie, autoimmunhämolytische 178
- HIV-Infektion 149
- Leukämie, chronisch-myeloische 201
- Sphärozytose, hereditäre 177
- Typhus abdominalis 122
Spondylarthritis, juvenile 167
Spondylitis, Brucellose 124
Spontanfraktur, Osteomyelitis 115
Spontanfrakturen, Skorbut 47
Spontanpneumothorax 266
Sprache, kloßige
- Epiglottitis, akute 249
Sprachentwicklungsstörung
- Otitis media acuta 247
- XXX-Syndrom 35
Sprachentwicklungsverzögerung, Legasthenie 422
Sprache, verwaschene
- Myasthenia gravis 360
Sprachstörungen, Migräne 387
SRY-Gen, Translokation 71
SSPE (subakute sklerosierende Panenzephalitis) 132
SSSS (Staphylococcal Scaled Skin Syndrom) 341
Stammfettsucht, Cushing-Syndrom 65, 66
Stammganglienverkalkungen, Hypokalzämie 337
Stammzelltransplantation
- Anämie 184
- Leukämie, akute lymphatische 198
- Leukämie, akute myeloische 200
- Leukämie, chronisch-myeloische 202
- Neuroblastom 209
- Retinoblastom 211
Standataxie 395

Staphylococcus aureus 117
- Endokarditis 234
- Granulomatose 186
- Impetigo contagiosa 117, 340
- Late-Onset-Sepsis 26
- Osteomyelitis 114
- Pneumonie, neonatale 15
Staphylococcus epidermidis 117
- nosokomiale Sepsis 26
Staphylokokken 117
- Anämie, autoimmunhämolytische 178
- Leberabszess 298
- Meningitis 113
- Neugeborenenkonjunktivitis 29
- Otitis media acuta 247
- Perikarditis 236
- Sepsis 112
- Thyreoiditis, eitrige 59
- zystische Fibrose 258
Staphylokokkenpneumonie, Pneumothorax 15
statomotorische Entwicklung, SMA Typ II 357
Status asthmaticus 254
Status epilepticus, Antikonvulsiva 384
Stauungspapille
- Hirntumoren 215
- Hydrozephalus 373
steal-Effekt, AV-Malformationen 389
Steatorrhö
- APECED-Syndrom 60
- Vitamin-D-Mangel-Rachitis 48
Stellungsanomalien der Füße, Hüftgelenksdysplasie 416
Stellwag-Zeichen, Hyperthyreose 58
Sterilität, Syndrom der immotilen Zilien 252
Sterintransporterinhibitor 106
Sternenhimmel, Varizellen 136
Steroidgabe, pränatale
- bronchopulmonale Dysplasie 11
Steroidtherapie 364
Stevens-Johnson-Syndrom 344
Stickstoffeliminierung 83
Stickstoffmonoxid (NO), Mekoniumaspirationssyndrom 14
Stiernacken, Cushing-Syndrom 65, 66
STIKO-Empfehlungen, Impfungen 150
Stillen 39, 41
Still-Syndrom 164, 165
- Splenomegalie 187
Stimmbandlähmung, Säuglingsbotulismus 121
Stimulation, Apnoe 13
St.-Jude-Klassifikation, Non-Hodgkin-Lymphome 203
Stoffwechselerkrankungen
- Kleinwuchs 54
- Koma 403
- Neugeborenenscreening 415
Stomatitis
- aphthosa 138, 139
- Candidiasis 153
- Kawasaki-Syndrom 170
- Neutropenie 185
Stottern 423
Strabismus, Hydrozephalus 373
Strahlbefall, Psoriasisarthritis 167
Strahlentherapie, Retinoblastom 210
Strepptococcus bovis, Endokarditis 234
Strepptococcus sanguis, Endokarditis 234
Streptococcus mitis, Endokarditis 234
Streptococcus mutans, Endokarditis 234
Streptococcus pneumoniae 117
- Meningitis 113
Streptokinase, Scharlach 116
Streptokokken
- der Gruppe B 114
- Erythema nodosum 350
- Leberabszess 298
- Neugeborenenkonjunktivitis 29
- Osteomyelitis 114
- Otitis media acuta 247
- Perikarditis 236
- Sepsis 112
- Thyreoiditis, eitrige 59
- zystische Fibrose 258
- β-hämolisierende 15
- β-hämolysierende der Gruppe A 115
- β-hämolysierende der Gruppe B 113
- β-hämolysierende 26, 168, 340
- β-hämolysierende, Early-Onset-Sepsis 26
Stressreaktion, Diabetes mellitus Typ 1 88
Striae distensae, Adipositas 419
Striae rubrae, Cushing-Syndrom 66
Stridor
- Fremdkörperaspiration 250
- inspiratorischer 119, 243, 248, 249
- Laryngo-/Tracheomalazie 243
- Ösophagusverätzung 271
- Reflux, gastroösophagealer 269
Strömungsgeräusch, Vena-Galeni-Malformation 390
Strophulus infantum 349
Struma 58, 59
Stuhl
- blutiger 277
- wässrig-schleimiger 122
Stuhl, blutiger
- Purpura Schönlein Henoch 312
Stuhlentleerungen, fötide 276
Stuhlkultur
- Gastroenteritis, akute, infektiöse 279
Stuhluntersuchung, Salmonellose 122
Sturge-Weber-Syndrom 400
Subarachnoidalblutung, Aneurysmaruptur 390
Subdurahämatom, Kindesmisshandlung 420
Subduralempyem, Sinusitis 245
Subduralhygrom, Meningitis 113
subokzipitale Zele 396
Substanz P, Migräne 386
Succinylazetoazetat, Tyrosinämie 76
Succinylcholin
- Hyperthermie, maligne 366
- myotone Dystrophie 365
Sulfonylharnstoff-Rezeptorgen, Hyperinsulinismus 86
Sultiam
- Epilepsie, fokale 379
supraglottisches Ödem 249
supratentorielle Tumoren 215
SUR1-Gen, Hyperinsulinismus 86
Surfactant 10
- Ertrinkungsunfälle 409
Surfactantmangel 9
- Atelektasen 9, 264
- Atemnotsyndrom 9
Swiss-Cheese-VSD 223
Switch-Operation, arterielle
- Transposition der großen Arterien (TGA) 230
sympathikomimetisches Syndrom 410
Synaptophysin, Hirntumoren 215
Syndrom
- der immotilen Zilien 252
- der inadäquaten ADH-Sekretion 128, 335
- des fragilen X-Chromosoms 35
Synkope, Aortenstenose 221
Synoviabiopsie
- Arthritis, juvenile idiopathische 165

Synovitis
- Arthritis, rheumatoide, juvenile 163
Syphilis, connata tarda 29
Syphilome 28
Syringobulbie 402
Szintigrafie
- Gallengangsatresie, extrahepatische 292
- Reflux, gastroösophagealer 269

T
T_3
- Hyperthyreose 58
- Hypoglykämie 84
- Hypothyreose 57
T_4, freies 57, 58
Tabaksbeutelgesäß, Zöliakie 285, 286
Tachydyspnoe
- Alveolitis, exogen-allergische 265
- Bronchiolitis, akute 251
- Bronchitis, obstruktive 251
- Ductus arteriosus persistens (Botalli) 226
- Herzinsuffizienz 236
- Linksherz, hypoplastisches (HLH) 230
- Truncus arteriosus communis 232
- zystische Fibrose 259
Tachykardie
- Anämie, neonatale 20
- Ductus arteriosus, persistierender 10
- Eisenmangelanämie 174
- Herzinsuffizienz 236
- Hyperthyreose 58
- Hypokaliämie 336
- Laryngitis, subglottische 248
- Neugeborenensepsis 112
- paroxysmale 238
- Phäochromozytom 67
- Sepsis 112
Tachypnoe
- Anämie, neonatale 20
- Atemnotsyndrom 9
- Chlamydienpneumonie 126
- Hypoglykämie 24
- Hypokalzämie, neonatale 25
- Lungenemphysem 265
- Neugeborenensepsis 26, 112
- Sepsis 112
- Zwerchfellhernie 15
Taenia saginata 155
Tanner-Stadien 68, 69
Targetzellen, Sichelzellanämie 179
Tauchreflex, Ertrinkungsunfälle 409
Teilhydrolysate, kuhmilchfreie 287
Teleangiektasien
- kapilläre 389
- okulokutane 160
Temperaturmissempfindungen, Anfälle 379
Tenesmen
- Colitis ulcerosa 282
- EIEC 123
Tenosynovitis, Polyarthritis 166
Tensilontest, Myasthenia gravis 360
Teratogenität, Vitamin A 48
Terfenadin
- Long-QT-Syndrom, Kontraindikation 239
testikuläre Feminisierung 72
- Androgenresistenz 72
Testisvergrößerung, Syndrom des fragilen X-Chromosoms 35
Testosterontherapie
- Entwicklungsverzögerung, konstitutionelle 70
Testotoxikose 70
Tetanie
- Di-George-Syndrom 159
- Hypokalzämie 337
- Hypoparathyreoidismus 61
- rachitogene 49
Tetanus 120, 121
Tetanus-Diphtherie-Vakzine 150
Tetrahydrobiopterin
- Hyperphenylalaninämie 74
- Stoffwechsel 75
Tetrazykline, Pseudotumor cerebri 388
TGA (Transposition der großen Arterien) 229
TH2-Antwort, Diabetes mellitus Typ 1 87
Thalassämie 180, 181, 182
Thalliumvergiftung 410
Thelarche 68
Thetarhythmisierung, Epilepsie mit myoklonisch-astatischen Anfälle 376
Thiamin, Kohlenhydratstoffwechsel 45
Thiaminmangel, Laktatazidose 45
Thiazidtherapie, Hyperkalzämie 337
Thiolase, peroxismale
- Defekt 104
Thomsen-Myotonie 365
Thorax, Glockenform 11
Thoraxasymmetrie, Pneumothorax 15
Thoraxeinziehungen
- Laryngitis, subglottische 248
Thoraxschmerzen, Perikarditis 236
Thorax-Syndrom, Sichelzellanämie 178
Thrombasthenie, Glanzmann 193
Thromboembolie, Homozystinurie 78
Thrombophilie, Nierenvenenthrombose 314
Thrombosen
- Fallot-Tetralogie 228
- Kawasaki-Syndrom 170
Thromboseneigung, nephrotisches Syndrom 317
Thrombozytenfunktionsstörungen 193
Thrombozytopenie 191
- Fallot-Tetralogie 228
- hämolytisch-urämisches Syndrom 314
- isolierte hypoplastische 192
- Leukämie, akute lymphatische 197
- Leukämie, akute myeloische 199
- neonatale 21
- Neugeborenenmeningitis 26
- Nierenvenenthrombose 316
- Polyglobulie/Hyperviskositätssyndrom 20
- Varizellen 136
- Wiskott-Aldrich-Syndrom 160
Thrombozytopoese
- Leukämie, akute myeloische 199
Thrombozytose
- ischämischer/zerebraler Insult 391
- Vitamin-E-Mangel 51
Thymushyperplasie, Myasthenia gravis 359
Thymushypoplasie, Di-George-Syndrom 60, 159
Thyreoglobulin, Hypothyreose 57
Thyreoglobulin-Antikörper, Hashimoto-Thyreoiditis 59
Thyreoidektomie, subtotale 58
Thyreoiditis
- akute, eitrige 59
- Autoimmunhepatitis 298
- Mumps 139
Thyreotoxikose, Hyperkalzämie 337
Thyroxin, Struma 59
Tics 394
Tinea 153
Tinnitus, Neurofibromatose Typ 2 399
TIN (tubulointerstitielle Nephritis) 322
TLVF, *Siehe* Totale Lungenvenenfehlmündung
Tocopherol 51

Todeszeichen, SIDS 30
Tollwutimpfstoffe, Guillain-Barré-Syndrom 357
tonisches Stottern 423
Tonnenform der Schneidezähne, Hutchinson-Trias 29
tonsilläres Gewebe, fehlendes
- SCID 159
Tonsillen
- gelbliche, Hypolipoproteinämie 108
Tonsillendiphtherie 119
Tonsillenhyperplasie
- Mononukleose, infektiöse 140
Tonsillitis 246
Tonsillotomie
- Schlafapnoe, obstruktive 246
TORCH-Infektionen 27
TORCH-Serologie, Mikrozephalie 372
Torsade-de-pointes-Tachykardie 239
- Long-QT-Syndrom 238
Toxic-Schock-Syndrom
- Staphylococcus aureus 117
- Varizellen 136
toxische epidermale Nekrolyse 344
Toxoplasma gondii 27
Toxoplasmose
- HIV-Infektion 149
- Hydrozephalus 372
- Mikrozephalie 372
Trachealödem, Ösophagusverätzungen 271
Trachealstenose, angeborene 243
Tracheitis, Parainfluenza 143
Tracheobronchitis
- Influenza 142
- Mycoplasma pneumoniae 125
Tracheomalazie, kongenital 243
Tracheotomie, Pneumothorax 266
Trachom, Chlamydia trachomatis 126
TRAK 58
Transfusion 0-rh-negativer Erythrozyten, Rh-Inkompatibilität 19
Transfusionszwischenfall
- Anämie, isoimmunhämolytische 178
- Verbrauchskoagulopathie 191
Transportstörungen, lysosomale 100
Transposition der großen Arterien (TGA) 229, 230
Tremor 394
- Hyperthyreose 58
- Hypokalzämie, neonatale 25
- Kugelberg-Welander-Muskelatrophie 357
- SMA Typ II 357
Treponema pallidum 27
TRH-Test, Struma 59
Trichterbrust, Alkoholembryopathie 37
Trientine, Wilson-Syndrom 302
Triggerfaktoren
- Dermatitis, atopische 347
Triggersubstanzen
- Hyperthermie, maligne 366
Triglyzeride
- Abetalipoproteinämie 108
- Hypoalphalipoproteinämie 108
Trigonozephalus 370
Trikuspidalatresie 231, 232
Trimenonanämie 173
Trinkschwäche
- Ahornsirupkrankheit 80
- Blutungen, intrakranielle 8
- Ductus arteriosus persistens (Botalli) 226
- Enterokolitis, nekrotisierende 23
- Meningitis 113
- Neugeborenensepsis 26, 112
- Salzverlustkrise 62
- Truncus arteriosus communis 232
- Ventrikelseptumdefekt 224
- Werdnig-Hoffmann-Muskelatrophie 357
Trinkwasser, Fluorgehalt 43
Trismus, Tetanus 120
Trisomie 13 33
- Herzfehler, angeborene 220
- Neugeborenenreanimation 6
Trisomie 18 32
- Herzfehler, angeborene 220
- Mikrozephalie 371
- Neugeborenenreanimation 6
Trisomie 21 196
- atrioventrikulärer Septumdefekt 227
- Brushfield-Spots 32
- Herzfehler, angeborene 220
- Hirschsprung-Krankheit 276
- IQ 32
- Kleinwuchs 54
- kraniofaziale Dysmorphie 32
- Leukämie, akute myeloische 199
- Makroglossie 32
- Mikrozephalie 371
- Todesursachen, häufigste 32
Trommelfellbefund, Otitis media acuta 247
Trommelfellperforation, Otitis media acuta 247
Trommelschlägelfinger
- Alveolitis, exogen-allergische 265
- Fallot-Tetralogie 228
- zystische Fibrose 260
Tröpfcheninfektion, Erythema infectiosum 135
Trousseau-Zeichen, Hypokalzämie 337
Truncus arteriosus, Di-George-Syndrom 159
Truncus arteriosus communis 232
Truncus brachiocephalicus, Fehlabgang 243
TSC1- und TSC2-Gen, Mutationen 399
TSH 58, 59
- Hypoglykämie 84
T-SPOT.TB® 130
Tuberin
- Hirnsklerose, tuberöse 399
Tuberkulinkonversion 130
Tuberkulintest 129
Tuberkulose 127, 128
- Aspergillose 154
- Erythema nodosum 350
- Meningitis 128, 130
- Osteomyelitis 114
- Perikarditis 128, 130, 236
Tuberkulostatika
- Anämie, sideroblastische 182
tuberöse Hirnsklerose 214
tubulointerstitielle Nephritis (TIN) 322
Tubulopathie, Hypokaliämie 336
Tubulopathien 319, 320
Tumoren, maligne 195
Tumorrupturgefahr, Wilms-Tumor 207
Tüpfelnägel, Psoriasisarthritis 167
Typhus abdominalis 122
Tyrosinämie 76, 77
- Typ 1 76, 319, 321
Tyrosinphosphataseantikörper (IA-2A) 88
T-Zell-Defekte
- primäre 158
- Ursachen 161
T-Zellen, In-vitro-Stimulation 158
T-Zell-Lymphom, EBV 140
T-Zell-Lymphome, lymphoblastische 203

U

Übelkeit
- Botulismus 121
- Hyperkalzämie 61, 337
- Pankreatitis, chronische 303
- Phäochromozytom 67
- Schwartz-Bartter-Syndrom 57
Übergangsmilch 39
Überlaufenkopresis, Obstipation 288

Übertransfusion, plazentaoneonatale 5
Überwärmung, Neugeborenes 4
UDPG-Transferase-Defekt 288, 289
Uhrglasnägel, Fallot-Tetralogie 228
Ullrich-Turner-Syndrom 33, 34
- Aortenisthmusstenose 221
- Herzfehler, angeborene 220
- Kleinwuchs 34, 54
- Zöliakie 285
Umweltfaktoren, Diabetes mellitus Typ 1 87
Unfallursachen 407
Unruhe
- Hyperthyreose 58
- Vitamin-A-Überdosierung 48
Unterernährung, Pubertas tarda 70
Unterkühlung, Neugeborenes 4
urämisches Koma
- Niereninsuffizienz, akute 324
Urate, amorphe
- Urin, roter 306
Urease, Helicobacter pylori 272
Ureterabgangsstenose, Hydronephrose 330
Urethritis 126
Urinkultur
- Harnwegsinfektionen 329
- Sepsis 112
Urinnachdunkelung, Alkaptonurie 78
Urinproduktion, Neugeborenes 3
Urinsediment, Harnwegsinfektionen 329
Urobilinogen, Hepatitis B 295
Urogenitalfehlbildungen, Alkoholembryopathie 37
Urogenitalinfektionen, Mycoplasma hominis 125
Urogenitaltuberkulose 129
- Leukozyturie, sterile 129
Ursodesoxycholsäure, Cholelithiasis 293
Urticaria pigmentosa 352
Urtikaria 348
- Echinokokkose 299
Uveokeratitis, Mumps 139

V
VACTERL-Assoziation 268
Valin
- Ahornsirupkrankheit 80
- Stoffwechselstörungen 80
Valproat
- Grand-Mal-Epilepsie 378
- Leberversagen, fulminantes 301
Vanillinmandelsäure, Phäochromozytom 67
Varizellen 136, 137
- ischämischer/zerebraler Insult 391
- Impfung 152
vaskuläre Malformationen, ZNS 389
Vaskulitis
- Glomerulonephritis, rapid progressive 311
- Hypertonie 323
- Kawasaki-Syndrom 170
- Purpura Schönlein Henoch 312
- Verbrauchskoagulopathie 191
- Wiskott-Aldrich-Syndrom 160
Vasokonstriktion, Retinopathia praematurorum 11
Vasopressin-V2-Rezeptor-Gen-Mutation, Diabetes insipidus renalis 321
Vasospasmen, Subarachnoidalblutung 390
vegetarische Ernährung, mütterliche 41
vegetative Symptome, Grand-Mal-Epilepsie 378
Vena-cava superior, Pseudotumor cerebri 388
Vena-Galeni-Malformation 389, 390
Ventrikelblutungen, Hydrozephalus 372
Ventrikelerweiterung, Hirnblutungen 12
Ventrikelseptumdefekt 223, 224
- Auskultations- und Untersuchungsbefunde 220
Ventrikelseptumdefekte, Di-George-Syndrom 159
ventrikuloperitonealer Shunt, Pseudotumor cerebri 389
Verbrauchskoagulopathie 191
- Meningokokkensepsis 112
- Pankreatitis 303
Verbrennungen 408
- Verbrauchskoagulopathie 191
Vergiftungen 410
Verhaltensauffälligkeiten, Phenylketonurie 74
Verhaltensmuster, sexueller Missbrauch 420
Verhaltenstherapie, Enuresis 422
Verkalkungen, intrakranielle 27
Vermisagenesie, Dandy-Walker-Syndrom 396
Verotoxin, EHEC 123
Verrucae 342
Verwirrtheit
- Endokarditis 234
- Hyperkalzämie 337
Very-Long-Chain-Acyl-CoA-Dehydrogenase, Defekt 98
Very-Long-Chain-Acyl-CoA-Dehydrogenase-(VLCAD-)Mangel, Neugeborenenscreening 415
Verzögerungsinsulin, Diabetes mellitus Typ 1 89
vesikoureteraler Reflux 330
- Hypertonie 323
Vestibularis-Schwannom, Neurofibromatose Typ 2 399
Vierfingerfurche, Trisomie 21 32
Vincristin, Schwartz-Bartter-Syndrom 57
Viridansstreptokokken, Endokarditis 234
virilisierendes AGS 62, 63
virusbedingte Hauterkrankungen 341
Virusinfektionen
- Diabetes mellitus Typ 1 87
- Splenomegalie 187
Virusmeningitis 114
Viruspapillome 342
visuelle Anfälle 379
Visusminderung, Multiple Sklerose 406
Visusverlust, Retinoblastom 210
Vitamine
- fettlösliche 48
- Muttermilch 40
- wasserlösliche 45
Vitamin A 48
Vitamin-A-Intoxikation
- Hyperkalzämie 337
- Pseudotumor cerebri 388
Vitamin B_1 45
Vitamin B_2 45
Vitamin B_6 46
Vitamin B_6, Überdosierung 46
Vitamin-B_6-abhängige epileptische Anfälle 25
Vitamin-B_6-Abhängigkeit, Homozystinurie 78
Vitamin-B_6-Mangel 46
- Neugeborenenkrämpfe 375
Vitamin B_{12} 46
Vitamin-B_{12}-Mangel
- Anämie, megaloblastäre 175
- vegetarische Ernährung 41
Vitamin C 46
Vitamin-C-Mangel 47

Vitamin D 42, 48
- Muttermilch 40
- Säuglingsernährung 42
Vitamin D_2 48
Vitamin D_3 48
Vitamin-D-Intoxikation 51
- Hyperkalzämie 337
Vitamin-D-Mangel 48
- Hypokalzämie, neonatale 24
Vitamin-D-Mangel-Rachitis
- Hyperparathyreoidismus 61
- Hypokalzämie 337
- Zöliakie 285
Vitamin-D-Resistenz, De-Toni-Debré-Fanconi-Syndrom 321
Vitamin E 51
Vitamin-E-Mangel 51
Vitamin H 47
Vitamin K 43, 51
- Muttermilch 40
- Vitamin-K-Mangel 21
Vitamin-K-Mangel 21
- Gallengangshypoplasie, intrahepatische 292
- Koagulopathien 190
- PPSB 190
Vitiligo 352
- APECED-Syndrom 60
- Autoimmunhepatitis 298
VLCAD-Defekt 98
VLCAD-Mangel, Neugeborenenscreening 415
Vogelhalterlunge 265
Vogt-Einteilung, Ösophagusatresie 268
Völlegefühl, Botulismus 121
Vollmondgesicht, Cushing-Syndrom 65, 66
Volumenbelastung, kardiale 390
Volumenhypertrophie 219
Volumenmangelschock
- Dehydratation, isotone 333
von Gierke-Krankheit 92
Von-Willebrand-Faktor (VWF) 189
Vorderhornkerne
- motorische, plasie, partielle 372
Vorhofseptumdefekt
- Auskultations- und Untersuchungsbefunde 220
- EKG 227
- Röntgen-Thorax 227
- Trikuspidalatresie 231
Vorsorgeuntersuchungen 413, 414
- Hüftgelenksdysplasie 416
Vulvovaginitis, Candidiasis 153
VUR (vesikoureteraler Reflux) 330
VWF (Von-Willebrand-Faktor) 189
VZV-IgM-Antikörper 137
VZV-Pneumonie, neonatale 15

W

Wachstumshormon, Hypoglykämie 84
Wachstumshormonmangel 55
- Hypoglykämie 85
Wachstumshormontherapie, Ullrich-Turner-Syndrom 34
Wachstumsphasen 54
Wachstumsretardierung
- Niereninsuffizienz 325
- Ullrich-Turner-Syndrom 33
Wachstumsstillstand
- Polyarthritis, seropositive 166
Wachstumsstörungen 54
- Anorexia nervosa 418
Wachstumsverlauf, Kleinwuchs 55
WAGR-Syndrom, Wilms-Tumor 206
Wärmeantikörper
- Anämie, autoimmunhämolytische 178
Wärmeintoleranz, Hyperthyreose 58
Wärmeregulation, Neugeborenes 4
Warzen, filiforme 342
Wasser
- Zufuhr, tägliche 40
Wasserbedarf, Neugeborenes 3
Wasserintoxikation
- Hyperhydratation, hypotone 335
Wassermangel 333
Wasserüberschuss 335
Wasting-Syndrom 149
Waterhouse-Friderichsen-Syndrom 118
- Addison-Syndrom 64
- Meningokokkensepsis 113, 118
Weber-Ramstedt-Pylorotomie
- Pylorusstenose, hypertrophe 274
Wegener-Granulomatose
- Glomerulonephritis, rapid progressive 311
Weichteilhypertrophie, Klippel-Trénaunay-Syndrom 401
Weichteilschwellung, Langerhans-Zell-Histiozytosen 205
Weichteilverkalkungen, Hyperkalzämie 337
weiße Leber, Reye-Syndrom 301
weißer Addison 64
Werdnig-Hoffmann-Muskelatrophie 356, 357
Werlhof-Syndrom 192
Wermer-Syndrom, *Siehe* MEN
Wesensveränderung, Hirntumoren 215
West-Syndrom 375, 382, 383
white spots
- Hirnsklerose, tuberöse 399
WHO-Klassifikation
- Hirntumoren 214
- Hodgkin-Lymphom 204
Williams-Beuren-Syndrom 36
- Aortenstenose 220
- Kleinwuchs 54
Wilms-Tumor 206, 207
Wilson-Syndrom 302
- De-Toni-Debré-Fanconi-Syndrom 321
- Leberversagen, fulminantes 301
- Tubulopathien 319
Windeldermatitis
- Candidiasis 153
- Nystatinpaste 346
Windpocken 136
Winterenteritis, Rotavirusinfektion 144
Wiskott-Aldrich-Syndrom 160
- Differenzialdiagnose 192
- Non-Hodgkin-Lymphome 202
- Pseudotumor cerebri 388
- Thrombozytopenie, neonatale 21
WT1, Wilms-Tumor 206
Wundexzision, Tetanus 121
Wundversorgung, Verbrennungen 408
Würgemale, Kindesmisshandlung 420

X

Xanthinoxidase-Defekt 110
Xanthinurie 110
Xanthome, Lipoproteinlipase-Defekt 108
X-Chromosom, fragiles 35
X-chromosomal-rezessiv vererbte Adrenoleukodystrophie, Addison-Syndrom 64
Xerophthalmie, Vitamin-A-Mangel 48
XX, DSD 71
XXX-Syndrom 35
XY, DSD 71
XYY-Syndrom 35

Y

Yersinia, enterocolitica 168
Yersinien
- Gastroenteritis, akute, infektiöse 278
Yersiniose, Gastroenteritis 124

Z
Zahnanomalien, Hyper-IgE-Syndrom 161
Zahndurchbruch
- Fluorid 43
- verzögerter 49
Zahndystrophie, Hypokalzämie 60
Zahnfleischblutungen, Skorbut 47
Zahnhygiene, Endokarditis 235
Zahnschmelzdefekte, Vitamin-D-Mangel-Rachitis 49
Zellweger-Syndrom 103, 104
Zerebellitis, Varizellen 136
Zerebrale Kavernöse Malformationen 390
zerebraler Insult 390, 391
Zerebralparese
- athetoide, Bilirubinenzephalopathie 17
- Reflux, gastroösophagealer 269
- spastische 7
Zerebralparese, infantile 392, 393
zerebrohepatorenales Syndrom, *Siehe* Zellweger-Syndrom
ziliäre Dyskinesie, primäre 252
Zink, Wilson-Syndrom 302
Zinkhaltige Schüttelmixturen, Varizellen 137
Zirkulation, periphere
- Neugeborenes 2
Zirkulationsstörungen, Verbrauchskoagulopathie 191
ZNS-Agenesien 372
ZNS-Erkrankungen, vaskuläre 389
ZNS-Lymphome 215
ZNS-Malformationen, vaskuläre 389
Zöliakie 285, 286
- Diabetes mellitus Typ 1 90
- Pubertas tarda 70
- Vitamin-D-Mangel-Rachitis 48
Zoster 137
Zungenatrophie, Curschmann-Steinert-Muskeldystrophie 364
Zungenlähmung, Botulismus 121
Zungenpapillenatrophie, Pellagra 46
Zwangshaltungen des Kopfes, Hirntumoren 215
Zwangsstörungen, Anorexia nervosa 417
Zwerchfellhernie 15
- PFC-Syndrom 16
- Pneumothorax 15
Zwerchfellkrämpfe, Tetanus 120
Zwerchfelllähmung, Landry-Paralyse 119
Zwerchfellparese, Atelektasen 264
Zwergwuchs
- Kretinismus 57
- Pfaundler-Hurler-Syndrom 101
Zwinker-Tics 395
Zyanose
- Alveolitis, exogen-allergische 265
- Apnoe 13
- Asphyxie, perinatale 6
- Atemnotsyndrom 9
- Emphysem, kongenitales 243
- Fallot-Tetralogie 228
- Grand-Mal-Epilepsie 378
- Herzinsuffizienz 236
- Laryngitis, subglottische 248
- Lungenemphysem 265
- Lungenvenenfehlmündung, totale 233
- Mekoniumaspirationssyndrom 14
- Ösophagusatresie 268
- PFC-Syndrom 16
- Pneumothorax 15
- Pulmonalatresie 231
- Tracheal-/Bronchusstenose 243
- Trikuspidalatresie 231
- Zwerchfellhernie 15
zyanotische Affektkrämpfe 385
Zyklusstörungen, Insulinresistenzsyndrom 87
Zyste, porenzephale 13
Zystennieren 327
Zystenruptur, Echinokokkose 299
Zystinose
- De-Toni-Debré-Fanconi-Syndrom 321
- nephropathische 79
- Tubulopathien 319
Zystinurie 79
- Tubulopathien 319
Zystische Fibrose 258, 259, 260, 261
- Bronchiektasen 252
- Pankreatitis 302
- Pubertas tarda 70
- Rhinopharyngitis 244
- Vitamin-D-Mangel-Rachitis 48
Zystitis 328
- hämorrhagische 144
- Harnwegsinfektionen 329
Zystomanometrie
- Reflux, vesikoureteraler 330
Zystoskopie
- Reflux, vesikoureteraler 330
Zytokine 158
Zytomegalievirusinfektion 146